骨科疾病诊断治疗学

（上）

刘永峰等◎主编

吉林科学技术出版社

图书在版编目（CIP）数据

骨科疾病诊断治疗学/ 刘永峰等主编. -- 长春：
吉林科学技术出版社，2016.6
ISBN 978-7-5578-0791-7

Ⅰ．①骨… Ⅱ．①刘… Ⅲ．①骨疾病－诊疗Ⅳ．①R68

中国版本图书馆CIP数据核字(2016) 第133658号

骨科疾病诊断治疗学

Guke jibing zhenduan zhiliaoxue

主　　编	刘永峰　栾宏佳　江　亚　王锦绣　涂应兵　郭马珑
副 主 编	张　涛　王　治　郑云龙　刘　辉
	肖　林　何　伟　谢　峰　孟　勇
出 版 人	李　梁
责任编辑	张　凌　张　卓
封面设计	长春创意广告图文制作有限责任公司
制　　版	长春创意广告图文制作有限责任公司
开　　本	787mm×1092mm　1/16
字　　数	1122千字
印　　张	46
版　　次	2016年6月第1版
印　　次	2017年6月第1版第2次印刷

出　　版	吉林科学技术出版社
发　　行	吉林科学技术出版社
地　　址	长春市人民大街4646号
邮　　编	130021
发行部电话/传真	0431-85635177　85651759　85651628
	85652585　85635176
储运部电话	0431-86059116
编辑部电话	0431-86037565
网　　址	www.jlstp.net
印　　刷	虎彩印艺股份有限公司

书　　号	ISBN 978-7-5578-0791-7
定　　价	180.00元

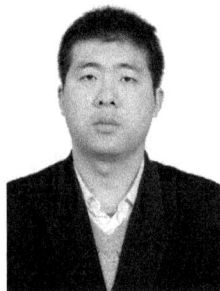

刘永峰

1985年出生，医学硕士，主治医师。2003—2008年在河北医科大学临床系学习，获本科学历，2008—2011在河北医科大学研究生学院学习，获硕士学位。2011年至今在衡水市第四人民医院骨科工作，对骨科常见疾病的手术治疗和康复治疗有一定的经验，擅长对创伤骨科和手外科疾病的治疗。

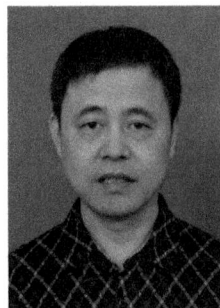

栾宏佳

1964年出生，佳木斯市中心医院骨科主任，主任医师。1988年毕业于哈尔滨医科大学医疗系，一直从事骨科的临床、教学及科研工作，在复杂创伤的修复，关节的置换、翻修及关节镜下韧带移植等方面有较深入的研究，具有丰富的临床经验。现任黑龙江省康复医学会关节镜与关节修复专业委员会副主任委员，黑龙江省医学会骨科学分会专科委员，黑龙江省创伤学分会委员，黑龙江省医学会运动医疗分会委员，黑龙江省医学会关节镜及关节外科专业委员及黑龙江省医学会骨科学分会足踝外科学组委员等职。

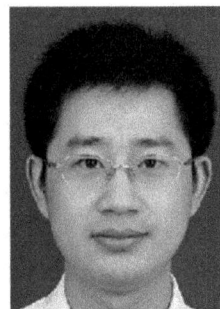

江 亚

1980年出生，中共党员，蚌埠医学院临床医学本科毕业，安徽省合肥市人，合肥市三院骨2科主治医师。主要从事髋膝关节及创伤的研究，擅长髋膝关节置换、关节内及关节周围复杂性骨折的诊断治疗和康复。以第一作者发表SCI论文1篇，科技核心期刊论文4篇，通讯作者发表中华期刊论文1篇。

编 委 会

前言

随着科学技术的发展和进步，骨科学的发展日新月异，基础理论研究日益深入，临床治疗新方法层出不穷，新材料、新器械也屡见不鲜，临床医师必须不断学习新知识才能对疾病做出准确的判断。为此，我们参考了国内外文献，结合自身多年工作经验，编著了这本《骨科疾病诊断治疗学》。

本书共分为二十八章，重点讲述了骨科基本检查、骨科创伤、骨科常见疾病及骨科微创技术的应用等相关内容，图文并茂，资料新颖。骨科疾病的治疗方法很多，但对具体患者而言，如何正确的临床决策采取最佳的治疗方案是提高临床治疗效果的关键所在。这本书就在更新现有治疗技术的基础上，对各种方法进行对比评估，为各级医院的医生提供理论和实践的依据。

在编写过程中，我们参考了许多专家以往在治疗方面的有关经验和大量的文献数据，在此致谢。由于时间和篇幅所限，加上多数参编者担负着繁重的临床工作和教学任务，书中难免有错误疏漏之处，诚望广大读者批评赐教，以便日臻完善。

编　者
2016 年 6 月

目 录

第一章

骨科体格检查

第一节　脊柱检查

　　脊柱是支撑体重，维持躯体各种姿势的重要支柱，并作为躯体活动的枢纽。脊柱由7个颈椎、12个胸椎、5个腰椎、5个骶椎、4个尾椎组成。脊柱的病变主要表现为疼痛、姿势或形态异常以及活动度受限等。脊柱检查时患者可处站立位和坐位，按视、触、叩的顺序进行。正确、熟练地进行脊柱的物理检查，可以及时发现脊柱疾病，是临床骨科医师必须掌握的一项基本技能。脊柱的物理检查不仅是了解患病部位，以获得的阳性体征结合病史作综合分析常能帮助认识脊柱疾患的性质，如功能性或器质性、原发性或继发性、病理演变阶段等；并可解释它与身体其他部位病变的关系，以利于拟订治疗方案。因此，脊柱疾病的物理学检查应有全身性系统检查的整体观念作基础。脊柱局部检查方法和程序，应包括站立、坐位、卧位姿势下的视诊、触诊和叩诊，以及脊柱功能运动、特殊检查、步态等。但要根据患者具体情况进行检查，不恰当的体位和搬动都有可能影响检查结果，导致错误判断和不良后果，应予重视。脊柱形态的检查嘱患者脱去衣服、鞋袜，只穿内裤，赤脚站立。检查部位对光线来源。

一、脊柱弯曲度

（一）生理性弯曲

　　正常人直立时，脊柱从侧面观察有四个生理弯曲，即颈段稍向前凸，胸段稍向后凸，腰椎明显向前凸，骶椎则明显向后凸（图1－1A）。让患者取站立位或坐位，从后面观察脊柱有无侧弯。检查方法是检查者用手指沿脊椎的棘突尖以适当的压力往下划压，划压后皮肤出现一条红色充血痕，以此痕为标准，观察脊柱有无侧弯。正常人脊柱无侧弯。除以上方法检查外，还应侧面观察脊柱各部形态，了解有无前后凸出畸形。

（二）病理性变形

　　1. 颈椎变形　可通过自然姿势有无异常，如患者立位时有无侧偏、前屈、过度后伸和僵硬感等进行大体检查。颈侧偏见于先天性斜颈，患者头向一侧倾斜，患侧胸锁乳突肌隆起。

　　2. 脊柱后凸　脊柱过度后弯称为脊柱后凸（kyphosis），也称为驼背（gibbus），多发生于胸段脊柱。脊柱后凸时前胸凹陷，头颈部前倾。脊柱胸段后凸的原因甚多，表现也不完全相同，常见病因如下：

（1）佝偻病：多在儿童期发病，坐位时胸段呈明显均匀性向后弯曲，仰卧位时弯曲可消失。

（2）结核病：多在青少年时期发病，病变常在胸椎下段及腰段。由于椎体被破坏、压缩，棘突明显向后凸出，形成特征性的成角畸形（图1-1B）。常伴有全身其他脏器的结核病变，如肺结核等。

（3）强直性脊柱炎：多见于成年人，脊柱胸段成弧形（或弓形）后凸（图1-1C），常有脊柱强直性固定，仰卧位时亦不能伸直。

（4）脊椎退行性变：多见于老年人，椎间盘退行性萎缩，骨质退行性变，胸腰椎后凸曲线增大，造成胸椎明显后凸，形成驼背。

（5）其他：如外伤所致脊椎压缩性骨折，造成脊柱后凸，可发生于任何年龄；青少年胸段下部均匀性后凸，见于脊椎骨软骨炎（scheuerman病）。

3. 脊柱前凸　脊柱过度向前凸出性弯曲，称为脊柱前凸（lordosis）。多发生在腰椎部位，患者腹部明显向前突出，臀部明显向后突出，多由于晚期妊娠、大量腹水、腹腔巨大肿瘤、第5腰椎向前滑脱、水平骶椎（腰骶角＞34°）、患者髋关节结核及先天性髋关节后脱位等所致（图1-1D）。

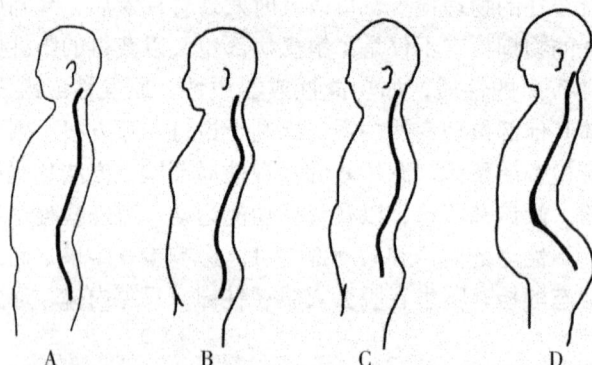

图1-1　脊柱侧面观
A. 正常；B. 角形后凸；C. 圆弓形后凸；D. 腰椎前凸加大

4. 脊柱侧凸　脊柱离开后正中线向左或右偏曲称为脊柱侧凸（scoliosis）。根据侧凸发生部位不同，分为胸段侧凸、腰段侧凸及胸腰段联合侧凸；亦可根据侧凸的性状分为姿势性和器质性2种（图1-2）。

（1）姿势性侧凸（posture Scoliosis）：无脊柱结构的异常。姿势性侧凸早期脊柱的弯曲度多不固定，改变体位可使侧凸得以纠正，如平卧位或向前弯腰时脊柱侧凸可消失。姿势性侧凸的原因有：①儿童发育期坐、立姿势不良。②代偿性侧凸可因一侧下肢明显短于另一侧所致。③坐骨神经性侧凸，多因椎间盘突出，患者改变体位以放松对神经根压迫的一种保护性措施。突出的椎间盘位于神经根外侧，腰椎突向患侧；位于神经根内侧，腰椎突向健侧。④脊髓灰质炎后遗症等。

（2）器质性侧凸（organic scoliosis）：脊柱器质性侧凸的特点是改变体位不能使侧凸得到纠正。其病因有先天性脊柱发育不全，肌肉麻痹，营养不良，慢性胸膜肥厚、胸膜粘连及肩部或胸廓的畸形等。

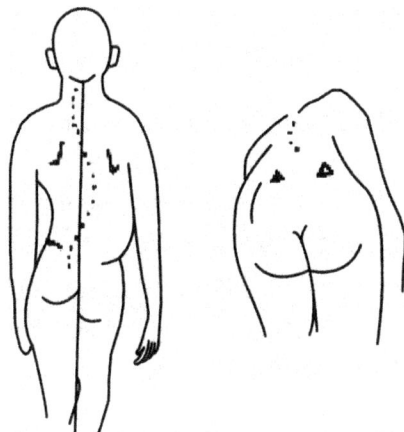

图 1-2 脊柱背面观（直立位与前屈位）示脊柱侧凸

二、脊柱活动度

（一）正常活动度

正常人脊柱有一定活动度，但各部位活动范围明显不同。颈椎段和腰椎段的活动范围最大；胸椎段活动范围最小；骶椎和尾椎已融合成骨块状，几乎无活动性。检查脊柱的活动范围应让患者作前屈、后伸、侧弯、旋转等动作，以观察脊柱的活动情况及有无变形。已有脊柱外伤可疑骨折或关节脱位时，应避免脊柱活动，以防止损伤脊髓。正常人直立、骨盆固定的条件下，颈段、胸段、腰段的活动范围参考值如表 1-1 所示。

表 1-1 颈、胸、腰椎及全脊椎活动范围

前 屈	后 仰	左侧弯	右侧弯	旋转度（一侧）
颈椎	35°~45°	35°~45°	35°~45°	60°~80°
胸椎	30°	20°	20°	35°
腰椎	75°	35°	35°	8°
全脊柱	128°	125°	125°	115°

注：由于年龄、运动训练以及脊柱结构差异等因素，脊柱运动范围存在较大的个体差异。

（二）活动受限

检查脊柱颈段活动度时，医师固定患者肩部，嘱患者做前屈、后仰、侧弯及左右旋转，颈及软组织有病变时，活动常不能达以上范围，否则有疼痛感，严重时出现僵直。

脊柱颈椎段活动受限常见于：①颈部肌筋膜炎及韧带受损。②颈椎病。③结核或肿瘤浸润。④颈椎外伤、骨折或关节脱位。

脊柱腰椎段活动受限常见于：①腰部肌筋膜炎及韧带受损。②腰椎椎管狭窄。③椎间盘突出。④腰椎结核或肿瘤。⑤腰椎骨折或脱位。

三、脊柱压痛与叩击痛

（一）压痛

脊柱压痛的检查方法是嘱患者取端坐位，身体稍向前倾。检查者以右手拇指从枕骨粗隆开始自上而下逐个按压脊椎棘突及椎旁肌肉，正常每个棘突及椎旁肌肉均无压痛。如有压痛，提示压痛部位可能有病变，并以第7颈椎棘突骨性标志计数病变椎体的位置。除颈椎外，颈旁组织的压痛也提示相应病变，如落枕时斜方肌中点处有压痛；颈肋综合征及前斜角肌综合征时，压痛点在锁骨上窝和颈外侧三角区内；颈部肌筋膜炎时压痛点在颈肩部，范围比较广泛。胸腰椎病变如结核、椎间盘突出及外伤或骨折，均在相应脊椎棘突有压痛，若椎旁肌肉有压痛，常为腰背肌纤维炎或劳损。

（二）叩击痛

常用的脊柱叩击方法有2种。

1. 直接叩击法　即用中指或叩诊锤垂直叩击各椎体的棘突，多用于检查胸椎与腰椎。颈椎疾病，特别是颈椎骨关节损伤时，一般需慎用或不用此法检查。

2. 间接叩击法　嘱患者取坐位，医师将左手掌置于其头部，右手半握拳以小鱼际肌部位叩击左手背，了解患者脊柱各部位有无疼痛。叩击痛阳性见于脊柱结核、脊椎骨折及椎间盘突出症等。叩击痛的部位多为病变部位。如有颈椎病或颈椎间盘突出症，间接叩诊时可出现上肢的放射性疼痛。

四、脊柱检查的几种特殊试验

（一）颈椎特殊试验

1. Jackson压头试验　患者取端坐位，检查者双手重叠放于其头顶部，向下加压，如患者出现颈痛或上肢放射痛即为阳性。多见于颈椎病及颈椎间盘突出症。

2. 前屈旋颈试验（Fenz征）　嘱患者头颈部前屈，并左右旋转，如果颈椎处感觉疼痛，则属阳性，多提示颈椎小关节的退行性改变。

3. 颈静脉加压试验（压颈试验，Naffziger试验）　患者仰卧，检查者以双手指按压患者两侧颈静脉，如其颈部及上肢疼痛加重，为根性颈椎病，此乃因脑脊液回流不畅致蛛网膜下隙压力增高所致。此试验也常用于下肢坐骨神经痛的检查，颈部加压时若下肢症状加重，则提示其坐骨神经痛症状源于腰椎管内病变，即根性疼痛。

4. 旋颈试验　患者取坐位，头略后仰，并自动向左、右作旋颈动作。如患者出现头昏、头痛、视力模糊症状，提示椎动脉型颈椎病。因转动头部时椎动脉受到扭曲，加重了椎－基底动脉供血不足，头部停止转动，症状亦随即消失。

（二）腰骶椎的特殊试验

1. 摇摆试验　患者平卧，屈膝、髋，双手抱于膝前。检查者手扶患者双膝，左右摇摆，如腰部疼痛则为阳性。多见于腰骶部病变。

2. 拾物试验　将一物品放在地上，嘱患者拾起。腰椎正常者可两膝伸直，腰部自然弯曲，俯身将物品拾起。如患者先以一手扶膝、蹲下、腰部挺直地用手接近物品，此即为拾物试验阳性（图1-3）。多见于腰椎病变如腰椎间盘突出症、腰肌外伤及炎症等。

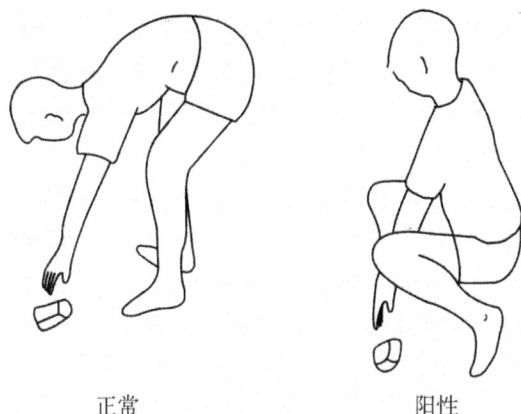

正常　　　　　　　　　阳性

图 1 - 3　拾物试验

3. 直腿抬高试验（Lasegue 征）　患者仰卧，双下肢平伸，检查者一手握患者踝部，一手置于大腿伸侧，分别做双侧直腿抬高动作，腰与大腿正常可达 80°～90°。若抬高不足 70°，且伴有下肢后侧的放射性疼痛，则为阳性。见于腰椎间盘突出症，也可见于单纯性坐骨神经痛。

4. 屈颈试验（Linder 征）　患者仰卧，也可取端坐或直立位，检查者一手置于患者胸前，另一手置于枕后，缓慢、用力地上抬其头部，使颈前屈，若出现下肢放射痛，则为阳性。见于腰椎间盘突出症的"根肩型"患者。其机制是：曲颈时，硬脊膜上移，脊神经根被动牵扯，加重了突出的椎间盘对神经根的压迫，因而出现下肢的放射痛。

5. 股神经牵拉试验　患者俯卧，髋、膝关节完全伸直。检查者将一侧下肢抬起，使膝关节过伸，如大腿前方出现放射痛为阳性。可见于高位腰椎间盘突出症（腰 2～3 或腰 3～4）患者。其机制是上述动作加剧了股神经本身及组成股神经的 $L_2 \sim L_4$ 神经根的紧张度，加重了对受累神经根的压迫，因而出现上述症状。

（栾宏佳）

第二节　四肢与关节检查

四肢（limbs）及其关节（articulus）的检查通常运用视诊与触诊，两者相互配合，特殊情况下采用叩诊和听诊。四肢检查除大体形态和长度外，应以关节检查为主。

一、上肢

（一）长度

双上肢长度可用目测，嘱患者双上肢向前并拢比较，也可用带尺测量肩峰至桡骨茎突或中指指尖的距离。上臂长度为从肩峰至尺骨鹰嘴的距离，前臂长度是从鹰嘴突至尺骨茎突的距离。双上肢长度正常情况下等长，长度不一见于先天性短肢畸形、骨折重叠和关节脱位等，如肩关节脱位时，患侧上臂长于健侧，肱骨颈骨折患侧短于健侧。

（二）肩关节

1. 外形　嘱患者脱去上衣，取坐位，在良好的照明情况下，观察双肩姿势、外形有无倾斜。正常双肩对称，双肩呈弧形；如肩关节弧形轮廓消失肩峰突出，呈"方肩"，见于肩关节脱位或三角肌萎缩；两侧肩关节一高一低，颈短耸肩，见于先天性肩胛高耸症及脊柱侧弯；锁骨骨折，远端下垂，使该侧肩下垂，肩部突出畸形如戴肩章状，见于外伤性肩锁关节脱位，锁骨外端过度上翘所致。

2. 运动　嘱患者做自主运动，观察有无活动受限，或检查者固定肩胛骨，另一手持前臂进行多个方向的活动。肩关节外展可达90°，内收45°，前屈90°，后伸35°，旋转45°。肩关节周围炎时，关节各方向的活动均受限，称为冻结肩。冈上肌膜炎，外展达60°～120°范围时感疼痛，超过120°时则消失。肩关节外展开始即痛，但仍可外展，见于肩关节炎；轻微外展即感疼痛，见于肱骨或锁骨骨折。肩肱关节或肩锁骨关节脱位时，搭肩试验常为Dugas征阳性，做法是嘱患者用患侧手掌平放于对侧肩关节前方，如不能搭上而且前臂不能自然贴紧胸壁，提示肩关节脱位。

3. 压痛点　肩关节周围不同部位的压痛点，对鉴别诊断很有帮助。肱骨结节间的压痛见于肱二头肌长头腱鞘炎，肱骨大结节压痛可见于冈上肌腱损伤。肩峰下内方有触痛，可见于肩峰下滑囊炎。

（三）肘关节

1. 形态　正常肘关节双侧对称；上肢伸直时肘关节轻度外翻，称携物角，正常范围5°～15°。检查此角时嘱患者伸直双上肢，手掌向前，左右对比；此角＞15°为肘外翻，＜5°为肘内翻。肘部骨折、脱位可引起肘关节外形改变：如髁上骨折时，可见肘窝上方突出，为肱骨下端向前移位所致；桡骨头脱位时，肘窝外下方向桡侧突出；肘关节后脱位时，鹰嘴向肘后方突出，Huter线及Huter三角（肱骨内外上髁及尺骨鹰嘴间的连线肘关节伸时为Hutter线，屈肘时形成的三角为Hutter三角）解剖关系改变（图1-4）。检查肘关节时应注意双侧及肘窝部是否饱满、肿胀。肘关节积液和滑膜增生常出现肿胀。

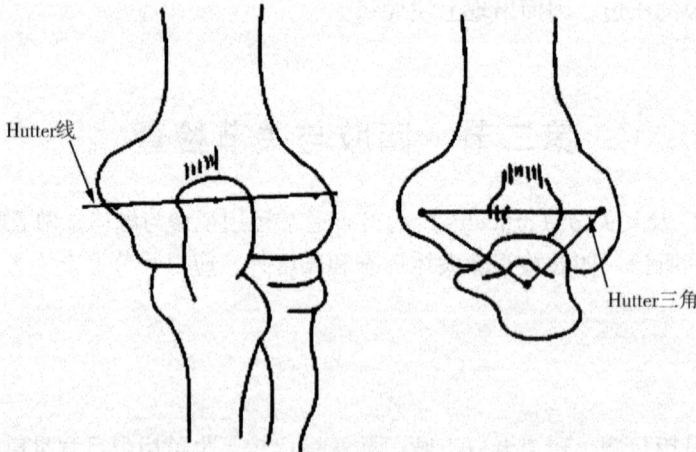

图1-4　Hutter线与Hutter三角

2. 运动　肘关节活动正常时屈135°～150°伸10°，旋前（手背向上转动）80°～90°，旋后（手背向下转动）80°～90°。

3. 触诊　注意肘关节周围皮肤温度，有无肿块，桡动脉搏动，桡骨小头是否压痛，滑车淋巴结是否肿大等。

（四）腕关节及手

1. 外形　于自然休息姿势呈半握拳状，腕关节稍背伸约20°，向尺侧倾斜约10°，拇指尖靠达示指关节的桡侧，其余四指呈半屈曲状，屈曲程度由示指向小指逐渐增大，且各指尖均指向舟骨结节处（图1-5）。手的功能位置为腕背伸30°并稍偏尺侧，拇指于外展时掌屈曲位，其余各指屈曲，呈握茶杯姿势（图1-6）。

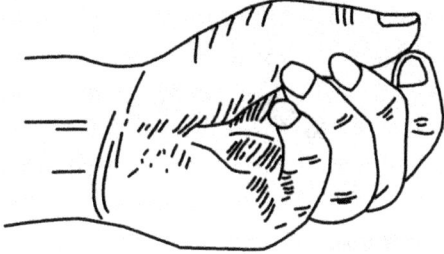

图1-5　手的自然休息姿势　　　　　　　图1-6　手的功能位

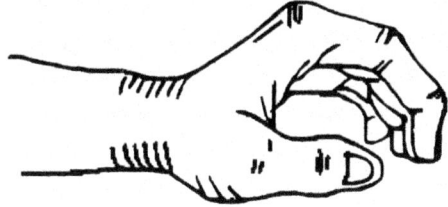

2. 局部肿胀与隆起　腕关节肿胀可因外伤、关节炎、关节结核而肿胀，腕关节背侧或旁侧局部隆起见于腱鞘囊肿，腕背侧肿胀见于腕肌腱鞘炎或软组织损伤。下尺桡关节半脱位可使尺骨小头向腕背侧隆起；手指关节可因类风湿性关节炎出现梭形肿胀，如单个指关节出现梭形肿胀，可能为指骨结核或内生软骨瘤；手指侧副韧带损伤可使指间关节侧方肿胀。

3. 畸形　腕部手掌的神经、血管、肌腱及骨骼的损伤或先天性因素，均可引起畸形，常见的有：

（1）腕垂症：桡神经损伤所致（图1-7A）。

（2）猿掌：正中神经损伤所至（图1-7B）。

（3）爪形手：手指呈鸟爪样，见于尺神经损伤、进行性肌萎缩（图1-7C）。

（4）餐叉样畸形：Colles骨折（图1-7D）。

A

B

C

D

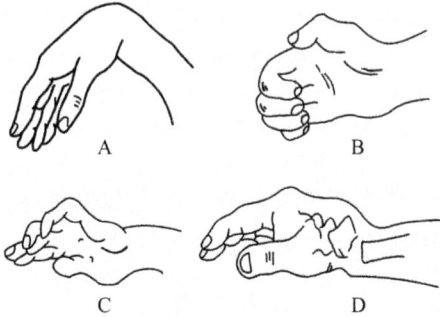

图1-7　腕部畸形

（5）杵状指（趾）（acropachy）：手指或足趾末端增生、肥厚、增宽、增厚，指甲从根部到末端拱形隆起呈杵状（图1-8A）。其发生机制可能与肢体末端慢性缺氧、代谢障碍及中毒性损害有关，缺氧时末端肢体毛细血管增生扩张，因血流丰富软组织增生，末端膨大。杵状指（趾）常见于：①呼吸系统疾病：如慢性肺脓肿、支气管扩张和支气管肺癌。②某些心血管疾病：如发绀型先天性心脏病、亚急性感染性心内膜炎。③营养障碍性疾病：如肝硬化。

（6）匙状甲（koilonychia）：又称反甲，特点为指甲中央凹陷，边缘翘起，指甲变薄，表面粗糙有条纹（图1－8B）。常见于缺铁性贫血和高原疾病，偶见于风湿热及甲癣。

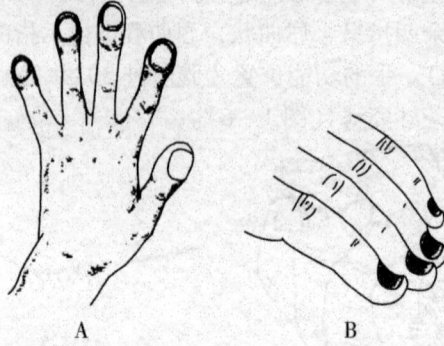

图1-8　手指及指甲部畸形

4. 活动度　腕关节及指关节活动范围见表1－2。

表1－2　腕关节及指关节活动范围

关节	背伸	掌屈	内收（桡侧）	外展（尺侧）
腕关节	30°～60°	50°～60°	25°～30°	30°～40°
掌指关节	0°	60°～90°		
近端指间关节	0°	90°		
远端指间关节	0°	60°～90°		
拇指掌拇关节	20°～50°	可并拢桡侧示指	40°	
指间关节	90°	可横越手掌		

二、下肢

（一）髋关节

1. 视诊

（1）步态：由髋关节疾患引起的异常步态主要有：

1）跛行

a. 疼痛性跛行：髋关节疼痛不敢负重行走，患肢膝部微屈，轻轻落下，足尖着地，然后迅速改换健肢负重，步态短促不稳。见于髋关节结核、暂时性滑膜炎、股骨头无菌性坏死等。

b. 短肢跛行：以足尖落地或健侧下肢屈膝跳跃状行走。一侧下肢缩短3cm以上即可出现跛行，多见于小儿麻痹症后遗症。

2）鸭步：走路时两腿分开的距离宽，左右摇摆，如鸭子行走。见于先天性双侧髋关节脱位，髋内翻和小儿麻痹症所致的双侧臀中、小肌麻痹。

3）呆步：步行时下肢向前甩出，并转动躯干，步态呆板。见于髋关节强直、化脓性髋关节炎。

（2）畸形：患者取仰卧位，双下肢伸直，使病侧髂前上棘连线与躯干正中线保持垂直，腰部放松，腰椎放平贴于床面观察关节有无下列畸形，如果有则多为髋关节脱位、股骨干及股骨头骨折错位。

1）内收畸形：正常时双下肢可伸直并拢，如一侧下肢超越躯干中线向对侧偏移，而且不能外展，为内收畸形。

2）外展畸形：下肢离开中线，向外侧偏移，不能内收，称为外展畸形。

3）旋转畸形：仰卧位时，正常髌骨及踇趾指向上方，若向内外侧偏斜，为髋关节内外旋畸形。

（3）肿胀及皮肤皱折：腹股沟异常饱满，提示髋关节肿胀；臀肌是否丰满，如髋关节病变时臀肌萎缩；臀部皱折不对称，提示一侧髋关节脱位。

（4）肿块、窦道瘢痕：注意髋关节周围皮肤有无肿块、窦道及瘢痕，髋关节结核时常有瘢痕和窦道形成。

2. 触诊

（1）压痛：髋关节位置深，只能通过及其体表位置进行触诊。在腹股沟韧带中点后下1cm，再向外1cm，触及此处有无压痛及波动感。髋关节有积液时，此处有波动感；如此处硬韧饱满时，可能为髋关节前脱位；若该处空虚，可能为后脱位。

（2）活动度：髋关节活动度检查方法及活动范围见表1-3。

表1-3 关节检查方法及活动范围

检查内容	检查方法	活动度
屈曲	患者仰卧，医师一手按压髂嵴，另一手将屈曲膝关节推向前胸	130°~140°
后伸	患者俯卧，医师一手按压臀部，另一手握小腿下端，屈膝90°后上提	15°~30°
内收	仰卧，双下肢伸直，固定骨盆，一侧下肢自中立位向对侧下肢前面交叉内收	20°~30°
外展	患者仰卧，双下肢伸直，固定骨盆，使一侧下肢自中立位外展	30°~45°
旋转	患者仰卧，下肢伸直，髌骨及足尖向上，医师双手放于患者大腿下部和膝部旋转大腿，也可让患者屈髋屈膝90°，医师一手扶患者膝部，另一手握踝部，向相反方向运动，小腿作外展、内收动作时，髋关节则为外旋、内旋	45°

3. 叩诊 患者下肢伸直，医师以拳叩击足跟，如髋部疼痛，则示髋关节炎或骨折。

4. 听诊 令患者做屈髋和伸髋动作，可闻及大粗隆上方有明显的"咯噔"声，系紧张肥厚的阔筋膜张肌与股骨大粗隆摩擦声。

（二）膝关节

1. 视诊

（1）膝外翻（genu valgum）：令患者暴露双膝关节，于站立位及平卧位进行检查，直立时双腿并拢，两股骨内踝可同时接触。如两踝距离增宽，小腿向外偏斜，双下肢呈"X"状，称"X形腿"，见于佝偻病（图1-9）。

（2）膝内翻（genu varum）：直立时，患者两股骨内髁间距增大，小腿向内偏斜，膝关节向内形成角度，双下肢形成"O"状，称"O形腿"，见于小儿佝偻病（图1-10）。

（3）膝反张：膝关节过度后伸形成向前的反屈状，称为膝反屈畸形，见于小儿麻痹后遗症、膝关节结核（图1-11）。

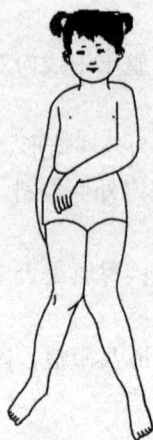 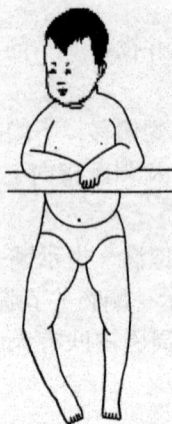 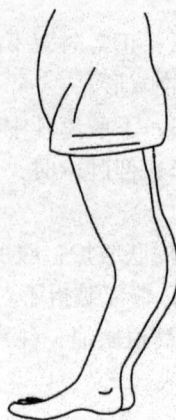

图 1-9 膝外翻　　　图 1-10 膝内翻　　　图 1-11 膝反张

（4）肿胀：膝关节匀称性胀大，双侧膝眼消失并突出，见于膝关节积液。髌骨上方明显隆起见于髌上囊内积液；髌骨前面明显隆起见于髌前滑囊炎；膝关节呈梭形膨大，见于膝关节结核；关节间隙附近有突出物常为半月板囊肿。检查关节肿胀的同时应注意关节周围皮肤有无发绀、灼热及窦道形成。

（5）肌萎缩：膝关节病变时，因疼痛影响步行，常导致相关肌肉的失用性萎缩，常见为股四头肌及内侧肌明显。

2. 触诊

（1）压痛：膝关节发炎时，双膝眼处压痛；髌骨软骨炎时，髌骨两侧有压痛；膝关节间隙压痛提示半月板损伤；侧副韧带损伤，压痛点多在韧带上下两端的附着处；胫骨结节骨髓炎时，压痛点位于韧带在胫骨的止点处。

（2）肿块：对膝关节周围的肿块，应注意大小、硬度、活动度，有无压痛及波动感。髌骨前方肿块，并可触及囊性感，见于髌前滑囊炎；膝关节间隙处可触及肿块，且伸膝时明显、屈膝后消失，见于半月板囊肿；胫前上端或股骨下端有局限性隆起，无压痛，多为骨软骨瘤；腘窝处出现肿块，有囊状感，多为腘窝囊肿，如伴有与动脉同步的搏动，见于动脉瘤。

（3）摩擦感：医师一手置于患膝前方，另一手握住患者小腿做膝关节的伸屈动作，如膝部有摩擦感，提示膝关节面不光滑，见于炎症后遗症及创伤性关节炎。推动髌骨作上下左右活动，如有摩擦感，提示髌骨表面不光滑，见于炎症及创伤后遗留的病变。

（4）活动度：膝关节屈曲可达 120°～150°，伸 5°～10°，内旋 10°，外旋 20°。

（5）几种特殊试验

1）浮髌试验：患者取平卧位，被检者下肢伸直放松，医师一手虎口卡于患膝髌骨上极，并加压压迫髌上囊，使关节液集中于髌骨后方，另一手示指垂直按压髌骨并迅速抬起，按压时髌骨与关节面有碰触感，松手时髌骨浮起，即为浮髌试验阳性，提示有中等量以上关节积液（50ml）（图 1-12）。

2）拇指指甲滑动试验：以拇指指甲背面沿髌骨表面自上而下滑动，如有明显疼痛，可疑为髌骨骨折。

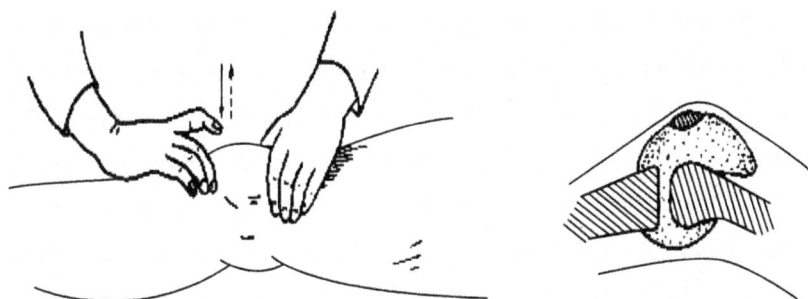

图 1 - 12　浮髌试验

3）侧方加压试验：患者取仰卧位，膝关节伸直，医师一手握住距小腿关节向外侧推挤，另一手置于膝关节外上方向内侧推压，使内侧副韧带紧张度增加，如膝关节内侧疼痛为阳性，提示内侧副韧带损伤；如向相反方向加压，外侧膝关节疼痛，提示外侧副韧带损伤。

（三）距小腿关节与足

1. 视诊　踝关节与足部检查一般让患者取站立或坐位进行，有时需患者步行，从步态观察正常与否。

（1）肿胀

1）均称性肿胀：正常距小腿关节两侧可见内外踝轮廓，跟部两侧各有一凹陷区，距小腿关节背伸时，可见伸肌腱在皮下走行，距小腿关节肿胀时以上结构消失。见于距小腿关节扭伤、结核、化脓性关节炎及类风湿关节炎。

2）局限性肿胀：足背或内、外踝下方局限肿胀见于腱鞘炎或腱鞘囊肿；跟骨结节处肿胀见于跟骨滑囊炎；第二、三跖趾关节背侧或跖骨局限性肿胀，可能为跖骨头无菌性坏死或骨折引起。

（2）局限性隆起：足背部骨性隆起可见于外伤、骨质增生或先天性异常；内外踝明显突出，见于胫腓关节分离、内外踝骨折；踝关节前方隆起，见于距骨头骨质增生。

（3）畸形：足部常见畸形有如下几种。

1）扁平足（flat foot）：足纵弓塌陷，足跟外翻，前半足外展，形成足旋前畸形，横弓塌陷，前足增宽，足底前部形成胼胝（图 1 - 13A）。

2）高弓足：足纵弓高起，横弓下陷，足背隆起，足趾分开（图 1 - 13B）。

3）马蹄足：距小腿关节跖屈，前半足着地，常因跟腱挛缩或腓总神经麻痹引起（图 1 - 13C）。

4）跟足畸形：小腿三头肌麻痹，足不能跖屈，伸肌牵拉使距小腿关节背伸，形成跟足畸形，行走和站立时足跟着地（图 1 - 13D）。

5）足内翻：跟骨内旋，前足内收，足纵弓高度增加，站立时不能踏平，外侧着地，常见于小儿麻痹后遗症（图 1 - 13E）。

6）足外翻：跟骨外旋，前足外展，足纵弓塌陷，舟骨突出，扁平状，跟腱延长线落在跟骨内侧，见于胫前胫后肌麻痹（图 1 - 13F）。

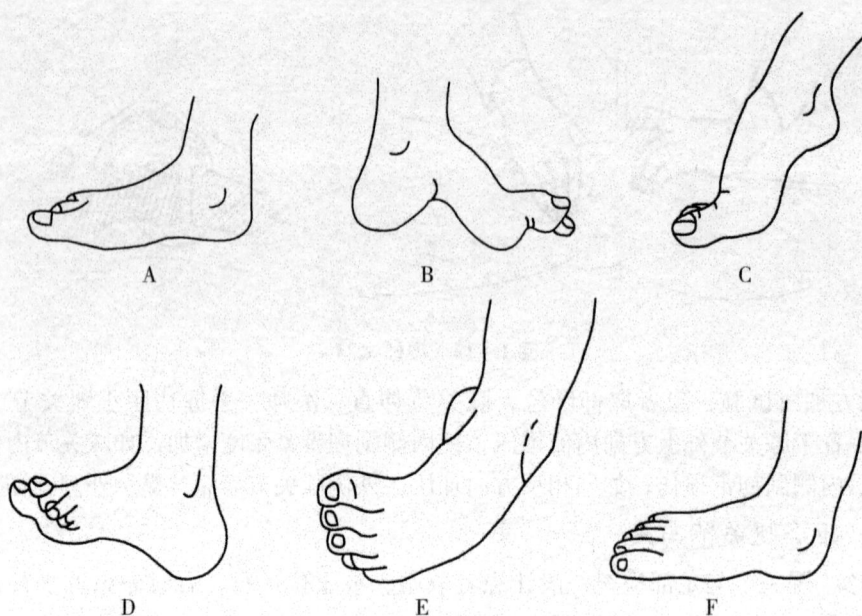

图 1-13　各种足部畸形

2. 触诊

1）压痛点：内外踝骨折、跟骨骨折、韧带损伤局部均可出现压痛；第二、三跖骨头处压痛，见于跖骨头无菌性坏死；第二、三跖骨干压痛，见于疲劳骨折；足跟内侧压痛，见于跟骨骨刺或跖筋膜炎。

2）其他：踝足部触诊应注意跟位张力、足底内侧跖筋膜有无挛缩、足背动脉搏动有无减弱。

3）活动度：可令患者主动活动或医师检查时作被动活动。距小腿关节与足的活动范围如下：

距小腿关节：背伸 20°~30°，跖屈 40°~50°。

跟距关节：内、外翻各 30°。

跗骨间关节：内收 25°，外展 25°。

跖趾关节：跖屈 30°~40°，背伸 45°。

（栾宏佳）

第三节　感觉功能检查

检查时患者必须意识清晰，检查前让患者了解检查的目的与方法，以取得充分合作。检查时要注意左右侧和远近端部位的差别。感觉功能检查时注意患者需闭目，以避免主观或暗示作用。

（一）浅感觉检查

1. 痛觉　用大头针的针尖均匀地轻刺患者皮肤以检查痛觉，注意两侧对称比较，记录感觉障碍类型（正常、过敏、减退或消失）与范围。痛觉障碍见于脊髓丘脑侧束损害。

2. 触觉　用棉签轻触患者的皮肤或黏膜。触觉障碍见于脊髓后索病损。

3. 温度觉　用盛有热水（40～50℃）或冷水（5～10℃）的试管交替测试患者皮肤温度觉。温度觉障碍见于脊髓丘脑侧束损害。

（二）深感觉检查

1. 运动觉　检查者轻轻夹住患者的手指或足趾两侧，上或下移动，令患者根据感觉说出"向上"或"向下"。运动觉障碍见于后索病损。

2. 位置觉　检查者将患者的肢体摆成某一姿势，请患者描述该姿势或用对测肢体模仿。位置觉障碍见于后索病损。

3. 震动觉　用震动着的音叉柄置于骨突起处（如内外踝、手指、桡尺骨茎突、胫骨、膝盖等），询问有无震动感觉，判断两侧有无差别。震动觉障碍见于后索病损。

（涂应兵）

第四节　运动功能检查

运动包括随意运动和不随意运动，随意运动由锥体束司理，不随意运动（不自主运动）由锥体外系和小脑司理。

（一）肌力

肌力（muscle power）是指肌肉运动时的最大收缩力。检查时令患者作肢体伸屈动作，检查者从相反方向给予阻力，测试被查者对阻力的克服力量，并注意两侧比较。肌力的记录采用0～5级的六级分级法。

0级：完全瘫痪，测不到肌肉收缩。

1级：仅测到肌肉收缩，但不能产生动作。

2级：肢体在床面上能水平移动，但不能离床。

3级：肢体能抬离床面，但不能抗阻力。

4级：能作抗阻力动作，但较正常差。

5级：正常肌力。

不同程度的肌力减退可分别称为完全性瘫痪和不完全性瘫痪（轻瘫）。对不同部位或不同组合的瘫痪分别命名。①单瘫：单一肢体瘫痪，多见于脊髓灰质炎。②偏瘫：为一侧肢体（上、下肢）瘫痪，常伴有同侧脑神经损害，多见于颅内病变或脑卒中。③交叉性偏瘫：为一侧肢体瘫痪及对侧脑神经损害。④截瘫：为双侧下肢瘫痪，是脊髓横贯性损伤的结果，见于脊髓外伤、炎症等。

（二）肌张力

肌张力（musclar tension）是指静息状态下的肌肉紧张度（muscle tone），其实质是一种牵张反射，即骨骼肌受到外力牵拉时产生的收缩反应，这种收缩是通过反射中枢控制的。检查时根据触摸肌肉的硬度以及伸屈其肢体时感知肌肉对被动伸屈的阻力作判断。

1. 肌张力增高　触摸肌肉，坚实感，伸屈肢体时阻力增加。可表现为痉挛状态和铅管样强直。

（1）痉挛状态（spas ticity）：在被动伸屈其肢体时，起始阻力大，终末突然阻力减弱，

· 13 ·

也称折刀现象，为锥体束损害现象。

（2）铅管样强直（lead - pipe rigidity）：即伸肌和屈肌的肌张力均增高，做被动运动时各个方向的阻力增加是均匀一致的，为锥体外系损害现象。

2. 肌张力降低　肌肉松软，伸屈其肢体时阻力低，关节运动范围扩大，见于周围神经损伤、周围神经炎、脊髓前角灰质炎和小脑病变等。

（涂应兵）

第五节　神经反射检查

神经反射是由反射弧的形成而完成，反射弧包括感受器、传入神经元、中枢、传出神经元和效应器等。反射弧中任一环节有病变都可影响反射，使其减弱或消失；反射又受高级神经中枢控制，如锥体束以上病变，可使反射活动失去抑制而出现反射亢进。根据刺激的部位，可将反射分为浅反射和深反射两部分。

（一）浅反射

浅反射系刺激皮肤或黏膜引起的反应。

1. 腹壁反射（abdominal reflex）　患者仰卧，下肢稍屈曲，使腹壁松弛，然后用钝头竹签分别沿肋缘下（胸髓 7~8 节）、脐平（胸髓 9~10 节）及腹股沟上（胸髓 11~12 节）的方向，由外向内轻划腹壁皮肤（图 1-14）。正常反应是局部腹肌收缩。腹壁上、中、下部反射消失分别见于上述不同平面的胸髓病损。双侧腹壁上、中、下部反射均消失见于昏迷和急性腹膜炎患者，一侧上、中、下部腹壁反射消失见于同侧锥体束病损。肥胖、老年及经产妇由于下腹壁过于松弛也会出现腹壁反射减弱或消失，应予以注意。

2. 提睾反射（cremasteric reflex）　与检查腹壁反射相同，竹签由下而上轻划股内侧上方皮肤，可引起同侧提睾肌收缩，睾丸上提（图 1-14）。双侧提睾反射消失为腰髓 1~2 节病损，一侧反射减弱或消失见于锥体束损害。局部病变如腹股沟疝、阴囊水肿等也可影响提睾反射。

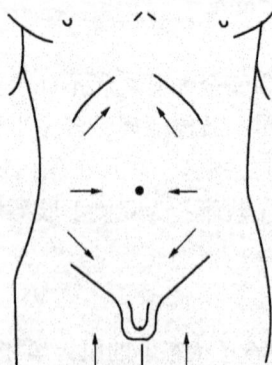

图 1-14　腹壁反射与提睾反射示意图

3. 跖反射（plantar reflex）　患者仰卧、下肢伸直，检查者手持患者踝部，用钝头竹签划足底外侧，由足跟向前至小趾处跖趾关节处转向踇趾侧，正常反应为足趾屈曲（即 Babinski 征阴性）。反射消失为骶髓 1~2 节病损。

4. 肛门反射（anal reflex） 用钝头竹签轻划肛门周围皮肤，可引起肛门外括约肌收缩。反射障碍为骶髓4～5节、马尾神经病损。

（二）深反射

1. 肱二头肌反射（biceps reflex） 患者前臂屈曲，检查者以左拇指置于患者肘部肱二头肌位上，然后右手持叩诊锤叩击左拇指，可使肱二头肌收缩，前臂快速屈曲（图1-15）。反射中枢为颈髓5～6节。

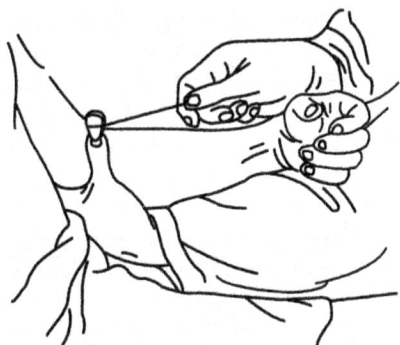

2. 肱三头肌反射（triceps reflex） 患者外展上臂，半屈肘关节，检查者用左手托住其上臂，右手用叩诊锤直接叩击鹰嘴上方的肱三头肌腱，肱三头肌收缩，引起前臂伸展（图1-16）。反射中枢为颈髓6～7节。

图1-15 肱二头肌反射示意图　　　　图1-16 肱三头肌反射示意图

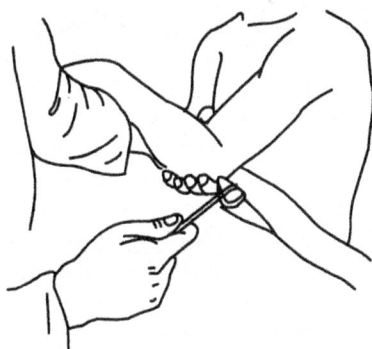

3. 桡骨骨膜反射（radioperiosteal reflex） 患者前臂置于半屈半旋前位，检查者以左手托住其腕部，并使腕关节自然下垂，随即以叩诊锤叩桡骨茎突，可引起肱桡肌收缩，发生屈肘和前臂旋前动作（图1-17）。反射中枢在颈髓5～6节。

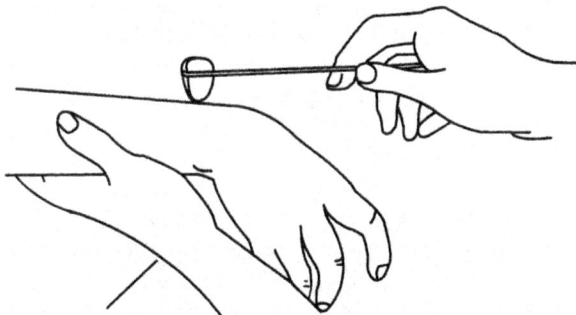

图1-17 桡骨骨膜反射示意图

4. 膝反射（knee reflex） 坐位检查时，患者小腿完全松弛下垂，卧位检查则患者仰卧，检查者以左手托起其膝关节使之屈曲约120°，用右手持叩诊锤叩击膝盖膑骨下方股四头肌腱，可引起小腿伸展（图1-18）。反射中枢在腰髓2～4节。

5. 跟腱反射（achilles tendon reflex） 又称踝反射。患者仰卧，膝关节稍屈曲，下肢取外旋外展位。检查者左手将患者足部背屈成直角，以叩诊锤叩击跟腱，反应为腓肠肌收缩，足向跖面屈曲（图1-19）。反射中枢为骶髓1～2节。

6. Hoffmann 征　反射中枢为颈髓7～胸髓1节。以往该征被列入病理反射，实际上为牵张反射，是深反射亢进的表现，也见于腱反射活跃的正常人。检查者左手持患者腕部，然后右手中指与示指夹住患者中指并稍向上提，使腕部处于轻度过伸位，以拇指迅速弹刮患者的中指指甲，引起其余四指轻度掌屈反应则为阳性（图1-20）。

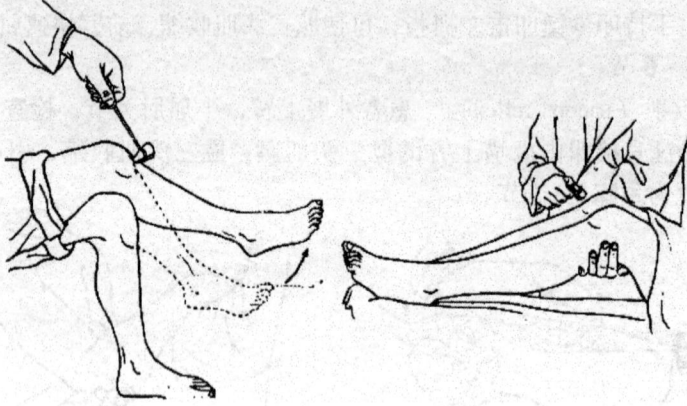

图1-18　膝反射示意图

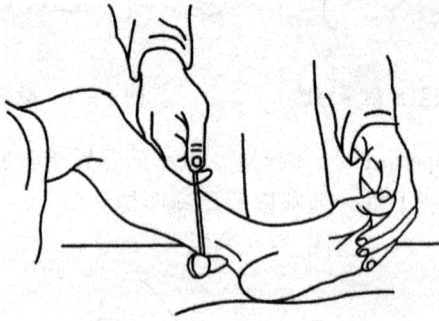

图1-19　跟腱反射示意图

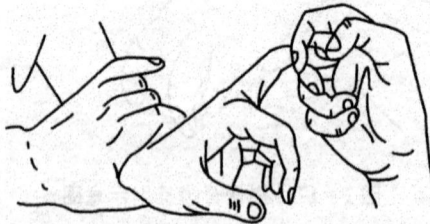

图1-20　Hoffmann 征检查示意图

7. 阵挛（clonus）　在锥体束以上病变，深反射亢进时，用力使相关肌肉处于持续性紧张状态，该组肌肉发生节律性收缩，称为阵挛。常见的有以下2种。

（1）踝阵挛（ankle clonus）：患者仰卧，髋与膝关节稍屈，医生一手持患者小腿，一手持患者足掌前，突然用力使踝关节背屈并维持之；阳性表现为腓肠肌与比目鱼肌发生连续性节律性收缩而致足部呈现交替性屈伸动作（图 1 – 21）。系腱反射极度亢进。

（2）髌阵挛（patellar clonus）：患者下肢伸直，医生以拇指与示指控住其髌骨上缘，用力向远端快速连续推动数次后维持推力；阳性反应为股四头肌发生节律性收缩使髌骨上下移动，意义同上。

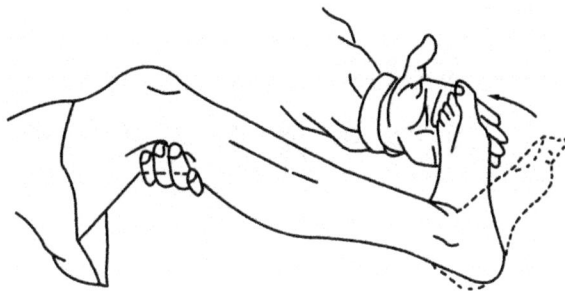

图 1 – 21 踝阵挛示意图

（三）病理反射

病理反射指锥体束病损时，大脑失去了对脑干和脊髓的抑制作用而出现的异常反射。1 岁半以内的婴幼儿由于神经系统发育未完善，也可出现这种反射，不属于病理性。

1. Babinski 征 取位与检查跖反射一样，用竹签沿患者足底外侧缘，由后向前至小趾跟部并转向内侧，阳性反应为踇趾背伸，余趾呈扇形展开。

2. Oppenheim 征 医生用拇指及示指沿患者胫骨前缘用力由上向下滑压，阳性表现同 Babinski 征。

3. Gordon 征 检查时用手以一定力量捏压腓肠肌，阳性表现同 Babinski 征。

上 3 种体征临床意义相同，其中 Babinski 征是最典型的病理反射。

（涂应兵）

第二章

骨科影像学检查

第一节 常用 X 线检查

骨与关节的辅助检查主要是医学影像学检查（包括常规 X 线检查、造影检查、CT、MRI、放射性核素显像、肌电图及体感诱发电位检查等）以及关节镜等检测方法。X 线检查不仅能显示病变的范围程度，而且还有可能做出定性诊断。但必须指出，不少骨、关节疾病，X 线表现比病理改变和临床表现出现要晚，因此初次诊断结果阴性，不能排除早期病变的存在。如炎症的早期和肿瘤在骨髓内浸润就有可能无重要发现，诊断中应加经注意，并应根据临床拟诊，依不同疾病的发展规律，定期复查，才能发现病变，并做出可靠的结论。如果定期复查仍为阴性，则可有把握地排除疾病，也有初次 X 线检查能发现病变而不能明确诊断，经过复查后才能做出定性诊断。

常规 X 线检查分荧光透视（简称透视）和摄片。透视是利用 X 线的穿透和荧光作用，直接进行诊断的一种常规检查方法。透视经济简便，能观察到解剖和功能的双重改变，可在短时间内随意观察所需检查的部位，即刻明确有无病变存在，起到过滤作用，还可用于金属异物的寻找与定位、外伤性骨折与脱位的整复及内固定术中定位，但也存在影像不够清晰、细微病变难以显示清楚和留下长久性记录的缺点，需与摄片及其他检查方法相配合，避免发生误诊及漏诊。

一、应用价值和限度

骨骼含有大量的钙盐，密度高，与其周围的软组织形成鲜明的对比，而在骨骼本身的结构中，由于周围的骨皮质密度高，内部的骨松质密度低，也具有鲜明对比。因此，常规 X 线检查在骨伤科疾病的应用最为广泛，具有快速、安全的特点。它不仅能显示病变的部位、范围、性质、程度及与周围软组织的关系，为治疗提供可靠的参考，还可以在治疗过程中指导骨折脱位的手法整复、牵引、固定和观察治疗效果，为病变发展及其预后做出判断。此外，还可以用 X 线检查观察骨骼生长发育的情况以及观察某些营养和代谢性疾病对骨骼的影响。由于 X 线检查对骨伤科疾病的诊断非常重要，所以骨伤科医师必须熟练掌握 X 线检查的理论知识和 X 线读片方法，更好地指导临床治疗。

X 线检查虽有不少优点及使用价值，但亦存在某些限度。由于 X 线检查只能从影像的变化来判断，而不能完全反映伤病的实质变化情况，有不少病变的 X 线征象往往比病理改变和临床表现出现要晚。如急性化脓性骨髓炎，早期破坏的是骨内软组织而不是骨小梁结构，所以早期 X 线检查可无明确的骨质变化；又如类风湿关节炎的早期病变均在滑膜韧带，还未影响骨质，X 线检查亦难看出变化；关节积血、积液还是积脓，常规 X 线检查无法区别。总之，初次检查结果阴性，并不能排除早期病变的存在，应依据不同疾病的发展规律，定期复查，方可能发现病变。有时初次 X 线检查能发现病变而不能确诊，经过复查后才能做出定性诊断。X 线检查不可单纯依赖，一定要密切结合临床资料，例如发病急缓、症状轻重和体征特点等，方能明确诊断。

二、检查申请和全置选择

X 线检查通常都由临床医师申请，属会诊性质。正确投照，能够及时获得正确的诊断，防止误诊及漏诊，避免经济损失和减少病员的痛苦。因此，临床医师应根据病员的起病情况、体征及相关实验室检查资料认真填写 X 线检查申请单，包括简要病史及体查、检验结果、检查目的、X 线投照体位等。

（一）X 线检查常规位置

1. 正位　又分前后正位和后前正位。所谓"前后"和"后前"是指 X 线的走行方向，X 线经患者是从前向后即为"前后"位，反之为"后前"位。

2. 侧位　即侧方投照，与正位照片结合，即可获得立体完整影像。

3. 斜位　因侧位片上重叠阴影大多，有时需照斜位片。如颈椎斜位片能显示椎间孔的情况；腰椎斜位片便于显示椎弓根；骶髂关节在解剖上是偏斜的，只有斜位片方能看清骶髂关节间隙。

（二）X 线检查特殊位置

1. 轴位　常规正、侧位 X 线片上不能观察到该部位的全貌时，可加照轴位片，如髌骨、跟骨的正、侧位上常显示不清病变，而轴位片上可获确诊。

2. 斜位　除常规斜位外，有些部位需特殊斜位才能显示，如肩胛骨关节盂、腕舟状骨、腕大多角骨、胫腓骨上关节等。

3. 切线位　颅骨、肋骨的病变，在正、侧位上常难确切了解病变情况，加照病灶切线位片则利于显示病变情况。

4. 开口位　第1、第2颈椎正位被门齿和下颌重叠，无法看清，开口位 X 线片可以看到环椎脱位、齿状突骨折和发育畸形等病变。

5. 双侧对比 X 线片　为诊断骨损害的程度和性质，有时需健侧同时照片进行对比，如儿童股骨头骨骺疾病，一定要双侧对比方可看出。肩锁关节半脱位、踝关节半脱位、踝关节韧带松弛等，有时也要健侧对比方能做出诊断。

6. 脊柱运动 X 线检查　颈椎或腰椎，除常规投照位置外，为了解椎间盘退变情况、椎体间稳定情况等，可采用过度伸展或屈曲体位进行侧位投照，对诊断有很大帮助。

7. 断层摄影检查　利用 X 线焦距的不同，使病变分层显示影像以减少组织重叠，可以观察到病变中心的情况，如肿瘤、椎体爆裂性骨折等。现在已基本上被 CT 检查所代替。

三、阅读 X 线片

1. X 线片的质量评价　阅读 X 线片首先要评价 X 线片的质量如何，质量不好的 X 线片常常会使有病变显示不出来，或没有病变区域看似有病变，会引起误差。只有质量好的 X 线片才能协助诊断。好的 X 线片黑白对比清晰，骨小梁、软组织的纹理清楚。还要排除 X 线片片上有无手印等污染。

2. 骨骼的形态及大小比例　由于 X 线检查时对各部位检查的 X 线焦距和片距是一定的，所以 X 线片上的影像大体也一致，只要平时掌握了骨骼的正常形态，阅片时对异常情况很容易分辨出来，大小比例虽然按年龄有所不同，但也大致可以看出正常或不正常，必要时可与健侧作对比。

3. 骨结构

（1）骨膜：在 X 线下不显影，只有骨过度生长时才出现骨膜阴影，恶性肿瘤可先有骨膜阴影，雅司病、青枝骨折或疲劳骨折后也常会出现阴影。如果在骨皮质外有骨膜阴影，应考虑上述病变。

（2）骨皮质：是致密骨呈透亮白色，骨干中部厚而两端较薄，表面光滑，但肌肉、韧带附着处可有局限性隆起或凹陷，是解剖上的骨沟或骨嵴，不要误认为是骨膜反应。

（3）骨松质：长管状骨的内层或两端、扁平骨如髂骨、椎体、跟骨等均系骨松质。良好 X 线片上可以看到按力线排列的骨小梁；若排列紊乱可能有炎症或新生物。如果骨小梁透明皮质变薄，可能是骨质疏松。有时在骨松质内看到有局限的疏松区或致密区，可能为无临床意义的软骨岛或骨岛，但要注意随访，以免遗漏了新生物。当在干骺端看到有一条或数条横形的白色骨致密阴影，这是发育期发生疾病或营养不良等原因产生的发育障碍线，也无临床意义。

4. 关节及关节周围软组织　关节面透明软骨不显影，故 X 线片上可看到关节间隙，此有一定厚度，过宽可能有积液，关节间隙变窄，表示关节软骨有退变或破坏。骨关节周围软组织如肌腱、肌肉、脂肪虽显影不明显，但它们的密度不一样，若 X 线片质量好，可以看到关节周围脂肪阴影，并可判断关节囊是否肿胀，腘窝淋巴结是否肿大等，对诊断关节内疾患有帮助。

5. 儿童骨骺 X 线片　在长管状骨两端为骨骺，幼儿未骨化时为软骨，X 线不显影；出现骨化后，骨化核由小逐渐长大，此时 X 线片上只看到关节间隙较大，在骨化核和干骺端也有透明的骺板，当幼儿发生软骨病或维生素 A 中毒时，骺板会出现增宽或杯状等异常形态。

6. 脊椎 X 线片

（1）上颈椎开口位：要看齿状突和侧块两侧是否对称，齿状突有无骨折线，侧位寰椎的位置，寰椎前弓和齿突前缘的距离，成人不超过 3mm，幼儿不超过 5mm，若超过可能有脱位。寰椎后弓结节前缘和第二颈椎棘突根前缘相平，否则是脱位。齿突后缘和第二颈椎体后缘相平，如果不平，可能是骨折脱位。其他颈椎正位呈两侧稍突起，此是钩椎关节；若此突起较尖而高，甚或呈鸡嘴样向侧方突出，这在临床上可压迫神经根或椎动脉，应当引起重视。

（2）颈椎侧位片：先看椎体，小关节的排列，全颈椎生理弧度是否正常，有无中断现象，还要看椎间隙有无狭窄，椎体缘有无骨质增生，运动照片上颈椎弧度有无异常，椎体间有无前后错动形成台阶状。还要测量椎管的前后直径，椎弓根的横径，过大可能是椎管内肿瘤，过少可能是椎管狭窄。后纵韧带骨化只有侧位X线片上能看到。颈椎前方为食管、气管，侧位片上椎体和气管间软组织阴影有一定厚度，若增厚应怀疑有血肿或炎症。

（3）胸腰椎正侧位片：要注意椎体形态，椎弓根的厚度，椎弓根的距离。若椎弓根变狭窄，椎弓根距离增大，可能为椎管内有新生物，正位片上要注意全长脊柱是否正侧，椎体是否正方或有无异常的半椎体，还要注意两侧软组织阴影，寒性脓疡常使椎旁出现阴影或腰大肌肿胀。下腰椎正位片还要注意有无先天异常，如隐性骶裂、钩棘、浮棘、腰5横突不对称、腰椎骶化或骶椎腰化等。椎间隙有无狭窄，以侧位片较清晰。

侧位片先看排列弧度，常见下胸椎后凸较大，多为青年性骨软骨炎的后果。下腰椎有时会看到过度前凸，这是腰痛的原因，此种患者仔细观察常发现并有滑脱或反滑脱，可能是椎间盘退变的后果。看椎体有无变形，下胸椎二、三个楔状或扁平可能是青年性骨软骨炎的后果。单个的变形以外伤多见，但转移病变也不能除外。椎体的骨小梁在质量良好的X线片应当看得清，若看不见或呈透明样，可能有骨质疏松症。椎间盘的厚度应当上下一致，而且愈到腰3、腰4、腰5其厚度愈大，对比之下若某一节段狭窄，可能是病变。下腰部看到有滑脱，则还要进一步检查有无崩裂或先天发育异常。斜位腰椎片可以帮助诊断。斜位片上可以看到小关节和关节对合情况，小关节面致密或不整齐，可能是小关节有创伤性关节炎或小关节综合征。腰椎运动侧位X线片，可发现椎体间其一节段有过度运动或不稳情况，以决定治疗方案。

（王　治）

第二节　常用造影检查

对于缺乏自然对比的结构或器官，可将高于或低于该结构或器官的物质引入器官内或其周围间隙，使之产生对比以显影，此即造影检查。引入的物质称为对比剂也就是常称的造影剂。它能扩大X线检查范围。

一、概述

（一）造影剂

按密度高低分类高密度造影剂和低密度造影剂两类。

1. 高密度造影剂　为原子序数高、比重大的物质。常用的有钡剂和碘剂。钡剂为医用硫酸钡粉末，加水和胶配成不同类型的钡混悬液，主要用于食管及胃肠造影。碘剂分为有机碘和无机碘两类。将有机碘水剂类造影剂注入血管内以显示血管和器官，已有数十年历史。经肾排出，可以显示肾盂及尿路，直接注入动脉及静脉可显示血管，还可行CT检查。70年代以前采用离子型造影剂，此为高渗性离子造影剂，可以引起毒副反应。70年代已开发出非离子型造影剂，它具有相对低渗性、低黏度、低毒性等优点，减少了毒副反应，适于血管造影、中枢神经系统检查及增强CT扫描，但费用较高。

水溶性碘造影剂有：离子型如泛影葡胺，非离子型有碘海醇、碘普罗胺和碘帕醇等。

无机碘有碘化油，目前已较少使用。

2. 低密度造影剂　为原子序数低、比重小的气体如二氧化碳、氧气、空气等。

（二）造影方式

有直接引入和间接引入两类。

1. 直接引入　包括：①口服法：如食管和胃肠钡餐检查。②灌注法：如钡剂灌肠、窦道和瘘管造影、逆行泌尿道造影及子宫输卵管造影等。③穿刺注入法：直接或经导管注入器官或组织内。如心血管和脊髓造影。

2. 间接引入　以静脉注入碘对比剂后，造影剂经肾排入泌尿道内，而行尿路造影。

在造影剂中钡剂较安全，而碘造影剂过敏较常见，有时较严重，需引起重视，及时防治。

二、关节造影

关节造影是为了进一步观察关节囊、关节软骨和关节内软组织的损伤状况和病理变化，将造影对比剂注入关节腔并摄片的一种检查，常用于肩关节、腕关节、髋关节和膝关节等。

由于应用造影剂不同，显影征象也不一样。应用气体造影称之阴性对比造影法，碘剂造影称之阳性对比造影法，如果二者同时兼用则为双重对比关节造影，常用于膝关节。

（一）肩关节造影

肩关节造影通常将阳性造影剂注入关节腔内，以诊断肩关节内、关节囊和周围某些软组织损伤与病变。

1. 适应证

（1）肩关节疼痛和功能障碍者，可能系肩关节周围炎、腱鞘炎、肌腱脱位或半脱位者，可以考虑行关节造影。

（2）肩关节外伤后，不明原因的关节疼痛和功能障碍，可能系肩袖或关节囊损伤，亦宜行关节造影检查。

（3）选择性研究肩关节疾患，采用关节造影作进一步观察。

2. 禁忌证　凡关节有炎症，新鲜关节内骨折及穿刺部位皮肤有炎症和碘过敏者不宜做造影。

3. 造影技术

（1）穿刺入路选择：通常有两种进路选择，即前方穿刺和后部穿刺。

（2）造影：穿刺针头进入关节腔后，将造影剂（泛影葡胺或其他水溶性造影剂）15～20ml 注入。在透视或电视荧光屏上观察，并立即拔出穿刺针，穿刺部稍许加压，防止造影剂外溢影响造影显影图像（图2-1）。

（3）摄片：一般取前后位、肩关节轴位和内、外旋位摄片4张。

（4）造影征象：造影剂充盈整个关节，关节囊表现与关节腔相一致的形似袋状密度增高阴影。肩胛盂和肱骨头软骨处与该解剖结构相应的密度减低区。在轴位片上，肋骨的结节间沟显示清楚，外旋位，关节囊呈半圆形充盈；外旋位上，显示为弯曲管状阴影，中央密度减低为肱二头肌腱阴影。如果发现有异常，则为该部结构病损所致。

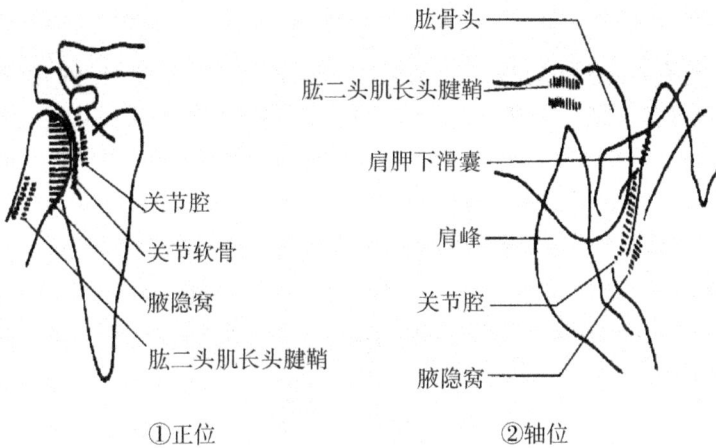

①正位　　　　　　　　　②轴位

图 2-1　肩关节造影

（二）腕关节造影

腕关节由桡骨远端、关节盘、舟状骨、月状骨、三角骨和关节囊及周围的韧带所组成。由于近排腕骨和桡骨远端运动功能复杂，其损伤机会也较多，常形成不明原因的慢性疼痛。某些损伤借助普通 X 线片平片不能做出诊断，而需借助造影技术。

1. 适应证　腕部外伤后，未能查出明确损伤部位，经长时非手术治疗，仍有软组织肿胀，肌力减退并有旋转受限；时有放射疼痛和压痛者，可行关节造影。

2. 造影技术

（1）穿刺：通常采用腕背部于腕月状骨和桡骨远期之关节间隙进入。穿刺时，宜将腕关节掌侧屈曲30°，使桡骨向后突起便于触之。

（2）造影：可选用水溶性造影剂，并适当抽 1%～2% 普鲁卡因 1～2ml 混合一起注入。一般情况，腕关节腔可容纳 4～5ml。在电视下观察更有益于造影剂量的掌握。

（3）摄片：造影剂注入后应立即摄片，常规拍摄腕关节前后位、后前位、侧位和斜位片。

（4）造影征象：①正常腕关节正位片，显示近侧关节面为弧形线状致密形至尺侧呈 "Y" 型，并在尺侧可出现球形的影为尺侧窝。②三角软骨破裂，在尺侧密度减低区为三角软骨，多为梭形。三角软骨与桡骨分离即谓 "断尖" 现象；部分缺损和裂隙等现象（图 2-2）。

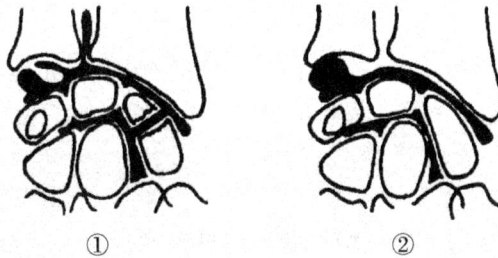

①　　　　　　　　　　②

图 2-2　腕关节造影

（三）髋关节造影

1. 适应证　髋关节造影主要适用于先天性髋关节脱位。某些轻度的髋关节脱位，普通X线平片难以发现异常，但造影常可提示病理变化。造影可显示关节囊变化和髋臼和股骨头软骨状况等。

2. 造影技术

（1）穿刺部位的定位：在髋关节穿刺前应作好穿刺部位的定位，选择好穿刺点。通常取髋关节前侧穿刺。

（2）造影：应用泛影葡胺或其他水溶性造影剂，通常4~6ml即可充盈整个髋关节。拔除穿刺针后，活动髋关节，使造影剂均匀分布并充盈。

（3）摄片：宜拍摄髋关节前后位、侧位及外展前后位片。

（4）造影征象：正常髋关节，股骨头为圆球形，其表面与髋臼弧度相对应，髋臼底部造影剂比较均匀，并无任何充盈缺损。先天性髋关节脱位，髋关节关节囊呈葫芦状，臼底由软组织充填，有充盈缺损（图2-3）。

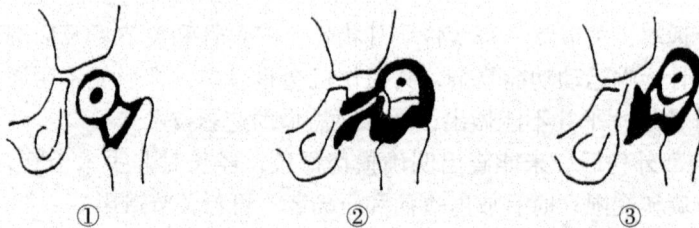

图2-3　髋关节造影

（四）膝关节造影

膝关节损伤和疾患比较多见，但对一些没有肯定症状和体征的临床诊断常遇到困难，单据临床检查诊断也往往不够正确。采用膝关节造影可以提高其诊断准确率。

造影可用气体或碘液。但目前多用二者并用的关节双重对比造影。具有反差大、对比度强，容易显示关节内的病损变化。

1. 适应证

（1）临床检查未能明确的关节内病损，如半月板和交叉韧带等。

（2）对已经确定膝关节内病损，其性质或确切部位不够明确者，宜施行造影作进一步确定。

2. 禁忌证　凡关节感染性疾患，关节内新鲜骨折和出血者不能行造影。

膝关节造影的适应证选择和术中操作应十分注意无菌技术，由造影引起膝关节感染乃至病变时有发生。

3. 造影技术

（1）术前准备：普鲁卡因、碘过敏试验，皮肤及有关器械之准备。关节穿刺过程按无菌操作要求。

（2）穿刺和造影：患者取平卧位，常规消毒，铺无菌巾，选好穿刺点（一般在髌骨中点平面的髌侧缘），皮内注射少量1%普鲁卡因后直接穿刺入关节腔内，如有积液则尽量抽尽（关节腔内可注入1%普鲁卡因1ml），然后注入60%康锐或碘他拉葡胺4~5ml，再注入氧气30~50ml（以膝关节膨胀起为度）。注射完毕拔针。消毒纱布覆盖穿刺孔。伸屈膝关节活动7~8次。

（3）摄片：按照各种观察目的，采用一定体位和X线投照角摄片。如作股胫关节造影，则患者侧卧位，观察侧在上，膝伸直约170°，先于皮肤画出胫骨平台上缘关节间隙。踝部加压牵引，固定好膝部，X线从水平方向切过关节间隙摄片。每侧一般取中立位，内旋45°位及外旋45°位摄片。必要时加摄其他需观察部位的相应体位特殊系列X线片。

（4）造影征象：正常的膝关节造影片上，能清楚地显示内、外侧半月板，关节软骨，滑液囊，髌下脂肪垫和交叉韧带等结构。半月板损伤，可在损伤处表现为充盈缺损，呈线状或碎裂状。

三、脊髓造影术

脊髓造影又称之椎管造影，作为诊断椎管内占位性病变和因外伤所致椎管形态变化，脊髓造影是一种常用和有效的检查手段。自1919年Dandy首先应用造影对比剂作椎管造影以来，造影技术不断得以改进，造影剂的研制和选择应用日趋完善。

关于脊髓造影术的评价，通常认为当临床和普通X线检查在病变定位有困难时，应用造影技术具有独到的作用（图2-4）。

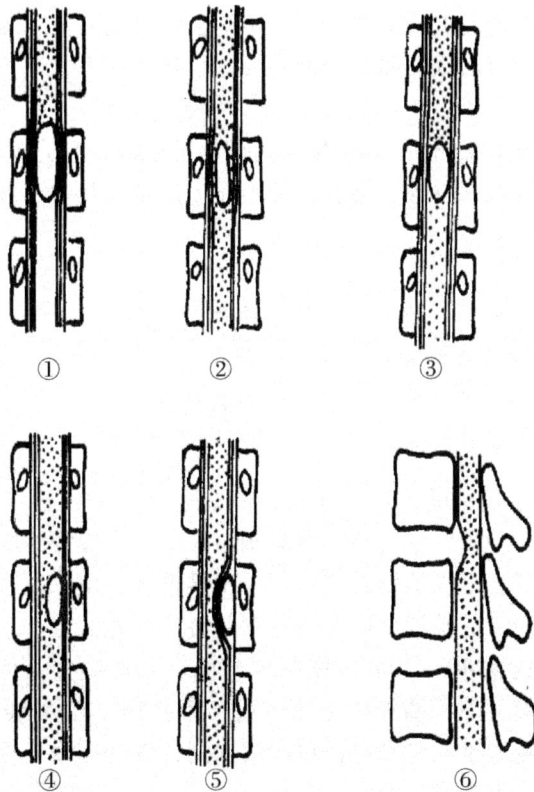

图2-4 脊髓造影

（一）脊髓造影术的目的

1. 确定病变的位置和范围　为了明确椎管内病变，如脊髓内、外压迫以及脊柱解剖结构的损伤和病变所形成的神经压迫（椎间盘、骨赘和骨折片等）。为了确定病变节段水平和病变范围，例如椎管狭窄的部位和范围及损伤后椎管形态变化，以此作为临床治疗前后的辅助判断。

2. 诊断和鉴别诊断时采用　鉴别引起脊髓病的某些不易鉴别的病理因素，如脊髓本身的病变，或椎管内病变等加以区别。CT 扫描时，为了增强脊髓与占位性病变的相互之间对比度，将水溶性造影剂注入蛛网膜下腔后，在 CT 扫描的横断层面上可清晰显示硬膜囊内、外的结构。

3. 探索性研究　采用高质量水溶性造影剂注入椎管内（蛛网膜下隙），研究椎管动态条件下形态或容量变化。这种研究常在腰椎或颈椎造影同时进行，也可在尸体上研究。

（二）脊髓造影的适应证和禁忌证

1. 适应证

（1）采用其他检查手段不能明确的脊髓内或脊髓外的病变，经脑脊液流变学检查证明蛛网膜下隙有梗阻，但病变部位和范围又不十分明确，应选择造影做出诊断。

（2）经临床检查病变性质不明确，脊髓内、外或椎管结构（椎体后缘、椎间盘、黄韧带和关节突等）的病变，选择造影有助于确诊。

（3）多节段的神经损害。椎管内肿瘤约有4%是多节段占位；多节段的椎间盘突出也不少见。这种病变在临床上有时很难做出判断，在极少数情况下椎间盘突出和肿瘤共存。采用全脊髓造影非常有必要。

（4）为确定某些椎板切除术后，患者的症状复发原因，也宜选择造影术。这种手术后变化，常是蛛网膜炎、神经根粘连、硬膜囊瘢痕压迫或椎间盘突出复发，造影可显示其病理的变化。

2. 禁忌证

（1）全身情况差，不胜负担脊髓造影检查操作的刺激。

（2）对于穿刺局部皮肤有炎症和碘剂过敏者。

（3）某些无手术指征，或不宜手术的病例不宜选择。

（三）造影对比剂及其选择

1. 空气　空气是较早使用的造影对比物，但迄今仍有少数病例对碘剂过敏者而需要造影者所应用。以氧气为最理想。空气造影具有刺激性小，在较短时间内完全吸收，又是髓内病变的一种良好的对比剂。根据造影部位多用于下腰椎和颈椎，每次注入后，由于气体不能直接与脑脊液混合，而脑脊液被气体所排挤占据并替代才能显影。

造影时气体的用量通常 40～80ml，据部位不同，可作调整。但注入的速度不宜太快。气体不能自由穿过蛛网膜下隙，增加该腔压力而产生头痛。在 X 线下对比强度弱，对于神经根袖显示不清，极外侧型椎间盘突出，可能被遗漏；各种非梗阻性损害，例如粘连性蛛网膜网，血管畸形等显示并不满意。

2. 碘本脂　是一种含碘的油脂酸造影剂，该造影剂对比性强，对硬膜囊充盈较好，X线显示清楚。其副作用也较明显，停留在蛛网膜下隙时间较久，吸收缓慢。滞留在蛛网膜下隙，长期刺激可引起继发性蛛网膜炎；虽然该制剂粘连度低于碘油，但在蛛网膜下隙充盈分布和扩散不甚满意，尤其在神经根袖常不能达到良好的充盈。目前已经废弃不用。如果临床上需要造影检查，又无条件选择高质量水溶性造影剂时，应用碘本酯后，应在造影术同时或手术中将其吸取。

3. 甲泛影酰胺　是一种水溶性三碘造影剂，属于非离子碘复合物，在溶液中不解离，具有比离子碘水溶性造影剂较低的渗透压。此种造影剂具有易吸收，对比度清晰及充盈良好等优点，这些是离子碘造影剂无法可比拟的，造影后易出现兴奋，失眠；神经根刺激症状，如感觉过敏、腰腿痛一过性加重；有时会出现脑刺激症状，如恶心、呕吐及体温上升等。多在 1 ~ 2 天内消失。造影剂用量：腰骶部为 10 ~ 14ml（170mg/ml），胸脊髓 10ml（200 ~ 250mg 碘/ml），但含碘总剂量不得超过 300mg，在配制时必须加以注意。

4. 碘海醇　是一种新型极高水溶性造影剂。并具有低化学毒性，人体对其耐受性比甲泛影酰胺要强。比重略大于脑脊液，碘海醇的黏稠度与人体血液基本相似，注入蛛网膜下隙，很快与脑脊液混匀，分布均匀，硬膜囊和神经根袖都可获得良好的充盈，X 线显示清楚，细微变化也能显示出来。该剂在蛛网膜下隙被吸收，并以尿的形式排出体外。注入后 2 小时排出 83%，一周后排出 96%，体内不存留。副作用极小而且轻微。

（四）颈椎椎管造影

颈椎椎管造影有两个途径：腰椎穿刺椎管造影和小脑延髓池穿刺椎管造影。前者为上行性造影，后者为下行性造影。腰椎穿刺容易操作，且安全，但造影剂在蛛网膜下隙行程长，容易弥散，集中于颈椎显影有时不理想；小脑延髓池穿刺难度稍大，有一定危险性，但造影显影比较好。

1. 腰椎穿刺颈椎管造影　通过腰椎穿刺并注入造影对比剂，上行至颈椎，以显示颈椎部位病变。

术前准备：造影前禁食。检查穿刺部位皮肤，必要时剃毛。术前 30 ~ 60 分钟注入安定 5mg。

操作技术：患者侧卧于略呈倾斜的 X 线摄片床上。选择腰 4 ~ 5 或腰 3 ~ 4 棘突间隙作为穿刺点。消毒及局部浸润麻醉后，选用 20 号或 22 号腰椎穿刺针作穿刺，证实针头完全进入蛛网膜下隙（抽出针芯后脑脊液流畅），留取脑脊液 2 份各 3 ~ 4ml，备作常规和生化检查。将备用的碘海醇抽取 10ml（每毫升含碘量 350mg 或 300mg）注入蛛网膜下隙（针头斜面向头侧），并要求 10 秒钟内注射完毕。立即在 X 线电视荧光屏上观察造影剂分布状况，然后将摄片床迅速倾斜，便造影剂流向颈段，并准备摄片。造影剂先头抵上颈椎时即施摄片，更换体位摄取各种位置 X 线片。如果电视屏幕上显示不清晰时，待造影剂集中延髓池和上颈椎后，调整床位使造影剂自上而下再通过一次摄片。球管片距 80 ~ 100cm，以 75 ~ 85kV（千伏）和 80 ~ 85mA（毫安）的条件进行摄片。

造影术后，肌内注射安定 5mg，患者取半卧位和或头高卧位 4 ~ 6 小时。

2. 小脑延髓池穿刺造影术　属于下行性造影，通常适用于蛛网膜下隙完全梗阻、腰椎退变或畸形严重、腰椎穿刺失败者以及腰椎穿刺部位皮肤感染者须另辟造影途径。

术前准备同腰椎。尚须剃去枕颈部头发和汗毛，至少头部后侧半部。

操作技术：患者侧卧位，颈椎略弯曲，头和侧面部下方垫以小枕头，使小脑延髓池与脊髓位于同一水平面。常规消毒皮肤，局部浸润麻醉。助手固定患者头部。术者以左手拇指触摸确定枕外粗隆与第二颈椎棘突之间凹陷；右手持针，于其间连线之下 2/5 上界刺入，沿眉弓与外耳门连线平行之正中方向缓缓刺入。通常在针尖刺入 3.5cm 之后，再每刺入 0.5cm 时，将针芯取出一次，看有无脑脊液流出，防止穿刺过深，避免伤及延髓。自皮肤至小脑延髓池距离，成年人为 3.5~5.0cm，小儿 2.5~3.0cm。小脑延髓池深 1.0cm。如果穿刺相当深而无脑脊液流出，则应拔针矫正方向，重新穿刺。

留取脑脊液，并注入造影剂（同腰椎穿刺造影）。

目前，多采用电视荧光屏监视穿刺，便于观察造影剂在蛛网膜下隙流，对掌握摄片时机极为有利。

3. 颈椎管造影的征象　颈椎管造影应在造影剂注入后，立即进行观察，在电视荧光屏上了解碘柱在蛛网膜下隙运动和流速，并能看到在正常和病变条件下造影剂通过或梗阻状况，在透视观察的同时作摄片。颈椎椎与腰椎管造影不一样，在造影剂注入后，很难较长时间保持相对稳定状态，随体位变化流动速度也会改变，摄片的瞬间至关重要，往往影响影像的质量。

（1）颈椎椎管造影的正常表现：脊髓蛛网膜下隙上起于枕骨大孔区的小脑延髓池，下达骶 2~5 水平，形成盲端。在上端即枕骨大孔区呈漏斗状，下颈段和上胸段略宽些，中胸段微狭窄，下胸段又开始变宽，以腰段最宽。

1）正位征象：正常正位造影 X 线与椎间隙管结构相一致出现节段性变化，在椎弓根水平椎管腔横径最窄，在椎间隙水平管腔横径最宽，并向两侧突出，形若"峰状"，这是由于脊神经根袖形成的突起，在颈椎接近水平横向，而腰椎则呈 30°~60°角。因此，在颈椎椎间盘水平碘柱显示较宽，呈现双峰状突起。

2）侧位征象：造影对比剂在颈椎侧位蛛网膜下隙呈柱状影像。在椎体水平面略向前凸，而在椎间盘水平略向椎管内凹陷，但没有像正位那样的节段性增大或狭窄征象。

如果在电视荧光屏观察和 X 线摄片并非标准侧位，则造影的影像就会歪曲，甚至出现假象，因此，拍摄标准侧位（造影剂显示硬膜囊前缘与椎体后不相重叠）十分重要。

（2）颈椎病的造影征象：颈椎病的造影征象与病变部位、严重程度有关，但多在病变节段表面充盈缺损或不全梗阻（在动力性摄片时也行完全梗阻征象）。

四、椎间盘造影

椎间盘髓核造影是指将造影对比剂通过穿刺直接注入髓核内，借以显示髓核的形态和病变状况。

椎间盘造影临床上使用有不同看法，有人认为此造影术无危险，并认为并发症仅有 0.5%~1%，但更多经验表明，椎间盘造影操作复杂，尤其两个或两个以上椎间盘造影，引起不良作用较多，此外造影的范围受到限制，这一点远不如脊髓造影，造影的征象判断有时很难。因此，除了特殊原因以外，最好不做椎间盘造影。

（一）适应证

（1）临床上不能明确的下腰痛伴神经根性疼痛，并疑有椎间盘突出症者。

（2）神经根压迫症手术中，欲了解髓核病损情况，可同时作髓核造影检查。

（二）禁忌证

（1）对于椎间盘突出的可能性极小者。

（2）怀疑其他病变，例如肿瘤或炎症者不宜施行髓核造影者。

（3）碘过敏、全身情况差及穿刺部位有炎症者。

（三）入路选择

（1）硬膜外穿刺法：此法适用于腰椎，以腰5骶1为好。于棘突旁椎板下缘穿刺，但不穿过硬膜，即达到椎间盘的后侧。

（2）经硬膜穿刺：适用于腰3至骶1之间。在选定造影椎间盘相邻二棘突间刺入，穿刺时贯通硬膜，但易损伤马尾神经。

（3）侧方穿刺：适用颈椎和腰1~2。在棘突旁4~5cm，向中线方向斜行刺入，循经椎间孔前外侧直刺入椎间盘。

（四）造影方法

1. 术前准备　必须拍摄全腰椎正侧位X线片，以明确有无其他病变和畸形，以避免穿刺定位的错误；术前给予适当的镇静剂，碘过敏试验和皮肤准备。

2. 操作技术　据造影部位不同，穿刺的入路选择不同。以下腰椎椎间盘髓核造影经硬膜穿刺为例，患者侧卧位，头颈和髋膝屈曲。采用双套针或单针穿刺。进针之前仔细阅片，准确判断棘突、椎间孔和椎间盘相互关系。于棘突下缘与椎间盘属同水平时，穿刺的方向应在棘突下缘垂直刺入；如棘突大又向下呈钩状、则穿刺宜向上方倾斜刺入。

穿刺操作过程中如能在电视荧光屏上观察其位置和深度则更为有利。因为随时可以调整刺进方向。刺破黄韧带，贯穿硬膜囊后壁和前壁即有抵抗为后纵韧带。对准方向再推进1.5cm后即进入髓核。

注入造影剂：应用含碘浓度略高的造影对比剂，在透视下注入。正常椎间盘可容纳0.3~1ml，在推入时阻力大，并少有疼痛症状发生；相反，如椎间盘有病变时则注入剂量较多，有时多达3ml。

摄片：穿刺针头可不取出，以避免造影剂外漏。常规拍摄以造影椎间盘为中心的正侧位和左右斜位片。拔出穿刺针头。

术后处理、卧床1~2天即可下地活动、必要时使用常规剂量抗生素预防感染。

（五）造影征象及评价

腰椎椎间盘造影征象判断，主要根据三个表现做出评价，即造影剂的剂量，注入后症状的再现和椎间盘组织的X线表现。造影剂量多常表现椎间盘突出或变性。造影剂注入后无明显疼痛，但再注入困难则表示髓核正常，注入后有疼痛常说明髓核变性或突出。髓核造影征象如下。

1. 正常征象　沿椎体上下缘分布两个充盈造影剂阴影，不进入纤维环，两条造影剂阴影在椎间盘中央有一不规则条影相互连接，呈"领扣"状外观；有时呈球状髓核征象，多为青少年，或成分叶状髓核，以成年人多见。

2. 椎间盘突出征象　造影剂可显示程度不同的突出，严重者可突向椎管也可以向前方过伸为单支状、多支状和粉碎状等。

五、窦道及瘘管造影

窦道或瘘管是由于某些病变所形成的异常通道，可分为先天性和后天性两大类。后者是存留于病变部的死骨、异物、感染的坏死软组织，甚至遗漏于病变内的纱布条、引流管的碎片都可能造成异常通道长期不愈合。窦道及瘘管造影术是指利用造影剂检查身体各部的瘘管或窦道，如慢性骨髓炎、结核病或其他病变所引起，用以测知其位置、范围来源及其分布情况，有助于手术治疗。

（一）造影剂

应用于瘘管或窦道的造影剂必须无毒性反应和无刺激性，黏稠度中等，否则在注入时容易从瘘管或窦道流出而影响造影成功。通常采用40%碘化油剂，其剂量依瘘管或窦道的大小而增减，一般为10~20ml，足够令瘘管或窦道造影。

（二）造影技术

先将造影剂吸入20ml或较小更大的注射器中，将注射器内空气排出，然后将注射器直接插入瘘管中，并将瘘管口的周围用无菌纱布围住，防止注射器时造影剂向外溢出，如有能上能下流的橡皮管，注射器也可接于橡皮管的外端。将造影剂缓慢注入。造影剂应在透视控制下注射至全部瘘管充盈为止，注射完毕后注射器仍应插在瘘管内或用其他方式防止造影剂外溢，然后即可进行摄片。

（三）投照技术

为了解瘘管或窦道的大小和位置等的详细情况，必须摄取直角的两张片，胶片的大小按照瘘管的范围而定，中心必须对准暗盒中心并与之垂直。

（张　涛）

第三节　CT 检查

X 线电子计算机体层扫描（CT），自 1970 年首先由 Housefield 应用临床进行头部扫描之后，经过 20 多年的不断改进，现已发展到能进行全身各部位检查的第三、第四代高分辨力 CT 机应用于临床。在骨伤科疾患实施 CT 检查之前，应首先常规 X 线检查。通过连续扫描，可显示关节的每一个横断面，并可以进行冠状、矢状、斜位图像重建，能估计病变范围及定位。CT 检查简便、安全、迅速、舒适。CT 主要应用于解剖复杂的部位（脊柱、骨盆、髋关节、肩关节等。平片不易发现的骨折碎片和异物以及关节脱位，CT 可以清晰地显示出来，对指导治疗具有重要意义。

CT 是利用 X 线束对人体检查部位一定厚度的层面进行扫描，由探测器接收透过该层面的 X 线，转变为可见光后，由光电转换器转变为电信号，再经模拟或数字转换器转为数字，输入计算机处理。CT 可分为普通 CT、螺旋扫描 CT、电子束 CT。骨关节肌肉系统 CT 检查较为复杂、多变，特别是检查前不阅读 X 线片，无目的进行常规轴位扫描，常常造成诊断困难或不理想，或需重复检查。

一般来讲，四肢各关节采用轴位，层厚 5mm，层距 5mm 连续扫描。观察软组织和骨窗。特殊情况可采用层厚 10mm，层距 10mm 连续扫描或层距 2mm，层厚 2mm 连续扫描。但是还需要根据各大关节的解剖特点和诊断要求必须采用其他位置进行扫描。观察关节间隙扫描平面应与关节间隙尽量成角，方能显示出关节间隙，同观察骨折一样。单纯骨内病变不需要增强扫描，无意义，软组织病变需增强扫描，尤其骨肿瘤早期向软组织浸润时，更需要增强扫描。

一、CT 的利用概念

1. CT 优点

（1）CT，检查方便、迅速诊断手段，易为患者所接受。

（2）CT 有很高的密度分辨力，密度相差 5~6H 的不同组织能被区分，如脑的灰质和白质。CT 还能测出各种组织的 CT 值，对病变进行定量分析。

（3）CT 图像清晰，解剖关系明确，远远超过核素和超声扫描；而且通过窗宽和窗位的调节，使图像的灰度对比更适宜病变的显示。

（4）CT 能提供没有组织重叠的横剖面图像，并可进行冠状和矢状面图像的重建。

（5）用造影剂进行增强扫描，不仅提高了病变的发现率，而且能做定性诊断。

2. CT 的缺点

（1）扫描时间较长：X 线照射对人体有一定损害，特别是婴幼儿。

（2）切层太薄、不利于大范围的检查：如只能看一段脊椎，不能像脊椎造影那样观察全部脊椎。

（3）一些特殊部位如枕骨大孔和后颅凹区，下颈上胸区伪影太重，影响对病变的观察。

（4）含碘造影剂有毒性，在个别患者中能引起严重反应。

（5）设备价格昂贵，检查费用较高。

二、CT 在骨科中的应用

高分辨力 CT 机能够从躯干横断面图像观察脊柱、骨盆、四肢关节较复杂的解剖部位和病变，还有一定分辨软组织的能力，且不受骨骼重叠及内脏器官遮盖的影响，对骨科疾病诊断、定位，为区分性质范围等提供一种非侵入性辅助检查手段。

1. 脊柱

（1）检查方法：患者常规取仰卧位，检查颈椎段时向前屈颈，腰椎段检查，两膝置于屈曲位，以减少颈及腰段的正常生理前凸幅度，便于检查。先做 CT 扫描定位。在片上标记扫描层次、需要时调整支架角度。正常 X 线照片或脊髓造影片对定位也很重要。根据病变选择合适的扫描厚度和间距，一般病变小需要薄的断层。如正常腰椎间盘厚度为 8~15mm，所以检查时断层厚度以 5mm，间距 3~5mm，颈椎及胸椎的间盘较薄、断层厚度 2~3mm，可显示清晰图像。

（2）造影增强法：CT 检查时注入碘水造影剂称造影增强法。主要用于不加造影剂的普通 CT 检查，或不够清楚或难于显示的组织病变。如脊髓病变和损伤，血管疾病等加造影剂可以增加病变与正常组织之间的对比度，血管丰富区域增强作用最为显著。但造影增强检查可能引起不良反应和严重并发症，延长检查时间或加重病情，所以当普通 CT 检查可疑而造影增强检查有助于明确诊断时选用为宜。CT 检查照片：通常均摄骨及软组织不同窗位的两种照片，比层次定位放大 3 倍，脊髓放大 1.8~2.0 倍。

（3）脊柱基本正常解剖

1）椎管：颈椎段椎管：其外形略呈三角形，从颈 1 到颈 2 逐渐缩小，其余椎管差别不大，正常颈 1 前后径为 16~27mm，颈 2 以下为 12~21mm，一般认为小于 12mm 为狭窄。颈段椎管内脂肪组织很少，普通 CT 对硬膜囊显示不清楚。但蛛网膜腔比较宽大，脊髓横断面前后径为 2 : 1。

2）胸段椎管：其外形大小比较一致，上胸段略呈椭圆形，下胸段略呈三角形，椎管内脂肪稍多于颈段，仅限于背侧及椎间孔部位。

3）上腰段椎管：其外形呈圆形成卵圆形，下段为三角形、前后径 CT 测量正常范围为 15~25mm。椎弓间距离为 20~30mm，该两个部位的测量腰 4~5 段均大于腰 1~3 平面。

4）椎间盘：椎间盘因部位而不尽相同，上胸段的椎间盘发育差最薄，腰段发育好最厚。颈胸段平均厚度为 3~5mm，腰段为 15mm，而腰 5 骶 1 间盘厚度一般不超过 10mm。椎间盘横切面，颈椎间盘除邻近钩状突部位外近乎圆形。胸椎及上四个腰椎间盘后缘呈长弧形凹陷，腰 4~5 间盘后缘弧形中部变浅，腰 5 骶 1 间盘后缘呈平直状或轻度隆凸，此段与颈段不同，椎管内有丰富脂肪组织分布在硬膜囊周围和侧隐窝内，厚度可达 3~4mm，由于脂肪的 CT 值稍低于椎间盘组织，所以普通 CT 扫描大都可以清楚看出椎间盘及硬膜囊的关系。

5）脊髓：颈段脊髓横断面呈椭圆形，前缘稍平，在前正中可见浅凹陷为正中裂，后缘隆凸、后中沟看不清楚。胸段脊髓横断面为圆形，大约相当于胸 9~12 段为脊髓膨大，其远侧很快缩小成为脊髓圆锥。

6）侧隐窝（神经根管）：侧隐窝是由前壁椎体和椎间盘、后壁上下关节突、外侧壁椎弓根所构成，在椎弓根上缘处最窄，为神经根到达神经根孔的通道，正常前后径为 5~7mm，一般小于 5mm 考虑为狭窄。

7）黄韧带：正常厚度为 2~4mm，在椎管及腰神经孔部位稍变薄。

（4）椎管及椎管内软组织：因为腰椎段硬膜囊外的脂肪组织丰富，CT 扫描能够识别蛛网膜腔、神经、黄韧带，有时可以显示出椎管内的马尾神经、圆锥、硬膜外静脉。而颈段和胸段椎管的正常解剖常常不能清楚显示出来，这与该段椎管的大小、形态不同、硬膜外脂肪组织少有关，用 CT 显示脊柱横断面图像检查椎旁组织病变优于其他 X 线照片的方法。

（5）椎间盘突出症：是临床常见的腰腿痛原因之一，通常发生在腰 4~5 及腰 5 骶 1 间隙的约占 90%。CT 扫描主要可以显示：突出位置，如侧方、中央或中间偏侧和最外侧的较小突出；突出邻近的硬膜外脂肪消失，硬膜囊受压变形，神经根位移、增粗、变形、淹没及突出髓核钙化等，因为脊柱解剖两侧自然对称，所以容易发现异常变化。CT 诊断腰椎间盘突出的准确率为 90%，但 CT 扫描没有造影剂引起的不良反应，安全性好，有条件时对造影剂过敏或造影失败的患者可以选用。椎间盘术后症状复发的患者，CT 扫描可以帮助区别骨或软组织的压迫，了解病变部位上、下椎间盘的情况，但有严重脊柱畸形，术后椎管内广泛纤维增生或因椎管狭窄段椎管内脂肪过少时，诊断椎间盘突出尚有一定困难。

胸椎间盘突出：临床比较少见。由于椎管相对较小，硬膜外脂肪组织也少，普通 CT 扫描不易发现突出，必要时可采用注入水溶性造影剂增强检查法，但一般常规脊髓造影也可以显示出来。

颈椎间盘突出：颈椎管虽然比胸椎管宽大，但脂肪组织也少，有时普通 CT 扫描可以显示颈椎间盘突出是由于间盘组织的 CT 值比硬膜囊高，为显示清楚，注射造影剂进行检查较好。

（6）椎管狭窄：椎管狭窄已成为慢性颈、背腰痛的重要原因之一，主要有先天性骨发育异常和脊柱退行性变或多种混合因素压迫脊髓、马尾和神经根而引起症状，最多见的是腰椎管狭窄，其次为颈椎管狭窄，胸椎管狭窄很少见。

腰椎管狭窄：临床主要特点，绝大多数患者年龄在 40 岁以上，起病缓慢，间歇性跛行，腰腿痛症状以腰前弯时减轻或消失、腰后伸时加重，体检时很少阳性体征。用传统脊髓造影很难与腰椎间盘突加以鉴别，由于 CT 扫描能够显示清楚，脊柱横断面分层图像可以观察，椎管形态、椎板及上下关节突增生肥大以及引起的椎管呈三叶状改变；CT 可以测量椎管侧隐窝的大小和两侧对比。通常椎管矢状径 12 ~ 15mm 和侧隐窝小于 5mm 者则为狭窄；黄韧带增厚，是造成椎管狭窄的重要因素之一，因黄韧带介于密度高的椎板及硬膜外脂肪组织之间，比较容易测量，一般认为厚度超过 5mm 为增厚；当椎间盘蜕变伴有椎间盘膨出时，CT 图像可见椎体周围呈均匀性膨隆，有时为多节段性，这与腰椎间盘局限性突出不同，椎间盘膨隆在脊柱原有退变的基础上可加重脊髓神经的压迫。CT 扫描能分清大多数椎管狭窄，是发育型、退变型或混合型。通常 40 岁以上脊柱退变的正常人，绝大多数没有临床症状，因此 CT 扫描检查必须结合临床症状和神经学检查加以分析判断。

（张　涛）

第四节　MRI 检查

磁共振成像术（magnetic resonance imaging，MRI）在医学诊断中的应用是 80 年代的新技术，被誉为继 CT 后在临床放射学领域中又一重大成就。磁共振成像技术近年来发展异常迅速，图像质量在许多方面已超过 X 线、CT。目前已用于除消化道及肺周边部分以外全身各部位的检查。在脑、脊髓、盆腔、骨松质，心包、胆囊、淋巴结肿大等临床诊断和研究中，已成为重要的手段。在骨科领域，用于椎间盘病变及累及骨髓腔的骨松质病变的检查效果优良。磁共振成像术具有无辐射损害，成像参数多，软组织分辨能力高和可随意取得模断面、冠状面或矢状面断层图像等独特优点，在医学各领域诊断技术中占重要地位。

骨骼肌肉系统全身分布广泛，检查要求不同。MRI 成像具有良好的分辨率和对比度。根据需要可采用不同的线圈和序列。

目前常用的磁振扫描射频脉冲序列有以下几种：

（1）饱和回收（saturation recovery）或 SR：重点反映质子浓度 P。

（2）反转回收（inversion recovery）或 IR：重点反映弛豫时间 T_1。

（3）自旋回波（spinecho）或 SE：重点反映弛豫时间 T_2。

线圈有：体线圈，脊柱线圈，头线圈，颞颌关节线圈，颈线圈和 RI 线圈，膝线圈，C_1、a、C_3 线圈和 E1 线圈。

一般来讲，线圈都为专用线圈，特殊情况可替代，但效果欠佳。体线圈用来进行骨盆和髋关节的扫描；脊柱线圈主要用于脊柱的扫描；颞颌关节线圈用于颞下颌关节的扫描。四肢的 MR 扫描用 RI 线圈。头线圈可用于踝关节和足的扫描。

扫描平面：冠状面、矢状面、轴位、斜位图像。总的原则，以显示解剖关系明确，病变清楚和其与周围组织关系鲜明，有利于诊断治疗为原则，尤其是手术治疗患者，为手术提供帮助。

成像序列：常规自旋回波、快速自旋回波、梯度回波、反转恢复快速小角度激发成像。

成像方法：脂肪抑制、水抑制，水成像，MR 脊髓造影，MR 血管成像。

常规自旋回波是应用最早、最常使用的一个成像序列。水在 T_1WI 表现为低信号，在 T_2WI 表现为高信号；脂肪在 T_1WI 表现为高信号，在 T_2WI 表现为中等信号强度，T_2 的权重越重，脂肪的信号强度越低；骨皮质由于含水极少，在各种扫描序列上均表现为低信号；软骨组织含水较多，表现为 T_1WI 稍低信号，T_2W1 稍高信号；骨髓的信号随年龄的不同而不同，儿童的骨髓为红骨髓，含水较多，为长 T_1、长 T_2 信号影（T_1 为低信号、T_2 为高信号），待长至成人时，除一些扁骨外，长管状骨的骨髓均为黄骨髓，其信号特点与脂肪相同；成人的骨髓有时红骨髓和黄骨髓的含量不同，信号也发生一定程度的改变，如椎体在 T_1WI、T_2WI 上表现为等信号。SE 序列 T_2WI 类似于关节造影，对于脊柱来讲类似于脊髓造影。

快速自旋回波是在常规自旋回波的基础上发展起来的一种成像方法。它的基本信号改变与常规自旋回波相同，所不同的是脂肪的信号在 T_2WI 上为稍高甚至高信号。

梯度回波扫描是快速成像最常用的一种方法。它的优点是成像时间短，快速小角度激发成像，快速扫描。提高信号比。

反转恢复法：它实际上是真正地表现被检组织 T_1 值大小的图像。它可以通过选择不同的 T_1 值，从而抑制不同的组织。传统的反转恢复法扫描时间比较长，现在较常用的扫描方法为 FLAIR。

脂肪抑制：为抑制脂肪的手段，常与其他扫描序列联合应用。常采用预饱和脉冲或反转恢复法抑制脂肪的信号。脂肪抑制图像上，凡是含水的组织成分，均表现为低信号。这种方法可以用来证实脂肪的存在，以区别在 T_1WI 上均表现为高信号的脂肪和亚急性出血。

水抑制：水抑制的原理与脂肪抑制相同。采用的方法也相同。现在较常用的一种水抑制方法是 FLAIR 成像序列。水抑制图像上，含水的组织成分表现为低信号。

水成像：这种方法实际上是重 T_2 成像，TE 一般在 100ms 以上，其他组织在磁场内已经完全衰减，只有 T_2 时间较长的水的信号。它主要用于脊髓造影。好的 MR 脊髓造影像，可清楚地显示硬膜囊、神经根袖。

IR 序列：骨折患者加扫此序列，利于观察骨折端对周围软组织的损伤程度。

MRM：属水成像的一种，其临床意义需进一步研究。

MRA：为一种无损伤性血管造影，主要显示大血管。对于中小血管则不能显示，但血管肿瘤可显示团块状稍高信号病变。

一、磁共振成像的特点

磁共振成像诊断术之所以具有吸引力，在于其本身具有一些独特的优点。与 X 线 CT 及核素医学诊断术相比，MRI 信号含有多种成像参数，不仅能重建受检部位的解剖学图像，而且在一定程度上可反映其生理及生化状态，而 X 线、CT、超声波和核医学成像只靠一种参数，信息不及 MRI 丰富。磁共振成像是一项非侵袭性诊断技术，无辐射损害。图像质量在许多方面已超过 X 线、CT，或至少可与 CT 相媲美。MRI 不论在空间分辨能力或反差分辨能力方面均优于超声，图像质量比超声成像好很多。

磁共振扫描可随意切取检查部位的冠状面、矢状面及横断面的断层图像。通过激发不同的射频脉冲序列和改变射频脉冲持续时间及脉冲的间隔时间等方法，可以获得重点反映 P、T_1 或 T_2 等不同成像参数变化为主的加权图像，如果组织间的对比度主要是由于各种组织的

T_1 差异所引起的，而与组织间 T_2 的差异基本无关时，我们就称这时的图像为 T_1 加权，同样，由于各种组织之间 T_2 差异所形成的影像对比度，而与 T_1 的差异基本无关时的 MR 图像就称为 T_2 加权。在实际的成像实践中，MR 图像所反映的各种组织的对比度既依赖于各种组织间 T_1 差异，又取决于各种组织间 T_2 的差异，这种图像称为 T_1、T_2 混合加权，当然还有质子密度加权的概念。

MRI 的主要优点为：

（1）非侵袭性检查手段，无辐射损害危险。

（2）成像参数多，诊断信息多。

（3）可随意切取横断面、冠状面及矢状面的断层图像。

（4）软组织分辨能力好，明显优于 X 线、CT，且无骨性伪影。血液或其他体液流动情况亦能观察到，可以不用对比剂。

MRI 亦有其局限性，不能完全代替 X 线及其他成像技术。对骨骼系统病灶和钙化灶的显示不如 X 线、CT。空间分辨能力仍低于 X 线、CT。扫描所需时间较长，不适用于不断运动的部位如肺周和消化道等部位的检查。此外，对体内带有顺磁性金属者如人工关节、血管夹、起搏器等。也不宜做 MRI 检查。

二、临床应用指征

1. 颅脑　优于 X 线、CT。硬膜下血肿较薄时，由于靠近颅骨，CT 往往漏诊，后颅窝的病变，经常不能发现，而 MRI 可以显示。脱髓鞘和变性过程如多发性硬化，X 线 CT 根本不能发现，而 MRI 显示良好，MRI 对脑瘤、脑水肿、和脑缺血病变检诊效果也很好。

2. 脊髓　用 MRI 检查脊髓无需脊髓造影或注射对比剂。对脊髓肿瘤、水肿、囊肿、脱髓鞘和缺血性病变均可诊断，对脊髓空洞症的诊断尤有价值，因为 MRI 可在脊髓无扩张情况下发现其囊性病变。

3. 骨盆　MRI 能清晰地显示盆腔器官、组织及其病变，对盆腔肿瘤的诊断有特殊意义。对男性患者，结合临床可较准确地诊断和鉴别前列腺癌与前列腺炎。对女性患者，能辨别子宫内膜与肌层；采用 SE 序列，甚至能在二者之间显示出一弱信号的中间带，这对判断肌层有否受累有帮助。MRI 可显示阴道和子宫颈，有助于确定肿瘤位置。直肠阴道之间的筋膜也能够辨认。显示膀胱不必用对比剂，尿可与脓或血液相鉴别。能描绘出男性外生殖器和尿道。

三、MRI 在骨髓运动系统的应用

MRI 可以清楚地显示出关节骨质、关节软骨、半月板、关节囊、韧带、血管、神经等，对这些组织的显示可以获得有关解剖，特别是生理生化方面的信息，从而为病理情况下的创伤性渗出、骨折、韧带损伤、肿瘤的诊断提供了基础影像和诊断指征。四肢关节的 MRI 一般选择三个冠状面、矢状面各轴状面，根据需要可选择斜面，对某一个关节，某个切面可能无意义，而其他的切面则有临床意义。

目前 MRI 多以组织中的氢核质子的变化为信号来源，软组织氢核密度大，发出的信号多，分辨能力好。皮质骨缺乏信号，显示能力不如 X 线、CT，但骨折缝隙仍可显示。

骨松质含大量骨髓，骨髓含脂量高，FID 信号强。因此，累及骨髓的肿瘤、变性、感染和代谢病，在 MRI 图像中均可详细显示。MRI 还可显示病变侵入软组织的程度。

脊柱是 MRI 临床应用的重要领域，可获取直接的多平面图像而不像 X 线、CT 那样会产生影像衰变。观察脊髓和神经根可不用椎管内对比剂。不足之处是骨皮质及钙化灶均不产生磁共振信号。断层厚度亦不及 CT 精细，采用体线圈的 MR 扫描机，断层厚度一股为 8 ~ 15mm，采用表面线圈可提高到 4mm，而 X 线、CT 断层厚度可薄至 1mm。断层厚可能使一些微细病变不能显出。

脉冲序列的选择对脊柱检查十分重要，有些病变只能用特殊的技术才能显示出来。

在 T_1 加权图像中，枕骨大孔前缘可被矢状突上方的高强度脂肪信号描出，其后缘不易辨认，因为颅骨皮质缘本身无信号。脊髓在中线矢状面图像中特别清楚，为中强度信号。脑脊液的 T_1 长，在 T_1 加权图像发现为低强度信号。

正常椎体充满骨髓，在 T_1 加权图像中，信号强度高于椎间盘，且均匀一致。枢椎齿状突信号低于其他椎体。椎间盘大体均匀。硬脊膜外脂肪信号强度高，产生极好的软组织反差，紧贴硬脊膜囊和环绕神经根。采用表面线圈尚可辨认黄韧带。

在 T_2 加权图像中，脑脊液信号显著加强。正常椎间盘髓核信号一般高于纤维环。腰椎间盘髓核常显示一较低强度信号缝隙，可能表示纤维环组织凹入。

MRI 在椎间盘疾患的诊断中能发挥重要作用。T_1 和 T_2 加权图像都可以显示椎间隙变窄。T_2 加权图像对椎间盘变性最敏感。正常情况下纤维环含水约 78%，髓核含水 85% ~ 95%，但在变性椎间盘二者的含水量均下降至 70% 左右，以致这两部分在 MRI 图像中变得难以区别。由于所有突出的椎间盘几乎都有变性，此种现象就更具临床意义。采用 T_2 加权 MR 矢状面检查脊柱，能迅速排除根间盘疾病。

MRI 可直接识别突出的椎间盘物质，还可间接地从脊膜囊前方的硬脊膜外压迹或椎间孔脂肪影的变化、消失诊断椎间盘突出症。在 T_2 权图像通常能分清脑脊液与变性的椎间盘，从而可估计椎管变窄程度。

MRI 在椎管狭窄症中显示压迫部位及范围的精确度可与 X 线 CT 和脊髓造影术媲美。尤其当椎管高度狭窄时，脊髓造影可能得不到关键部位的满意对比，而 T_2 加权 MRI 可较好地观察到脊膜管的硬膜外压迹。MRI 能显示蛛网膜下隙完全阻塞时梗阻的上、下平面，用不着在梗阻的上、下椎管内注入对比剂。有学者认为 MRI 对神经根管狭窄的诊断特别有效，硬脊膜外脂肪和侧隐窝内脂肪减少是诊断神经根受压的重要标志。不过，大多数研究资料表明，X 线、CT 在鉴别骨、软组织或椎间盘组织在椎管狭窄中的相对作用方面，较体线圈 MRI 为优。薄层表面线圈 MRI 区别椎间盘、黄韧带及骨皮质的效果较好。

颈椎病时 MRI 能迅速排除枕骨大孔疾病和髓内病变等其他病因，但迄今常用的体线圈 MRI 对颈椎病检查的效果显然不及 X 线 CT 和脊髓造影。矢状面 MRI 屈、伸位动态检查可观察颈椎排列。由于脑脊液衬出了神经组织的外貌，T_1 加权图像可显示椎骨半脱位对蛛网膜下隙及颈脊髓的影响。此法在颈椎创伤和类风湿关节炎病例已广为应用。MRI 屈、伸位动态检查用于颈椎融合术前、后有助于确定融合部位及了解融合部是否稳定。

椎骨或椎间盘的感染在 MR 图像显示特殊变化。受累椎骨或椎间盘在 T_1 加权图像显示信号强度一致性降低，而在 T_2 加权图像显示信号增强，同时髓核内的缝隙消失。如有椎旁脓肿，MRI 可明确显示。总之，MRI 对椎骨骨髓炎及椎间盘感染的诊断比 X 线平片和 CT 灵敏。特异性优于核素扫描。

MRI 所具有的能显示整个脊髓和区分脊髓周围结构的能力有助于脊髓内、外肿瘤的诊断。很容易看出脊髓外形或直径的异常变化。并能确切区分肿瘤实质和囊性成分。髓外硬脊膜内肿瘤表现为脊膜囊内软组织包块，可使脊髓移位。硬脊膜外肿瘤可使脊膜囊移位，并常见骨质异常改变或同时出现椎旁包块。多平面成像对神经纤维瘤的诊断特别有用，硬脊膜囊的扩张以及肿瘤的硬脊膜内、外成分都可以描绘出来。脂肪瘤在 T_1 及 T_2 加权 MR 图像中显示特有的强信号。

脊椎肿瘤不论原发或继发，其弛豫时间 T_1 及 T_2 均延长。因此在 T_1 加权图像表现为信号减弱，在 T_2 加权图像表现为信号增强。椎体血管瘤在 T_1 加权图像信号强度中等。MRI 对椎体放射效应颇为敏感，照射后在 T_1 加权图像信号有所增强，与肿瘤复发有别。

对急性脊柱创伤行 MRI 检查可不翻动伤员而获得各部骨结构与脊膜囊及脊髓之间相互关系的信息。也可显示蛛网膜下隙阻塞和脊髓肿胀。问题是体线圈 MRI 有时不能显示微细骨碎片。此外，磁共振成像需较长时间。而且如果患者体内有金属固定物，对安全和效果有影响。这些问题限制了 MRI 在急性脊柱伤中的应用。用 MRI 追踪观察脊髓创伤可显示脊髓萎缩、血肿吸收。脊髓坏死及随之而来的脊髓空洞等变化。

应用 MRI 检查关节具有明显优势。随着表面线圈及小型 Helmholz 线圈的发明，可以详细显示关节内部，甚至胜过关节造影。MRI 是检查股骨头缺血性坏死的敏感方法，效果优于 X 线、CT、核素检查。

MRI 可显示膝关节前、后交叉韧带和侧副韧带，可用于急性韧带伤，特别是完全性韧带撕裂的诊断。对无显著移位的撕脱伤或不完全撕裂难以辨认。膝关节韧带发出低强度信号，在 MR 图像依靠具有较强信号的关节液和周围软组织的衬托对比才得以识别。半月板也是如此，采用 MRI 检查半月板效果欠佳。总之，膝关节影像要结合临床或手术所见加以解释。

对滑膜病变作过初步观察，MRI 尚不能预测滑膜病变的组织学特性。

（涂应兵）

第三章

骨与关节生物力学研究

第一节 概述

生物力学（Biomechanics）被定义为研究人体活动的力和运动的一门学科。涉及多学科、多领域专业知识，如工程学、体育、医学、生物医学工程学、仿生学和康复工程学等有关的一般性问题，并用以解释和指导人体活动、损伤及进一步指导诊治。在骨科领域中，应用生物力学的概念和原理解释人体正常和异常的解剖及生理现象，有助于骨科医生进一步更好地理解和治疗人体运动系统疾患的疾病，因此，日渐成为现代骨科医生必须具备的科学理论基础，通过学习，避免出现原则性错误，更好地服务于临床诊治。

生物力学的基础是三大定律——能量守恒、动量定律、质量守恒三定律并加上描写物性的本构方程。利用上述基本概念，可用来解释生物活动现象。

生物力学研究的重点是与生理学、医学有关的力学问题。依研究对象的不同可分为生物流体力学、生物固体力学和运动生物力学等。

一、基本的生物力学概念

人体的任何运动和位移，都会对骨骼系统的骨产生复杂的力。一般来说，这些力可分为三种类型，作用于骨的外力（External Force）、肌肉收缩和韧带张力等软组织引起的内力（InternalForce）及骨之间的内反应力（Internl Reaction Force）。力也称为负荷（Load），其作用于骨可引起骨的轻微变形。特殊骨的力反应可用定量分析方法叙述承受力和引起变形之间的关系，用以阐述力学性能的改变。

在决定骨的变形和断裂特性中，组成骨组织的物质特性很重要，例如：松变的骨与正常骨有同样的几何学结构，但负荷情况下，会发生较大的变形，且在较小的力作用下，就会发生骨断裂。

二、应力和应变

任何物体承受力时，会引起物体的变形，改变了原有的尺度（Dimension）。在物体内将会产生内力（Internalforce），物体任何一点均会发生变形。变形点称之为应变（Stain）。内力强度点称之为应力（Stress），应变指局部的变形，是形变量与原尺度之比。应力指局部力的强度，是单位面积之力。

骨在任何一点遭受力产生的应变，从数学上说，与任何一点的应力有关。在应力和应变之间的定量关系，受组成整个骨的物质特性的影响。如果整个骨承受很重的力，就会超出骨组织所能耐受的极限应力或应变。在这一点上，将会产生机械性的损伤（Mechanical Failure），骨的断裂也会发生。如果组成骨的物质特性很差，例如骨软化，造成骨断裂的应力和应变要比正常组织构成的骨要低。

当单骨受力时，应力和应变很不同，且方式很复杂，将涉及整个骨的结构。为了完整地描述任何一点应力和应变的特征，通过每一点的三个独立平面中的每个与正常和异常剪力应变（shear strain）相对应的六个应力值，必须详细说明。

正常应力 = 垂直于所给平面的单位面积的力

剪式应力 = 平行于所给平面的单位面积的力

三、常见骨应力

1. 拉力和压力　是比较常见的应力，骨骼系统在几何学的结构上较复杂，力的类型也较复杂。这些力产生整个骨的很复杂的应变和应力类型及形变。简单的负荷结构，能充分证实一些基本的力学概念。

以一根棒为例，假使给予一个棒承受足够的力，棒的结构会造成内损害（Internal Damage），逐渐产生失控或屈服（Yielding）。失控发生在力变形曲线的某一点，称为屈服点。如果继续给予负荷，超过屈服点，会产生棒明显的变形，甚至发生完全断裂，类似骨折的发生。在棒断裂过程中，所有的能量被棒吸收，吸收了能量的棒将所吸收的能量转化到了棒折端间所产生的位移和变化。

应力和应变存在于棒任何一点横断面上也应考虑，由于负荷简单，在这些平面的应力和所有横断面上的应力是相等的。

在张力负荷时，结构表面承受外力相等但相反的负荷力，而在结构内，则形成拉张应力与应变。拉张应力可认为是许多小的力提升结构表面，最大的拉张应力发生于施加负荷垂直的平面上。在拉张负荷下结构将伸长和变窄。在临床中最常见的拉张应力引起形变，是各部位的撕脱骨折，如尺骨鹰嘴撕脱性骨折，就是在肱三头肌强力拉张下发生骨的折断所致。

2. 挤压应力　在挤压负荷时，结构表面承受相等但相反的负荷，在结构内，形成挤压应力与应变。挤压应力可认为是直接加于结构面上的许多小的应力。最大的挤压应力发生于施加负荷的垂直面上。在挤压负荷下，结构缩短而增宽。显微镜观察显示骨结构表现挤压负荷时，骨组织衰竭表现为骨单元的斜向折裂和压缩。临床上多见的腰椎压缩性骨折，即属于此类暴力所致（图 3 - 1）。

3. 弯曲　圆棒以两种方式承受弯曲（Bending）负荷，这两种类型的弯曲一般称为纯弯曲（Pure Bending）和三点弯曲（Three Point Bending）。图示一根简单的圆棒承受纯弯曲负荷，在圆棒一侧产生凸面，而另一例产生凹面。这种作用，在整个长度的圆棒产生不变的弯曲负荷（Bending Loading），在圆棒凹侧的材料将会产生压应变（Compression Strain），而在凸侧的材料会产生张应变（Tensile Strain），在圆棒任何横切面产生的应变会导致横切面产生应力。圆棒凹侧有较高的压应力，而在圆棒约凸侧有较高的张应力（图 3 - 2）。

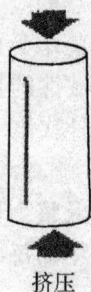

图 3 - 1　挤压应力

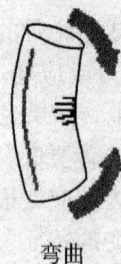

图 3 - 2　弯曲负荷

在弯曲时，骨结构承担的负荷使结构按轴心弯曲。骨干弯曲时，它承受拉张和挤压的综合应力。在中位轴的一侧为拉张的应力与应变，而另一侧则为挤压的应力与应变。一在中位轴上，无应力，也无应变。应力的大小与离骨中位轴的距离成正比。离中位轴越远，应力就越大。弯曲时牵拉凸侧使之比原来变长，挤压凹侧使之比原来缩短。介于凸侧与凹侧之间，既无牵拉，又无挤压（即没有长度的变化）。在这点上既然不改变长度，也就没有应变或应力。更准确地说，它是由弯曲引起的应力及应变都等于零的中心层。此层称为中位轴（Neutral Axis）。

体内骨所承受的弯曲力，很容易通过单根圆棒的负荷来模仿，圆棒两端支撑，对侧负荷受力，即形成三点弯曲。在这种负荷情况下，通过圆棒切面的弯矩（Bending Moment）在承受负荷点上最大，而且此点易发生损害。在圆棒横切面上，三点弯曲也会产生剪式应力，但是在纯弯曲的情况下，不产生剪式应力。

4. 旋转及剪切应力　在扭旋时，结构上承受的负荷将使之在其轴线上扭旋，在结构内产生转矩（或力矩）。同弯曲一样，应力的幅度与离开中位轴心的距离成正比，距离越远，应力的幅度就越大。如图所示圆棒承受旋转负荷（图 3 - 3），顺其纵轴扭转，在棒的任何横切面上，剪性应变（Shear Strain）将会发生。在横向和纵轴方向，剪性应变同时联合有剪性应力，剪性应力和应交的大小，与棒的中心轴的距离有比较大的差别，例如在棒材料的表面，剪性应力最大。圆棒旋转产生的应力，一般认为是横切面或纵切面产生的应力。但是，已有资料证实，在棒的斜切面存在较明显的张应力和压应力。如果棒承受旋转负荷时，发生断裂，方向往往是沿着斜行或螺旋形切面走行。由于该平面张应力较大，损伤先在此平面发生。

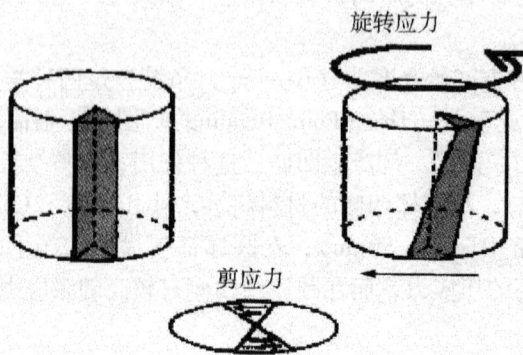

旋转应力

剪应力

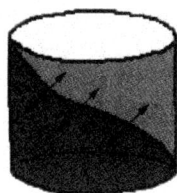

张应力

圆棒承受旋转负荷时，
变形和应力分布

图3-3 圆柱受旋转及剪切应力

在剪切位负荷时，力与结构面是平行的，在结构内产生剪应力与应变，可以说剪应力是在结构平面上有许多小的与之平行的负荷。剪切应力在结构内呈角状形变。凡是结构承受拉张或挤压负荷时，都将产生剪切应力。

四、骨结构及生物力学性能

骨骼系统的主要作用是保护内脏、提供坚实动力交接和肌肉的连接，以便肌肉活动和身体的活动。骨有其独特的结构和机械性能，使之能发挥作用。除牙齿的牙质和象牙质外，骨是体内最硬的结构。它也是人体内最有动力和终身保持代谢活力的组织之一。它可根据机械需求的变化来改变其性能和形态。

1. 骨结构 骨由细胞、纤维的有机细胞外母质和细胞基质所组成。骨的特点是含有大量的无机物质，由矿物质盐类形成，与有机母质紧密结合。骨的无机组成部分使组织变硬而坚强，而有机成分则使之具有可屈性柔韧性。

骨的无机（矿物）成分主要是钙和磷酸盐，主要为小结晶形式，类似人工合成的羟基磷灰石结晶。矿物质占骨干重量的65%~70%，使骨主体形态呈现固体特质。同时骨也是人体内重要的矿物质储备基地，也有人称其为钙库。从显微镜下观察，骨的基本结构单位是骨单元（Osteon）和 Havers 系统。

2. 骨的生物力学性能 骨是刚性和柔性的杂合体，既含有刚强特性的矿物质成分，又含有柔韧可屈的有机基质成分，其生物力学性能与此特点处处相关。

不同性质的骨结构各有其机械性能。骨皮质比骨松质为硬，它能承受较大的应力，但在衰竭前，承受较小的应变。在体外，骨松质在应变超过75%时才会折断，而骨皮质如果应变超过2%就将折断。内于骨松质呈泡沫状结构，它能承受更多的能量贮存而不易折断（图3-4）。

一般来说，如果骨组织钙化程度好，其本身就较硬，在某一点承受应力产生的应变也较小，遭受相同应力作用下发生形变就小。然而，组成骨组织物质的质较差时立方体承受同样的应力，将会产生很大的应变。因为，骨的物质较软，易于受损。

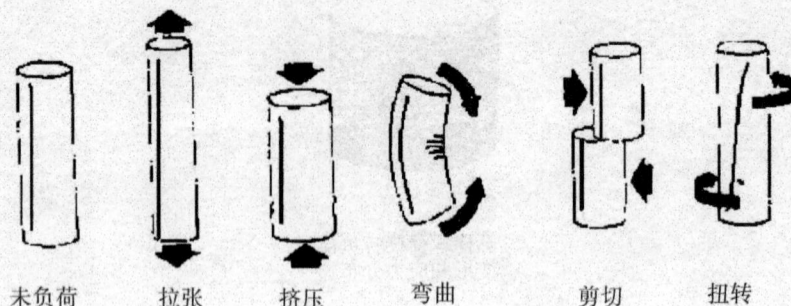

未负荷　　拉张　　挤压　　弯曲　　剪切　　扭转

图3-4　各种负荷模式图

（张国栋）

第二节　关节软骨的生物化学和生物力学性能

关节是骨骼系统中骨与骨之间的功能性连结。动关节的关节骨端有一薄层（1～5mm）而致密白色结缔组织，称为透明关节软骨所覆盖。唯一例外是颞颌关节，其滑膜关节是由纤维软骨所覆盖。纤维软骨与弹性软骨，即第三类软骨，从胚胎学和组织学来看，与透明软骨有密切关系，但其机械性能和生物性能有很大区别。关节软骨的主要功能是：①承受力学负荷：使关节负荷扩散到一个较大的区域，以减少接触应力，②润滑作用：使对侧关节面做相对运动时的摩擦力和磨损减低到最小限度。实验表明，正常关节软骨的压应力和拉应力与关节面相平行。到目前为止期软骨的压力和拉力特性较明确，但是，所承受的应力大小尚不能确切计算，软骨承受负荷的方法尚未完全明了，需进一步研究。

一、软骨的负荷

软骨被认为具有弹性特征，在承受负荷后2分钟内就会发生变形，将负荷很快去除后，大约90%以上的瞬间变形可瞬间恢复。在正常步态周期中，承受负荷时间在0.5～1.0秒，承受负荷的高峰低于0.5秒。任何部位关节软骨的硬度对其力学功能是相当重要的，可通过压痕试验测定。当关节软骨承受负荷时，会发生瞬间变形，紧接着有一依赖时间的蠕动期，即使负荷维持恒定，但压痕时间不断增加。在蠕动期，压痕最初增加很快，30分钟后逐渐减慢，增加率很慢，1小时后达到平衡。当负荷去除后，原有的软骨厚度恢复。正常情况下，单一软骨面上的局部压痕程度不同。例如，股骨头软骨最硬区位于股骨头向头分布形成的带状区中，并向前面和后面延伸形成环状，带状区的直径与髋臼相对应的髋臼软骨轮廓相似。最软的软骨位于股骨头小窝周围。

二、软骨的张力特性

软骨承受张力负荷与关节软骨面相平行时，其硬度和强度与胶原纤维平行于张力方向排列的范围有密切关系。胶原纤维是抗张力的主要成分，张力继发于压力的作用，与关节面相平行，软骨表面胶原纤维主要的排列方向与压力垂直于关节产生的最大表面张应力相一致。

胶原纤维的最重要力学性能是其拉张刚度和强度。虽然一根胶原纤维没有做过拉张实验，但胶原的拉张强度可在结构上的大量胶原做测试。例如人体肌腱约有80％的胶原（干重），其拉张硬度为1×10^3兆帕（MPa），硬度为50MPa。与钢相比，钢的硬度约为220×10^3MPa。胶原纤维的拉张力虽强，有高百分比但它没有挤压力，因为它有高的纤细率，即长与厚的比率，容易在挤压负荷下变形，抗挤压性能较差，在挤压暴力下易损伤（图3-5）。

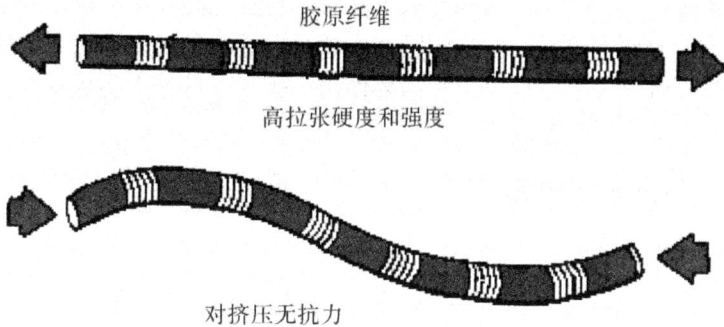

图3-5 胶原纤维的拉张力

张力强度随关节面下的深度增加而减少。在软骨表面区，胶原纤维主要的排列方向与主要的张力方向和劈裂类型相平行。用一锐利锥刺关节面时，由于关节面纤维排列类型是有秩序的，会产生一拉长的裂口，而不是圆孔。关节软骨的劈裂类型表明，表浅区胶原纤维的排列方向和最大的张应变方向，都是由摩擦和压力产生的。但是，由于摩擦产生的张应变相当小，这是因为在软骨性关节面之间的相互摩擦作用较低之故。平行于关节面的张力，主要继发于压力。

邻近微纤维形成区的正常软骨区，胶原纤维表面的张力强度较低。远离损伤区的软骨仍保留其张力特性。

在正常软骨，张力强度主要取决于胶原纤维含量的多少和纤维排列的次序、而与张力强度和糖蛋白的含量之间无关系。

关节内应力分布：

关节软骨的应力分布，在中间区和深部区不同于表浅区。当软骨面承受负荷时，基质内的液体，向侧面移动，与胶原纤维网状结构的抗力相遇，产生平行于关节软骨面的张应力。应力大小和方向取决于承受负荷的部位和程度。因为承受负荷的部位随关节运动的范围变化很大，因而应力的大小和方向也有所不同，在不同方向均可发生张应力。软骨最深层区的胶原纤维具有垂直排列的倾向，因而这部分胶原纤维还有另外一种将基质固定于软骨下骨的功能。

实验表明，当髋关节承负2 000次负荷周期（Loadcycle），软骨会遭到严重的振动和溃疡形成，使软骨和软骨下骨均发生不可恢复性变形，最初软骨变软变薄，最终逐渐完全消失，造成骨较广泛损伤。

基质内的液体压，形成于胶原纤维内的张应力，在软骨表浅区，纤维排列方向与其表面相平行，使表浅区的张应力强度和刚度增加。这种应力的产生有四种可能的方式，即研磨、滑动、压力和液体压。

关节软骨主要是个负重面，且把承受的压力传给下面的骨床。干骺部的软骨下骨松质有两种作用：负重大时由于骨骼变形，关节获得最大的接触面，负重面积也较大；骨松质的排列呈放射状，把大部分的应力向下传递给骨干。关节负重面由两层薄的软骨构成，其间有一层极薄的滑液相隔。软骨坐落在比较厚的骨松质垫子上。要减少软骨承受的压力，就需要把负荷分布在尽可能大的接触面上。软骨下的骨松质虽较硬，但能发生足够的变形和最大限度的负重接触面，使关节充分地适应负荷。

小梁骨的变形也吸收一些小的震荡和减少能量。自然也能发生小梁骨的微骨折。骨折的能量被骨组织吸收。只要显微骨折发生的频率比愈合率低，骨松质的可变形性就不会有明显的改变。因为软骨下骨对关节适应负重有重要作用，软骨下骨若失去顺应性，关节应力就增加，导致关节软骨的应力局部高度集中。

三、关节软骨的黏弹性

黏弹性材料的两个基本反应为爬行和应力松懈。当一个材料处于恒定负荷（无时间依赖）或一个衡定形变，以及反应有差异（时间依赖），则这种材料的力学行为被称为黏弹性。从理论上来说，这种材料的反应属黏液和弹性固定联合作用的反应，故称为黏弹性。软骨中有两种成分对承受负荷起重要作用，即蛋白多糖和胶原。前者能保留软骨基质中的水分。能调节水的流动；后者组成基质内的张力，维持蛋白多糖的含量。软骨承受负荷时，在基质内产生液体压，蛋白多糖影响软骨组织对压力负荷的反应。组织对压力的反应取决于基质内液体的流动，蛋白多糖维持和调节水的流动，因而决定了软骨的压力特性。

软骨基质中的胶原和蛋白多糖的嗜水性很强，软骨中水分较多，负重时水分和小分子溶质受压。从基质"小孔"流出，软骨变形；这些"小孔"越压越小，所以软骨受压时水的流失在初期比后期快得多。软骨如同吸满了水的海绵，其变形与失去的水量有关，因恒定的负荷挤压产生非线性形变。起初水分容易流出，形变也快。软骨的嗜水性基质有助于保留水分，产生内压力。在压力平衡下的负荷叫做流体静压力，能负荷高压屈服应力。

变形与承受外力的速度有密切关系。挤压越快，水分越难流出；挤压越慢，水分越容易完全流出。这种与施加外力速度有关的形变和普通工程的固体形变不同。例如木头和金属在一定应力的作用下，有弹性地发生一定量的线性形变。软骨的形变在于水分的丧失，不呈线性。这种有赖于应变率的形变便是黏弹性。

四、关节软骨的渗透性

关节软骨是一种高度泡沫性材料。若孔间互通，这种泡沫材料就有渗透性。渗透是测定液体能流经泡沫渗透材料的通顺性，它与液体流经材料时所发生的摩擦牵拉力（K）成反比，所以渗透性是一种物理性概念。它是测定液体在穿透泡沫性能渗透材料时、并在一定的速度下，能使液体流通的一种抵抗力。这种抗力产生于黏稠间质液和泡沫能渗透材料之间的一种相互作用。关节软骨的渗透率很低，所以半液体流过泡沫固体母质时，它产生高的摩擦抗力。

关节软骨的非线性渗透，指出组织有一个机械反馈系统，这在生理情况下，有重要意义。在高负荷时，通过摩擦拖拉力的增加，对抗间质浓的流动，组织将变硬，更难使液体渗出。这机能对关节润滑具有很重要的意义。

五、关节软骨的磨损力学

关节软骨磨损是通过机械作用去除固体表面的物质，像摩擦一样，磨损也分两个部分；承载面之间互相作用引起界面磨损和接触体变形引起的疲劳性磨损。如果两承载面接触，可因粘连或研磨而产生界面磨损。虽然化学、酶和代谢因素能降低关节软骨的屈服强度，但要磨损到骨骼外露却需要机械力。面间磨损发生于负重面的直接接触，其间无润滑膜（边界或液体）。负重面的疲劳性磨损不是由于面对面的接触，而是在反复压力压迫下，负重材料内产生显微破损的积累。

常见的缺损是软骨面的裂开，软食的垂直切片可显示这种缺损，称原纤维形成，其结果将使病损延伸至关节软骨的全层。从力学观点，可把软骨纤裂分为开始、延伸和物质丧失。由表面切线纤维层开始的裂隙和破损，根据定义是张应力先把结构拉断。由于关节润滑得很好，作用在关节面上的剪力对于软骨磨损只不过起到次要作用。实际上通过关节的主要负荷是压力。如果整个关节软骨面受到平均一致的压力，就不存在张应力，但并非如此，任何时候只有一部分关节面负重。由于关节面是连续的，若一处受压另一处不受压，连接两者之间的组织就受到张力牵拉，这样负荷区的边缘就产生张应力。关节软骨对抗断裂的力量较强。关节软骨的纤维是胶原，无论负重与否，表面纤维与表面呈切线，能对抗拉力。尽管如此，反复的正常负荷也能造成伤害，例如常见的老年人关节边缘纤裂就是这样的。

一旦出现软骨面超微结构损害和（或）质量损耗，软骨的表面层即变软，渗透压增加。在这种情况下，液体流动的阻力减小，使液膜中的液体通过软骨而漏泄。这种液体的流失增加了不光滑软骨面紧密接触的可能性，从而进一步加剧了研磨过程。即使承载面润滑作用良好，由于周而复始的反复变形可发生疲劳性磨损。疲劳性磨损的发生是因为材料反复受压而产生微小的损伤累积而成。虽然施加应力的量级远小于材料的极限强度，但如果经常施加应力最终可发生磨损。

软骨承受持续性较重的负荷时，可引起大量的水分从组织中丢失，产生较大的压力性变形。这种长时间承受负荷，可使关节软骨发生蜕变和软骨细胞坏死。

承受周期性张力和压力时，胶原网状结构可发生断裂。一般认为，承受负荷较轻，但周期性负荷时间长时，就可引起疲劳断裂。承受周期性负荷时比承受单次负荷更易发生损伤的材料，称为疲劳性材料。软骨组织就是易疲劳性材料。

未负荷时，胶原中的中央带纤维排列紊乱，受压时就沿张力线改排成最适宜对抗裂隙延伸的式样。如因酶变性或细胞代谢削弱了这一结构、反复正常的应力也能造成断裂。不然。裂隙延伸需要大的应力。这种大的局部张应力集中，可能发生在软骨内的压应力不均等的地方。若软骨因先天性或发展异常有结构或几何学上的改变，或在软骨修复期，即可发生这种现象。

软骨所承受不均等的压应力不单因自身结构的不规则，也来自下面和软骨紧连的软骨下骨中不均等的应力。正常软骨的结构，就是在最深层也能防止很大的应力梯度。在比较容易变形的关节软骨和坚强的骨松质之间，夹着一层具有中等弹性模量的钙化软骨，它能协助平稳地传递应力。胶原纤维的最深带穿过这些板层，起着稳定和支持作用。软骨和钙化床之间的连接并非平直而呈波纹状，这就扩大了表面面积，增加了传递应力的能力，但不扩大从剪力而发生的张应力。尽管如此，某些关节在自然负重时，关节面临接区的深层也能发生显著的剪力差。

疲劳磨损是由于软骨组织的反复变形，它是显微损害的积累，磨损应力虽不大，但反复磨损可扩大应力的量值。

六、关节软骨的润滑作用

正常软骨对不同负荷时的极小磨损，说明关节内有独特的润滑作用。这作用是来自关节软骨面之间所形成的一个润滑液膜，在运动和负重时，关节软骨面上形成一个有吸收性能的边界润滑物。关节软骨的润滑作用对于关节活动至关重要。从工程学观点看，只有两种基本的润滑类型：界面润滑和滑液润滑。界面润滑是依靠化学吸附于接触体表面的单层润滑分子来进行。在做相对运动时、承载面受到相互滑动润滑剂分子的保护，防止因表面不光滑而发生粘连和研磨。界面润滑与润滑剂的物理性质（黏滞度）或接触体的物理性质（刚度）基本无关。

关节软骨面与所有的面一样，不是非常平滑的。面上有粗糙的突出物，所以滑膜关节的情况可能是液膜厚度属平均关节面粗糙的类似状态。如此，粗糙面之间的边界润滑可能起一定作用。如果是如此，那么关节面的负荷承受两种润滑，即在非接触区，有液膜压力；而在粗糙端接触处，有边界润滑物的润滑素润滑。在混合润滑时，多数摩擦在边界润滑区仍极低，而多数负荷则由液膜来承受。滑液嵌在滑动面之间时，既可发生液膜润滑，又可产生界面润滑，或两个润滑机制均发挥作用。一个关节面在另一个关节面上滑动，在接触面上产生摩擦力。摩擦力 F 与负荷或重量 w 的比率称之为摩擦系数摩擦系数无单位，用以对比各种负荷的摩擦阻力，而不受接触面积大小的影响。

当两个相对应的关节面无润滑作用时，相互间的滑动形成的摩擦，会造成关节面的高低不平，在其粗糙面上产生许多小的突起物。两端最高的突起物能形成相互接触，在滑动时可造成折断。关节面间的干摩擦系数，取决于接触面的范围和接触点的剪力强度，当负荷增加时，接触面积增加，摩擦也相应增加。塑料间的干摩擦系数约 0.1~0.3，金属间为 0.3~0.8。

在高载荷和慢滑动速度下，液膜厚度减少。在这种条件下，从软骨基质中挤出的液体就成为润滑膜的主要来源。若液膜很薄，以致软骨面发生接触时，还要挤出更多的液体协助支持载荷。

界面润滑时，每一负重面被滑液中的一薄层大分子包裹，大分子为糖蛋白，因化学作用吸附在关节面上，形成一界面层，很适宜在另一对应相滑动、这对降低软骨间的摩擦是很重要的。当负荷过量时，这种功能停止。典型的界面摩擦系数为 0.05~0.15 之间。许多动物的负重关节润滑作用均涉及液膜和界面润滑。

能提供黏滞性的滑液成分是玻尿酸盐，为多糖类物质，有时称为玻尿酸。黏滞性增加了液体本身对剪力的阻力，因而黏滞性较低的液体，摩擦系数也较低。滑液组织的自身摩擦主要由玻尿酸盐润滑，玻尿酸盐附着在滑膜组织上产生界面润滑。滑液具有胶质变凝性的特征，使滑液形成大的玻尿酸盐分子。液体流动时，这些笨大的分子产生剪力助长各分子相缠和捕捉。移动这些分子，消耗一定的剪力，这就是流体的黏性。受压软骨形成的压渗液，主要为水和小的离子，穿过大约 60nm 的小孔，从软骨的组织中被挤压渗出到关节间隙。小孔仅允许小的分子通过，软骨基质中的大分子不能通过，软骨像一块自压性海绵，当承受压力时，液体流出。当压力解除时，液体又流回软骨。压渗多半发生在紧靠近接触区的周围。此处所承受的压力较低。这种机制称为自压流体静力滑润。关节相对活动压迫软骨，关节面间形成压力液膜，此液膜（Fluid Film）由原来的滑液和挤出来的软骨组织液组成。

（刘永峰）

第三节 韧带、肌腱的结构及力学关系

一、韧带的结构及力学关系

韧带为人体中一种致密结缔组织，一般在骨与骨之间起到连接作用，同时具有坚强的力学性能，能够保证骨与骨之间连接的完整性、稳定性，比如膝关节中交叉韧带、侧副韧带既是构成完整关节系统的一部分，同时维持关节稳定性，交叉韧带限制关节前后移位、侧副韧带限制关节左右移位，使之发挥正常的关节功能，人体负重、行走、运动等均可使关节承受较大的应力，关节内及周围的韧带便通过它的力学性能，发挥着巨大的生理作用。

二、韧带的基本结构

纤维囊为关节囊的外层，与滑膜紧邻，其增厚部分成为韧带，韧带的结构以纤维组织为主，有少量纤维细胞、组织细胞、脂肪和浆细胞以及结缔组织。韧带由纵向排列的成纤维细胞和平行排列的细胞外基质构成，主要为Ⅰ型胶原纤维，在显微镜下观察，韧带的结构与肌腱类似（图3-6）。

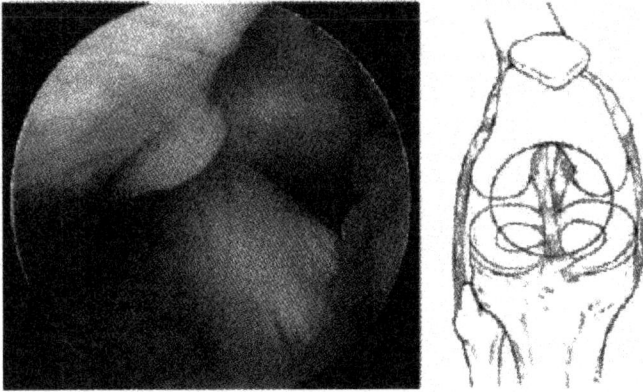

图3-6 膝关节交叉韧带

韧带具有保持关节稳定和防止关节异常活动的功能，例如肘关节为伸屈活动的合页关节，其韧带位于尺、桡两侧，可防止内、外翻动作，而前、后方皆无韧带。韧带损伤，特别当完全断裂后，影响关节的稳定性，甚至出现异常活动，亦可继发粘连或创伤性关节炎。另一功能为供肌肉或肌腱附着。有些韧带可能是由肌肉或腱延续而来，如半膜肌向下延续为膝内侧副韧带。

韧带坚强，具有一定弹性，需要很大的外力始能使之断裂。由于韧带的中间部分最强。

附着部分最弱，而且韧带的拉伸强度超过骨骼的拉伸强度，有人测定膝关节腓侧副韧带的拉伸强度为 $6.5kg/mm^2$，而骨骼为 $4kg/mm^2$。因此，在损伤时往往是韧带附着部发生撕裂或发生撕脱骨折，而韧带仍保持完整。纤维囊及韧带因富含神经感受器，损伤后疼痛显著，但因血供较差，愈合较慢。

三、韧带的力学性能

韧带不仅是骨与骨之间的连接带，而且还参与维持关节在运动状态下的稳定性。有的就是关节囊的增厚部分，称为关节韧带；有的位于关节囊以外，为关节外韧带；而位于关节囊以内的，则称为关节内韧带。至于连接各脊椎之间的韧带结构较复杂，自成一体，不能完全为上述类型所概括。关节在运动时，总是在一定的方向受到一定的韧带的制约，以使关节的活动保持在正常的生理范围以内（图3-7）。髋关节伸直时，髂股韧带紧张以防止其过伸；膝关节前交叉韧带在伸直位紧张。防止股骨的前移；踝关节内（外）侧副韧带在距下关节处于充分外（内）翻时紧张，则是防止距下关节超出其生理的外（内）翻范围。而将应力传给不具备生理外（内）翻活动的踝关节。韧带不单纯是被动的限制关节超出生理范围的活动，同时还通过韧带内的末梢感受器在张力下的反射作用，经神经中枢而组成肌肉的拮抗作用。当距下关节极度内翻时，踝关节外测副韧带受到张力，既被动地限制其继续内翻，又通过反射，使外翻肌组（腓骨长短肌）收缩以纠正其内翻，防止这一可能导致踝关节骨折脱位的危险动作发展下去。

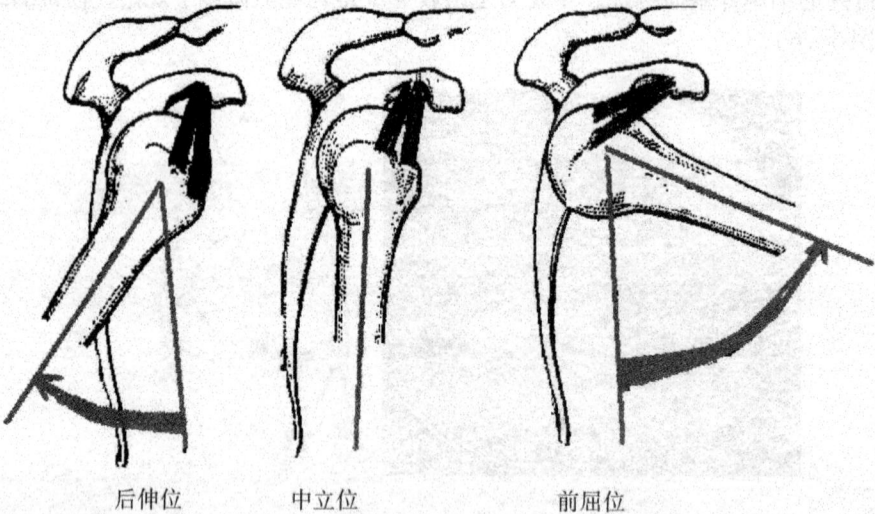

后伸位　　　　　中立位　　　　　　前屈位

图3-7　肩关节韧带

韧带的胶原纤维排列则不是非常平行，如此可使这结构能承受一个方向占优势的拉张应力和承受其他方向的较小应力。

肌腱与韧带的弹性模量有不少学者进行研究和观察。这参数基于负荷与形变（延伸），或应力与应变的线性关系，即应力（每单位积的力）与应变之比：

$$E = \sigma / \varepsilon$$

在负荷－伸延曲线（或应力－应变曲线）的趾区。弹性模量是不固定的，而是逐渐增加。在线区的模量曲线，则比较稳定。

四、肌腱的结构及力学关系

肌腱是肌肉的延续部分，呈条索状，一般色亮白，弹性小，可拉伸幅度小，血管少，血供相对较差，代谢低，但有极强的抗张力（$611 \sim 1\,265kg/cm^2$）和抗摩擦力。

1. 结构组成　肌腱是由胶质纤维束、束间结缔组织－腱内膜和腱束膜（有血管、淋巴管和神经通行其中）以及外周结合组织—腱外膜三部分组成。

肌腱的血管来源，一般来讲，可有以下四条途径：①肌腱与肌的移行部有较多血管入腱，向远近分支，血管或由肌质移行于腱。②在腱的骨附着部附近的骨或骨膜的血管有分支入腱，但数目有限。③在无鞘包裹的部位（如掌远端或前臂），血管来自肌腱周围，肌腱周围大多为疏松结缔组织，呈层状结构，与肌腱疏松结合，可随肌腱而移动；来自邻近的肌、筋膜或骨膜的血管，可经腱周分布于肌腱，以供应肌腱血供。④在滑液包裹的部位，腱的血管系通过腱系膜和腱纽分布于肌腱。

肌腱的血供不外乎以上四条途径，但是对于肌腱来讲，即使有四条途径，仍然面临着血供欠佳、代谢率低等情况，导致肌腱一旦损伤，修复较为缓慢或困难。

肌腱与韧带的胶原纤维排列有些不同，以适应结构的功能。肌腱的纤维是有秩序的平行排列，使肌腱能承受高度单向（单轴）拉张负荷，以适应活动的需要。

2. 生物力学　肌腱机械性能不仅依赖于胶原纤维的结构和功能，也与结构内含有的弹性蛋白的比例有关。

胶原纤维的排列在肌腱内呈平行状态，致使能承受高度单方向的负荷。研究证实在正常活动时，活体内的肌腱只承受最终应力的1/4。

虽然肌腱与韧带损伤机制基本相同，但肌腱有两个额外因素，因为它与肌肉相连，所以肌肉收缩所引起的力会传至肌腱；肌腱的横切面积与肌肉的面积有关。肌肉收缩时，肌腱将承受增加的应力。当肌肉收缩力最大时、肌腱的拉张应力也升至最高水平。若肌肉发生迅速的离心性收缩，例如踝关节的快速背屈，而腓肠肌与比目鱼肌不能有反射性松弛，则跟腱上的张力将增至更高。在此情况下，肌腱所承受的负荷可能会超越屈服点，从而导致跟腱断裂。

年老会导致肌腱与韧带的机械性能衰退，即其强度、刚度和承受形变能力的衰退。

（刘永峰）

第四节　关节结构和功能的力学关系

一、关节的结构和功能

关节包括关节面、关节囊及关节腔，关节面覆以软骨，关节腔内含有少量滑液。以形状而言，关节可分为枢轴关节、滑车关节、屈戌关节、椭圆关节、球窝关节等。

1. 关节软骨　多为透明软骨，但少部分为纤维软骨，如下颌关节、肩锁关节、胸锁关节。关节软骨具有一定的弹性，在关节中具有承受压应力、吸收震荡、缓冲、传递负荷、减少关节活动时摩擦等作用。

关节软骨由软骨细胞和基质组成，细胞埋藏在基质内，基质成分75%左右为水分，其余为胶原、黏多糖蛋白和硫酸软骨素。其中硫酸软骨素可影响关节软骨基质的质地和弹性，胶原纤维穿行于基质内，浅层者与关节表面平行，有较大孔隙，允许滑液分子通过，中层胶原纤维斜行无序，深层胶原纤维垂直于关节面，并穿越软骨的钙化基层，紧密附着于软骨下骨板。关节软骨厚度随关节部位、大小、承受压力、磨损程度、先天发育等情况而不同，平均厚度为2～3mm，软骨虽然厚度较小，但其发挥的作用却是不容忽视的。

软骨内缺乏血管、淋巴管和神经，其营养及代谢主要靠关节滑液维持。值得注意的是关节软骨在长期缺乏压力或连续过重压力负荷下将发生软骨萎缩，在经受持续六天的压力负荷后，将产生溃疡和破坏，在长期慢性活动摩擦中关节软骨将发生耗损，逐渐变薄，最为常见的髋膝骨性关节炎便是关节退行性变后发生关节软骨磨损、最后导致关节间隙变窄、发生慢性炎症，严重影响关节正常活动，而且一旦损伤，由于营养差，很难迅速再生修复。

2. 关节囊　为包绕关节腔的结缔组织，一般分为两层，外层为纤维膜，内层为滑膜。

（1）纤维膜：厚而坚韧，线纤维束多纵行，深纤维束多环形。纤维膜具有一定的可拉伸性，但部分部位纤维膜被韧带增强，成为强韧的结缔组织索，缺少弹性，可限制关节的过度活动。

（2）滑膜：为关节囊内层，薄而滑润，紧贴关节软骨边缘。滑膜可突出纤维膜裂隙形成滑液囊和腱滑液鞘。滑膜多呈粉红色，湿润光滑，表面多形成指状突起—绒毛，绒毛富含毛细血管和胶原组织，对炎症和刺激可增生变厚。滑膜下层可形成绒毛和皱襞，具有可屈性，能改变关节腔的形态，对于关节力学系统存在一定的影响。

滑膜的主要功能中有一条为分泌清亮无色透明的黏稠性液体——关节滑液，呈碱性，在关节力学系统中具有缓冲压力、适应关节变形运动、提供关节软骨营养等作用。

二、关节运动的力学关系

正常站立时，体重施力于下肢各关节，而上肢的力却是负的。几乎身体的各种位置都不能借关节面自身的组合来取得平衡，而需要韧带、肌肉或二者的力量。关节部肌肉仅具小的杠杆臂，而有时却需平衡大的力矩，故肌肉加于关节的力可以是很大的。在活动情况下，肢体节段和身体的加速运动可增加关节力，但一般并不显著。

1. 髋关节　髋关节是一个球臼关节，它由髋臼和股骨头组成，存在七线（沈通氏线、髋臼线、髋臼前缘线、髋臼后缘线等）一泪点二角（颈干角、前倾角），位置深在，较为稳定，生物力学研究颇多，但机制复杂，且存在许多争论。髋运动发生在所有三个面内：矢状面、额状面和水平面。髋关节最大的运动范围发生在矢状面内。髋关节上的面运动可考虑为股骨头在髋臼内滑动。球和臼在三个面内绕股骨头旋转中心旋转，产生关节面的滑动（图3-8）。

在双腿站立位，重力线通过耻骨联合的后方，由于髋关节是稳定的，因此通过关节囊和关节囊韧带的稳定作用，无须肌肉收缩就能达到直立。所以，直立时作用在股骨头上的关节反力为压在上面的体重的1/2。因为每个下肢为1/6体重故每个髋关节上的载荷就是余下2/3体重的一半，即1/3体重，若为防止晃动并保持身体直立位，髋关节周围的肌肉要收缩，这个 1/3 体重的力还将按肌肉活动量成正比增大。

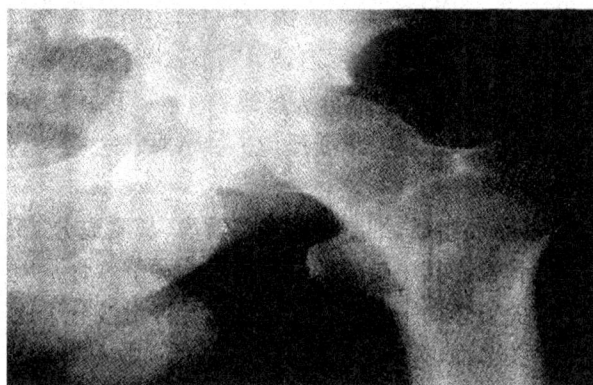

图 3-8　髋关节 X 结构

　　髋关节生物力学目前最热门的研究重点放在关节置换中髋关节生物力学试验研究中，而且已经取得一定的科研成果，相信将来会继续指导临床实践进一步发展。

　　2. 膝关节　膝位置表浅，是双关节结构，承受很大的力，位于身体两个最长的力臂之间，是人体下肢活动较为重要的枢纽，这使得膝部不同程度得特别容易遭受损伤，其中与其生物力学特征相关。

　　经研究发现，膝最大屈曲发生在腿上抬时。小腿长度和膝运动范围之间存在重要关系，小腿越长，膝运动范围越大。

　　在任一关节的矢状面和额状面内可以描述面关节运动，即一个关节的两个关节面之间的运动，但不能在水平面内加以描述。所用的方法称为瞬时中心法。这种方法可用来描述身体两个邻近环节上相对的单平面运动，以及这些环节间接触点的位移方向。通常这些环节称为链节。当一个链节绕另一链节转动时，在某一瞬间有一个不运动的中心点，就是说此点速度为零。此点形成一个瞬时运动中心，即瞬时中心。

　　在正常膝关节中，应力分布在胫骨平台宽阔的面积上，若去除半月板，应力便只局限于平台中心的接触面上。因此，去除半月板，不仅使胫骨平台中心处的软骨应力值增加，还使接触面积减小，并改变接触面积的位置。长期在这种较小的接触前上作用着高应力，可损害裸露的软骨，此面内的软骨通常是柔软而纤弱的，这就是创伤性半月板损伤手术切除后出现膝骨性关节炎早发的可能机制。

　　3. 肩关节　肩关节属球臼关节，在一特定的平面内能够产生三种类型的表面运动。一是旋转，当球头在臼内旋转时，球的接触点改变，瞬间中心点不断变化，而臼的接触点维持不变。二是滚动，每个关节面上的每一个接触点作等量的改变和位移。三是平移，球的接触点保持不变，而臼的接触点改变。

　　肩是身体中最复杂的关节。肩结构的复杂联结使它的运动范围极易超过任何其他关节，使肱骨在空间运动超过半球范围。由于肩运动范围大，组成成分多以及这些成分在尺寸和形状上均有很大的个体差异，因而要对肩作一完全的定量的生物力学阐述非常困难。

　　肩关节存在前屈、后伸、外展、内收、旋前、旋后、上举、环转等多种运动轨迹，是人体大关节中最为灵活的关节。

肩关节关节稳定性取决于大小匹配的关节盂、后倾的盂窝、后倾的肱骨头、完整的关节囊、组成肩袖的各群肌肉。

三、关节结构对运动力学的影响

滑膜液是血清透析液，含有电泳蛋白。它的功能是提供润滑。干燥的关节摩擦系数较有滑膜液的关节摩擦系数大14倍。透明质酸是润滑作用的物质。同时滑膜液能提供营养作用。经前辈们以往的研究显示，肌肉对关节的作用并非独立的，可因其对抗肌的调整作用或施于肢体上的外界约束力而改变。根据肌肉所占面积及其力量计算出来的个均肌力为 $0.39 \sim 1.1 N/mm^2$。无关节外影响的运动称为"局解机制"，而肌肉和外部影响（如负重）共向形成的运动称"联合机制"。肢体活动还有开放或闭合运动链之别。如挥手时，前臂为开放运动链。手握持一固定物时，前行为闭合运动链。因此要预测某一关节的运动和力，必须全面了解肢体和身体的位置、外力和肌肉作用。必要时，尚可将肌力分解为压缩分力和运动分力。

影响关节退变的因素很多，除遗传、代谢、创伤及炎症等因素外，力学因素亦至关重要。

异常应力（高应力或低应力）作用于正常关节。人工关节是集生物力学及生物材料力学为一体的内植入物替代已损害的关节，而达到恢复功能，是骨科最新成就之一。

（齐文斌）

第四章

骨 折 概 论

第一节 概述

一、定义

骨的完整性和连续性发生中断称为骨折。

二、成因

1. 直接暴力 骨折发生在暴力直接作用的部位，如打伤、撞伤及火器伤等，软组织损伤常较重。

2. 间接暴力 骨折距暴力接触点较远，暴力通过传导、杠杆、旋转和肌肉收缩使肢体发生骨折，大多为闭合性，软组织损伤较轻。例如走路不慎滑倒时，以手掌撑地，根据跌倒时上肢与地面所成角度不同，可发生桡骨远端骨折、肱骨髁上骨折或锁骨骨折等。

（1）传导作用：身体自高处跌下，与地面接触，如足部着地，暴力集中作用于脊柱或跟骨等，可发生脊柱及跟骨骨折。

（2）杠杆作用：跌倒时手掌着地，通过杠杆作用，依不同角度及各部承受力量的大小，可发生不同的上肢骨折，如桡骨远端及肱骨髁上骨折等。

（3）旋转作用：如肢体一端被固定，另一端被强力扭转，可发生骨折。如踝关节扭伤时，在踝部形成扭转力量，引起踝部骨折。

（4）肌肉收缩：肌肉强力收缩，在肌腱附着处发生骨折。如骤然跪倒时，股四头肌猛烈收缩，可发生髌骨骨折（图4-1）。

3. 积累性劳损 长期、反复的直接或间接暴力（如长途行走），可集中在骨骼的某一点而发生骨折，如第2、3跖骨、胫骨或腓骨干下1/3的疲劳骨折，骨折无移位，但愈合慢。

4. 病理性骨折 全身及局部的疾病，可使骨结构变脆弱，较小的外力即可诱发骨折，称之为病理性骨折。

（1）全身性疾病：如软骨病、维生素C缺乏（坏血病）、脆骨症、骨软化症、甲状旁腺功能亢进症等。

（2）局部骨质病变：如骨髓炎、骨囊肿、骨肿瘤等。

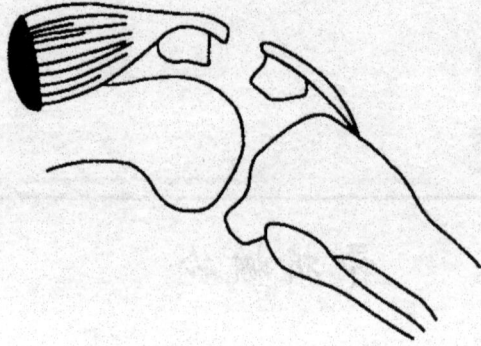

图 4 - 1　肌肉收缩引起髌骨骨折

三、分类

骨折分类的目的在于分析骨折的性质，指导临床选择合适的治疗方法。

1. 依据骨折是否和外界相通分类

（1）闭合性骨折：骨折处皮肤或黏膜完整，不与外界相通。

（2）开放性骨折：骨折附近的皮肤或黏膜破裂，骨折处与外界相通。耻骨骨折引起的膀胱或尿道破裂，尾骨骨折引起的直肠破裂，均为开放性骨折（图 4 - 2）。

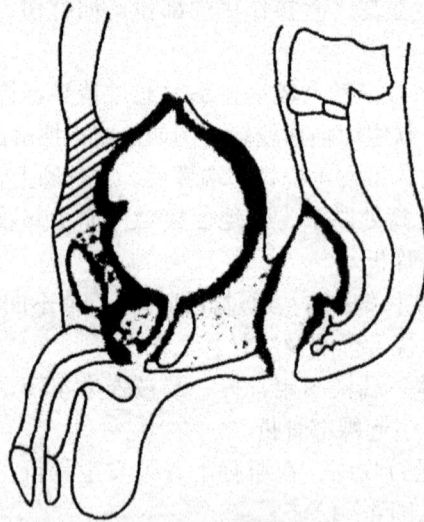

图 4 - 2　开放性骨折

耻骨骨折伴有后尿道破裂，尾骨骨折可引起直肠破裂

2. 依据骨折的程度和形态分类

（1）完全性骨折：骨的完整性或连续性全部中断，骨折后形成 2 个或 2 个以上的骨折段。

1）横形骨折：骨折线与骨干纵轴接近垂直。

2）斜形骨折：骨折线与骨干纵轴呈一定角度。

3）螺旋形骨折：骨折线呈螺旋状。

4）粉碎性骨折：骨质碎裂成2块以上，称粉碎性骨折。骨折线呈"T"形或"Y"形时又称"T"形骨折或"Y"形骨折。

5）压缩骨折：松质骨因压缩而变形，常见于脊椎和跟骨。

6）凹陷骨折：如颅骨因外力使之发生部分凹陷。

7）嵌插骨折：发生于干骺端皮质骨和松质骨交界处。骨折后，皮质骨嵌插入松质骨内，常见于股骨颈和肱骨外科颈等处。

8）骨骺分离：见于儿童骨折，骨折线通过骨骺，骨骺的断面可带有数量不等的骨组织。

（2）不完全性骨折：骨的完整性或连续性仅有部分中断，如颅骨、肩胛骨及长骨的裂纹骨折，如长骨干或颅骨伤后可有骨折线，但未通过全部骨质。

1）青枝骨折：发生在儿童，骨质和骨膜部分断裂，可有成角畸形。

2）裂缝骨折：骨质发生裂隙，无移位，多见于颅骨和肩胛骨。

3. 依据骨折稳定程度分类

（1）稳定性骨折：骨折不易移位或复位后不易发生再移位者称稳定性骨折，如裂缝骨折、青枝骨折、嵌插骨折、横形骨折等。

（2）不稳定性骨折：骨折易移位或复位后易于发生再移位者称不稳定性骨折，如斜形骨折、螺旋骨折、粉碎性骨折等。

4. 依据骨折后的时间分类

（1）新鲜骨折：2~3周以内的骨折，新发生的骨折端尚未有充分的纤维连接，还可能进行复位。

（2）陈旧性骨折：伤后3周以上的骨折，3周的时限并非恒定，例如儿童肘部骨折，超过10d就很难整复。

四、骨折段的移位

1. 骨折段移位的原因　大多数骨折均有移位，其发生的因素有：

（1）外界暴力的大小、作用方向和性质。

（2）肢体远侧段的重量。

（3）肌肉牵拉力，此种力量经常存在，可因疼痛肌肉发生痉挛而增强。

（4）搬运及治疗不当。

2. 骨折段移位的类型　一般有5种不同的移位，临床上常合并存在（图4-3）。

（1）侧方移位：远侧骨折端移向侧方。一般以近端为基准，以远段的移位方向称为向前、向后、向内或向外侧方移位。

（2）成角移位：两骨折段之轴线交叉成角，以顶角的方向称为向前、向后、向内或向外成角。

（3）旋转移位：骨折段围绕骨的纵轴而旋转。

（4）短缩移位：骨折段互相重叠或嵌插，骨长度因而缩短。

（5）分离移位：骨折段在同一纵轴上互相分离。

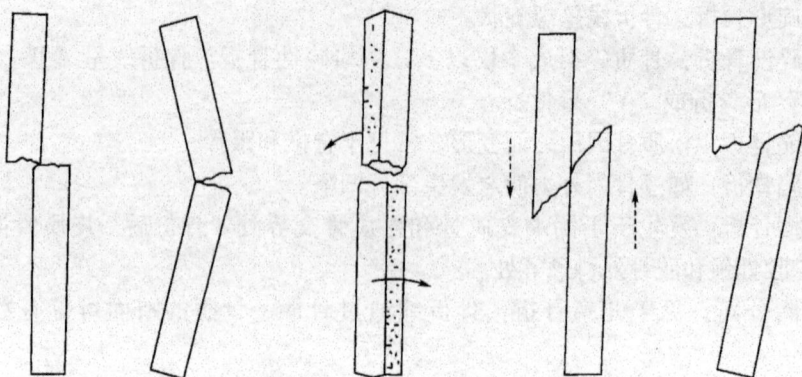

图4-3 骨折端侧方、成角、旋转、短缩、分离移位

（谢　峰）

第二节　骨折的临床表现及诊断

准确的诊断是正确处理的基础，骨折患者肢体畸形往往明显，如果医生只根据一两处畸形就下结论，或只凭借X线片就做出诊断，就很可能漏诊、误诊。首先要判断有无骨折存在，再进一步明确骨折的部位、类型和移位情况。在诊断骨折的同时，必须及时发现多发伤与合并伤，从而做出全面的诊断与切合实际的处理。诊断骨折主要是根据病史、症状、体征和X线片检查，进行细致的分析和判断。

一、外伤史

询问病史涉及的方面虽然很多，但为了能及时做出诊断，应主要抓住3个方面的问题：①受伤情况（时间、地点、部位、姿势、暴力的性质、方向和大小）。②疼痛（什么部位疼痛）。③功能障碍（运动障碍、感觉障碍、大小便障碍等）。

二、症状和体征

1. 全身表现

（1）休克：多见于多发性骨折、股骨骨折、骨盆骨折、脊柱骨折和严重的开放性骨折。患者常因广泛的软组织损伤、大量出血、剧烈疼痛或并发内脏损伤等引起休克。

（2）发热：一般骨折后体温正常，只有在严重损伤，如股骨骨折、骨盆骨折有大量内出血，血肿吸收时，体温略有升高，通常不超过38℃。开放性骨折患者伤后3~5d体温升高时，应考虑感染。

2. 局部表现

（1）骨折的专有体征

1）畸形：长骨骨折，骨折段移位后，受伤部位的形状改变，并可出现特有畸形，如Colles骨折的"餐叉"畸形。

2）反常活动：在肢体非关节部位，骨折后出现不正常的活动。

3）骨擦音或骨擦感：骨折端接触及互相摩擦时，可听到骨擦音或触到骨擦感。

以上3种体征只要发现其中之一即可确诊。但无此3种体征时，也可能有骨折，如青枝骨折、嵌插骨折、裂缝骨折。骨折断端间有软组织嵌入时，可以没有骨擦音或骨擦感。反常活动、骨擦音或骨擦感两项体征只能在检查时加以注意，不可故意摇动患肢使之发生，以免增加患者的痛苦，或使锐利的骨折端损伤血管、神经及其他软组织，或使嵌插骨折移位。

（2）骨折的其他体征

1）疼痛与压痛：骨折处均感疼痛，在移动肢体时疼痛加剧，骨折处有直接压痛及间接叩击痛。

2）肿胀及瘀斑：因骨折发生后局部有出血、创伤性炎症和水肿改变，受伤一两天后肿胀更为明显，皮肤可发亮，产生张力性水疱。浅表的骨折及骨盆骨折皮下可见瘀血、瘀斑。

3）功能障碍：由于失去了骨骼的支架和杠杆作用，肢体活动受限。

以上3项见于新鲜骨折，也可见于脱位、软组织损伤和炎症。有些骨折，如嵌插、不完全骨折，可仅有这些临床表现，此时需行X线检查才能确诊。

三、骨折的 X 线检查

骨折主要依据病史、体征和影像学检查进行诊断。X线片常用来为骨折诊断提供依据，并了解骨折类型和移位情况，有些骨折必须摄X线片才能确诊。对于骨折一般要求摄正、侧位X线片，同时包括一个临近的关节，有些骨折还需加拍特殊的投照位置，如腕舟骨的45°角位拍片。

（刘永峰）

第三节　骨折的并发症

一、感染

（一）概述

感染是骨折的严重并发症，可导致骨折的延迟愈合，甚至不愈合。感染多发生在开放性骨折，如闭合性骨折的皮肤深层有损伤，也有较高的感染危险。由于感染，使骨折的治疗更加困难。预防骨折的感染，是骨折治疗的一个重要环节。

1. 病因及发病机制　骨折的感染与患者的局部组织损伤程度和范围、伤口污染的严重程度、就诊的时间及早期处理是否恰当有着密切的关系。引起骨折感染的常见因素如下：

（1）清创时间过晚：在骨折的急救转运过程中，如延误时间而失去早期清创的最佳时机，可使污染的开放性骨折转化为感染。

（2）清创及引流不彻底：清创未能早期彻底，引流不充分或不畅，创伤区坏死组织及血肿的存留，为细菌的繁殖提供了条件。

（3）皮肤的损伤：覆盖骨折部位的皮肤有严重的挫伤，此时为潜在性开放性骨折，应按开放性骨折处理，不然则易引起骨折的感染。

（4）骨折的固定不良：骨折未能有效地得到固定，其周围软组织不能良好地覆盖骨折区，使局部血液循环不良，抗感染能力差，易导致骨折的感染；如再使用较长的钢板内固定，使血液循环更加不良，更易导致感染。

2. 病理　骨折感染的病理相似于骨髓炎的病理表现，其特点如下：

（1）有死骨和骨无效腔存在，骨无效腔内充满着坏死肉芽组织和脓液，死骨浸泡在其中，成为经久不愈的感染源。

（2）由于炎症经常反复急性发作，使髓腔滋养血管被破坏，加上软组织内纤维瘢痕化，所以局部血液循环不良，修复功能差，骨折常延迟愈合，甚至不愈合。

（3）骨膜反复向周围生长形成骨包壳，形成骨折的炎性愈合，但包壳内有多处开口，向内与无效腔相通，向外与窦道相通。

（4）窦道壁有大量的炎性纤维瘢痕，脓液经窦道口排除后，炎症可暂时趋向缓解，窦道口可暂时闭合，当骨无效腔内脓液积聚后可再次穿破，由此反复发作。

（二）诊断

1. 临床表现　有外伤骨折及手术的病史。一般全身症状不明显，急性发作时可有全身中毒症状。早期感染可在骨折发生或手术治疗后 1 周左右，患肢常局部红肿、疼痛，创口可见脓性分泌物。感染的晚期，患肢可有窦道口并流脓，偶可流出小死骨，可反复破溃长期不愈合，患肢组织厚硬并有色素沉着。急性发作时全身中毒症状重，患者高热伴寒战，精神不振。局部疼痛且皮温升高，患肢呈半屈曲状态不敢活动。当脓肿穿进皮下时，局部红肿、痛、热明显。病情严重者可合并感染综合征，如中毒性休克，类似急性血源性化脓性骨髓炎的表现。

2. X 线表现　可见骨折段骨膜增厚，骨密度增加。骨干内可见密度增高的死骨，其边缘不规则的透光带为无效腔。骨折段呈现延迟愈合或不愈合的表现，无明显连续性骨痂的形成。骨折段即使炎性愈合，但骨干形态不规则，密度不均，髓腔狭小甚至消失，骨干内可见死骨，骨小梁紊乱，失去正常排列，病变远侧骨有不同程度的萎缩脱钙。骨折使用内固定者（如髓内钉、钢板、螺钉等）可见内植物周围有骨吸收带。

3. 诊断

（1）在骨折的发生或治疗后，局部红肿、疼痛，创口可见脓性分泌物或有窦道口流脓。个别急性发作时有全身中毒症状重，局部红肿、痛、热明显，实验室检查可见白细胞总数升高，中性粒细胞比值增大。以上表现应考虑为骨折后的感染。

（2）对创口及窦道口的分泌物，涂片检查有脓细胞或细菌则可明确诊断，并应同时进行细菌培养和药敏试验。

（3）局部穿刺：对早期诊断有重要价值。在肿胀及压痛最明显的骨折段处，用粗针头先穿入软组织内，抽吸如无脓液再穿入骨折段骨膜下，如抽出脓液，涂片检查有脓细胞或细菌则可明确诊断，并应同时进行细菌培养和药敏试验。

（4）X 线检查：早期无骨膜反应不能否定诊断。但仔细观察，可见骨折段处的松质骨内有模糊阴影，骨纹理不清，松质骨有虫蛀样散在骨破坏。若病变再发展，可见游离致密的死骨、围绕骨干形成的骨包壳，骨折段可有延迟愈合及不愈合表现，内植物周围可有骨吸收带。

（5）MRI 检查：早期骨内病灶检查显示 T_1 信号加强，对早期诊断有价值。

4. 鉴别诊断

（1）急性蜂窝织炎：全身中毒症状轻，病灶局限于肢体一侧，局部红、肿、痛、热及压痛等急性炎症表现均较骨感染明显，并有波动感。一般无外伤骨折及手术病史。

（2）化脓性关节炎：一般无外伤骨折及手术病史。起病和临床症状与急性骨感染相似，关节部位红、肿、痛、热、压痛明显。抽液检查有大量脓细胞，涂片可发现细菌。急性骨感染的炎症表现主要在骨折段，关节也可有反应性积液，但抽液检查脓细胞极少，涂片无细菌存在。

（三）治疗

对骨折的感染应重在预防。对开放性骨折应早期彻底清创，清除污染，摘除异物，切除坏死组织，复位和固定骨折，使污染的开放性骨折转变成为清洁的闭合性骨折，促进骨折的愈合，再使用抗菌药物治疗，以控制和预防感染。如骨折断面暴露，无软组织覆盖，应早期采用邻近肌肉覆盖或邻接皮瓣覆盖，或采用一期游离组织移植修复创面，如仅为皮肤剥脱伤或缺失，可采用植皮术修复创面。抗生素的应用不能代替开放性骨折的早期清创处理，仅可作为预防感染的辅助疗法，但合理使用抗生素对预防感染也是较为有效的。

对已发生骨折感染的治疗：

（1）充分引流：彻底、充分地引流是控制感染最重要的措施。引流口要宽大，通道尽量为直线，深达骨折端。应保持引流的持续通畅。

（2）病灶清除：切除窦道及其周围的炎性组织，清除骨折端感染区内的存留异物（包括缝线、内固定物等），取出游离死骨，消灭骨无效腔。如取出内固定物后骨折端不稳定，可改为外固定支架固定。

（3）抗生素局部灌注：如感染脓腔在骨折端周围，应及时进行局部抗生素灌注，以免发展成为骨髓炎而导致骨不连和骨折畸形愈合。

（4）全身使用抗生素：在细菌培养和药敏实验未明确之前，先应用广谱抗菌药物，后依据细菌培养及药敏实验，选择敏感抗生素，给予的药量应足够。

（5）全身支持治疗：必要时可少量多次输血及输入高价蛋白，增强机体的抵抗力。

二、神经及血管损伤

（一）神经的损伤

1. 概述　骨折伴神经损伤是骨折常见的并发症之一，尤其是与神经走行相邻近部位的骨折，更易发生神经损伤，故在骨折的临床诊断及治疗时应引起高度的重视，因神经的损伤比单纯骨折带来的后果更为严重，在治疗上也较单纯骨折的治疗更为困难。

（1）病因及发病机制：对由骨折创伤导致的神经损伤，应了解其损伤的原因、类型及特点，对确定诊断、治疗方案及预后的判断均有重要价值。

1）切割性损伤：由锐利骨折块切割所致，可为完全性断裂或不完全性断裂，但均为神经干的断裂伤，应行早期修复治疗。

2）牵拉性损伤：牵拉造成的神经干损伤，轻者为神经传导功能障碍或轴索中断，重者则可造成神经干断裂。前者多可自行恢复，后者损伤广泛而严重，修复也困难。

3）压迫性损伤：骨折端的压迫可致神经干损伤。轻微压迫者可有麻痛、肌无力等症状，严重压迫者可致轴索中断。如能及时解除压迫，神经功能多可自行恢复。

4）缺血性损伤：周围神经较肌肉耐受缺血，单纯神经缺血性损伤少见，多是因周围肌肉组织的缺血而导致神经继发性损伤。如早期恢复供血，神经功能多自行恢复，如缺血严重可发生神经干的纤维瘢痕索条，治疗上较为困难，预后多不理想。

（2）病理：由骨折创伤引起神经损伤的病理改变可分为如下类型：

1）神经干断裂：神经干的连续性中断，或连续性虽未中断，神经干内可有瘢痕组织，神经纤维的再生受到阻挡，均视为神经干的断裂。常由切割伤、牵拉伤、压迫及缺血等因素造成，需手术修复才可恢复功能。

2）神经轴索中断：损伤处神经干的轴索及髓鞘的连续性中断，其远段的神经纤维发生退行性改变，由于施万鞘及各层神经膜未断，轴索可沿原路再生而长入末梢，一般功能恢复较好，多无须手术治疗。常由闭合性骨折造成。

3）神经传导功能障碍：神经暂时失去传导功能，可持续数小时、数天或数月，表现为运动及感觉功能不完全性障碍，可逐渐自行恢复。常由轻度的局部压迫导致。

2. 诊断　神经损伤后，其所支配的肌肉即发生麻痹，数周后肌肉便萎缩。临床常可见到各种特异性畸形，如桡神经损伤后的垂腕、指，尺神经损伤后的爪状指，正中、尺神经损伤后的扁平手，腓总神经损伤后的足下垂等。

（1）运动功能障碍的检查：检查肌肉是否麻痹，不可简单地以关节活动功能为依据，如肱二头肌（肌皮神经支配）麻痹时，患者可利用肱桡肌（桡神经支配）和旋前圆肌（正中神经支配）来屈肘。要确切地了解肌肉的麻痹情况，应仔细检查每个肌肉肌腱的收缩情况。

（2）感觉功能障碍的检查：每个感觉神经在皮肤上的分布区域都有相对固定的范围，而且互相重叠，没有重叠的部位，称为单一神经分布区。如桡神经损伤时，只有拇指蹼背侧一小块皮肤感觉完全丧失。当神经损伤后，其早期感觉丧失的范围较大，以后可逐渐地缩小，直到单一神经分布区，最后待神经修复后逐渐恢复。

1）痛觉的检查：检查所用的针，其尖锐度应适宜，过于尖锐或过于圆钝，都会影响检查的结果。检查时应从感觉消失区向周围逐点检查，才比较准确。

2）触觉的检查：可使用棉毛来进行检查，不可用较粗重的物品，以免使检查的结果与深部感觉相混合。

3）两点辨别觉的检查：手部正常的两点辨别觉在成年人为 4 ~ 6mm 在手指的远端，其两点辨别觉能力最强，而靠近近端则减弱。

4）Tinel 征的检查：沿神经干向其远端叩击，其远端的支配区出现传导痛为阳性，可用来判断神经再生的情况，因感觉纤维的新生支可有传导痛。如沿神经干向其远端叩击的行程中，Tinel 征阳性终止，说明神经纤维再生受阻。Tinel 征只能判断感觉神经的再生情况，间接地用来了解神经干损伤的恢复。

（3）自主神经功能障碍：沿神经干分布的自主神经在损伤后，可反映在与感觉神经纤维分布到皮肤上的相同区域。主要表现为皮肤出汗停止、干燥、脱屑、皮纹变平、皮薄发亮、指甲弯曲及出现裂痕。

自主神经功能障碍的检查：用手触摸，可感觉到皮肤区域无汗时的光滑感，检查时应与健侧皮肤区域对比。将检查的皮肤区域涂上含碘液体，待其干燥后再涂上含淀粉物，有出汗的区域则变紫色，无出汗的区域则无明显变化。

（4）神经损伤的肌电图检查：肌电图检查对神经损伤的临床诊断、治疗及预后判断都有着很重要的价值。当神经轴索中断时，其传导速度减慢或传导中断。当神经部分损伤时，其传导速度减慢，如为完全性损伤，则传导中断。同时，肌电图也可以较为准确地判断神经干损伤的部位和程度。

3. 治疗　应依据神经损伤的不同情况，采取不同的治疗原则和方式。

（1）治疗原则

1）闭合性神经损伤的治疗原则：骨折创伤引起的闭合性神经损伤，多为牵拉或压迫伤，可造成神经轴索的中断或神经干断裂。在早期，应密切观察有无神经功能恢复的征象，一般不做常规性手术探查。当高度怀疑神经被嵌入骨折端或脱位于关节内时，应进行手术探查。当骨折或脱位本身需行手术治疗时，应同时探查损伤的神经。

2）开放性神经损伤的治疗原则：开放性骨折伴随的神经损伤，一般多为神经的切割伤、撕裂伤或挤压伤，通常在早期清创手术时，同时修复损伤的神经，如果不能较为彻底地清创或患者就诊较晚，则可暂时先标记好损伤的神经，待二期处理。

（2）治疗方式

1）损伤神经的松解：神经干受到牵拉性损伤或较长时间的压迫性损伤，可导致神经轴索的断裂，可形成神经干内、外的瘢痕组织压迫，阻碍神经纤维的再生，影响功能的恢复。需要进行神经干的松解手术，首先松解神经干周围的瘢痕组织，并游离出神经干，如神经干外观良好并质地柔软，可不做神经干内松解。如神经干内有较硬的瘢痕，应在手术显微镜下做神经干内松解术，切除瘢痕组织。神经干松解术后，应将神经干放置在血液循环良好的软组织床上，以利于恢复血液循环，防止受压，促进恢复。

2）损伤神经的吻合：对神经干的部分或完全性断裂，应做神经吻合。吻合可分神经外膜吻合和神经束膜吻合，两者均被提倡在手术显微镜下进行，以提高吻合的质量，达到更理想的恢复。无论是神经外膜吻合或神经束膜吻合，吻合后的神经干，均应无张力下放置在血液循环良好的软组织床上。随着显微技术的成熟，神经干外膜吻合有逐渐被神经束膜吻合所取代的趋势。损伤神经干如有缺损，难以直接吻合时，可有如下几种方法解决：游离神经干的两断端、屈曲相邻的关节、神经移位（如将尺神经从肘后移至肘前）及神经移植等。

3）损伤神经修复后的处理：神经损伤后，可产生一系列的并发症，如肌肉萎缩、关节脱位、关节畸形、关节僵硬、压疮、营养性溃疡等。这些并发症会影响肢体的功能康复。所以，在神经损伤的治疗同时，对并发症也应给予恰当的处理。如被动活动麻痹肢体的关节，预防关节僵硬。将麻痹的肢体应用支托放置在关节的功能位上，防止关节在非功能位上僵硬。电刺激预防肌肉萎缩，同时对神经本身的恢复也有促进作用。早期主动锻炼已恢复的肌肉，以更好地发挥肢体的运动功能。

（二）血管的损伤

1. 概述　由骨折引起的相邻部位伴行血管损伤，是骨折的严重并发症，轻者可导致肢体的缺血性肌挛缩，重者可发生肢体的坏死。所以，对血管损伤进行早期诊断，及时、恰当地进行处理是极其重要的。

病因及发病机制：

（1）压迫性损伤：骨折的断端可压迫邻近伴行的血管，导致肢体的缺血。如移位的肱骨髁上骨折，可压迫肱动脉，导致前臂的缺血性肌挛缩。

（2）切割性损伤：骨折端尖锐的骨折块可刺破相邻的血管壁或切断相邻的血管，导致局部的出血、血肿及肢体的缺血。如股骨髁上骨折，远端尖锐的骨折块可刺破或切断腘动脉。

（3）撕裂性损伤：由骨折断端间产生的分离及剪切力，可造成局部贴附较紧密的血管撕裂性的损伤，导致局部的血肿、出血，甚至休克、死亡。如骨盆骨折的骶髂关节分离性损伤，可撕裂骨盆内静脉丛和附于盆壁的中小动脉，导致可危及生命的大出血。

（4）创伤性血管栓塞性损伤：创伤性血管栓塞主要是指深静脉系统血栓的形成和肺栓塞，多发生在骨盆和下肢骨折损伤，上肢损伤极少见。深静脉血栓形成预示的后果是肺栓塞，发生率为4%～11%，其中1%～3%是致命性的。创伤性血管栓塞形成的原因是多方面的，其中最主要的因素是创伤后的血液高凝状态、静脉淤滞、过度扩张及血管内膜损伤等，而肺栓塞是由下肢静脉血栓脱落，被转运到肺所致，其病死率极高。

2. 诊断　由骨折并发的四肢大血管损伤可出现肢端的缺血表现：如上肢的肱动脉受压，可在前臂及手部出现皮肤苍白、发凉、麻木感、桡动脉搏动减弱或缺失。腘动脉的刺伤或压迫损伤，如发生在膝上内、外侧及膝中动脉以远，由于侧支循环的作用，足背动脉搏动并不减弱或轻微减弱，皮肤温度仅比健侧略低，此时需要高度警惕，切不可观察时间过久。如考虑腘动脉有损伤的可能，应立即进行血管介入选择性造影检查，如发现腘动脉影像有中断，说明有动脉损伤。骨盆骨折的血管损伤，常常伴有创伤性休克的表现，较容易诊断。创伤性血管栓塞损伤，以下肢深静脉血栓形成多见，大部分出现在创伤或手术后的3～7d，骤然发生，多无自觉症状，特征的表现是肢体肿胀、皮肤苍白、凹陷性水肿，栓塞的静脉呈索条状并有压痛，静脉多普勒及B型超声多可明确诊断。静脉造影是最可靠的诊断方法，但属于有损害的检查，通常不列为常规检查手段。

3. 治疗

（1）上肢血管损伤的治疗：常见于伸直型移位的肱骨髁上骨折，骨折端可压迫肱动脉，而刺破该血管的较少见。严重者可导致前臂的缺血性肌挛缩，可使手的功能全部丧失。治疗上应及时复位骨折并给予固定，解除对动脉的压迫，同时应对前臂掌侧的深筋膜减压，预防筋膜间区综合征。

（2）下肢血管损伤的治疗：多见于屈曲型股骨髁上骨折。由于骨折线是由前下斜向后上方，远折段因受腓肠肌牵拉易向后移位，常可刺破或压迫腘动脉，而刺破血管的较为多见。考虑为腘动脉有损伤的病例，应立即进行手术探查，修补或吻合动脉。如有动脉缺损者，可取大隐静脉桥接移植，恢复动脉供血。修复血管后，应同时对小腿的深筋膜进行切开减压，预防筋膜间区综合征，对骨折本身应进行固定治疗。

（3）骨盆血管损伤的治疗：骨盆骨折出血多是休克的主要原因。出血多的原因主要是损伤了骨盆内静脉丛和附于盆壁的中小动脉；其次是骨盆松质骨骨折端的出血，常可造成休克和腹膜后血肿，如同时合并内脏器官的损伤，问题可更加严重而且病死率高。骨盆骨折的大血管损伤极少见，如髂外、内动脉及伴行静脉，其出血极其猛烈，多来不及抢救而死亡。

治疗首先是补充血容量和制止或减少局部出血，恢复有效循环血量，纠正休克。①应紧急快速静脉补充大量血液和平衡液，提升动脉灌注压，促进血流动力学的恢复，以维持生命重要器官及组织的正常灌注（如脑组织、心脏、肾脏等）。②减少搬动患者，以免加重出血和休克。③早期应用骨盆夹、骨盆钳或骨盆固定支架固定不稳定型骨盆骨折，防止腹膜后血肿凝块移动，有利于控制再出血。④血管介入造影选择性栓塞止血：严重休克，经输血

1 000～2 000ml，血压不稳定者，在排除内脏损伤后，此时可采用股动脉插入导管，先注入76%复方泛影葡胺，显示髂动脉及其分支，如有造影剂外溢，表示有动脉分支损伤出血，定位后再注入血管栓塞材料止血，如凝血海绵碎块等，一般能达到有效的止血目的。由于骨盆侧支循环丰富，单纯手术结扎髂内动脉，常常达不到止血的目的，甚至手术探查会招致更广泛的出血。

（4）创伤性血管栓塞的治疗：深静脉血栓的关键是在预防，主要是促进静脉血液回流、改善血液高凝状态、减轻静脉淤滞、过度扩张及血管内膜损伤等，尤其是防止下肢静脉血栓的脱落而发生肺栓塞。创伤或手术后抬高患肢、主动活动下肢关节及收缩肌肉、持续被动运动下肢关节（CPM）或安置下肢气性持续压力装置，以上均可以促进静脉血液回流、减轻静脉淤滞及过度扩张。药物预防包括华法林药物预防法、二氢麦角毒和肝素联合药物预防法，可促进静脉血液回流、减轻静脉淤滞及过度扩张、减轻血管内膜损伤，同时能改善机体的血液高凝状态。对下肢深静脉血栓一般不必手术取栓，血栓多数可溶解机化，使栓塞的静脉再血管化和再内膜化，在一定程度上恢复通畅。个别下肢深静脉血栓可伴发动脉痉挛而导致皮肤发绀的肢体静脉型坏疽（股青肿），常需要手术取栓。对于有高度肺栓塞危险的患者，可考虑手术取出栓子或放置下腔静脉滤器，有预防肺栓塞发生的作用。

三、筋膜间区综合征

（一）概述

筋膜间区综合征是指肢体在发生创伤或骨折后，在四肢的骨骼和筋膜相对封闭的筋膜间室内，因组织的内压升高导致间室内的主要容物（如肌肉与神经干）发生变性和缺血性坏死的临床综合病征。

在四肢的肌肉之间（如屈肌与伸肌之间），有坚强的筋膜进入肌群或肌肉之间，并附着于骨上并和骨膜相结合，称之为肌间隔。筋膜间室实际上是由深筋膜、肌间隔和骨3部分组成的骨纤维鞘管腔，内含肌肉、血管和神经等组织，筋膜间区综合征就是发生在这样腔室中的综合征。在四肢的筋膜间区中，前臂与小腿都是双骨，中间有坚强的骨间膜，由双骨、骨间膜、肌间隔与筋膜构成的间隔区较为坚韧，无扩张余地，当间隔区的内压增高时，易于发生筋膜间区综合征。在解剖结构上，属于这类的筋膜间区在前臂有2个，为前臂掌侧和背侧筋膜间区。在小腿有4个，为小腿前侧、外侧、后深及后浅筋膜间区。手骨内在肌及足底内在肌在两掌骨之间，亦属于此种筋膜间区。上臂及大腿均为单骨，无骨间膜，其筋膜间区由单骨、肌间隔和筋膜组成，富有弹性及扩张余地，筋膜间区综合征发生较少。

1. 病因及发病机制　凡可以使筋膜间区的内容物体积增加，其内压增高或使筋膜间区的容积减小，使其内容物体积相对增加者，均可发生筋膜间区综合征。

（1）筋膜间区内容物体积增加：骨折后的出血，血液流入筋膜间区内，因筋膜间区的结构完整，积血使其内容物体积增加、内压力增高。严重的软组织挤压、挫伤后，造成毛细血管通透性增加，发生持续的渗血，在筋膜间区中引起内容物体积剧烈扩张、内压增高。以上均使筋膜间区内容物增加、内压力增高，而发生筋膜间区综合征。

（2）筋膜间区容量减少：开放性损伤后关闭创口，筋膜可因创伤和清创产生部分缺损，清创后强行缝合筋膜层，不但减少了筋膜间区的容积，又使损伤组织的水肿无缓冲的余地，很容易引起筋膜间区内的压力急骤上升。敷料包扎过紧，使筋膜间区容积压缩，而损伤组织肿胀和渗出使筋膜间区内容物增加、内压增高。肢体受重物挤压较长时间，在压力去除后，受伤的骨骼肌组织出血，反应性肿胀，使筋膜间区内容物增加、内压力增高。以上均可发生筋膜间区综合征。

当肢体发生骨折或创伤挤压后，筋膜间区的骨折端、肌肉出血及肿胀，使筋膜间区内容物的体积增加，因骨筋膜管室腔的容积相对不变，不能向周围扩张，而使筋膜间区的内压力增高。当压力增高使间区静脉压增高而回流受阻时，毛细血管内压力也增高，从而渗出增加，致使筋膜间区内容物的体积增加，使内压进一步升高，当组织间压超过组织毛细血管灌注压时，形成恶性循环；即内容物增加、内压升高，使静脉压升高，再使毛细血管压升高渗出增加，进而内容物增加。在一般情况下，内压增高但不大于该间区的动脉主干收缩压，虽然动脉血流减少，但不至于中断，但肢体远端仍有血运而不至于坏死。但当筋膜间区内压增高使区内毛细血管压闭时，微循环中断，筋膜间区内组织可因缺血、缺氧而发生坏死，毛细血管在缺氧状态下通透性增加，又加重了渗出，形成了进一步的恶性循环。

2. 病理　不论是什么原因引起的筋膜间区综合征，间区内肌肉和神经组织的病变结局是缺血后变性坏死，功能丧失。当切开筋膜后肌肉立刻膨出，颜色变暗，部分肌肉失去收缩活性。镜下可见肌纤维肿胀、断裂、正常结构不清、广泛的变性，大量的中性粒细胞和红细胞浸润于肌纤维间并严重水肿、渗出，小血管阻塞。骨骼肌缺血超过 8h 则为不可逆损害，神经干对缺血的耐受性虽较肌肉长，但比较敏感，缺血 30min，可出现神经功能障碍，缺血 12～24h，可致永久性功能丧失。皮肤对缺血耐受性最强，皮肤虽部分缺血，但一般无坏死。伤后 1 个月多，坏死的肌肉因纤维化而开始挛缩，使筋膜间区内容物减少，因压力降低，静脉及淋巴回流改善，肿胀开始消退。伤后 1～2 个月间区肿胀可完全消退，但由于肌肉挛缩已经形成，于 3～4 个月呈现挛缩畸形。如前臂的 olkman 挛缩、小腿的马蹄内翻畸形等。

（二）诊断

1. 临床表现

（1）早期表现

1）疼痛：伤后肢体可持续性剧痛，进行性加剧，为本病最早的症状。这是筋膜室内神经受压和缺血的重要表现。神经对缺血最敏感，感觉纤维出现的症状最早，故早期必须给予足够重视，及时进行诊断和处理。至晚期，当缺血严重时，神经功能丧失后，感觉消失。

2）感觉异常：在筋膜间区的神经支配区，感觉异常是随疼痛出现的最早症状之一。由于疼痛症状的遮盖，患者很少主诉感觉异常，因此特别应引起重视。

3）皮肤外观变化：早期肢体末端苍白、发绀、发凉。若不及时治疗，进一步发展呈暗紫色。

4）肿胀和压痛：肢体肿胀是本征最早体征，在前臂、小腿处，由于有较坚韧的筋膜包绕，肿胀不显著，但皮肤肿胀明显，常起水疱。肌腹处压痛明显是筋膜间区内肌肉缺血的重要体征。

5）被动牵拉痛：被动牵拉受累筋膜间区肢体远端的指（趾）时，可产生广泛而剧烈的肌肉痛，此为发病早期的表现，而且是临床表现最典型的体征。

（2）晚期表现：晚期表现主要有肢体挛缩畸形及神经干损伤 2 个方面。在前臂，屈肌挛缩较伸肌为重，故呈屈腕、屈指畸形。在小腿，其后侧肌群肌肉丰富，挛缩程度远较胫前肌群为重，呈现马蹄内翻畸形。

2. 诊断　早期诊断对筋膜间区综合征的有效治疗是一个决定性的因素。早期诊断的依据：①患肢的外伤史，肿胀，剧痛。②筋膜间区张力增高，压痛明显。③肌肉活动障碍，在前臂表现为手指屈伸障碍，小腿表现为足趾背屈及跖屈障碍。④筋膜间区的肌肉被动牵拉痛。⑤感觉障碍。具备上述②、③、④项即可确诊。

（三）治疗

筋膜间区综合征本身是一种具有恶性循环、进行性坏死的疾病，伤后24h即可形成。故应及时治疗，不可拖延。一般认为在发病24h内得到治疗者，可以完全恢复。36h内得到切开治疗者，术后功能仍可恢复。3～8d得到切开治疗者，深层肌肉大部分坏死，但浅层尚好，术后留有轻度缺血挛缩畸形。18d到3个月得到切开治疗者，肌肉缺血性挛缩已无法改善。

1. 非手术治疗　对早期临床表现较轻的筋膜间区综合征，即受伤到开始治疗时间最早为6h，最迟为12h的，可先以20%甘露醇250ml静脉快速输入，2h后再同样输入。经2次甘露醇输入后症状明显改善，肿胀迅速消退，疼痛减轻，仍可维持观察。但由于本病发展快，后果严重，对其治疗还应以早期切开减压为宜。

2. 手术治疗　手术切开筋膜减压是最可靠的治疗方法。

（1）手术指征

1）肢体明显肿胀与疼痛。

2）筋膜间区张力大、压痛。

3）被动牵拉痛。

4）神经功能障碍体征。

5）经2次甘露醇静脉快速输入无明显改善的。

（2）手术方法：筋膜间区综合征在上肢常见为前臂掌侧，下肢为小腿。手术切口可采用间断小切口，也可采用全长直切口，再纵行切开筋膜减压，减压要充分彻底。

（3）术后处理：用网眼纱布覆盖创面，后用大量无菌敷料包扎，待肢体充分消肿和创面肉芽生长良好后，行延期缝合或游离植皮。

四、脂肪栓塞综合征

（一）概述

脂肪栓塞综合征是长骨干骨折、骨盆骨折、髓内钉内固定的严重并发症，尤其是在多发性长骨干骨折，其肺部脂肪栓塞发生率高达约90%，但几乎都是无症状的亚临床型，仅有少数发展到有症状的临床型，病死率在2.5%～20%。如发展成为呼吸窘迫综合征，病死率在50%～80%。

1. 病因及发病机制　其发病机制目前仅停留在学说上，较为认可的是毛细血管机械性栓塞和局部急性化学性炎症学说。骨折后由骨髓腔中释放出的脂肪滴，经局部的静脉破裂口进入血液循环，再转运到肺部毛细血管床发生栓塞。脂肪滴的直径为20～40μm，直径<20μm的肺部毛细血管能被脂肪滴栓塞，血液中的血小板、纤维素、红细胞、白细胞也可黏附在脂肪滴上，增大体积扩大栓塞范围，同时可导致局部产生急性化学性炎症反应。直径较小的脂肪滴可通过肺部毛细血管进入体循环，再转运到身体其他部位发生栓塞（如脑栓塞等）。

2. 病理　肺组织有大块梗死和出血。肺泡的毛细血管被脂肪填塞充满，肺泡间质充血、水肿和大块出血。肺间质有中性粒细胞、淋巴细胞和巨噬细胞浸润，肺泡毛细血管内膜肿胀增厚。

（二）诊断

1. 临床表现　脂肪栓塞综合征发展迅速，潜伏期短，创伤后 24h 发病者占 40% ~ 60%。90% 在创伤的 3d 后发病，病情变化急剧，以肺、脑病变为主。

（1）主要临床表现

1）体温升高：一般在 38℃ 左右，少数为高热在 39℃ 以上。

2）呼吸系统症状：呼吸急促困难，发绀，胸痛，咳嗽咳痰，痰中带血，肺部有啰音。

3）循环系统症状：首先出现心动过速及心律不齐，心脏扩大，静脉压升高，浅表静脉怒张，甚至发生心力衰竭。如肺循环阻力骤然升高，可发生猝死。

4）中枢神经系统症状：脑部缺氧或脂肪栓塞，可迅速出现功能紊乱，如头痛、烦躁不安、嗜睡、昏迷、抽搐等，如呼吸中枢受累可出现呼吸不规则、呼吸骤停。

5）皮下出血点：在腋、肩、胸、腹、股前方及眼结合膜等处，可见出血点，但常于发病后几小时至几天内消失。

（2）实验室检查：血红蛋白迅速下降是特征之一，如无明显临床出血的情况下，对血红蛋白下降要格外警惕。血小板可减少及红细胞沉降率增快。血清脂酶检测，一般伤后 3 ~ 4d 开始升高，7 ~ 8d 达高峰。尿及痰中可查到脂肪滴。

（3）X 线检查：伤后 48h 可出现肺阴影，典型者呈"暴风雪花"样阴影。

（4）眼底检查：眼底可见脂肪滴和出血。

（5）血气分析：主要表现为难以纠正的动脉血氧分压降低，$PaO_2 < 8kPa$（60mmHg），出现得越早病情就越重。

2. 诊断　诊断主要依靠临床症状和动脉血气分析，目前尚无统一的诊断标准，常用的诊断标准如下。

（1）诊断标准

1）主要标准：①皮下及眼结合膜出血点。②非胸部创伤的呼吸系统症状，肺 X 线片的表现。③非颅脑外伤的中枢神经系统症状。

2）次要标准：①动脉血氧分压降低，$PaO_2 < 8kPa$（60mmHg）。②血红蛋白下降至 100g/L 以下。

3）参考标准：①血小板减少。②心率超过 110 次/min。③红细胞沉降率快，可达 70mm/h。④体温在 38℃ 以上。⑤尿中有脂肪滴。⑥血清脂肪酶升高。⑦血清游离脂肪酸增高。

如主要标准占 2 项以上，或主要标准只有 1 项另加次要标准或参考标准 4 项以上者，可以确诊。若无主要标准项目，只有次要标准 1 项和参考标准 4 项以上者，为隐性脂肪栓塞综合征。虽然这些诊断标准已被广泛应用，但对脂肪栓塞综合征的早期诊断都没有充足的敏感性。脂肪栓塞综合征在亚临床期，如能应用迅速而敏感的方法早期发现，在治疗上有重大意义。

（2）临床分型

1）暴发型：病后经短时间清醒后，很快发生谵妄、昏睡、昏迷、痉挛等，1 ~ 3d 死亡。

因病情发展极快,肺部 X 线片无典型的表现,临床诊断较难,但尸检可证明。

2)完全型:即该征的典型重症。潜伏期 12~24h,突然发热、脉快、肺和脑系症状、皮肤点状出血,病情发展迅速。此型临床最多见。

3)不完全型:即非典型的表现,亦称亚临床型。潜伏期 1~6d,只有部分症状,缺乏典型表现,易被忽略。如此时做骨折的手术治疗,尤其是髓内钉固定,会很快发展成暴发型。

3. 鉴别诊断 应与脑外伤、肺挫伤、肺部感染、败血症、血栓性肺栓塞鉴别。若脂肪栓塞综合征与上述病变并存,诊断时应特别注意。

（三）治疗

关键是在预防,应强调早期防治休克和及时可靠地稳定骨折。目前临床主要使用的是支持和预防对症的综合治疗措施。

1. 纠正休克 在休克期及低血容量时,本病的发生率增高,故应及时、有效地补充有效循环血容量。

2. 稳定骨折端 可防止骨髓腔内的脂肪滴进一步进入骨髓腔内的静脉血流。

3. 呼吸系统支持 对于轻症,可用面罩吸氧。重症患者,应用呼吸机辅助呼吸。

4. 保护中枢神经系统功能 脑细胞对缺氧的耐受最差。脑缺氧昏迷者,应进行头部降温（冰袋或冰帽）,对高热患者进行颈动脉降温,可以降低脑细胞的代谢,减轻脑细胞的缺氧损害,必要时可采用高压氧舱治疗。

5. 抗菌药物的使用 使用抗菌药物,预防肺部继发感染。

6. 抗脂肪栓的药物治疗

（1）肾上腺皮质激素:效果较好,已被广泛应用。有稳定细胞膜、抑制脂肪酸的毒性、抑制血小板聚集、降低毛细血管通透性、减少肺间质水肿和脑水肿及稳定肺泡表面活性物质的作用。对肾上腺皮质激素,应早期、大剂量应用,可获得较为满意的效果。

（2）小分子右旋糖酐:有降低血液黏稠度、疏通毛细血管、改善微循环的作用,可预防或减轻本病的弥散性血管内凝血。

（3）抑肽酶:有抑制脂酶分解中性脂肪的作用,可降低骨折后的高脂血症,降低脂肪酸对毛细血管内膜的损害作用。

（4）清蛋白:在血液中能与脂肪酸结合,可减少脂肪酸的毒性作用。

（5）乙醇:用 5% 葡萄糖液配成 5% 的乙醇溶液 1 000ml 缓慢滴注,可在 12h 内滴完。有扩张毛细血管的功能,并能降低脂肪酸的毒性作用。

五、挤压综合征

挤压综合征通常系指四肢或躯干肌肉丰富的部位,受外部重物、重力的长时间压榨,或长期固定体位的自压,而造成的肌肉组织的缺血性坏死,出现以肢体肿胀、肌红蛋白尿及高血钾为特点的急性肾衰竭。常见于因地震建筑物倒塌、工地塌方、车祸等肢体受压、神志不清、瘫痪患者等被动体位造成自压,高位断肢再植后,甚至见于解脱止血带后的患者。

以往该综合征的病死率极高,可达 50% 以上。近年来,由于对急性肾衰竭不断的深入研究,以及人工肾等透析方法的有效应用,其病死率已明显下降。

（一）概述

1. 发病原因及其机制　挤压综合征的主要病因是受压部位的肌肉缺血、坏死，肌组织崩解，大量的分解产物，如肌红蛋白、钾、磷等进入体循环，引起低血容量性休克、高血钾、筋膜间室综合征和急性肾衰竭。其演变过程如下。

（1）当肢体遭受较长时间挤压后，受压部位的肌肉，只要其外来压力 > 6.67kPa（50mmHg）时，就可使肌肉内营养血管受压，血运停止，而发生肌肉缺血。当肌肉缺血 2h，可使肌肉重量增加 20% ~ 30%；缺血 3h，则达 30% ~ 50%；若缺血 12h，就会发生肌肉坏死。

Fitts 等对同一挤压伤伤员，将受挤压伤和未受挤压肢体的肌肉进行对比分析，结果发现受压的肌肉色素丧失 75%，钾丧失 66%。由于受损肌肉释放出大量的肌红蛋白，是一个螺旋式多肽组成的低分子蛋白，其分子量（17 500）比血红蛋白分子量（68 000）小，约为1/4，故在正常情况下很容易通过肾小球而随尿排出。但在肾血流低灌注条件下，加之代谢性酸中毒时，肌红蛋白在酸性尿液中以及同时伴有高盐时，就变成易于沉淀的酸性血红蛋白，从而在远曲小管内形成机械性阻塞，因此 Fitts 认为肌红蛋白是导致挤压伤后急性肾衰竭的重要原因。他用橡皮管较长时间紧勒兔的肢体，此时虽可发生与人体相类似的筋膜间隔综合征症状，但由于兔肌肉内不含肌红蛋白，故不出现肌红蛋白尿，也不发生急性肾衰竭。此时若将人体肌红蛋白注入兔体内，并使尿液酸化，则立即发生急性肾衰竭。可见肌红蛋白是发生急性肾衰竭的重要因素。

Ncaeb、Hardaway、Kurtz 等研究发现，由于创伤后机体的应激反应，以及挤压伤后坏死组织释放出大量凝血活酶进入血液，从而使血浆纤维蛋白原、血小板显著升高，试管内凝血时间于伤后 24h 明显缩短，所以使挤压综合征早期血液就处于高凝状态。因此肾小球毛细血管内随时都有可能发生凝血，导致和加重肾微循环障碍。

（2）肢体受压一旦解除挤压因素，由于伤肢的动脉干受损不重，因此会发生减压后的再灌注损伤（reperfusion injury），在再灌注损伤中，组织内氧自由基（oxygen free radicle）的生成起重要作用。自由基是外层有一个或多于未配对电子的分子、原子或原子团，因而它具有很强的氧化能力。氧自由基的活性比分子氧强，具有细胞毒性，可破坏蛋白、脂类及糖类，改变核苷的生化性质，作用于细胞膜的磷脂双层的游离脂肪酸不饱和链，发生脂质的过氧化反应，导致溶酶体、线粒体和细胞膜破坏。氧自由基形成后，又产生继发的羟基自由基和过氧化氢（H_2O_2），这两种物质对细胞也有很大的毒性，分解胶原及透明质酸，造成细胞肿胀，上皮组织基膜被破坏，血管通透性增加。甚至有些血管破裂，致使大量血浆样液体或血液渗至血管外间隙。据 Oden 报道 1 例 75kg 成人发生严重挤压综合征时，在 48h 内竟有 ≥12L 的液体被隔离在肌肉内。由于脱水和大量血浆外渗，回心血量减少，使有效循环血量急剧下降，因而发生低血容量性休克。后者可引起肾血管反射性痉挛，从而导致肾缺血。因此挤压伤后发生急性肾衰竭，是肾缺血和肾毒素所致。

由于血容量减少，血压降低，当 < 7.98kPa（60mmHg）时，可发生肾血管痉挛而致肾缺血；另外某些亲血管活性物质对肾脏微循环的影响：如肾上腺素、去甲肾上腺素、5 - 羟色胺、组胺、血管紧张素、肾素、乳酸等物质在严重创伤后通过体液因素，使肾脏微血管发生强而持久的反射性痉挛收缩而致肾缺血，如肾缺血在 3h 以上，肾脏即发生器质性病变。在挤压综合征中直接影响肾小管上皮细胞的毒性物质是受损肌肉释放出的肌红蛋白，在肾血

流低灌注情况下，加上代谢性酸中毒，使其在肾小管内沉淀，阻塞肾小管，而发生肾障碍。

在肾小球附近有一个"近球装置"，由3种细胞构成，即入球小动脉壁的近球细胞、致密斑（maculadensa）细胞和位于致密斑与肾小球之间的极细胞。其中致密斑是远曲小管的一种特殊细胞，尿液在此于醛固酮控制下，完成90%的钠离子回收。如某种原因使尿中钠离子浓度增高，就给致密斑细胞以刺激，并将信息传递给近球细胞，近球细胞就把线粒体形成的肾素释放到血中，肾素可使血管紧张素增多，从而导致肾衰竭。

2. 病理

（1）肌肉的病理变化：受挤压的肌肉挫伤、瘀血，加之筋膜间隔内压力升高，使肌肉缺血，甚至坏死，以致肌肉苍白，质脆易碎，弹性消失，类似鱼肉样，镜下观察肌纤维变性、肿胀，横纹排列紊乱或模糊不清，甚至消失，严重者肌纤维断裂、破碎，甚至溶解坏死，呈固缩烛状。

（2）神经的病理变化：神经因受压缺血，早期出现肿胀，充血，严重受压时，神经苍白变扁，呈带状。镜下观察可见神经髓鞘断裂，部分纤维变性，束间瘢痕形成，严重者轴索断裂，营养血管中断。

（3）肾脏的病理变化：由于血容量不足，心输出量下降，使肾血供重新分配，肾皮质血流从80%下降至10%，所以肾皮质苍白，髓质血流从14%升到80%，使其充血呈暗红色。镜下观察整个肾单位及间质充血、水肿。部分肾小球萎缩，内皮细胞轮廓不清，仅见固缩的杆状细胞核，毛细血管腔内有凝集的红细胞、色素颗粒和血栓形成，导致管腔狭窄，甚至闭塞。肾小管的病变表现在近曲小管细胞质内出现空泡，核溶解、固缩；远曲小管、亨利襻和集合管的上皮脱落，细胞红肿、解离、坏死。色素管型堵塞肾小管。急性肾衰竭的病理变化主要是肾小球、入球小动脉、出球小动脉内均有充血。严重者在肾小球内有血红蛋白、肌红蛋白充填，有纤维蛋白沉着。肾小球细胞有许多细胞小体形成，细胞内有空泡。这是病理学上的一个特点，看到这个变化就可以认为有急性肾衰竭。

（二）诊断

1. 临床表现　临床表现可分为局部表现与周身反应2方面。

（1）局部表现：主要表现为创伤后四肢肿胀。一般在外部压力解除后，即出现受压部位肿胀，并逐渐加重。此外可见高位皮肤有压痕，皮肤变硬，张力增强，皮下瘀血，并可于受压皮肤周围有水疱形成。有的伤肢外观可无明显改变，甚至还能自如活动，常被忽视而漏诊，并因未限制活动而使伤情发展。因此，在临床检查时，要严密观察伤肢的变化，注意肿胀情况、皮肤张力大小、水疱数目。要仔细检查伤肢血液循环状态。值得注意的是，尽管有时肢体远端脉搏不弱甚至增强，但由于伤肢肿胀致使小血管阻塞，则肌肉组织仍有发生缺血坏死的危险。故此，一定要注意检查肢体的肌肉和神经功能，以判断骨筋膜室肌群的受累情况。

（2）周身反应：在未出现急性肾功能不全时，周身症状可不明显。出现肾衰竭后，其症状及经过与一般急性肾衰竭相似。

1）休克与血压：部分患者早期可不出现休克，或休克期短暂而未被发现。部分患者则因大量血液成分进入组织间隙，或有开放伤口失血较多，在解除外部压力后数小时内，即出现低血压甚至休克。若随着病情的进展，出现明显高血压，预示肾脏病变严重。

2）肌红蛋白尿：发现肌红蛋白尿是诊断挤压综合征的一个重要依据，也是与单纯创伤后急性肾衰竭的重要区别点。患者在伤肢解除压力后 24h 内，出现棕红色或褐色尿，或自述"血尿"，就应考虑为肌红蛋白尿。有人证实，肌红蛋白在血中和尿中的浓度于机体解除压力后 12h 达到高峰，其后逐渐下降。经过 1~2d 后，尿色可自行转清，此时尿肌红蛋白试验可呈阴性反应，但应考虑到肌红蛋白血症，它可因循环因素而呈"潮式"现象，也可因肌红蛋白阻塞肾小管而在尿中不能检出。因此，尿的肌红蛋白测定在不同时间，所得的检查结果可以不同。测定尿肌红蛋白，可用"滤纸盐析法"，当条件不允许时，可先进行尿的镜检及尿潜血试验（联苯胺试验）。若尿中的红细胞少，而潜血试验阳性时，则应高度怀疑肌红蛋白尿。此时可取患者血 1~2ml，沉淀后，如血清色泽正常，提示没有溶血，则说明尿潜血系由肌红蛋白所致。

3）高血钾症及心脏问题：挤压综合征因有大量肌肉坏死而血中释出大量的钾，加上肾衰竭排钾困难，在少尿期，血钾可以每日 2mmol/L 的速度上升，甚至 24h 升到致命水平。患者常可因高血钾所致严重心律失常和心肌中毒死亡。

高血钾同时伴有高血磷、高血镁及低血钙症，可以加重对心肌抑制和毒性作用。因此，有时测定血钾浓度并不甚高（5mmol/L），也会造成严重的心脏功能紊乱。此外，挤压综合征可引起心肌充血、弥散性小出血灶、间质水肿，以及心肌实质出现大小不等的坏死灶等心肌损害。笔者观察到某些患者，在电解质紊乱完全被纠正后，心电图可长期存在广泛心肌损害的改变。所以，在治疗过程中，应经常进行血钾、钠、氯、钙、磷等的测定，以判定电解质紊乱程度及透析等治疗效果。进行心电图检查，重点检查高血钾对心肌的损害。

4）酸中毒及氮质血症：肌肉缺血坏死以后，有大量磷酸根、硫酸根等酸性物质释出，使体液 pH 值降低，致发生代谢性酸中毒。严重创伤后组织分解代谢旺盛，大量中间代谢产物积聚体内，非蛋白氮、尿素氮迅速增高，出现急性肾功能不全。因此，临床上可有神志不清、呼吸深大、烦躁烦渴、恶心等酸中毒、尿毒症的一系列表现，此时应注意了解血中二氧化碳结合力、非蛋白氮与尿素氮的变化情况，详细记录每日入量和尿量，经常测尿相对密度，若尿相对密度低于 1.018 时，是诊断的重要指标。

5）其他临床检验：如测定天冬氨酸氨基转移酶（ALT）、肌酸磷酸激酶（CPK）等肌肉缺血坏死所释出的酶，以了解肌肉坏死程度及其消长规律。检查血红蛋白、红细胞计数、血细胞比容，以估计失血、血浆成分的丢失、贫血和少尿期尿潴留的程度。测定血小板、出凝血时间，可提示机体凝血、纤溶机制的异常。白细胞计数用以提示有无感染存在。再如血气分析、血镁测定等，均有助于进一步的临床研究。

2. 临床分型　伤后伴有肌肉缺血坏死，并不一定发生挤压综合征，只有在肌肉缺血性坏死的容量达到一定的程度时，才发生典型的临床经过。因此有人按伤情转复、骨筋膜室肌群受累的容量和相应的化验检查结果的不同，将挤压综合征分为 3 级。

Ⅰ级：肌红蛋白尿试验阳性，肌酸磷酸激酶（CPK）增高，而无肾衰竭等周身反应者。若伤时早期未做筋膜切开减张，则可能发生周身反应。

Ⅱ级：肌红蛋白尿试验阳性，明显增高，血肌酐和尿素氮增高；少尿，有明显血浆渗入组织间，有效血容量丢失，出现低血压者。

Ⅲ级：肌红蛋白尿试验阳性，明显增高，少尿或尿闭，休克，代谢性酸中毒以及高血钾者。

Ⅰ~Ⅲ级的共同点，即均有肌红蛋白尿，这对早期发现和诊断挤压综合征十分重要。Ⅰ

级没有肾衰竭，严格说，不能称此为挤压综合征。因此，有人把Ⅰ级称为骨筋膜室综合征，并将其和挤压综合征视为一个系列的疾病。

3. 诊断 要降低挤压综合征的病死率，很重要的一点在于早期发现，早期诊断。从受伤现场直到医院的全过程都要严密注意。医疗救护人员对有肢体受压史的患者，应考虑到有挤压综合征的可能性，应进行初步检查，对可疑者做标记，按重伤患者对待，收住院详细检查。应注意：①详细采集病史：记载致伤原因和方式，肢体受压和肿胀时间，伤后有无"红棕色""深褐色"或"茶色"尿的历史，伤后尿量情况，相应的全身症状等。②体检和伤肢检查：测定血压、脉搏，对判断有无失血、体液丢失以及休克最为重要，应对伤肢做好仔细检查。③尿液检查：包括常规、相对密度及尿潜血的检验。凡①、②、③项检查是阳性结果，可以诊断为挤压综合征，并应及时处理，如有条件，应做肌红蛋白测验，凡结果阳性者即可确定诊断。凡①、②两项阳性而尿检阴性者，可以列为可疑诊断，或诊断为骨筋膜室综合征，继续严密观察。挤压综合征患者多有合并伤，而有时合并伤需紧急处理，且要注意合并伤能掩盖挤压综合征。因此，既不应只注意需要急救处理的伤情，也不能忽视了严重的挤压综合征。

（三）预防和治疗

1. 现场急救处理

（1）抢救人员应迅速进入现场，抓紧一切时间、积极抢救患者，力争早期解除重物的外部压力，减少本综合征发生的机会。

（2）伤肢应制动：尤其对尚能行动的患者，要说明活动的危险性，尽量减少伤肢活动。

（3）伤肢应暴露在凉爽的空气中（冬季要防冻伤），或用凉水降低伤肢温度。

（4）伤肢不应抬高、按摩或热敷。

（5）如挤压的伤肢有开放伤及活动出血者，应止血，但避免应用"加压绷带"，更不应该用止血带（有大血管断裂时例外）。

2. 早期预防的几项措施

（1）在转运途中对受压超过45min的患者，或不论时间长短受压史者，可一律用碱性饮料，用8g碳酸氢钠溶于1 000～2 000ml水中，再加适量糖及食盐饮用，既可利尿，又可碱化尿液，防止肌红蛋白在肾小管中沉淀，对不能进食者，可用5%碳酸氢钠150ml，静脉滴注。

（2）纠正血容量丢失，防止休克：由于受压肢体在解除压力后迅速肿胀，造成"第三间隙"异常，致使有效血容量减少，要及时补充液体、纠正血容量不足状态，以防止休克，增加肾血流量，预防肾血管痉挛，减少肾缺血、缺氧的机会，保障肾脏功能。所用液体有低分子右旋糖酐和等渗盐水，有条件时也可输血浆或全血。

（3）伤肢早期切开减张：该措施对防止和减轻挤压综合征的发生及促进伤肢功能的恢复，有很大的帮助，根据发病机制与临床实践，早期骨筋膜室切开减张可达到下列目的：①可避免肌肉发生缺血性坏死，或缓解其缺血受压的过程。②肌肉虽然已经发生缺血性坏死，但可通过减张引流，防止和减轻坏死肌肉释出的有害物质侵入血流，减轻机体中毒症状和有利于伤肢功能的恢复。因此，在有条件的医疗单位而又有适应证的情况下，均应及时切开减张。

3. 伤肢处理

（1）由于截肢并不能降低挤压综合征发病率和病死率，因而不应作为伤肢早期处理的常规措施。通常仅适用于：①肢体受严重的长时间的挤压伤后，患肢无血运或有严重血运障碍，估计即使能保留肢体也确无功能者。②由于患肢的毒素吸收所致的全身中毒症状，经过减张等处置并不能缓解，且有逐渐加重的趋势，将截肢作为一个挽救生命的措施。③伤肢合并有特异性感染（如气性坏疽）。

（2）早期切开减张术

1）适应证：有明确致伤原因、尿潜血或肌红蛋白试验阳性，不论受伤时间长短，不论伤肢远端有无脉搏，凡有 1 个以上肌肉间隔区受累，局部有明显肿胀，张力高或局部有水疱发生，有相应运动感觉障碍者。

2）应当切开每一个受累的骨筋膜室，从上到下充分暴露肌肉，因此皮肤切口也应与筋膜一致，通常沿肢体纵轴方向切开减压。上臂，由筋膜形成前侧肌群筋膜间隙及后侧肌群筋膜间隙。前侧切口应在肱二头肌上，后侧切口应在肱三头肌上。前臂由骨间膜、桡骨、尺骨构成伸侧和屈侧 2 个筋膜间隙，伸侧切口应在肱桡肌与桡侧伸腕肌之间，屈侧切口应在屈肌群上。手部分大鱼际肌和掌中筋膜间隙，可分别在其间隙上切开减张。大腿由前、内、后 3 个筋膜间隙组成。切开前侧伸肌筋膜间隙时，切口应在股四头肌上；切开后侧屈肌筋膜间隙时，切口应在股二头肌的内侧；切开内侧内收肌筋膜间隙时，切口应在内收肌上。小腿由内侧肌间隔、外侧肌间隔、骨间膜及胫腓骨分为 4 个筋膜间隙，即前侧筋膜间隙、外侧筋膜间隙、浅层后侧筋膜间隙、深层后侧筋膜间隙。可做 4 个切口，前侧筋膜间隙的切口应在胫前肌群上；外侧筋膜间隙的切口应在腓骨上；浅层后侧筋膜间隙的切口应在腓肠肌上；深层后侧筋膜间隙的切口应从胫骨内侧，循后缘进入。小腿减张在必要时可将腓骨上 2/3 切除或截断，可以一次切开上述 4 个筋膜间隙。

3）切开后处理：发现有坏死肌肉组织，必须彻底切除，不可姑息。否则将容易造成继发感染，往往需再次手术治疗，不利于伤肢的愈合。对肌肉组织是否坏死难以判断时，可每 1～2d 在换敷料时观察，一般在剪除肌肉时不出血，或夹之无收缩反应者，均表明肌肉已坏死。如果判断困难，可做病理检查以确定是否切除。若坏死肌肉范围广，一次切除对机体损伤过大，可分期切除。切开术后用敷料包扎，不可加压。若切口不大，伤肢肿胀消退后，多能自行痊愈；若伤口过大，而局部又无感染者，可以缝合伤口，内置引流条。不能自行愈合时，应植皮。手术操作、换药和护理，必需严格无菌技术。伤口渗液量过多，极易造成低蛋白血症，应适当输血及补充血浆，以利于伤口早日愈合。密切观察伤口变化、分泌物性质和颜色，每日测体温 4 次，做白细胞计数、伤口分泌物培养，及时选用适当抗生素。警惕继发脓毒症。在肢体切开后，伤肢可稍行抬高。

4. 急性肾衰竭的治疗 急性肾衰竭的诊断一旦成立，就应严格按照下列原则处理：

（1）水和电解质紊乱的处理

1）水中毒的防治：严重创伤者应每日称体重，进行中心静脉压监测，防止液体输入过多。每日补水量 = 不显性失水量 + 可见失水量 - 内生水量。不显性失水量成人常温每日 600～800ml。发热、气管切开、出汗、高温时，应酌情增加。如体温 38℃ 以上者，每增加 1℃，应增加 200～250ml。内生水量每日 300～400ml，严重感染时为 500～600ml。

2）高血钾症的防治：彻底清除坏组织和血肿、纠正酸中毒、预防和控制感染、供给足够的热量、减少体内蛋白分解。也可缓慢静脉滴注 10% 葡萄糖酸钙 30～50ml 或 5% 氯化钙 50ml，但在使用洋地黄时禁用。但实际中不应拘泥于指标。

3）酸中毒的处理：二氧化碳结合力 >17mmol/L（即 38% 容积）时，可不处理。如 < 15mmol/L 时，应使用碱性药物，常用 5% 碳酸氢钠。但大量输入钠离子有水、钠过量并引起肺水肿及心力衰竭的可能。此外血液 pH 值升高，可使血钙降低引起抽搐，故如酸中毒不十分严重时，可不处理。碳酸氢钠用量为 5% 溶液 5ml/kg，先输入 1/2 量，观察 4～6h 后，根据症状及化验结果，再决定可否继续使用。

4）低钠血症、高镁血症加低钙血症的处理：低钠血症多为稀释性低钠，一般不需特殊处理。高镁血症和低钙血症可对症处理，必要时使用透析治疗。

5）营养和饮食管理：对肾衰竭患者，过去往往限制蛋白质摄入以减轻氮质血症。但近年来多主张对症状轻者适当补充蛋白质，以减少内源性蛋白分解的增加而产生的营养不良，避免对创伤的愈合、免疫功能及体力康复产生不利影响。一般每日至少补充 20g。全静脉营养的应用提高了急性肾衰竭的疗效。使用的营养液内含人体 8 种必需氨基酸、35% 葡萄糖、多种维生素等，被称为肾衰注射液。透析治疗时必须补充蛋白质。

（2）抗生素的使用：急性肾衰竭患者中，感染是致死的主要原因之一。常用的抗生素中，有些是由肾脏排泄的，也有的对肾脏有毒性。因此，使用时要选择既有效，对肾脏毒性又小的品种。

（3）肾包膜剥脱术治疗肾衰竭：此法早有报道，国内也有少数临床应用。对此尚待进行更多的实践与总结。

（4）透析疗法：有腹膜透析和血透析。

六、关节功能障碍

骨折后的关节功能障碍较为常见，尤其是邻近关节部位骨折、关节内骨折及老年人骨折等最为多见。

（一）病因

骨折后关节功能障碍的原因主要有两大方面，即骨性因素及软组织因素。

1. 骨性因素　骨性因素是指由于关节内或邻近关节的骨折，未得到良好的复位，使关节的对合关系受到破坏而产生的关节运动范围过小或过大。例如，股骨髁上、髁间骨折，由于髌骨及股中间肌在膝关节屈伸过程中需在股骨髁表面滑动，当骨折不能良好复位时，髌骨等的滑移将受阻，而引起膝关节功能障碍，此亦为伸膝装置损伤的一种。对下肢负重关节而言，恢复关节面的平整与咬合关系尤为重要。

2. 软组织因素

（1）关节内软组织因素：骨折后关节功能障碍的软组织因素较多，又可以分为关节内因素及关节外因素。关节内因素是指骨折后由于关节内的结构异常改变而导致的关节功能受限，最常见为膝关节。当膝关节周围骨折时，膝关节内的交叉韧带、半月板等易同时受到损伤，在治疗中如未能及时修复，则在骨折愈合后韧带断裂则表现为膝关节不稳，不能行走，半月板损伤可表现为疼痛、交锁等。同时，膝关节周围骨折后，常出现膝关节积血。主要是由于膝关节滑膜受到损伤的刺激导致创伤性滑膜炎或滑膜出血。当骨折治疗后，膝内血肿未消除而出现血肿机化，导致股骨、胫骨、髌骨关节面间的广泛纤维索带形成，从而引起关节功能障碍。

关节本身的感染，也是引起关节功能障碍的原因之一。关节部位骨折后，由于关节本身的抗感染能力较弱，容易发生关节感染。关节感染后，滑膜产生大量的富含纤维蛋白原的渗出液，以及巨噬细胞的吞噬、白细胞的聚集、关节软骨的退变等，均可导致关节结构的进一步破坏而引起关节功能障碍。

（2）关节外软组织因素：关节外软组织的影响主要表现为：①关节囊的挛缩。②肌腱、韧带的变性、挛缩。③关节周围骨化及骨化性肌炎。④关节周围滑动装置的粘连。骨折，尤其是关节周围骨折后，由于害怕过早的关节活动将引起骨折的移位，而长时间将关节固定于一个位置，关节囊缺乏日常的牵拉刺激而逐渐发生挛缩，使关节限制于固定的位置，从而引起关节功能障碍。如膝关节长时间固定于屈膝位后，后关节囊挛缩并与周围组织发生粘连，导致伸膝时发生困难。同时，关节长时间处于某一体位时，跨越关节的肌腱、韧带等也将发生挛缩，肌肉发生萎缩，甚至变性，而丧失伸缩能力。当需要运动关节时，即可因为肌腱、韧带的相对"短缩"而产生障碍。如手部骨折后，将掌指关节固定，其关节囊及侧腱束、蚓状肌肌腱等均易发生挛缩、变性，使手的关键关节丧失运动功能。肘关节骨折脱位等容易产生肘关节周围损伤后骨化，由于周围有骨性组织的阻挡而产生关节功能障碍。关节正常功能的发挥，也依赖于周围软组织间以及软组织与骨组织间的正常滑动，当正常的滑动装置（如腱膜、深部滑囊、滑膜等）发生损伤、变性等疾患后，关节周围的软组织即发生粘连，从而导致关节功能障碍，最常发生的是伸膝装置粘连以及肩关节周围炎。

（二）治疗

不是所有的关节功能障碍均需要治疗。当患者为老年人，或要求不高，未严重影响关节活动功能，可以不行治疗，或仅进行相对保守的治疗。但当患者为年轻人，或对关节功能要求较高时，则需要行相应的保守或手术治疗。

1. 保守治疗　对关节功能障碍由于软组织原因所引起且时间较短者，保守治疗常常可取得一定疗效。保守治疗包括理疗、热敷、被动运动等。有学者利用"被动运动＋关节松解＋牵引"的综合运动疗法改善膝关节功能障碍，取得了良好的疗效，且强调在运动前进行理疗，改善结缔组织的黏弹性，改善关节活动范围。同时应注意，保守治疗需持之以恒，贵在坚持，否则达不到应有的效果。

2. 手术治疗　对强直性关节功能障碍，保守治疗无效者及因骨折未能良好复位而引起的关节功能障碍，常需手术治疗。依据不同的病因选择合适的手术方式，在术中充分暴露，术后加强功能锻炼，防止再次功能障碍。术中未能良好松解而依赖术后的功能康复是达不到效果的做法。其他辅助方法，如术后关节内应用玻璃酸钠治疗膝关节僵硬、应用带蒂筋膜复合瓣移植入关节内治疗膝关节功能障碍及关节清理术等均可取得良好的疗效，在条件具备时宜加以应用。

（刘永峰）

第五章

骨折愈合的生物学

第一节　骨的发生

胚胎发育过程中，处于外胚层和内胚层之间的间充质逐渐分化为骨、软骨、筋膜和肌肉等各种结缔组织结构。间叶细胞密集的部位最早形成肌肉与骨骼结构。发生和生长通过下列几种方式完成：①结缔组织细胞分化或调节形成骨骼生成雏形。②已分化的软骨生成和骨生成成分的有丝分裂。③增加细胞外结构蛋白的合成。④增加细胞内水的摄取，伴随着细胞内外之间水的流动。⑤在软骨膜和骨样期，增加细胞外基质形成量。⑥细胞的坏死及替代。

（一）软骨的形成

在胚胎第5周，间叶细胞逐渐增大、密集，并分化为前软骨（precartilage）。然后，含有原纤维的基质沉积在细胞之间，这种原纤维具有软骨特有的功能。在透明软骨内，原纤维不能用普通的染色方法显示出来，而弹性软骨内可见黄色弹性纤维，纤维软骨内可见沉积在基质中的白色纤维。内生长通过软骨细胞的增殖，产生新的基质；外生长通过软骨膜内层细胞转化为软骨细胞。

（二）骨的形成

骨的形成开始于胚胎第7周。膜内化骨通常由间叶雏形转化而成，如颅骨和面骨等。大多数颅骨先由间叶雏形转变为软骨雏形，待原发性骨环（primary osseous collar）形成后，血管侵入并形成初级骨化中心（primary ossification centre），初级骨化中心进一步分化为骨干和干骺端；骺部血管组织间接骨化后形成次级骨化中心（secondary ossification centre）。最先形成的软骨雏形逐渐被骨化组织代替，称为软骨内成骨（endochondral ossification）。软骨内成骨和膜内成骨（intramembranous ossification）是骨形成的2种类型，软骨内成骨含有和骨膜平行生长的膜内成骨，膜内成骨也可能经历软骨内成骨的生长过程。

1. 膜内成骨　原发性膜内成骨形成颅骨、面骨、部分锁骨、下颌骨等。间叶和结缔组织膜先形成原始雏形，然后形成一个或数个骨化中心。这些骨化中心的骨母细胞沉积在骨小梁网中，呈放射状向各处扩散。外周间叶组织分化成为骨膜，骨膜内壁分化出骨母细胞，并进一步形成板层骨，这种膜内成骨构成了颅骨的内板和外板。某些中轴骨和四肢骨的成分也与膜内成骨有关，如骨干和干骺端的皮质骨、骨髓炎中形成的骨壳。

2. 软骨成骨　软骨内成骨从软骨中心开始成骨，软骨膜下和骨膜下成骨从软骨膜下或骨膜下自外周开始成骨。

（1）软骨内成骨：软骨前质（cartilaginous precursor）中心的细胞逐渐增大，呈放射状排列。钙盐沉积在基质内，这种钙化的软骨被分解，并被从软骨膜侵入的血管组织所破坏。与此同时，侵入的芽状组织块产生骨母细胞，骨母细胞在许多地方沉积，形成新骨。这种松质骨形成后，继续向两端发展，替代软骨。

软骨内成骨是中轴和四肢骨成分发生的主要过程，整个过程持续不间断地进行。最好的例子是胚胎肢芽发生过程（图5-1）。

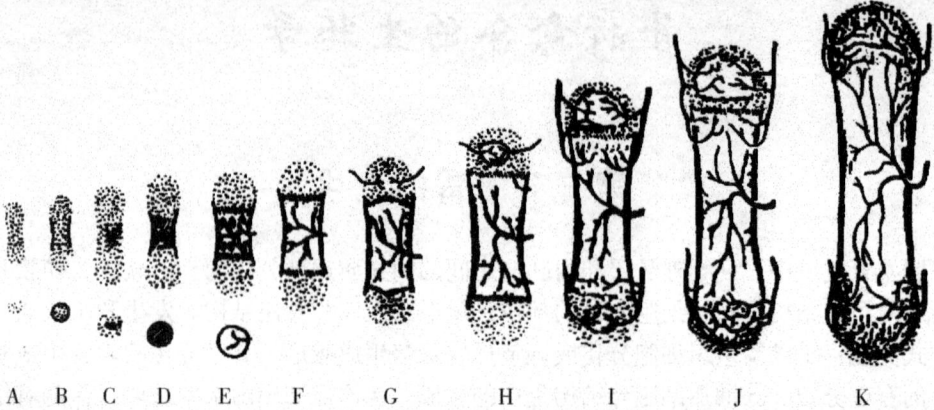

图5-1 典型长骨发生示意图

A. 软骨雏形；B 骨膜环出现；C. 软骨骨化中心；D. 软骨骨化继续进行；E 血管间叶组织长入，骨化软骨逐渐吸收，软骨雏形两端新骨沉积；F. 软骨内骨化继续进行，逐渐增加了骨的长度；G. 血管和间叶组织长入骺软骨上端；H. 骺软骨骨化中心发生；I. 下端骺软骨骨化中心发生；J、K. 下端骺软骨先消失，然后上端消失，骨的纵向生长停止，骨髓腔形成，骨干、干骺端和骨骺血管互相交通

间叶细胞增殖并密集，首先形成骨的轮廓，然后分化为软骨母细胞、软骨细胞。软骨细胞分泌软骨物质，并被周围组织包绕，产生软骨雏形，包围于软骨雏形周围的间叶组织进一步分化为软骨膜。

软骨细胞不断的增殖、成熟、增大，软骨雏形逐渐增加长度。同时骨干内间质不断生长，和软骨膜的成软骨细胞形成一层软骨，沉积在软骨雏形表面，产生横向发展。靠近骺部有一层软骨组织，软骨内成骨延续在整个生长期，产生骨结构纵向生长。

间质的主动性生长，使细胞分开，同时位于雏形中心的软骨细胞成熟、增大、分泌碱性磷酸酶进入细胞间质，导致软骨细胞钙化。钙化基质阻碍营养物质，软骨细胞发生死亡，基质分解从而形成空腔。

血管侵入软骨膜内，多功能细胞开始分化为骨母细胞，在软骨雏形周围产生薄层的骨组织。雏形中段的钙化软骨分解后，含有成骨细胞和骨母细胞的血管组织增生并侵入软骨雏形中间，骨母细胞被包围，在残存钙化软骨上面产生松质骨。

长骨中间成骨进一步扩散，并产生强有力的密质骨（compact bone）。中心部分的松质骨多半被吸收，形成髓腔，被髓样组织填充。

（2）软骨膜下成骨：与软骨内成骨同时进行，软骨膜内层产生与骨膜相平行的密质骨。

（三）中轴骨骼的形成

间叶组织形成的生骨节逐渐向脊索移动，在脊索旁产生成对的节段团块。前方和后方的节段间动脉将生骨节分为头部和尾部两半，头部密度较高，尾部密度较低，随着发育，头部与尾部相连接而形成椎体的前身。头部致密的一半向背侧延伸，环绕神经管形成椎弓，向前外侧突出形成肋骨的前身。椎间隙的间叶组织构成椎间盘。

中轴骨开始形成于胚胎第 3～6 周。在第 6 周，开始出现软骨成骨中心（center of chondrification），首先在脊索两侧各出现一个成骨中心，然后两者融合在一起。另外两个成骨中心向背侧伸延融合在一起形成椎弓，并逐渐形成棘突。最后这两个成骨中心又融合在一起，并向侧面伸延形成横突。

完整的软骨性脊椎形成后，进入初级骨化阶段。除寰椎和枢椎外，每一椎骨出现 3 个初级骨化中心，先从下胸椎与上腰椎开始，然后向头尾两端延伸。在椎体上下缘形成的骺板和骨骺，经过软骨内成骨使椎体向两端持续生长。位于椎体上下两面的软骨环不参与生长过程。

1 岁时，两侧的椎弓相融合，椎弓与椎体形成神经中央关节，以便脊髓生长。3～6 岁时，该关节发生融合。青春期后，脊椎出现 5 个次级骨化中心（secondary ossification center），即棘突尖、两个横突、两块环状骨骺（图 5–2）。到 17 岁时，骨化中心与椎体发生融合，但腰椎要到 25 岁左右才能完全融合。

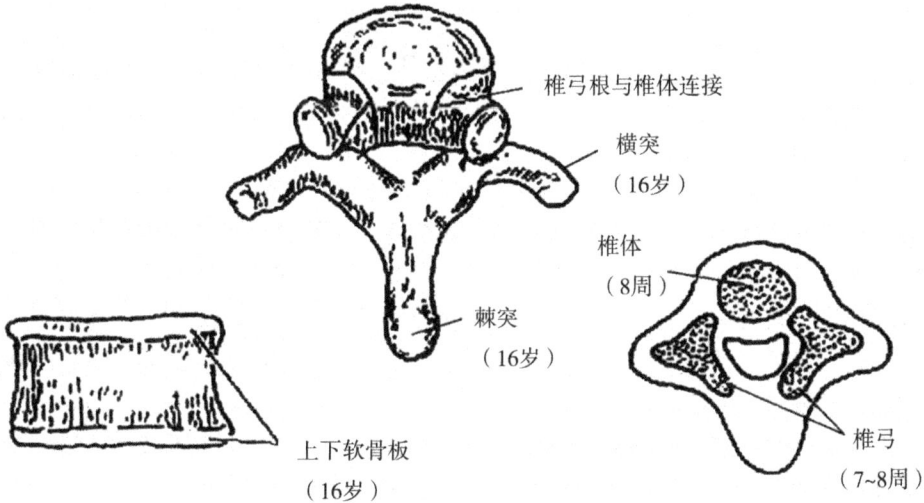

椎弓根与椎体连接

横突
（16岁）

椎体
（8周）

棘突
（16岁）

椎弓
（7~8周）

上下软骨板
（16岁）

图 5–2　椎体的发生

（四）四肢骨骼的形态形成

胚胎第 6 周时，肢芽内的间叶细胞形成的原始骨，经软骨化而形成透明软骨雏形，在此基础上，形成以后的肢体骨骼。四肢骨骼直接来自无节段的原节间叶组织。

1. 锁骨　锁骨是第一根开始骨化的骨结构，在骨化以前既像膜组织，又像软骨组织。它有 2 个骨化中心。

2. 肩胛骨　肩胛骨有 2 个骨化中心和几个小的骨骺。一个骨化中心形成肩胛体和肩胛冈；另一骨化中心形成喙突。

3. 长骨和短小管骨　长骨的软骨雏形分为中段的软骨干和两端的骺软骨，以软骨内成骨为主；初级骨化中心位于软骨干，出现于胚胎期。次级骨化中心开始于骺软骨中心，在出生后出现。次级骨化中心出现后，骺软骨内的软骨细胞开始向心性的繁殖与肥大，并分泌细胞基质，使细胞彼此分开，基质钙化，并逐渐被分解，形成腔道；随后血管组织侵入，在钙化软骨周围形成新骨，并使骨骺不断增大。另一方面，邻近干骺侧的软骨以类似的生长过程，使骨干纵向增长。骨骺发育到一定程度后，软骨增殖和成骨活动停止，一部分软骨成为关节软骨（articular cartilage），一部分在骺与骨干之间形成骺板或称为骺盘（epiphyseal plate or disk），骺板内的软骨细胞继续经历生长、成熟、间质钙化、软骨细胞坏死、分解和溶解，形成骨的持续性纵向生长，而骺板的厚度没有增厚反而下降。骺板发育到成熟阶段后，软骨的增殖与成骨活动停止，长骨的纵向生长则停止，同时骺板逐渐骨化，使骨干与干骺端融合。小短管状骨如指、趾、掌、跖骨，起初有 2 个盘状骨骺，但仅有一端的骨骺具有生长作用。

从骨骺向生长板的骨干端伸延，可观察到依次排列的 4 个区。

（1）静止软骨区：此区紧靠骨骺，中等大小的软骨细胞，分散于细胞间质中，此区细胞处于相对静止状态，是骺板幼稚软骨组织细胞的源泉，又称细胞生发层（zone of germinal cell）。

（2）幼稚软骨细胞增殖区：游离形或楔形的细胞呈柱状排列，方向与骨的纵轴相平行。细胞生长活跃，数目多，有丰富的软骨基质与胶原纤维，相对较坚韧。

（3）软骨细胞成熟区：软骨细胞仍以柱状排列，软骨细胞成熟、增大，胞浆内含有较多的线粒体和高尔基体。细胞间质中糖原和碱性磷酸酶聚集，并出现钙化。软骨基质较少，因而此层韧性减弱。

（4）软骨钙化区：此区仅由一层或几层细胞构成，细胞坏死、基质钙化、溶解，形成一些小窝。细胞柱之间的水平部分和垂直部分被溶解，小块存留下的垂直部分作为骨沉积的部位。伴随血管进入的间充质细胞可以分化为成骨细胞，一些软骨细胞也可以转变为成骨细胞。成骨细胞进行造骨活动，形成新的骨质及纵行的骨小梁。新形成的骨小梁牢固地和软骨板融合在一起。此区虽然很薄，但坚韧度却强于软骨细胞成熟区，是骨骺与骨干连接的过渡区，即所谓干骺端（metaphysis）。

骨干生长的同时，原始骨髓腔也不断地向两端扩展、扩大。其内的成骨细胞继续造骨，而破骨细胞侵蚀旧的骨质。另有一些间充质细胞分化为骨髓的造血细胞。

4. 骨盆　骨盆带的软骨雏形在初期与脊柱垂直，以后逐渐旋转至与脊柱平行。髂骨、坐骨和耻骨各有一个骨化中心，三骨的连接处即髋臼，与股骨头形成髋关节。耻骨和坐骨的骨化中心在中线相遇，通过耻骨联合相连。

5. 关节　骨与骨之间借纤维结缔组织、软骨或骨相连接，称为关节。可分为不动关节（synarthrosis）和可动关节（diarthrosis）2 种。

（1）不动关节：关节运动范围极小或完全不活动，由间叶组织分化而成。根据骨间的连接组织，又分为韧带联合（syndesmosis）、软骨联合（synchondrosis）和骨性联合（synostosis）三种。

（2）可动关节：此类关节的特点是有一关节腔。关节腔和关节盘由间叶组织分化而成，关节囊由致密的结缔组织构成，和骨膜相连接。滑膜（synovial membrane）衬附在关节囊内层，通过关节腔的韧带和肌腱均被滑膜包裹，然后在其上反折。

（何　伟）

第二节　骨的正常结构

骨的正常结构由细胞、纤维和基质 3 种成分组成，其特点是细胞间质有大量的钙盐沉积。

骨的形状和大小差异很大。骨组织被包裹在骨膜内，具有丰富的神经和血液供给。肌肉通过肌腱和骨膜附着于骨上。骨需要经过塑形与改建，才能完成其正常结构，因此，骨是一种动态结构（dynamic structure）。每个骨的轮廓从遗传学上是可以预测的，但是其内部结构却有很大的差异，如皮质层厚度、骨膜和骨髓腔直径、骨小梁的质、量和排列方向等。Wolff 根据骨的动态结构特性，提出：骨的形成和改造取决于它所承受的力。

骨组织有两种不同结构的骨质。表面一层骨质致密而坚硬，称为骨密质（compact bone），见于长骨的骨干和扁平骨的表层，又称皮质骨（cortical bone）。内层和两端的骨质呈不规则的片状或线状结构，称骨小梁（trabeculae）。骨小梁沿最大应力和张力线排列，呈疏松的海绵状，称为骨松质（spongy bone），主要构成长骨的干骺端和扁平骨的深层。在成年人，这 2 种骨质都具有板层状结构。在骨密质内，胶原纤维环绕血管间隙呈同心圆排列；在骨松质内，胶原纤维与骨小梁的纵轴平行排列。在胚胎、幼儿以及成人的某些病理状态，可出现编织骨（wovenbone）的结构，由不规则的胶原和陷窝状结构的骨组织构成，胶原纤维粗短，排列纵横交错。编织骨内的骨细胞较圆而大，细胞数目也较多，比板层骨更处于活跃状态。处于生长期的长骨干骺端就由编织骨构成，但最终被板层骨替代。骨骼发育成熟后，如果编织骨持续存在或出现新的编织骨，都不是正常现象。

骨髓（bone marrow）填充于骨松质的间隙内，这些间隙彼此相连。随着骨骼的发育，某些部位的骨髓造血组织逐渐被脂肪组织取代而呈黄色，称为黄骨髓（yellow bone marrow）。

（一）骨细胞

骨组织内的细胞可分为 3 种类型，即骨细胞（osteocyte）、成骨细胞（osteoblast）和破骨细胞（osteoclast）。最早的细胞活动是成骨性细胞的增生和成熟，这些细胞又称骨先质细胞（osteoprogenitor cell），先质细胞又进一步分化为成骨细胞、破骨细胞和软骨母细胞。成骨细胞又可转化为骨细胞和破骨细胞，在一定条件下也能彼此转化。

1. 成骨细胞　成骨细胞由骨内膜和骨外膜深层的成骨性细胞分化而成，大都聚集在新形成的骨质表面。成骨细胞合成和分泌所有骨基质的有机成分，引起骨质矿质化，调节细胞外液与骨液间的电解质流动。

成骨细胞通过形成一单层细胞，使未矿质化的骨样组织与矿质化的骨基质分开。活跃的骨母细胞呈圆形、锥形和立方形，胞浆嗜碱性，胞核位于细胞的一端，核仁明显。成骨细胞功能旺盛时，可出现高碘酸希夫（PAS）反应。成骨细胞通过细短的突起与相邻的细胞连接。活跃的成骨细胞胞浆基本上由粗面内质网占据，游离核糖体较易观察。膜性内质网迷路（labyrinth）包围胱蛋白，粗面内质网正常情况下包绕高尔基复合体。

线粒体嵌在粗面内质网之间，某些线粒体含有一些小的矿质化颗粒，沉积并附着在嵴外面，这些矿质化颗粒含有较高浓度的钙、磷、镁以及一些有机成分。线粒体具有从细胞浆中清除钙离子的功能，通过钙和磷的共同沉淀形成线粒体颗粒，使细胞浆内的钙水平维持在 $10^{-6} \sim 10^{-7}$ mol/L 的正常范围内。骨的细胞含有大量的线粒体颗粒，可能与激素有关，如甲状旁腺激素（PTH）。PTH 能引起进入细胞的钙增加，从而使线粒体颗粒增加。因此，邻近正在矿质化基质的成骨细胞，有线粒体颗粒数目的增加，而邻近已经完全矿质化基质区的成骨细胞线粒体数目则较少。成骨细胞还具有产生细胞间质中纤维和黏多糖蛋白的作用，新的细胞间质不断产生、钙化，从而形成骨质。成骨细胞被包埋在形成的骨质中，此时的细胞合成活动停止，胞浆减少，胞体变形，转化为骨细胞。

2. 骨细胞　骨细胞是骨组织中的主要细胞，包埋在骨陷窝内，胞体呈扁卵圆形，胞核大都为卵圆形，着色略深，胞浆稍呈嗜碱性，可见线粒体和高尔基体。骨细胞有许多细长的突起。这些突起伸进骨陷窝周围的骨小管内，便于骨与血液之间交换离子和营养。骨细胞对骨内微细骨折具有修复作用，从而维持骨结构的完整性。骨细胞还可能产生新的基质成分，通过交换电解质和改变 pH 调节细胞周围环境，通过钙磷沉积与释放以维持血钙浓度或调节血钙平衡。骨细胞具有激素受体，在甲状旁腺激素和降钙素的作用下能改变电解质浓度。

骨细胞可以分泌柠檬酸、乳酸、胶原酶和溶解酶。溶解酶可以引起骨细胞周围的骨蚀损或吸收，这种现象称之为骨细胞性骨溶解。骨细胞对骨吸收和骨形成都起作用。柠檬酸和乳酸可能与骨陷窝的形成有关。

骨细胞由成骨细胞转化而来，新形成的骨细胞有许多成骨细胞的特征，如丰富的粗面内质网、大的高尔基体、许多线粒体以及细胞体积较大和含有许多核染色质。新形成的骨细胞通常与其他成骨细胞相接触，三面被完全矿质化的基质包裹，另一面被密集的胶原包围，新形成的结晶体分散沉积在基质中。但是骨细胞的线粒体比成骨细胞大，数目少，中心体存在，单纤毛伸入骨陷窝腔内，胞浆中通常含有小的中性脂肪小滴包涵体、游离空泡和一些电子密集的微体。

3. 破骨细胞　破骨细胞为多核巨细胞，胞体的直径可达 50μm 以上，核的大小和数目有很大的差异，胞浆呈嗜碱性，部分呈高碘酸希夫（PAS）染色阳性，有酸性磷酸酶。从破骨细胞的形态看，它是由多个细胞融合而成的。这种细胞的胞核大都与成骨细胞核相似，故一般认为是多个成骨细胞的融合。破骨细胞从事骨的吸收活动。破骨细胞体大，核多，单核的破骨细胞可通过含有较多的线粒体的特点来辨认。破骨细胞吸收骨基质的过程中，形成近似细胞形状的吸收陷窝。在陷窝内对着骨质的一面，破骨细胞伸出许多毛样突起，这些毛样突起形成破骨细胞表面上的数百根微绒毛。无活性的破骨细胞上几乎没有或根本没有这种刷毛缘。甲状旁腺激素、维生素 D、前列腺素（prostaglandin）等能使微绒毛增加，从而使刷毛缘增多。

破骨细胞的分界区由无细胞器官的许多微纤维和非结晶物所形成。微绒毛之间的膜陷入胞浆内形成小泡，小泡通过狭颈与吸收区相通，靠近吸收区前面的基质显示出磨损并部分脱矿化。某些磷灰石结晶和胶原纤维碎片也能在刷毛缘间隙和小泡内发现。破骨细胞中还可见到一些溶酶体，可能具有溶解黏多糖蛋白和胶质纤维的作用。

（二）骨基质

骨基质（bone matrix）由有机物和无机物组成。成人新鲜骨含水 50%，脂肪 15.75%，其他有机物 12.4%，无机物 21.85%。胶原占有机物 90%，非胶原占 10%。骨基质中，细胞蛋白占 10%，占非胶原蛋白的 16%。随着年龄增长，矿物质比例逐渐增长，水和有机质逐渐减少。

1. 有机物 有机物包括胶原和非胶原性有机物，后者又包括蛋白多糖、脂质，特别是磷脂类。

胶原是一种结晶纤维蛋白原，被包埋在骨基质中，具有典型的 X 线衍射像和电镜图像。弱酸或络合剂乙烯四醋酸等可以溶去基质中的无机成分，使骨质变的柔韧可屈，同时胶原纤维也被显示出来。

胶原由 3 条多肽链组成，每一条肽链含有 1 000 个以上的氨基酸，三条肽链呈三联螺旋结构。其总氮量为 18.45%，甘氨酸、脯氨酸和羟脯氨酸组成胶原总量的 60%。胶原在生理状态下，是不可溶性结晶样物质，但能用冷氯化钠液和冷的稀释酸溶解。胶原分子合成于成纤维细胞、骨母细胞和软骨母细胞内，这些细胞同时还合成和分泌蛋白多糖、糖蛋白、骨形态生成蛋白（BMP）和骨钙素等。BMP 具有诱导成骨的作用，已经获得人工提取物，它可使间质细胞转化为软骨细胞或成骨细胞，促进骨的愈合。

胶原使各种组织和器官具有强度和结构完整性，直径 1mm 的胶原可承受 10 ~ 40kg 的力。骨基质中的胶原细纤维分支，呈连接错综的网状结构。胶原细纤维的直径，随年龄增长，逐渐增粗，显得更密集。

蛋白多糖类占骨有机物的 40% ~ 50%，由一条复杂的多肽链组成，通过共价链与几个硫酸多糖侧链连接。骨基质主要的多糖是硫酸软骨素 A。非胶原蛋白约占有机物的 0.5%，脂质占骨有机物不足 0.1%，主要为游离脂肪酸。磷酯类和胆固醇等。磷酯类在矿质化发生之前消失。

2. 无机物 骨基质中的无机物通常称为骨盐，骨盐呈细针状结晶，大都沉积在胶质纤维中，衔接成链并沿纤维长轴平行排列，使骨骼保持了坚硬的机械性能。

无机物占脱脂骨干重量的 65% ~ 75%，其中 95% 是钙和磷。无定形的钙 – 磷固体物质结构是 $CaHPO_4 \cdot 2H_2O$ 或者是 $Ca_3 (PO_4)_2 \cdot 3H_2O$，在新形成的骨组织中含量多（40% ~ 50%）。钙 – 磷固体是一种羟基磷灰石，物质结构是 $Ca_{10} (PO_4)_6 \cdot 5H_2O$。人骨仅有 0.5% 的钙是可以交换的，骨吸收部位并不参与这种交换反应。

骨质中的矿物质还包括镁、钠、钾和一些微量元素，如锌、锰、氟化物和钼。

（三）骨组织结构

骨由不同排列方式的骨板所构成，在长骨密质骨的横断面上，骨板显示出骨膜、外环骨板层、骨单位和内环骨板层。

1. 骨膜 骨膜是由致密结缔组织所组成的纤维膜，分为骨外膜和骨内膜。

（1）骨外膜包被在骨表面，一般分为 2 层：①纤维层是最外面一层薄的、致密的、排列不规则的结缔组织，含有一些成纤维细胞及交织成网状的粗大的胶质纤维束，血管和神经在纤维束中穿行，并有一些分支进入穿通管。有些胶质纤维束向内穿进骨质的外环层骨板，这些纤维将骨膜牢牢地固定在骨面上，并有较大的营养血管穿过这些纤维进入骨内。②成骨层为骨外膜的内层，主要由多功能的扁平梭形细胞组成，弹力纤维较多，形成一薄层弹力纤维网，而胶质纤维则很少。成骨层与骨质紧密相连，在骨骼成长期，细胞数量较多，甚为活跃，直接参与骨的生长，很像成骨细胞，此期的骨外膜很容易剥离；在成年期，内层细胞呈稳定状态,变为梭形,与骨附着甚为牢固,不易剥离。当骨受损后,这些细胞又恢复成骨的活性。

(2)骨内膜衬附在骨髓腔面及中央管内以及包在骨松质的骨小梁表面,是一薄层含细胞的结缔组织。骨内膜中的细胞具有成骨、造血功能,也具有转化成破骨细胞的功能。在成年期,骨内膜细胞呈不活跃状态;骨损伤后,可恢复造骨功能。

2. 外环骨板层 外环骨板层由数层骨板构成,环绕骨干排列,和骨外膜紧密相连。穿通管横向穿行于骨板层,营养血管经穿通管进入骨内,与纵向走行的中央管内的血管相通;而中央管经穿通管使骨面和髓腔相通。

3. 内环骨板层 靠近骨髓腔面也有数层骨板环绕骨干排列,称为内环骨板层,骨板层可因骨髓腔的凹凸不平而排列不甚规则,骨板的最内层衬附有骨内膜,也可见有垂直穿行的穿通管。

4. 骨单位 骨单位位于内外环骨板层之间,是骨干骨密质的主要部分。骨单位为厚壁的圆筒状结构,中央管位于骨单位的中央,5~20层骨板围绕中央管呈同心圆排列。中央管与其周围的骨板层共同组成骨单位,亦称作哈佛系统。骨单位依骨长轴纵向排列,横切面上可见一小的圆形开口,纵切面上为一长条裂口。骨小管呈放射状从中央管向骨陷窝走行,使中央管与陷窝相通,利于陷窝内的骨细胞经骨小管进行物质交换。陷窝内的骨细胞通过许多细长的突起,经裂隙伸入骨小管内。在横断面的骨磨片上,骨单位轮廓线折光较强,称为黏合线。在骨单位之间,充填着一些不完整的骨单位,形状不规则,大都缺乏中央管,称为间骨板,是部分吸收后的骨单位。

中央管的内壁衬附一层结缔组织。在新生的骨质中,细胞多为成骨细胞;在被破坏的骨单位中,则有破骨细胞。早期的骨单位,缺乏环形排列的同心圆骨板层。骨沉积在骨外膜或骨内膜沟的表面形成的骨单位,或在松质骨骼内形成的骨单位,称为初级骨单位。初级骨单位常见于幼骨,中央管被易变的、延长了的同心圆骨板柱围绕,且仅有几层骨板。随着年龄增长,初级骨单位逐渐减少。次级骨单位为初级骨单位经改建后形成,具有黏合线。

骨单位是成熟骨密质,初生时仅在长骨中段出现,以后在所有长骨逐渐形成。骨单位呈纵向走行,且有许多分支互相之间广泛吻合。中央管内有血管走行,穿通管与中央管走向相互垂直且彼此相通,其中的血管也彼此交通。中央管内还有细的神经纤维与血管伴行。

骨密质各部位的骨盐分布并不相同,在内外环骨板和间骨板内,骨盐含量高,而且各板层中分布一致。各骨单位的骨盐沉积程度存在差异,同一骨单位中各板层骨的骨盐分布也不一致。新生成骨单位的骨盐沉积较少,老的骨单位具有较多的骨盐沉积。

骨松质的骨小梁也由骨板构成,但较薄,结构简单。有时在较厚的骨小梁中,也能看到小而不完整的骨单位,但其中血管较细或缺失,骨板层之间也没有血管。

(何 伟)

第三节 骨的血液供应

营养长骨的血管分为3类:①骨端、骨骺和干骺端的血管。②进入骨干的营养动脉(常有1~2条)。③骨膜的血管(图5-3)。

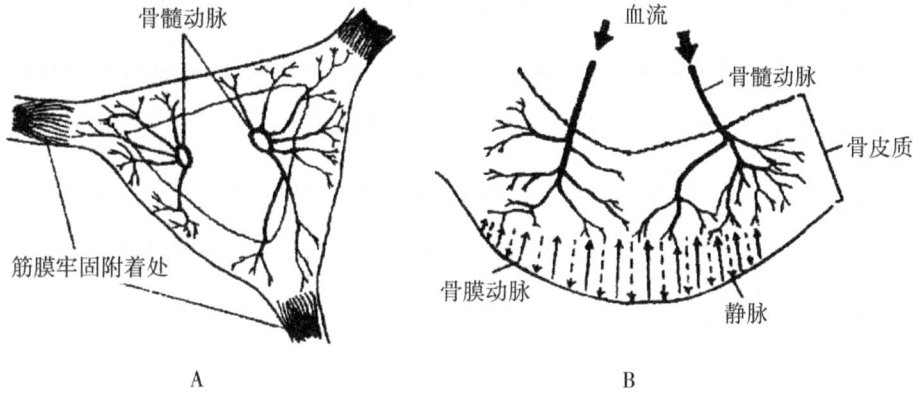

图 5 - 3 长骨横切面

A. 骨髓动脉供应筋膜附着处以外的整个骨皮质血供;

B. 筋膜附着处约 1/3 骨皮质由骨膜动脉供血

营养动脉进入骨干后分为升支和降支,并进一步分成许多细小的分支,大部分直接进入骨皮质,部分进入髓内血窦。升支和降支的终末支与骨骺和干骺端血管吻合。营养动脉终末支呈放射状或以小动脉束的形式进入骨皮质,在皮质骨内进一步形成许多分支,沿骨的长轴延伸或放射状走行,在骨单位形成毛细血管。有些小动脉穿出皮质骨后与骨膜的小动脉相吻合,形成动脉网。

（一）髓内营养系统

长骨的营养动脉经营养孔进入骨内,是髓内重要的血供来源。营养血管放射状走行,形成髓内和皮质内毛细血管,30% 的血液流至骨髓的毛细血管床,70% 至皮质的毛细血管床。多数学者认为营养动脉供给皮质骨的内侧一半或 2/3,剩余部分由骨膜血管供血。也有学者认为,骨干皮质骨完全由横向的髓内营养动脉供血。

（二）静脉回流

90% ~95% 的长骨静脉血经骨膜静脉丛回流,部分静脉血经骨端的干骺端血管回流。长骨通过中央静脉窦,接受横向分布的静脉管道的血液,这些血液来自骨髓的毛细血管床。这些静脉管道还可将血液直接引流至大的静脉分支内,然后再汇入中央静脉窦。中央静脉窦通过骨干营养孔将静脉血引流出骨。

（三）血流

一些学者认为,骨干皮质骨内的血流方向为离心性流动,血液先从骨髓营养系统进入骨内膜面,然后流出骨外膜。但是骨髓营养系统中断后,如骨外膜系统保留,仍可维持血液供给,此时的血流方向变为向心性流动。

一般认为,骨膜系统的血供主要来自周围肌肉,供给皮质骨的外 1/3 或外侧一半血运。在解剖学上,骨内外膜血管与皮质骨血管都起源于骨髓血管,并且互相联系。皮质骨外侧部分的中央管内的许多小血管与骨膜内的小动脉相连续,构成髓内重要的辅助血供来源。

骨骺与干骺端小动脉和骨髓营养动脉的终末支形成吻合,供血占整个骨血运的 20% ~

40%。血管由周围小孔进入骨骺与干骺端，形成动脉弓，产生密集的交锁网状结构。当血管进入软骨下区后，血管口径进行性变小，形成终末小血管襻。进入骨骺的血管可分2种：一种血管远离骨骺，经软组织直接进入骨骺，不易发生损伤；另一种血管紧贴骺板边缘的关节软骨进入，易遭损伤，从而引起骨骺或骺板缺血。营养骺板的小动脉分支紧靠软骨细胞静止区，为软骨提供营养。

正常情况下，只有部分血管参与血流的循环过程，另外一些血管处于"静止状态"。某些情况下，这些静止的血管变为功能活跃状态，如对侧肢体骨折。如果骨髓和骨膜的血循环中断，干骺端血循环会增加；如果经骨髓营养动脉的循环和干骺端血管中断，骨膜血管会发生增殖，使骨膜血流量增加。

（何　伟）

第四节　骨的代谢

（一）磷在骨代谢中的作用

正常人体内磷总量为 400 ~ 800g，80% ~ 90% 以无机磷酸盐的形式存在于骨内，其余 10% ~ 20% 存在于血液、软组织及脏器的细胞内液和细胞外液中。成人血清磷的正常水平为 1 ~ 1.3mmol/L；儿童稍高，为 1.6 ~ 1.9mmol/L。血清磷以无机磷酸盐离子形式存在。在骨内，磷和钙结合形成羟基磷灰石。骨内的磷酸盐和血中离子状磷酸盐保持动态平衡。

磷以可溶性无机磷酸盐的形式经小肠吸收，吸收过程受维生素 D 的控制。摄入钙过多，会使磷酸盐在小肠内变为不可溶性，使磷的摄入减少，导致低磷性佝偻病或骨软化。摄入钙过少，可导致血清磷酸盐相对较多，引起代偿性甲状旁腺激素增多，出现骨吸收，导致尿磷增加。肾小管磷的重吸收减少，钙的吸收增加，从而使血钙水平恢复正常。约 60% 摄入的磷经尿排出。

（二）钙在骨代谢中的作用

人体内钙的含量约为 1kg，血浆和细胞外液中含钙约为 1g，其余均以磷酸盐、碳酸盐和氢氧化物的形式存在于骨组织中。正常人血清钙维持在 2.2 ~ 2.7mmol/L，儿童稍高一些。70kg 体重的正常成人每日需要量为 0.65g，生长期儿童和孕妇需 1.0g。动物乳和乳制品是钙的主要来源。钙进入人体后，约 30% 与蛋白结合形成不弥散形式，其余 70% 左右为弥散形式的离子。

钙的吸收部位主要在小肠上段，部分在结肠被吸收。每天成人食入约 0.6 ~ 1.0g 的钙，仅 200 ~ 250mg 被吸收，其余经粪便排出。钙的吸收依赖于维生素 D、甲状旁腺激素和降钙素。酸性环境增加钙盐的可溶性，有利于钙的吸收；相反，碱性环境降低了钙的吸收。

体内的钙主要通过肾脏，小部分通过肠道排泄。离子状或非离子状的钙滤过肾小球后，95% 以上在肾小管远端或近端被重吸收，成人每天经肾脏排泄 400mg，约占摄入量的 20%。

（三）镁在骨代谢中的作用

镁的盐类为可溶性，约 25% 与血浆蛋白结合。镁通过小肠黏膜吸收，体内大约 2/3 的镁在骨内，剩余部分的一半在肌肉内。体液内的镁浓度约为 0.75×10^{-4} mmol/L。

镁的摄入量不足很少见，临床上产生镁不足的情况与肌肉过度活动有关，例如肢搐病。

镁浓度降低时，会引起甲状旁腺激素的分泌，从而降低钙的浓度。因此，镁缺乏时会导致低血钙，可用钙对抗治疗；同样，补充镁也会恢复钙的正常水平。

（四）维生素D

骨化醇（维生素D_2）和胆骨化醇（维生素D_3）是体内2种主要的维生素D。胆盐协助维生素D在小肠上端的吸收。3种内源性激素［1，25（OH)$_2$维生素D_3、甲状旁腺激素与降钙素］共同发挥作用，使钙磷水平维持在很窄的机体所需范围之内，保证了正常的肌肉神经功能。

维生素D协助小肠吸收钙，缺乏时会产生软骨钙化过程和骨样组织矿质化过程受阻，骨生长发育异常，可发生佝偻病和骨软化症。在年幼的动物，生长板内软骨矿质化和规律性生长需要维生素D。缺乏维生素D时，矿物质颗粒不能沉积在长骨生长板软骨细胞的线粒体内，软骨基质矿质化不能发生，网质骨的形成和板状骨的改造过程受阻。另一方面，维生素D过多，会刺激甲状旁腺激素，产生骨质吸收，使血清钙水平增高，钙转移性沉积，增加尿钙排泄，形成磷酸钙管型和结石。此外，维生素D对破骨细胞的吸收和钙质在骨内的代谢很重要。

（五）甲状旁腺激素

甲状旁腺激素（PTH）是影响血钙水平的主要激素，其主要的生物学作用是直接影响骨与肾的钙水平以及小肠内靶细胞的功能，维持血浆钙的正常水平，保证身体各种细胞发挥生理功能。

一般认为，PTH最重要的生物效应有：①升高血钙浓度。②降低血磷浓度。③通过降低肾小管对磷的再吸收，增加尿中磷的排泄量。④增加肾小管对钙的再吸收，降低钙经尿丢失。⑤增加骨的改建和骨的吸收率。⑥增加骨溶解（osteolysis）和骨表面的破骨细胞数目。⑦增加尿中羟基脯氨酸（hydoxyproline）的排泄。⑧激活靶细胞内腺嘌呤环化酶（adenylcyclase）。⑨加速维生素D的形成。

PTH分泌长期增多，会导致大量骨母细胞的增加，产生骨形成和骨吸收，然而骨吸收常常大于骨形成。生理状态下的PTH主要作用是骨膜表面的骨细胞和哈佛管内的细胞形成。非生理性PTH升高，会激活骨先质细胞致使骨膜骨细胞形成，在骨膜表面出现活跃的骨代谢单位，因而不论是原发或继发性PTH升高，X线片均会出现具有特征性的骨膜下区骨吸收。

（六）降钙素

降钙素（calcitonin）由甲状腺滤泡周围的C细胞分泌，但也存在于其他部位，例如甲状旁腺与胸腺等处，但很难证实。降钙素通过靶细胞发挥其功能。这些靶细胞主要在骨和肾脏，少部分在小肠，降钙素和PTH对骨吸收有拮抗作用，但在降低肾小管对磷的再吸收上有协同作用。降钙素所致的低血钙，主要是暂时地抑制了PTH刺激骨吸收的作用，通过阻碍骨细胞和破骨细胞的功能，从而减少了钙从骨进入血浆的量。低血磷的发生，则是由于降钙素直接作用的结果，它增加了血浆中的磷进入软组织和骨的量，以及抑制了骨的吸收。降钙素的作用与维生素D无关，因为降钙素对维生素D缺乏的动物和服用大剂量维生素D的动物都能发挥作用。

（七）其他

碱性磷酸酶：正常情况下，碱性磷酸酶在小肠黏膜、骨和肾脏含量较高，其在这些部位吸收和沉积，促进钙和磷的排泄。在骨组织主要集中在骨化部位（即骨骺线和骨膜下区）或骨破坏活跃区，碱性磷酸酶在细胞内和血中水平增高，反射性地刺激骨母细胞增加，促进骨代谢。

酸性磷酸酶：酸性磷酸酶与碱性磷酸酶相对应，主要在成人前列腺，少部分在精囊、输精管、睾丸和附睾等组织，在体内其他组织中也可以见到。在一些病理组织中也存在，如Paget病的骨母细胞期（osteoblastic phase）和成骨肉瘤的骨母细胞型（osteoblastic type）。一般说，Paget病仅为碱性磷酸酶水平显著升高；而成骨肉瘤碱性磷酸酶轻度至中度升高，在前列腺转移癌，碱性和酸性磷酸酶均增高，但以后者为著。

（何　伟）

第五节　骨折愈合的基本过程

骨折愈合是指骨折发生后骨折断端间的组织修复反应，这种反应表现为愈合过程，最终结局是恢复骨的正常结构与功能。这一过程与软组织愈合的不同点在于骨折愈合中还存在着纤维组织不断转化为骨组织。近年来，虽然应用了一些新方法，对骨的愈合机制进行了大量的研究，但仍有些机制尚未完全明了。

（一）管状骨的愈合

1. 原发性骨痂反应　管状骨骨折后，在骨折端会发生一定范围的骨坏死。在骨折早期，骨折端不能直接愈合，而是先由坏死骨邻近活骨所增殖的新生组织，把它们连接起来，有人称之为原发性骨痂反应。这种初期反应，无论周围或外界环境如何变化以及局部有无制动都会发生，但其以后发展是有限制的。在有利的条件下，反应会继续下去；否则，骨痂不会继续形成。

2. 内、外骨痂的形成和连接　在原发性骨痂反应进行的同时，来自骨折端邻近的非特异性结缔组织的成骨细胞，也在开始活动。它们的活动几乎是均匀地分布于骨折区，而不只是发生于接近骨折端的细胞，在骨愈合的程序中，这些骨痂的形成大致可分为4期：

（1）肉芽组织修复期：骨折后，除骨的正常结构被破坏外，周围软组织也有损伤，骨外膜被掀起或撕裂，与骨表面分离；同时大量的血液聚集在骨折端。髓腔内和被掀起的骨膜下以及邻近的软组织内形成血肿，6~8h内形成含有纤维蛋白网架的血凝块，纤维蛋白网架被认为是纤维细胞长入血肿的支架。血肿周围的吞噬细胞、毛细血管和幼稚的结缔组织很快长入血肿，后者主要分化为产生胶原纤维的成纤维细胞。当髓腔内的血液被吸收时，骨折端有限范围的骨坏死区逐渐变得明显。在出血和坏死区周围，发生无菌性炎症，多形核白细胞、巨噬细胞侵入骨坏死区，将骨折端渗出的红细胞、血红蛋白、胶原以及骨碎片等物质清除。小血管扩张和组织充血范围常超出骨折区。在这一阶段，骨折端出现破骨细胞，死骨被破骨细胞清除。破骨细胞一般存活几周甚至几个月。随着血肿被清除、机化，新生血管长入和血管周围大量间质细胞增生，形成肉芽组织，并将骨折端初步连接在一起，这一过程大约在骨折后2~3周内完成。

（2）原始骨痂形成期：骨折后的新骨形成，大约开始于骨折后 7～10 天，一直延续到骨折完全愈合。

骨折区损伤组织刺激细胞增生，在骨折端形成一团在结构上和来源上都是复合性的组织，称为骨痂。从部位来说，骨痂可分骨外膜骨痂、桥梁骨痂、连接骨痂和封闭骨痂。从参与骨痂细胞的主要来源来说，可分为内骨痂和外骨痂。包绕于骨折外围来自骨外膜的膜内化骨及部分软骨内化骨的新生骨称为外骨痂；包绕于髓腔内层，来自骨内膜的膜内化骨及软骨内化骨的新生骨称为内骨痂。在血肿机化之前，来自骨外膜的成骨细胞只能绕过血肿，沿其外围与骨折线两端的外骨痂相连的骨痂称为桥梁骨痂。随着血肿的机化，纤维组织经软骨内化骨，使内、外骨痂相连的称之为连接骨痂。大约在 2 周内，髓腔损伤区大部分被成纤维细胞样的肉芽组织充填，逐渐转化为海绵质骨痂。由海绵质骨形成的新骨痂，从骨折两端开始，横过髓腔，称之为封闭骨痂。

骨折后 24h 内，骨折端附近的外骨膜开始增生、肥厚，以后骨膜血管网弯曲扩张，新生血管伸入骨膜深层，开始膜内成骨。外骨膜对骨折愈合起重要作用，通过形成的桥梁骨痂具有稳定骨折端的能力。外骨膜的成骨细胞增殖较快，主要在外骨膜深层，从远离骨折断端的部位开始，最初仅为一薄层细胞，很快形成很厚的成骨细胞增殖层。在几天之内，外骨膜深层细胞在靠近骨折线处形成明显的环状物，成骨细胞继续分化，在血供适当的情况下，可转变为骨母细胞和骨小梁，并牢固地贴附于骨折断端活的或死的皮质骨上。在此同时，毛细血管也发生增殖，但环状物内的成骨细胞增殖较快，超过了毛细血管的增殖，因而发生血供相对不足，使成骨细胞转变为软骨母细胞或软骨细胞。一般认为，这与软骨对生存的需求较低，软骨细胞代谢需氧量低或不需氧有关。结果在环状物外层形成了软骨，骨折两端的环状物逐渐增厚，互相接近并融合，形成桥状连接，完成初步愈合。

与此同时，骨折断端髓腔内的骨内膜和骨髓的成骨细胞也以同样的方式进行增殖，由于血运没有骨外膜丰富，生长较慢。骨内膜和骨髓成骨在骨愈合中很重要，产生内骨痂，是骨折端愈合的主要来源，特别是在没有外骨膜成骨的松质骨愈合中。

充填于骨折端和被剥离的骨膜下的血肿，逐渐机化而形成纤维组织，其大部分转变为暂时存在的软骨，最终被骨代替。软骨细胞经过增生、变性、骨化与成骨的过程，称之为软骨内化骨。软骨在远离骨折区较少出现，主要在骨折区形成。剪性应力的影响，能促使软骨成熟和骨痂增殖，故制动差的不稳定性骨折，其软骨和骨痂比制动好的稳定性骨折生成要多。软骨内化骨是从软骨块周围开始，最初由含有骨母细胞的组织侵入，发生软骨细胞死亡，基质钙化，软骨组织进行性减少等改变。软骨被周围侵入的海绵质骨分为若干个小结节，最终所有的软骨被细嫩的海绵质骨替代，小的钙化软骨残存仍能在骨小梁间看到。

内外骨痂与桥梁和连接骨痂的融合，即意味着原始骨痂的形成，这一阶段大约需要 6～12 周完成，使骨折断端被幼稚的网质骨松散地连接起来，断端活动逐渐减少，而达到所谓"临床愈合"阶段。

（3）成熟骨板期：在这一阶段，新生的骨小梁渐增，排到渐趋规则，骨折端的坏死骨部分经过血管、成骨细胞和破骨细胞的侵入，完成清除死骨和爬行替代过程。由膜内和软骨内骨化形成的骨痂是幼稚的网质骨，硬度和强度不足，还需改建成更成熟的结构。在这一过程中，骨痂被破骨细胞清除，逐渐被板状骨替代，即由原始的骨痂改建为有力的板状骨，这一过程需 8～12 周完成。

（4）塑形期（phase – of remodeling）：骨的塑形主要受应力的影响，是成骨细胞和破骨细胞共同活动的结果。破骨细胞先在骨痂上钻一小孔，以后有血管长入，随之成骨细胞便形成新的骨单位。应力最大的部位有更多的新骨沉积，不足的部位通过膜内化骨而得到补充，而力学传导上不需要的多余骨痂则被吸收，其规律按 wolf 定律进行，骨折修复所形成的骨痂最终被改建为正常的骨结构。

骨折愈合过程中的塑形，在骨愈合过程中已开始，在骨折愈合后，仍持续较长的一段时间。最初塑形较快，当骨折牢固愈合后逐渐变慢。使骨折愈合处塑造结实，髓腔再通，骨髓组织恢复，骨折线消失，恢复正常结构，通常要几个月至几年。

当骨折对位好，梭形骨痂被清除，而不是代替。如果骨折被骨皮质嵌入形成愈合，部分梭形骨痂变为骨密质，形成新的骨皮质，而剩余部分被吸收。在新生成骨皮质深面的大量老骨皮质也被吸收，转变为新的骨小梁结构。

（二）骨松质的愈合

骨松质的结构不同于骨皮质，骨松质的骨小梁相对较细，骨小梁之间的间隙较大，血运比较丰富，因此骨细胞可以借扩散作用获得营养。

由于结构的不同，骨松质骨折后的愈合过程也不同于骨皮质，没有包绕骨折端的血肿。因此，通过骨折端血肿机化，软骨内成骨的作用微弱，缺少骨痂的形成或骨痂产生较少。由于骨松质血运丰富，愈合过程较管状骨快。除特殊部位的骨折外，断端发生骨坏死程度轻，甚至无坏死发生，通过骨小梁直接接触成骨，骨愈合的发生较快。与管状骨另一不同的特点是，在关节内的骨折，由于骨松质无外骨膜，不显现外骨痂；有的骨松质有外骨膜，但成骨能力差，膜内化骨弱，仅有少量外骨痂形成；有的外骨膜仅为一层结缔组织，没有成骨组织，不会产生外骨痂，因此这些部位的骨愈合，只有依赖骨髓的成骨作用。

由于骨松质缺乏骨痂，骨折部位的骨小梁间的直接愈合不够坚固，由于重力和应力的作用可发生压缩而变形，因此不适宜过早负重。

（三）骨愈合形式

由于坚强内固定的出现，人们发现一种新型的骨折愈合现象。首先在放射学上观察到"一期愈合"，然后又在组织学上观察到"一期愈合"。在本文中用名词"直接骨愈合"来替代"一期骨愈合"，以避免混乱和定义含糊。直接愈合是建立在血管生成的成骨过程的基础之上。

1. 自身（间接）骨愈合（indirect union）

（1）首先在骨折端周围形成肉芽组织，然后在骨折端之间形成肉芽组织，即骨痂前体。

（2）由于骨折端表面吸收，骨折间隙增宽。

（3）通过一系列从血肿到肉芽组织，经膜内化骨和软骨内化骨，从而完成成骨过程（间接成骨）。

间接骨愈合在放射学上的特点是出现骨痂，骨折间隙增宽和骨折间隙新生骨充填。这些新生骨的作用首先表现为修补，然后是获得更为复杂和精巧的结构。后者通过哈佛管再塑形的过程来达到，而且要经历数年时间。

2. 直接（或一期）骨愈合（direct union）　直接骨愈合绕过间接骨愈合所需的各个阶段，而直接由骨改建单位到对端接触面上（接触愈合）的内塑形或填塞（间隙愈合）。骨折内表面的密切接触与所施加的压力直接有关。

直接愈合在 X 线片上见不到相关的大量骨痂，特别是特异性的连接骨折线的骨痂，没有骨折端吸收现象和哈佛系统内塑形的过程。

直接愈合与间接愈合的不同点在于：直接骨愈合是在骨折断端的间隙极为微小时，新生骨单位可由一个骨折端直接进入另一骨折端。间接愈合即在骨折端无接触或间隙较大的情况下，预先形成含成骨组织的肉芽组织和暂时性的骨痂，其后骨痂塑形，渐进性愈合转变为永久性愈合；直接愈合没有肉芽组织的形成，很少出现塑形现象。

关于坚固内固定下完成的骨折直接愈合是否为最好的愈合方式，仍有争议。因为牢固的固定使骨折端应承受的局部应力消失，使骨组织受到过度的应力性保护，可使骨皮质强度变弱。固定去除后，甚至在去除前就有可能发生再骨折。经固定的骨折端发生失用性萎缩现象也符合 Wolff 关于骨结构与功能的有关定律。

3. 不愈合　当应变的力学条件和生物学反应的能力这 2 个条件之一或二者同时受到干扰时，骨折愈合便会停滞。

在缺乏力学稳定的条件下，常可见到增生型不愈合，临床处理应改善力学稳定性；在生物学反应能力低下的情况下，表现为无反应性或萎缩型不愈合，此时以促进骨的活力，增加骨生长能力为主。

（四）骨愈合的时间

不同条件的骨折，即使在同一部位，愈合时间也可有很大差别。就是同一部位条件相近似的骨折，也可因个体和年龄的差异而有所不同。因此判断骨折的愈合，要有时间的概念，但只能作为参考，主要根据临床体征和 X 线所见。通常将骨折愈合分为临床愈合与骨性愈合 2 个阶段。前者是指骨折断端由网质骨连接，X 线显示明显的连续骨痂，仍可见骨折线，断端无异常活动，由于此阶段骨痂仍然不结实，应在保护下逐步负重并避免外伤；后者是指骨折断端的网质骨被牢固的板状骨替代，X 线显示骨折线完全消失，愈合牢固，可允许肢体负重。

表 5-1 为常见骨折的临床愈合时间，作为参考。

表 5-1　常见骨折愈合时间

骨折部位	愈合时间（周）
指骨（掌骨）	4~8
趾骨（跖骨）	6~8
腕舟骨	>10
尺桡骨干	8~12
桡骨远端	3~4
肱骨髁上	3~4
肱骨干	5~8
肱骨外科颈	4~6
锁骨	5~7
骨盆	6~10
股骨颈	12~24

续　表

骨折部位	愈合时间（周）
股骨转子间	6 ~ 10
股骨干	8 ~ 12（小儿 3 ~ 5）
胫骨上端	6 ~ 8
胫骨干	8 ~ 12
跟骨	6
脊柱	10 ~ 12

（郑云龙）

第六节　影响骨折愈合的因素

影响骨折愈合的因素可分为全身因素和局部因素（机械、物理、化学、环境等）。

（一）全身因素

影响骨折愈合的全身因素是间接性的，年龄、营养不良、全身衰竭和某些疾病因素，都可以影响骨的愈合，如骨软骨病（成人佝偻病）、糖尿病、坏血病、梅毒以及老年性骨质疏松等。在某些情况下，这些全身因素可成为影响骨愈合的主要原因。

（二）局部因素

1. **局部血液供应**　影响骨折愈合最根本的因素是局部的血液供应。一切影响血液供应的因素，都会直接影响骨折愈合过程。骨折时造成经骨外膜进入骨内的营养血管及中央管断裂，断端血运不良，不但影响骨折端修复组织生长，而且造成断端骨坏死，直接影响骨的愈合过程。在一些特殊部位的骨折（如腕舟状骨近端骨折），会造成血运完全障碍，发生整个骨块的坏死。

2. **局部损伤程度**　损伤严重的骨折，周围软组织损伤也严重，骨折多有移位、粉碎或开放，骨膜的撕裂损伤较重，对周围组织和骨折端血运影响较大，加重了骨断端的坏死程度，使骨断端和周围软组织新生血管形成减慢，血管侵入血肿形成机化的时间延长。另外，局部损伤重时，骨断端形成的血肿和出血坏死区大，局部创伤性炎症改变较重，持续时间较长。

外骨痂的形成取决于骨膜的活力，骨膜的广泛撕裂会造成骨膜坏死，加重骨折端缺血坏死，影响骨愈合。骨膜的完整性对保护骨折的稳定性较为重要，同时有利于膜内成骨。

3. **骨折端的接触**　骨折端的接触紧密程度和接触面积对骨折的愈合有较明显的影响，嵌入性骨折、骨松质的线形骨折，即使不附加固定，也有一期愈合的可能。对骨干骨折应用加压内固定，使骨断端紧密接触，经一期愈合的方式较快的完成骨愈合。如果断端有软组织嵌入、分离、缺损等因素，愈合则有困难，甚至不愈合。

在骨断端互相接触的基本条件下，斜行和螺旋形骨折比横断性骨折容易愈合，这是因为骨折端面积大，就会有较大范围的血管区来供给骨痂的生长，有利于骨愈合。同时，通过膜内和软骨内成骨产生的骨痂量也多，断端间愈合较牢固。但斜形和螺旋形骨折在垂直负荷下易发生移位，需同时加以注意。

4. 固定不当　骨折断端存在旋转和剪式应力是影响骨断端修复组织顺利生长的重要因素。当外固定范围不够，位置不正确以及髓内针过细和固定后松动，都难以阻止旋转和剪式应力对骨折端的影响。固定时间太短，过早的活动和不正确的功能锻炼，都可使骨折端遭受旋转成角和剪式应力，发生骨折愈合不良。最易受旋转和剪式应力影响的部位是尺骨下端、肱骨下端、股骨颈、腕舟状骨，因而骨不愈合在这些部位发生率较高。

5. 感染　感染是影响骨折愈合的另一因素。感染使骨断端髓腔被脓细胞充填，并向两端延伸；断端逐渐被含有淋巴细胞、浆细胞和多形核白细胞的炎性肉芽组织所充填。骨折本身会发生不同程度断端骨坏死，但感染可加重骨坏死程度，使骨折愈合过程受到干扰，当同时存在固定不当、骨缺损等因素时，更容易发生骨折延迟愈合和不愈合。

另外，反复多次粗暴的手法复位，局部过多的 X 线照射，不必要的或粗糙的切开复位，骨膜过多的剥离等，均造成局部血运损害，开放骨折中过多的去除碎骨片导致骨缺损，都可影响骨折的愈合过程。

（三）药物因素

1. 吲哚美辛和水杨酸盐类　骨折愈合早期的炎症反应与前列腺素有密切关系，前列腺素可引起骨折断端血管扩张等一系列炎症反应，吲哚美辛这类抗炎药物可抑制前列腺素合成。同样，前列腺素在炎症情况下的血管扩张作用被抑制，局部血流受到控制，组织缺氧缺血，继而影响骨折愈合。

2. 四环素族　四环素族药物可以沉积在牙齿，造成变色及牙釉质发育不全。同样也可以永久性结合进钙化组织，引起动物和人类胚胎骨骼的生长迟缓，并引起骨骺及干骺部位骨小梁的变形甚至折裂，对骨折愈合也会有影响。

3. 糖皮质激素　糖皮质激素可以影响骨的生长、骨的转换以及骨损伤以后的修复。长时间服用的患者，可发生全身性骨质疏松，甚至发生病理性骨折。在骨折修复过程中，应用糖皮质激素可以造成明显的影响，它对修复的各个步骤都可产生抑制作用。

4. 抗凝药　抗凝剂可减少凝血激酶的浓度，使骨断端纤维蛋白血块减少，并降低局部钙浓度。肝素是一种黏多糖，而且与硫酸软骨素相似，可以通过竞争机制，替代或改变正常基质中的黏多糖，使骨折局部黏多糖量减少，从而阻止钙化基质的形成，影响骨折的愈合。

5. 环磷酰胺　环磷酰胺除了有细胞毒素作用，还可影响结缔组织修复，所以环磷酰胺对皮肤及骨骼均有影响。应用环磷酰胺后，大鼠长骨由于骨骺软骨板细胞受到损伤，而使其纵向生长受到影响；骨骼的机械强度也同样受到影响，股骨干的抗弯强度可减少35%。

此外，不少实验证实，生长激素、促甲状腺激素、雄激素、甲状腺素、苯妥英钠等药物对骨折愈合有促进作用。

（四）氧张力的影响

实验证实，骨折愈合过程中，在局部相对缺氧和机械刺激情况下，软骨形成。同样，骨生成断臂的氧张力较低，若局部氧浓度高时，成骨过程被抑制。Ninikoski 和 Hunt（1972年）发现，在软骨骨痂和新生骨中，氧张力较低，最初 3 ~ 4 周，在 2.93 ~ 5.33kPa（22 ~ 40mmHg）之间。以后，随着髓腔再通，骨内氧张力水平上升，接近骨干和血中的水平。这可能是尽管周围血运丰富，而对氧的摄取较低，或者与局部氧的消耗量大有关。

（五）促进骨折愈合的物质

1. 骨形态生成蛋白　Senn（1889年）报道脱钙骨在临床应用于骨空腔的填充。由于骨基质脱钙方法在不同的研究中有差异，治疗效果难以阐明和对比。至20世纪60年代，Urist等发现脱钙骨中含有一种诱导因子，在时间、温度、酸性环境的控制下，有持续的骨诱导作用，这种因子是一种糖蛋白，并将其命名为骨形态生成蛋白（bone morphogenic protein，BMP）。BMP能诱发组织修复，使周围未分化的间叶细胞增殖，进而形成软骨母细胞和骨母细胞，促进骨愈合。人和牛的BMP分子量为18 000，具有酸性蛋白的特性，由于人的骨基质不易得到，多从牛骨中提取，其抗原性较小。在实验和临床已被证实能促进骨愈合，但在临床应用中需要注意组织相容性。

2. 骨源性生长因子　Peck和Banks（1977年）在体外研究中发现，培养的骨细胞能释放出一种调节骨生长的因子称为骨源性生长因子（bone-derived growth factor，BDGF），这种因子在鼠的颅骨培养基质中发现，可分离出2种互相无关的因子，一种类似生长转移因子，另一种为胰岛素样生长因子。Canalis（1985年）发现BDGF对骨没有特异性，不但刺激骨细胞增殖和胶原合成，而且也刺激软骨的合成，增加软骨细胞的增殖。在培养中，BDGF还具有诱导正常鼠肾成纤维细胞有丝分裂的活性作用。

3. 骨生长因子　Farley和Baylin（1982年）从人和鸡骨中分离出一种较重要的骨生长因子（skeletal growth factor，SGF），不同于BMP，它不能刺激一般的成纤维细胞生长，而是刺激甲状旁腺分泌，因而在骨形成和吸收中起连接作用。人的SGF是分子量为11 000的小分子蛋白。

4. 软骨源性因子　在软骨和含有软骨细胞的培养液中发现某些因子，分子量为11 000，与骨生长因子相似，称为软骨源性因子（cartilage derived factor）。因为软骨和骨同时发生，关系密切，在发生上相互关连，各自的生长因子也互相影响。

5. 血小板源性生长因子　血小板源性生长因子（platelet derived growth factor，PDGF）是一种分子量为30 000的双链蛋白质，是血小板分泌的主要有丝分裂物质，是一种重要的循环生长因子（circulating growth factor），能促进间叶细胞生长和正常细胞的增殖和分化。PDGF在组织损伤区血块形成的过程中释放出来，骨母细胞也能够合成。

6. 生长转移因子　生长转移因子（transforming growth factorβ，TGF-β）在软琼脂培养中能刺激正常细胞生长，可由许多正常细胞和肿瘤细胞产生，在血小板中含量丰富，在骨组织中的含量可高达每克骨200ng。Bentz等（1987年）发现，提纯的软骨诱导因子和等量的TGF-β与去除了所有活性的骨基质混合，置于鼠的皮下，14天后有骨形成。

7. 骨髓　1934年Megaw和Harbin最先证实骨髓（bone marrow）有成骨活性，他们单独用骨髓修复狗的腓骨缺损，并与未用移植的缺损进行对比性研究，发现单用骨髓移植者缺损被骨充填。骨髓的成骨活性已追踪到骨髓的基质和骨内细胞上，已证实有2种类型的骨先质细胞（osteoprogenitor cell），一种诱导产生骨先质细胞（induced osteoprogenitor cell），另一种决定产生骨先质细胞（determined osteoprogenitor cell）。前者几乎存在于所有的结缔组织中，认为是一种未分化的间叶细胞；后者仅在骨髓发现，为已分化的生骨系（bone-producing line）。因为骨髓是惟一含有丰富的决定性和诱导性骨先质细胞的组织，作为移植组织是符合逻辑的。

（六）促进骨折愈合的方法

1. 骨移植 对自体和异体骨移植有利于骨愈合的认识已超过 100 年。由于担心通过异体组织移植可能传播血源性疾病，现在对应用此类材料的适应证已有所限制。自体骨髓的应用是一项较新的技术，据报道它是一种有效的成骨性移植物。Connolly 和 Shindell 应用自体骨髓注射诱发骨愈合以治疗胫骨不愈合。

2. 骨移植替代物 临床和实验研究一些物质能支持骨组织形成（骨传导性的），但不能诱导骨组织生成（成骨性的）。这些研究大多数集中于陶瓷类材料，包括羟基磷灰石、磷酸三钙、硫酸钙复合物、钙铝陶瓷和生物活性玻璃等。第 1 个被美国食物和药品管理局（FDA）批准的磷酸钙基骨移植替代物为 "interpore"。它是以海珊瑚磷酸钙转变为结晶型羟基磷灰石而制成的，用作新骨形成的支架。Bucholz 等在闭合性胫骨平台骨折中对自体骨移植和 "interpore" 移植的愈合情况进行了比较，在至少 15 周的随访中，两组的影像学愈合情况和膝关节活动范围相同。目前，其他几种磷酸钙基材料也正在进行临床研究。

3. 生物化学物质 在骨折部位已发现有 2 组促生长物质：①肽信号分子（生长因子），如骨形态生成蛋白、成纤维细胞生长因子、血小板衍生生长因子。②免疫调节细胞因子，如白介素-1 和白介素-6。由于这些物质可在骨折时产生，并参与和调节相关的反应，所以有些学者认为外源性注入这些物质可刺激骨折愈合。某些小规模无对照的临床研究报道了对脱钙骨基质、纯化的人 BMP 或人 BMP 与自体松质骨移植相结合应用于股骨或胫骨的骨折，均有促进骨折愈合的作用。

4. 电刺激和超声波刺激 虽然已经发现电刺激可促进骨愈合，但不主张用于急性骨折的治疗。因为在 Goh 等，Kleczynski，Miller 等，Jacobs 等和 Harris 等所做的一些动物实验均表明，应用电刺激后并未增加愈合的强度或缩短愈合的时间。Xavier 和 Duarte 报道，在人体上应用低强度超声波可能加速正常的骨折修复进程，并指出低强度超声波能诱导骨干骨折的愈合。

（郑云龙）

第六章

病理性骨折

第一节　病因

病理性骨折是指骨在原有其他原发病的基础上，本身已存在的影响其结构坚固性的内在因素促成病变，使其骨骼本身的骨结构薄弱，在不足以引起正常骨骼发生骨折的轻微外力作用下，即可造成骨折，甚至在无明显外力下造成骨折。

一、骨结核

骨与关节结核是一种继发性疾病，约90%来源于肺结核，少数是因消化道结核或淋巴结核造成。原发病灶中的结核杆菌绝大多数是通过血流到达骨与关节的，少数由淋巴管或由胸膜或纵隔淋巴病灶直接蔓延到椎体边缘、肋骨或胸骨等处。好发于儿童和青少年。近年有结核上升趋势，且有老年患者多发情况。

此病好发于脊柱，约占全部病例的50%，其次是膝关节、髋关节和肘关节。好发于负重大、活动多、易于遭受慢性劳损和肌肉附着少之处，如胸、腰椎椎体及长骨骨端等。

由于骨与关节结核是慢性病，发病多隐渐、缓慢。起病的症状多为低热、盗汗、倦怠、食欲不振、贫血和体重减轻。多数不能及时就诊、及时治疗。有些虽然进行了治疗，但治疗有耐药现象，并未阻止疾病的发展。

脊柱结核可以在无外伤的情况下发生病变椎体压缩，呈向后成角畸形，并可出现脓肿、干酪样物质、肉芽和死骨压迫脊髓导致瘫痪，而以脊髓压迫症而就诊。

二、骨质疏松类疾病

由于内分泌因素、营养因素及药物因素而引起的骨质疏松症，尤其是以老年女性为多。可分为两类：原发性骨质疏松症和继发性骨质疏松症。原发性骨质疏松症主要是指退行性骨质疏松（involutional osteoporosis），占90%，主要是老年女性绝经后雌激素水平下降而引起；继发性骨质疏松症占9%~10%，由多种原因引起，包括疾病、药物或其他原因而引起，可有中青年患者。

骨质疏松症患者约有20%因骨骼脆弱受轻微外力，如坐空轻度跌伤，用力提物，并未感觉受伤而发生。而受伤的主要部位是椎体，其次是桡骨下端。

三、骨肿瘤

（一）骨转移癌

临床上常见的骨转移癌是骨骼系统中最常见的肿瘤。骨转移病灶的形成是原发癌经血行转移，肿瘤细胞与宿主相互作用的结果，主要有以下几个途径：

（1）原发肿瘤细胞浸润周围组织进入脉管系统血液和淋巴。

（2）肿瘤细胞脱落释放于血循环内。

（3）肿瘤细胞在骨髓内的血管壁停留。

（4）肿瘤细胞再透过内皮细胞逸出血管，继而增殖于血管外。

（5）转移癌病灶内血运建立，形成骨转移病灶。

据统计，其中约50%的患者最终发生骨转移，发生于骨转移的部位以中轴骨及下肢为多，尤其是髋关节区域，原发癌易发生骨转移的肿瘤依次是：乳癌（73.11%）、肺癌（32.15%）、肾癌（24%）、直肠癌（13%）、胰腺癌（13%）、胃癌（10.19%）、结肠癌（9.13%）、卵巢癌（9%），其他常见的骨转移癌还有前列腺癌。

骨转移常见的部位是脊柱的椎体，发现轻微疼痛在临床上进行检查时，可以发现有椎体的压缩性骨折。而髋部可以发生骨转移但一般由于髋部受力较大，可以早期发生明显疼痛。

（二）骨肿瘤

部分骨肿瘤本身疼痛不明显，无任何临床症状，而骨肿瘤的主要病理是对骨骼进行溶骨性生长，待骨破坏到一定程度时，由于骨不能承受载荷力量而在轻微外伤或无外伤情况下，发生骨的连续性中断。

常见的骨肿瘤有：

骨巨细胞瘤是最常见的原发骨肿瘤之一，其男、女发病率几乎相等，发病年龄高峰为20～40岁；发病部位几乎全身各骨均可发病，但主要是在四肢长管状骨的骨端；症状是缓慢开始，进行性加重的疼痛是此病的最初症状；病史一般可持续数月到半年甚至一年，疼痛可由间歇性变为持续性或时间延长，发展一定程度时就发生病理性骨折，约占就诊患者的10%。

Paget病一般无任何临床症状，其病程长、病变广泛，可以恶化，常表现为在无症状的部位出现突然增大的包块或伴有突然发作的剧烈疼痛。

多发性骨髓瘤，以脊柱的椎体为多见，多发生于50～70岁，其病情发展较快，从初始症状间歇性隐痛一般经过半年左右即可发展为全身的多系统的病变及消耗，随疼痛而来的是多部位的肿块、畸形、神经压迫症状以及病理性骨折；

Ewing肉瘤是青少年第二好发的骨原发恶性肿瘤，仅次于骨肉瘤，并且是在第一个十年组最常见的骨原发恶性肿瘤，患部有疼痛及肿胀，呈间歇性或持续性且强度不等，由于其无特异性的症状使其早期诊断相对困难，故有（2%～10%）在长管状骨进行性破坏造成病理骨折。

毛细血管扩张型骨肉瘤是原发的恶性肿瘤，其特点为中央有较大的充血腔，周围是含有骨基质和巨细胞的恶性基质。好发年龄是10～20岁，男性较女性多见，好发于长骨干骺端，特别是股骨远端和胫骨近端，其表现是迅速增长的疼痛肿物，常见病理骨折。

典型骨肉瘤病程短而快，在起病初期无任何症状，可以局部踊跃灶在他处出现，个别病例可在数日内明显增大膨出，少数病例在其疼痛部位出现骨质溶解，当其进展迅猛时，可并发病理性骨折。

Langerhans 组织细胞增生症是一种肉芽肿性炎性病变，并非真正肿瘤，通常造成局部症状较轻，可因其他原因偶然发现，也可因病理骨折而就诊。

纤维异样增殖症是一种错构瘤，可发生于任何骨，且可发生于多块骨；单骨发病者多无任何临床症状，而大的局限性的单骨病变，特别当位于高应力区时，常出现慢性或急性骨折时才出现局限性疼痛。

骨囊肿是好发于生长发育期儿童干骺区内含清亮液体的囊性病变。多在 5～15 岁时初发现，男女比为 2∶1，最好发部位是肱骨和股骨近端。病变通常无痛，很少有症状，发展到一定程度时发生病理骨折，其中有 30%～40% 的骨囊肿病例是因为病理骨折而发现。

内生骨软骨瘤是一种好发于骨内的、由成熟软骨构成的良性软骨肿瘤，多发病于 10～30 岁，男性稍多于女性，该肿瘤生长缓慢；症状较轻微，可表现为患部的轻微疼痛或不适及压痛。故常有因病理性骨折而就诊的病例。

造成病理性骨折的病因还有骨发育障碍（如成骨不全、石骨症等）、代谢性疾患（如维生素 C 缺乏症、肾性佝偻病、骨软化症等）、内分泌平衡失常（如垂体机能亢进或减退、性腺机能减退等）、放射线治疗后、血液病及骨髓炎。

（郑云龙）

第二节　临床表现

大多数病理骨折的临床症状表现有以下几点：

1. 发病前　无明显的骨折部位的疼痛，肿胀、畸形。而有轻微外伤或无外伤情况，如老年人轻微跌坐于地上，老年人提较为重一点的物体，如水瓶、蔬菜等。而年轻人走路歪倒，骑车在无外力情况下路基较松软而翻车，儿童无外力在玩耍时跌倒等等，因疼痛而不能正常活动时。

2. 疼痛和肿胀　虽然外伤不明显，但其均有疼痛及局部肿胀，其程度可以不一。其疼痛多呈持续性，胀痛，变动姿势及活动时疼痛明显加重。肿胀在四肢处有血肿形成、位置表浅故很明显，而在髋关节及脊柱的椎体，就表现不明显。如在股骨、胫骨及肱骨部位就很明显，而在脊柱椎体如果没有神经系统的症状，其疼痛较轻，有时就不足以到医院就诊。甚至于个别患者仍参加正常的活动，仅诉在起床及坐起变换姿势时疼痛难忍。胸、腰椎结核患者椎体明显成角畸形，因患者疼痛不明显，有些患者则仍然不到医院就诊。

3. 功能障碍　多数骨折患者均可因患者的疼痛及丧失杠杆力臂的作用造成功能丧失。但是，个别患者可有不明显者。如脊柱骨折不明显者，仍可以正常下床活动。

4. 畸形　骨折导致局部出血致局部明显肿胀，骨折可以使局部成角或旋转出现明显畸形，尤其是在有明显肌肉痉挛、短缩处。

5. 姿势　患者的姿势是骨折后的特殊性，由其自身的肌肉及韧带的力量决定的。如股骨颈骨折，其股骨下段外旋不会大于 90°，而股骨转子间骨折则可以大于 90°，这是由于股骨转子间骨折是囊外骨折，股骨远段不受关节囊的限制可以随意外旋。当患者从仰卧位坐起时，用手抱着头，非常可能是齿状突骨折的原因。

6. 异常活动和摩擦音　在长骨干中段有活动时，骨折是毫无疑问的。这样的活动可以引起摩擦音，骨碎片互相摩擦导致摩擦感。由于引起这些体征对患者是疼痛，且可能导致血管破裂的危险，因此不应该仔细查找。

7. 神经血管损伤　胸椎椎体的病理性压缩骨折，往往首先表现为压迫神经症状，如双下肢无力，大小便障碍以及压迫的椎体以下对应平面的感觉减弱，甚至丧失。而在肱骨干及股骨干或股骨髁处，则因骨折后的搬运不当致神经、血管损伤。故再考虑患者骨折时，应进行 X 线检查，且不可故意进行骨擦音及骨擦感的检查，从而造成血管及神经的损伤。

8. 应注意全身的检查　首先应该观察患者的发育和营养状况；其次应注意其周身皮肤是否存在多发片状的褐色色素斑，这种色素斑是神经纤维瘤病和纤维异样增殖症中 Albrifht 氏症候群的特殊表现。而前者常同时存在多发皮下结节。

周身浅在淋巴结的异常肿大可见于血液病的患者，白血病合并病理骨折常见于肋骨或胸椎。而在周身的头颅及五官的检查中，如头颅出现畸形应注意是否有畸形性骨炎；巩膜呈现蓝色是成骨不全的一种特殊体征，此外成骨不全的患者亦可有听力障碍。

（郑云龙）

第三节　辅助检查与诊断

一、X 线检查

多数患者经 X 线的检查均将骨折显示出来，但是由于个别原发性骨肿瘤发生病理性骨折甚至于转移癌的病理骨折，因当时侵犯骨骼的病理细胞对骨骼的皮质骨影响不是太大，或者说 X 线片的质量较差，故可以只诊断为骨折而遗漏病理骨折。所以说对 X 线片的要求质量要高，必要时要进行双侧对比。

二、多层螺旋 CT 的临床应用

由于 CT 的分辨力高，又是断层扫描，图像清晰，无影像重叠，所以对病理骨折扫描时，骨折周围的骨质破坏的范围、周围软组织的浸润情况，骨折处骨肿瘤与周围组织的关系，往往在 X 线片上不能发现时，经 CT 可以发现病理骨折。而且肿瘤的 CT 值常大于脂肪和骨髓，使肿瘤与正常骨髓组织间形成鲜明的对比，有利于准确界定肿瘤的范围。

三、MRI

MRI 图像可很好地显示骨、关节和软组织的解剖形态，加之其可在多平面成像，故能显示 X 线平片和 CT 扫描不能显示或者显示不好的一些组织结构。而对于病理性骨折来说，四肢处经 X 线及 CT 均可明确诊断；但对脊椎的病理骨折要经 MRI 进一步检查以明确是病理骨折、骨质疏松症引起、骨转移引起还是骨结核引起。脊柱多为骨转移瘤引起的病理骨折，以腰、胸椎最多见，常是多处椎体，以溶骨型为主，早期呈现局限性骨质疏松或为斑点状、虫蚀状骨破坏，而后融合为大片骨缺损。MRI 表现为 T_1WI 呈低信号，T_2WI 为高信号，增强后呈中度或明显强化。椎旁多可见局限性对称性的软组织肿块。椎间隙多无改变。而成骨型转移瘤的 MRI 表现为 T_1 和 T_2 上均为低信号，增强后可为轻度或无强化。而骨质疏松引起的多椎体压缩骨折一般陈旧骨折多，新鲜椎体少，且椎体的信号是均匀一致的。骨结核引起的椎体压缩骨折，在 MRI 上可以明显显示出椎体旁的脓肿，且椎体可以通过椎间隙等。

四、PET 对病理性骨折的作用

对病理性骨折的作用最明显，但价格昂贵，对区分病理性骨折良、恶性的作用有帮助，^{18}F – FDG PET 显像在良、恶性病理性骨折中都可以表现为高摄取的阳性显像，用 ^{18}F – FDG 鉴别作用比较有限，但参照 PET 定量分析 SUV 值和观察 PET/CT 图像特征会有一定的临床帮助：良性病理性骨折主要为骨折周围骨皮质摄取 ^{18}F – FDG，骨髓无摄取；而在恶性病理性骨折的局部骨髓 ^{18}F – FDG 高摄取，远处转移病灶也有阳性显像。

根据临床症状及以上所有的检查其临床诊断一般可以确立。但应排除非病理性骨折，受力较大，各种影像学上无骨质变化等。

（齐文斌）

第四节　治疗

病理性骨折治疗的目的与原则，因病理性骨折的原因不同而有所差异。

一、良性骨肿瘤与骨病的病理性骨折

如果骨折无移位，亦可应用非手术方法，待骨折愈合后，再治疗肿瘤。目前治疗手段及技术已有所提高，可以进行手术治疗，一期将骨折治愈的同时将骨肿瘤治愈。主要技术是将骨折处的病变彻底刮除；应用钢板将骨折断端固定，同时应用髂骨取骨植骨。注意尽量不要用髓内针内固定，以免使骨肿瘤细胞在髓腔内形成种植。个别内固定不适宜时，也可用外固定架固定。如果髂骨量小或者说发病部位较多可以应用人工骨或腓骨。有学者治疗一例女性 12 岁患者，为多发性骨纤维结构不良患者，以右股骨干病理骨折而住院，但患者同时有左股骨上段、双胫骨中段、双腓骨上段骨纤维结构不良，而治疗此次病理骨折可以应用内固定及双侧髂骨取骨植骨，但对于以后其他处的治疗将带来极大困难。作者通过考虑进行了二次分期治疗使双侧骨纤维结构不良完全治愈；首先是应用一侧的腓骨在保留骨膜的情况下，将骨肿瘤段切除，取长度与股骨段病理长度相当的腓骨约为 18cm。并取一侧髂骨剪成骨碎块并放入适量的人工骨。将股骨上段的病理骨折处的骨质彻底刮除病理骨质，用外固定架固定（骨折处的近端达股骨颈处无法进行内固定）由大块腓骨植入起到连接及支撑作用。将碎骨块及人工骨植入腓骨与上及下骨折断端的接触处。并骨时将右侧的胫骨病变进行刮除植骨及人工骨；十个月后患者右侧完全愈合，正常下床活动时。患者二次入院进行左侧病理治疗，同样办法，将左侧上入 18 孔重建钢板内固定。从开始治疗到结束取出内固定物共用一年半时间但完全治愈。

二、恶性骨肿瘤发生的病理性骨折

由于肿瘤发展较快，而骨折不易愈合，因此治疗方案为肿瘤彻底切除，如在四肢可以考虑进行在骨肿瘤的远处，也就是在离骨肿瘤 10cm 以上进行截肢术；另外可以进行肿瘤的完

整切除，假体置换，如膝关节上或下的恶性肿瘤发生的病理骨折，就可以将骨肿瘤彻底摘除，然后应用人工假体进行置换，同样对于肩、肘、髋、踝等关节均可进行此类手术治疗；肿瘤局部灭活，如椎体的原发骨肿瘤发生的病理性骨折，除可以进行椎体置换外，还可以进行骨水泥灌注灭活，并可以起到椎体立即恢复支撑能力，正常下床活动，有学者发现在应用骨水泥治疗椎体病理性骨折时，应用 PVP 就可以解决患者的疼痛，而应用 PVP 时如果球囊扩张椎体的力量较大时，椎体内的血供丰富，血液可以沿穿刺针孔外溢，骨水泥可以沿针孔外溢到椎管后方关节突处，而椎体内骨水泥由于椎体血供的压力较大，椎体内的骨水泥量并不是太多。

三、炎症性病理性骨折

应治疗炎症，骨折可愈合。另外可以进行手术治疗，如椎体结核，在抗痨治疗 2～3 周以后，可以进行椎体病灶的彻底刮除，并进行椎体的一期植骨或钛网填充内固定，使脊柱恢复原来的生理状态。

四、转移瘤病理性骨折

治疗的目的是减轻疼痛，恢复肢体活动，改善生存质量，因此多采用手术治疗，切除肿瘤，假体置换或不切除肿瘤而行内固定，恢复活动。如发生在脊柱的病理性骨折为保持或恢复脊柱稳定性，治愈肿瘤及对脊髓压迫者可进行减压并进行内固定术。对脊椎转移瘤作为辅助治疗，对有脊髓压迫者可行椎板切除减压，椎弓根螺丝内固定，术后进行放疗。同样也可进行骨水泥的灌注治疗，作者进行骨水泥灌注治疗 6 例，患者均满意，且最后没有因该椎体的病变而致死。对于骨盆转移瘤病理性骨折的治疗，由于其影响了髋关节或骶髂关节功能，治疗方法是代偿性的，以减少该关节负重、缓解疼痛为目的。

（齐文斌）

第七章

上肢损伤

第一节　锁骨骨折

一、概述

锁骨干较细，弯曲呈"S"形，内侧半弯凸向前，外侧半弯凸向后，内端与胸骨相连构成关节，外侧与肩峰相连构成肩锁关节，横架于胸骨和肩峰之间，是肩胛带与躯干唯一的联系支架。锁骨骨折为常见骨折，多发生于儿童及青壮年。锁骨外端受侧向伤力，肩部被推向胸壁，常引起锁骨中段骨折，直接外力常引起锁骨内侧段骨折，自上而下的外力常引起外侧段骨折，严重外力可并发锁骨下血管神经损伤或肋骨骨折。

间接暴力造成骨折多见，跌倒时手或肘着地，外力自前臂或肘部沿上肢向近端冲击，肩部着地更多见，撞击锁骨外端造成骨折。间接暴力造成骨折多为斜形或横形，其部位多见于中段，直接暴力造成骨折因着力点不同而异，多为粉碎或横形，幼儿多为青枝骨折。

骨折好发于锁骨中段，因肌肉牵拉和肢体重力骨折断端重叠移位。近段受胸锁乳突肌牵拉向上，远段因上肢重量及胸大肌牵拉向下，向前及向内移位（图7-1）。

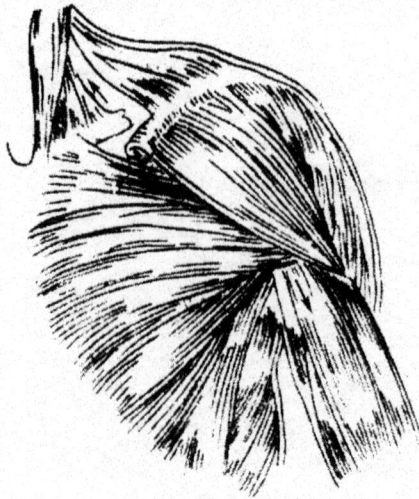

图7-1　锁骨骨折的移位

二、诊断思路

1. **病史要点** 外伤致锁骨部位疼痛，患肩活动受限。

2. **查体要点** 锁骨位置表浅，骨折后肿胀，压痛或有畸形，能摸到骨折断端，可有骨擦音、骨擦感，患肢有活动障碍，伤肩下沉并向前内倾斜，上臂贴胸不敢活动，健手托扶患侧肘部，以减轻上肢重量牵拉引起疼痛，注意有无锁骨下血管及臂丛神经受损的情况。

幼儿多为青枝骨折，皮下脂肪丰满，畸形不明显，因不能自述疼痛位置，只有啼哭表现，但患儿头多向患侧偏斜，下颌部转向健侧，此为临床诊断特点之一。

3. **辅助检查**

（1）**常规检查**：摄锁骨正位 X 线片，了解骨折类型。

（2）**特殊检查**：必要时 CT 检查及三维重建，明确骨折的详细情况；对怀疑有神经损伤的患者，行肌电图检查明确诊断。

4. **分类**

（1）**按解剖部位分类**：①内侧 1/3 骨折。②中 1/3 骨折。③外侧 1/3 骨折。大约 80% 的锁骨骨折发生在中 1/3 段。

（2）**外侧 1/3 骨折又可分成 3 个亚型**：①无移位骨折，喙锁韧带无断裂。②有移位骨折，喙锁韧带断裂。③关节内骨折，易漏诊，后期可发生创伤性关节炎。

5. **诊断标准**

（1）患者多有明显外伤史。

（2）查体局部疼痛，肿胀，可有皮下瘀斑，肩关节活动受限。

（3）X 线检查显示骨折。

（4）对难以确诊的患者采用 CT 检查。

6. **诊断流程**（图 7 - 2）

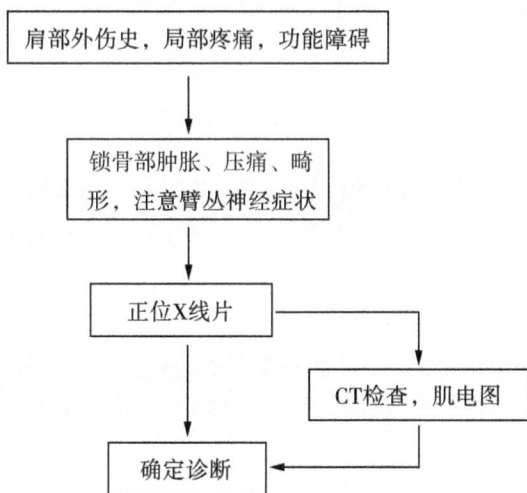

图 7 - 2 锁骨骨折诊断流程

三、治疗措施

1. 治疗原则　锁骨骨折大多数经非手术治疗可获得较好疗效，仅少数需手术治疗。即使骨折对位略差，骨折愈合后对患侧上肢的功能影响很小。

2. 治疗方法

（1）非手术治疗：幼儿和年龄较大的儿童无移位者，用吊带或三角巾保护 3 周；有移位者，常用"8"字绷带固定 3 周。成人无移位者，用吊带或三角巾保护 3～4 周；有移位者，需手法复位 +"8"字绷带或锁骨带固定 6～8 周。全身情况较差者和老年人也可仅用吊带或三角巾保护。

手法复位可在局部麻醉下进行。患者坐在木凳上，双手叉腰，肩部外旋后伸挺胸，医生位于背后，一脚踏在凳上，顶在患者肩胛间区，双手握住两肩向后、向外、向上牵拉纠正。复位后纱布棉垫保护腋窝，用绷带缠绕两肩在背后交叉呈"8"字形，然后用石膏绷带同样固定，使两肩固定在高度后伸、外旋和轻度外展位置（图 7-3）。固定后即可练习握拳，伸屈肘关节及双手叉腰后伸，卧木板床休息，肩胛区可稍垫高，保持肩部后伸，3～4 周拆除。锁骨骨折复位并不难，但不易保持位置，愈合后上肢功能无影响，所以临床不强求解剖复位。

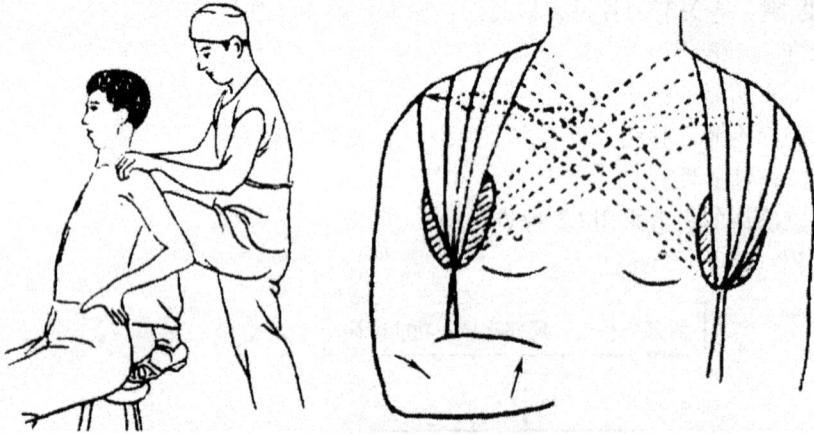

图 7-3　锁骨骨折复位法及"8"字形石膏绷带固定法

（2）手术治疗：手术适应证包括 6 个方面。①合并血管神经损伤。②骨折断端间有软组织嵌入。③开放性或多发性骨折。④非手术治疗不能改善骨折的严重移位者。⑤骨折不愈合者。⑥锁骨外端骨折合并喙锁韧带撕裂。

内固定方法：①钢针髓腔内固定。②钢板螺钉内固定。③螺钉内固定。④经皮内固定等。目前多数观点认为钢板螺钉固定较为牢固，可以早期功能锻炼。术后需用三角巾固定 3～6 周。

3. 治疗流程（图 7 - 4）

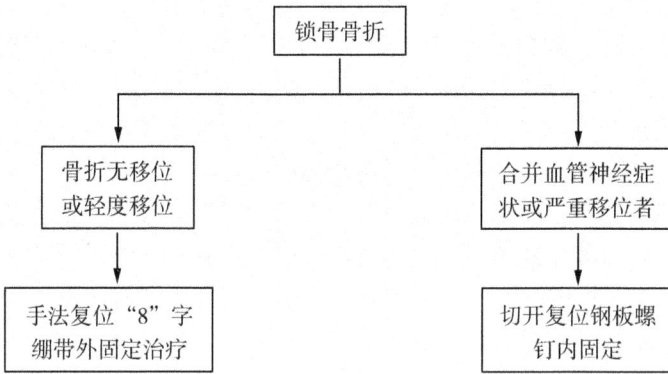

图 7 - 4 锁骨骨折治疗流程

四、预后评价

锁骨骨折大多数经非手术治疗可获得较好疗效，仅少数需手术治疗。Neer 在 2 235 例闭合治疗的锁骨骨折中，有 14 例骨不愈合；在另外 45 例切开复位的锁骨骨折中，有 2 例骨不愈合。Rowe 报道，经闭合复位治疗者，不愈合占 0.8%；切开复位治疗者，不愈合占 3.7%。

五、最新进展

传统观念认为移位的锁骨中段骨折保守治疗不愈合率低，锁骨畸形愈合对上肢功能影响不大，而手术治疗将使不愈合率增高。但近年研究表明，以往认为手术治疗不愈合率高是基于 20 世纪 60 年代的研究，当时手术仅限于严重骨折，软组织处理和手术技巧及器械均无法与现在相比，最近 Meta 分析表明钢板固定骨折不愈合发生率仅为 2.2%，而保守治疗总体不愈合率为 5.9%，移位骨折则高达 15.1%。此外，越来越多的证据表明，锁骨中段畸形愈合时，由于锁骨缩短影响肌肉肌腱的张力及平衡，从而影响上肢力量，患者常感到上肢无力、易疲劳和疼痛。因此近来很多学者提出对于锁骨中段骨折移位短缩大于 2cm、影响肩关节稳定（浮肩）、合并胸外伤的移位骨折等均应手术治疗。

（刘永峰）

第二节　肩胛骨骨折

一、概述

肩胛骨为一扁宽形不规则骨，位于胸廓上方两侧偏后，肩胛骨对稳定上肢以及发挥上肢的功能起着重要的作用，肩胛骨骨折较为少见，文献报告为 0.4% ~ 1%。

肩胛骨包括体部、肩胛冈、肩峰、喙突、肩胛颈以及肩盂，喙突是喙肱肌、肱二头肌短头及胸小肌的起点，腋动脉及臂丛神经位于胸小肌腱深层，经喙突的内下方通过，喙突基底的内侧、肩胛骨的上缘部分是肩胛切迹，切迹上有肩胛横韧带桥架相连，肩胛上神经在肩胛横韧带下通过肩胛切迹走向背侧，肩胛上动脉在该韧带上方通过。

肩胛冈的外端为肩峰，在肩峰部位，14～16 岁时可出现 2～3 个、甚或 4 个骨化中心，19 岁时彼此相互融为一体，至 20～25 岁时才与肩胛冈融合，有时在 25 岁以后，在肩峰端仍有一骨化中心未与肩胛冈相融合，X 线片显示为一单独的骨块，称之为肩峰骨（osaeromi-ale），双侧同时发生率为 60%，应与肩峰骨折相鉴别。

肩峰与锁骨形成肩锁关节，从而使肩胛骨通过肩锁关节、锁骨、胸锁关节连接，此外肩胛骨通过肌肉与躯干形成软组织连接。肩胛骨的稳定主要由肌肉连接来完成，上臂上举过程中，1/3 的活动发生于肩胛胸壁间，肩胛胸壁之间虽不具备典型的关节结构，但却提供相当于关节功能的活动，肩关节的活动是盂肱关节和肩胛胸壁之间协调一致的活动，肩胛骨旋转到外展位，以便于上臂前屈、内收、上举、外展活动，肩胛骨的活动限定于胸壁的床内。肩胛骨骨折后，肌肉、软组织瘢痕粘连、骨折畸形愈合，可影响肩胛骨的协调运动，从而可使肩关节的活动范围受限。

损伤机制：肩胛骨虽然扁薄，但是周缘部位骨质明显增厚，因此加强了肩胛骨的强度，而且肩胛骨被丰厚的肌肉包绕，形成完整的肌肉保护垫，外力首先作用于软组织，不易造成骨折。此外肩胛骨在胸壁上有一定的活动度，作用于肩胛骨的外力可以得到一定的缓冲，因此肩胛骨骨折发生率较低。

肩胛骨骨折多为严重暴力引起，高能量、直接外力是造成肩胛骨骨折的主要原因，汽车事故占 50%，摩托车事故占 11%～25%，因此常合并有多发损伤。

肩盂骨折多因外力直接作用于肱骨近端外侧，肱骨头撞击盂窝所致。直接外力撞击也可造成肩胛骨骨突部位的骨折，如肩胛冈、肩峰或喙突骨折。

部分肩胛骨骨折可由间接外力引起，当上肢伸展位摔倒时，外力通过上肢的轴向传导可造成肩盂或肩胛颈骨折。

此外当肩关节脱位时，可造成盂缘的撕脱骨折，拮抗肌不协调的肌肉收缩，如电休克时也可造成骨突起部位的撕脱骨折。

二、诊断思路

1. 病史要点　有明确的外伤史。肩胛骨骨折后局部疼痛，上臂处于内收位，肩关节活动时疼痛加重。

2. 查体要点　体部骨折时，由于血肿的刺激可引起肩袖肌肉的痉挛，使肩关节主动外展活动明显受限，临床上表现为假性肩袖损伤的体征，应与神经损伤和真正的肩袖损伤相鉴别。当喙突骨折或肩胛体部骨折深吸气时，由于胸小肌和前锯肌带动骨折部位活动可使疼痛加剧。移位的肩胛颈或肩峰骨折时，肩外形变扁，骨折严重时，可见肩部软组织肿胀及瘀斑，并有触压痛，有时可触到骨折部位的异常活动及骨擦音。

诊断骨折的同时，应注意检查肋骨、脊柱以及胸部脏器的损伤。

3. 辅助检查　由于肩胛骨骨折多由高能量直接外力引起，因此合并损伤发生率高达 35%～98%。多发损伤患者或怀疑有肩胛骨骨折时，应常规拍摄胸部平片。由于肩胛骨平面与胸廓冠状面有一定角度并且相互重叠，因此一般胸部正位片肩胛骨显示不清。根据需要尚需摄肩胛正位、肩胛侧位、腋位和穿胸位 X 线片，肩胛正位片可清楚显示盂窝的骨折，腋位片可显示盂前后缘的骨折，并可确定肱骨头是否有半脱位，向头倾斜45°前后位片可较清楚显示喙突骨折。

必要时可在麻醉后，在透视的条件下进行动态的检查，确定肩关节及骨折的稳定性。对肩胛盂骨折常需行 CT 检查，关节镜检查也可为确定关节面骨折移位情况以及决定治疗提供帮助。

4. 骨折分类　肩胛骨骨折的分类有多种不同方法。

（1）一般根据解剖部位分类，即可分为肩胛骨体部骨折、肩胛冈、肩盂、喙突、肩峰骨折等，体部骨折最为多见，占肩胛骨骨折的49%～89%，其次为肩胛颈骨折。

（2）根据骨折与肩盂相关的位置以及肩关节整体的稳定性，将肩胛骨骨折可分为稳定的关节外骨折、不稳定的关节外骨折和关节内骨折三种。

稳定的关节外骨折包括肩胛体骨折和肩胛骨骨突部位的骨折，肩胛颈骨折，即使有一定的移位，常相当稳定，也属关节外稳定骨折。

不稳定的关节外骨折为肩胛颈骨折合并喙突、肩峰或锁骨骨折，此种类型骨折使整个肩关节很不稳定。

关节内骨折为肩盂的横行骨折或大块盂缘骨折，常合并肱骨头脱位或半脱位。

（3）Zdravkovic 和 Damhoh 将肩胛骨骨折分为三种类型。Ⅰ型为体部骨折；Ⅱ型为骨突部位的骨折，如喙突、肩峰骨折；Ⅲ型为肩胛骨外上部位的骨折，即肩胛颈、肩盂的骨折。Ⅲ型骨折是肩胛骨骨折中最需要特殊治疗和最难以治疗的部位，移位的或粉碎的Ⅲ型骨折只占全部肩胛骨骨折的6%左右，肩盂骨折中只有10%有明显的骨折移位。

（4）肩盂骨折约占肩胛骨骨折的10%，Ideberg 根据300例肩盂骨折的病例分析，将肩盂骨折进行分型，并限定肩盂骨折是由肱骨头直接撞击所致，盂缘骨折块一般较大，而肩脱位时合并的盂缘小片撕脱骨折不属于此分类。根据盂的骨折部位和损伤程度，Ideberg 将肩盂骨折分为如下几种类型：

Ⅰ型骨折是盂缘骨折，盂前缘骨折为Ⅰa型，盂后缘骨折为Ⅰb型。

Ⅱ型骨折是外力通过肱骨头，斜向内下方撞击盂窝，造成自盂窝至肩胛体的外缘骨折，形成盂窝下半骨折块移位。

Ⅲ型骨折是外力通过肱骨头斜向内上方撞击盂窝，造成盂窝外上部分骨折。骨折块可包括盂内上部关节面和喙突，骨块向内上方移位，常合并有肩峰、锁骨骨折或肩锁关节脱位。

Ⅳ型骨折是肱骨头撞击盂窝的中央，骨折线横行通过盂窝，并通过肩胛体部至肩胛骨内缘，肩胛骨连同盂窝横向分裂为二，上方骨块较小，下方骨块较大。

Ⅴ型骨折是Ⅱ、Ⅲ、Ⅳ型骨折的组合损伤，其主要损伤是从盂窝至肩胛骨内缘的横行骨折，是由更加复杂、强大的外力引起，可分为3种类型。

Ⅴa型是Ⅱ型和Ⅳ型损伤的组合，即有肩胛骨横行骨折再加一盂窝至肩胛体外下缘的骨折线，形成一附加盂下方的分离骨块。

Ⅴb型是Ⅲ型和Ⅳ型损伤的组合，即再附加一盂上方分离的骨折块。

Ⅴc型是Ⅱ、Ⅲ、Ⅳ型损伤的组合，即盂上、下方各增加一附加的骨块。

Ⅵ型骨折是盂窝严重的粉碎骨折。

（5）喙突骨折占全部肩胛骨骨折的2%～5%。Eyres 根据损伤机制及骨折部位及范围将喙突骨折分为5种类型。

Ⅰ型为喙突顶端或骺的骨折。

Ⅱ型为喙突中部骨折。

Ⅲ型为喙突基底骨折。

Ⅳ型为波及肩胛体上部的骨折。

Ⅴ型为延及肩盂的骨折。

5. 诊断标准

（1）患者多有明显外伤史，局部疼痛，上臂处于内收位，肩关节活动时疼痛加重。

（2）查体局部疼痛，肩部软组织肿胀瘀血，并有触压痛，有时可触到骨折部位的异常活动及骨擦音，肩关节活动受限。

（3）X线显示骨折。

（4）对关节盂骨折可行 CT 检查，进一步了解骨折情况。

6. 诊断流程（图 7 - 5）

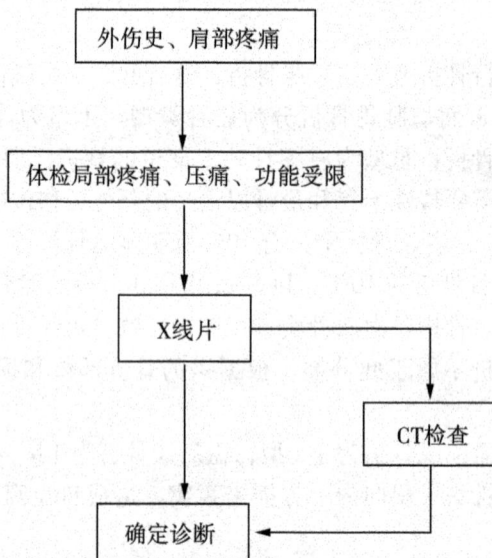

```
┌─────────────────────┐
│   外伤史、肩部疼痛   │
└─────────────────────┘
           │
           ▼
┌─────────────────────────────┐
│ 体检局部疼痛、压痛、功能受限 │
└─────────────────────────────┘
           │
           ▼
    ┌──────────┐
    │  X线片   │──────────────┐
    └──────────┘              │
           │                  ▼
           │            ┌──────────┐
           │            │  CT检查  │
           │            └──────────┘
           ▼                  │
    ┌──────────┐              │
    │ 确定诊断 │◄─────────────┘
    └──────────┘
```

图 7 - 5　肩胛骨骨折诊断流程

三、治疗措施

肩胛骨骨折中绝大多数病例采用非手术方法治疗，由于血液循环丰富，骨折愈合较快，只有少数病例需行手术治疗。

1. 体部及肩胛冈骨折　一般经过保守治疗即可取得满意的结果，以三角巾悬吊上肢或将上肢固定于胸壁，伤后 48h 内骨折部位可以冷敷，以减轻水肿及出血，也可减轻疼痛。伤后 1 周，即可令肩关节做钟摆样运动，进行功能操练，防止肩关节粘连。有学者报道，肩胛体骨折移位超过 1cm，手术治疗者功能恢复较满意。

2. 肩胛颈骨折　对无移位或轻度移位的肩胛颈骨折，采用保守治疗，三角巾保护患肢 2 ~ 3 周，伤后 1 周内开始肩关节功能锻炼。

对有明显移位的肩胛颈骨折可采用尺骨鹰嘴牵引 3 ~ 4 周，再改用三角巾保护治疗，也可行手法整复,再以肩人字石膏固定 6 ~ 8 周。

肩胛颈骨折合并同侧锁骨骨折时,由于失去锁骨的支撑稳定作用,使得颈部骨折移位明显而且很不稳定,称为浮动肩,应行锁骨切开复位,并用钢板固定。锁骨骨折复位固定后,肩胛颈骨折也即得到大致的复位而不必手术治疗,并可获得相对的稳定。

3. 肩峰骨折 无移位的肩峰骨折,保守治疗即可,以三角巾悬吊上肢,症状消失后早期功能锻炼。对移位的肩峰骨折、骨折不愈合的肩峰骨折,应切开复位内固定,以张力带钢丝或钢板螺钉内固定,肩峰基底部骨折不愈合的可能性较大,早期切开复位内固定是良好的选择。

4. 喙突骨折 Eyres Ⅰ ~ Ⅲ型喙突骨折一般可行非手术治疗,用三角巾保护 3 周。Ⅳ型及 Ⅴ 型的移位骨折多需手术复位以松质骨螺钉固定,喙突骨折合并臂丛神经受压迫或通过肩胛切迹部位的骨折合并肩胛上神经损伤,经肌电图检查证实有冈上肌和冈下肌麻痹时,应行手术探查。

5. 肩胛盂骨折 对大多数无移位和轻度移位的肩盂骨折可用三角巾或吊带保护,一般制动 6 周,早期开始肩关节功能锻炼。

盂缘的小片撕脱骨折,一般是肱骨头脱位时由关节囊、唇撕脱所致,前脱位时发生在盂前缘,后脱位时见于盂后缘。肱骨头复位后,采用三角巾或吊带保护 3 ~ 4 周。

根据 Ideberg 分类来决定手术方案。

Ⅰ型骨折:如骨折移位大于 1cm,骨折块占关节面 1/4 以上,即有可能造成不稳定,需手术治疗。

Ⅱ型骨折:肱骨头移位,盂肱关节不对称,关节面台阶超过 0.5cm,即有手术指征。

Ⅲ型骨折:关节面台阶超过 0.5cm,同时关节上方悬吊复合体损伤,就应考虑手术。

Ⅳ型骨折:关节面台阶超过 0.5cm,上下方骨折块有分离,即有手术指征。

Ⅴ 型骨折的手术指征是:关节面台阶超过 0.5cm,关节面分离,肱骨头移位,盂肱关节不对称,肩关节上方悬吊复合体损伤伴关节盂移位。

Ⅵ型骨折:由于盂窝严重粉碎,不论骨块移位与否或有无肱骨头半脱位的表现,都宜行切开复位。如果肩上方悬吊复合体有严重损伤,可手术复位、固定,改善盂窝关节面的解剖关系。

6. 治疗流程(图 7 - 6)

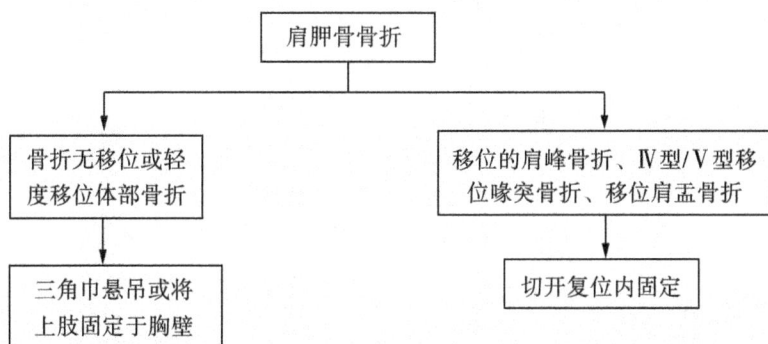

图 7 - 6 肩胛骨骨折治疗流程

四、预后评价

肩胛骨骨折极少需要做切开复位和内固定，大多数病例的处理为吊带悬挂上肢和早期主动活动，大多预后良好。少数骨折涉及关节内，移位较多或骨折不稳定时可能需要手术治疗，这部分患者如果处理不当可能引起肩关节疼痛和肩部功能障碍。肩胛骨骨折很少能获得令人满意的复位和内固定，幸运的是，即使有明显移位，结果常令人满意。

五、最新进展

由于肩胛骨骨折的复杂性及治疗方法的多样性，骨折的预后判定和疗效评价缺乏可比性和可信度。近来肩胛骨骨折的手术治疗有增多趋势，其最终疗效的评估仍需进一步研究。

（王国旗）

第三节　肩关节脱位

一、概述

在关节脱位中，肩关节脱位最常见，约占全身关节脱位的50%。这与肩关节的解剖和生理特点有关，如肱骨头大，关节盂浅而小，关节囊松弛，其前下方组织薄弱，关节活动范围大，遭受外力的机会多等，肩关节脱位多发生在青壮年，男性较多。

肩关节脱位按肱骨头的位置分为前脱位和后脱位。肩关节前脱位者多见，常因间接暴力所致，如跌倒时上肢外展外旋，手掌或肘部着地，外力沿肱骨纵轴向上冲击，肱骨头自肩胛下肌和大圆肌之间薄弱部撕脱关节囊，向前下脱出，形成前脱位。肱骨头被推至肩胛骨喙突下，形成喙突下脱位，如暴力较大，肱骨头再向前移至锁骨下，形成锁骨下脱位。后脱位很少见，多由于肩关节受到由前向后的暴力作用或在肩关节内旋位跌倒时手部着地引起（图7-7）。肩关节脱位如在初期治疗不当，可发生习惯性脱位。

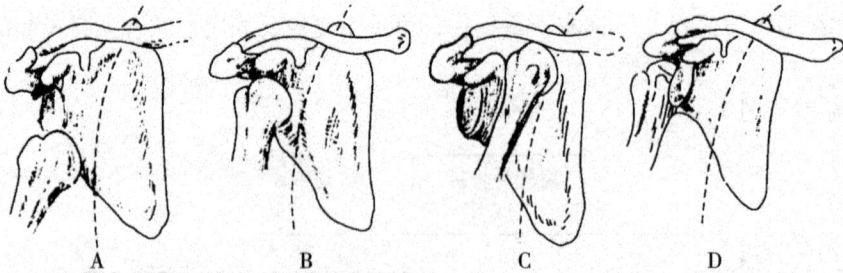

图7-7　肩关节脱位的分类
A. 盂下脱位；**B.** 喙突下脱位；**C.** 锁骨下脱位；**D.** 后脱位

二、诊断思路

1. **病史要点**　外伤性肩关节前脱位均有明显的外伤史，肩部疼痛、肿胀和功能障碍。
2. **查体要点**　伤肢呈弹性固定于轻度外展内旋位，肘屈曲，用健侧手托住患侧前臂。

外观呈"方肩"畸形，肩峰明显突出，肩峰下空虚，在腋下、喙突下或锁骨下可摸到肱骨头。伤肢轻度外展，不能贴紧胸壁，如肘部贴于胸前时，手掌不能同时接触对侧肩部（Dugas 征，即搭肩试验阳性）。

后脱位临床症状不如前脱位明显，主要表现为喙突明显突出，肩前部塌陷扁平，在肩胛下部可以摸到突出的肱骨头，上臂略呈外展及明显内旋的姿势。

3. 辅助检查　X 线检查可明确脱位类型和确定有无骨折情况。

4. 诊断标准

（1）患者多有明显外伤史，肩部疼痛、肿胀和功能障碍。

（2）查体伤肢呈弹性固定于轻度外展内旋位，外观呈"方肩"畸形（图 7 - 8），Dugas 征阳性。

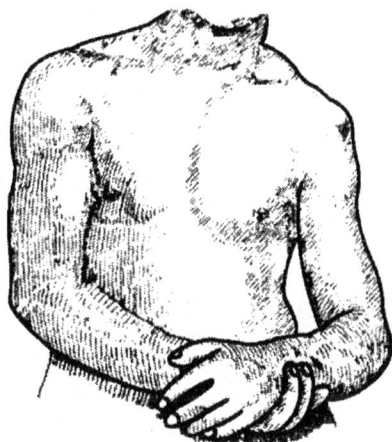

图 7 - 8　方肩畸形

（3）X 线明确脱位类型。

5. 诊断流程（图 7 - 9）

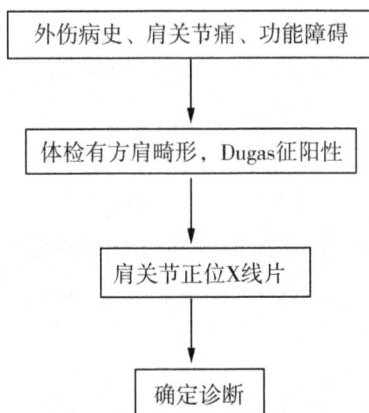

图 7 - 9　肩关节脱位诊断流程

三、治疗措施

1. 保守治疗 脱位后应尽快复位，选择适当的麻醉方法（臂丛麻醉或全身麻醉），使肌肉松弛并使复位在无痛下进行，注意防止在复位过程中造成医源性骨折，习惯性脱位可不用麻醉。复位手法要轻柔，禁用粗暴手法以免发生骨折或神经损伤等附加损伤。常用复位手法有：

（1）手拉足蹬法（Hippocrate 法）：患者仰卧，术者位于患侧，双手握住患肢腕部，足跟置于患侧腋窝，两手用稳定持续的力量牵引，牵引中足跟向外推挤肱骨头，同时旋转，内收上臂即可复位（图7-10），复位时可听到响声。

（2）科氏法（Kocher 法）：此法在肌肉松弛下进行容易成功，切勿用力过猛，防止肱骨颈受到过大的扭转力而发生骨折。手法步骤：一手握腕部，屈肘到90°，使肱二头肌松弛，另一手握肘部，持续牵引，轻度外展，逐渐将上臂外旋，然后内收使肘部沿胸壁近中线，再内旋上臂，此时即可复位，并可听到响声（图7-11）。

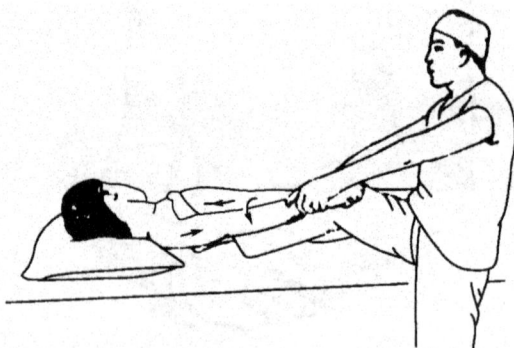

图7-10 手拉足蹬法

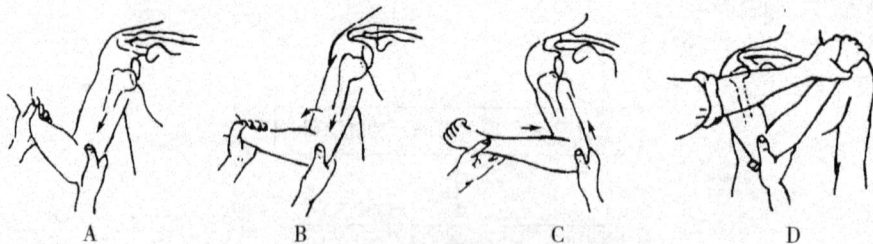

A   B   C   D

图7-11 科氏复位法

（3）牵引推拿法：伤员仰卧，第一助手用布单套住胸廓向健侧牵拉，第二助手用布单通过腋下套住患肢向外上方牵拉，第三助手握患肢手腕向下牵引并外旋内收，三方面同时徐徐持续牵引，术者用手在腋下将肱骨头向外推送还纳复位（图7-12）。

后脱位可用足蹬法或牵引推拿法复位。

复位后肩部即恢复圆钝丰满的正常外形，腋窝、喙突下或锁骨下摸不到脱位的肱骨头，搭肩试验变为阴性，X线检查肱骨头在正常位置上。如合并肱骨大结节撕脱骨折，因骨折片与肱骨干间多有骨膜相连，在多数情况下，肩关节脱位复位后撕脱的大结节骨片也随之复位。

复位后处理：肩关节前脱位复位后应将患肢保持在内收内旋位置，腋部放棉垫，再用三角巾、绷带或石膏固定于胸前，3周后开始逐渐做肩部摆动和旋转活动，但要防止过度外展、外旋，以防再脱位。后脱位复位后则固定于相反的位置（外展、外旋和后伸位）。

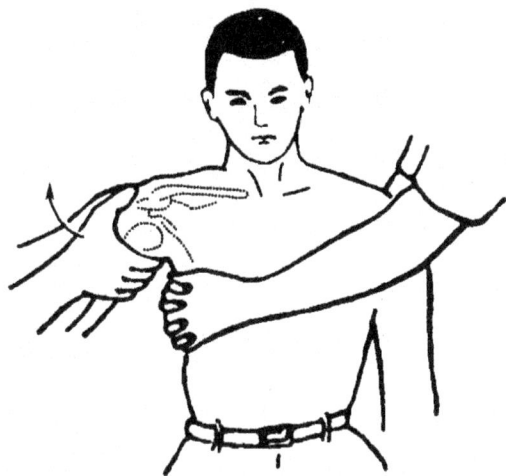

图7-12　牵引推拿法

2. 手术复位　有少数肩关节脱位需要手术复位，其适应证为：肩关节前脱位并发肱二头肌长头肌腱向后滑脱阻碍手法复位者；肱骨大结节撕脱骨折，骨折片卡在肱骨头与关节盂之间影响复位者；合并肱骨外科颈骨折，手法不能整复者；合并喙突、肩峰或肩关节盂骨折，移位明显者；合并腋部大血管损伤者。

3. 陈旧性肩关节脱位的治疗　肩关节脱位后超过3周尚未复位者，为陈旧性脱位。关节腔内充满瘢痕组织，与周围组织粘连，周围的肌肉发生挛缩，合并骨折形成骨痂或畸形愈合，这些病理改变都阻碍肱骨头复位。

陈旧性肩关节脱位的处理：脱位在3个月以内，年轻体壮，脱位的关节仍有一定的活动范围，X线片无骨质疏松和关节内、外骨化者可试行手法复位。复位前，可先行患侧尺骨鹰嘴牵引1～2周；如脱位时间短，关节活动障碍轻易可不作牵引。复位在全麻下进行，先行肩部按摩并作轻轻的摇摆活动，以解除粘连，缓解肌肉痉挛，便于复位，复位操作采用牵引推拿法或足蹬法，复位后处理与新鲜脱位者相同。必须注意，操作切忌粗暴，以免发生骨折和腋部神经血管损伤。若手法复位失败，或脱位已超过3个月者，对青壮年伤员，可考虑手术复位。如发现肱骨头关节面已严重破坏，则应考虑做肩关节融合术或人工关节置换术。肩关节复位手术后，活动功能常不满意，对年老患者，不宜手术治疗，鼓励患者加强肩部活动。

4. 习惯性肩关节前脱位的治疗　习惯性肩关节前脱位多见于青壮年，究其原因，一般认为首次外伤脱位后造成损伤，虽经复位，但未得到适当有效的固定和休息，由于关节囊撕裂或撕脱、软骨盂唇及盂缘损伤没有得到良好修复，肱骨头后外侧凹陷骨折变平等病理改变，关节变得松弛，以后在轻微外力或做某些动作如上肢外展外旋和后伸动作时可反复发生脱位。肩关节习惯性脱位诊断比较容易，X线检查时，除摄肩部前后位平片外，应摄上臂60°～70°内旋位的前后X线片，如肱骨头后侧缺损可以明确显示。

对习惯性肩关节脱位，如脱位频繁宜用手术治疗，目的在于增强关节囊前壁，防止过分外旋外展活动，稳定关节，避免再脱位。手术方法较多，较常用的有肩胛下肌关节囊重叠缝合术和肩胛下肌止点外移术。

5. 治疗流程（图7-13）

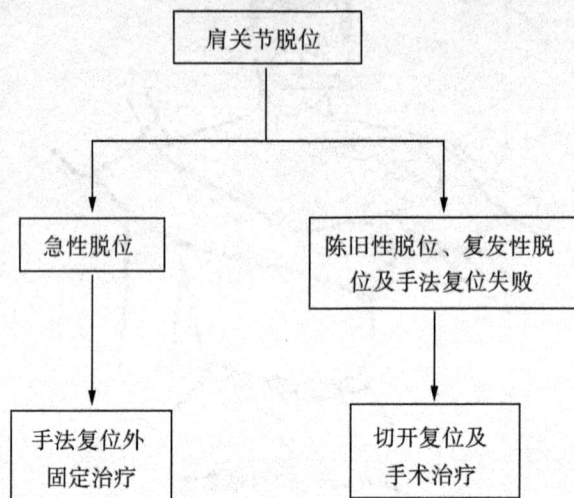

图7-13　肩关节脱位治疗流程

四、预后评价

无并发症的肩关节脱位很少需要手术复位，大多预后良好。复位后应当外固定，以减少复发率。但Rowe等报道，年龄小于20岁组复发率高达94%，20~30岁组亦达79%，随年龄增大复发率呈下降趋势。

五、最新进展

由于肩关节脱位在年轻患者的高复发率，有作者提出对这类患者进行一期关节镜下手术治疗。Arciero对急性肩关节脱位分为手术组和非手术组进行前瞻性研究，80%的非手术者发展为复发性不稳定，而手术组只有一例复发（1/15）。目前对于初次肩关节脱位是否需要手术治疗存在争议，我们认为对于首次脱位仍以非手术治疗为主，但部分患者，尤其是年轻患者、合并Bankart损伤者可改用关节镜治疗。

（刘永峰）

第四节　肱骨近端骨折

一、概述

肱骨近端骨折的类型和患者人群各不相同，治疗目标是重建无痛、满意的肩关节功能，这主要通过重建骨的解剖结构和保护软组织完整来达到，治疗因患者和骨折的众多变异因素不同而差异很大。

肱骨近端由 4 个解剖部分组成：大结节、小结节、肱骨干和肱骨头。解剖颈是以前骺板的部位，外科颈则位于结节和解剖颈的远端，该区域皮质薄，使其结构薄弱易于骨折。颈干角平均 145°，肱骨头相对于纵轴线后倾 25°~30°，肩胛带肌和肩袖止点使肱骨近端处于平衡状态，每一个部分的骨折都会破坏这种平衡，对骨折块造成变形力，胸大肌通过其在肱骨干的止点对肱骨干施加向前和向内的变形力，冈上肌、冈下肌和小圆肌附着于大结节，对肱骨头施加外旋力，肩袖的完整性比骨质量更重要，尤其是对老年人。骨折时，肱骨头关节部分的位置由保留下来的骨－韧带止点来决定，这些变形力及其带来的骨折块移位使得闭合方法很难达到满意的复位。

肱骨头的供血动脉主要来自旋肱前动脉的分支，旋肱前动脉来自腋动脉，旋肱前动脉沿肩胛下肌下缘水平走行向外，于喙肱肌深层通过，到达二头肌腱沟处，并发出一升支，在大结节的水平进入到骨内，在骨内弯曲走行通向后内，供应头部的大部血运。在头内弯曲走行的血管称为弓形动脉，此外，通过大、小结节肌腱附着于骺端的血管以及旋后动脉的分支——后内侧血管，肱骨头也能得到部分血液供应。在肱骨近端四部分骨折后，上述血管都被损伤，易造成肱骨头坏死。

二、诊断思路

1. 病史要点　同样的外力作用于肱骨近端，由于年龄因素以及骨与关节囊韧带结构的强度不同，可发生不同类型的损伤。一般肱骨近端骨折均有明显的外伤史，造成肱骨近端骨折最常见的外伤机制是上肢伸展位摔伤所致。造成骨折的外力多较轻微或为中等强度，而发生骨折的内在因素是骨质疏松。年轻患者遭受严重的外力，可造成严重的损伤，常表现为骨折伴盂肱关节脱位。造成肱骨近端骨折的另一种外伤机制是上臂过度旋转，尤其是在上臂外展位过度旋转时，肱骨上端与肩峰相顶触发生。第三种外伤原因是肩部侧方遭受直接外力所致，可造成肱骨大结节骨折。此外，肿瘤转移性病变，可使骨质破坏，骨强度减弱，遭受轻微外力即可发生骨折，肱骨近端是病理骨折好发部位之一。

2. 查体要点

（1）伤后患侧肩部疼痛、肿胀、活动受限。

（2）外伤 24h 后肩胛带区、患侧上肢以及胸廓广泛的瘀斑。

（3）由于肩部肿胀，局部畸形可不明显。

（4）主动、被动活动时可引起疼痛加重，可听到骨擦音。

3. 辅助检查

（1）常规检查：最先摄与肩胛骨纵轴垂直和平行的肩胛正侧位像，还需摄腋位像来判断脱位、结节移位程度和关节盂损伤的情况，该 X 线片需很少的外展，否则会引起患者的不适，改良 Velpeau 腋位像是退而求其次的方法。

（2）特殊检查：肱骨头的劈裂和压缩损伤最好通过 CT 来加以鉴别，该技术可以进一步了解骨折程度、骨折块移位情况以及肱骨头和关节盂损伤的范围。

4. 分类　Neer 在 1970 年建立了四部分分型系统，尽管其可重复性有争论，但 Neer 分型仍是评估和治疗常用的标准，Neer 将肱骨近端分为四部分：肱骨头或解剖颈、大结节、小结节、肱骨干或外髁颈，分型时考虑到骨折的部位和骨折块的数目，分类的依据是骨折移位的程度，即移位大于 1cm 或成角畸形大于 45°为明显移位（图 7－14）。

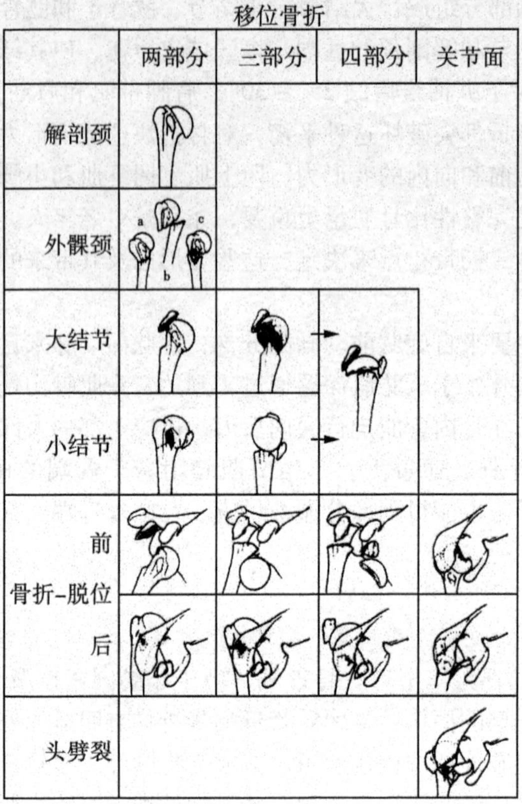

移位骨折				
	两部分	三部分	四部分	关节面
解剖颈				
外髁颈				
大结节		→		
小结节		→		
前 骨折-脱位 后				
头劈裂				

图 7 – 14　肱骨近端骨折 Neer 分型

5. 诊断标准

（1）典型的外伤史。

（2）伤后患肩疼痛、肿胀、活动受限。

（3）肩胛正侧位像，腋窝位像，改良 Velpeau 腋窝像提示。

（4）肱骨头的劈裂和压缩损伤最好通过 CT 来加以鉴别。

6. 鉴别诊断

（1）肩关节脱位：有外伤史，局部疼痛，方肩畸形，患肢活动障碍，需拍摄 X 线片明确诊断。

（2）肱骨病理性骨折：只需要很小的暴力即引起骨折，患者可有肿瘤病史，拍摄 X 线片可显示局部骨质异常，对疑有病理性骨折时，需行 CT 扫描、ECT（全身同位素骨扫描）或 MRI 检查。

7. 诊断流程（图7-15）

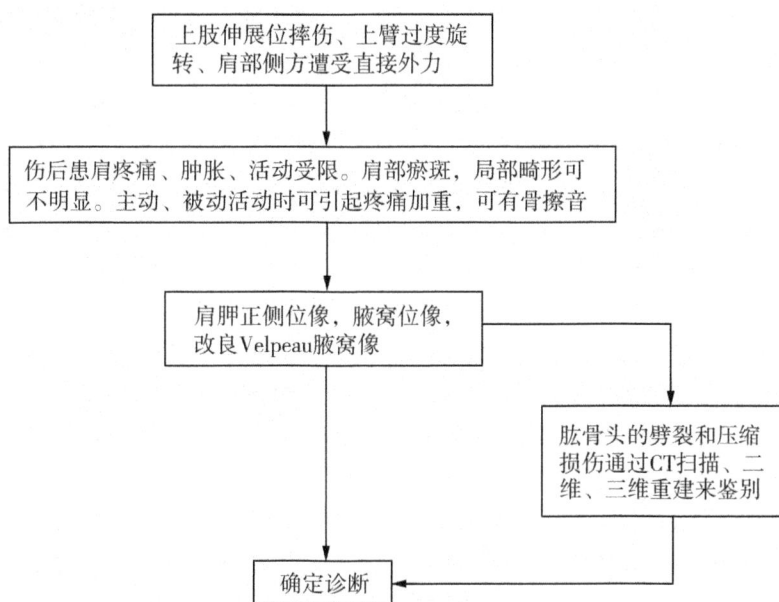

```
┌─────────────────────────────┐
│ 上肢伸展位摔伤、上臂过度旋     │
│ 转、肩部侧方遭受直接外力       │
└─────────────┬───────────────┘
              ↓
┌─────────────────────────────┐
│ 伤后患肩疼痛、肿胀、活动受限。肩部瘀斑，局部畸形可 │
│ 不明显。主动、被动活动时可引起疼痛加重，可有骨擦音 │
└─────────────┬───────────────┘
              ↓
┌─────────────────────────────┐           ┌──────────────────┐
│ 肩胛正侧位像，腋窝位像，       │──────────→│ 肱骨头的劈裂和压缩  │
│ 改良Velpeau腋窝像            │           │ 损伤通过CT扫描、二  │
└─────────────┬───────────────┘           │ 维、三维重建来鉴别  │
              ↓                           └─────────┬────────┘
┌─────────────────┐                                 │
│ 确定诊断         │←────────────────────────────────┘
└─────────────────┘
```

图7-15　肱骨近端骨折诊断流程

三、治疗措施

肱骨近端骨折的治疗原则是争取理想的复位，尽可能地保留肱骨头的血液循环供应，保持骨折端的稳定，并能早期开始功能锻炼。但也要认识到肩关节是全身活动范围最大的关节，因此，一定程度的畸形，由于活动范围的代偿，一般不会造成明显的功能障碍。因此，在决定治疗方案时，除根据骨折的移位，成角的大小及骨折的解剖部位等因素外，尚需考虑患者年龄、全身状况、合并损伤、医疗技术条件等因素综合分析判断。

1. 轻度移位骨折（一部分骨折）　肱骨近端骨折中80%～85%为轻度移位骨折，一般均可采用非手术方法治疗。由于骨折块间没有明显的移位和成角畸形，骨块间仍留有一定的软组织联系，因此，骨折比较稳定，一般无须再复位。初期治疗是适当制动，保持患者舒适与骨折的稳定，早期开始肩关节功能锻炼，一般皆可取得满意的治疗效果。对有一定的移位或成角的骨折，也可给予适当的整复后采用相应的方法制动。一般可使用颈腕吊带、三角巾将患肢保护于胸侧，腋窝部垫一棉垫，也可采用绷带、棉垫将患肢包扎固定于胸侧，以达到制动、止痛舒适的效果。制动7～10d后，当肿胀开始消退、疼痛减轻，骨折端相对更为稳定后，即可开始肩关节功能锻炼。功能锻炼期间需间断拍摄X线片，复查骨折有无移位，以便指导功能锻炼的进程。功能锻炼的活动范围和强度应由小到大、循序渐进。初期主要为被动活动，增加活动范围为主，随着软组织的修复及骨折的愈合进程，逐渐转变为主动的增进肌肉力量的锻炼和抗阻力功能锻炼，一般每日练习3～4次，每次持续20～30min，初期功能锻炼时可配合应用止痛药物。

2. 两部分解剖颈骨折　解剖颈骨折较为少见，由于肱骨头的血液循环受到破坏，因此，肱骨头易发生缺血坏死。对于年轻患者，早期仍建议采用切开复位内固定。术中操作应力求减少软组织的剥离，减少进一步损伤肱骨头血运，尤其头后内侧仍连有部分干骺端骨折块时，肱骨头有可能经由后内侧动脉得到部分供血而免于坏死。此外，有碎骨块或解剖复位有困难时，可接受一定的骨折移位，不必强求解剖复位而增加更多的软组织剥离。内固定应力求简单有效，多采用克氏针、螺钉或钢丝张力带固定，以减少手术创伤。如果肱骨头骨折块较小，难以行内固定，或老年患者，可行一期人工肱骨头置换术。

3. 两部分外科颈骨折　移位的外科颈骨折原则上应首选闭合复位治疗，闭合复位应在满意的麻醉下进行，全麻效果较好，以保证肌肉松弛，易于手法操作及复位。复位操作应轻柔，根据创伤解剖及移位的方向按一定的手法程序进行，不要盲目、反复、粗暴地进行复位，否则不仅增加损伤，而且使骨折端变得圆滑，影响骨折端的稳定，有条件者可在 C 形臂 X 线透视机监视下进行复位，移位的外科颈骨折可分为骨折端间成角嵌插、骨折端间完全移位以及骨折端间粉碎移位 3 种类型，嵌插成角畸形大于 45° 者，应予手法矫正。外科颈骨折正位 X 线片上为内收畸形，侧位多有向前成角畸形，整复时需先行轻柔牵引，以松动骨干与近骨折端间的嵌插，然后前屈和轻度外展骨干，矫正成角畸形。整复时牵引力不要过大，避免骨端间的嵌插完全解脱，影响骨端间的稳定。复位后用颈腕吊带或绷带包扎固定，也可采用石膏夹板固定。断端间有移位的骨折，近骨折块因大、小结节完整，旋转肌力平衡，因此肱骨头没有旋转移位；远骨折段因胸大肌的牵拉向前、内侧移位，整复时应先沿上臂向远侧牵引，当骨折断端达到同一水平时，轻度内收上臂以中和胸大肌牵拉的力量，同时逐渐屈曲上臂以使骨端复位，最好能使骨端复位后正位片上呈轻度外展关系，整复时助手需在腋部行反牵引，并以手指固定近端骨折块，同时，帮助推挤骨折远端配合术者进行复位。复位后如果稳定，则可以吊带及绷带包扎固定或以石膏固定，如果骨折复位后不稳定，可行经皮穿针固定，骨折复位后，自三角肌止点以上部位进针斜向内上至肱骨头，一般以两枚克氏针固定，然后再从大结节部位进针斜向内下以第三枚针固定。最好在 C 形臂 X 线透视机监视下操作，核实复位固定后，将克氏针尾剪断并折弯留于皮下，必要时可在前方经远端骨折块向头方向以第四枚针固定。术后以三角巾保护，早期进行肩关节功能锻炼，术后 4～6 周，可拔除固定针。有时骨端间由于软组织嵌入，影响骨折的复位，肱二头肌长头肌腱夹于骨块之间是常见的原因，此时只能采用切开复位内固定治疗，手术操作应减少软组织的剥离，可以松质骨螺钉、克氏针、钢丝缝合固定或以钢板螺钉固定。粉碎型的外科颈骨折，如果移位不明显，复位改善移位后以吊带、绷带或以石膏夹板固定，有时也可采用肩人字石膏固定或应用尺骨鹰嘴骨牵引维持复位，上臂置于屈曲，轻度外展位，待骨折处相对稳定或有少量骨痂时，可去除牵引，三角巾保护，并开始肩关节功能锻炼。如粉碎骨折移位明显，不能行闭合复位或很不稳定时，则需行切开复位内固定，一般可用钢板螺钉内固定，如内固定后骨折断端仍不稳定时，则需加用外固定保护。

4. 两部分大结节骨折　移位大于 1cm 的大结节骨折，骨折块向后上方移位，肩外展时大结节与肩峰撞击，影响盂肱关节功能，应采用手术治疗，缝合固定。盂肱关节前脱位合并大结节骨折发生率较高，一般应先行闭合复位肱骨头，脱位复位后大结节骨块多也自动复位，可采用非手术方法治疗，如骨块不能复位时，则需行手术复位固定。

5. 两部分小结节骨折　单独小结节骨折极为少见，常合并于肩关节后脱位，骨块较小，不影响肩关节内旋时，可行保守治疗，骨块较大且影响内旋活动时，则应行切开复位、缝合固定。

6. 三部分骨折　三部分骨折原则上应手术治疗，手法复位难以成功。由于肱骨头的血液循环受到部分损伤，因此肱骨头有缺血坏死可能，报告3%~25%不等。手术的关键是将移位的结节骨块与肱骨头及干骺端骨块复位固定，无须力求解剖复位而剥离更多的软组织，以免增加损伤肱骨头的血液循环。内固定以克氏针、钢丝、不吸收缝线固定为主，不宜采用钢板、螺钉固定。有报告经钢板固定治疗者，肱骨头坏死率高达34%。年老、严重骨质疏松者，难以行内固定维持复位时，可行人工肱骨头置换术。

7. 四部分骨折　四部分骨折常发生于老年人、骨质疏松者。肱骨头缺血坏死发生率比三部分骨折更高，有的报告高达13%~34%，一般应行人工肱骨头置换术，只在年轻患者，如果肱骨头骨折块没有脱位，并保留有一定的软组织附着条件下，可试行切开复位，以克氏针、钢丝等较小创伤的内固定物固定。

8. 骨折脱位

（1）两部分骨折脱位：盂肱关节脱位合并结节移位骨折时，应先复位肱骨头，关节脱位复位后，结节骨块也多可复位，复位后以吊带或绷带固定患肩。肩关节脱位复位后，如果结节骨块仍有明显移位时，需手术复位固定结节骨折块。肱骨头脱位合并解剖颈骨折移位时，多需行人工肱骨头置换术。肱骨头脱位合并外科颈移位骨折时，可先试行闭合复位肱骨头，然后再复位外科颈骨折，如闭合复位不成功，则需行切开复位内固定。

（2）三部分骨折脱位：一般均需切开复位肱骨头及移位的骨折，选择克氏针、螺钉、钢丝缝合固定，术中注意减少组织剥离。

（3）四部分骨折脱位：由于肱骨头失去血液供应，因此应行人工肱骨头置换术。

9. 肱骨头嵌压和劈裂骨折　肱骨头嵌压骨折一般是关节脱位的合并损伤，头压缩面积小于20%的新鲜损伤，可行保守治疗。后脱位常发生于较大面积的头压缩骨折，如果压缩面积达20%~45%时，由于肩关节不稳，可发生复发性后脱位，需行肩胛下肌及小结节移位至骨缺损处，以螺钉固定。压缩面积大于45%时，需行人工肱骨头置换术。肱骨头劈裂骨折或粉碎骨折多需行人工肱骨头置换术，年轻患者，如果肱骨头骨折块连有较长的颈骨片时，肱骨头骨折块可能仍保留有一定血循环供应，可行切开复位内固定。

四、预后评价

肱骨近端骨折会造成肌肉、肌腱、骨和神经血管结构受损，一些并发症是骨折治疗中常见的，而另一些是肱骨近端骨折特有的，缺血性坏死发生的可能性决定于骨折类型、位置、移位程度和关节周围软组织的状况，已报道的发生率从三部分骨折的3%~25%到四部分骨折的90%以上。缺血性坏死在X线片上的表现可从一过性囊性变到大部或全部肱骨头塌陷，其对临床结果的影响各不相同。不论选择何种治疗方法，肱骨近端骨折的不愈合都不常见，骨折不愈合继发于骨折分离、软组织嵌入或局部血运损害，或是术后固定不当和过度强行活动。愈合不良、内固定相关疼痛和活动受限的后果前文已有论述。人工肱骨头置换术后最常见的并发症是结节愈合失败及该部分位置不良，这两种情况都可使正常肩关节功能不可或缺的肩袖平衡重建失败，任何手术治疗都可继发术后感染，尽管关节部分的血运不稳定，但肩部其他部分的血运很好，降低了手术伤口感染的风险。非手术或手术治疗后的活动度受限较常见，并会随软组织损伤、愈合不良、内固定放置和粘连形成而增加。异位骨化是活动受损的另一原因，可因残留的骨碎片、反复的暴力手法或延迟的手术治疗而发生。

五、最新进展

随着近年成角稳定性锁定钢板的研究，其临床应用的结果令人鼓舞，尤其是根据肱骨近端解剖设计的 LPPH（locking plate of proximal humerus）的广泛使用，使移位的肱骨近端骨折的治疗效果有很大的改善，其原理是将螺钉与钢板通过锥形螺纹锁定，形成一体，这样锁定钢板与骨形成一个框架结构；同时，由于锁定螺钉间相互成角，增加了抗拔出的阻力，大大增加了其在骨质疏松骨骼中的把持力，提供了足够的稳定性。由 AO 设计的 LPPH 根据肱骨近端的解剖设计，具有良好的塑形性，能在最少干预骨折血供的情况下进行复位固定，其锁钉的设计，提供了更佳的即时稳定性，对于骨折的愈合有重要意义。因此，LPPH 是治疗肱骨近端骨折较好的内固定方式，尤其对于骨质疏松患者，LPPH 应该是首选的内固定材料。

（王锦绣）

第五节　肱骨干骨折

一、概述

肱骨干骨折占所有骨折的 1% ~ 3%，可发生在任何年龄段，但在各人群中的发生原因不同，骨折可同时并发神经损伤，因此细致的询问病史和体检非常重要。完整的软组织覆盖和丰富的血供为骨折愈合提供了良好的环境，大多数病例保守治疗能够获得成功的愈合和优良的功能结果，但附着在肱骨上的多个肌肉共同作用可引起畸形和患者的不适，所以部分骨折仍需要手术治疗。成功的治疗方法包括接骨板、髓内钉和外固定支架固定。手术入路可选择前路、前外侧、外侧、内侧或后方入路，对于骨折时或闭合复位时发生桡神经瘫痪者应特别引起注意。

二、诊断思路

1. 病史要点　大多数肱骨干骨折由创伤引起，摔倒时前臂伸展或体育活动时的低能量机制引起，螺旋骨折可由摔跤或投掷造成。更为复杂的肱骨干骨折合并更高能量的损伤机制，包括交通事故、高处坠落、工业事故和火器伤。病因很重要，因为高能量损伤和开放性骨折常合并肢体的神经和血管损伤。桡神经损伤可并发于远端骨折和开放性骨折，病理性骨折更多见于老年人群，常由低能量损伤机制造成，多合并代谢性或转移性肿瘤疾病。

2. 查体要点　肱骨干骨折合并有疼痛、肿胀和上肢畸形，除了患者因多发伤无反应外，都容易诊断。骨折相对于肌肉止点的位置决定了畸形和骨折块移位的特点，在胸大肌止点近端的骨折，近端骨折块外展并因肩袖作用而外旋，同时，远端骨折块因胸大肌作用而向内移位；发生在胸大肌止点和三角肌止点之间的骨折特点是近端骨折块的内收和向内移位以及远端骨折块因三角肌作用而向近端和外侧移位；发生在三角肌止点远端的骨折，近端骨折块受牵拉而外展，而远端骨折块发生轴向短缩。必须强调准确、完整体检记录的重要性，应行细致的软组织和神经系统检查，由于桡神经与肱骨干邻近（尤其在中远端 1/3 处），易于损伤。应检查手的虎口背侧感觉和伸腕、伸指的运动功能；正中神经和尺神经的损伤不太常见。如行闭合手法复位，必须再次进行神经和血管检查。

3. 辅助检查　影像学检查应包括肱骨干和相邻关节的两个彼此垂直的 X 线片（前后位

和侧位），应摄肩肘关节的 X 线片以排除合并损伤和延至关节内的骨折，如果体检提示漂浮肘或漂浮肩，应行前臂或肩部影像学检查加以排除。对有神经功能缺失的患者不宜在最初的 7～10 天内行电生理检查。除病理性骨折外，不一定需要 CT、MRI 和骨扫描检查。

4. 分类（图 7-16）

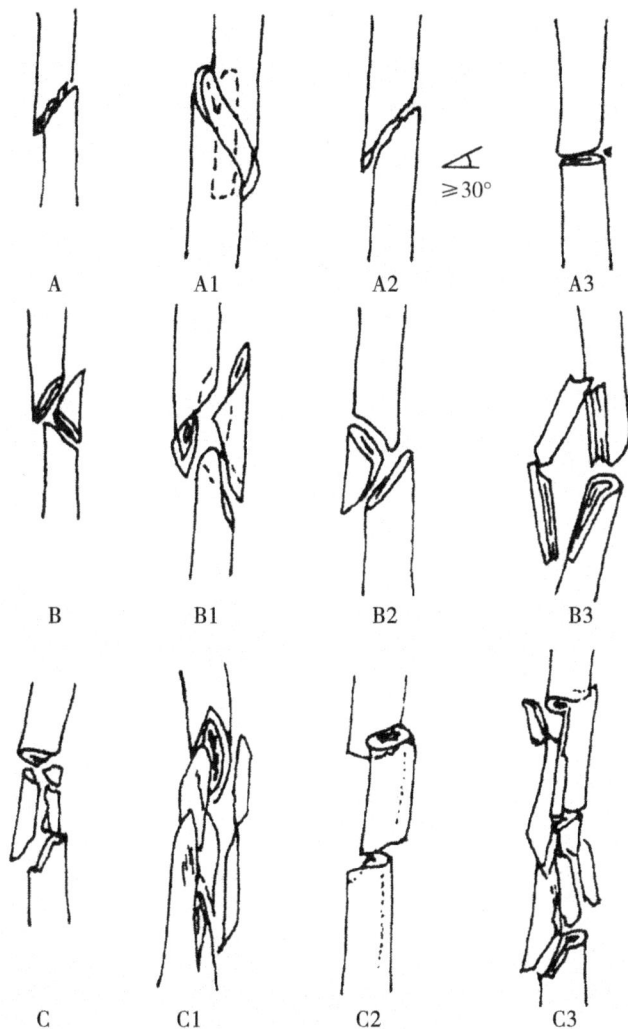

图 7-16　肱骨干骨折分型

A：简单骨折，A1：简单骨折、螺旋形；A2：简单骨折、斜形；A3：简单骨折、横断
B：楔形骨折，B1：楔形骨折、螺旋楔形；B2：楔形骨折、弯曲楔形；B3：楔形骨折、粉碎楔形
C：复杂骨折，C1：复杂骨折、螺旋形；C2：复杂骨折、多段；C3：复杂骨折、无规律

5. 诊断标准

（1）典型外伤史。

（2）体格检查发现有疼痛、肿胀和上臂畸形。

（3）肱骨干和相邻关节的 2 个彼此垂直的 X 线片（前后位和侧位）提示。

（4）对可疑骨折和怀疑病理性骨折者行 CT、MRI 和骨扫描检查明确。

三、治疗措施

1. 保守治疗　适用于移位不明显的简单骨折（A_1，A_2，A_3）及有移位的中下 1/3 骨折经手法整复可以达到功能复位标准的。常用的有悬垂石膏、"U" 形或 "O" 形石膏、小夹板固定、肩人字石膏、外展架加牵引或尺骨鹰嘴牵引等。

2. 手术治疗　适应证：①开放性骨折（Ⅱ型及以上）。②不能接受的对线不良。③浮动肘或浮动肩。④双侧肱骨骨折。⑤病理性骨折。⑥多发伤（脑外伤、烧伤、胸外伤、多发骨折）；⑦骨不连。⑧涉及关节内的骨折。伴有桡神经损伤不是探查或切开复位内固定的指征，但骨折复位时出现桡神经损伤则是探查指征，另外伴有臂丛神经损伤时，固定肱骨可使患肢早期康复，缩短住院时间。伴有下肢损伤时，肱骨干内固定后辅助应用石膏托或支架，使前臂掌侧和上臂内侧部分负重，有利于尽早扶拐行走。可选择的固定方法有开放复位钢板螺钉固定、髓内钉固定，只有当开放性骨折大量骨质缺损或广泛粉碎性骨折无法应用内固定时，才考虑用外固定支架。

（1）钢板螺钉固定：钢板螺钉固定被许多创伤专家认为是金标准，良好的手术技巧可达到解剖复位和坚强内固定。钢板螺钉固定的最大益处是它能完全恢复肱骨干的长度、控制肱骨干的旋转和成角，复位质量高于其他外科治疗，并可避免对肩、肘关节功能的影响，使病程缩短至最小，对肩关节功能恢复尤其有利。

（2）髓内钉固定：和其他长管状骨一样，肱骨干骨折也适合髓内钉治疗。髓内钉可经肱骨大结节顺行置入，也可由肱骨髁上逆行置入，应用 Enders 钉、Hackethal 钉和 Rush 钉后骨折愈合率超过 90%，硬质交锁钉因其强大的稳定性和可靠的治疗效果已取代了软质、半硬质钉，主要用于更为严重的粉碎性骨折。

3. 治疗流程（图 7 - 17）

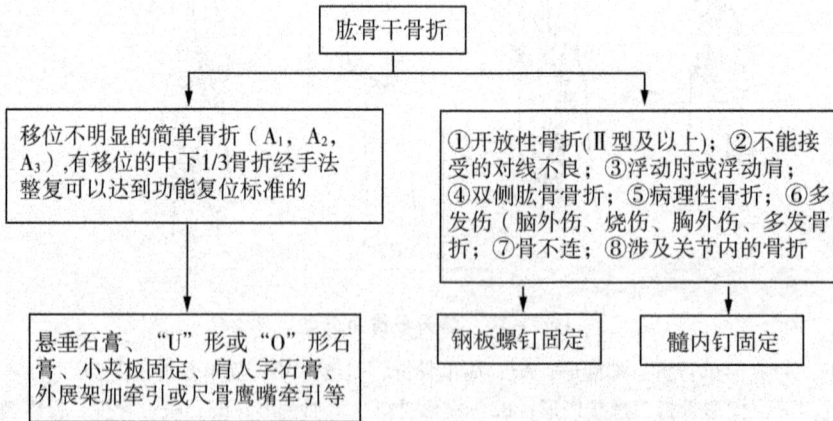

图 7 - 17　肱骨干骨折治疗流程

四、预后评价

肱骨干骨折常见的并发症是愈合不良、不愈合、感染和桡神经瘫痪。肱骨愈合不良的耐受性很好，多达 20°~25° 的成角、15° 的旋转和 2~3cm 的短缩都不会引起任何功能受限。

不愈合的发生率在非手术治疗时为6%，而在手术治疗时为25%，不愈合的相关因素包括多段骨折、骨折复位不良、酗酒、肥胖、营养不良、吸烟和不当的接骨板固定。多发伤患者在髓内钉治疗后使用拐杖，可使肱骨头承受轴向负荷，促进骨折愈合。不愈合通常发生在用加压接骨板和自体骨移植或扩髓交锁髓内钉治疗后，对于吸烟、营养不良或有系统性疾病的患者，发生不愈合后的最终愈合则更为困难。接骨板和髓内钉的感染并不常见，但外固定时针道炎症或感染的发生率很高。感染性不愈合需要积极手术清创，切除所有无活力的软组织和骨，同时注射抗生素并行稳定的加压固定。

五、最新进展

随着对骨折局部生物学环境的重视，在微创原则基础上发展起来的生物学固定技术逐渐在肱骨干骨折中得到应用。这一技术特点为通过间接方法实现骨折复位，将钢板通过肌肉下隧道插入桥接固定骨折端，因此，可以避免大面积的软组织切开及骨膜剥离，有效地保护了骨折端血供。Fernandez 等最先使用螺旋形钢板桥接固定 21 例肱骨近端及肱骨干骨折，其通过肱骨近端三角肌下间隙及远端肱肌下间隙插入螺旋形钢板，并将其固定在肱骨近端前方及远端外侧面；该组患者均获得了良好的临床结果，无重要并发症发生。Apivatthakakul 等则首先应用直的内固定物通过前侧入路进行微创经皮钢板内固定（MIPO）治疗肱骨骨折，应用动力加压钢板（DCP）和锁定加压钢板（LCP），均如期愈合，肩肘关节功能恢复满意。

新型内固定物 LCP 理论上具有优于传统钢板的优势，从生物力学角度来讲，钢板与螺钉间的锁定所提供的角稳定性使其能够更好地对抗扭转应力，生物力学实验证实这是存在于肱骨上的最主要应力；从生物学角度讲，LCP 作为一个内支架，可以保持骨与钢板间存在一定的间隙，因而保护了骨折愈合的生物学环境，同时不会出现因神经嵌入钢板与骨之间而损伤. 这两个原因使得 LCP 更适合于肱骨干骨折的微创治疗。

（王锦绣）

第六节　肱骨髁上骨折

一、概述

肱骨髁上骨折是指肱骨远端内外髁上方 2~3cm 处的骨折，以小儿最为多见。发生率占肘部骨折首位，6~7 岁为发病高峰年龄，72.4% 的病例发生于 10 岁以下的儿童，占上肢骨折的第 3 位、肘部骨折的 60%，其中 95% 为伸展型。肘内翻是肱骨髁上骨折最常见的并发症之一。治疗的同时着重应预防神经、血管损伤、Volkmann 缺血挛缩。

二、诊断思路

1. 病史要点　多为间接暴力引起，跌倒时，手掌着地，暴力经前臂向上传递，身体向前倾，由上向下产生剪应力，使肱骨干与肱骨髁交界处发生骨折；或者跌倒时，肘关节处于屈曲位，肘后方着地，暴力传导至肱骨下端导致骨折。

2. 查体要点　肘部出现弥漫性肿胀、皮下瘀斑，肘部呈枪托样双曲畸形，局部明显压痛，有骨擦音及异常活动，肘关节前后方可扪到骨折断端，肘后三角关系正常。应注意有无神经血管损伤，腕部有无桡动脉搏动，手的感觉及运动功能。

3. 辅助检查

（1）常规检查：肱骨髁上骨折一般通过临床检查多能作出初步诊断，肘关节的正侧位 X 线片有助于了解骨折类型各移位情况，裂缝骨折有时需照斜位片才能分辨骨折线。

（2）特殊检查：必要时可行多排螺旋 CT 加二维重建来确诊。当怀疑有肱动脉损伤时，需行动脉多普勒超声检查。

4. 分类

（1）按受伤机制分类：可分为伸直型和屈曲型（图7-18）。

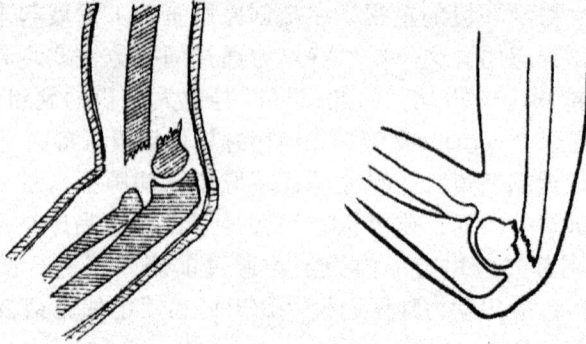

图 7 - 18　伸直型和屈曲型肱骨髁上骨折

（2）Gartland 分类：1959 年 Gartland 把伸展型骨折分为 3 型（图 7 - 19）。

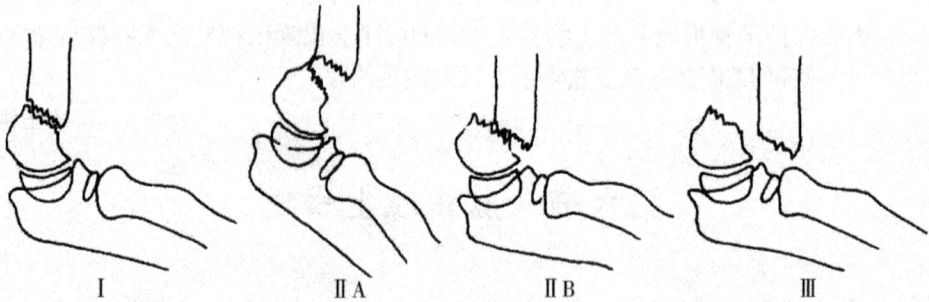

I　　　　　ⅡA　　　　　ⅡB　　　　　Ⅲ

图 7 - 19　Gartland 分类

三、治疗措施

1. 保守治疗

（1）闭合复位外固定：是治疗儿童肱骨髁上骨折最常用的方法，但这种治疗方法所带来的并发症仍很高，肘内翻发生率为 24% ~ 58%，Volkmann 缺血挛缩的发生率为 3%。手法复位尺偏畸形发生率高的主要原因是骨折断端旋转，骨折端受到前臂重力作用向尺侧倾垂，近端骨膜对远端骨折牵拉，是造成肘内翻的主要原因。闭合复位易加重创伤，复位成功率难以确定，复位后维持对位较为困难，肿胀消退后有再移位的可能。需要再整复者，可能引起关节僵硬和骺板损伤，并且皮肤水疱破损处理困难，功能恢复差，因此，闭合复位夹板或石膏固定只用于无移位的骨折。

（2）骨牵引对治疗：肱骨髁上骨折是一种简单、安全、可靠的方法，并且是纠正尺偏和旋转、防止肘内翻的最佳方法。其主要优点：①操作简单，创伤小；②小儿骨折愈合快，牵引 2～3 周即可，对肘关节功能影响不大；③采用悬吊式牵引，使患肢处于高位，利于消肿，对防止缺血性挛缩比其他方法有优越性；④配合床边 X 线机或 C 形臂 X 线透视机，能够及时发现和调整骨折的再移位，保证骨折正常愈合，防止肘内翻的发生。对新鲜肱骨髁上骨折，如肿胀严重或手法复位失败者可选用骨牵引，牵引 1～2 周后可改用石膏固定，也可牵引至骨愈合。

2. 手术治疗

（1）闭合复位经皮穿针固定：在 C 形臂 X 线机的透视下采用闭合复位经皮穿针内固定治疗儿童肱骨髁上骨折，目前，已成为国内外广泛使用的治疗方法。这种方法治疗儿童肱骨髁上骨折不仅创伤小，避免了开放复位对组织的损伤，可以避免骨折远端向尺侧再移位，防止骨折畸形复位形成肘内翻，特别是对 Gartland Ⅱ、Ⅲ 型有部分和完全移位的骨折，应作为首选方法。

（2）切开复位内固定：儿童肱骨髁上骨折闭合复位不满意或有明显神经、血管损伤者，才有切开复位内固定的指征，可应用交叉克氏针加"8"字钢丝、交叉克氏针、平行克氏针3 种方法固定。切开复位内固定因创伤大，出血多，操作较困难，术后有感染、粘连、异位骨化和关节僵硬等危险，故应严格掌握其适应证。

四、预后评价

国内外对儿童肱骨髁上骨折的治疗具有相当丰富的经验，但由于其损伤年龄及解剖位置特殊，无论非手术或手术治疗肘内翻发生率仍颇高。Volkmann 缺血挛缩与关节僵硬等严重并发症仍时有发生，因此，儿童肱骨髁上骨折的治疗至今对临床医生仍是富有挑战性、值得重视和提高的课题。

（刘永峰）

第七节　肱骨髁间骨折

一、概述

肱骨髁间骨折是青壮年严重的肘部损伤之一，但 50～60 岁的伤者也时常可见。由于损伤程度的差异，以及所采用的治疗措施是否合宜，其最终结果往往有很大不同。无移位的髁间骨折不需特殊处理，但必须保持骨折的稳定，经适当的制动及功能锻炼后，肘关节的屈伸活动多可恢复。明显移位的肱骨髁间骨折，多有骨折块的旋转及关节面的严重损伤。对这种类型骨折的治疗，各家意见多不一致，非手术疗法往往不能得到满意的骨折复位。在某些病例中，手术疗法可得到理想的骨折对位，功能恢复良好，但必须具备一定的条件。究竟采用什么方式治疗这种骨折，仍然要取决于伤者的情况及医疗条件。

二、诊断思路

1. 病史要点

（1）伸展型：跌倒时，肘关节处于伸展位，手掌和人体重力向上、下传导并集中在肱骨髁部，暴力作用于尺骨，向上撞击造成骨折，使肱骨内、外髁分裂，向两侧分离，骨折近端向前移位，骨折远端分裂为两块或多块并向后方移位。

（2）屈曲型：肘关节在屈曲位时直接撞击地面，也可能由于尺骨鹰嘴向上撞击所致，内上髁断面呈三角形，当暴力传导至该部时，尺骨鹰嘴犹如楔子撞击内外髁间的滑车沟，致两髁间分离移位，而肱骨下端向后移位。

2. 查体要点　肘关节剧烈疼痛，压痛广泛，肿胀明显，可伴有畸形，肘关节呈半屈曲状，伸展、屈曲和旋转受限，前臂多处于旋前位。检查时可触及骨折活动和骨摩擦感。肘后三角骨性标志紊乱，血管和神经有时受到损伤，检查时务必予以注意。

3. 辅助检查　摄肘部正侧位 X 线片，不但可明确诊断，而且对于骨折类型和移位程度的判断也有重要意义，对合并肘部其他损伤亦可显示。必要时可行多排螺旋 CT 加二维、三维重建明确骨折块的大小、形态、位置以及关节面的形态。

4. 分类

（1）伸直内翻型：肘伸直位受伤，伴有明显的肘内翻应力作用，骨折块向尺侧及后方移位，依损伤程度而将其分为三度（图 7 - 20）。

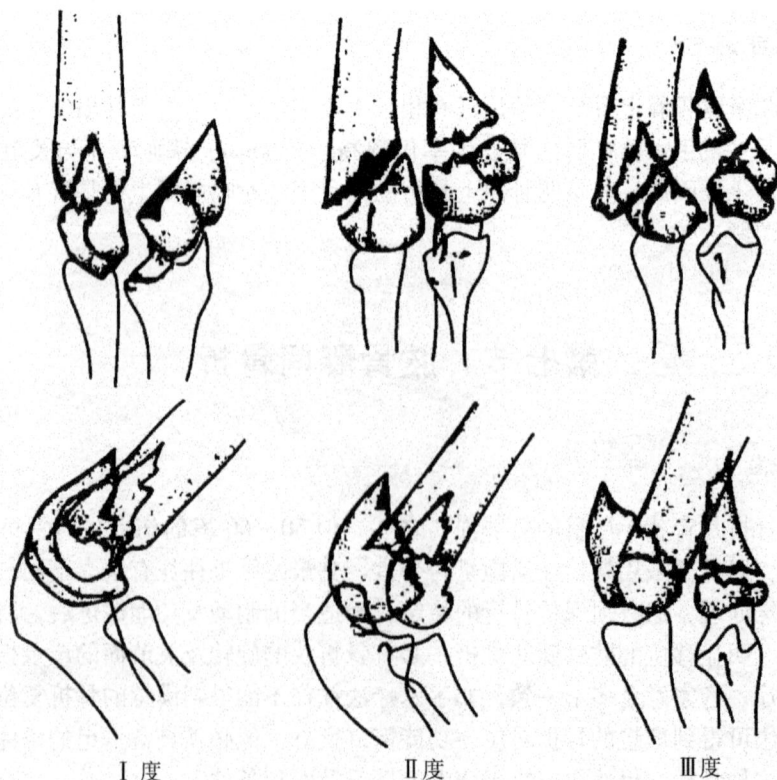

Ⅰ度　　　　　　Ⅱ度　　　　　　Ⅲ度

图 7 - 20　伸直内翻型肱骨髁间骨折分度

Ⅰ度：骨折外力沿尺骨传导到肘部，尺骨鹰嘴半月切迹就像一个楔子嵌入肱骨滑车而将肱骨髁劈裂。内翻应力仅将骨折远段及前臂移向尺侧。髁间的骨折线偏向内侧并向内上方延续，内上髁及其上方的骨质完整。

Ⅱ度：骨折也是伸直内翻应力致伤，但内翻应力较Ⅰ度损伤时大，致使在内上髁上方有一个蝶形三角骨折片，但它并未完全分离，其骨膜仍与肱骨下端内侧骨膜相连，它的存在不利于骨折复位后的稳定。

Ⅲ度：骨折内翻应力较Ⅰ度及Ⅱ度时更大，内侧的三角形骨折片已完全分离。即使将其复位也难以维持其稳定，由于肘内侧结构的缺陷而极易导致骨折段向内倾斜，是导致晚期发生肘内翻的一个因素。

（2）屈曲内翻型：肘关节在屈曲位受伤，同时，伴有肘内翻应力，骨折块向尺侧及肘前方移位，依据损伤程度也将其分为三度（图7-21）。

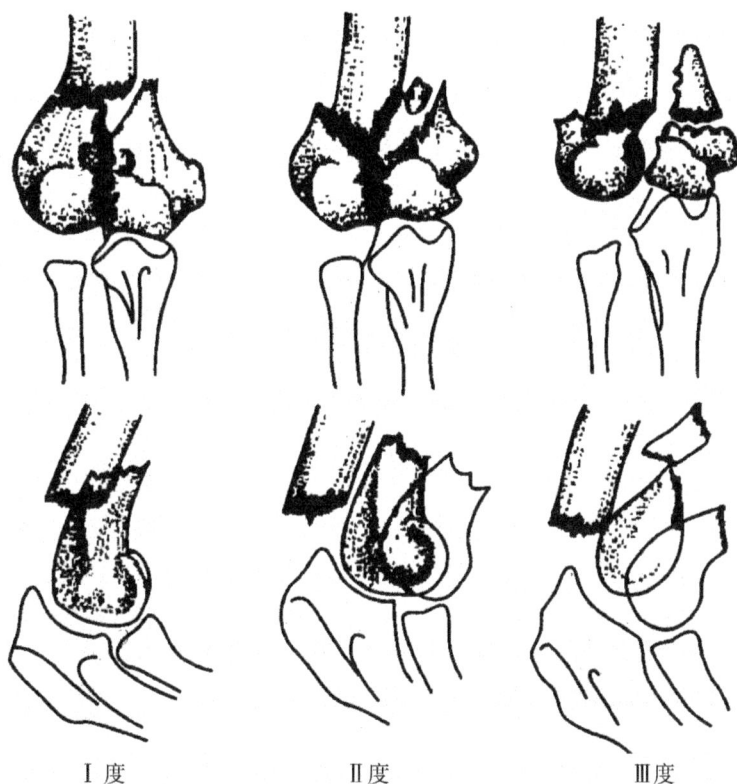

Ⅰ度　　　　　　　Ⅱ度　　　　　　　Ⅲ度

图7-21　屈曲内翻型肱骨髁间骨折分度

Ⅰ度：骨折有两种不同的表现。一种为肘在屈曲位受伤，尺骨鹰嘴从后向前将肱骨髁劈裂，同时屈曲应力致使在髁上部又发生骨折。其特点为肱骨髁关节面较完整，髁上部骨折线较高且呈横断状，是典型的"T"形骨折表现。另一种为屈曲及内翻应力共同致伤者，骨折形状类似于伸直内翻型的Ⅰ度骨折，但骨折块移向肘前方。

Ⅱ度：骨折也是屈曲及内翻应力共同致伤者，其表现和伸直内翻型的Ⅱ度类似，但骨折块也是向肘前方移位。

Ⅲ度：骨折致伤外力与前者相同，与伸直内翻型Ⅲ度骨折类似，但内侧三角形骨折片的形状不如伸直型的典型，骨折块也是处在肘前内侧。

绝大部分的肱骨髁间骨折都可纳入这两种类型的损伤之中，但因致伤外力的复杂性，尤其是还有直接外力致伤者，故而骨折的类型可能很特殊，但这仅是很少一部分，进行上述骨折分类的目的在于根据不同的骨折类型而选择合适的治疗方式。

5. 诊断标准

（1）典型的外伤史。

（2）体格检查发现有疼痛、肿胀和肘关节畸形。

（3）摄肘关节正侧位 X 线片提示。

（4）多排螺旋 CT 加二维、三维重建明确骨折块的大小、形态、位置以及关节面的形态。

三、治疗措施

肱骨髁间骨折的治疗方法很多，而要得到优良的结果，其关键在于掌握好各种方法的适应证及正确的操作技术。

1. 保守治疗　闭合复位外固定是常采用的治疗方法之一，适用于内、外髁较为完整及轻度分离而无明显旋转者。在良好的麻醉下，在上臂及前臂行牵引及反牵引，待肱骨下端与髁的重叠牵开后，再从肘的内外侧同时向中间挤压两髁，此时内外髁的分离及轻度旋转即可矫正，透视后如果复位满意即可用长臂石膏前后托制动固定，2 周后再更换一次石膏，肘部的屈曲程度不能单纯依靠是屈曲型还是伸直型而定，更要在透视时观察在何种位置最稳定，复位固定即固定于此位置。制动时间为 4～5 周，去除制动后再逐渐练习肘关节的屈伸活动。至于无移位的骨折则仅维持骨折不再移位即可，可用石膏托或小夹板制动 4 周。

2. 手术治疗　采用切开复位内固定，辨认肱骨下端骨折块移位方向及骨折线、关节面。然后将其复位，但常常是粉碎严重无法复位，若为两三块可在两髁间用骨栓固定，肱骨下端用两枚短钢板螺钉，也可用"T"形、"Y"形钢板、重建钢板等予以固定，但是任何一种内固定并非完美。若钢板固定牢靠，有利早期功能锻炼，但肱骨远端皮质较薄，钢板固定比较困难，尤其是粉碎严重者，以及骨质疏松患者，无法达到有效的内固定，内外侧髁及髁上骨块较大的骨折，用钢板固定比较合适。术后以上肢石膏固定，3～4 周后拆除石膏，进行功能锻炼。

3. 尺骨鹰嘴牵引加闭合复位　伤后未能及时就诊或经闭合复位而未成功者，肘部肿胀严重，皮肤起水疱等。此种情况不宜再次手法复位及应用外固定，可行床边尺骨鹰嘴牵引，待肱骨髁和骨折近端的重叠牵开后，再做两髁的手法闭合复位，其后可用夹板或大的巾钳夹持住内外髁以维持复位，待 3～4 周后去除牵引再逐渐练习关节的屈伸活动。

4. 功能疗法　骨折后，由于各种因素的限制而不宜行骨折的复位或不可能做复位及制动，而是将患肢悬吊在胸前和及早进行肘关节的屈伸活动，利用尺骨鹰嘴的模造作用而能形成一定范围的活动，最终能满足一般的日常生活需要，这就是所谓的功能疗法。但是由于骨折未行复位及早期就开始活动，使得肘部损伤组织的修复很慢，肿胀持续时间较长而恢复较慢。在医疗条件不具备时，仍不失为一种治疗方法。

四、预后评价

1. 手术后感染　是开放复位内固定后最严重的并发症，特别是感染已波及关节内时，表浅的感染对预后无明显影响。感染的原因是多方面的，但和手术操作困难及时间过长等关系较大。因有内固定物的存在，故感染不易控制，伤口经久不愈，有时须将内固定物取出并彻底清创后，伤口方可痊愈。曾有一例患者术后感染，经适当处理后，伤口在3个月内愈合，术后一年半时肘伸屈在30°～105°。

2. 骨折不愈合　开放复位内固定需要良好的切口显露，因此，切口长、组织剥离广泛，内、外髁附着的软组织有时也须做较大范围的剥离，这对骨折块的血运会有进一步的影响。但实际上很少会发生骨折不愈合，而不愈合的发生往往和内固定达不到要求有关，如骨折复位欠佳而遗有较大的骨折缝隙，或固定不甚牢固而又早期关节活动以及感染等。

3. 肘内翻畸形　无论用开放复位还是闭合复位方法治疗，此种骨折都易发生肘内翻，特别是在Ⅲ度骨折中。闭合复位后内侧潜在的不稳定在骨折愈合过程中就会逐渐显示出来，而导致携物角减小甚或明显的肘内翻畸形。在开放复位时，由于三角形骨折片较小而固定困难，在复位及固定过程中就可能使携物角减小。加之固定又不甚牢固，在术后行关节功能练习时即可导致进一步的移位而发生明显的肘内翻畸形。

4. 关节周围骨化　开放复位内固定虽然需要广泛的组织剥离，但很少发生关节周围的异位骨化而导致功能障碍，如果手术拖延至伤后2～3周进行，则很易发生骨化而引起功能恢复不良。

五、最新进展

尽管国外有人对骨折粉碎、骨质疏松严重的患者开始尝试Ⅰ期全肘关节置换术，但切开复位板钉内固定术仍是治疗髁间骨折的首选。尤其是双钢板固定，对大多数肱骨髁间骨折可取得良好疗效。

（刘永峰）

第八节　肘关节脱位

一、概述

肘关节脱位为常见损伤，约占肘部损伤的5.4%，多见于青少年和成年人，老年人和儿童少见。肘关节是由肱桡关节、肱尺关节和上尺桡关节3个关节所组成，这3个关节均包裹在一个关节囊内，有一个共同的关节腔，关节囊的前后壁薄弱而松弛，但其两侧的纤维层则增厚形成桡侧副韧带和尺侧副韧带；关节囊纤维层的环行纤维，形成一坚强的桡骨环状韧带，包绕桡骨小头。肘关节从整体来说，以肱尺关节为主，与肱桡关节、上尺桡关节协调运动，使肘关节作屈伸动作。肘部的三点骨突标志是肱骨内、外上髁及尺骨鹰嘴，伸肘时这三点成一直线，屈肘时，这三点成一等腰三角形，因此又称"肘后三角"。肘关节脱位是最常见的脱位之一，多发生在青壮年，儿童与老人少见。按脱位的方向，可分为前脱位、后脱位、侧脱位3种，以后脱位最为常见。

二、诊断思路

1. 病史要点　多因传导暴力或杠杆作用所造成。患者跌倒时，肘关节伸直、前臂旋后位掌面触地，传达暴力使肘关节过度后伸，以致鹰嘴尖端急骤撞击肱骨下端的鹰嘴窝，产生有力的杠杆作用，使止于尺骨冠状突上的肱肌及肘关节囊的前壁被撕裂，肱骨下端向前移位，尺骨鹰嘴突则向后移位，这就造成临床上常见的肘关节后脱位。由于暴力作用不同，尺骨鹰嘴还可以向内侧或外侧移位，形成关节侧方脱位。若屈肘位跌倒，肘尖触地，暴力由后向前，可将尺骨鹰嘴推移至肱骨的前方，而成为肘关节前脱位，多并发尺骨鹰嘴骨折。偶尔可出现肘关节分离脱位，因为肱骨下端脱位后插入尺桡骨中间，使尺桡两骨分离所致。不少病例合并尺骨冠状突骨折，肱肌被剥离，骨膜、韧带、关节囊被撕裂，以致在肘窝形成血肿，该血肿容易发生骨化，成为整复陈旧性肘关节脱位的障碍，或影响复位后肘关节的活动功能。另外，肘关节脱位可合并肱骨内上髁骨折，有的还夹入关节内，影响复位，若被忽略会造成不良的后果。移位严重的肘关节脱位，可能合并血管、神经损伤，应予注意。

2. 查体要点

（1）症状：肘关节疼痛、肿胀、活动功能障碍。

（2）体征

1）肘关节后脱位：肘关节呈屈曲135°位弹性固定，肘窝前饱满，可摸到肱骨下端，尺骨鹰嘴后突，肘后部空虚，呈靴状畸形，"肘后三角"骨性标志的正常关系改变，与健侧对比前臂前面明显短缩。若有侧方移位，还呈现肘内翻或肘外翻畸形。

2）肘关节前脱位：肘关节疼痛、肿胀、活动功能障碍，肘关节过伸、屈曲受限，呈弹性固定，肘前隆起，可触到脱出的尺桡骨上端，在肘后可触到肱骨下端及游离的鹰嘴骨折片，前臂前面较健侧长，"肘后三角"正常关系改变。

3）肘关节侧方脱位：肘关节左右径增宽，并有内翻或外翻畸形。

3. 辅助检查　X线检查可确诊并可辨别有无并发骨折，必要时可行多排螺旋CT并行二维重建来确诊。

4. 分类

（1）肘关节后脱位。

（2）肘关节前脱位。

（3）肘关节侧方脱位。

（4）肘关节分裂脱位。

5. 鉴别诊断　新生儿肱骨远端全骨骺分离：易误诊为肘关节脱位。幼儿肘部骨突标志不易摸清，若肱骨外髁未骨化，其X线片表现难以鉴别，唯一可参考者是发病年龄和移位方向。幼儿肘关节脱位常见为外侧脱位，而全骺分离远段往往内移，根据整复过程中的"手感"进行鉴别较为可靠。

6. 诊断流程（图 7 – 22）

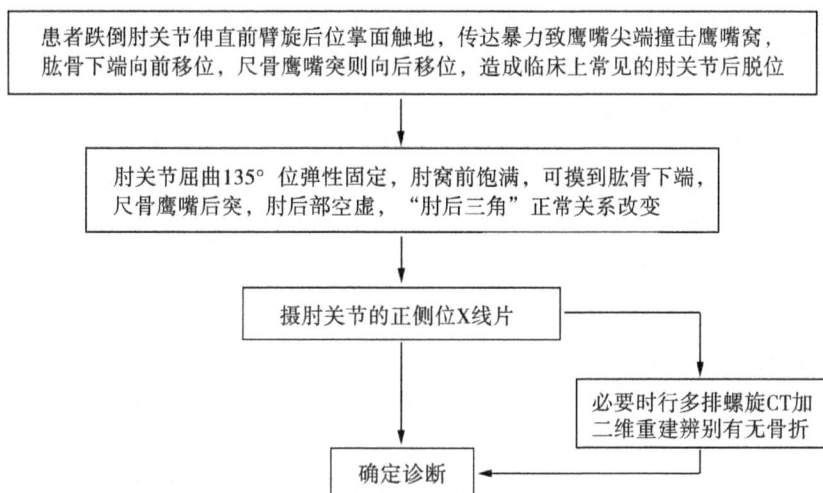

```
┌─────────────────────────────────────────────────────────────┐
│ 患者跌倒肘关节伸直前臂旋后位掌面触地，传达暴力致鹰嘴尖端撞击鹰嘴窝，│
│ 肱骨下端向前移位，尺骨鹰嘴突则向后移位，造成临床上常见的肘关节后脱位 │
└─────────────────────────────────────────────────────────────┘
                              │
                              ▼
┌─────────────────────────────────────────────────────────────┐
│ 肘关节屈曲135° 位弹性固定，肘窝前饱满，可摸到肱骨下端，         │
│ 尺骨鹰嘴后突，肘后部空虚，"肘后三角"正常关系改变              │
└─────────────────────────────────────────────────────────────┘
                              │
                              ▼
┌──────────────────────┐                  ┌──────────────────────┐
│ 摄肘关节的正侧位X线片 │─────────────────▶│ 必要时行多排螺旋CT加   │
└──────────────────────┘                  │ 二维重建辨别有无骨折   │
         │                                └──────────────────────┘
         ▼                                          │
┌──────────────┐                                    │
│   确定诊断   │◀───────────────────────────────────┘
└──────────────┘
```

图 7 – 22　肘关节脱位诊断流程

三、治疗措施

1. 保守治疗　新鲜肘关节脱位或合并骨折的脱位主要治疗方法为手法复位，对某些陈旧性骨折，为期较短者亦可先试行手法复位。

（1）单纯肘关节脱位：取坐位，局部或臂丛麻醉，如损伤时间短（30min 内）亦可不施麻醉。令助手双手紧握患肢上臂，术者双手紧握腕部，着力牵引将肘关节屈曲 60°～90°，并可稍加旋前，常可听到复位响声或复位的振动感。复位后用上肢石膏将肘关节固定在功能位，3 周后拆除石膏，做主动的功能锻炼，必要时辅以理疗，但不宜做强烈的被动活动。

（2）合并肱骨内上髁撕脱骨折的肘关节脱位：复位方法基本同单纯肘关节脱位。肘关节复位之时，肱骨内上髁通常可得以到复位；如果骨折片嵌夹在关节腔内，则在上臂牵引时，将肘关节外展（外翻），使肘关节内侧间隙增大，内上髁撕脱骨片借助于前臂屈肌的牵拉作用而脱出关节并得以复位；若骨折片虽脱出关节，但仍有移位时，加用手法复位，并在石膏固定时加压塑形，也有如纽扣样嵌顿无法复位者，要考虑手术切开。

（3）陈旧性肘关节脱位（早期）：超过 3 周者即定为陈旧性脱位，通常在 1 周后复位即感困难，关节内血肿机化及肉芽组织形成、关节囊粘连等。手法复位在臂丛麻醉下，做肘部轻柔的伸屈活动，使其粘连逐渐松解。将肘部缓慢伸展，在牵引力作用下逐渐屈肘，术者用双手拇指按压鹰嘴，并将肱骨下端向后推按，即可使之复位，经摄 X 线片证实已经复位后，用上肢石膏将肘关节固定略 <90°位，3 周左右时拆除石膏做功能锻炼。

2. 手术治疗

（1）手术适应证：①闭合复位失败者或不适于闭合复位者，这种情况少见，多合并肘部严重损伤，如尺骨鹰嘴骨折并有分离移位者。②肘关节脱位合并肱骨内上髁撕脱骨折，当肘关节脱位复位，而肱骨内上髁仍未能复位时，应施行手术将内上髁加以复位和固定。③陈旧性肘关节脱位，不宜试行闭合复位者。④某些习惯性肘关节脱位。

（2）开放复位：臂丛麻醉，取肘后正中纵行切口。肱骨内上髁后侧暴露并保护尺神经，沿肱三头肌两侧纵行切开，暴露肘关节后，将周围软组织和瘢痕组织剥离，清除关节腔内的血肿、肉芽和瘢痕，辨别关节骨端关系并复位，缝合关节周围组织。为防止再脱位可采用1枚克氏针自鹰嘴至肱骨下端固定，1~2周后拔除。

（3）关节成形术：多用于肘关节陈旧脱位，软骨面已经破坏者或肘部损伤后关节僵直者。臂丛麻醉，取肘后正中纵行切口。切开肱三头肌腱，暴露肘关节各骨端，将肱骨下端切除，保留肱骨内、外髁一部分，切除尺骨鹰嘴突的顶端及部分背侧骨质，尺骨冠状突尖端亦切小一些，保留关节软骨面，桡骨小头若不影响关节活动可不切除，否则切除桡骨小头。根据新组成的关节间隙，如狭窄可适当将肱骨下端中央部分切除 0.5cm 呈分叉状，理想的间隙距离应在 1~1.5cm。关节间衬以阔筋膜的关节成形术，对于骨性强直的肘关节有良好作用。注意使用阔筋膜作关节面及关节囊时，要使阔筋膜的深面面向关节腔一侧，将阔筋膜衬于关节面缝合后，检查伤口，将肘关节对合，观察关节成形的情况，逐层缝合伤口。术后用上肢石膏托将肘关节固定于 90°，前臂固定于旋前旋后的中间位，抬高患肢，手指活动。几天后带上肢石膏托进行功能锻炼，3 周左右拆除固定，加强伤肢功能锻炼，并辅以理疗。

3. 治疗流程（图 7 – 23）

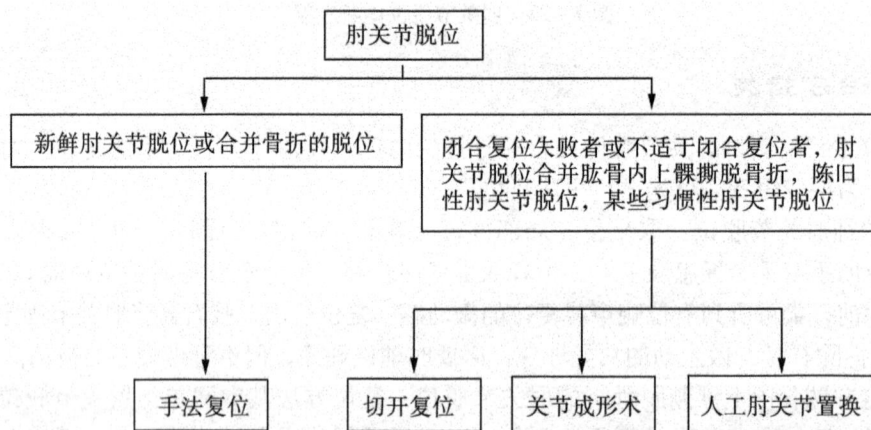

图 7 – 23　肘关节脱位治疗流程

四、最新进展

人工肘关节置换技术已相当成熟，它适用于类风湿关节炎、骨性关节炎、创伤性关节炎、骨肿瘤等患者，也可用于创伤性骨毁损的患者。对于肘关节陈旧脱位，软骨面已经破坏者或肘部损伤后关节僵直者，可考虑行人工肘关节置换术。

（江　亚）

第九节　肘关节周围损伤

一、肱骨外髁骨折

（一）概述

肱骨外髁骨折是儿童肘部常见损伤，多属于骨骺骨折，骨折块通常包括肱骨外髁、肱骨小头骨骺，乃至滑车外侧部分及干骺端骨质，如果治疗不当，会发生骨不连、肘外翻畸形、迟发性尺神经损害、上下尺桡关节不稳等。

（二）诊断思路

1. 病史要点　肱骨外髁骨折的病因多由间接复合外力造成，当儿童摔倒时手掌着地，前臂多处于旋前、肘关节稍屈曲位，大部分暴力沿桡骨传至桡骨小头，再撞击肱骨外髁骨骺而发生骨折，同时多合并肘外翻应力或肘内翻应力，以及前臂伸肌群的牵拉，造成肱骨外髁骨折的不同类型。

2. 查体要点　当儿童发生肱骨外髁骨折后，肘部外侧肿胀，并逐渐扩散，直至整个肘关节，局部肿胀程度与骨折类型有明显关系，骨折脱位型肿胀最严重，肘外侧出现皮下瘀斑，逐渐向周围扩散，可达腕部。伤后 2~3 天发生皮肤水疱，水疱可感染，肘部外侧有明显压痛，若为第Ⅳ型骨折，肘内侧亦有明显压痛，甚至可发生肱骨下端四周压痛。若发生移位型骨折，肘外侧可扪及活动的骨折块，并可触及骨擦感。肘关节稳定性丧失，可发生肘外翻畸形，肘部增宽，肘后三点关系改变，肘关节活动丧失。患儿将肘关节保持在稍屈曲位，被动屈伸活动局部疼痛加重。前臂旋前、旋后功能一般不受限，干骺端的骨尖可刺破皮肤造成开放性骨折。肘部肿胀严重者，需要检查桡动脉搏动情况，注意有无肘部筋膜下血肿压迫肱动脉的情况。对第Ⅲ、Ⅳ型骨折者要注意检查有无桡神经或尺神经牵拉损伤后的症状。

3. 辅助检查　摄肘关节正侧位 X 线片，必要时要摄对侧肘关节 X 线片作对比或患侧肘部 CT 以明确诊断。

4. 分类　肱骨外髁骨折分为四型（图 7-24）：

Ⅰ型，无移位型：骨折处呈裂纹状，两骨折端有接触，局部的伸肌筋膜、骨膜未撕裂。

Ⅱ型，侧方移位型：骨折块向侧方、前方或后方移位，骨折端间隙增大，轻度移位者伸肌筋膜、骨膜部分撕裂，重度移位者可完全撕裂，复位后骨折块不稳定，在固定中可再次发生移位。

Ⅲ型，旋转移位型：骨折块向侧方、前方或后方移位，并旋转移位。由于局部伸肌筋膜、骨膜完全撕裂，加之前臂伸肌的牵拉，骨折块围绕纵轴向外旋转可达 90°~180°，在横轴上也可发生向前或向后的不同程度旋转，肱尺关节无变化。

Ⅳ型，骨折脱位型：骨折块有侧方移位、旋转移位，同时肘关节可向桡侧、尺侧及后方脱位，关节囊及侧副韧带撕裂，肘部软组织损伤严重。

5. 诊断标准　对于儿童肱骨外髁骨折应引起足够的重视，肘部受伤后局部产生疼痛、肿胀、活动受限时，一定要进行 X 线片检查，并仔细观察任何可疑的异常变化，延误诊断和治疗，会给以后的治疗带来很大困难，即使治疗后也会给患儿遗留一定的功能障碍。2 岁以下的幼儿，因肱骨小头骨化中心小，骨折块所带的干骺端骨片小，从 X 线片上作出正确的诊断均较困难，摄对侧肘关节 X 线片作对比或行 CT 检查明确诊断。

6. 鉴别诊断　肱骨外髁骨折需要与肱骨远端骨骺分离相鉴别，肱骨外髁骨折诊断明确后，要注意肘部的其他合并损伤，如桡骨小头颈部骨折、尺骨鹰嘴骨折、孟氏骨折以及尺、桡神经的牵拉损伤。

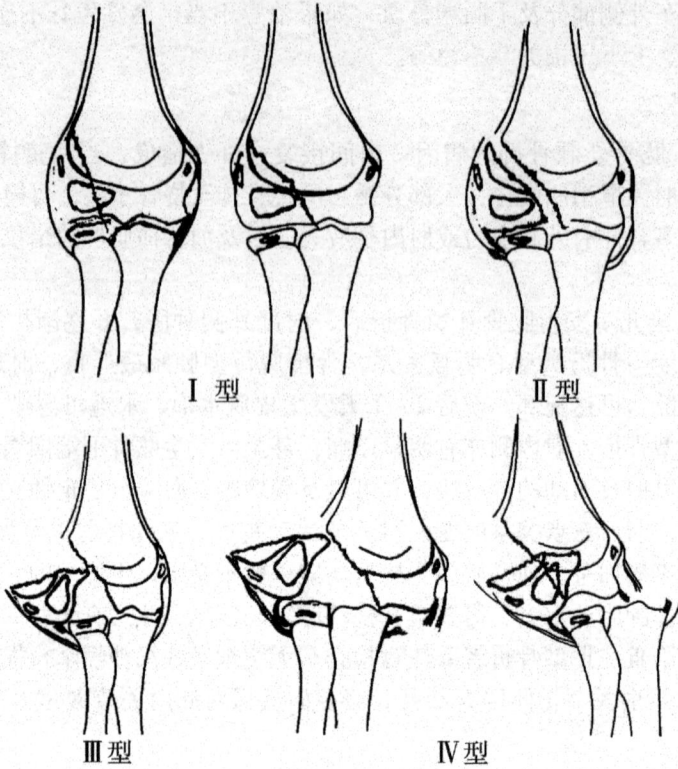

图 7 - 24　肱骨外髁骨折分型

7. 诊断流程（图 7 - 25）

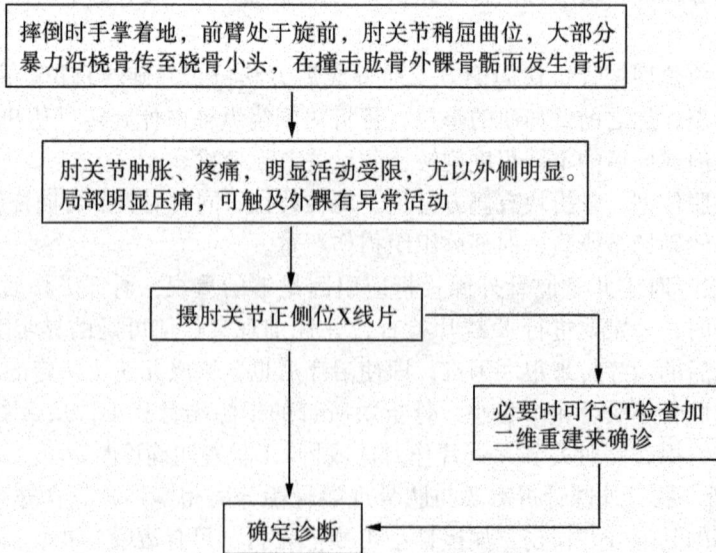

摔倒时手掌着地，前臂处于旋前，肘关节稍屈曲位，大部分
暴力沿桡骨传至桡骨小头，在撞击肱骨外髁骨骺而发生骨折

肘关节肿胀、疼痛，明显活动受限，尤以外侧明显。
局部明显压痛，可触及外髁有异常活动

摄肘关节正侧位X线片

必要时可行CT检查加
二维重建来确诊

确定诊断

图 7 - 25　肱骨外髁骨折诊断流程

（三）治疗

肱骨外髁骨折属关节内骨折，又是骨骺骨折，骨折线通过骺板，复位是否满意直接影响到关节的完整性和骺板处骨桥形成的大小。复位好，骨桥形成小，日后肱骨下端鱼尾状畸形小；复位差骨桥形成大，则鱼尾状畸形大，可造成肱尺关节面的不适应，发生肘关节半脱位。肘关节长期在不相适应的情况下，则会发生关节软骨退行性变化，造成创伤性关节炎。它的发生不在骨折愈合后的近期，而在伤后 15 ~ 20 年的远期出现。所以无论采取何种方法治疗，最终应达到解剖复位或近似解剖复位，不能只满足骨折块在有移位情况下骨折能愈合和近期肘关节功能良好。

1. 骨折无移位型（Ⅰ型）　肘关节屈曲 90°，长臂石膏后托固定 3 ~ 4 周。

2. 侧方移位型（Ⅱ型）　此型骨折多数为不稳定骨折，闭合复位后，在治疗过程中可能发生再移位。若发生应及时采取相应的治疗措施，摄 X 线片证实复位情况。可用长臂石膏后托固定 4 ~ 6 周。固定时依据骨折复位后的稳定情况，取伸肘或屈肘位及前臂旋后位。此型骨折多数为不稳定骨折，闭合复位后应密切观察，若再次发生移位或整复失败应切开复位。

3. 旋转移位型（Ⅲ型）、骨折脱位型（Ⅳ型）　主张切开复位，当肱骨外髁骨折移位大于 2mm 时，就应选择手术治疗。常用方法有经皮或切开复位两枚克氏针固定方法，也可采用直径 4mm 松质骨拉力螺钉固定方法。

（四）预后评价

肱骨远端骺软骨损伤后，都将发生不同程度的肘关节畸形，骨折时骺板发生损伤，造成局部血液供应障碍，或是骺软骨内的营养血管损伤，影响软骨细胞生长，导致骺软骨发育障碍。

1. 鱼尾状畸形　肱骨外髁骨折愈合后，在生长发育过程中，肱骨小头与滑车间发生一凹形缺口，称为鱼尾状畸形。损伤年龄越小，骨折复位不满意者鱼尾状畸形就越明显，此畸形易导致肘关节半脱位。

2. 肱骨外髁增大　桡骨小头增大呈"蘑菇状"，桡骨干骺端增粗。此畸形可发生在骨折各种类型，无论是经闭合复位或切开复位，以及陈旧性肱骨外髁骨折经手术治疗的患儿。此畸形的发生，可能是骨折后或手术时对局部刺激，使局部血液循环增加，造成局部生长暂时性增快的结果。它可使携物角变小，发生肘内翻畸形。

3. 肱骨小头骨骺早闭　部分患儿可发生肱骨小头骨骺早闭现象，与复位后的位置及复位方法无明显关系，而是与当时伤情和骨折时伤及骺板的范围有关，畸形严重者则发生肘外翻畸形。

4. 肱骨小头骨骺缺血性坏死　在肱骨外髁骨折的治疗中发现少部分患儿出现肱骨小头缺血坏死现象，是因局部血液供应发生障碍而造成，这种现象切开复位比闭合复位者多，切开复位陈旧性骨折者比新鲜骨折者多，这也是发生肘外翻的另一原因。

5. 肱骨外上髁骨骺提前骨化　正常的肱骨外上髁骨骺在 10 岁左右显露骨化中心，15 岁以后和肱骨骨干闭合连接，但肱骨外髁骨折的患儿 3 ~ 8 岁即可出现，并可提前早闭，这可能是因外伤的刺激，激发了软骨内成骨的过程，使肱骨外上髁骨骺骨化中心提前出现。

二、肱骨内髁骨折

（一）概述

肱骨内髁（骨骺）骨折是一种少见的肘关节损伤，仅占肘关节骨折的 1% ~ 2%，在任何年龄组均少见，儿童相对多一些。骨折块一般包括大部分滑车、内上髁与尺侧干骺端三角骨块，属于 Salter – Harris Ⅳ 型损伤，比较少见的情况是仅涉及大部分滑车，属于 Salter – Harris Ⅲ 型损伤。

（二）诊断思路

1. 病史要点　肱骨内髁（骨骺）骨折多为间接外力致成，摔倒时肘关节处于伸展位，手掌撑地，应力经尺骨传导至滑车，撞击发生骨折。与此同时，肘关节不论接受内翻或外翻应力，均更容易造成偏心的应力集中，或挤压撞击，或牵拉撕裂造成骨折。直接应力多发生于屈肘位损伤，尺骨鹰嘴着地，直接撞击发生骨折。骨折块受屈肌总腱及侧副韧带的牵拉，造成向尺侧、尺侧上方或旋转移位。

2. 查体要点　肘关节处于部分屈曲位，明显活动受限，肘关节肿胀、疼痛，尤以内侧明显。局部明显压痛，可触及内髁有异常活动。

3. 辅助检查　正位 X 线片可显示骨折线方向，骨折块大小和移位程度；侧位 X 线片能提示骨折块向前、后方向移位状况。在 X 线诊断时必须注意，小儿肱骨内髁骨化中心未出现之前，在该部骨折应根据其他解剖标志加以判断，如肱骨小头肱骨内上髁及桡骨小头骨化中心的位置变化加以鉴别，必要时以相同条件拍摄对侧肘关节正侧位 X 线片，以便对比观察，或 CT 扫描加二维重建详细观察骨折。

4. 分类（图 7 – 26）

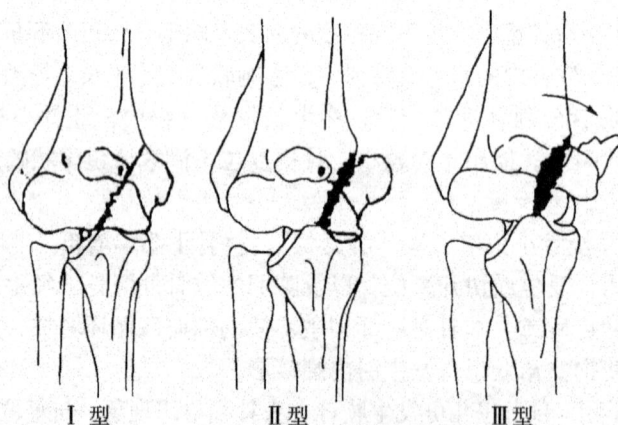

图 7 – 26　肱骨内髁骨折分类

Ⅰ型损伤：骨折无移位，骨折自滑车关节面斜形向内上方，至内上髁上方。

Ⅱ型损伤：骨折块轻度向尺侧或内上方移位，无旋转。

Ⅲ型损伤：骨折块明显旋转移位，常为冠状面旋转，也可同时伴有矢状面旋转，结果骨折面向后，滑车关节面向前。

尺骨可随骨折块向尺侧移位，特别是见于骨折始自肱骨小头滑车切迹的Ⅰ型损伤，肘关节半脱位尤为明显。

5. 鉴别诊断　小于 5 岁患者的内髁（骨骺）骨折很容易与内上髁（骨骺）骨折相混淆，仔细观察干骺端骨折片的形状，结合肘关节肿胀的范围、压痛范围、肘关节活动受限程度，有助于判断。仔细观察 X 线片中肱骨外髁与肱骨干的关系，外髁有无旋转，尺骨与肱骨干长轴的关系，肱骨外髁与桡骨近端的对位关系，有助于区分肱骨内髁（骨骺）骨折与肱骨远端全骺分离。Ⅰ、Ⅱ型肱骨内髁（骨骺）骨折，肱骨外髁与肱骨干及桡骨近端的关系，尺骨干与肱骨干长轴的关系均无改变。Ⅲ型损伤虽有改变，只是肘关节整体内移，肱骨外髁与肱骨干的关系并无改变，而全骨骺分离肱骨外髁与肱骨干的关系、尺骨与肱骨的轴线均有明显改变，而肱骨外髁与桡骨近端的对位关系则无改变。

6. 诊断流程（图 7 - 27）

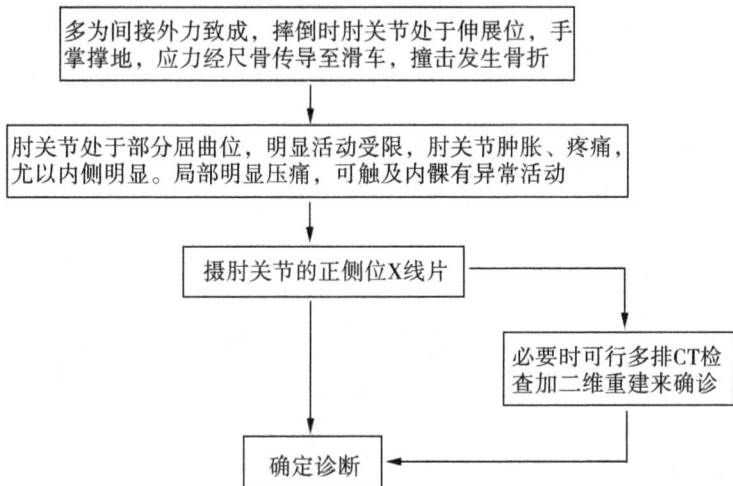

图 7 -27 肱骨内髁骨折诊断流程

（三）治疗

Ⅰ型损伤只需长臂石膏托制动，固定于肘关节屈曲、前臂旋前、轻度屈腕位，放松屈肌总腱，减少牵拉移位。伤后 1 周应摄 X 线片复查，如无移位，持续制动 4 周，如有移位，应及时处理。局部穿刺抽出积血、积液，可以缓解症状，但有继发感染的可能，除非肿胀特别明显，一般不宜采纳。

Ⅱ型损伤在摸清肘内侧骨折块后，于屈肘、旋前、外翻应力下，将骨折块向外侧推挤，有可能复位，但往往难以维持复位。复位 1 周后复查，如移位小于 3 ~ 4mm，虽可接受但难免不在石膏固定过程中继续移位。如复位 1 周后复查移位已大于 5mm，则应切开复位，Ⅱ型损伤直接切开复位内固定也许更为可取。

Ⅲ型损伤应当切开复位内固定，恢复肘关节的骨性解剖稳定关系。肱骨远端解剖特点是，滑车的鹰嘴窝与冠状突窝上方的髁上内柱长且窄，鹰嘴窝与冠状突窝间隔的骨板（骨骺）很薄，这些都造成内固定的困难。小儿宜选用两根克氏针，一根垂直骨折线，一根贯穿髁固定。成人可以选择两枚细的松质骨螺钉固定，或一枚松质骨拉力螺钉贯穿髁固定。克氏针内固定者，术后仍需长臂石膏托外固定 3 ~ 4 周，去石膏托后开始关节活动练习。6 ~ 8 周骨愈合后拔除克氏针。螺钉内固定者，术后 1 周开始练习关节活动。

（四）预后评价

肱骨内髁（骨骺）骨折不愈合的发生率比较低，其预后取决于损伤的严重程度，复位是否满意，治疗方法的选择，治疗是否及时。Ⅰ型损伤预后最佳，伤后 3 ~ 4 个月多数功能恢复已接近正常。关节面的外形多无明显改变，很少出现晚期创伤性关节炎或尺神经症状。Ⅱ型损伤满意闭合复位者，虽然功能恢复满意，但晚期可发现肱骨小头滑车切迹变平或加深，出现创伤性关节炎或继发尺神经症状。切开复位内固定可以完全恢复肱骨远端的解剖外形，但由于手术损伤，干扰局部的血运，可以继发肘关节局部骨性结构膨大，或肱骨内髁（骨骺）发育不良，是导致晚期发生创伤性关节炎的原因。此外，肱骨内髁（骨骺）骨折还可能出现不愈合、畸形愈合、肘内翻、肘外翻、骨化性肌炎、肘关节僵直等并发症。直接损伤、术中误伤、增生骨痂压迫、肿胀、外固定压迫，都是造成尺神经损伤的原因。经滑车内外柱间的内髁（骨骺）骨折，造成滑车沟加深的现象，远期随诊并不少见。

（五）最新进展

应用可吸收自身增强内固定材料，PGA 棒、PGA 螺钉、PUA 螺钉做内固定也是一种选择，由于内固定材料强度比较差，骨愈合前应有石膏托外固定保护。

三、肱骨内上髁骨折

（一）概述

肱骨内上髁（骨骺）骨折是一种常见的肘部损伤，多见于 7~15 岁，均占儿童肘关节骨折的 10%，仅次于肱骨髁上骨折与肱骨外髁骨折，占肘关节骨折的第 3 位。

（二）诊断思路

1. 病史要点　肱骨内上髁骨折常见于平地跌倒或投掷等运动性损伤，跌倒时前臂后伸并外展，前臂屈肌猛烈收缩时，肱骨内上髁被屈肌群牵拉而造成撕脱骨折。被撕脱的骨折块向前下方移位并可能旋转，因为肘关节置于外翻位，故内上髁撕脱骨折常合并肘关节脱位。

2. 查体要点　肘关节处于部分屈曲位。活动时，特别是外翻应力下活动，肘关节疼痛以肘内侧明显。局部肿胀、压痛，内上髁的正常轮廓消失，肘关节活动受限，前臂旋前、屈腕、屈指无力。Ⅲ、Ⅳ型损伤者，肘关节功能障碍更为明显，往往合并有不同程度的尺神经症状，Ⅳ型损伤或同时并发桡骨颈骨折、尺骨鹰嘴骨折者，症状尤为明显。

3. 辅助检查　摄肘关节正侧位 X 线片。

4. 分类（图 7-28）

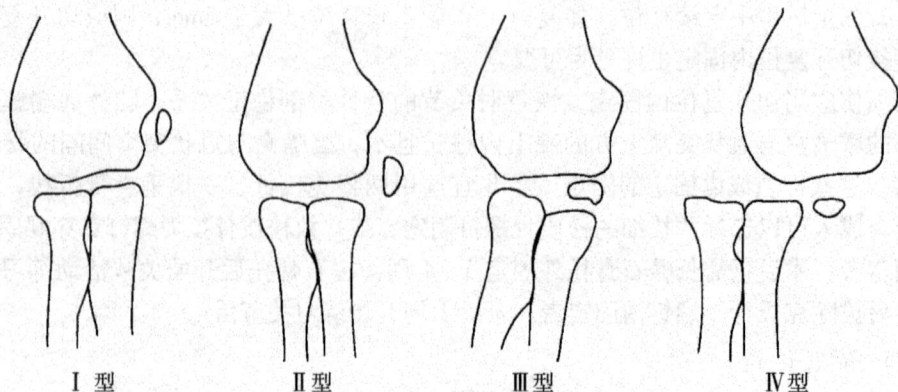

图 7-28　肱骨内上髁骨折分类

Ⅰ型损伤：内上髁（骨骺）分离，变位极小。

Ⅱ型损伤：撕脱的内上髁（骨骺）向下、向前旋转移位，可达关节水平。

Ⅲ型损伤：撕脱的内上髁（骨骺）嵌夹在内侧关节间隙，实际上肘关节处于半脱位状态。

Ⅳ型损伤：肘关节向后或向外后侧脱位，撕脱的内上髁（骨骺）嵌夹在关节内。

5. 鉴别诊断　小于 5 岁，内上髁二次骨化中心未出现前的肱骨内上髁骨骺分离，单纯靠 X 线片进行诊断，易出现漏诊、误诊。容易将内髁骨骺分离与内上髁骨骺分离相混淆。移位很轻或没有移位的Ⅰ型损伤，容易漏诊。对有疑问的病例，应摄健侧 X 线片对比，最好摄斜位像。小儿Ⅲ型内上髁（骨骺）骨折，肘关节脱位往往在就诊时已自行复位，要特别注意不要把嵌夹在关节间隙的内上髁（骨骺）与尺骨鹰嘴二次骨化中心相混淆。

造成内上髁（骨骺）骨折的外翻应力，同时也可造成桡骨颈、尺骨鹰嘴、尺骨冠状突和肱骨内髁（骨骺）骨折，特别是在二次骨化中心尚未出现的小儿患者，应警惕漏诊。相反，把肱骨内髁（骨骺）骨折误诊为肱骨内上髁（骨骺）骨折，或把尺骨鹰嘴骨折合并桡骨小头脱位误诊为Ⅳ型肱骨内上髁（骨骺）骨折者，亦有发现。

6. 诊断流程（图 7 - 29）

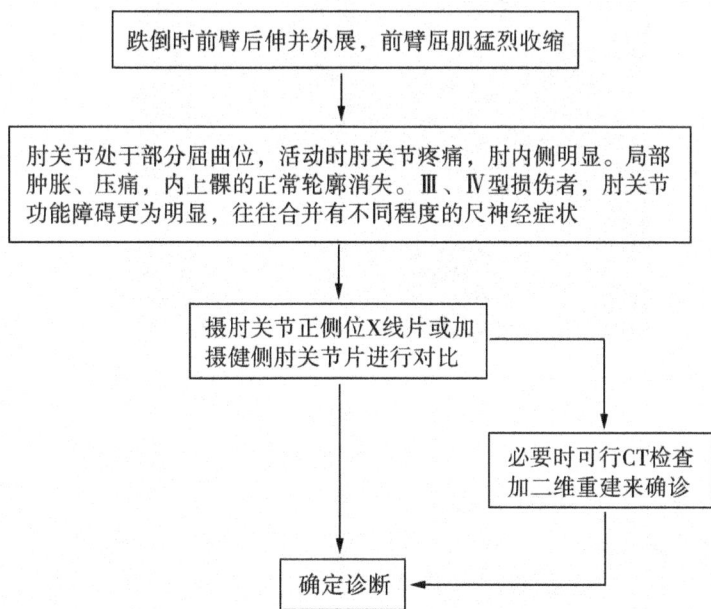

```
┌─────────────────────────────────────┐
│ 跌倒时前臂后伸并外展，前臂屈肌猛烈收缩    │
└─────────────────────────────────────┘
                 ↓
┌─────────────────────────────────────┐
│ 肘关节处于部分屈曲位，活动时肘关节疼痛，肘内侧明显。局部│
│ 肿胀、压痛，内上髁的正常轮廓消失。Ⅲ、Ⅳ型损伤者，肘关节│
│ 功能障碍更为明显，往往合并有不同程度的尺神经症状       │
└─────────────────────────────────────┘
                 ↓
┌─────────────────────┐
│ 摄肘关节正侧位X线片或加 │─────────┐
│ 摄健侧肘关节片进行对比  │         │
└─────────────────────┘         ↓
                          ┌─────────────┐
                          │ 必要时可行CT检查 │
                          │ 加二维重建来确诊 │
                          └─────────────┘
                 ↓              │
┌─────────────┐              │
│ 确定诊断      │←─────────────┘
└─────────────┘
```

图 7 - 29　肱骨内上髁骨折诊断流程

（三）治疗

1. 保守治疗　无移位的肱骨内上髁骨折，无须复位操作，仅用上肢石膏固定即可，为期 3～5 周，拆除石膏后进行功能锻炼；有移位的骨折，其中包括轻度旋转移位和Ⅳ型骨折，均宜首选手法复位。合并肘关节脱位者，在肘关节复位过程中，移位的内上髁骨折片常可随之复位，如果肘关节已获复位，而内上髁尚未复位，也可再施手法复位。

2. 手术治疗

（1）适应证：①骨折明显移位，骨折块夹在关节内或旋转移位，估计手法复位很难成功。②经闭合复位失败者，宜手术治疗。③合并尺神经损伤，应予手术复位及神经探查。

（2）手术操作：臂丛麻醉，取肘内侧标准切口，切开皮肤及皮下组织即可暴露骨折断端，清除血肿，如骨折块较大，尺神经沟可被累及，应显露并游离尺神经，用橡皮片将尺神经向外侧牵开。骨折片及近端骨折面辨认准确，将肘关节屈曲90°，前臂旋前位，放松屈肌对骨折片的牵拉，骨折片予以复位，并用巾钳加以临时固定。

儿童的肱骨内上髁骨骺骨折宜采用粗丝线缝合，在骨折片前外侧贯穿缝合骨膜、肌腱附着部及部分松质骨，就足以保持其稳定。成年人如用丝线固定不稳可加用两枚克氏针交叉固定，克氏针尾端露于皮外，缝合伤口，术后用上肢石膏功能位固定4~6周后，拆除石膏并拔除克氏针或采用松质骨螺钉固定，待骨折愈合后取出螺钉（图7-30）。

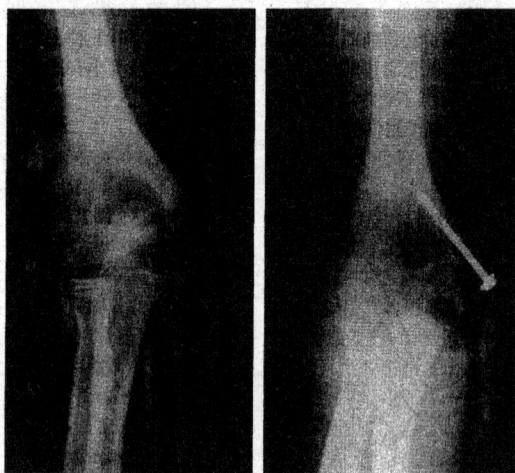

图7-30 肱骨内上髁骨折螺钉内固定

对于成年人骨折片较小，不易行内固定者，为避免日后尺神经刺激和压迫，可以切除骨片，并将其肌腱止点缝合于近侧骨折端处。

陈旧性肱骨内上髁撕脱骨折，只要无尺神经症状及肘关节功能障碍者，不必处理。骨折片明显移位，骨折片黏附关节囊影响肘关节伸展或伴有尺神经症状者，可施行开放复位尺神经游离松解。陈旧性内上髁骨折片若复位困难时，也可以切除之。

（四）预后评价

有文献报道，闭合复位以后，不论内上髁是否骨性愈合，90%结果是良好的。出现尺神经症状亦可二期处理，可以简化手术过程。另一种意见则主张，这种骨折必须解剖复位，凡是闭合复位以后骨折间隙大于5mm以上者，骨折仍有旋转移位者，均应积极切开复位内固定。否则，移位纤维愈合或不愈合，等于相对延长内侧副韧带，造成肘关节的慢性不稳定，继发尺神经炎的发生率会明显增高。切开复位内固定也存在很多的问题，Fowles等随诊28例Ⅳ型损伤，19例保守治疗中，有8例平均丧失15°的屈曲活动范围；9例切开复位，6例平均丧失37°的屈伸活动范围。选择切开复位病例原始损伤较重，与最终结果有一定关系，与切开复位手术创伤也有一定的关系，异位骨化是造成关节活动受限的一个重要原因。此外，选择不恰当的内固定物，如 Polmer 钉或螺钉，会导致内上髁（骨骺）发育不良，特别是年龄小生长潜力大的病例，甚至可以影响肱骨内髁的发育，造成肘内翻的后果。切开复位局部缝合内固定，也有形成假关节的报道。

四、肱骨小头骨折

（一）概述

肱骨小头不等同于肱骨外髁，与滑车等同于内髁是有区别的。肱骨小头的关节面，只局限于前侧与下方，当肘关节屈伸时，与桡骨小头相关节。肱骨小头的前上方，有一个小的凹窝，称之为桡骨窝。当肘关节极度屈曲时，正好容纳桡骨小头的边缘，肱骨小头外缘与外上髁相接。肱骨小头骨折确切的是指肱骨远端前侧关节面的骨折，肱骨小头骨折是少见的肘部损伤，约占肘部骨折的 0.5%～1%。好发于青少年，12～17 岁之间的伤者占大多数。此种骨折易被漏诊或误诊，应引起注意。

（二）诊断思路

1. **病史要点** 常见于摔倒时以手掌撑地，肘关节处于半屈曲位，或于屈肘位摔倒，肘关节着地时发生。

2. **查体要点** 急诊患者除了肘关节积血肿胀，活动受限以外，局部症状不突出，多于摄 X 线片时发现。漏诊患者，或因骨折块嵌在桡骨窝处形成阻挡屈肘受限，或骨折块移位至肘后，伸肘时牵张关节囊引起疼痛而发现。Ⅰ型损伤屈肘受限，Ⅱ型主要是伸肘受限，对前臂旋转功能影响不大，有些患者可触及骨擦音。伸肘时，在桡骨小头前上方可触及骨折块，临床上还应注意检查是否合并肘内侧副韧带损伤。

3. **辅助检查** 肘关节正侧位摄片，必要时行多排螺旋 CT 加二维、三维重建以明确骨折块的大小及移位情况。

4. **分类**

（1）根据损伤程度及骨折所波及的范围，可分为 3 种类型（图 7-31）：

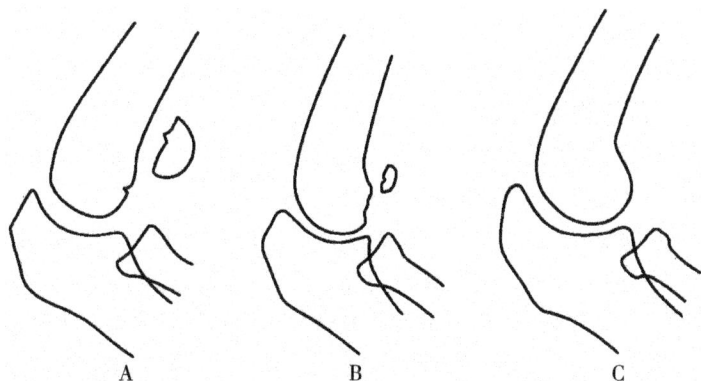

图 7-31 肱骨小头骨折分型
A. 完全骨折；B. 部分骨折；C. 关节软骨挫伤

Ⅰ型损伤：骨折发生在肱骨小头基底部，骨折线是在冠状面上，骨折块包括肱骨小头大部分的骨质，也可以包括邻近的部分滑车边缘关节面。

Ⅱ型损伤：骨折块涉及冠状面的关节面，其附着的骨质很少。

Ⅲ型损伤：肱骨小头冠状面软骨挫伤。

（2）肱骨远端关节面软骨骨折，涉及外侧为肱骨小头骨折，涉及内侧为滑车骨折，累及两者为肱骨小头。

滑车骨折，根据表现分为3型（图7-32）。

1）完整型：肱骨小头与滑车为一块完整的骨折块，由于外翻损伤应力，骨折块旋转，一般肱骨小头在近端，滑车朝向远端。

2）上下分离型：骨折下来的肱骨小头与滑车为两块分离的骨折块，肱骨小头在上，滑车在下。

3）水平分离型：肱骨小头与滑车2块骨折块水平分离。

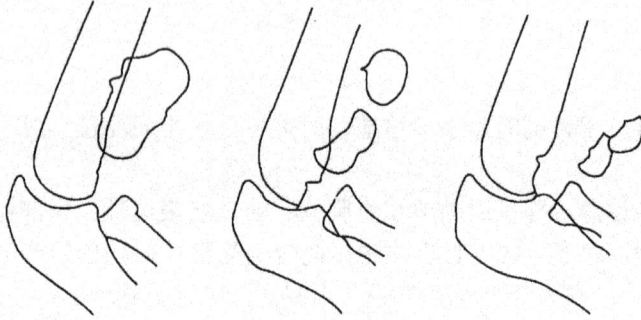

图7-32　肱骨滑车骨折分型

5.诊断标准

（1）典型的外伤史。

（2）体格检查发现肘关节积血肿胀，活动受限。

（3）肘关节的正侧位X线片。

（4）必要时行多排螺旋CT检查并行二维重建来确诊。

6.鉴别诊断　骨折块中包含大块的关节面软骨，从X线片难以正确估计骨折块的大小。正位X线片骨折块与残留的肱骨外髁相重叠，难以显示骨折，但可以显示已出现的滑车二次骨化中心轮廓，有助于判断是否累及滑车；侧位X线片可显示骨折块；斜位片也会因重叠影响判断。Ⅰ型损伤骨折块包含骨质多，显示比较清楚；Ⅱ型损伤骨折块包含骨质少，显示就差一些，特别是年龄偏小软骨厚的病例，有时只于侧位片显示有很薄的骨阴影，切勿漏诊或误诊。骨折块位于前侧者，其关节面往往向前，侧位片上要注意肱骨小头的轮廓，注意其缺损是否与骨折块对应。特别是陈旧骨折的病例，如移位不大又愈合时，不特别注意其轮廓的改变，也有可能漏诊。骨折块位于后侧者，更应与外上髁骨折相鉴别。肱骨小头骨折有可能合并桡骨小头骨折或内侧副韧带损伤，亦应特别注意，不要漏诊。单纯滑车关节面骨折非常罕见，肱骨小头合并滑车骨折偶可见到，尤其是水平分离、上下分离型容易混淆，应予重视。

7. 诊断流程（图7-33）

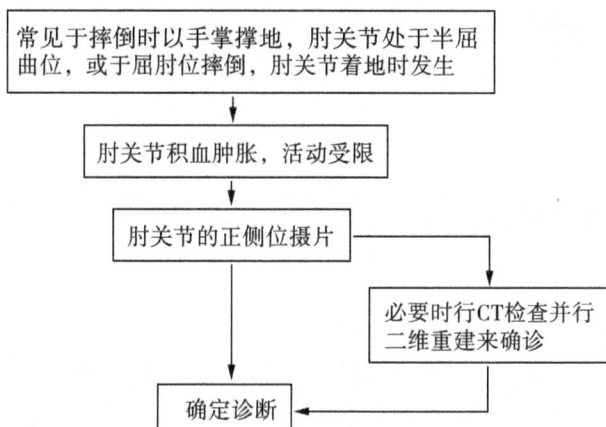

```
┌─────────────────────────────────┐
│ 常见于摔倒时以手掌撑地，肘关节处于半屈 │
│ 曲位，或于屈肘位摔倒，肘关节着地时发生 │
└─────────────────────────────────┘
                 ↓
┌─────────────────────────────────┐
│ 肘关节积血肿胀，活动受限              │
└─────────────────────────────────┘
                 ↓
┌─────────────────────────────────┐
│ 肘关节的正侧位摄片 │───────────────┐
└─────────────────────────────────┘ │
                 ↓                   ↓
                         ┌─────────────────────────┐
                         │ 必要时行CT检查并行          │
                         │ 二维重建来确诊             │
                         └─────────────────────────┘
                 ↓                   ↓
┌─────────────────┐                  
│ 确定诊断 │←──────────────────────────┘
└─────────────────┘
```

图7-33　肱骨小头骨折诊断流程

（三）治疗

1. 保守治疗　对无移位的骨折，一经确诊，应立即采用上肢石膏托或石膏管型固定肘关节。取屈曲90°位，有助于桡骨小头对肱骨小头施加相应的压力，维持骨折对位。

2. 手术治疗　骨折经手法复位失败，均应采用手术治疗。手术可采取后外侧入路，暴露骨折端并清除血肿。一般是关节内骨折，骨折片可以向下推移，安放原位，也可有关节囊与骨折块相连，可轻柔推动骨折片向下，安放原位，屈肘将桡骨小头压住骨折片，可不做内固定，由相对的桡骨小头来维持复位，类似于闭合复位；也可用螺钉固定，常在髁部的后方进入螺钉，钉尖部把持骨折块，使它与髁部固定，但钉尖不能穿出关节软骨，术后早期开始活动；也可用可吸收内固定物固定。若骨折块严重粉碎，几乎不含有软骨下骨，则可考虑采取切除术，即使取出肱骨小头骨折片，其结果也不会影响肘关节稳定或功能，但必须慎重，特别大片者不能切除。晚期或陈旧性肱骨小头骨折，移位的骨折块可阻挡屈肘，若骨折块过于细小不能进行内固定，可选择切除术，以改善肘关节活动。在儿童肱骨小头骨折，多伴有部分外髁骨折，经开放复位后可用粗丝线或细克氏针交叉固定，尾端露于皮外，3周后取出克氏针，4~5周拆除石膏，做功能锻炼。

（四）预后评价

肱骨小头骨折为关节内骨折，其常见的并发症是肘关节骨化性肌炎、创伤性关节炎等细小的碎骨块、脱落的关节软骨面和外侧副韧带损伤导致的肘关节局部疼痛、关节弹响、交锁等，被称为肘关节"恐怖三联征"。其治疗困难，预后差。手术时除了复位、固定肱骨小头滑车骨块、修补关节囊外，应同时摘除细小的碎骨块和脱落的关节软骨面，稍大的碎骨块可用缝线缝合固定，外侧副韧带损伤应予修补缝合，以维持肘关节的稳定性，利于早期功能锻炼。

（五）最新进展

肱骨小头骨折为关节内骨折，骨折块缺乏软组织附着，常有翻转、旋转，手法复位及纠正困难，多主张手术治疗。传统入路多为外侧入路，但此入路易损伤后外侧韧带复合体，而出现肘关节不稳，故 Lmatani 建议由肘前方入路。大多数学者认为骨块切除的适应证为过于细小的骨折，骨折严重粉碎或几乎无软骨下骨，可考虑切除以改善肘关节活动度。Hardy 报道了一组关节镜下手术的病例，效果良好。在固定物的选择上多数学者喜欢用螺钉固定。Elkowitz 的试验表明 Herbert 螺钉由后向前固定可提供更好的加压，更可靠，允许早期活动，有更好的肘关节功能。

五、肱骨远端骨骺分离

（一）概述

肱骨远端全骨骺分离是儿童肘关节比较少的骨骺损伤，该部骨骺的骨化中心尚未完全出现之前发生骨骺分离，极易与肱骨外髁骨折和肘关节脱位相混淆；骨化中心全部出现后的全骨骺分离则容易误诊为经髁骨折。肱骨远端骨骺系由肱骨外髁、滑车、内上髁和外上髁骨骺组成，肱骨外髁与肱骨滑车骨骺，借助于软骨连成一体，因此，该部较薄弱。通常，暴力可引起肱骨外髁软骨连接处断裂，为肱骨外髁骨折。但有时外力作用可使整个肱骨远端骨骺分离。两者在治疗上不完全一样，前者往往需要手术开放复位，而全骨骺分离多可采用闭合手法复位。此种损伤，易误诊漏诊，若治疗失当，引起肘关节严重内翻畸形，影响功能。

（二）诊断思路

1. 病史要点　全骨骺分离常见为伸展尺偏型损伤，由间接暴力造成。多因跌倒时，患臂伸展位撑地，与此同时，躯干向患侧旋转，肘过伸，身体重心落在患臂，肘部承受强烈内旋（实际是上臂外旋）、内翻与过伸应力，由于骺板软骨强度较关节囊韧带弱，因而发生全骺分离而非肘关节脱位。屈曲型全骨骺分离比较少见，为屈肘位跌倒暴力撞击鹰嘴再传向肱骨髁部造成。此型损伤多发生于较大儿童，可能与骺板方向改变有关。婴儿期骺板接近水平位，来自鹰嘴的暴力与骺板相互垂直，不易引起全骨骺分离，随着年龄增长，骺板倾斜度增加，来自鹰嘴的暴力与骺板方向接近，故易发生屈曲型全骨骺分离。

2. 查体要点　临床表现主要为受伤的肘部肿胀，关节功能受限，患儿如能合作可以明确查出环绕肱骨远端的压痛。

3. 辅助检查　摄肘关节 X 线片显示肱骨小头与桡骨小头的对应关系正常，在肱骨滑车骨化中心伴随尺桡近侧关节一起移位，但常有一来自干骺端的片状或三角形骨块与分离移位的骨骺相连（图 7-34）。

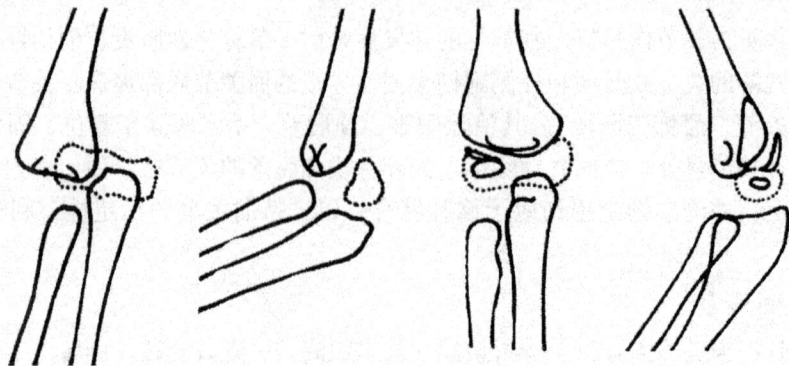

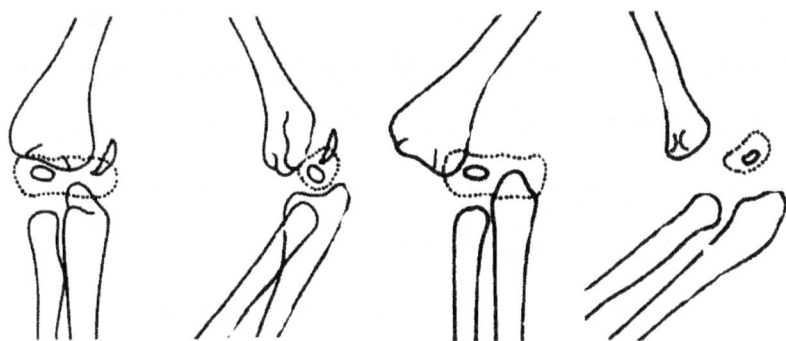

图 7 - 34 肱骨远端全骨骺分离移位示意图

4. 诊断标准

（1）损伤发生在肱骨小头骨化中心出现之前（2 岁以下），X 线片示尺桡骨近端与肱骨远端分离移位。临床表现：肘关节异常活动，有骨擦音（感），肘后三角关系正常。

（2）损伤发生在肱骨小头骨化中心出现以后，X 线片可见尺桡骨近端与肱骨远端分离移位，桡骨纵轴延线通过肱骨小头骨化中心。

5. 鉴别诊断

（1）肘关节脱位：在肱骨小头骨化中心出现之前，该年龄组骺板强度较关节囊及韧带结构薄弱，脱位概率极少，同时缺乏肘关节脱位时关节的弹性固定及肘后三角关系异常的临床表现。在肱骨小头骨化中心出现以后，如若桡骨纵轴延线通过骨化中心，肘关节脱位即可排除。

（2）肱骨内髁或外髁骨折：骨折块大多侧方和（或）旋转移位，尺桡骨近端与肱骨无分离移位，肘后三角异常。

（3）肘关节脱位合并肱骨外髁或肱骨内髁骨折：骨折块通常向后外或后内移位，复位容易，复位后骨折线清晰，肘后三角关系异常。

（4）肱骨髁间骨折：肱骨内外髁分离移位，尺桡骨近端与肱骨距离变短。

（5）肱骨髁上骨折：通常依据 X 线片与全骨骺分离鉴别不难，仅在低位骨折干骺端骨片太小或显示不清时两者才会混淆，此时，应结合复位后的 X 线片所见，然后作出诊断。

6. 诊断流程（图 7 - 35）

（三）治疗

1. 保守治疗 骨远端全骨骺分离的治疗，首先考虑闭合复位，复位应在麻醉下施行。当肱骨远端全骨骺分离伴内侧移位时，其内侧骨膜多未完全断裂，应利用这一未断裂的骨膜作为维持复位的合页枢纽。复位时手法应轻柔，切忌动作粗暴，以免加重对生长板的损伤和进一步撕裂内侧骨膜。手法由助手牵引前臂，先纠正重叠和旋转移位，然后轻轻推压内髁和鹰嘴纠正内侧和后方移位，随之将肘关节屈曲至 90°，并在此位置石膏固定 3 周。

2. 手术治疗 若闭合复位失败，应改行开放复位，而不应反复手法复位，使肿胀加重甚至造成生长板的损伤。行开放复位时，应避免过多剥离尺侧干骺端骨膜和注意不要将尺侧干骺端骨折块与骨骺的连续性切断，以免影响骨骺的血液供给。同时，还要避免用器械去撬生长板的断面，宜用创伤较小的克氏针做内固定，以免损伤生长板。肱骨远端全骨骺分离，由于其骨折线并不波及生长板的生发细胞区，因此，对以后的生长影响较少，预后较好。至于有的病例形成肘内翻畸形，其因素是多方面的，最主要的原因还是远端骨折片向内侧倾移，使复位不完全所致。由于屈肘位固定不易控制肘关节携物角，故有作者主张早期改半伸肘位固定，2周后再改为屈肘90°位固定。

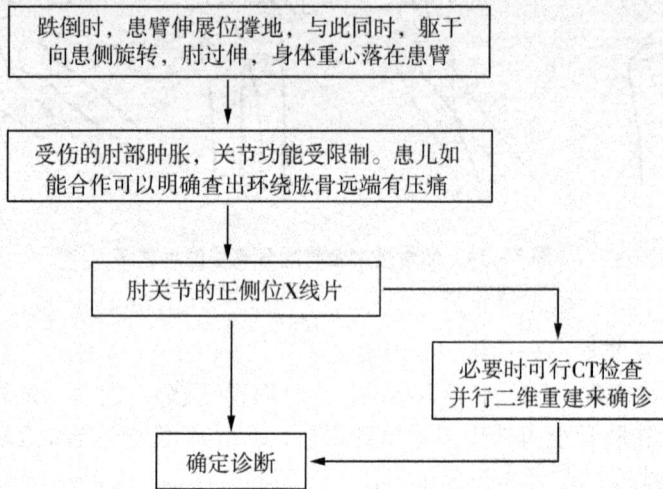

```
┌─────────────────────────────┐
│ 跌倒时，患臂伸展位撑地，与此同时，躯干│
│ 向患侧旋转，肘过伸，身体重心落在患臂│
└─────────────────────────────┘
              │
              ▼
┌─────────────────────────────┐
│ 受伤的肘部肿胀，关节功能受限制。患儿如│
│ 能合作可以明确查出环绕肱骨远端有压痛│
└─────────────────────────────┘
              │
              ▼
┌──────────────────┐
│ 肘关节的正侧位X线片 │───────────┐
└──────────────────┘            │
              │                  ▼
              │        ┌──────────────────┐
              │        │ 必要时可行CT检查   │
              │        │ 并行二维重建来确诊 │
              │        └──────────────────┘
              ▼                  │
┌──────────┐                    │
│ 确定诊断  │◄───────────────────┘
└──────────┘
```

图7-35　肱骨远端全骨骺分离诊断流程

3. 治疗流程（图7-36）

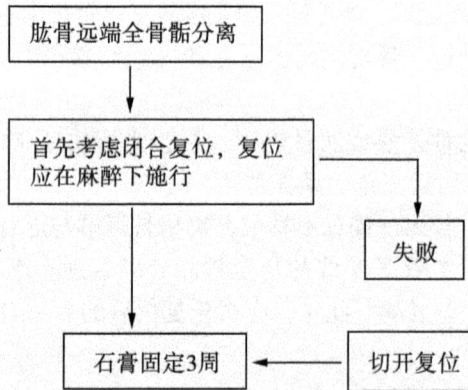

```
┌──────────────────┐
│ 肱骨远端全骨骺分离 │
└──────────────────┘
              │
              ▼
┌──────────────────┐
│ 首先考虑闭合复位，复位│
│ 应在麻醉下施行      │───────────┐
└──────────────────┘            │
              │                  ▼
              │              ┌──────┐
              │              │ 失败 │
              │              └──────┘
              │                  │
              ▼                  ▼
┌──────────────┐        ┌──────────┐
│ 石膏固定3周    │◄───────│ 切开复位  │
└──────────────┘        └──────────┘
```

图7-36　肱骨远端全骨骺分离治疗流程

（四）预后评价

本损伤愈合快，功能恢复满意，不愈合者极为罕见。通过长期随诊病例观察，继发肘内翻并不少见。引起肘内翻因素有：①骨折对位不良。②肱骨内髁发育迟滞，部分病例滑车骨骺有明显缺血表现。

六、桡骨小头半脱位

（一）概述

桡骨小头半脱位多见于5岁以下的小儿，不满5岁的小儿，桡骨小头未发育好，桡骨颈部的环状韧带只是一片薄弱的纤维膜。一旦小儿的前臂被提拉，桡骨小头即向远端滑移。恢复原位时，环状韧带的上半部来不及退缩，卡压在肱桡关节内，称为桡骨小头半脱位（图7-37）。随着小儿逐渐长大，桡骨小头良好发育，环状韧带也增厚加强，以后即不易再发生半脱位。

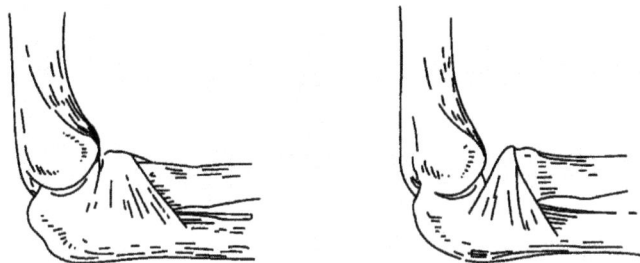

图7-37　幼儿桡骨小头半脱位

（二）诊断思路

1. **病史要点**　有提拉患儿手臂上楼梯或走路的受伤史，半脱位时肘部疼痛，患儿哭闹。通常是年轻的父母搀着小儿上街，小儿的上肢上举，父母的上肢下垂，遇有台阶时，父母的手突然提起小儿之手，帮助小儿走过台阶，此时，立刻出现症状，或用强制手段为小儿套衣服，粗暴的牵拉力量也会出现桡骨小头半脱位。小儿诉肘部疼痛，不肯用该手取物和活动肘部，拒绝别人触摸。

2. **查体要点**　体征很少，无肿胀和畸形，肘关节略屈曲，前臂中度旋前，不敢旋后和屈肘，不肯上举和活动患肢，桡骨小头处有压痛。

3. **辅助检查**

（1）常规检查：患肢肘关节正侧位X线片，结果常为阴性，同时，也可排除肘关节周围骨折或骨骺损伤的可能。

（2）特殊检查：患肢腕关节正侧位X线片，排除下尺桡关节损伤可能。

4. **诊断标准**

（1）小儿有前臂牵拉或跌扑等外伤史。

（2）受伤后不愿上举患肢，前臂不能旋后。

（3）肘关节处于屈曲、前臂旋前下垂位。

（4）肘关节无畸形，一般无肿胀，但桡骨小头处有明显压痛。

（5）X线片无异常。

5. **鉴别诊断**　桡骨小头半脱位应该与下尺桡关节半脱位、肘关节软组织损伤、肱骨外髁骨折和桡骨小头骨折相鉴别。

（三）治疗

1. **治疗方法**　小儿桡骨小头半脱位的复位手法，根据逆创伤机制复位原则，大多数倾向于旋后复位法，即牵引、旋后、压头、屈肘，复位时不用麻醉。先将前臂旋后，伸肘稍加牵引，拇指压肘前桡骨小头处，屈曲肘关节，必要时前后旋转前臂，可感到复位的响声。复位后肘部及前臂可活动自如，复位后用三角巾悬吊1周。对于复位时听不到弹响或复位失败时，可采用前臂旋前手法，复位多能成功，复位后用三角巾悬吊1周。如活动时疼痛或复发，宜用石膏固定于屈肘90°位2周，应注意勿提拉小儿手臂，防止复发。

2. 诊断治疗流程（图7-38）

（四）预后评估

桡骨小头半脱位经手法复位治疗后，患儿肘关节功能可恢复正常。

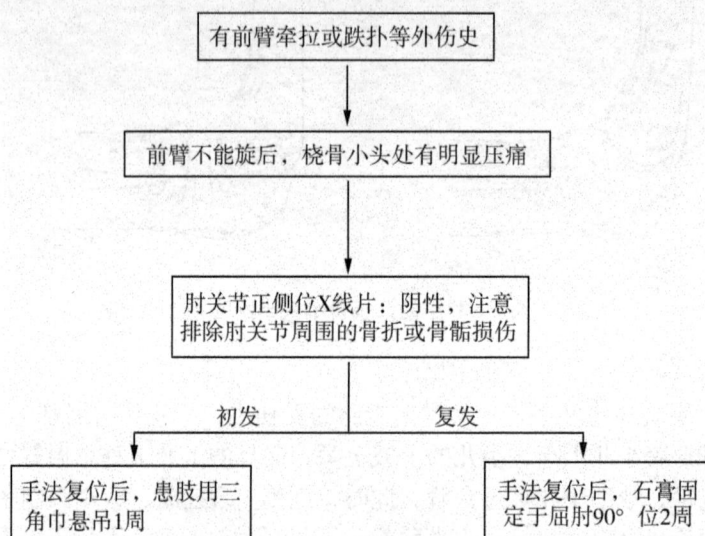

图7-38　桡骨小头半脱位诊治流程

七、桡骨小头骨折

（一）概述

桡骨小头骨折是成年人容易发生的肘部损伤，约占肘部外伤的20%。通常疼痛症状较轻，临床上容易误诊，桡骨小头外侧1/3的骨小梁不与颈、干部垂直，形成力学上的薄弱部。当外力致使桡骨肱骨小头撞击时，桡骨小头外1/3缺乏抗剪切力的作用，故该部骨折机会明显增多。

桡骨小头为盘状，上面凹陷，与肱骨小头相接，周围镶有一层软骨，构成环状关节面，与尺骨的桡骨切迹对合，是前臂旋转活动的重要结构。桡骨小头与桡骨干不在同一轴线上，两者之间有约15°的颈干角，上肢旋转和扭转时，桡骨小头与桡骨颈受到冲击，可导致桡骨颈骨折。肘关节在屈曲时可以产生4倍于体重的力量，其中60%通过肱桡关节。桡骨小头被切除，肱桡关节所承受的力量就将传递到尺骨，使肱尺关节承受多达体重9倍的作用力。对抗肘关节的外翻应力主要靠内侧副韧带。如果肘关节的韧带完好，桡骨小头切除对整个肘关节活动的影响并不大。

（二）诊断思路

1. 病史要点　桡骨小头骨折是成年人容易发生的肘部损伤，通常疼痛症状较轻，临床上容易误诊。桡骨小头骨折主要临床表现是外伤后肘关节功能障碍及肘外侧局限性肿胀和压痛，尤其前臂旋后功能明显受限。桡骨小头骨折多发生在平地跌倒时，肘关节伸直并在肩关节外展位手掌着地，使肘关节置于极度外翻位，导致桡骨小头猛烈撞击肱骨小头，引起桡骨小头骨折。有时，这种类似暴力可能还致肱骨小头骨折或肘关节内侧损伤，如肱骨内上髁撕脱骨折，应注意鉴别。

2. 查体要点　肘关节功能障碍及肘外侧局限性肿胀和压痛，尤其前臂旋后功能明显受限。

3. 辅助检查

（1）常规检查：常规拍摄肘关节的正、侧位及斜位 X 线片可以诊断并能确定骨折类型，并可提供选择治疗方法的依据，但有些患者在 X 线片仅显示肘前后脂肪垫影（sailsign）。如果患者有腕关节疼痛的主诉，还应当加摄腕关节正、侧位 X 线片。

（2）特殊检查：必要时可做双侧对比摄片或不同旋转位片，借此鉴别。对某些诊断不明确的病例，还可行 CT 扫描检查，CT 平扫和二维、三维重建技术的应用可以更详实地反映骨折的形态，便于手术方案的制定。

4. 分类按照 Mason 分类法，共分四型

（1）Ⅰ型：桡骨小头骨折但无移位，骨折线通过桡骨小头边缘或劈裂状，有时斜形通过关节面，小片或边缘骨折，无或＜2mm 的微小移位。

（2）Ⅱ型：桡骨小头骨折并分离移位，移位＞2mm 的边缘骨折，骨折块有大有小，有时小骨折片嵌入关节间隙或游离于肱桡关节外侧缘。

（3）Ⅲ型：桡骨小头粉碎性骨折，桡骨小头呈粉碎状，有移位或无移位，有时骨折片呈爆裂状向四周分离移位，也有呈塌陷样。

（4）Ⅳ型：Ⅲ型骨折伴肘关节脱位。

5. 诊断标准

（1）有明确的外伤史。

（2）肘外侧疼痛，肘关节功能障碍及肘外侧局限性肿胀和压痛。

（3）肘关节正侧位 X 线片可发现骨折，但注意排除肘关节周围的其他骨折或骨骺损伤。

（4）对某些诊断不明确的病例，可行螺旋 CT 扫描检查，螺旋 CT 平扫和重建技术的应用可以更真实地反映骨折的形态。

6. 诊断流程（图 7 - 39）

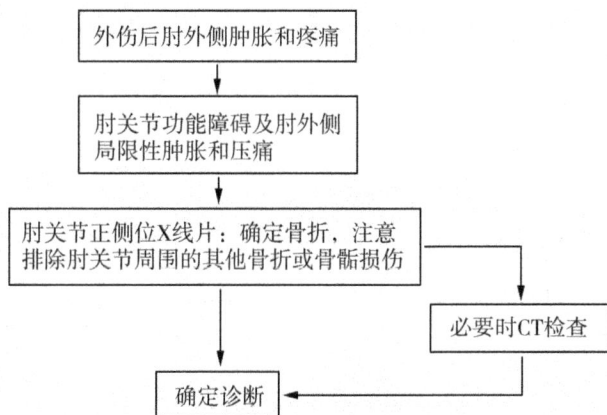

图 7 - 39　桡骨小头骨折诊断流程

（三）治疗

1. 保守治疗

（1）Ⅰ型：长臂石膏托或石膏管型将肢体固定于功能位，3 周后开始前臂旋转和肘关节屈伸功能练习，能获解剖对位及优良功能范围。

（2）Ⅱ型：对移位的Ⅱ型骨折，如果移位较小，波及关节面 1/3 以内者仍应先进行手法复位，复位后用长肢石膏固定并加压塑形。

（3）Ⅲ型：骨折片无明显分离移位，仍保持桡骨小头的完整外形者，可用长臂石膏固定。

（4）Ⅵ型：先行肘关节复位，再按Ⅲ型骨折处理。

2. 手术治疗

（1）桡骨小头切开复位内固定术：对移位较大，波及关节面 1/3 以上的 Mason Ⅱ型骨折，应尽可能采用切开复位内固定治疗，目前已成为共识。该骨折属于关节内骨折，普通 X 线片常难以完全了解骨折情况，应用 CT 加重建检查来明确骨折形态。切口采用肘关节后外侧切口，可以根据术前 X 线片上骨折线的大概位置将切口偏向后侧或外侧，目的是为了更好地显露和固定骨折。切口长度均位于肱骨外髁远端 5cm 以内，术中保持前臂处于旋前位，以避免伤及骨间背侧神经。固定方式根据骨折形态，边缘骨折块选择 1 枚（骨块较小）或 2 枚（骨块较大）直径 1.5mm、2.0mm 或 2.7mm 的螺钉进行软骨下固定。螺钉可选择普通金属螺钉、Herbert 钉及可吸收钉，也可选择小 L 形钢板、小 T 形钢板。

（2）桡骨小头切除术：对于桡骨小头粉碎性骨折，骨折片明显分离，手术治疗无法恢复对位，则施行桡骨小头切除术。长期随访发现该手术后会造成下尺桡关节的脱位。

常见手术并发症：缺血性坏死、骨不连、畸形愈合、骨关节炎、内植物引起的疼痛、关节僵硬（关节囊或异位骨化引起）、肘关节或前臂不稳、内固定松动。

3. 治疗流程（图 7 - 40）

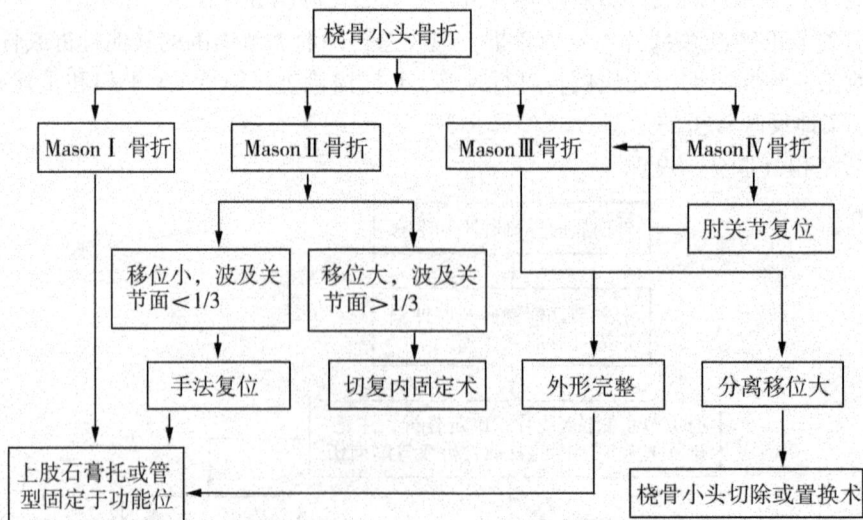

图 7 - 40　桡骨小头骨折治疗流程

（四）预后评价

桡骨小头骨折预后取决于关节面粉碎程度、复位情况以及有无肘关节内侧副韧带的损伤等。一般疗效良好，可有肘关节伸直和前臂旋后活动受限。

（五）最新进展

桡骨小头切除后前臂解剖结构的破坏，肘腕关节的不稳定而给患者带来了一定的痛苦，于是国内外许多学者进行了人工桡骨小头置换，重建桡肱关节结构的尝试。目前人工桡骨小头置换术适用于骨折片超过桡骨小头 1/3、伴有内侧副韧带或骨间膜损伤、无法进行重建的病例及桡骨小头粉碎性骨折合并肘关节脱位或肱骨小头骨折的患者。

桡骨小头置换技术取肘关节后正中切口，以降低损伤皮神经的风险。于尺侧腕伸肌和肘后肌的间隙进入，若为急性损伤，常可见到外侧副韧带及伸肌总腱在肱骨附着处撕脱。将尺侧腕伸肌与外侧副韧带的复合结构分离，于桡骨小头外侧的中部切开桡侧副韧带和环状韧带，切口做在尺骨外侧副韧带的前方，以避免后外侧旋转不稳。以摆锯垂直桡骨颈切除桡骨小头和头颈结合部，根据切除的头、颈来决定假体的直径和厚度，以免尺寸太大造成过度填充。用锉扩大髓腔，以便压配将假体植入。放入试验性假体柄和头，通过 X 线影像增强检查假体围绕肱骨小头运动的轨迹和肘关节的稳定情况。根据尺骨在腕关节的位置和肱尺关节的力线选择正确的假体，在器械准备台上装配假体，然后插入桡骨近端。修复破裂的外侧副韧带及环状韧带。如果外侧副韧带因外伤导致撕脱，则在外上髁上钻孔，用不可吸收缝线将撕脱的侧副韧带重新固定，修补肘关节前外侧间隙，手术时必须注意所有桡骨小头碎块都得清除干净。根据近侧尺桡关节、尺骨冠状突的位置和已经切除的桡骨小头的厚度来确定使用假体的厚度。用影像增强器检查肘关节的力线，同时，在装入试验性假体后观察尺骨的各项参数，必要时需调整假体的厚度，同时还要评估肘关节内外翻、旋转和轴向的稳定性。如果桡骨小头与肱骨小头顶得太紧，日后会造成肱骨小头软骨的磨损，打入桡骨颈的假体柄也不可太紧。如果检查发现试验性假体围绕肱骨小头的运动轨迹不正常，应减小假体柄的规格。良好的桡骨小头假体设计应具有：与患者正常的解剖相匹配，活动时与肱骨小头的关节面相符合，关节的盘状面要能够吸附住肱骨小头以免肘关节不稳造成松弛，假体的植入和取出无困难。术后制动 3 周以预防异位骨化，控制疼痛和水肿，根据骨折和软组织损伤的情况对症处理。外侧副韧带损伤者，前臂固定于旋前位，内侧副韧带损伤者，固定于旋后位，内、外侧副韧带均损伤者，则固定于中立位。

桡骨小头置换技术是一新型手术，开展的病例相对较少。由于肘关节结构相对复杂，术后异位骨化、关节僵直、疼痛以及其他假体置换术后并发症的原因，选择该手术时应慎重考虑。

八、尺骨鹰嘴骨折

（一）概述

尺骨鹰嘴骨折是肘部常见损伤，成人多见。除少数尺骨鹰嘴尖端撕脱骨折外，大多数病例是骨折线波及半月状关节面的关节内骨折。由于肘关节伸、屈肌的收缩作用，骨折很容易发生分离移位。因此，在治疗时，恢复其关节面的正常解剖对位、牢固固定、早期活动关节是获得良好功能的重要措施。如果关节面对合不整齐，可能引起创伤性关节炎，导致关节疼痛和功能受限。

尺骨鹰嘴骨折多因间接暴力引起。当跌倒，手掌撑地时，肘关节呈半屈状，肱三头肌猛烈收缩，引起尺骨鹰嘴的撕脱骨折；或在肘部着地时，肱骨下端直接撞击尺骨半月切迹和肱三头肌的牵拉，致鹰嘴骨折，甚至可造成肘关节前脱位伴鹰嘴骨折。直接暴力所造成的骨折，多是粉碎性骨折。

（二）诊断思路

1. 病史要点　患者跌倒时，手掌撑地，肘关节常呈半屈状，肱三头肌猛烈收缩，引起尺骨鹰嘴的撕脱骨折，或尺骨鹰嘴处受到直接暴力引起骨折，患者肘部疼痛、肿胀、可伴有畸形。

2. 查体要点　尺骨鹰嘴背侧表浅，骨折后局部肿胀明显。由于肘关节内积血，使肘关节两侧肿胀，隆起，压痛比较局限，有时可触及骨折线。肘关节呈半屈状，伸屈功能障碍。

3. 辅助检查

（1）常规检查：摄肘关节正侧位 X 线片，以了解骨折的类型。

（2）特殊检查：对于尺骨鹰嘴粉碎性或可疑骨折可以加做 CT 平扫和二维、三维重建，以明确骨折和指导手术方案的制定。

4. 骨折分类　尺骨鹰嘴骨折可分为四型（Colton 分型，图 7 – 41）：

（1）Ⅰ型：单纯撕脱性骨折，骨折可以累及关节面或不波及关节面，但骨折块小于鹰嘴的 50%。

（2）Ⅱ型：横形或斜形骨折，骨折线经过半月切迹的最深部，即中 1/3 处，常伴有关节面的压缩或塌陷。

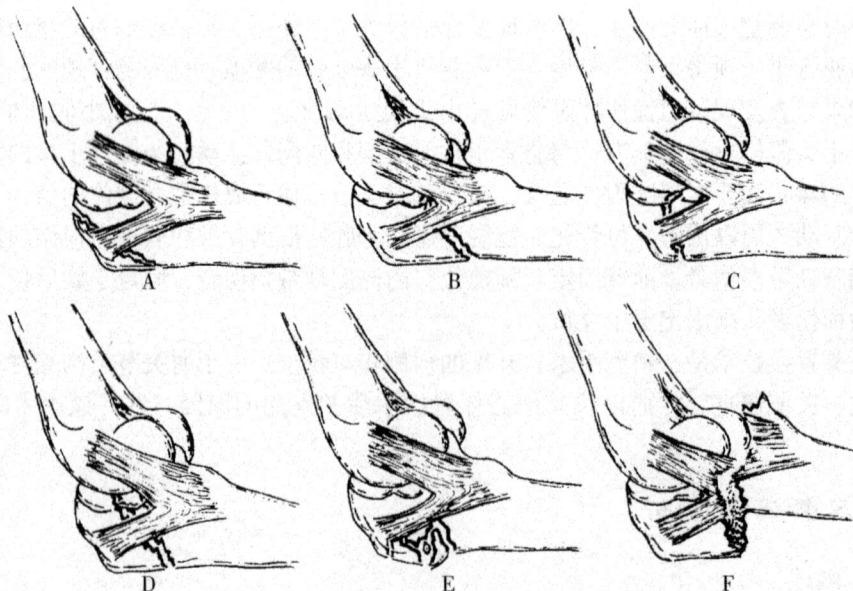

图 7 – 41　Colton 分型

A. Ⅰ型，单纯撕脱性骨折；B、C. Ⅱ型，横形或斜形骨折，骨折线经半月切迹的最深部；D、E. Ⅲ型，骨折线经半月切迹的远侧 1/3 部；F. Ⅳ型，粉碎性骨折可合并肘关节脱位、桡骨小头、肱骨下端骨折

（3）Ⅲ型：骨折线经过半月切迹的远侧 1/3 部，有冠状突骨折，常合并肘关节前脱位。

（4）Ⅳ型：严重粉碎性鹰嘴骨折，常合并桡骨小头、肱骨远端或前臂骨折。

5. 诊断标准

（1）有明确外伤史。

（2）鹰嘴局部疼痛，肘后侧局限性肿胀和压痛，肘关节伸屈功能障碍。

（3）肘关节正侧位 X 线片可发现骨折，但注意排除肘关节周围的其他骨折或骨骺损伤。

（4）对某些诊断不明确或粉碎性骨折病例，可行 CT 扫描和重建。

6. 诊断流程（图 7 - 42）

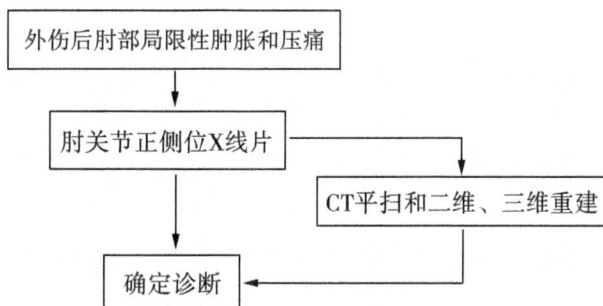

```
┌────────────────────────┐
│ 外伤后肘部局限性肿胀和压痛 │
└───────────┬────────────┘
            ↓
┌────────────────────┐
│ 肘关节正侧位X线片      │
└────┬───────────┬───┘
     │           ↓
     │      ┌──────────────────────┐
     │      │ CT平扫和二维、三维重建    │
     │      └───────────┬──────────┘
     ↓                  │
┌──────────┐            │
│ 确定诊断  │←───────────┘
└──────────┘
```

图 7 - 42　尺骨鹰嘴骨折诊断流程

（三）治疗

1. 保守治疗

（1）无移位骨折：不完全骨折无需复位，一经确诊，即可用上肢石膏托固定于功能位，3～4 周后拆除石膏，进行功能锻炼。

（2）轻度移位骨折：在无麻醉下将肘关节置于 130°～140°位，使肱三头肌放松。术者握紧患肢的上臂，一手用大鱼际抵于鹰嘴尖部，用力推按，使骨折对合复位，复位后肘关节于伸 130°位石膏托固定，3～4 周后开始功能锻炼。

2. 手术治疗

（1）适应证：骨折移位明显，经手法复位失败或不宜手法复位者均应采用手术切开复位内固定治疗。

（2）Colton Ⅰ型骨折：一般克氏针张力带钢丝固定，早期功能锻炼。但对于老年人、骨折块较小的可以行骨块切除后将肱三头肌固定于鹰嘴部（图 7 - 43）。

（3）Colton Ⅱ型骨折：一般克氏针张力带钢丝固定或拉力螺钉张力带钢丝固定即可，早期功能锻炼，预后好。由于重建钢板或鹰嘴解剖钢板固定术过度暴露骨折，很少应用于此型骨折。

（4）Colton Ⅲ型骨折：由于肱肌和肱二头肌的收缩使肘关节存在前脱位的倾向，肘关节严重不稳定，普通张力带固定并不适宜，一般选用髓内长拉力螺钉加张力带、重建钢板或鹰嘴解剖钢板固定。对于骨折线斜向鹰嘴近端的，因骨折块较小，钢板往往难以固定，只能选用髓内长拉力螺钉加张力带固定。

（5）Colton Ⅳ型骨折：这类骨折常为高能量损伤，骨折粉碎并有其他邻近部位的骨折，处理相当棘手。一般要求首先恢复尺骨的长度，必要时可以植骨，并固定好冠状突，重建肘关节的稳定。重建钢板或鹰嘴解剖钢板等固定方式较为可靠。

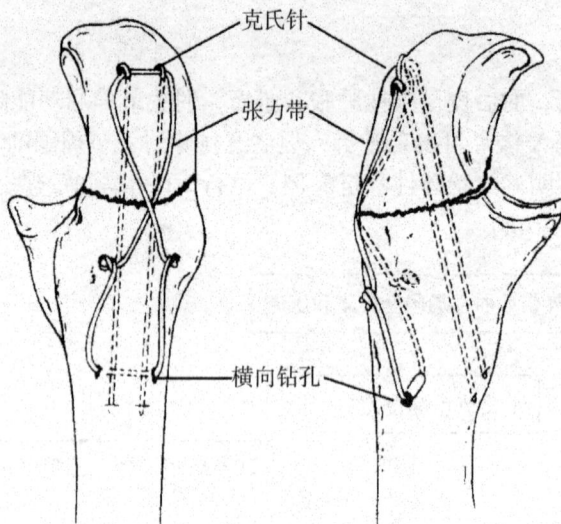

图7-43 克氏针张力带钢丝固定步骤

根据骨折的稳定性、有无骨质疏松决定术后是否应用石膏托固定和功能锻炼的时间。早期的过度锻炼常会影响骨折的愈合，但骨折愈合后应进行全范围的肘关节功能锻炼。

3. 治疗流程（图7-44）

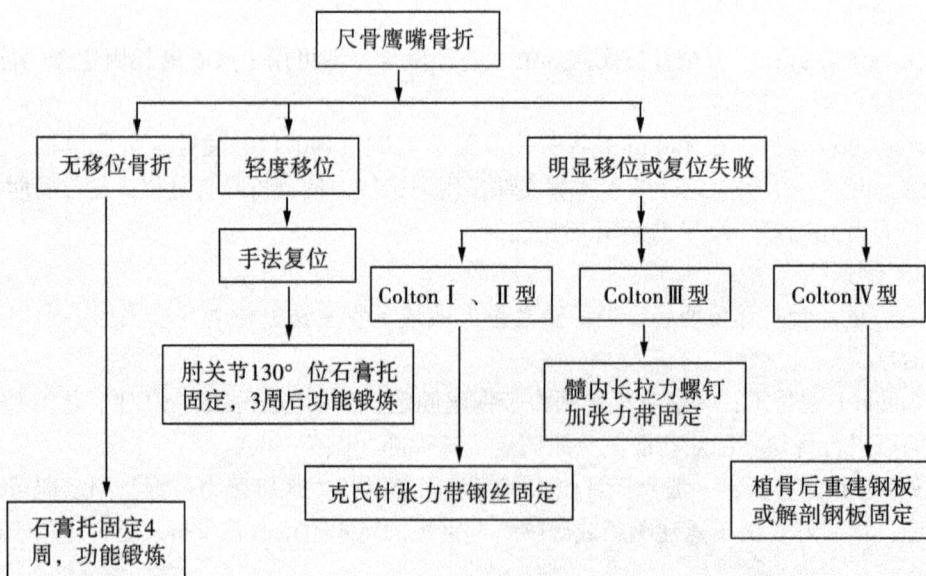

图7-44 尺骨鹰嘴骨折治疗流程

（四）预后评价

鹰嘴骨折经良好复位和固定后，愈合快，预后较好。但关节面损伤严重者，常有肘关节创伤性关节炎的发生，疗效差。

（五）最新进展

粉碎性鹰嘴骨折一般尽量不用张力带固定，因为克氏针张力带固定产生的压缩应力导致月状切迹变形，影响肘关节关节面匹配。克氏针在钻透前方皮质骨后应后退1cm，以避免过度穿透在骨折端吸收短缩后损伤肘前组织。手术时注意修复破裂的肱三头肌腱膜扩张部。对于关节面损伤超过60%者，疗效较差，关节面阶梯状移位超过2mm者属修复不满意。

（江　亚）

第八章

上颈椎损伤

第一节 寰椎骨折

1920 年 Jefferson 首先报道了 4 例寰椎爆裂性骨折，并就其损伤特点作了描述。后来，学者们陆续进行了报道，并将这种寰椎椎弓的特殊骨折称为 Jefferson 骨折。这是一种较少见的上颈椎损伤，其骨折的发生率占全颈椎损伤的 2% ~4%，Lipson 报道 260 例成人颈椎损伤仅有 10 例寰椎骨折（占 3.8%）。这种骨折的机制，临床和 X 线片表现与其他颈椎损伤有明显不同的特点。

一、概述和解剖特点

寰椎即第 1 颈椎（C_1），系联结枕骨和其他颈椎的主要解剖结构。它是一节非典型的脊椎，外观呈椭圆环状，无椎体，而在环形两侧增厚变粗，称之侧块，其上下表面各自为斜向内前方的关节面，与枕骨髁状突和枢椎关节面相对应，分别构成枕寰和寰枢关节。从侧块伸出两臂左右联结成环，即为前后弓，两弓中央增粗为结节，在与侧块相遇处骨质较纤弱，是骨折部位好发所在。前弓后面的中央与齿突对应构成寰齿关节，由寰椎两侧块间的横韧带和关节囊维持其稳定性。寰椎椎管矢径大约 3cm，其间容纳脊髓约 1.0cm，齿突约占据 1.0cm，尚有 1.0cm 空间为缓冲间隙。

二、病因和发病机制

自上而下的传导暴力已被公认是造成寰椎骨折的主要作用形式。当暴力作用到头顶后，通过枕骨两髁状突分别向下并向后到达寰椎两侧块的关节面（图 8-1）。由于枢椎两关节侧块作为人体纵轴对抗这种冲击暴力，致使寰椎介于外力之间，就可能导致寰椎前后弓与其侧块联结处的薄弱带发生骨折。

寰椎介于垂直暴力对抗力之间损伤的具体原因有多种，然而，头顶直接遭到外力作用，例如最常见的创伤，如跌倒、交通事故及跳水等运动创伤，都有可能造成此类损伤。直接暴力作用多是由于刀或子弹引起穿透性损伤，此时可因椎动脉和颈椎脊髓损伤而立即死亡，故平时医疗单位极少见到。由于暴力的大小、方向以及损伤瞬间伤者头颈姿势的不同，寰椎骨折具有多样性（图 8-2）。

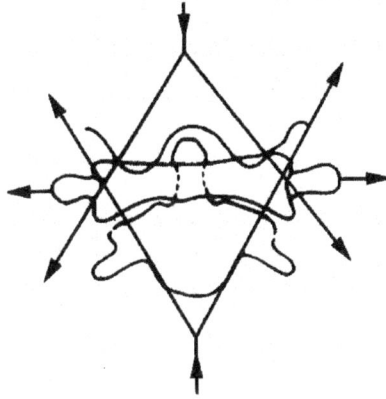

图 8-1　寰椎骨折传导暴力方式

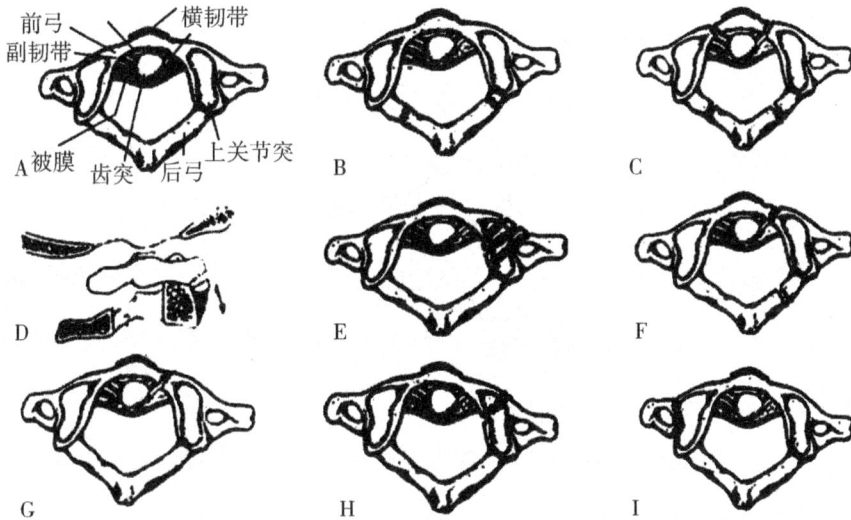

图 8-2　各种类型的寰椎骨折

A. 寰椎的骨与韧带关系；B. 后弓骨折；C. Jefferson 骨折；D. 寰椎前弓下部过伸型骨折；E. 侧块粉碎骨折；F. 同侧前后弓骨折；G. 单侧后弓骨折；H. 单侧侧块骨折；I. 横突骨折

根据骨折部位和移位状况可分为 4 种类型。

Ⅰ型：寰椎后弓骨折，系由过伸和纵轴暴力作用于枕骨髁与枢椎棘突之间，并形成相互挤压外力所致（图 8-3），也可能与枢椎骨折和齿突骨折并发。

Ⅱ型：寰椎侧块骨折，多发生在一侧，骨折线通过寰椎关节面前后部，有时波及椎动脉孔。

Ⅲ型：寰椎前后弓双骨折，即在侧块前部和后部都发生骨折，通常称之为 Jefferson 骨折，多系单纯垂直暴力作用结果。骨折移位特点与该部解剖和暴力大小有关。寰椎的前后弓 4 处骨折是本损伤的基本特点，4 个骨折块分别为两侧块的外厚内薄楔状结构，作用力呈离心式分布，骨折块也常随作用力呈分离移位，即造成爆裂性骨折。

Ⅳ型：寰椎稳定性骨折，包括寰椎椎弓单处骨折、经侧块关节面骨折及单纯横突骨折。

合并齿突骨折较少见，Anderson 报道一组 32 例齿突 Ⅱ 型（齿突基底部）骨折仅有 1 例寰椎骨折。合并横韧带断裂则更少见，而寰椎无骨折的单纯横韧带断裂者较多。

三、临床表现

颈部僵硬和枕下区域疼痛是寰椎椎弓骨折的主要临床表现，局部压痛限于枕粗隆下方，被动头部运动以旋转受限最明显。颈部疼痛、僵硬，患者常以双手托住头部，防止其活动；有时出现咽后血肿，但通常不会引起呼吸困难和吞咽障碍；头部前倾呈强迫体位，有时用手扶持头部，避免头颈向任何方向转动。枕骨髁与枢椎棘突挤压可致寰椎后弓骨折，脊髓或神经根受压比较少见，这与该区椎管矢状径大，骨折后其骨折片离心分离有关。如第 2 颈神经（枕大神经）受累时，患者感觉枕部疼痛，颈肌痉挛，颈部活动受限，若伴脊髓损伤，可有运动感觉丧失，损伤严重者可致瘫痪甚至立即死亡（图 8 - 3）。

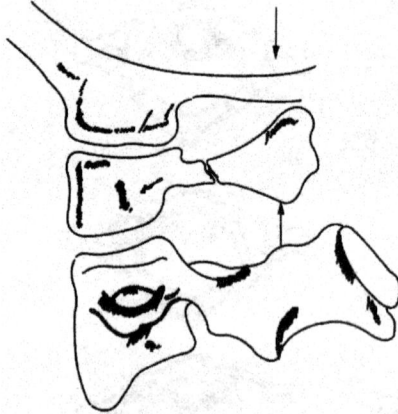

图 8 - 3　枕骨髁与枢椎棘突挤压可致寰椎后弓骨折

四、诊断和鉴别诊断

（一）X 线检查及表现

寰椎椎弓骨折的诊断主要依赖 X 线检查。普通的前后位和侧位 X 线拍片常因该部结构复杂造成影像重叠，影响对损伤的判断。因此，寰枢区前后位开口拍片，能够集中显示解剖形态，利于上颈椎损伤的判断。

Jacobson 认为正常人寰椎区开口拍片可因不同程度的旋转和侧屈引起寰 - 枢椎斜倾，从而造成 X 线影像上侧块与齿突的位置改变。因此发现两侧块偏斜时，应仔细观察枢椎棘突的位置是否居中，这对正确的判断至关重要。如枢椎棘突位置居中，侧块移位意味着既不是旋转也不是侧屈，而是由于损伤所引起的骨折移位。

寰椎骨折损伤的 X 线表现特点归纳如下。

（1）寰椎的两侧块移位，可以同时向外侧分离移位，也可为不对称的移位，移位的范围可达 2 ~ 4mm。

（2）判断侧块移位应参照枢椎的棘突是否维持在中央。若棘突阴影在中央而有侧块移位，则表示并非因旋转所致侧块与齿突距离的差异。

（3）断层拍片可了解细微结构的变化，可能发现寰椎侧块的内侧有一小游离骨片，系为横韧带撕脱所致。但这种小的撕脱骨片在普通 X 线片上是无法显示出来的。

（4）咽后壁软组织肿胀阴影能在清晰 X 线片上显示出来，表示该部骨折出血的血肿部位。

双侧寰椎侧块都发生偏斜，这是 Jefferson 骨折所特有的表现。但在没有旋转和侧屈异常条件下，发生偏斜也见于寰枢椎前脱位，应结合上颈椎的侧位 X 线片加以鉴别。

（二）稳定性的判断

寰椎爆裂性骨折诊断时多因对此类损伤认识不足或摄片时投照部位、角度不佳，参数选择不当而发生困难。清晰的上颈椎前后位开口片通常可以显示寰椎骨折和解剖关系的变化。根据该区正常 X 线解剖关系的变化，能够较准确地作出诊断。

正常情况下，上颈椎前后位开口片表现寰椎两侧块与齿突间的距离相等而对称；两侧块外缘与枢椎关节突外缘在一直线上；侧位 X 线片表现寰椎前结节后缘与齿突前缘即寰齿间距成人为 3mm，这是恒定的 X 线标志。以上 X 线表现若发生变化，尤其寰椎侧块向外滑动移位，就是骨折的重要诊断依据。同时必须注意因颈椎过伸时枕骨直接撞击寰椎后弓致椎动脉沟处单纯寰椎后弓骨折，该骨折仅能从侧位 X 线片上显示出来。在侧位 X 线片如果寰齿间距大于 3mm，还提示可能合并横韧带撕裂伤。损伤后的稳定程度主要取决于横韧带和翼状韧带损伤状况。尤其横韧带对固定齿突、稳定寰枢关节及保持寰椎两侧块间的张力起着极为重要作用。如果横韧带无损，则两侧块的分离移位是有限的，其两侧移位距离之和必然小于 6.9mm；如果横韧带完全断裂，则两侧块失去了韧带控制，离心性分离移位大于 6.9mm，即造成该区不稳定（图 8-4）。严重的不稳定性骨折常表现为寰枢椎关节脱位。为了解寰枢区损伤的细微结构的变化，宜采用断层拍片及 CT 扫描，常能显示寰椎爆裂的骨折片分离状况，对确定其稳定程度是有益的。注意寰椎侧块内侧缘撕脱骨折，是横韧带撕裂征象，提示骨折不稳定。

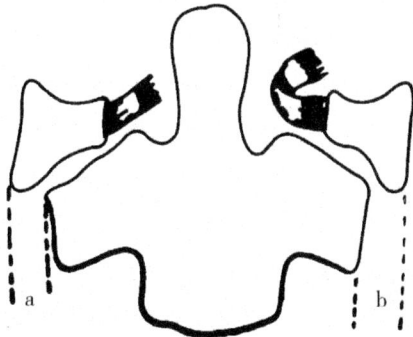

图 8-4　寰椎骨折分离移位 a+b≥6.9mm，表示寰椎骨折横韧带断裂

（三）骨折与神经损害的关系

根据 Jefferson 骨折机制和骨折移位特点，可以推测此损伤不应合并严重神经损害。因寰枢区椎管矢径和横径大，骨折后骨块自椎管向外滑动，使椎管容积扩大，通常对脊髓不会产生压迫。但下列几种情况可能造成神经损害。

（1）小骨折片撕脱分离或侧块嵌入椎管并压迫脊髓。

（2）合并横韧带断裂或齿突骨折导致寰枢关节脱位可严重损伤颈脊髓，导致四肢瘫痪，甚至立即死亡。

（3）陈旧性寰椎爆裂性骨折经治疗未能达到骨性愈合，遗有永久性不稳定，正常解剖及生理功能丧失，可能出现迟发性神经损害。

五、治疗方法

关于此类损伤治疗的专题文献较少，各学者报道的病例有限，但也已形成较系统的治疗措施。

治疗目的在于恢复枕-寰-枢解剖区域的稳定性及其功能，避免脊髓急性受压或迟发性损害。早年曾施行寰椎后弓切除术，但目前已不再有人单纯采用这种既危险又破坏稳定因素的手术方式。

（一）非手术治疗

采用非手术治疗的新鲜的损伤，是一种合理的治疗方法。不管骨折是否稳定，都可以获得满意的疗效。其方法是：在骨折诊断确定后，用颅骨牵引或 Glisson 枕颌带牵引，重量为 3~5kg。牵引的作用是可减少或解除枕骨髁和枢椎对寰椎骨折块的压力，并使分离的侧块与前后弓断端接触，有利于骨折的复位和愈合。

自 Halo 支架应用于颈椎固定后，许多学者愿意采用这种装置来控制上颈椎损伤后的稳定。尤其对合并横韧带断裂的不稳定性寰椎爆裂性骨折，Halo 头盆环具有保持枕-寰区域的高度稳定作用。必须使骨折有充分愈合时间，通常要 3~5 个月。骨折愈合还应用颈托继续保护一个时期。

（二）手术治疗

为获得伤后枕寰枢区永久性稳定，有些学者积极主张手术治疗。手术方法有 2 种，即寰枢间融合术和枕颈融合术。

1. 寰枢间融合术　包括传统、改良的 Gallie 和 Brooks 手术方法。寰枢间融合术不能用于新鲜的寰椎骨折，必须等待后弓与两侧块牢固地骨性愈合后施行。其方法如下。

（1）切口：自枕骨粗隆下 2.0cm，沿中线通过发际抵 C_4 棘突，切开皮肤、皮下，用电凝止血。

（2）枢椎棘突和椎板的显露：沿中线于项韧带基部做潜行切割分离，自 C_2、C_3 棘突一侧切断肌肉止点，用骨膜剥离器从棘突侧方及椎板做钝性骨膜下剥离，用干纱布条填充止血，将项韧带推向对侧。同法剥离对侧。用自动拉钩牵开固定，C_2、C_3 棘突和椎板即充分显露。

（3）寰椎后弓的显露：自枢椎椎板两侧方切割肌肉附着部，沿正中线切开枕颈交界部肌肉层和疏松结缔组织，用手指可在枕骨大孔后缘与 C_2 椎板间触及寰椎后弓结节，切开枕寰间韧带和纤维组织，即用小型锐利剥离器细心加以剥离。切开后弓骨膜并做骨膜下剥离，剥离范围应在后结节两侧不超过 1.5cm，以避免损伤椎动脉第 3 段（即裸露段）。

（4）植骨融合和钢丝结扎

1）Gallie 法及改良法：剥离寰椎后弓，用长柄尖刀自寰椎所显露的后弓上缘，谨慎切开与枕寰后膜的粘连，将神经剥离子伸入其间隙，紧贴后弓深面充分剥离。

寰椎椎弓完整者，将其下缘用咬骨钳咬除皮质骨，制成骨粗糙面，枢椎上缘包括椎板和棘突同法制备出骨粗糙面。

将自体髂骨修剪成两块楔形骨块，其高度为 8 ~ 10mm，楔形上下面均为松质骨，底面为皮质骨。

使用优质中号钢丝，用钩状导引器或动脉瘤针将双股钢丝自寰椎后弓的一侧深面自上而下穿越并在后弓的后上方与钢丝尾端套入收紧，同法贯穿另一侧钢丝。将 2 块楔形骨块嵌入寰枢椎两侧，固定在寰椎后弓的钢丝分别从楔形骨块表面通过，再穿过 C_2 棘突，收紧后结扎，并保证寰椎后弓和枢椎椎板间隙为 8 ~ 10mm。

近年有多种改良方法，如 Fielding 法，大块骨块嵌入寰枢椎之间，或在寰枢椎后弓和椎板间植骨，再以钢丝固定。其基本技术多属于 Gallie 法技术操作。

2）Brooks 法及改良法：与 Gallie 法不同的是钢丝自寰椎后弓穿出后，再贯穿枢椎椎板下方，植骨时将植骨块松质骨面朝向寰椎后弓和枢椎椎板。骨块下方咬一豁口，恰好与枢椎椎弓基底相嵌收紧，并结扎钢丝。根据 Brooks 法基本原理，采用不同形状的植骨块，钢丝的结扎形式也不同。

此外，还有侧块螺钉、Apofix 夹等将寰枢椎后结构植骨融合的内固定法。

2. 枕颈融合术　枕颈融合术方法多种多样，这里仅介绍枕骨瓣翻转及自体髂骨移植法。

患者俯卧于石膏床内。全身麻醉或局部麻醉。做枕后结节至颈动脉的后正中切口。暴露寰椎后弓和枢椎椎板。

自枕骨大孔后缘上方6cm 处，即枕骨结节下方双侧，用锐利骨刀向下凿取 1 ~ 1.2cm 宽的 2 枚骨瓣，其深度限于枕骨外板，向下至枕骨大孔后上方2cm。将骨瓣向下翻转折曲，盖住颈1 ~ 2 椎板，保持骨瓣连接处不折断。

将自体髂骨片移植到骨瓣浅面，上至骨瓣折曲处，下达 C_3 的椎板和棘突表面。逐层缝合创口。术后维持石膏床内的体位并借助石膏床翻身，1 个月后可以用头颈胸石膏固定。

（刘永峰）

第二节　齿突骨折

枢椎齿突骨折是一种累及寰枢椎区稳定性的严重损伤，由于局部解剖学上的特殊性，其不愈合率较高，日后不稳定的持续存在，可能导致急性或迟发性颈髓压迫并危及生命。

一、解剖概述

胚胎时期的齿突为一向上直立的软骨性突起，约在第 6 个月出现位于两侧的骨化中心，出生时通常已融合为一圆柱，但在尖端仍有一裂隙遗留呈凹状；至 2 岁又出现一骨化中心，完成骨化时间一般不超过 12 岁。枢椎椎体与齿突的基底部由一软骨板分开，4 岁开始骨化，7 岁时形成骨性连结，但大约有 1/4 的软骨板骨化不完全，致使齿突与椎体间有部分软骨存留。齿突血供也具特殊性，基底部骨折后极易发生骨折不愈合（图 8 - 5）。

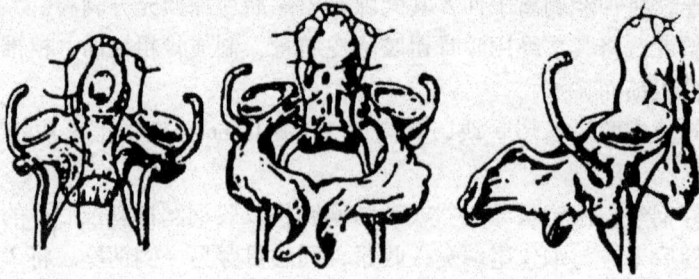

图 8 - 5 齿突的血供图

齿突是枕寰枢椎的骨性中轴，长 14～16mm，被寰椎横韧带束缚在前弓的内面并与前弓和韧带分别构成关节。其两侧和尖部分别有翼状韧带附着并止于枕骨大孔前缘和枕骨髁的内侧面。齿突对于寰枢椎稳定具有重要作用，它与横韧带以及其他韧带一起共同限制着寰枢椎的过度活动。例如，当上颈椎屈曲至一定程度时，齿突即与枕骨大孔前缘相抵触，使屈曲活动受到阻碍，从而防止因寰枢椎过度活动引起颈髓损伤。

二、病因和损伤机制

齿突骨折在成人的颈椎损伤中占 10%～15%，而尽管小儿颈椎损伤并不常见，但齿突骨折所占比例却相当高。Althoff 在生物力学实验中用尸体颈椎标本进行研究，分别对寰枢关节施加过屈、过伸及水平剪切等负荷，结果均未能造成齿突的骨折。因此他认为前、后水平方面的外力主要引起韧带结构的破坏或 Jefferson 骨折，而不引起齿突骨折。研究还表明，引起齿突骨折不同类型的负荷量由小至大依次为：水平剪切 + 轴向压缩，来自前侧方或后侧方与矢状面呈 45°的打击，与矢状面成直角的侧方打击。因此提出水平剪切与轴向压缩力的共同作用是造成齿突骨折的主要机制。而 Mouradin 在实验中加载寰枢椎侧弯造成齿突骨折，并认为寰椎侧块撞击所产生的剪切力可能起重要作用（图 8 - 6）。

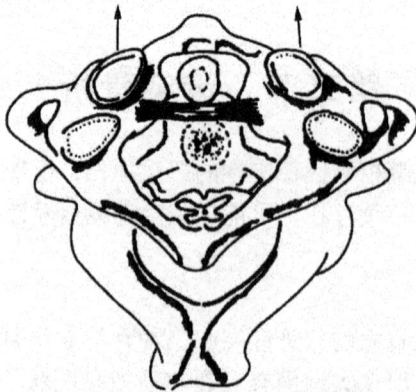

图 8 - 6 剪切暴力致齿突骨折

骨折类型：尽管对于齿突骨折已有多种分类，目前在临床上多采用 Anderson - D'Alonzo 分类，即根据骨折部位分成 3 型（图 8 - 7）。Ⅰ型：齿突尖端翼状韧带附着部的斜形骨折，约占 4%；Ⅱ型：齿突与枢椎椎体连结处的骨折，占 65%；Ⅲ型：枢椎体部骨折，这一部分相当于胚胎时期前寰椎与尾侧颈 2 体节融合处，占 31%。多数学者认为以这种分类方法为基础，结合患者的年龄、骨折移位的方向等因素能够判断骨折的预后并选择有效的治疗方法。而其他的分类方法尚未被广泛承认和应用。

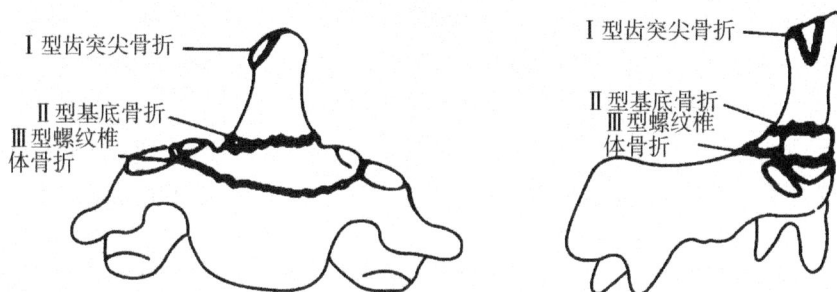

图 8 - 7 齿突骨折 Anderson 分型

三、临床表现

枕部和颈后部疼痛是最常见的临床症状，并常有枕大神经分布区域的放射痛。颈部僵硬呈强迫位置，典型的体征为患者以手扶持头部可缓解疼痛，但在临床上并不常见。有 15% ~ 33% 的患者有神经系统的症状和异常体征，其中以轻度截瘫和神经痛最为常见，严重者还可发生呼吸骤停，多见于老年人，常常当即死亡。

X 线检查是诊断齿突骨折的主要手段和依据。上颈椎的常规检查应包括正、侧位片和开口位片，如疑有齿突骨折应进一步摄断层片或行 CT 扫描。齿突和脊髓各占据椎管矢状径的 1/3，而其余 1/3 为缓冲间隙。成人寰椎前结节后缘与齿突之间的距离（寰齿间距）一般为 2~3mm，而儿童略偏大，为 3~4mm，超出这一范围即应考虑有齿突骨折和（或）韧带结构的断裂。有时引起向前水平位移的负荷首先引起骨的破坏而非韧带断裂，但 Fielding 研究中发现，横韧带断裂时也可无齿突骨折。在 Ⅱ 型齿突骨折时骨折断端间的接触面积要小于 X 线片所显示的范围。骨折段向后移位 4mm 可减少接触面积 50%，如同时有侧方移位则将使接触面积进一步减少。如两个方向和移位均不超过 2mm，接触面积将在 64% 以上。

四、诊断和鉴别诊断

详尽准确的损伤史和局部的检查，常能使医师考虑到这种损伤存在的可能。

早期诊断十分重要，尤其无移位的齿突骨折，常常因满足于常规拍片未发现骨折而误诊；有时虽已拍摄开口位片，但因拍片角度不合适，齿突骨折处显示不清或多重骨影掩盖等因素而漏诊。对有临床上可疑者必须密切观察，随时复查，必要时多次拍开口位断层片。笔者经常遇到损伤后未能及时发现骨折，日后经复查反复摄片再确诊的病例已为陈旧性骨折，给治疗带来困难。

清晰的开口位片可以显示齿突骨折及其骨折的类型，侧位片能够显示寰枢椎是否脱位。必须注意齿突骨折可能合并寰椎骨折。

五、治疗

根据骨折类型和移位程度及影响骨折愈合因素进行综合考虑，采取相应的治疗方法。

（一）非手术治疗

对新鲜骨折，采用牵引复位十头颈胸石膏固定。牵引重量通常为 1.5~2kg，牵引方向应根据骨折移位情况而定，2~3d 后摄片复查，尤其前后位及侧位片，了解骨折复位情况，必要时可将牵引位置进行适当调整。一经获得良好复位即可取正中位，维持牵引 3~4 周，然后在维持牵引下取仰卧位施行头颈胸石膏固定，持续 3~4 个月。拆除石膏后，再摄 X 线片了解骨折复位情况，并常规采用石膏或塑料颈托保护 2~3 个月。

Ⅰ型齿突骨折较少见且稳定性较好，因而采用简单的局部制动多能达到骨性愈合而无后遗症；对于Ⅲ型骨折则几乎都用坚强的外固定如 Halo 支具等；Ⅱ型骨折晚期骨不连的发生率最高，因此目前争论的焦点也多集中在对Ⅱ型的治疗。

近来，一些学者采用 Halo 支具固定治疗齿突骨折，能够保持高度的稳定作用，并也获得较好的效果，但这种装置的安装给患者带来不便，穿钉和固定的并发症并非少见，安装技术也比较复杂。虽然头颈胸石膏日后可能发生少许松动而不如 Halo 支具固定那样稳定，但是头颈胸石膏是以枕颌部和肩部为支点，能够保持骨折端的生理压缩性接触，对骨折愈合是有益的。

（二）手术治疗

齿突骨折及由此引起的不连接是寰枢椎不稳定的主要原因之一，尽管对于新鲜的齿突骨折特别是Ⅱ型和有移位骨折的处理意见尚未统一，但通常认为融合术的指征是：①颈脊髓损伤；②持续的颈部症状；③骨折不愈合且移位超过 4mm，寰齿间距大于 5mm。融合方法的选择也不一致。从生物力学的观点看，枕颈融合并不合理，但由于其易于操作且稳定性好而仍为不少学者所采用。

对于陈旧性骨折合并寰椎脱位，术前应细心地检查寰椎移位情况，并摄动态 X 线片以了解寰椎移位是否具有可复性。颅骨牵引 1 周后摄片，在持续牵引中，一些移位严重者均可出现不同程度的复位。多数病例可得到较满意复位。因此，术前耐心观察对选择治疗方法极为有利。一经复位便可立即应用寰枢椎融合，而避免枕颈融合。

寰枢融合的术式主要有 2 种：一是 Gallie 首先采用的寰椎后弓与枢椎椎板间中线植骨的方法；另一种是 Brooks 和 Jenkins 于棘突两侧植楔形骨的方法，前面已作过详尽介绍。有的学者采用前路经枢椎椎体插入螺钉直接将齿突固定。

（刘永峰）

第三节　枢椎创伤性滑脱

枢椎椎弓骨折后，两骨折段分离，椎体可发生脱位，故又称之为"创伤性枢椎滑脱"（Traumatic Spondylolisthesis of The Axis）。

枢椎骨折包括椎体和附件骨折。椎弓骨折和椎体脱位是于 1866 年由 Haughton 在 1 名被处绞刑的罪犯身上第一次被发现并描述的。1931 年，Wood-Jones 注意到在绞刑中将绞索的绳结置于颏下总是造成同一种致命的枢椎骨折/脱位（双侧椎弓根骨折）。1965 年，Schneider 等于汽车事故和其他突然减速的事故（如跳水时额部触及池底）中发现了同样的损伤，而第一次提出术语绞刑者（Hangman）骨折，并作为这种损伤的称谓，逐渐被众多学者所采用。也有人对此提出异议，如 Nijima 认为这个术语不准确，因为"hangman"的定义是"一个吊起另一个人的人"（即绞刑执行者），按照 Garfin 和 Rothman 的观点，这种损伤（绞刑者骨折）是每名绞刑执行者力争达到的一种情况，因而建议将其更名为绞死者（hanged - man）骨折。实际上，这种损伤常表现为枢椎前脱位，因此更为适合的名称应是"创伤性枢椎滑脱"。因为创伤的结果是枢椎的后结构发生骨折，其基本概念应为：枢椎双侧椎弓根骨折，伴或不伴前滑脱，如有脱位则应为创伤性枢椎滑脱。

一、概述和生物力学特点

枢椎作为整个枕颈部复合体与下位颈椎的连接部，在脊柱的生物力学功能方面有很重要的意义。其前柱的上部是齿突，与寰椎前弓和横韧带及其他附属结构构成寰枢关节；下方借椎间盘和前、后纵韧带与 C_3 椎体连结；其后柱的椎板和棘突均较为宽厚、坚实，棘突较长且尾部分叉，与其他颈椎棘突有明显的形态上的区别，在颈椎后路手术中，可作为定位的解剖标志；其中柱则较为薄弱，上关节突靠前，下关节突靠后，两关节突之间为一狭窄的骨质连结，通常称为峡部，其间又有一椎动脉孔穿越，在解剖上属于一个脆弱部位。

从生物力学观点上看，一个轴向的压力从上到下呈漏斗状，到枢椎平面合为一条力线，通过峡部（图 8-8）。一个伸展力量作用于齿突产生一个集中点，迫使它在矢状面上绕 X 轴旋转，这个力依靠两个力平衡：一边是张力，作用于前纵韧带、椎间盘和后纵韧带；另一边是压力，作用于 C_2，C_3 的小关节突关节。这两个相等和相对的力产生了一个平衡点，位于枢椎上、下关节突之间的峡部，恰好也是解剖上的薄弱处，当应力超出其极限时，将导致骨折。

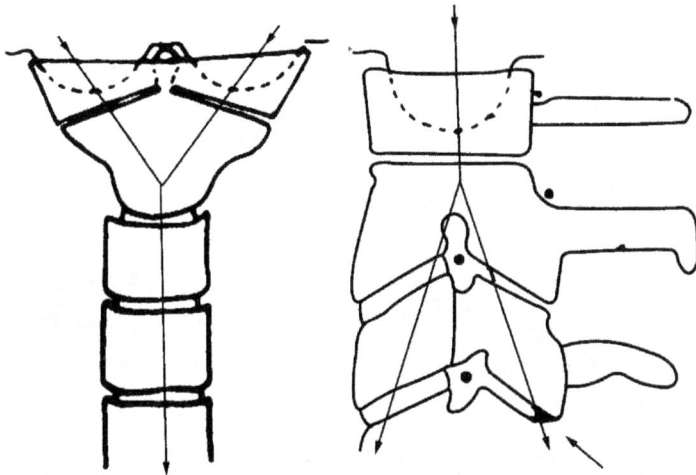

图 8-8　自下而上的暴力以枢椎椎弓为焦点造成骨折

二、病因和发病机制

主要的损伤机制：

（1）超伸展外力是枢椎椎弓部断裂的一个主要的损伤机制。

（2）绞刑中使用颏下绳结的机制。

已有大量的研究确定这种损伤，称为绞刑者骨折，骨折发生在侧块最前面的部分，或进入椎弓根，并有前纵韧带、椎间盘和后纵韧带的断裂。其损伤机制是过伸加上突然和猛烈的牵张暴力，造成颅颈分离（图8-9），即枢椎椎体和颅寰结构作为一个整体向上分离，后方的枢椎后结构与 C_3 的连结仍是完整的，常造成脊髓横断并立即死亡。但也有承受了这种损伤的一些报道，仅存在有短暂的神经症状。这个区别被解释为负荷方向和重量，以及施加时间不同所致。

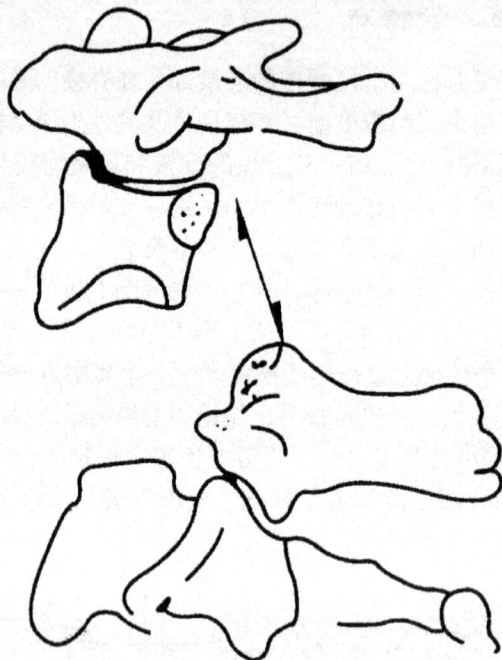

图8-9　颅颈分离示意图

（3）在车祸或跳水事故中，损伤机制为过伸和轴向压缩暴力。过伸是由于身体前冲，前额撞击在倾斜的车窗玻璃或游泳池底所致，也涉及了轴向的压力，可能还有旋转的成分。相当多的枢椎骨折伴随 C_3 椎体压缩性骨折。还有不能用一种简单的伸展机制来解释的损伤，如低位颈椎的关节突骨折，这提示轴向压应力的存在。与绞刑中过伸伴收紧和牵张暴力相反，汽车事故或其他减速事故中是过伸伴轴向压缩暴力作用于枢椎。

（4）屈曲损伤也可能是绞刑者骨折的原因，但这种情况较少。

实际上，枢椎椎弓根骨折，其损伤的各种外力组合依据涉及的具体暴力矢量而定，包括暴力的大小、方向、作用点及作用时间。总的来说，暴力到达时脊柱各结构的位置，特殊患者其脊柱结构的独特的力学特征都决定了特别的损伤、破坏的结构部位和移位的程度（图8-10）。当观察到创伤性枢椎前滑脱时，X轴的弯曲是致伤暴力的主要组成部位，而最可能涉及的机制是过伸性暴力。

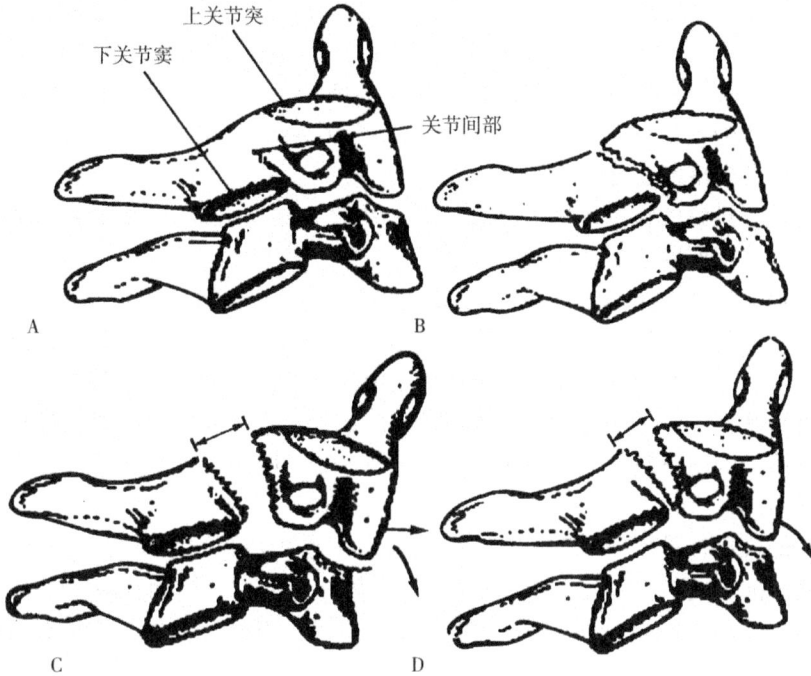

图 8－10 不同暴力所致不同程度的移位
A. 完整枢椎；B. 枢椎椎弓骨折；C. 骨折块向前下方移位；D. 骨折块向下方移位

三、骨折分类和临床表现

（一）分类

1. Francis 分类 直到 20 世纪 80 年代，有人提出绞刑者骨折分类的标准。首先是 Francis 等按照骨折移位、成角和韧带的不稳定情况将绞刑者骨折分为 5 个等级（表 8－1）。移位的测量是在侧位片上 C_2，C_3 椎体后下缘分别划垂线，测量垂线距离；成角 C_2，C_3 椎体后缘分别划线，测量两线交角的度数。

表 8－1 绞刑者骨折的 Francis 分类

等级	移位（mm）	成角（°）
I	<3.5	<11
II	<3.5	>11
III	>3.5 或 <1/2 椎体宽度	<11
IV	>3.5 或 >1/2 椎体宽度	>11
V	椎间盘破裂	

I 级骨折被认为是稳定的；II～IV 级骨折是不稳定的；V 级骨折意味着移位超过 C_3 椎体矢状径的 50% 或成角畸形已造成至少一侧 $C_{2\sim3}$ 间隙大于正常颈椎间盘的高度。

2. Effendi 分类 Effendi 等根据骨折的稳定程度将其分为 3 型。

I 型：稳定骨折，骨折线可以涉及椎弓的任何部位，$C_{2\sim3}$ 椎体间结构是正常的。

Ⅱ型：不稳定骨折，枢椎椎体显示屈曲或伸展的成角或明显的向前滑脱，$C_{2\sim3}$椎体间结构已有损伤。

Ⅲ型：移位的骨折，枢椎椎体向前移位并有屈曲，$C_{2\sim3}$小关节突关节发生脱位或交锁。

3. Levine 和 Edwards 分类　1985 年，Levine 和 Edwards 根据骨折的形态和稳定程度结合损伤机制将创伤性枢椎滑脱分为 4 型。

Ⅰ型：骨折有轻微的移位，韧带损伤轻微，是稳定的骨折，占 28.8%。损伤机制是过伸加轴向负荷造成枢椎椎弓在伸展位上断裂。

Ⅱ型：骨折有超过 2mm 的前移和不显著的成角，是稳定骨折，占 55.8%。损伤机制是过伸和轴向负荷引起椎弓近乎垂直的骨折，随后突然的屈曲导致椎间盘的后部纤维伸展和椎体的前移和成角，$C_{2\sim3}$椎间盘可因这种损伤机制中涉及的突然屈曲成分而破裂。

Ⅲ型骨折是Ⅱ型骨折一种变型，$C_{2\sim3}$间显示严重的成角和轻度的前移，骨折线通常不是垂直，而是从后上到前下斜形通过枢椎椎弓，占 5.8%。损伤机制是屈曲占主要成分并伴有牵张成分的暴力。

Ⅳ型：双侧椎弓根骨折伴后侧小关节突的损伤，通常伴有椎弓骨折的严重移位和成角，以及一侧或两侧的小关节突脱位，占 9.6%。损伤机制是屈曲暴力加轴向压缩。

通常认为，Levine 和 Edwards 的分类方法结合了骨折形态和损伤机制，对治疗方法的选择有指导意义。

从解剖角度看，创伤性枢椎前滑脱是十分危险的损伤，但神经损害的发生率相对较低，甚至有时令人难以置信。如 Levine 的 52 例中仅有 4 例伴颈脊髓损伤，而不相关的神经损伤如闭合性颅脑伤有 11 例。Brashear 的 29 例此类骨折患者，1 例左上肢瘫痪，6h 后恢复；1 例全身暂时性麻木；1 例脊髓中央管综合征，5 周后仅残留左上肢无力；另有 1 例四肢瘫痪，25d 后完全恢复。也有神经损害发生率相对较高的报道。Tan 报道的 31 例患者中 20 例无症状，7 例不完全四肢瘫痪（3 例中央管综合征），2 例不完全截瘫，2 例 Brown - Sequard 综合征，2 例完全的膀胱功能障碍。Marar 的 15 例中 11 例伴发不同程度的神经损害，其中 6 例24h 后即告恢复，5 例时间稍长，但在 3d 至 3 个月内也全获得恢复。

此类损伤的神经损害发生率和损害程度较低可能是由于前方骨折块向前移位产生椎弓缺损并造成实际上椎管的扩大，脊髓也随之前移，而免受了寰椎后弓的压迫。但当骨折线累及枢椎椎体时，枢椎椎体后下方骨质仍留在原位，则出现了脊髓受压的危险。

（二）临床表现

最常见的症状是颈部疼痛和僵硬。其次是四肢麻木和无力。另一临床特点是合并有头和颌面部的损伤，位于前额或下颏，多为皮肤挫伤。有时可有其他椎体和长骨的骨折。如 Tan 的 31 例中有 18 例伴额部软组织的损伤，15 例有其他椎体（5 例）和长骨（10 例）骨折。Levine 的 52 例中也有 13 例其他部位骨折。此外，Okuchi 报道 1 例合并右侧椎动静脉瘘。

四、诊断

诊断程序包括：①骨折的分类；②有无神经损伤；③有无伴随伤；④是否为多发伤。

1. 普通 X 线检查　包括颈椎常规片和断层片。创伤性枢椎前滑脱的诊断主要依靠侧位片，侧位片可清楚地显示骨折线及移位和成角的情况，据此可作出骨折类型的影像学诊断。在医师陪同保护指导下，谨慎地做颈椎伸、屈位拍片，可进一步提供骨折稳定情况的信息。

有时尚需做断层检查才能清楚显示骨折线。X线的典型表现是双侧枢椎椎弓根骨折，骨折线呈垂直或斜形，枢椎椎体可有不同程度的移位和成角畸形。另需注意寰椎、下颈椎有无伴随骨折，对婴幼儿还需注意枢椎椎弓根先天性缺损或软骨连结的可能。检查其他损伤部位可了解有无多发伤的情况。

2. CT扫描检查　CT可清楚显示骨折线、移位情况及与椎管的关系。CT三维重建有助于对骨折形态的全面了解。

3. MRI成像　MRI检查可了解脊髓及周围软组织的情况，对整个损伤可有全面的评估，并为手术入路的选择提供依据。

在整个颈椎骨折脱位中，创伤性枢椎前滑脱占4% ~ 7%，如缺乏准确的外伤史或对该损伤特点认识不足，会造成漏诊。有时损伤较为复杂，伴有多发伤，尤其是存在明显的致命性非颈部伤时，更会引开医师的注意力，而造成颈椎伤被忽视。

再次强调颈椎常规片对外伤后颈部疼痛患者的重要性。对可疑的患者不要放过，应反复检查直到肯定或排除诊断为止。通过详细的病史了解和体格检查，掌握暴力的作用点及方向，结合影像学检查，判断其损伤机制，并可指导治疗方案的选择。

五、治疗

治疗方法的选择取决于骨折的稳定程度，大多数创伤性枢椎前滑脱患者采用密切关注的非手术治疗可以获得仅有最小畸形的坚固的骨性愈合，不融合的发生率很低。

（一）非手术治疗

非手术治疗包括头颈胸石膏、石膏颈托、Halo支架和牵引。

1. 稳定骨折（Levine - Edwards Ⅰ型）　可直接采用石膏固定12周，拍片复查获得骨性愈合后改用颈托固定6周。

2. 不稳定骨折（Levine - Edwards Ⅱ型）　可行牵引复位，入院后行床边拍片，观察搬运途中有无移位，可从小重量开始牵引，起始2kg，渐加重到4 ~ 5kg。根据损伤机制、移位和成角情况选择牵引方向及颈部位置，密切进行X线复查了解牵引效果，如发现牵引后移位加重或过牵，需立即调整，减轻重量或改变牵引方向，观察到复位后，改中立位牵引2kg维持3 ~ 6周，以制动和维持复位，然后带Halo支架下地活动。注意在骨折初期，Halo支具并不能取得和维持复位，过早带Halo支具下地可能造成再移位。待伤后3个月期满后，骨折常能愈合，并带有一个最初的间隙，C_2，C_3常自发融合。

对Levine - Edwards Ⅱ A型骨折的识别是重要的，此型骨折患者行牵引治疗后会造成C_2，C_3分离和移位加重，推荐的治疗是Halo支具制动并在影像学监测下施行轻度的加压，以取得和维持解剖复位。在X线片显示已获得解剖复位后继续Halo支具制动12周，观察到骨折愈合后，改用塑料颈托维持6周。

在影像学检查提示C_2，C_3的纤维环和韧带已有断裂的情况下，牵引可能产生较大的过牵。但也有原始X线片显示较大的C_2，C_3分离而采用牵引获得接近解剖复位的报告。显然，小心的、轻重量的牵引可以在外固定前或手术前采用，以改进复位，解除肌肉痉挛和获得软组织的修复，但必须在密切观察之下，一旦发现过牵，需立即停止。

（二）手术治疗

Levine - Edwards Ⅲ型骨折是唯一需要手术治疗的绞刑者骨折，因后方的小关节突骨折和脱位若不予复位，可引起持续的颈部疼痛。可行后路手术复位及"∞"字钢丝固定植骨融合术，然后以 Halo 支具制动，以获得植骨的融合和骨折的愈合。C_2，C_3 前方韧带和椎间盘的断裂，可造成该节段的极度不稳，有时牵引难以维持复位，需行手术固定，术式有后路椎弓根钉内固定术、C_2，C_3 开槽植骨融合术、前路钢板内固定术。术后给予有效的外固定制动作为保护，直到有骨性融合的 X 线表现。手术的目的是减压、复位及提供稳定。Matsumoto 等报道 1 例累及枢椎椎体的枢椎椎弓根骨折患者，MRI 提示脊髓压迫来自枕骨大孔和寰椎后弓，开始行颅骨牵引治疗，几天后拍片复查见未复位，而神经症状加重，行枕骨大孔减压、寰椎后弓切除减压、枕-颈融合术，并以 Halo 支具制动，术后几天神经症状改善，术后 12 周 X 线显示牢固的融合，此后改用颈托保护。此时复查 MRI，提示高位颈脊髓已获减压，膜下间隙正常。

关于创伤性枢椎前滑脱的预防，在汽车事故中安全带的使用可以大大减少这种损伤，当然，对交通法规的遵守是最有益处的。

（刘永峰）

第四节　枢椎骨折

一、枢椎侧块骨折

枢椎的侧块是齿突两侧骨膨大部，其表面为关节面并与寰椎下关节面构成寰枢关节，侧块后外方为椎间孔，有椎动脉通过。侧块骨折为一种较少见的损伤，损伤机制与寰椎椎弓骨折基本相似，垂直压缩和侧方屈曲为其主要暴力方式（图 8-11）。

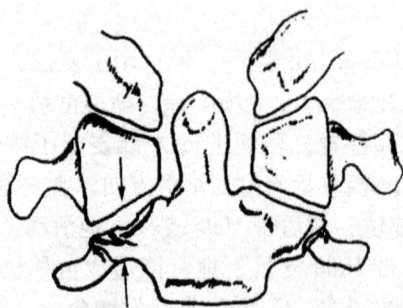

图 8-11　枢椎侧块骨折

颈部或枕部疼痛和头颈活动受限为主要局部临床表现。极少合并脊髓或神经根损伤，尽管合并 C_1，C_2 其他部位损伤，较少出现神经症状。

治疗主要依据损伤严重程度来选择合适治疗方法。①轻度压缩骨折而无移位者，仅需要颈领固定直至骨折愈合。②侧块严重骨折者，需要牵引复位。③关节面不平的陈旧性损伤，合并有退行性改变及存在不稳定因素，且有局部疼痛或功能受限者，需要寰枢椎固定融合。

二、枢椎椎弓骨折

见上节内容。

三、枢椎椎体骨折

关于枢椎椎体骨折的报道不多，实际上这种损伤并非不常见，只是散在于绞刑者骨折和齿突骨折的专题报道中，一些非典型的绞刑者骨折的报道实际上是枢椎椎体骨折，而 Anderson - D'Alonzo 分类的 Ⅲ 型齿突骨折从其定义上就是枢椎椎体骨折，确切地讲并非齿突骨折。

（一）病因、分类和损伤机制

枢椎椎体骨折位于齿突基底部和双侧椎弓根之间，按照骨折的形态，可分为 3 型。

Ⅰ型：骨折线呈冠状排列的垂直的枢椎椎体骨折，其机制包括：

（1）较引起绞刑者骨折的暴力略少伸展，并伴较小的轴向负荷的暴力作用引起枢椎椎体背侧部位的垂直骨折。

（2）主要的轴向压缩负荷加伸展暴力作用于额顶部，从而引起椎体后背侧部位的垂直骨折加 C_{2-3} 椎间盘前部断裂，C_2 椎体前下缘撕脱骨折，伴 C_1 和 C_2 大部分椎体的过伸（但往往不能表现出骨折）。

（3）屈曲暴力加轴向负荷作用于枕顶部，引起颈一椎体侧垂直骨折，椎间盘断裂，C_2 复合体（寰椎和枢椎大部分椎体）前移和前纵韧带撕裂。

（4）屈曲加牵张暴力可引起枢椎椎体后部骨折，椎间盘部分断裂和 C_2 复合体屈曲。

（5）一个急性过伸和旋转的暴力。Schneider 等曾描述了 1 例类似的骨折，是因绞索套的绳结放置于耳下位置而发生的。

Ⅱ型：骨折线呈矢状方向的垂直枢椎骨折，即枢椎侧块骨折或枢椎上关节突骨折，其损伤机制是轴向压缩和侧屈暴力通过枕骨肌传导到寰椎侧块再传递到枢椎侧块，引起压缩性骨折。

Ⅲ型：骨折线呈水平方向的椎体部骨折，即齿突Ⅲ型骨折，此处不作赘述。

（二）临床表现和诊断

枢椎椎体骨折的临床表现特点依骨折类型有所不同。

（1）Ⅰ型骨折的患者伴随神经损害的概率较高。

（2）枢椎椎体前半部分连同寰椎移位，而枢椎椎体后侧骨折碎片仍留在原位，从而造成脊髓受压的危险，但也有神经功能完整仅有颈部剧烈疼痛为主要症状者。

（3）Ⅱ型骨折的患者一般不伴有神经损害症状，仅有局部症状，颈部疼痛、僵硬。

诊断时应根据准确、详尽的病史，体格检查并结合多种影像学检查结果综合研究。

（三）鉴别诊断

普通 X 线检查中，颈椎侧位片和矢状面的断层片对Ⅰ型骨折的诊断非常有用。侧位片可显示骨折线通过枢椎椎体背侧，椎体的前方大部分和寰椎一道向前移位，并伴屈曲或伸展的成角畸形，而其椎体后、下部分仍在原处，位于 C_3 椎体上方的正常位置，断层片可清楚显示骨折线及骨折块移位的情况。开口位片和冠状面的断层片对Ⅱ型骨折的诊断非常有价值，可显示枢椎侧块塌陷、寰椎侧块进入枢椎上关节面。

CT 及 CT 三维重建对了解骨折的全面信息非常重要。MRI 对软组织的良好分辨率使其在脊髓损伤中使用广泛；同样，在枢椎椎体骨折患者中，MRI 可清楚显示脊髓损伤和受压的情况。

（四）治疗

1. 枢椎椎体骨折的治疗应以保守治疗为主　根据每名患者的独特的损伤机制，采取不同的治疗。对无神经损害、无明显移位的患者行石膏固定；有移位的患者行牵引复位，注意事项同绞刑者骨折的治疗。对屈曲加牵张暴力所致损伤的患者，牵引可能造成移位加重或过牵，需改用 Halo 支架固定，并在影像学监视下略作加压。对伴有神经损害的患者，可先行牵引复位，密切观察，同时行多种的影像学检查明确骨折移位情况和脊髓受压情况，如能复位，症状改善，可继续维持牵引。

2. 手术治疗　如症状无改善或症状改善后停滞，则根据影像学检查所显示脊髓压迫的部位选择手术的入路及术式。对 Ⅱ 型骨折不能复位者，为防止长期的不稳、畸形愈合和退变性寰枢关节炎也可考虑行后路融合手术。

（刘永峰）

第五节　寰枢椎骨折

寰枢椎不稳可能导致颈髓压迫，甚至对患者的生命也有极大的威胁。造成该部解剖区域不稳定的原因主要有 4 种，诸如创伤、炎症、局部畸形（尤其是解剖的某些结构缺失）和肿瘤。创伤性寰枢椎脱位或半脱位，可能引起脊髓和神经压迫症。

一、骨性结构的不稳定

骨性结构不稳定主要指寰椎和枢椎及其椎间关节的损伤，引起相互之间正常解剖关系的破坏，导致该部支持作用和运动功能的异常，并可能合并神经组织受压。包括枢椎齿突骨折、寰椎椎弓骨折、枢椎椎弓骨折以及因此造成的寰枢脱位等。

齿突骨折是寰枢椎不稳的主要因素。骨折和骨折不愈合即丧失了在枕、寰、枢具有重要解剖功能的中轴，使寰枢关节失去控制并造成不稳定。

枢椎椎弓骨折（绞刑者骨折）的分离移位，可破坏寰枢间正常关系。

寰椎椎弓骨折（Jefferson 骨折），能引起枕、寰、枢的骨性联结的关系破坏，稳定性丧失。尤其合并横韧带撕裂或齿突骨折，不稳定明显加剧。

二、韧带结构的不稳定

寰枢间韧带结构对维持该段的正常生理功能极为重要。寰枢椎间前稳定性主要依靠横韧带来维持，而横韧带的这种特殊功能又被翼状韧带和其他辅助韧带来加强；寰枢椎间后稳定是由寰椎前弓及齿突间的相互制约关系来维持，这种骨性稳定作用也必须借助其间的韧带来完成。

三、寰枢关节脱位

寰枢关节脱位是上颈椎最常见的严重损伤。若未及时治疗，其脱位程度常进行性加重，导致脊髓高位受压而危及生命。由于其潜在危险性大，应积极治疗。

（一）解剖特点与损伤机制

寰枢关节包括：①寰枢外侧关节，由左、右寰椎下关节面与枢椎的上关节面构成；②齿突前、后关节，分别位于齿突前面与寰椎前弓的齿凹和齿突后面与寰椎横韧带之间，形成两个滑膜腔。寰枢关节的周围韧带及覆膜有寰椎横韧带、齿突尖韧带、翼状韧带、被膜及寰椎后弓与枢椎椎弓间的黄韧带。头部旋转运动的 50% 发生于此关节，它不但运动灵活，且周围有许多韧带连接枕骨、寰椎、枢椎及其他颈椎。当头颅部突然屈曲时，头部的动能大部分集中在横韧带上，齿突恰在其中央部，形成一种"切割"外力，可造成横韧带断裂。另外垂直暴力作用，使寰椎侧块和椎弓骨折段分离移位也可造成横韧带撕裂。横韧带附着于寰椎两侧块前方，并与其前弓共同构成骨纤维结构，限制齿突过度活动，保持寰枢椎稳定，当横韧带损伤或断裂时即可出现寰枢关节的脱位或半脱位。这是一种严重损伤，常伴有脊髓损伤，可立即致命。

（二）病因和分类

1. 外伤性脱位

（1）合并齿突骨折即寰椎连带着齿突骨折一并移位。从枢椎椎体后上角或骨折线后缘测量到寰椎后弓的前缘，此距离为脊髓可占据的有效空间，可据此估计缓冲间隙的狭窄及脊髓受压的情况。

（2）单纯的寰椎前脱位不伴有齿突骨折的寰枢关节脱位，必有寰枢之间韧带的广泛损伤，尤其是横韧带损伤。由于齿突的存在，脊髓被夹在齿突和寰椎后弓之间，更易受伤。

2. 发育性畸形脱位　枕颈部有发育异常者，外伤后较正常人更易发生寰枢关节急性脱位。多数病例是在少年以后逐渐发生寰枢关节不稳定。常见的有 2 种：①分节障碍：表现为枕骨寰椎融合即寰椎枕骨化或 C_2，C_3 椎体融合；②齿突发育畸形：导致寰枢椎不稳或寰椎脱位。

3. 自发性脱位　成人患者多继发于类风湿关节炎，儿童则多继发于咽部感染。

寰枢椎旋转固定的实质是陈旧性脱位。Fielding 把自发出现或外伤后出现的寰枢椎旋转性半脱位状态称为寰枢椎旋转固定，以后他又称之为旋转性移位。

4. 病理性脱位　其也为缓慢发生的脱位，与自发性发生脱位的区别在于确有寰椎和（或）枢椎的骨质破坏性病变。在我国以寰枢椎结核为多见，也偶见于寰枢椎肿瘤或炎症。

（三）临床表现

临床表现主要取决于横韧带损伤的严重程度和寰椎前脱位程度以及是否对脊髓造成压迫。局部表现主要是枕下和枕颈部疼痛，运动功能受限。如果合并脊髓损伤，有 4 种情况发生。

（1）呼吸中枢受到波及时，会于损伤现场致命。

（2）损伤后有一过性神经损伤，表现短暂肢体瘫痪或肢体无力，但能迅速好转乃至恢复或大部恢复。

（3）四肢瘫痪，大小便失禁及呼吸障碍，此为最严重者。如果未获得及时有效治疗，寰椎脱位则更加严重，脊髓受压也随之加剧。

（4）迟发性神经症状：损伤在当时和早期并不发生，但由于结构损伤而发生不稳，随着头颈活动增加而逐渐出现。寰枢椎脱位典型的临床表现为头颈部倾斜。如果单侧脱位时，头部离开患侧向健侧倾斜，颈部疼痛和僵直，枕大神经或耳大神经痛等。脊髓压迫症状和体征极少发生。有时微小的创伤就可造成寰枢关节旋转脱位，头在旋转位置上，取代了寰椎在枢椎上面的运动，两者仅能有少许活动。

（四）诊断

通过有无明确的外伤史可以同炎症所致半脱位相鉴别。要排除上颈椎其他部位损伤，必须借助 X 线摄片。X 线张口位摄片主要特征表现是枢椎齿突与寰椎两枚侧块间距不对称，但张口拍片时合作不好可使投影位置偏斜，引起两者间隙异常，或不能令人满意地显示该区解剖结构。必要时重复多次摄片，排除因投影位置不当造成误诊。侧位 X 线片能清晰显示齿突和寰枢椎后弓之间的距离变化。正常情况下在 3～4mm 以内。应用 CT 扫描，与寰椎椎弓骨折及上颈椎畸形鉴别。应注意严重的陈旧性半脱位。表现为斜颈及运动受限，颈部活动时疼痛，可导致面部发育不对称。斜颈的出现可引起对侧胸锁乳突肌痉挛。其次，横韧带是软组织，普通 X 线不能显影，其损伤情况应以间接影像加以判断。寰椎前弓结节后缘中点至齿突距离（ADI）比较有参考价值。

（1）寰齿间距增大侧位片可见寰椎前弓后缘与齿突相对应点的距离，正常成人和儿童分别为 3mm 和 4mm；如成人寰齿距为 3～5mm 之间，常提示有横韧带撕裂；如寰齿距为 5～10mm，则提示横韧带有断裂并部分辅助韧带撕裂；如 10～12mm 则证明全部韧带断裂；但必须指出，有时横韧带完全损伤而不发生间距变化，遇有此种情况不可放弃诊断，应在医师保护下做主动伸屈，动态下摄片。

（2）枕颈伸屈动力性侧位片显示屈曲位时寰椎前弓和齿突呈 V 形间隙，提示横韧带下纤维以外的部分撕裂，使寰、枢椎借助未断纤维束起支点作用，而显示寰齿间隙上部分分离呈 V 形。

（五）治疗

治疗方法主要取决于寰椎横韧带是部分撕裂还是完全撕裂。如部分撕裂，通常采取颅骨牵引或枕领带牵引，重量 1～3kg，牵引 3 周后即以头颈胸石膏固定。诊断明确的横韧带断裂，多数学者认为非手术治疗不能恢复其稳定性，主张早期手术治疗。如若随意拖延，将对复位不利。

手术目的在于复位，恢复寰齿关节解剖学的稳定性。通常采用在颅骨牵引下施行寰枢椎固定术。其方法主要为 Gallie 法，即经后路将寰椎后弓与枢椎棘突用钢丝扎紧并植骨融合；Brooks 法，经寰椎后弓两侧各绕钢丝，并循经枢椎椎板下穿越，每侧各植一骨块扎紧钢丝。经口咽途径行寰枢椎关节植骨融合术。寰枢椎半脱位的治疗较容易，其方法包括牵引复位和固定，也有些病例未采取任何治疗，而数天后有可能自然复位。通常应用 Glisson 枕领带，取正中位牵引，牵引重量根据年龄而定，成人用 2.5～3kg，儿童用 1.5～2kg 即可。在牵引过程中拍片复查，并根据复位情况对牵引重量和方向作调整。一般 2～3d 即可复位，维持牵引 2 周，并用头颈胸石膏或颈部支架固定。顽固性半脱位及陈旧性半脱位，可应用颅骨牵引，复位后可考虑采用寰枢融合术。

四、寰枢椎半脱位

寰枢椎半脱位发生率较高，多见于儿童，也可发生在成年人。创伤性寰枢椎半脱位通常由于某种暴力所致，本节不包括因炎性浸润所引起的寰、枢椎半脱位。

（一）损伤机制

头部遭受打击或撞击伤、体育运动伤和交通事故是常见的损伤原因。通常损伤的暴力不大，有时轻度的扭转外力即可导致半脱位。

寰枢椎间解剖功能比较复杂。小儿时期该关节的稳定几乎完全取决于该区的纤维韧带结构，该韧带具有保护并保证关节广泛活动功能，主要为旋转运动。该部韧带在伸屈及侧方仅少许存在伸缩。颈部旋转约有50%发生在寰枢节段。

寰枢椎管矢状径远较其他颈椎椎管大，在旋转时或遭到某种外伤造成移位时，能够安全调节而不发生严重神经损伤。

单纯外伤性横韧带断裂及寰枢椎半脱位比较少见，因为同样暴力更容易造成齿突损伤，如果两者都损伤，齿突损伤容易发生在韧带损伤之前。

（二）临床症状和体征

典型的临床表现为头颈部倾斜，如果单侧向前移位时，头部离开患侧向健侧倾斜；颈部疼痛和僵直，枕大神经痛等。脊髓压迫症状和体征都极少发生。

（三）诊断

通过有无明确的外伤史可以与炎症所致半脱位相鉴别。除外上颈椎的其他部位损伤，必须借助X线摄片。

X线开口拍片主要特征表现是枢椎齿突与寰椎两侧块间距不对称，但开口拍片时合作不好，投影位置偏斜，会引起两者间隙异常影像，或不能满意显示该区解剖结构。必要时多拍片几次，排除因投影位置不合适造成误诊。侧位X片能清楚显示齿突和寰枢前弓之间的距离变化。正常情况下在3mm以内。必要时进行CT扫描，与寰椎椎弓骨折及上颈椎畸形鉴别。

应注意严重的陈旧性半脱位。表现为斜颈及运动受限，颈部活动时疼痛，可导致面部发育不对称。斜颈的出现可引起对侧胸锁乳突肌痉挛。

（四）治疗

对寰枢椎半脱位的治疗比较容易。其方法参考本节三、寰枢关节脱位。

（刘永峰）

第九章

下颈椎损伤

中、下位颈椎又称下颈椎，是指 $C_3 \sim C_7$，系属颈椎损伤最多发生的部位。各种暴力，包括伸展、屈曲、旋转、压缩和剪切等，都可能造成低位各种类型颈椎骨折或骨折脱位。通常合并不同严重程度的脊髓和神经根损伤。本章根据损伤的解剖部位和损伤机制分别加以叙述。

第一节　下颈椎骨折

屈曲暴力伴垂直压缩外力的协同作用，可导致受力节段的椎体相互挤压，引起单纯椎体楔形压缩骨折。这种损伤多见于 $C_4 \sim C_6$ 椎体。

一、发病机制和病理

当垂直外力作用时，上下颈椎的终板相互挤压，致受压缩力大的椎体前部皮质变薄，随之受累椎体的前缘松质骨也同时被压缩变窄，椎体垂直高度将减小（图9-1）。除椎体受压骨折外，后结构的小关节也可能发生骨折。由于脊椎后结构承受张应力，后韧带复合也常发生撕裂。

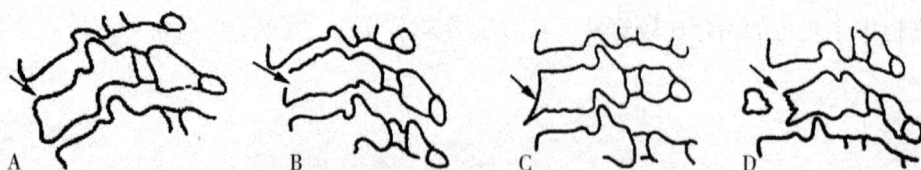

图9-1　椎体压缩性骨折机制

A. 椎体受压变扁；B. 上下终板破坏；C. 骨赘受压可致骨折；D. 椎体劈裂

如果压缩骨折的椎体仅限于椎体前部，则椎管形态不会发生改变，脊髓也极少受到损伤；若合并椎间盘损伤并向椎管方向突出，则导致脊髓受压。

二、临床表现

临床上主要以局部症状表现为主。疼痛使运动功能受限，有时头颈部呈前倾僵直状态。棘突和棘间隙有压痛。

合并神经压迫者，表现出相应的神经系统症状和体征。但偶尔也可能出现脊髓受压症状。

三、诊断和鉴别诊断

正、侧位 X 线片显示损伤的椎体前部压缩，整个椎体呈楔形改变；有时可表现小关节骨折。椎体密度增加应与肿瘤相鉴别。尤其在 MRI 成像上，注意与其他疾患鉴别。

四、治疗

轻度压缩骨折，可直接用头颈胸石膏或石膏颈领固定；楔形变明显者，采用枕领带牵引，颈椎略呈伸展位，为 20°～30°，减轻椎体前方压力，形成张应力，使之复位，并可使后结构复位愈合。压缩的椎体复位是比较困难的，而后结构的修复对损伤节段的稳定，具有十分重要的意义。牵引 3 周后，改用头颈胸石膏固定 2～3 个月。即使楔形变化的椎体没有恢复，而具有坚强稳定的后结构，颈椎的运动功能也不会受到影响。

如果发生脊髓压迫，则需要做进一步检查以确定致压原因，根据情况施行减压和稳定手术。

通常采用损伤椎体切除减压及自体髂骨植入术，以恢复颈椎前柱高度和生理弯曲为目标，可同时应用内固定。

（张宏军）

第二节　下颈椎脱位

一、颈椎双侧关节突关节脱位

颈椎双侧关节突关节脱位是典型的屈曲性损伤，可以发生在 $C_2 \sim T_1$ 之间的任何节段，但以 C_4 以下节段最多见。这种损伤多较严重，极易合并脊髓不可逆损伤。

（一）病因和发病机制

多见于高处跌落头颈部撞击地面，或重物直接打击，致枕颈部受到屈曲性暴力作用。有时也可能见于乘坐的高速行驶车辆骤然刹车，头颈部因惯性作用而猛烈屈曲等暴力形式。

当头颈部遭受屈曲暴力作用时，颈椎活动单位的支点位于椎间盘中央偏后部。由于颈椎的小关节突关节面平坦，且与水平面呈45°交角，骤然屈曲的外力，引起上位颈椎的下关节突将关节囊撕裂而向后上方翘起。随着外力的惯性和头颅的重力作用，使已移位的下关节突继续向前滑动移位，整个上位椎体也相随前移。作用力消失后，因颈部肌肉收缩作用呈弹性固定。如果上下关节突关节相互依托，形成顶对顶，即为"栖息"状态（图9-2）；如果上位椎体的下关节突越过了下位椎体的上关节突，形成小关节突关节背靠背的形态，即为所谓"交锁"状态。

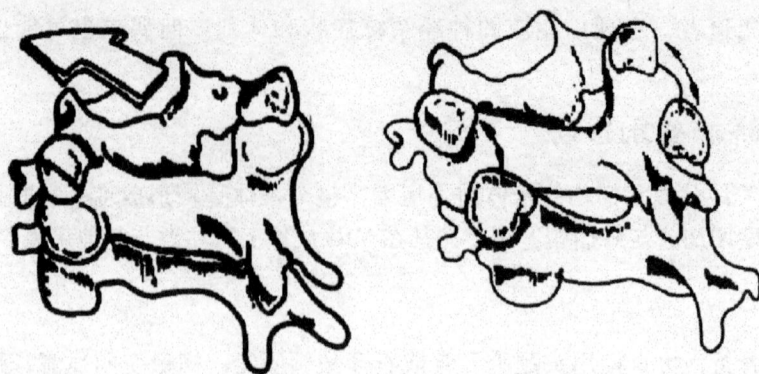

图9-2 屈曲暴力致双侧关节脱位形成顶对顶状态

（二）病理变化

在损伤节段水平面的两侧小关节突关节脱位是主要的病理变化。由于过度屈曲性外伤，在损伤节段运动单位的全部韧带结构，包括前、后纵韧带、棘间韧带以及黄韧带和关节囊韧带等均遭撕裂，椎间盘也不例外，受累的椎体向前下方脱位。并可伴有关节突骨折，或椎体发生轻度压缩性骨折。

椎体移位即在损伤节段的椎管形态遭受到挤压或剪切等机械作用损伤，严重则可造成脊髓完全横断。

（三）临床表现

（1）局部表现：①颈部疼痛：包括颈项前后部在内明显疼痛，颈部伸展、屈曲和旋转功能丧失。②头部呈强迫性固定并略有前倾畸形，颈部周围肌肉痉挛：这种特征，在颈部肿胀的条件下不易被发现。③压痛广泛：但以脱位节段的棘突和棘间隙及两侧肌肉最明显，同时，颈前部也有压痛。④椎前凸凹畸形：在损伤节段水平，可在颈椎前方（颈内脏鞘之后）触及脱位的椎体突起，但在 C_7 和 C_3 以上因部位深在不易发现。

（2）合并脊髓伤多数合并脊髓损伤，伴有不同严重程度的瘫痪或伴有相应神经根疼痛。损伤位置在 C_4 以上者常合并有呼吸功能障碍，呼吸表浅、缓慢或丧失正常节律。因此，损伤早期可因呼吸衰竭死亡。

（四）诊断和鉴别诊断

损伤节段椎体前移的距离，常为椎体前后径的2/5 或1/2，上位颈椎的下关节突位于下位颈椎上关节突的顶部或前方，两棘突间距离增大（图9-3）。

前后位 X 线片，因多个骨性结构重叠，小关节相互关系显示并不十分清楚，但钩椎关节关系紊乱，其相互平行和对应关系及两椎体边缘相互重叠，经仔细辨认还是能够确定的。

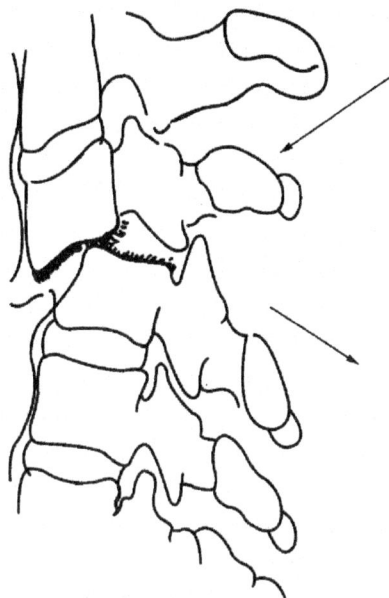

图 9 - 3 双侧关节突关节脱位椎体移位达 1/2

（五）治疗

急救治疗并保持呼吸道通畅。如果出现呼吸功能障碍，需要紧急切开气管或插管，用人工呼吸机保持呼吸道通畅，维持呼吸并合理给氧。在全身状况允许条件下进行以下步骤治疗。

1. 非手术治疗 颅骨牵引应是急救颈椎损伤最基本也是最重要步骤。牵引的目的在于复位和制动，其重量 3～4kg 起，逐渐加大牵引重量。每隔 30min，床旁拍摄 1 次颈椎侧片，观察复位情况。同时密切注视血压、脉搏的变化，保持呼吸道通畅更为重要，在不加重神经症状条件下，重量可增加至 10～15kg。

牵引的方向和颈椎置放的位置对复位十分重要。开始时，颈椎保持轻度的屈曲位（约20°），严防过伸。待脱位或交锁的关节牵开后，在肩背部垫一软枕，并将牵引方向改为略为伸展位。一经摄片证实复位，立即减轻重量至 2～3kg，取略伸展位维持牵引，3～4 周后用头颈胸石膏固定 3 个月；或持续牵引 3 个月，直至骨折愈合。在整个抢救和牵引治疗过程中，时刻观察肛门反射和阴茎海绵体反射，以判断脊髓损伤程度。

2. 手术治疗 适应证：在非手术治疗时，脊髓损伤症状逐渐加重者，骨折脱位经非手术复位失败者，陈旧性骨折脱位伴有不全瘫痪者，均具有手术指征。根据病情需要手术方式分为后路和前路两种。

（1）后路开放复位、减压和（或）融合术：在颅骨牵引下，气管插管麻醉。俯卧位，头部置于头架上略呈屈曲位。取后正中切口暴露棘突、椎板及脱位的关节突。在直接暴露下将其复位，如有困难，将脱位的关节突的上关节突做部分切除，用钝骨膜剥离器伸入下关节突的下方间隙，在牵引下缓慢撬拨使之复位。复位后，将颈椎伸展并用侧块螺钉或钢丝连环结扎固定。如果关节突关节交锁影响复位者可将其障碍部分切除以利复位。对于合并椎板和关节突骨折并陷入椎管内，则必须将其切除减压。合并脊髓损伤，可在复位后施行损伤节段椎板切除减压，再做固定和植骨融合术。

（2）前路复位、减压和融合术：取仰卧位，经胸锁乳突肌内缘和颈内脏鞘间隙进入，暴露损伤节段。准确定位后，将损伤的椎间盘切除。在持续颅骨牵引下，用骨膜剥离器伸入椎间隙，以下位椎体作为杠杆支点，逐渐加大撬拨力量，用手指推压脱位的椎体使之复位。复位后，如有骨折片突入椎管，则采用刮匙细心刮出。取自体髂骨植入减压部的间隙固定融合。

如合并椎体和关节突关节骨折，则应用前路术式，以牵开器将脱位的上下椎体撑开，并切除损伤的椎体及上下椎间盘椎体终板，可获得复位。取自体髂骨植入，或再用钢板内固定。必须说明，双侧关节交锁非常稳定，完全采用撑开器使之复位会有一定困难。有时即使在术后透视荧光屏显示椎体位置良好，但后方的关节交锁不一定都显示出良好复位。

对小关节脱位或交锁的手法复位有一定的盲目性，操作的经验对复位十分重要。最好在X线透视的监督下进行。复位后处理同后路复位手术。

二、颈椎单侧关节突关节脱位

单侧关节突关节脱位是较为常见的颈椎损伤，通常是由于屈曲和旋转暴力协同作用造成某一侧关节突关节脱位或交锁。

（一）病因和发病机制

这种损伤与屈曲性损伤相似，只是在头顶部撞击地面或重物打击头颈部时，使颈部屈曲并伴一侧旋转。

当屈曲和旋转外力同时作用于颈椎时，损伤节段形成向前下方扭曲暴力，以椎间盘偏后中央为轴心，一侧的上位颈椎下关节突向后旋转，而另一侧下关节突向前方滑动，并可超越下位颈椎的上关节突至其前方，形成"交锁"现象（图9-2）。有时在上下关节突相互撞击时，造成关节突骨折。

（二）病理变化

即使单侧关节突关节交锁同样可造成双侧关节突的关节囊撕裂，前、后纵韧带，椎间盘及其他韧带结构破坏。由于脱位的关节突位于上关节突的前方，使椎间孔变形或狭窄，神经根容易遭到损伤。这种脱位被认为是颈椎损伤处于相对"稳定"状态，但非脱位侧的两个关节突关节面彼此分离。这种不对称性脱位，使椎管在损伤平面发生变形，脊髓损伤时有发生。

（三）临床表现

单侧关节交锁。①单纯颈椎损伤，只表现为颈部的局限性症状：如疼痛，强迫性头颈倾斜畸形；颈椎伸屈和旋转功能受限。②合并脊髓和神经根损伤，表现相应脊髓节段的症状：四肢瘫、下肢瘫或部分瘫痪；神经根损伤者，表现该神经根分布区域皮肤过敏、疼痛或感觉减退。

（四）诊断和鉴别诊断

X线片特征性表现是诊断的关键。侧位X线片典型征象为：脱位的椎体向前移位的距离为椎体前后径的1/3，至多不超过1/2。在脱位的椎体平面上，丧失了关节突关节的相互关系（图9-4）。

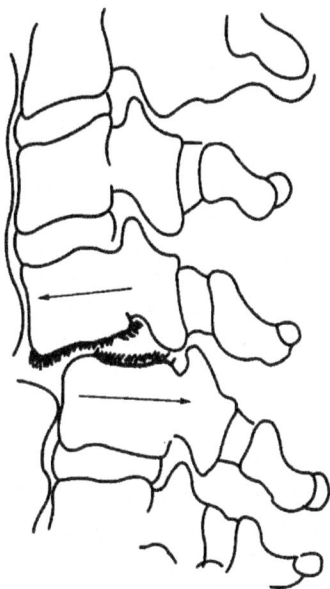

图 9-4　单侧关节突关节脱位

前后位片显示脱位颈椎的棘突偏离中央，向小关节脱位的一侧偏移。斜位片可清楚地显示小关节脱位或"交锁"征象。有时也会发生关节突关节的小骨折片。

（五）治疗

1. 牵引复位　颅骨牵引或枕颌带牵引是最常用的复位方法。

牵引时，头颈略呈屈曲位（约 20°），牵引重量为 5～6kg，逐渐加大，但至多不超过 10kg，以避免或加重脊髓损伤。为便于复位，有时可在脱位侧的肩背部略为垫高，使损伤节段轻度侧屈，将脱位的关节突牵开，然后调整牵引方向，使之复位。与双侧关节突脱位一样，在整个复位过程中，密切注意全身情况的变化，并每隔 30min 床旁摄片 1 次，以掌握复位过程，防止增加损伤。

复位后，应用 1～2kg 重量维持牵引 3～4 周，再以头颈胸石膏固定。如果合并脊髓损伤不使用石膏固定，可采用持续牵引 2～3 个月，直至骨折愈合。

2. 手术复位及内固定术　牵引复位失败者，可考虑切开复位。手术取后路切口暴露交锁的小关节突，切除嵌入的关节囊和韧带组织，用骨膜剥离器撬拔使之复位；如有困难可将下椎体上关节突阻碍复位部分切除，调整牵引方向通常可复位。伴有脊髓损伤者，在复位同时施行椎板切除术减压，其范围宜根据压迫情况决定。为保持损伤节段的稳定，术中应用钢丝结扎棘突并取自体髂骨移植。一些医师应用不同分法进行椎板切除减压及植骨固定术。前路暴露，切除损伤的椎间盘和上下终板，借助椎体牵开器将其高度恢复，通常可将单侧脱位的关节突复位。然后植入自体骨，应用钢板内固定，保持复位及植骨块的位置。

三、颈椎前半脱位

该损伤多发生在成年人，偶尔也见于小儿。这种损伤多半比较隐匿，容易被漏诊或误诊，应引起注意。实际上，这种半脱位提示维系椎节运动单元稳定结构破坏，是不稳定的表现形式。

（一）病因和发病机制

屈曲性损伤暴力相对较小，其作用力尚不足以引起双侧关节突关节脱位或交锁，也不能导致椎体压缩性骨折，但可以引起颈椎前半脱位。有的学者将这类损伤归结于"挥鞭"损伤，但近年研究表明，致挥鞭损伤的暴力远大于此类损伤，其后果并非造成半脱位。

当头部受到屈曲外力作用下，受力作用节段的两个椎体前方为压应力，而颈椎的后部结构为张应力。以椎间盘中央偏后为轴心，椎体前部为支点，张应力侧为关节囊、棘间韧带、黄韧带等撕裂，严重者后纵韧带也同时受损。外力持续作用导致上位颈椎的两下关节突向前滑动并分离移位。外力中止后，因颈部肌肉收缩作用，使已半脱位的关节又缩回原位。但也有因关节囊的嵌顿或小骨折片的阻碍而保持半脱位状态。

（二）病理变化

后结构的软组织，即后韧带复合组织广泛撕裂、出血及血肿，这是所有屈曲性损伤共有的病理变化。关节囊撕裂致小关节松动和不稳。将近有 1/3 至 1/2 撕裂韧带不愈合，而椎间盘损伤是不能修复的，继发"迟发性颈椎不稳定"是必然结果，尤其是中老年人，在不易引起注意的损伤后，发生率更高。

（三）临床表现

颈椎前半脱位的症状比较轻，但其症状隐匿时常发作，影响患者生活和工作。

主要表现在局部。如颈部疼痛、肿、胀、乏力，头颈伸屈和旋转功能受限；颈部肌肉痉挛，头颈呈前倾，自身感觉僵硬；损伤节段的棘突和棘间隙肿胀并具压痛，椎前侧也可有触痛。有些患者感到颈部无所适从，任何位置上都不适，精神压力极大。神经症状较为少见，即使发生也多不严重，有时为神经根受挤压症状和体征。由于该损伤容易造成日后不稳，致局部退变加剧，可以发生"迟发性损害"，其临床表现与颈椎病相近。

（四）诊断和鉴别诊断

X 线片可能无异常征象。如果小关节仍维持在半脱位状态时，侧位片可显示关节的排列异常。应用伸、屈动力性摄片以显示损伤节段的不稳定（图 9-5）。

（五）治疗

1. 牵引治疗　牵引通常可以复位，但不必使用颅骨牵引，枕领带牵引就足以能够复位。牵引时，取头颅正中位，重量 2~3kg。拍片证实复位后，持续牵引 3 周。由于复位后存在严重不稳倾向，极易再发脱位，因此复位后应以头颈胸石膏固定，为期 2~3 个月。之后，再以颈部支具维持一时期。

有的学者主张施行手法复位，但必须谨慎轻柔操作，防止加重损伤。

2. 手术治疗　对于在后期仍然存在损伤节段的不稳定，或伴有迟发性脊髓或神经根压迫症者，应采取手术治疗。取颈前路椎间盘摘除、减压及自体植骨融合；若有脊髓压迫，应施行扩大减压和植骨固定术。

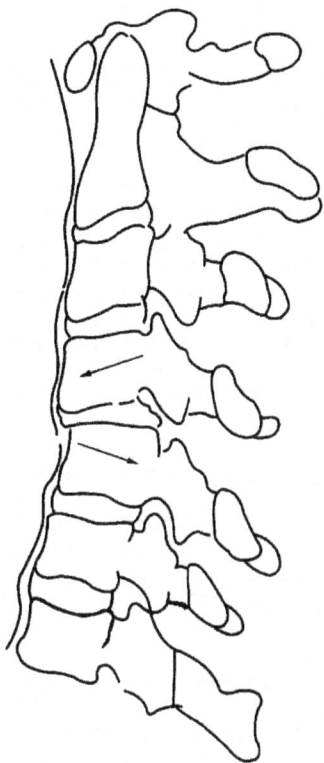

图 9-5　颈椎前半脱位

四、颈椎后脱位

颈椎后脱位实际上是过伸性损伤的一种类型，常表现为下颈椎不稳。以过伸性为主的暴力作用，既有损伤节段的椎体后脱位，也可伴有骨折。常见于中老年人。损伤集中发生于 $C_4 \sim C_6$ 节段。

（一）病因和发病机制

头面部直接遭受打击和高处坠落伤是常见的损伤原因。由于颈椎具有正常生理前凸，暴力作用于伸展时，在椎体前凸的顶部自后向前产生一个水平的剪切力，该力与伸展力共同作用致上位椎节向后，而下位颈椎向前移位。这种移位可不发生骨折，如果暴力继续作用，后结构的棘突和关节突引起相应挤压可引起骨折。在损伤瞬间该部形成力的支点，导致前纵韧带和椎间盘撕裂，并可累及后纵韧带和椎间盘，使破裂椎间盘组织突入椎管内。

（二）病理变化

前、后纵韧带和椎间盘撕裂，关节突骨折及椎体向后移位，使损伤节段严重不稳。在脱位节段水平的椎管发生变形，脊髓可被来自前方移位的椎体后缘和下位椎节的椎板上缘挤压以及碎裂的后纵韧带、损伤的椎间盘组织压迫致伤。黄韧带在过伸时也会突向椎管内，加重椎管狭窄和损伤。

（三）临床表现

颈部疼痛、运动功能障碍为其主要的局部症状。神经症状严重程度依脊髓和神经根损伤程度，可表现为四肢瘫痪和部分瘫痪。

（四）诊断和鉴别诊断

在颈椎损伤暴力消失的一刹那，因颈部肌肉收缩作用，脱位的颈椎可能恢复正常排列程序，故在普通 X 线片可表现正常征象。后结构可能出现小骨折片，颈前软组织肿胀增厚，有时椎体前缘可见骨折片。在伸屈动力性侧位片，损伤节段显示明显不稳，尤其在伸展位，上位椎体后移，这一点与屈曲性损伤不同。颈椎后脱位的诊断有时会发生困难，其原因是缺乏典型的固定的 X 线征象。仔细询问病史，拍摄颈椎动力片，可以作出诊断。

（五）治疗

1. 非手术治疗　损伤早期以非手术治疗为主。一般采用枕颌带牵引，取中立位，牵引重量 2~3kg，牵引时间为 2~3 周，再采用颈颌固定 2~3 个月。

2. 手术治疗

（1）适应证：损伤早期明确脊髓受压节段水平，经非手术治疗无效者；后期表现颈椎不稳定并伴有脊髓压迫存在者。

（2）手术方法：以颈前路减压和融合固定为主，因该损伤引起脊髓压迫多发生在椎管前壁。术中可同时取自体髂骨做植骨固定术。如果临床上难以确定压迫的部位，可应用椎管造影、CT 扫描、MRI 等手段进行明确。

（张宏军）

第三节　颈椎过伸损伤

颈椎过度伸展性暴力造成的颈脊髓损伤，常常是较轻微或隐匿的损伤、挥鞭样损伤，如紧急刹车时，坐车者颈椎惯性屈曲后反弹或颈椎过伸也属此类。X 线检查常无异常征象，故易被疏漏，影响治疗。这种损伤并不少见，据报道，该损伤占全颈椎各类损伤的 29%~50%，并常常合并脊髓中央型损伤，且多见于老年人。

一、病因和发病机制

颈椎伸展超过生理极限时，后结构作为外力的支点，其中小关节受压最强，同时，颈椎前结构受到张力作用，最大受力点的椎间盘及前纵韧带可能被撕裂，或引起椎体前下缘撕脱骨折。尤其椎体后缘增生呈喙状者，更易发生。在颈椎向后猛烈伸展的一刹那，于遭受外力最强的水平上，同时伴有向后侧的剪切外力发生，使上位椎体向后移位，而下位椎体相对向前移动，椎体下缘常因前纵韧带牵拉造成撕脱骨折。

明显的过伸损伤也多见于高处坠落、跌倒和交通事故等，头面撞击障碍物产生过伸性暴力（图 9-6，图 9-7）。直接遭受打击者少见。

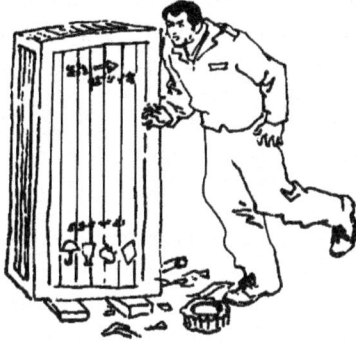

图9-6　跌倒时头撞固定物造成过伸损伤　　　图9-7　跌倒时头先着地造成颈椎伸展伤

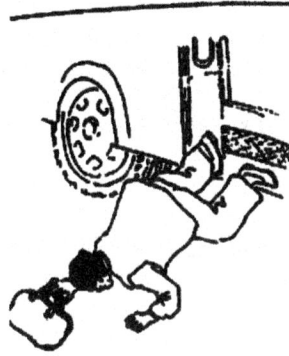

二、病理变化

颈椎过度伸展常伴有脊髓损伤。许多学者认为，超伸展时，脊髓可能被椎管后部的黄韧带皱褶，与前部的椎体后缘相互挤压致伤，导致以颈髓中央管为中心或脊髓前部的损伤，相应的临床表现为脊髓中央综合征和前脊髓综合征。Marar为验证临床观察和损伤机制的推测，应用尸体解剖研究，证实了颈椎强力后伸时，颈椎的损伤和脊髓受到前后挤压。但是，这种类型的脊髓损伤并非一定由颈椎过伸损伤所致，有时也可能由垂直压缩外力使椎体爆裂性骨折而引起。笔者医院资料表明，颈椎过伸性损伤，最多合并脊髓损伤中央综合征和前脊髓综合征（图9-8，图9-9）。

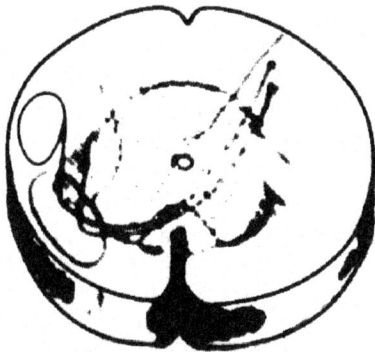

图9-8　脊髓中央综合征病理变化

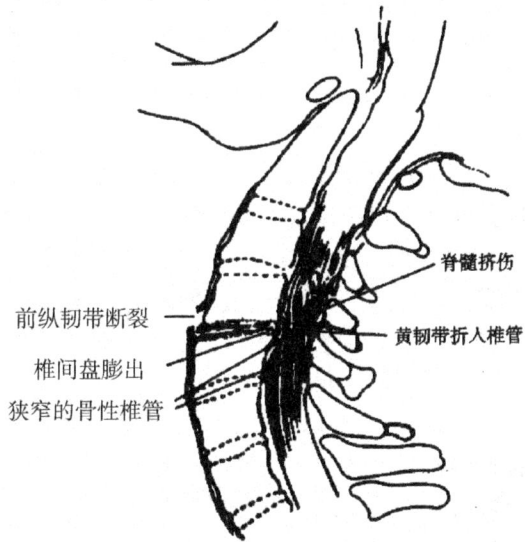

前纵韧带断裂
椎间盘膨出
狭窄的骨性椎管
脊髓挤伤
黄韧带折入椎管

图9-9　脊髓受前后挤压

除此之外，尚有严重的不全脊髓损伤和部分性脊髓损伤（非典型Brown-Sequard综合征）。因此，不应该把脊髓损伤中央综合征与颈椎过伸性损伤等同起来，即这种脊髓伤多可由颈椎过伸伤所致，而后者不一定都导致脊髓中央综合征。暴力的大小、颈椎原来退行性变及椎管变化都能影响颈椎损伤程度和脊髓损伤类型。颈椎超伸展损伤最容易合并脊髓中央和前部损伤，但是，还可能由于剪切暴力造成损伤节段上位椎体向后移位，引起脊髓严重的近似横切损伤，或偏于某一侧的部分损伤。当外力消失后，颈部肌肉收缩及弹性作用瞬间复位，故 X 线片上极少残存脱位征象。

三、临床表现

颈椎过伸损伤的临床表现与损伤机制和神经根损伤有直接关系。临床症状的多少及严重程度有很大差别。

（1）额面及鼻部皮肤擦裂伤是最明显的遭受超伸展外力的临床表现，几乎所有病例都可发生。本院一组 25 例有 21 例（占 84%）有此类表现。这种特征性损伤是额面或鼻部撞击物体或遭受直接打击所致。这是判断颈椎过伸性损伤比较有价值的特征之一，常能提示颈椎损伤的外力作用机制。

（2）局部压痛及活动受限颈椎后结构压痛少见，损伤节段的椎前压痛可能存在，即在损伤节段，推开气管和食管，手指触及椎体前部时疼痛。

（3）神经损伤多表现为脊髓中央综合征和前脊髓综合征，少数病例表现为部分和严重脊髓损伤。脊髓中央综合征的表现取决于脊髓中央管周围出血和水肿损害的程度和范围，典型的表现应为上肢瘫痪重于下肢，手部重于臂部，触痛觉受损重于深感觉。严重和部分脊髓伤并无明显的脊髓中央管损伤的特征性。必须充分认识这些错综复杂的神经症状。

四、诊断和鉴别诊断

不熟悉这种损伤而误诊者并非少见。缺乏对颈椎过伸性损伤基本病理变化和 X 线表现的认识，尤其是外伤较小、症状轻微者或老年人更容易误诊。对于诊断应注意以下几点。

（1）详尽病史的采集，常能提供损伤机制；颅脑伤患者常并有颈椎伤，应设法了解损伤时的姿势和暴力。

（2）对颅及面部损伤都应拍颈椎 X 线片，对任何有怀疑的患者，把颈椎拍片列为常规，以避免因其他部位损伤掩盖了颈椎伤。

（3）侧位 X 线片必须清晰显示上下位颈椎结构，上颈椎损伤而神经症状表现为低位时，必须注意观察下位颈椎有无变化。伸屈侧位 X 线片有一定价值。

（4）典型的脊髓损伤中央综合征，常能提示颈椎过伸性损伤，而对其他类型脊髓损伤，须结合其他各项再作出判断。

（5）考虑其他机制引起的颈椎脊髓伤，例如垂直压缩性骨折等也能造成脊髓中央综合征，颈椎伸展伤时椎体前下缘撕脱性骨折。

辅助检查：X 线表现，由于过伸暴力，椎体和小关节骨折脱位少见，而软组织损伤明显；骨性损伤小而隐匿，有时易将椎体前下缘撕脱骨折片误认为前纵韧带节段性骨化而被忽视（图 9－10）。损伤节段椎体前下缘三角形撕脱骨折，颈椎间盘间隙和椎前软组织变化，发生率较高，可以认为是颈椎过伸性损伤的特征性表现。根据我们对正常 30 例的观察，C_4 以上椎前软组织较狭窄，为 3~6mm，C_5 以下较宽，为 10~15mm。当颈椎椎前损伤出血或水肿时，损伤处软组织可增宽（图 9－11）。中老年人颈椎退行性变及椎管矢状径缩小，几乎都发生在 $C_{4～5}$ 和 $C_{5～6}$ 节段，并常有骨刺形成。但这些变化只能是老年人容易发生过伸性颈椎脊髓伤的病理基础。

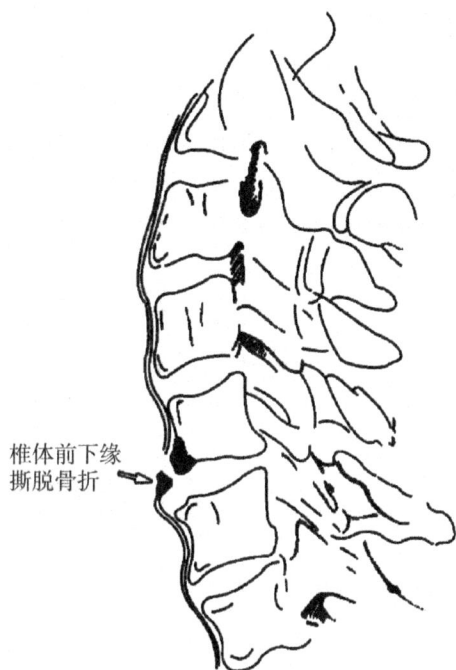

椎体前下缘
撕脱骨折

图 9 – 10　过伸伤椎体前下缘撕脱骨折　　　图 9 – 11　椎前软组织阴影厚度正常值

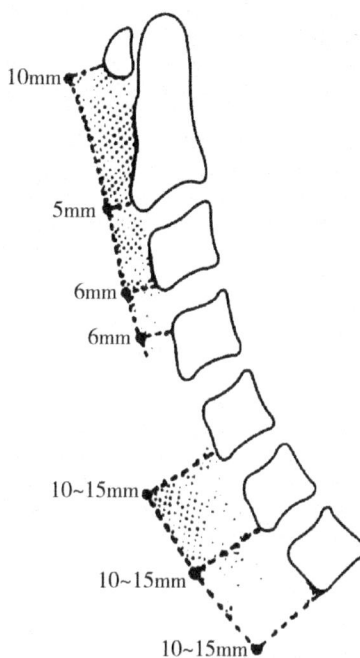

五、治疗

颈椎过度伸展性损伤的机制和病理变化提示，该损伤并不存在椎管的外伤性骨性狭窄和需要复位的明显骨折脱位。

一经确诊，即常规应用 Glisson 带牵引，其重量为 1.5 ~ 2.5kg。牵引位置宜采用颈椎略屈 15°。持续牵引 2 ~ 3 周，然后采用头颈胸石膏或塑料颈托保护 1 ~ 2 个月。在牵引期间，应用呋塞米（速尿）和地塞米松静脉点滴，以利尿脱水并提高机体应激能力。其牵引目的是使颈椎损伤节段得到制动。略屈曲位能使颈椎椎前结构（韧带等）愈合，后结构例如皱褶的黄韧带舒展恢复常态。无选择性地对牵引治疗后的病例施行手术治疗，其结果并非满意。只有极少数损伤后表现节段性不稳、症状加重并确有致压物存在者方可考虑手术。通常取前路减压同时应用植骨融合。

过伸性颈椎损伤引起的脊髓中央综合征，预后通常比较良好，症状越轻恢复越快而完全。通常下肢最早于伤后 3h 即见恢复，其次是膀胱功能，上肢恢复最迟，手部功能恢复最差，常因脊髓损伤波及前角细胞，致手内在肌萎缩，而残留某种功能障碍。其他类型脊髓损伤症状恢复的情况同样取决于损伤严重程度。

（张宏军）

第四节　颈椎椎体爆裂性骨折

椎体爆裂性骨折是一种严重的颈椎损伤。自 CT 扫描技术应用以来，认识了椎体爆裂性骨折的横断层面的病理变化，提高了对此类损伤的认识和诊治水平。

一、病因和发病机制

高处重物坠落打击或人体从高处跌落头顶部撞击地面是常见的致伤原因。

颈椎在中立位时，突然受到来自垂直方向的暴力打击，外力通常自头顶传递到枕寰部和下颈椎，可以造成寰椎爆裂性骨折（Jefferson 骨折）。暴力自上而下，垂直通过椎间盘达椎体，也可能导致下颈椎椎体爆裂性骨折。骨折片自椎体中央向四周分离移位，前、后纵韧带同时破裂（图 9 - 12）。

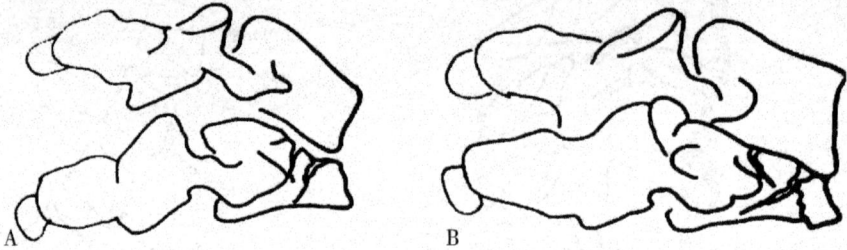

图 9 - 12　椎体爆裂性骨折

二、病理变化

椎体爆裂性骨折实质上是属于粉碎性骨折的一种类型。强大的暴力使周围韧带结构严重破坏，椎体的骨折碎片向 A 椎体前部相进造成骨折，B 椎体全部骨折外爆裂分离，既能突出椎体前缘，又可向椎管方向移位，有时骨片挤进椎间孔，并引起脊髓和神经根损伤。椎体的正常高度丧失，相应的后结构，如椎弓、椎板和棘突可伴有骨折。

三、临床表现

（1）局部症状：颈部疼痛和运动功能丧失，压痛广泛，以损伤椎节的棘突和棘间压痛最明显。颈椎前方也可触及压痛。

（2）脊髓损伤症状：该损伤多比较严重，甚至造成脊髓完全性损伤。损伤平面以下感觉、运动和括约肌功能障碍。有时可引起脊髓前动脉损伤或压迫，导致脊髓前侧损害的特殊临床征象。神经根受压，出现肩臂和手部麻木、疼痛或感觉过敏，严重者肢体瘫痪。

四、诊断

X 线片的特征性表现是诊断的重要根据。

侧位 X 线片显示椎体粉碎性骨折，骨折片向前突出颈椎前缘弧线，向后突进椎管，颈椎生理弧消失，正位片显示椎体压缩性骨折。

CT 扫描的横断层面，可以清楚显示椎体爆裂的形态和分离移位的特点，尤其能显示骨折片在椎管内的大小和位置及其与脊髓之间的关系。

五、治疗

（一）非手术治疗

这种类型损伤多较严重，经急救和对合并伤的处理后，应施行颅骨牵引，纠正成角畸形，力图恢复颈椎的正常排列，但突入椎管内的骨折片经牵引也很难复位。椎体爆裂性骨折，从其病理角度来说是一种不稳定性骨折，而且三柱均遭损伤。因此，牵引力不宜过大，以防损伤加重或损伤脊髓。任何试图应用加大重量牵引来获得复位的想法都是错误的治疗指导思想。

（二）手术治疗

脊髓损伤多来自椎管前方骨性组织和椎间盘组织，应取颈前路减压。显露椎体前部，将粉碎的椎体骨折片，特别是突入椎管的骨碎片逐一加以清除。骨折椎体上下方椎间盘，包括软骨板在内一并挖出。

取自体髂骨，其长度略长于减压范围的上下长度，将移植骨块嵌入其间隙，既有一定的支撑作用，又有固定融合作用。

如应用椎体牵开器，可使前柱高度和生理弧度的恢复更为理想，同时使用带锁钢板更有利损伤节段术后的稳定。

手术后持续采用颈托固定 2~3 个月或颌颈石膏固定，直至骨折愈合，再采用颈托维持 3 个月。

损伤早期施行急诊手术，必须有充分的术前准备和具备必要的手术条件。伤员全身状况准备，包括纠正水、电解质紊乱，保持呼吸道通畅。通常新鲜损伤，术中出血比较多者，应及时补充必需物质。

（张　涛）

第五节　附件骨折

一、椎板骨折

颈椎椎板骨折是指构成椎板任何部位的骨折，但是多伴随椎体、关节突关节和棘突骨折，单纯椎板骨折比较少见。

（一）病因和发病机制

颈椎在遭受过伸暴力作用时，致上下位椎板之间相互猛烈撞击而引起骨折（图 9 - 13）。骨折部分多发生在关节突后至棘突之间，骨折线呈斜形。

好发于颈椎退行性改变的中老年人，但也会发生于青壮年。直接暴力造成的椎板骨折，多见于战时的火器性损伤，如子弹和弹片伤，这种高速投射物致伤都很严重，多合并颈椎其他结构的损伤。锐器（如刀尖或金属锐器等）直接刺入致椎板骨折，平时或战时都可见，两者同属开放性损伤。椎板骨折片陷入椎管导致脊髓损伤，但致伤物直接对脊髓损伤更多见，也更严重。但有些伸展或屈曲暴力作用造成的损伤也可发生椎板骨折。

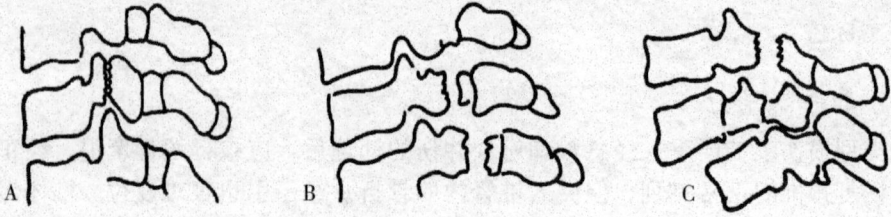

图 9 – 13　椎板骨折
A. 伴有关节突骨折；B. 伴有椎弓根骨折；C. 伴有脱位

原有明显颈椎退行性改变和退变性颈椎管狭窄，椎板骨折片陷入椎管而造成脊髓损伤的病例也偶而可见。

（二）临床表现

单纯椎板骨折只表现局部疼痛和颈部功能运动受限。如合并脊髓损伤则表现出相应的临床症状和体征。

X 线片常常不能清楚地显示损伤部位，只能在清晰的侧位 X 线片上可见椎板骨折，前后位片由于骨性组织重叠无法辨认。CT 扫描为这类损伤的诊断提供了极为有用的根据。

（三）治疗

1. 牵引和制动　单纯椎板骨折对颈椎的稳定性并无影响。采用牵引和制动以减轻组织损伤性疼痛，并防止骨折片移位。枕颌带牵引，取正中位，重量 2～3kg 即可。2～3 周后改用颈颌或头颈胸石膏固定。对于新鲜开放性损伤，宜按其创口情况进行清创处理后，再进行牵引制动。

2. 手术治疗　合并脊髓损伤者，必须准确确定损伤节段。可应用椎管造影、CT 扫描或 MRI 检查等方法，以判断其损伤的严重程度。

减压取颈后路，暴露棘突和椎板。在切除椎板的骨折碎片时要将椎板全部切除做椎管内脊髓探查。如损伤范围较大需做内固定；如合并椎体损伤则需做前入路手术切除致压物，视椎板骨折状况决定是否施行后入路手术。

二、棘突骨折

单纯棘突骨折比较少见，有时合并椎体或其他附件骨折。以 C_6，C_7 和 T_1 棘突骨折多见。该骨折常见于铲土工和矿工，故亦有称之为"铲土工"骨折。

（一）病因和发病机制

由于颈椎过屈所致。当头颈部被重物打击和颈椎猛烈屈曲时，在力作用点之下的棘突和肌肉发生强烈的对抗性牵拉，即可造成棘突撕脱骨折。当人处在挥动铁铲时，突然、猛烈的用力，使肩胛肌剧烈收缩并与斜方肌等形成不协调的收缩，引起棘突骨折（图 9 – 14）。骨折多为一个棘突，有时为两个棘突。

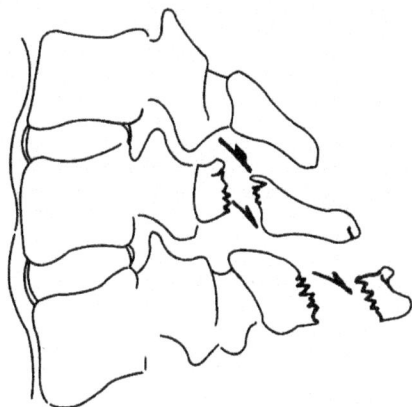

图 9 - 14　棘突骨折

（二）病理变化

棘突骨折部位多数发生在棘突的基底部上方，骨折伴有棘间韧带和项韧带撕裂；有时骨折在棘突末端，如果两个棘突骨折，上方一个在近端，下方一个发生在远端。

撕脱骨折与下位椎节的棘突呈正常序列排列，与上位椎体棘突分离。该损伤不累及椎管和椎间孔，故极少伴有脊椎和神经根损伤。但必须注意损伤机制中有可能引起椎体骨折和脱位。

（三）临床表现

局部疼痛、肿胀和颈椎活动受限为主要表现。压痛局限于骨折处，有时可触有活动的棘突。肿胀较明显，范围也扩散到整个颈后部，并可见皮瘀下血。

（四）诊断

典型 X 线表现是在侧位 X 线片上显示棘突骨折。骨折线自上斜向下方，骨折的棘突向下方移位并与上位棘突分离。

（五）治疗

移位者，应用枕颌带牵引，取颈椎略伸展位。牵引目的在于放松颈部肌肉，并使骨折复位。牵引重量宜在 2~3kg。复位后用颈托固定。

无移位者，可直接应用颈颌石膏固定 2~3 个月，至骨折愈合。

因颈后肌肉丰厚，棘突骨折端接触面积又小，某些棘突尖部骨折可造成不连接，引起持久颈部不适，甚至影响工作和生活。因此，对一些症状严重者可行手术切除，同时修复棘间韧带和项韧带。

三、钩突骨折

颈椎钩椎关节的钩突骨折并非少见，但从前对该损伤的认识不足，常被忽略。

（一）病因和发病机制

该骨折的致伤原因系颈椎受到侧屈暴力所致。颈椎钩椎关节对椎体的稳定有重要作用。当颈椎遭受到侧方屈曲或垂直暴力作用时，一侧钩椎关节受到张应力而分离，而另一侧受到旋转及压应力或旋转撞击作用，并可造成骨折。严重者该侧椎体也可引起压缩骨折。

这种不对称的脊柱骨折，常伴有数种附件骨折，如椎弓、关节突关节等，但极少有移位。骨折片如进入椎间孔则产生神经根损伤，但极少合并脊髓损伤。

（二）诊断

钩突骨折并不少见，但容易被忽视。诊断应包括如下内容。

（1）有明显屈曲、垂直和旋转暴力作用，必须加以注意。如果已发现椎体脱位或骨折脱位，应注意观察钩突影像学表现。

（2）凡颈椎损伤后有急性神经根性疼痛或神经根支配区功能改变，都应考虑钩突骨折的可能。

（3）影像学表现。该骨折在 X 线片上表现隐匿，普通 X 线片前后位可显示钩突骨折片，并常伴有椎体压缩现象。断层片可较清楚显示骨折移位状况。

（三）治疗

治疗方法的选择应视骨折的具体情况。轻度骨折可采用颈托固定；有移位骨折，应用枕颌带牵引复位，并以颈托固定。

经非手术治疗仍表现损伤节段不稳者，应做前路减压，消除血肿，切除骨折的钩椎关节，并做椎体间融合术。

（张　涛）

第十章

胸腰椎损伤

第一节 胸椎损伤

一、胸椎损伤的分类

脊柱骨折多见于颈段及胸腰段，而发生于胸椎者比较少见。在一组 1 209 个脊柱损伤的部位统计显示：颈椎 26.1%，$T_{1\sim10}$ 占 8.65%，$T_{11}\sim L_1$ 占 42%，$L_{2\sim5}$ 占 22.4%。通常将 $T_{1\sim4}$ 称为上胸椎，$T_{5\sim10}$ 称为中胸椎，$T_{11\sim12}$ 称为下胸椎。下胸椎位于胸腰段，其发病类型、治疗方法均与腰椎类似，被列入腰椎骨折章节中讨论，本节重点讨论上胸椎和中胸椎骨折的诊治。

与腰椎不同，胸椎脊柱是一完整坚固的骨韧带复合体。它包括肋骨和胸骨，其完整性明显影响胸椎的稳定性。正常情况下，胸椎的椎体前高低于后高 2～3mm，从而形成胸椎生理后凸。椎体的前后径由上至下逐渐增大，椎体横径由 $T_{1\sim3}$ 逐渐减小，尔后又逐渐增加。其压缩载荷由椎体来承受，拉伸载荷由后方椎弓韧带等承受。胸椎的椎板短而宽，呈叠瓦状，与小关节突一起可防止胸椎的过伸活动。胸椎椎管狭小，故骨折后易造成脊髓损伤。在 $T_{1\sim10}$ 水平关节突关节的关节面呈冠状位，因此允许胸椎有一定范围的轴向旋转活动，并对向前的移位有较强的抵抗作用。胸椎的稳定性大约为胸腰段的 2～3 倍，主要归因于肋骨框架的加强：在前方肋软骨于胸骨构成胸肋关节，在后方则由肋骨头与相应椎体、椎间盘及横突形成肋椎关节。

由于胸椎在解剖学及生物力学方面的特殊性，其损伤主要有以下特点：①由于胸椎稳定性加强，如发生损伤，所需致伤暴力也更为强大。损伤原因以交通伤和坠落伤为主。②胸椎椎管相对狭窄，当骨性结构破坏时，脊髓损伤发生率也相对较高。③胸椎损伤多由前屈及轴向压缩载荷所致，很少发生旋转移位。

由于脊柱脊髓解剖结构及受伤机制的复杂性，胸腰椎损伤的分类目前尚难以有统一的方法。随着影像诊断学及脊柱生物力学的发展，对脊柱运动节段的三维立体概念有了更确切的了解，亦对胸腰椎损伤分类的完善提供了相关理论基础。下面简要介绍 Hanley 和 Eskay 分类、Magral 及其同事提出的 AO/ASIF 分类以及 Vaccaro 提出的胸腰椎损伤严重度评分系统（thoracolumbar injure score system，TLISS）分类。

（一）Hanley 和 Eskay 分类

（1）压缩性骨折：由轴向压缩载荷与前屈暴力引起，以椎体前部塌陷和前柱破坏为特征。当椎体高度丢失 < 50%、成角 <30°时一般为稳定性骨折；反之，如椎体高度丢失 > 50%、成角 >30°时则为不稳定骨折。在后者常同时合并后部结构的损伤，如椎板骨折、关节突骨折或脱位、肋骨骨折等。

（2）骨折脱位：一般向前脱位，因同时累及三柱，为不稳定骨折。

（3）爆裂性骨折：为轴向压缩载荷引起的前中柱损伤，以椎体后高丢失、椎体后缘骨折凸入椎管及椎弓根间距增大为特征，为不稳定骨折。由于胸椎的生理后凸，中柱承受轴向压缩载荷比例较小，故此类骨折较少见。

（4）爆裂脱位：由轴向压缩载荷及向前的暴力引起，表现为上一椎体的前脱位和下一椎体的爆裂性骨折，亦属不稳定骨折。其与骨折脱位的区别在于：骨折脱位时相对于向前移位的上一椎体下方椎体较为固定，容易对脊髓造成牵拉损伤；而在爆裂脱位时下一椎体呈爆裂性且多有后部结构的破坏，可能会在损伤瞬间对脊髓产生减压作用，脊髓损伤程度相对较轻。

（二）AO/ASIF 分类

见表 10 - 1。

表 10 - 1　脊柱损伤分类

A 型 椎体压缩	B 型 前方及后方结构牵张性损伤	C 型 前方及后方结构旋转性损伤
A1 嵌压骨折	B1 后方韧带结构损伤	C1A 型损伤（压缩）
A1.1. 终板嵌压	（屈曲牵张型损伤）	伴有旋转
A1.2. 楔型嵌压	B1.1. 伴有椎间盘的横贯损伤	C1.1. 楔型旋转骨折
1. 上方楔型嵌压骨折	1. 屈曲半脱位	C1.2. 分离旋转骨折
2. 侧方楔型嵌压骨折	2. 前方脱位	1. 矢状面旋转骨折
3. 下缘楔型嵌压骨折	3. 屈曲半脱位/前方脱位	2. 冠状面旋转骨折
A1.3. 椎体塌陷	伴关节突骨折	3. 钳夹样旋转骨折
A2 分离型骨折	B1.2. 伴有 A 型椎体骨折	4. 椎体分离旋转骨折
A2.1. 矢状面分离骨折	1. 屈曲半脱位 + A 型椎体骨折	C2B 型（屈曲牵张型损伤）

（三）TLISS 分类

Hanley 和 Eskay 分类过于简化，很多骨折类型未能分类；而 AO/ASIF 分类过于繁杂，故都不能很好地用来决定手术适应证。2005 年，Vaccaro 详细阅读各种胸腰椎骨折分类治疗的文献，选取循证医学长期检验，由来自美、加、奥、德、法、瑞典、荷兰和印度的 15 家一级创伤中心的 40 位专家开会研讨后认为新分类必须包括：①骨折的主要形态学特征。②严重性分析。③机械损伤和神经损伤评估。④再生可能性。⑤对前瞻性研究的作用。⑥未来临床研究的适用性。新标准分类决定将胸腰椎骨折通过下述三个方面来评定：①形态学类型（压缩、扭曲、分离）。②后柱复合体状态。③神经状态（椎管形态和脊髓）。最后，三大指标下的每个亚指标都有对应的分数，1 分最轻，4 分最重。形态学：单纯性压缩骨折 1 分，爆裂骨折 2 分，侧移或旋转骨折 3 分，分离骨折 4 分，疑似骨折不积分。后柱复合体完整性：无损伤不积分，不确定损伤积 2 分，明显断裂积 3 分。神经状况：完全损伤积 3 分，这样构成 TLISS。被评为 3 分或 3 分以下不需要手术治疗。4 分介于手术和非手术之间，需要综合考虑。5 分或 5 分以上必须手术治疗。

二、临床表现

患者常有明确的外伤史，如高处坠落、车祸或重物砸伤等的病史。伤后有胸背部的疼痛、活动受限，有脊髓损伤时可出现截瘫症状：双下肢的感觉、运动功能障碍或大、小便功能障碍。有神经根受压时亦可以表现为明显的肋间神经疼痛。损伤局部可以见到软组织肿胀及皮下淤血，可有后凸畸形。局部有明显触痛及深部叩击痛，有后部韧带结构撕裂时可以触及增宽的棘突间隙。

导致胸椎骨折损伤的暴力通常较为强大，尤其是对于车祸伤或高处坠落伤患者，要密切监测患者的生命体征，注意处理创伤性或失血性休克，检查并及时治疗颅脑、心、肺和腹盆等重要脏器损伤，如创伤性湿肺、血气胸、内脏破裂出血。同时，还应注意全身其他部位的骨折或损伤的处理，如车祸伤容易引起全身多发骨折，而高处坠落常导致颅底、脊柱与跟骨骨折。

对脊髓损伤预后一般难以评估，至少在脊髓休克期后方可进行。若损伤平面以下运动和感觉丧失，而反射恢复，或 24～48h 后，神经损伤无恢复，则属永久性脊髓损伤。若脊髓损伤平面以下存在少量感觉和运动，则脊髓可能最终完全恢复或至少部分恢复，上述属不完全性脊髓损伤。

三、检查与诊断

胸椎骨折的诊断：胸椎骨折的诊断包括病史采集、物理检查及影像学检查。

详细、准确的病史采集是临床诊断的关键。根据胸椎骨折的特点，病史询问既要系统、全面，又要突出重点，其内容应包括年龄、外伤史、疼痛性质、特点及相关伴随症状等方面，既要了解脊柱骨折局部情况，还要掌握全身整体状况，避免只注重脊柱骨折而忽略内脏器官或其他部位的损伤，以避免不良后果的发生。

其次，正确、熟练的物理检查不仅可以了解脊柱的形态与功能变化、疼痛的具体部位与特征，还可以及时发现并确定全身其他部位的骨折或损伤。其中，对胸椎骨折后神经系统功能的检查与评价也是物理检查的重要内容之一。检查脊髓损伤的诊断方法中，最重要和最敏感的方法是体格检查。伤后应尽早检查患者，由同一检查者在伤后 48h 重复数次。伤后很难立即确定脊髓损伤的分类。在起初 24～48h 内，脊髓休克可表现为上运动神经元损伤，即支配区的感觉和运动功能丧失，48h 后脊髓功能恢复。小块的皮肤感觉或轻微的肌力是相当重要的发现，但是易被忽视。应正确记录完全性或不全性神经损伤支配区感觉、肌力、反射，并采用标准神经分类法分类。

当然，对于胸椎骨折的准确定位、骨折的分型、治疗方案的选择以及对预后的评估，在很大程度上仍依赖于相关的影像学检查。对于所有怀疑有胸椎骨折的患者均应常规行胸椎正、侧位 X 线摄片检查。在 X 线（片）上可以获得整体、直观的印象，可以了解椎体有无骨折、骨折的类型与严重程度、脊椎后突的角度、椎管矢径的改变，以及有无椎板、关节突、横突或棘突的骨折。由于肋骨和胸骨的参与使胸椎成为坚强的整体，活动度很小。冠状面旋转超过50或者移位大于2.5mm，提示胸椎不稳。但若要进一步了解骨折的类型、粉碎程度及椎管内占位情况，仍需行CT检查，以明确骨折的不稳定程度及制订相应的手术治疗方案。CT检查在脊柱骨折脱位也被列为常规检查。MRI可以清晰显示脊椎有无骨折，椎间盘、黄韧带有无破裂，椎管内有无出血，同时，对于爆裂骨折或骨折脱位的病例，还可以准确了解脊髓及神经根受压的程度，椎管内血肿的大小，以及脊髓信号的改变情况与累及范围。而且，MRI还可以区别新发骨折和陈旧性骨折，特别是对于骨质疏松性骨折患者新发骨折部位的判断而言，有着特殊的意义。因为此类患者常有多个椎体的楔形改变（骨折），有时单凭X线（片）或CT常难以准确区分，此时，MRI就有着明确诊断的作用。因为在新发骨折部位，T_1加权像上可以见到组织水肿的信号（骨折椎的低信号改变），而T_2加权像上则可以见到骨折椎的高信号改变。

四、胸椎损伤的治疗

（一）非手术治疗

1. 全身治疗　卧床休息，注意生命体征的监测与维持水、电解质平衡，保证充足的营养及规律的排尿、排便习惯，防止卧床相关并发症，如肺部感染、泌尿系统感染、压疮、深静脉血栓等，并要注意积极观察和治疗其他部位的损伤。

2. 药物治疗　对于有急性脊髓损伤的患者，可采用药物治疗，以减轻脊髓水肿及一系列继发性病理损害。

（1）激素治疗：急性脊髓损伤后8h内，可采用甲泼尼龙冲击疗法。药物越早使用越好，初始剂量为30mg/kg甲泼尼龙，在持续的医疗监护下，15min内静脉注射。大剂量甲泼尼龙注射后应暂停45min，随后以5.4mg/（kg·h）的速度持续静脉滴注23h。以后每天1g，静脉滴注，连用3~5d。使用期间注意预防应急性溃疡出血，可同时加用雷尼替丁或奥美拉唑。

（2）脱水剂治疗：可交替采用甘露醇和呋塞米脱水治疗。20%甘露醇（每6~8h，1~2g/kg，连用3~5d），呋塞米（20mg，每天1~2次，连用3~5d）。使用期间要注意监测肾功能，特别是老年患者。

（3）神经营养药物：胸椎骨折合并脊髓或神经根损伤的患者，可采用维生素及神经生长因子治疗。如口服维生素B_1（10mg，tid）、维生素B_{12}（如弥可保0.5mg，tid）及神经生长因子［如单唾液酸四己糖神经节苷脂（GM-1）］，对脊髓或神经损伤的恢复可能有一定的帮助。

（二）常规手术治疗

一般认为胸椎骨折不稳的手术适应证有：椎体前柱压缩>50%，同时伴有后柱损伤；后凸畸形>23°；骨折—脱位和脱位；神经损害进行性加重等。

胸椎骨折的手术方式可分为后路手术、前路手术及前后联合入路手术。具体的手术方式取决于骨折的类型、部位及椎管受侵犯的程度，同时也取决于医师熟悉的手术方式及其治疗倾向。一般而言，如果椎体前柱压缩>50%，同时伴有后柱损伤，神经系统检查正常，适于后路脊柱固定并融合术。椎板切除减压是胸椎损伤的禁忌证。对于不全性脊髓损伤主张前路减压。上胸椎多选择前路，中胸椎多选择后路（图10-1~10-2）。

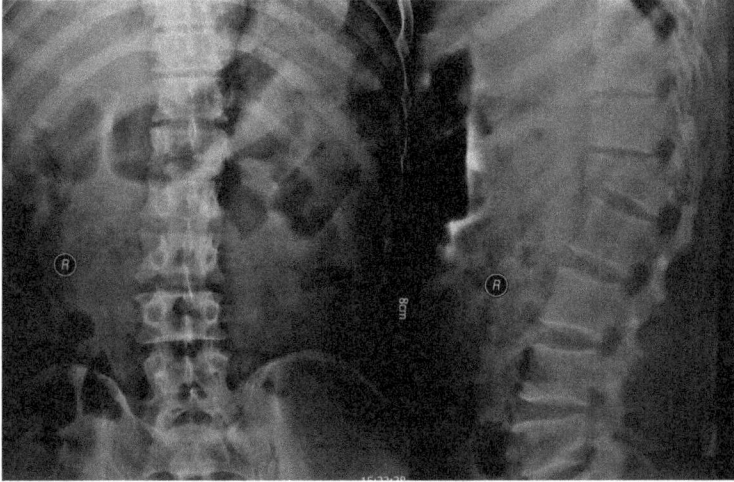

图 10 − 1　胸椎骨折 8 根钉术前

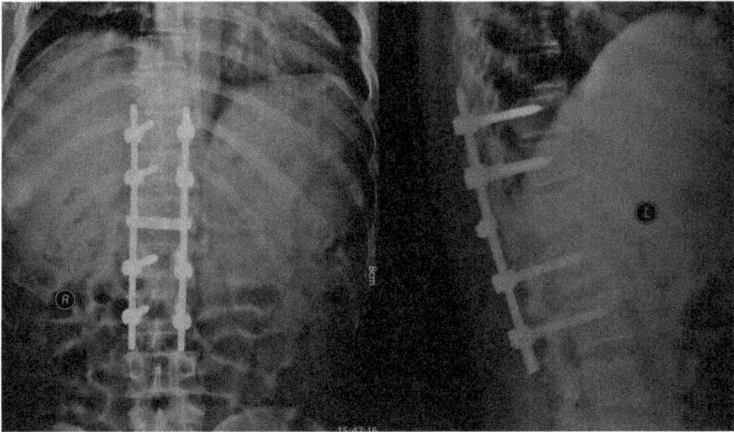

图 10 − 2　胸椎骨折 8 根钉术后

1. 后路手术　后路手术临床上应用相对广泛，手术创伤相对较小，技术上容易掌握，手术并发症相对较少。标准入路包括后正中、经椎弓根和后外侧入路。

（1）后路复位机制：研究表明，轴向撑开力是使椎管内骨折块复位的主要力量。椎管内骨折块的复位是在轴向撑开力的作用下借助于后纵韧带的伸展，使附着在椎体上的纤维环及其周围的软组织牵引骨折块完成的。但是，对于后纵韧带及后柱结构完全损伤、椎管内骨折块向前旋转、椎管狭窄 >50%，以及陈旧性骨折患者，单纯经后路闭合复位则较难取得满意结果。

（2）后路内固定：后路内固定主要包括钉板系统、钉棒系统、钉钩系统三种方式，而固定节段亦由长节段固定发展为短节段三柱固定。三柱短节段固定的主要优点是：①三柱固定较为牢固。②固定节段短，能最大限度地保留脊柱的运动功能。③通过撑开可以起到间接复位、减压的作用。④可经椎弓根或后外侧直接减压。⑤可同时行后外侧植骨融合。

2. 前路手术　前入路的优势在于可直接暴露脊髓和神经根，对神经组织彻底减压而不需施加任何牵拉动作，减压和融合所涉及的活动节段相对较少。但手术创伤相对要大，并有损伤大血管的危险。标准的手术入路为经胸膜腔切口和胸膜外切口。

20 世纪 70 年代，Dunn 等最先报道胸腰椎骨折前路器械固定技术。此后，Mcaffee、Kaneda、Dunn 等相继开展了前路手术，并证明前方入路是一项安全的手术。由于前路手术能直接解除致压物，恢复脊柱的对位；同时，前柱承载着脊柱主要的载荷分布，而前柱手术能实现前柱的骨性融合并重建脊柱前柱的高度。因此，前路手术正日益受到推崇。

一般认为，前柱手术的适应证为：①胸椎陈旧性骨折（伤后 2 周以上），脊髓前方受压。②严重骨折脱位椎管侵占 >50%，椎体高度丢失 >70%，后凸 >20°～30°。③后路内固定复位不满意，脊髓前方压迫未解除。④后路内固定失败，脊髓重新受压。⑤陈旧性胸椎骨折后凸畸形并发迟发性截瘫。常用于胸椎前路固定的器械类型有 Kaneda、Z - plate、Ventrofix 等胸腰椎前路固定系统，特别是 Z - plate 及 Ventrofix 系统以其可通过撑开来矫正后凸及侧方畸形，而且压缩时可嵌紧骨块的优点而在国内被广泛使用。

（三）微创手术治疗

微创外科的目的是减少组织创伤，减轻术后疼痛，尽快功能恢复，电视辅助的胸腔镜手术（video - assisted thoracoscopic surgery，VATS）是脊柱前方手术的一种新方法。脊柱前方椎体的结构是轴向负重的主要因素，当脊柱畸形和椎体压缩时，恢复脊柱正常生理曲线和维持脊柱稳定固定结构以及解除脊髓腹侧受压，VATS 手术和 EMI - VATS 手术是一种较为理想前路手术方式。

胸腔镜下前路手术优点在于肋间切口小，不需要切除肋骨和使用肋骨牵开器械。利用高清晰度 30°或 0°胸腔镜可提供手术区优良的成像质量和视感效果，达到有效的安全的椎管前方减压，失血少，术后伤口疼痛轻，加速康复过程，降低围术期及其术后并发症。但其缺点为手术麻醉要求高，手术操作难，术者及助手既要掌握传统开胸手术技巧，又要掌握镜下操作技能，要经过长期学习培训；手术时间长。应用此项技术应严格掌握手术适应证，充分术前准备，规范术中操作，认真术后处理，才能达到预期目的。

1. 手术适应证　①不完全性胸段脊髓损伤，经影像学证实椎管前方有致压物，而后方无致压物者。②有明显的脊髓前方压迫症状者。③前柱损伤严重或爆裂骨折，而后部结构未完全破坏的不全瘫者。④逐渐发生瘫痪的晚期病例或陈旧性爆裂骨折者。⑤进行性后凸畸形者。⑥前、中柱不连者。⑦已行后路减压但前方仍有压迫者。

2. 手术禁忌证　①严重骨折脱位者。②不完全性胸段脊髓损伤，影像学检查证实椎管后方有效压物，而前方无效压物者。③后部结构破坏而无前方受压的不全瘫者。④同VATS/EMI - VATS 技术手术禁忌证。

3. 术前准备　①根据影像学检查分析确定骨折类型、椎体破裂程度、损伤范围和椎管堵塞状况。②仔细检查受伤平面及其相应的神经支配功能。③仔细检查胸椎创伤是否并发气胸、血胸及连枷胸。④仔细检查胸椎创伤是否并发胸腹部脏器损伤。⑤全面检查心、肺、肝、肾及出凝血功能。⑥作好 VATS/EMI - VATS 的常规准备工作。⑦告知患者和家属实施此项技术的优点和缺点，以及术中可能发生脊髓神经、交感神经、腔静脉、奇静脉、胸导管、输尿管（胸腰段）直接或间接损伤，有可能转为开胸手术，以及交代清楚术后可能发生的并发症，征得患方同意和支持。

4. 手术方法

（1）VATS 技术

1）手术操作器械：①常规手术器械。②视频内镜：三芯片摄像头、30°硬端头、氙灯光源、图像逆转监视器、图像记录仪、打印机、光谱仪等。③胸腔镜下器械：骨凿、拉钩、探针、咬骨钳、髓核钳、刮匙、把持器、锤子、起子等。

2）麻醉：双腔导管插管单肺通气麻醉。

3）体位：左侧或右侧卧位。

4）定位：在 X 线透视下确定病变椎体，在皮肤上标出骨折椎体边界，工作通道位于目标的中心，内镜通道于脊柱轴线距离目标椎体头端 2～3 个肋间隙处。吸引或灌洗通道和牵开通道于工作通道及内镜通道前方约 5～10cm 处。

5）入路：手术切口开始于内镜通道，在肋间隙切开皮肤，钝性分离胸壁肌肉，暴露胸膜，切口胸壁，开始单肺通气，插入套管（Troca），沿套管插入 30°透镜，然后在内镜监视下，将 2、3、4 个套管插入胸腔。

6）分离：以 T_{12}～L_1 为例，通过前方通道插入扇状牵开器暴露病变区。利用牵开器向下牵拉膈肌，暴露其在脊柱的附着点，以单极电凝标记出膈肌切开线，然后沿此借助内镜剪切开膈肌，保留距脊柱附着处 1cm 边缘，以便术后闭合膈肌。

7）暴露：切开膈肌，腹膜后脂肪即暴露出来，将其自腰大肌附着点前方推开，自椎体处解剖腰大肌附着处，小心隐藏在腰大肌下方的节段血管，给予分离结扎。暴露 T_{12}、L_1、L_2 椎体。

8）切除：用骨凿打开压缩椎体上终板或下终板处的椎间隙，切除椎间盘和破裂的骨性终板。小心取出椎体骨折的骨块，注意不要去掉脊柱非骨折部。

9）减压：需要行椎管内减压者，应将邻近椎管的部分骨质以高速磨钻去除。先以钝性探子找到椎弓根下缘，然后用 Kerrison 咬骨钳或高速磨钻自上向下去除椎弓根基底部，直至显露出硬膜囊，这样就可以摘除压迫椎管的骨折碎块。

10）植骨：准备植骨床，以双角规测量植骨床的长度和深度，自髂嵴取下三面皮质骨块植入骨缺损部，或用钛网重建脊柱生理曲度。

11）固定：在 C 形臂 X 线机透视下，在椎体侧方，肋骨头外缘处，植入椎体螺钉，置入钢板，锁紧螺帽，完成钢板螺钉内固定。

12）闭合：内镜下常规缝合膈肌裂孔，冲洗胸腔，去除血凝块，于肋膈角最下方处放置胸腔引流管。取出套管，缝合所有通道。

（2）EMI - VATS 技术

1）麻醉、体位：同 VATS 技术。

2）定位：C 形臂 X 线机透视下绘出骨折椎体在体表的投影及相应肋间隙和肋骨位置。

3）入路：背正中线与腋后线之间，即骶棘肌外侧缘，以骨折椎体为中心，沿相应肋间隙或肋骨做 5～7cm 长的皮肤切开。切开肋间肌，暴露肋骨并将肋骨切除 5～6cm，取下备作植骨材料。在肋骨床上切开胸膜，让肺脏逐渐塌陷。在相应腋后线上做胸腔镜光源切口，插入 Troca 安装胸腔镜，并安装显微窥视器撑开操作切口。

4）以 T_{12}～L_1 为例，牵开膈肌，在距离椎体附着点 1cm 处切开膈肌脚，此时可暴露腹膜后脂肪及腰大肌。推开腰大肌附着点，暴露椎体及节段血管，电凝或结扎节段血管，暴露骨折椎体。

5）电刀切开压缩椎体上下椎间盘纤维环，摘除椎间盘和破裂的终板软骨。小心摘除向椎管移位的骨碎块，注意摘除时不要破坏非压缩骨折部分。当去除骨碎块时，椎体有大量渗血，可用骨蜡涂封。当脊髓硬膜外静脉丛出血时可用双极电凝止血。

6）脊髓充分减压后，可在压缩椎体的上下椎作凹槽，取三面皮质骨之髂骨块或肋骨嵌入骨缺损部，再以侧方钢板或用钛网、钢板重建脊柱稳定性。

7）缝合膈肌后冲洗创口，肋膈角最低处置胸腔引流管。

5. 操作注意事项

（1）定位结扎骨折椎体及上下椎体的椎横血管。

（2）用电刀切开椎旁软组织，剥离牵开。用骨刀或磨钻头切断肋骨头，暴露骨折椎的椎弓根。在切除肋骨头时必须保护交感神经链，胸导管及肋间动、静脉及肋间神经，必要时可一一结扎。

（3）用磨钻头磨除椎弓根，显露骨折椎的后缘，此时可见骨折块向后压迫硬膜囊。当暴露或切除压迫硬膜囊的骨折块时，出现椎体渗血较多，可以用骨蜡填封。硬膜囊外血管出血，采用双极电凝止血或蛋白胶海绵止血，禁用单极电凝止血。

（4）仔细用骨刀或咬骨钳将压迫脊髓的骨块切除，彻底减压脊髓。在椎体缺损部位填塞髂骨块或异体骨或自固化磷酸钙等补缺。

（5）在减压椎的上、下椎体外侧方钻孔，穿透对侧皮质骨，必须在 C 形臂 X 线机透视下进行，以免损伤椎体周围的重要组织。见钻孔定位位置良好，然而按步骤扩大钉道、拧入螺钉、安装钉板系统或钉棒系统，进行椎体前缘撑开。

6. 术后处理

（1）严密观察术后生命体征，对于阻塞性肺病、心血管疾病及高龄患者需术后 24h 保持人工通气。术后给予小剂量低分子肝素预防血管栓塞。

（2）麻醉清醒后严密观察感觉、运动及括约肌功能变化，并作详细检查和记录。

（3）严密观察胸腔引流瓶的水柱变化、引流量及颜色变化，通常术后 24～48h 后拔除引流管。

（4）术后应用抗生素及神经营养药物。

（5）术后摄片观察内固定物情况，分别于术后 3d、1 个月、6 个月、12 个月复查内固定物情况。

（6）术后第 2 天开始物理治疗，1h/d；术后第 3 周起行强化理疗，2～3h/d；术后 4～6 周下地负重。

（孟　勇）

第二节　腰椎损伤

一、腰椎损伤的分类

引起脊柱节段性不稳的因素包括创伤、肿瘤、感染、退变等，其中因急性创伤所致的腰椎骨折是引起腰椎不稳的常见原因之一。

不同的伤力及受伤机制决定了骨折的类型与严重程度。早在 1944 年，Bohler 就提出了胸腰椎骨折的 5 种损伤机制，即屈曲、伸展、旋转、剪切和轴向负荷。此后，Nicoll 于 1949 年增加了屈曲旋转及侧屈 2 种损伤机制，并将胸腰椎损伤分为稳定性和不稳定性。1963 年，Holdsworth 修改和补足了 Nicall 分类法，认为骨折是否稳定要视后方韧带复合结构的完整性而定。1968 年，Kelly 和 Whitesides 提出两柱理论，即椎管形成的空心柱和椎体形成的实心柱，认为骨片向后移位的爆裂型骨折是不稳定的。1983 年，Denis 提出脊柱三柱分类概念：前柱包括前纵韧带和椎体前 1/2，椎间盘的前半部；中柱包括椎体后 1/2，椎间盘后半部和后纵韧带；后柱包括椎弓、黄韧带、椎间小关节和棘间、棘上韧带。脊柱稳定性有赖于中柱的完整性。1984 年，Ferguson 和 Allen 进一步完善了 Denis 三柱概念。前柱包括前纵韧带、椎体和椎间盘前 2/3；中柱包括椎体和椎间盘后 1/3，后纵韧带；后柱包括椎弓、椎间小关节、棘间和棘上韧带，同样认为中柱完整性代表脊柱稳定性。Roy - Camille、Saillant 提出的三柱体概念略有不同，中柱包括椎弓根和关节突；后柱包括椎板、横突、棘突及其棘间、棘上韧带，概念更广泛，但同样认为中柱损伤属脊柱不稳定。因此，对包括骨折的三维形态学特征分析及后柱复合体结构完整性等综合因素的评价，是判定腰椎骨折的稳定性与严重性程度，以及决定手术或非手术治疗方式的重要依据。

由于脊柱脊髓解剖结构及受伤机制的复杂性，胸腰椎损伤的分类目前尚难以有统一的方法。随着影像诊断学及脊柱生物力学的发展，对脊柱运动节段的三维立体概念有了更确切的了解，亦对胸腰椎损伤分类的完善提供了相关理论基础。下面简要介绍胸腰椎骨折的 Denis 分类、Gertzbein 分类、载荷分享分类。

（一）Denis 分类

Denis 分类系统是由 Denis 三柱理论发展而来的。三柱中两柱或两柱以上骨折导致脊柱不稳，以稳定程度决定手术还是非手术治疗。Denis 根据三柱改变将骨折分为 4 个主要类型，即压缩骨折、爆裂骨折、安全带型骨折和骨折脱位。压缩骨折属一柱损伤，有固有的稳定性，分为 4 个亚型；爆裂骨折由轴向压缩暴力使前、中柱受累，分为 5 个亚型；安全带型骨折是伸展位后、中柱破坏，分为 4 个亚型；骨折脱位是压缩、拉力、旋转或剪应力下三柱破坏，最不稳定，分为 3 个亚型。

1. 压缩骨折（分为 4 个亚型）　A 型：骨折同时累积上、下终板（占 16%）；B 型：骨折仅累积上终板（占 63%）；C 型：骨折仅累积下终板（占 6%）；D 型：上下终板均无损伤，前面皮质骨折（占 15%）。

2. 爆裂骨折（分为 5 个亚型）　A 型：骨折同时累积上、下终板（占 24%）；B 型：骨折仅累积上终板（占 49%）；C 型：骨折仅累积下终板（占 7%）；D 型：中柱发生爆裂骨折，同时合并旋转损伤，导致侧方半脱位或倾斜（占 15%）；E 型：中柱发生爆裂骨折，前柱受到不对称性的压缩（占 50%）。

3. 安全带型骨折（分为 4 个亚型）　A 型：经过一个水平的骨折（即 Chance 骨折，占 47%）；B 型：经过一个水平的韧带损伤（占 11%）；C 型：两个水平的损伤，中柱骨折（占 26%）；D 型：两个水平的损伤，中柱经过韧带或椎间盘（占 16%）。

4. 骨折脱位（分为 3 个亚型）　A 型：屈曲、旋转损伤；B 型：骨折剪切、脱位损伤；C 型：双侧关节突脱位。

（二）Gertzbein 分类

Gertzbein 分类是基于三种损伤机制：压缩、分离、旋转或剪应力所提出的分类系统，即压缩类、牵张类、轴向旋转类；而且又根据形态学标准把 3 个主要类型各分为 3 个不同亚型。

1. A 型　压缩、轴向载荷有或无屈曲暴力，均有椎体高度丢失，但无后部软组织损伤。A1：楔形压缩骨折；A2：椎体矢状或冠状面上劈裂；A3：爆裂骨折。

2. B 型　分离、暴力横贯前后部分。B1：同 Denis 屈曲分离损伤伴后部软组织损伤；B2：同 Denis 屈曲分离伴椎板、椎弓破坏；B3：伸展分离暴力，始于前方穿过椎间盘，通过后方椎弓或软组织损伤。

3. C 型　多方向移位，有显著移位、不稳定。C1：前后移位；C2：侧方移位；C3：旋转移位。轴向暴力可能结合 C1 或 C3 经椎体压缩或爆裂骨折。

（三）载荷分享分类（load - sharing classification）

Mc Cormack 根据骨折椎体的解剖以积分的方式提出载荷分享分类：

1. 矢状面 CT 扫描椎体粉碎程度　1 分：<30% 椎体粉碎骨折；2 分：30% ~60%；3 分：>60% 椎体粉碎骨折。

2. 骨折片移位程度（水平面 CT 扫描）　1 分：0 ~1mm 移位；2 分：<50% 椎体横面积至少 2mm 移位；3 分：>50% 椎体横面积 > 2mm 移位。

3. 后凸畸形程度　1 分：3°；2 分：4° ~9°；3 分：≥10°。

三组相加即为最后总分，分数越高，该段损伤承受轴向载荷的能力越小，该分类不涉及韧带损伤，与损伤机制无关，载荷分享分类不能用来决定手术的适应证。但它可以帮助骨科医师对负荷共享经骨折部位及内固定后脊柱的内植物处传递的特性，可以根据载荷分享指数高低选择前入路或后入路的参考依据。例如，Parker 等依椎体粉碎程度、骨块进入椎管的范围以及后凸畸形程度等三个方面进行打分评定（载荷分享评分）来决定手术入路方式，并通过对一组采用此种评定方式的手术患者进行超过 5.5 年的临床随访研究，效果良好。具体打分标准是：①在 CT 片矢状面上了解椎体粉碎程度：粉碎程度 <30% 为 1 分，30% ~60% 为 2 分，>60% 为 3 分。②在 CT 片横断面上了解骨块进入椎管情况：椎管未受侵为 1 分，骨块移位至少 2mm 但受侵 <50% 为 2 分，受侵 >50% 为 3 分。③X 线侧位片上观察后凸畸形程度：畸形 ≤3° 为 1 分，4° ~9° 为 2 分，≥10° 为 3 分，3 ~6 分可单独行后路手术，≥7 分行单独前路手术。

（四）Vaccaro 分类

Denis 分类过于简化，很多骨折类型未能分类；而载荷分享分类不涉及韧带损伤及损伤机制，故都不能很好地用来决定手术适应证。2005 年，Vaccaro 分类中对骨折形态学描述的三种主要特征（压缩、移位/旋转、分离）见图 10 -3。

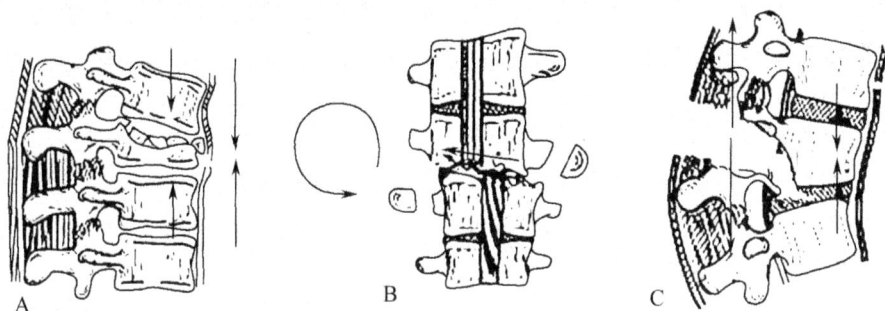

图 10 - 3　Vaccaro 分类中对骨折形态学描述的三种主要特征

A. 压缩；B. 移位，旋转；C. 分离

二、临床表现

患者常有明确的外伤史，如高处坠落、车祸或跌倒摔伤的病史。伤后有腰背部疼痛、活动受限，脊髓或神经根损伤时可出现下肢的感觉、运动功能障碍或大小便功能障碍，有神经根受压时亦可以表现为明显的根性疼痛。损伤局部可见软组织肿胀及皮下淤血，可有后凸畸形。局部有明显触痛及深部叩击痛，有后部韧带结构撕裂时可以触及增宽的棘突间隙。

导致腰椎骨折损伤的暴力通常较为强大，尤其是对于车祸伤或高处坠落伤患者，要密切监测患者的生命体征，注意处理创伤性或失血性休克，检查并及时治疗颅脑、心肺和腹盆等重要脏器的损伤，如创伤性湿肺、血气胸、内脏破裂出血。同时，还要注意全身其他部位的骨折或损伤的处理。如车祸伤容易引起全身多发骨折，而高处坠落常导致颅底、脊柱与跟骨骨折。

三、检查与诊断

腰椎骨折的诊断包括病史采集、物理检查及影像学检查。

详细、准确的病史采集是临床诊断的关键。根据腰椎骨折的特点，病史询问既要系统、全面，又要突出重点，其内容应包括年龄、外伤史、疼痛性质、特点及相关伴随症状等方面，既要了解脊柱骨折局部情况，还要掌握全身整体状况，避免只注重脊柱骨折而忽略内脏器官或其他部位的损伤，以避免不良后果的发生。

其次，正确、熟练的物理检查不仅可以了解脊柱的形态与功能变化、疼痛的具体部位与特征，还可以及时发现并确定全身其他部位的骨折或损伤。其中，对腰椎骨折后神经系统功能的检查与评价也是物理检查的重要内容之一。

当然，对于腰椎骨折的准确定位、对骨折的分型、治疗方案的选择以及对预后的评估，在很大程度上仍依赖于相关的影像学检查。对于所有怀疑有腰椎骨折的患者均应常规行腰椎正、侧位 X 线摄片检查。在 X 线片上可以获得整体、直观的印象，可以了解椎体有无骨折、骨折的类型与严重程度、脊椎后突的角度、椎管矢径的改变，以及有无椎板、关节突、横突或棘突的骨折。对于陈旧性腰椎损伤，有时还需要加摄腰椎动力位片，以了解是否存在腰椎不稳。但若要进一步了解骨折的类型、粉碎程度及椎管内占位情况，仍需要行 CT 检查，以明确骨折的不稳定程度及制订相应的手术治疗方案。MRI 可以清晰显示脊椎有无骨折，椎间盘、黄韧带有无破裂，椎管内有无出血，同时，对于爆裂骨折或骨折脱位的病例，还可以准确了解脊髓及神经根受压的程度，椎管内血肿的大小，以及脊髓信号的改变情况与累及范围。此外，MRI 还可以区别新发骨折和陈旧性骨折，特别是对于骨质疏松性骨折患者新发骨折部位的判断而言，有着特殊的意义。因为此类患者常有多个椎体的楔形改变（骨折），有时单凭 X 线片或 CT 常难以准确区分，此时，MRI 就有着明确诊断的作用。因为在新发骨折部位，T_1 加权像上可以见到组织水肿信号（骨折椎的低信号改变），而 T_2 加权像上则可以见到骨折椎的高信号改变。

四、腰椎损伤的治疗

（一）非手术治疗

1. 一般治疗　卧床休息，注意生命体征的监测与维持水、电解质平衡，保证充足营养及有规律的排尿、排便习惯，防止卧床相关并发症，如肺部感染、泌尿系统感染、压疮、深静脉血栓等，并要注意积极观察和治疗其他部位的损伤。

2. 药物治疗　对于有急性脊髓损伤的患者，可采药物治疗，以减轻脊髓水肿及一系列继发性病理损害。

（1）激素治疗：急性脊髓损伤后 8h 内，可采用甲泼尼龙（MP）冲击疗法。药物越早使用越好，初始剂量为 30mg/kg 甲泼尼龙，在持续的医疗监护下，15min 内静脉注射，然后暂停 45min，随后以 5.4mg/（kg·h）的速度持续静脉滴注 23h。以后每天 1g，静脉滴注，连用 3～5d。使用期间注意预防应急性溃疡出血，可同时加用雷尼替丁或奥美拉唑。

（2）脱水剂治疗：可交替采用甘露醇和呋塞米脱水治疗。20% 甘露醇 [1～2g/（kg·6～8h)，连用 3～5d]，呋塞米（每次 20mg，1～2 次/d，连用 3～5d）。用药期间要注意监测肾脏功能，特别是对于老年患者。

（3）神经营养药物：腰椎骨折合并脊髓或神经根损伤的患者，可采用维生素及神经生长因子治疗，如维生素 B_1（10mg，3 次/d）、维生素 B_{12}（如弥可保 0.5mg，3 次/d）以及神经生长因子（如 CM－1)，对脊髓或神经损伤的恢复可能有一定的帮助。

（二）常规手术治疗

腰椎骨折的手术方式可分为后路手术、前路手术及前后联合入路手术。具体的手术方式取决于骨折的类型、部位及椎管受侵犯的程度，同时也取决于医师熟悉的手术方式及其治疗倾向。

1. 后路手术　后路手术临床上应用相对广泛，手术创伤相对较小，技术上容易掌握，手术并发症相对要少。标准入路包括后正中、经椎弓根和后外侧入路。

（1）后路复位机制：研究表明，轴向撑开力是使椎管内骨折块复位的主要力量。椎管内骨折块的复位是在轴向撑开力的作用下借助于后纵韧带的伸展，使附着在椎体上的纤维环及其周围的软组织牵引骨折块完成的。但是，对于后纵韧带及后柱结构完全损伤、椎管内骨折块向前旋转、椎管狭窄 >50%，以及陈旧性骨折患者，单纯经后路闭合复位则较难取得满意结果。

（2）后路内固定：后路内固定主要包括钉板系统、钉棒系统、钉钩系统三种方式，而固定节段亦由长节段固定发展为短节段三柱固定，以保留腰椎更多的活动度。三柱短节段固定的主要优点是：①三柱固定较为牢固。②固定节段短，能最大限度地保留脊柱的运动功能。③通过撑开可以起到间接复位、减压的作用。④可经椎弓根或后外侧直接减压。⑤可同时行后外侧植骨融合。

2. 前路手术　前入路的优势在于可直接暴露脊髓和神经根，对神经组织彻底减压而不需施加任何牵拉动作，减压和融合所涉及的活动节段相对较少。但手术创伤相对较大，并有损伤大血管的危险。标准的手术入路为胸腹联合切口和腹膜外切口。

20世纪70年代，Dunn等最先报道胸腰椎骨折前路器械固定技术。此后，Mcaffee、Kaneda、Dunn等相继开展了前路手术，并证明前方入路是一项安全的手术。由于前路手术能直接解除致压物，恢复脊柱的对位；同时，前柱承载着脊柱主要的载荷分布，而前柱手术能实现前柱的骨性融合并重建脊柱前柱的高度。因此，前路手术正日益受到推崇。

一般认为，前柱手术的适应证为：①胸腰椎陈旧性骨折（伤后2周以上），脊髓前方受压。②严重骨折脱位椎管侵占>50%，椎体高度丢失>70%，后凸>20°~30°。③后路内固定复位不满意，脊髓前方压迫未解除。④后路内固定失败，脊髓重新受压。⑤陈旧性胸腰椎骨折后凸畸形并发迟发性截瘫。常用于胸腰椎前路固定的器械类型有Kaneda、Z-plate、Ventrofix等胸腰椎前路固定系统，特别是Z-plate及Ventrofix系统以其不但可通过撑开来矫正后凸及侧方畸形，而且压缩时可嵌紧骨块的优点而在国内被广泛使用。

（三）微创手术治疗

微创手术是近年来发展起来的新技术，具有创伤小、出血少、疼痛轻、功能恢复快、减少围术期及其术后并发症的优点。但其缺点为手术操作难度高，需要较长的学习曲线，要求术者既有传统开胸、开腹及脊柱外科手术操作，又要有镜下操作的技能。所以此项技术应严格掌握手术适应证，充分术前准备，规范术中操作，认真术后处理，才能达到预期目的。

（四）后正中小切口前后联合内固定椎体重建术

对根据载荷分享原则确定需行前后路联合手术的胸腰椎爆裂骨折，采用后正中小切口行椎弓根内固定，经半椎板减压和椎弓根切除前方减压，同时行前方椎体重建术，可在使用后路椎弓根器械撑开，矫正后凸畸形的同时，切除小关节突和椎弓根行脊髓前方充分减压，同时行椎体间钛网植骨融合重建前方椎体。手术可在采用一个手术入路的情况下进行后路撑开和脊髓前方椎体减压及椎体重建，同时避免了前路手术的创伤，对需行前后联合手术的胸腰椎爆裂骨折的治疗具有积极的临床意义，而这已得到类似解剖学研究的支持。

国内池永龙等对超过20例根据Mc Cormack分类均为前后路手术适应证的患者进行了后正中小切口椎体重建的前后联合手术。经椎弓根器械撑开，椎体高度恢复96%~100%。经CT扫描未见椎管内骨块残留，后凸畸形矫正100%。经影像学评定及短期随访，未见内固定松动、断裂和失效。临床疗效评定佳。

1. 适应证和禁忌证

（1）手术适应证：根据McCormack分类为前后路手术适应证的患者。

（2）手术禁忌证：①腰椎单纯压缩性骨折或稳定的爆裂性骨折。②严重心肺疾病及凝血功能障碍。

2. 麻醉和体位

（1）麻醉：气管插管麻醉或局部神经阻滞麻醉。

（2）体位：患者取俯卧位，胸部及两髂棘部垫软枕，腹部悬空，据骨折部位调整手术床伸屈度。

3. 手术步骤

（1）术中定位：将 C 形臂 X 线机正位投照，通过体表放置克氏针来确定伤椎的准确部位。

（2）以伤椎为中心做后正中纵切口约 6cm，切开皮肤及皮下；潜行切开深筋膜，分离双侧椎旁肌，暴露伤椎及上下相邻椎体的椎板及关节突。

（3）C 形臂 X 线准确定位，伤椎上下椎体双侧椎弓根穿刺，置入椎弓根螺钉各一枚，C 形臂 X 线示位置佳；装双侧连接棒，固定撑开。

（4）取出需减压侧连接棒，切除伤椎减压侧部分椎板、小关节突及部分椎弓根，平行击入 2 根细克氏针于拟切除椎体的上下缘，可紧贴椎体上下终板。

（5）用骨刀平行于两克氏针间切除椎体骨质，并采用刮匙及椎板咬骨钳切除对侧椎体内骨质，并切除突出于椎管内的骨块，对脊髓及神经根彻底减压。

（6）用咬碎的骨块将椎体前缘填充紧实，注意勿将骨块落入椎管。

（7）选择合适长度及直径的钛网，将咬碎的骨块填充紧实，植入椎体正中。若植入两个钛网，可将先植入钛网推向对侧，然后植入第二个钛网。

（8）严格止血，冲洗；放置引流管，固定；逐层缝合椎旁肌，皮下组织，皮肤。并拍摄术后 X 线片及 CT 扫描，检查术中器械置入的位置。

4. 注意事项

（1）准确定位：准确定位可以确定具体的切口部位，避免切口过大，组织剥离范围过大。

（2）皮下筋膜组织需通过小切口潜行切开，范围只要显露伤椎上下椎体的进针点即可，不必广泛暴露。

（3）通常先行椎体撑开后再减压：减压时尽量保留伤椎上方椎体的下关节突，对伤椎减压侧的上关节突及椎弓根只做部分切除即可。

（4）插入椎体内定位的克氏针必须尽量与终板平行，椎体切除必须在此范围内进行，防止切破终板，否则将导致钛网放置不稳，易引起术后椎体高度塌陷。

5. 术后处理

（1）严密观察生命体征，观察运动、感觉及括约肌功能变化。

（2）严密观察引流管是否通畅，以及引流物的颜色、数量。若有较多的淡血性液体引出，则可能为脑脊液漏，此时需及早拔出引流管，防止颅内低压及脑疝。若引流血量较多，注意及时补液、输血支持治疗。

（3）术后抗感染 3～5d，防止感染。

（4）加强患肢功能锻炼，术后 10～12 周在腰围保护下可逐渐坐起。

6. 并发症及防治

（1）脑脊液漏：若术后持续引出大量较清亮液体，因考虑脑脊液漏。此时需嘱患者去枕平卧，并及时将引流管拔除，避免颅内低压或脑疝形成。

（2）脊髓或神经根损伤：术中注意用神经剥离子牵开保护脊髓、神经，避免被骨刀或钛网的锯齿状边缘划伤，但亦要避免过度牵拉脊髓和神经，以免损伤。一旦损伤，可于术中及术后给予甲泼尼龙治疗。

（3）钛网位置欠佳：术中切除椎体骨质时需平行切除，并且要切除充分；钛网植入时需注意位置，必要时术中需 C 形臂 X 线透视满意后方可关闭切口。

（孟　勇）

第三节　骶骨损伤

一、骶骨骨折的分型

对于骶骨骨折的分型目前各家意见还不尽一致。

骶骨骨折可由直接暴力或间接暴力致伤，造成开放性骨折和闭合性骨折，其中开放性骨折以火器伤为主，虽常同时合并有内脏损伤，但骨折多局限于后骨盆环，对骨盆的稳定性破坏较小；直接、严重的钝性创伤可导致骶椎粉碎性骨折，通常伴有骶神经损伤。闭合性骨折则以高处坠落伤所致较多，多见于年轻人，系由骨盆或腰椎所传导的暴力所致。

根据骨折线形态，将骶骨骨折分成纵形、斜形及横形骨折。纵形骨折可发生于骶骨的任何部位，纵形骨折可经过骶骨翼或骶孔；同样斜形骨折也可发生于骶骨任何部位，而横形骨折相对较少，多发生于位于 S_2 和 S_3 之间的骶骨后凸顶点，也有发生于 S_1 和 S_2 之间的高位横骨折。Roy Camille 等发现高处坠落伤时高位骶骨横形骨折多为自杀所致，并将其称为自杀者骨折（suiclde jumpers fracture）。根据受伤时腰椎所处位置可将骨折分为 4 型。Ⅰ 型：屈曲骨折，无移位；Ⅱ 型：屈曲骨折，向后方移位；Ⅲ 型：伸展骨折，向前方移位；Ⅳ 型：中立位骨折，即粉碎性骶骨横形骨折，无移位，但有明显的直肠和膀胱症状。

Denis 法按骶骨按解剖区域划分将骶骨骨折分成 3 型：Denis Ⅰ 型（骶骨翼区骨折），骨折通过骶骨翼，无骶孔区及骶管的损伤；Denis Ⅱ 型（骶孔区骨折），骨折通过一个或数个骶孔，可累及骶骨翼，但不累及骶管；Denis Ⅲ 型（骶骨管区骨折），骨折通过骶管，可累及骶骨翼及骶孔区，骶骨横形骨折亦属于该型。该方法的优越性在于将骨折形态与临床表现、治疗方法的选择联系起来，但没有将整个骨盆环的稳定性考虑在内。Ⅰ 与 Ⅱ 型损伤一般仅累及一侧神经根，而 Ⅲ 型骨折常可损伤双侧神经根，并引起膀胱或直肠症状。

Tile 法从骨盆的整体来考虑，将骶骨骨折分为 3 型。A 型骨折（单纯骶尾骨骨折）：骨盆后弓保持完整，骨盆稳定性不受影响。B 型骨折：由旋转暴力而致伤，骨盆环的完整性受到不完全性破坏，骨折表现为旋转不稳。B_1 型为单纯"翻书样"外旋损伤；B_2 型为侧方挤压性内旋损伤，骶骨前方受到撞击而发生压缩性骨折，同时合并对侧或双侧的耻骨支骨折；B_3 型损伤则更为严重，表现为双侧的翻书损伤或内旋损伤。C 型骨折：一侧或双侧骨盆环的完全性骨折，表现为旋转不稳，且存在垂直不稳，此时骶骨骨折应按不稳定性骨盆骨折的一部分来处理。

二、临床表现

多有明确的外伤史，如高处坠落、车祸、直接暴力打击等，需从骶骨骨折本身、骶骨骨折并发症来观察和检查。

（一）骶骨骨折本身

骶骨骨折局部可表现为肿胀、压痛；患者主诉骶尾部疼痛、惧坐，因行走时骶骨周围肌群收缩而牵拉骨折部位所致。对于因高能量损伤所致骨盆骨折并有骶骨骨折的患者，往往合并有其他损伤如颅脑伤、胸腹部损伤，骶骨骨折的症状易于被掩盖而漏诊，此时应在全身一般检查及抢救威胁生命的严重创伤的同时，尽可能详细地询问受伤经过，高能量损伤如交通伤、高处坠落伤患者应强调骨盆部的检查，对脊椎检查时不应将骶骨遗漏。

（二）骶骨骨折并发症的临床表现

1. 休克　骨盆后段（包括骶髂关节、骶骨和髂骨翼后部）有髂内动、静脉及其主要分支，如骶外侧动脉走行于骶骨前面，髂腰动、静脉越过骶髂关节至髂骨前面；并且此段血管排列稠密，静脉丛无静脉瓣阻挡回流，加以松质骨折本身出血较多，所以移位明显骶骨骨折和（或）骶髂关节脱位的患者，致骶外侧动脉和（或）髂腰动、静脉撕裂，可有大量出血积聚于后腹膜后，表现为轻度或重度休克。因此，对移位明显的骶骨骨折和（或）骶髂关节脱位，同时并发有骨盆骨折的患者，首先要检查血压、脉搏、意识、血红蛋白、血细胞比容（红细胞压积）等，以便对有休克者及时救治。

2. 神经损伤　骶骨骨折患者合并神经系统损伤的比率大大超过骨盆骨折患者。髂骨翼骨折、骶骨孔骨折以及骶髂关节的损伤都可能对一侧腰骶神经丛和（或）神经根形成压迫、牵拉以至撕裂损伤，而当骨折累及中央椎管时，则可能导致马尾和双侧神经根的损伤。骨折部位不同，神经损伤的部位也不同，临床表现也不尽相同，如经骶管的骨折可损伤支配括约肌及会阴部的马尾神经，以及相应节段的神经根；S_1 侧翼骨折可损伤 L_5 神经根。患者可出现单侧/双侧下肢运动障碍或者丧失，伴有或不伴有感觉障碍，鞍区感觉障碍或丧失，括约肌功能障碍或丧失，阴茎球海绵体反射消失，以及尿失禁或尿潴留等。Gibbons 等将骶骨骨折引起的神经系统损害分成 3 种类型：①一侧感觉障碍。②一侧运动功能减退（同时伴有或不伴有感觉减退）。③直肠和（或）膀胱功能损害（同时伴有轻微运动和感觉减退）。一般认为，一侧神经根损伤尚不至于引起直肠及膀胱损害，当出现直肠或膀胱括约肌损害症状时，往往提示马尾或两侧神经根损害。但骶骨骨折患者常常同时合并有全身其他部位的损伤，当多发伤较为严重时常使病情被掩盖。此外，对于膀胱功能损害者应注意鉴别其是由神经根损伤还是由骨折直接损伤所致。

三、诊断

骶骨骨折的患者多为复合伤，容易漏诊。应根据外伤史、症状以及骶骨骨折体征、神经损伤症状，同时应仔细检查有无直肠、尿道及阴道损伤，再辅以影像学检查，诊断不难做出。

1. X 线　X 线检查是诊断骶骨骨折的最基本手段。由于有生理性后凸，所以骶骨骨折尤其是 S_1 和 S_2 骨折在骶骨前后位 X 线片上常常不能有令人满意的显示；同时又有软组织影和髂骨翼的重叠以及肠道气体的影响，也会给骶骨骨折的诊断带来一定困难。阅片时应注意观察骶骨皮质骨边缘、椎间孔轮廓以及骶髂关节下缘有无连续性中断，两侧骶孔是否保持对称。单纯骶骨骨折在正位 X 线片上可见横形骨折线，或两侧骨皮质不连续，往往容易遗漏；而侧位 X 线片上可见骶骨皮质边缘连续性中断，前缘骨皮质嵌入，向后成角；新鲜骨折如直肠充气，侧位 X 线片可见骶骨、直肠间软组织增厚、局部血肿。但是，也应特别防止一些假象造成误诊：有人骶骨下部钩状变形，侧位 X 线片可见前缘骨皮质凹陷，甚至成角，但无骨折透亮线；有时骶骨下部两个侧缘和后面凹凸不平，侧位 X 线片上相互重叠，造成前面皮质局部隆突不平，易误认为皮质皱折、隆起或假性嵌入征象。因此，前后位可摄向头侧倾斜 30°的 Ferguson 像，侧位摄片应以骶骨为中心，必要时可摄骨盆的入口位和出口位片，前者可清晰显示骶骨翼和骶骨体，而后者对骶骨孔的显示要更为理想。

骶孔线是重要的 X 线解剖标志，表现为 3 条连续的凹面向下的弓形致密线影，两侧对称，S_1 骶孔线向外下斜行角度较大，S_2 骶孔线走向较水平，一般达骶髂关节下缘与 S_1 骶孔线汇合，S_3 骶孔线较短，有时未达骶骨外缘即消失。椎间盘线在 Ferguson 像上表现为 4 对致密的横线。如骶孔线、椎间盘线模糊、消失或中断、扭曲变形、左右不对称，通常提示有骶骨骨折。一些骨折已愈合的病例，骨折线虽已消失，但存在有畸形性改变的骶孔线，密度更加致密，是陈旧性骶骨骨折的诊断依据。此外，骶前、后孔相互间的位置改变也提示骶骨骨折。

2. CT 扫描　CT 扫描无疑是诊断骶骨骨折乃至骨盆骨折最为重要的影像学手段，可以较好地显示骨折的部位、形态和程度。多层螺旋 CT（multi-slice CT，MSCT）其三维容积成像技术可以逼真地再现骨骼系统及其与周围结构的空间形状，立体、直观且较全面地显示骨骼系统的解剖关系，为诊断、制订合理的手术方案以及术后疗效的评价提供了极大的帮助。多平面重建（multi-planar reconstruction，MPR）可显示横断面图像上的任何二维重建图像，包括冠状面、矢状面、任意斜面和任意曲面的图像重建，特别是用于脊柱病变。表面遮盖显示（shaded surface display，SSD）可重建大体解剖外形，解剖关系清晰，但细节不够丰富，对于移位不明显线样骨折不易显示，无法观察到内部形态和密度。容积重建（volume rendering，VR）在显示细小骨折方面优于 SSD，空间立体感不如 SSD。MSCT 对于判断骶骨骨折的类型、骶神经受压的部位、决定治疗方案均有重要的价值；同时，由于骶骨骨折多为复合伤患者，螺旋 CT 的快速扫描尤其适合。

3. MRI 检查　虽然高分辨率 CT 能够显示骶丛神经近端结构，但无法满意地将骶丛神经与周围软组织区分开，而 MRI 对神经、软组织有良好的显像，在确诊骶骨骨折合并神经损伤的部位、范围有明显的优势；采用先进 MRI 技术，使用适当的表面线圈和脉冲序列能够很好地显示清楚骶神经影像。

在 MRI T_1 加权像上，骶丛神经与肌肉等信号，T_2 加权像上信号较肌肉信号稍高。周围神经由贯穿全长、数目恒定的多条神经束汇聚而成，而每条神经束由神经纤维构成；神经内外膜之间由脂肪组织隔开。因此，在 MRI 像上周围神经具有特征性条纹结构，相对于相邻肌纤维影像，骶神经在 MRI T_2 加权像上的条纹征象细致且规则。通过平行于梨状肌的 MRI 多维扫描可展现骶神经全长，能够准确定位神经损伤的部位和范围；同时，MRI 断面影像可细致显示骶丛神经的解剖结构以及与周围组织结构的关系，对确定手术方案有重要指导意义。

在正常的骶骨冠状位 MRI 影像上，4 对骶神经对称出现，神经外存在大量脂肪组织，如神经外脂肪消失，神经异常增粗或变细，骶孔、椎管的骨块压迫均为神经病变征象。

MRI 的垂直冠状位（与腰椎长轴平行）和水平轴位（与垂直冠状位垂直）能够很好地显示 L_4、L_5 神经根及腰骶干、坐骨神经近端，可观察评估骶丛神经的根段、丛段、干段结构；骶骨长轴冠状位 MRI 像最适合于观察走行于骶骨体，骶孔内、外段的 $S_1 \sim S_4$ 神经根，而水平轴位层面是显示坐骨神经干横断面的最佳层面。

四、骶骨骨折的治疗

骶骨骨折多伴有多发损伤，周围血管神经组织丰富，外伤后出血量大，早期、及时、正确的处理可减少死亡率，为后期进一步治疗奠定基础。但现今对骶骨骨折的治疗存在较大分歧。

（一）非手术治疗

当骶骨骨折无移位或者移位不明显时，保守治疗多可达到满意疗效。对于稳定的 I 型骶骨骨折和无神经损伤、移位很小的 II 型骨折，应卧床休息及避免局部受压及早期负重，给予镇痛治疗；有移位的 I 型、II 型骶骨骨折可在手法复位后行牵引治疗，牵引重量一般为患者自身重量的 $1/5 \sim 1/4$，牵引应在伤后 24h 内开始，且不应少于 8 周；或者使用髋"人"字石膏治疗。同时合并的骨盆骨折仍需相应处理。

（二）手术治疗

对于骨盆稳定性受到破坏、存在有神经系统损害的骶骨骨折患者，非手术治疗效果并不令人满意，往往后期出现局部疼痛、步态不稳、骨盆倾斜以及代偿性脊柱侧弯等；此时需积极手术治疗，使用内固定或外固定重建骨盆环与腰骶关节稳定性，纠正和防止骨盆环、腰骶关节的后凸和平移畸形，解除神经压迫及避免进一步损伤。以下情况应考虑手术治疗。①稳定性：骶骨高位横形骨折多伴有神经根损伤症状，骨折块有明显移位时；骶骨纵形骨折常伴有骨盆骨折，应在治疗骨盆骨折时一并考虑。②神经根损伤：通过骶骨椎板减压可探查影响下肢感觉运动功能的下腰和上骶部神经根，以及影响肛门、尿道括约肌和性功能的下骶部神经根。同时可清除血肿、解除压迫、矫正畸形、修复损伤的硬膜以及回纳外露马尾神经根。③严重的轴位或矢状位脱位。但神经功能的最终恢复与神经根损伤的类型、程度有关。

以往骶骨骨折的手术治疗主要限于骨折片突入椎管压迫神经者，手术也仅仅是椎板切除、骶椎管减压；因没有合适的内固定器材，很少行骨折复位、矫正畸形的。近年来，骨盆骨折内固定技术取得了突破性进展，加上对骨盆的稳定越来越重视，对于伴有明显后凸畸形的横形骨折应行骨折复位固定术，可使骶神经根受压得到解除；而瘦小的患者骨折复位后，可避免皮肤受压出现压疮。手术过程中如果手法过于粗暴，则可引起直肠穿孔。手术入路通常采用后侧入路，也可经前路固定，但前路手术创伤大、显露困难、操作复杂、出血多。

1. 骶骨横形骨折　横形骨折后出现后凸畸形，可将神经根向后顶起，以及移位骨折块直接压迫神经根。此外，在剪切暴力作用下骨折端还容易产生水平移位；此时如单纯行椎板切除术，不仅不能对神经根减压，而且也无法纠正后凸畸形；即使将近端骨折片凸向椎管内部分切除，也会因骨折的水平移位对神经根形成卡压。因此应先行手术复位，然后再用钢板内固定，清理任何未能复位的骨折碎块。如果骨折块稳定或粉碎性骨折相互间呈嵌插状，没有明显成角以及远端平移者，可只需行椎板切除、松解神经根后给予固定；如骨折为斜形，则应行腰骶融合及内固定术；如移位明显则可将融合范围延伸至 L_4。

骶椎横骨折大多发生于 $S_1 \sim S_3$ 之间。患者俯卧于手术台上，髋膝关节轻度屈曲，后正

中切口显露 L_5 ~ S_4 棘突。骨折线比较倾斜的，则应显露至 L_4 水平，包括 L_5 神经根。S_1 ~ S_4 椎板切除，显露神经根，向侧方扩大显露，直至完全看清骨折线。椎管内探入一刮匙，在骨折线附近行椎板下清除，清除碎骨片，取出椎管前壁——骶骨后凸部位处的骨质，防止复位时对神经根造成的损伤。利用两把 Cobb 骨膜剥离子轻柔地插入骨折线内，以杠杆作用使骨折复位，然后准备行内固定。于两侧 S_1 ~ S_4 节段椎弓根部位（相邻骶后孔之间），靠近骶后孔边缘，钻螺钉孔，钻头直径为 2.0mm，钻头外侧倾斜 30°~45°，钻透两侧皮质、攻丝，采用 4.0mm 松质骨螺丝钉。选择恰当长度和孔距的钛合金（或不锈钢）骨盆重建板，用两把 Cobb 骨膜剥离子维持复位，两侧钢板同时固定，依次拧紧所有螺钉。切忌利用钢板作为复位的工具。如果是粉碎性骨折，为达到固定强度，可将近端螺钉固定至骶髂关节；如骨折累及 L_5 ~ S_1 椎间关节或 L_5 椎弓根，可将螺钉固定至 L_5 椎弓根，此时神经根的减压范围也需相应扩大。

有一种特殊类型的骶骨横形骨折，即"U"形骶骨骨折，其发生率较低，占骨盆骨折的比率约为 2.9%，特点是左右各有一纵形骨折，同时 S_1 ~ S_2 或 S_2 ~ S_3 之间还有一横形骨折线。Sean 等将其分为 3 种类型。Ⅰ型：骨折块之间无明显移位，仅有轻度后凸；Ⅱ型：远骨折块向前移位；Ⅲ型：远骨折块向后移位。诊断时需要有骨盆反向入口位 X 线片显示骶骨上部和 CT 三维重建片，治疗方案同样是依据损伤的程度、骨折的稳定性和神经根损伤情况采取保守治疗或手术治疗，其特殊点是同时既有垂直骨折又有横形骨折，可采取经皮骶髂关节空心螺钉固定骨折块，然后可根据需要给予后方减压和固定。

2. 骶骨纵形骨折　经皮骶髂关节空心螺钉固定不仅适用于骶髂关节脱位，亦可用于 Denis Ⅰ型骨折；但骨折块间加压固定技术的前提是骨折的准确复位，不准确复位的情况下可造成骶孔或骶管受压或误入骶孔或骶管，从而导致医源性神经损伤。因此，对于 Denis Ⅱ型、Denis Ⅲ型骨折及粉碎性骨折不适用。

CT 引导下经皮骶髂关节空心螺钉固定方法：患者俯卧于 CT 检查床上，先行骨折复位；经 CT 扫描证实复位满意后，在臀大肌起点的前方 1.5~2.0cm 处作臀后线的平行线，将髂嵴和坐骨大切迹之间的长度三等分，其等分点即为进钉点。进钉方向：在横断面上向前倾斜 20°左右，冠状面上向尾部倾斜 8°~10°，螺钉的前界为骶骨翼斜面的皮质，后界为 S_1 神经孔皮质。CT 扫描可观察螺钉的位置和方向。术中应用体感诱发电位可及早发现神经受损情况，从而调整进钉的方向和角度。经皮固定能大大减少手术损伤、感染及出血。

同样，CT 引导下经皮外固定架安置术可用于不稳定性骶骨骨折的早期急救，能够迅速稳定骨盆环，缓解出血及疼痛，并能借助于支架本身的加压或撑开作用整复骨折—脱位，使其断端获得稳定，防止进一步损伤。但外固定架对垂直、旋转不稳定性骨盆骨折效果不好，不能提供充分的稳定，尤其对后环的稳定效果差，且护理困难。应此，对垂直、旋转不稳定性骨盆骨折，病情稳定后还应该内固定治疗。

（孟　勇）

第四节　尾骨损伤

滑倒时臀部着地或座位跌下致伤。

一、诊断

伤后尾骨部有难忍的疼痛，坐卧皆痛。尾骨局部压痛。用食指伸入肛门进行双合诊，可摸到骨折处有异常活动感觉，并引起剧痛。

X 线摄片可供参考。

二、治疗

治疗：①局部封闭疗法可以减轻疼痛。②肛诊手法复位，很难维持复位状态。可给予对症处理，如镇痛消炎药、局部冷敷等。③少数患者日后可遗留顽固的尾骨疼痛。用醋酸泼尼松龙骶裂孔注射效果好。无效时可行尾骨切除术。

（孟　勇）

第五节　脊髓损伤

一、脊髓损伤病理

（一）脊髓损伤的病理分类

根据脊髓损伤的致伤原因，可将脊髓损伤分为四类，即脊髓撞击伤、脊髓压迫伤、脊髓缺血性损伤、脊髓横断损伤。

按照脊髓损伤后病理生理变化的轻重程度不同，可分为三类：脊髓震荡、脊髓挫伤、脊髓横断损伤，这三者多联合存在，很少单独发生。

1. 脊髓震荡　脊髓损伤最轻的就是脊髓震荡，又称生理性脊髓横断，神经症状一般于伤后数小时或 1~2d 内迅速消失，不留任何神经系统的后遗症。

2. 脊髓挫伤　脊髓挫伤最为常见，它可来自于受伤当时脊髓受到的直接外力，也可由脊柱骨折脱位时脊髓周围骨折块或血肿等结构的直接压迫引起。根据其病理及临床症状不同又可分为不完全性损伤和完全性损伤。

（1）不完全性损伤：受伤当时脊髓解剖连续性完好，脊髓功能部分丧失，临床表现为不完全性截瘫，其程度可有轻重差别。根据脊髓内损伤部位不同，尚有中央型脊髓损伤、前脊髓损伤、后脊髓损伤及脊髓半横贯损伤等类型。

（2）完全性损伤：受伤当时脊髓解剖连续性也完好，但脊髓功能完全丧失，临床表现为完全性截瘫，其病理过程不断发展，最终脊髓内神经组织均退变坏死。

3. 脊髓横断损伤　是脊髓损伤的最严重类型，受伤当时，脊髓即在解剖学上断裂，或解剖学连续性存在，但脊髓功能完全消失，两者均表现为完全性截瘫。

（二）脊髓损伤的病理改变

脊髓损伤后的病理改变是相当复杂的，在形态学上涉及构成脊髓的各种组织，如灰质、白质、神经细胞、神经纤维、脊髓内血管、胶质细胞等。

1. 脊髓震荡 脊髓震荡是无肉眼可见的器质性改变，也无压迫，脑脊液通畅无阻。但是，scheinket 经实验和病理证明，脊髓震荡在细胞学上仍存在变化。由于脊髓灰质较白质有更丰富的血管和神经源性结构，因此脊髓震荡主要的受累区为灰质。早期，仅见灰质中有数个点状出血灶，以后逐渐恢复，只有少数神经细胞及神经轴突退变，绝大多数神经组织正常。

2. 脊髓不完全性挫伤 脊髓挫伤后肉眼可见挫伤区脊髓肿胀呈紫红色，各层脊膜出血，脊髓血管瘀缩。镜下观察伤后 1~3h，中央管内有渗出及出血，灰质中有点状或灶状出血，神经细胞和白质可无任何改变。伤后 4~6h 灰质中微静脉内皮出现破坏、血肿和空泡，微血管周围的星状细胞突肿胀，神经细胞开始退变，白质中也出现超微结构的改变。24h 少数白质轴突开始发生退变。4~8 周，脊髓中已无出血灶，神经细胞存在，只有少数仍呈退变；白质中有众多正常轴突，但有部分轴突退变浊肿，少数空泡。较重的损伤则有坏死囊腔。

3. 脊髓完全性挫伤 在伤后 15min~3h，可见中央管出血，中心灰质中多灶性出血，出血区中的神经细胞有的已开始退变。6h 灰质中的出血灶增多，遍布全部灰质，有些达到脊髓横截面积的一半，有的可见中央动脉出血，白质轴突尚无明显改变。12~16h，白质中发现出血灶，轴突髓鞘出现退变；灰质中大片出血灶者，有的已开始坏死，形成囊腔，神经细胞大多退变。24~48h，脊髓中心坏死区大小不一，但灰质中神经细胞几乎不能找到，白质中不少神经轴突退变浊肿，有的白质已开始坏死。伤后 1~2 周脊髓大部分坏死，仅周边白质有退变轴突及空泡。6 周时脊髓的神经组织已无法找到，全为神经胶质所代替。

4. 脊髓横断伤 脊髓横断伤除具有以上完全性损伤的病理改变，即中央出血坏死向周围发展外，还有脊髓断裂所特有的病理改变。横断伤后，在远侧和近侧断端，中央灰质呈片状出血，出血向脊髓两端可达 1~2cm；伤后 2h，灰质中神经细胞逐渐发生退变，胞浆淡染，尼氏体消失，出血面积逐渐扩大，白质中神经纤维仅少数受累。伤后 6h 中心灰质处有的神经细胞已开始液化坏死，24h 断端中心灰质损失殆尽，并向断端两侧发展。坏死的脊髓端灰白质出血，已不能找到神经细胞，轴索退变浊肿，有的已成为空泡；与全部灰质损失的同时，邻近白质也发生坏死。在 72h 坏死进展到最大程度，3~6d 无明显进展，以后则断端坏死区干瘪，最终损伤区内为胶原纤维瘢痕所替代，没有髓神经纤维。

动物实验表明，脊髓横断后断端处形成瘢痕，而其头、尾两端则出现神经纤维溃变，尾端重于头端，后角重于前角，神经元也退变。到伤后 6~9 个月，头尾端的传导束已萎缩，未见恢复现象，但神经元已明显恢复，头端恢复稍好。

（三）脊髓损伤的病理机制

目前认为以下三方面可能是导致脊髓损伤后病理改变的机制：①微循环障碍。②神经生化机制。③细胞凋亡。

脊髓损伤后早期即出现微血管反应，局部发生出血、水肿、血液循环障碍，这些微血管变化可导致组织缺氧，并产生多种生化因子，如氧自由基、一氧化氮、血小板激活因子（PAF）、肽类、花生四烯酸代谢产物、强啡肽、内皮素等，均可损伤微血管，使其通透性增高、血小板聚集、血管栓塞、收缩，进一步加重脊髓缺血和损伤，引起神经元的继发性损害。由于血管分布的不同，脊髓灰质与白质的血流量之比是 3∶1，因此受伤后灰质更容易受影响，损伤的脊髓主要表现为中央区尤其是灰质进行性出血。

此外，兴奋性氨基酸（主要包括谷氨酸和天门冬氨酸）、一氧化氮等是中枢神经系统的正常递质，但当脊髓损伤后，此类物质均过度释放，具有神经细胞毒性作用，导致了脊髓进一步损害。

最近发现，神经细胞凋亡也是引起脊髓损伤后继发病理改变的机制之一。大量证据表明少突胶质细胞在决定急性脊髓损伤后神经功能方面起重要作用。已经明确细胞死亡发生在脊髓损伤的当时以及在其后几天到几周的继发性损伤时期。在损伤的中心部位，大部分细胞发生坏死，同时巨噬细胞和小胶质细胞吞噬坏死细胞碎片，然而脊髓白质中细胞坏死却沿脊髓轴向外扩展达几周时间，这与少突胶质细胞的凋亡有关。目前，对细胞凋亡在脊髓损伤中的确切机制尚不明确。

总之，原始脊髓的严重损伤是造成继发性损伤的首要主导因素，而继发性损伤又可加重原发损伤。在不完全性损伤，由于损伤轻，出血及微循环障碍程度轻，故不形成进行性加重而转向恢复。完全性损伤，则将出现多种损伤机制连锁反应，恶性循环，病理改变进行性加重，最终出现脊髓坏死。

（四）脊髓损伤病理改变的临床意义

脊髓损伤后会发生一系列复杂的病理生理变化，由此导致了临床症状的不断变化发展。对创伤病理的研究，有利于我们判断脊髓损伤程度，指导临床治疗。

脊髓损伤后在数小时之内即可发生继发性损害，并根据损伤程度，进行性加重。因此，我们在治疗脊髓损伤时应注意：①治疗时间越早越好：特别是对于有一定恢复希望的非横断性脊髓损伤，在伤后 6h 内，脊髓灰质已多处出血，但尚无坏死，周围白质尚无明显改变，此时进行有效治疗，可减轻或阻断创伤病理过程。②采用综合疗法治疗脊髓损伤：由于脊髓损伤后的病理机制是多因素的，因此，采用针对性综合疗法如高压氧、甲泼尼龙等药物以及早期手术减压等，都可减轻脊髓继发损伤，有利于神经功能恢复。

二、脊髓损伤的临床表现

脊髓损伤后根据损伤程度和损伤平面的不同，具有不同的临床表现。在早期，由于存在多发伤、脊髓休克的可能，很难判断脊髓损伤的真实情况，尤其是脊髓实质的病理变化。因此，在伤后的几天内应密切观察患者神经症状和体征的动态变化，判断脊髓损伤确属完全性横断还是不完全性，以指导我们的治疗和对预后的估计。

对脊髓损伤后症状和体征的观察须解决以下几个问题：①脊髓损伤平面。②脊髓损伤是完全性还是不完全性。③脊髓损伤是进行性加重还是逐渐恢复。

（一）颈段和胸段脊髓损伤

1. 损伤早期表现　脊髓颈、胸段实质性损伤的早期即出现脊髓休克，损伤平面以下的脊髓功能处于抑制状态，表现为暂时性的弛缓性瘫痪，高位颈髓损伤出现四肢瘫，低位颈髓和胸段脊髓损伤出现双下肢瘫痪，脊髓腰骶段所支配的运动、感觉和反射功能均完全丧失。脊髓休克的持续时间，成年人可达 1~2 周，最长可达 2 个月。

脊髓休克终止的标志是出现下列反射：①球海绵体反射（又称阴茎反射）：挤压龟头，可在阴茎根部或直肠内触到球海绵体肌收缩，即为阳性反射。②肛门反射：针刺肛门周围皮肤，可引起肉眼可见的肛门外括约肌收缩。③病理反射（椎体束阳性体征）：如 Babinski 征阳性。并逐渐由低位向高位出现跟腱反射、膝腱反射等腱反射。

2. 脊髓损伤平面的判断　脊髓休克期之后，功能可部分恢复或不恢复。通过神经系统检查可判断脊髓损伤的平面、程度。由于体表感觉呈节段性分布，各肌组的运动支配也有一定规律，因此，可根据感觉丧失平面和四肢各肌组肌力的变化，大致判断脊髓损伤的平面。

（1）上颈髓（$C_{1\sim4}$）损伤：上颈髓损伤，由于可波及呼吸中枢而导致呼吸困难，早期即可丧命，存活者常需要人工辅助呼吸。患者可感到面部，耳部，枕颈部疼痛、麻木，锁骨下感觉消失，四肢及躯干所有肌肉均瘫痪，脊髓休克期后四肢呈痉挛性瘫痪。同时可出现心律不齐、血压不稳、张口呼吸、咳嗽困难等表现，部分患者有自主神经功能障碍，出现单侧或双侧 Horner 征，表现为瞳孔缩小、眼睑下垂及同侧汗腺分泌障碍。

（2）中颈髓（$C_{5\sim7}$）损伤：为颈膨大部，因支配膈肌的运动纤维由第 3～5 颈髓节发出，此节段损伤时呼吸可借膈肌维持，但如病变部位发生水肿，向上波及，则可发生呼吸困难。患者除颈肩部及上臂、前臂外侧部分感觉保存外，所有感觉均消失。肩部因有肩胛提肌、斜方肌的牵拉而耸起，肩关节可外展，上肢常为弛缓性瘫痪，而下肢多为痉挛性瘫痪。因脊髓损伤常为多节段损伤，腱反射根据神经损伤水平表现为正常或减弱，也可出现 Horner 征。

（3）下颈髓及胸髓损伤：在损伤节段平面以下感觉减退或消失，主要表现为下肢瘫痪，C_8、T_1 损伤主要表现为手部肌肉肌力减退，而胸髓损伤上肢肌力和腱反射可正常。T_5 以上节段损伤时，腹壁反射、提睾反射、膝腱反射及跟腱反射均消失，T_{12} 节段损伤时，则腹壁反射正常，提睾反射、膝腱反射及跟腱反射消失。

3. 脊髓完全性损伤和不完全性损伤的鉴别　脊髓休克期后，球海绵体反射或肛门反射已恢复，而任何感觉、运动功能仍处于丧失状态，则可认为是完全性损伤。如在损伤平面以下感觉、运动完全丧失，则大小便功能障碍，肛门会阴区感觉及括约肌运动均丧失。如持续48h 仍无恢复，也可认为脊髓完全损伤。

凡脊髓休克期后骶区感觉存在，同时损伤平面以下任何一处有刺痛觉，或某一足趾可以活动，或括约肌反射不完全丧失，均表明脊髓是不完全损伤。

几种特殊类型的颈髓不完全损伤的临床表现：

（1）颈髓中央综合征：常由颈椎过伸型损伤造成，部分患者原来就有后纵韧带骨化（OPLL）或椎管狭窄等疾病，过伸损伤后脊髓前后受压，由于在皮质脊髓侧束内，支配上肢的纤维排列在内侧，支配下肢者在外侧，颈髓中央损伤时上肢感觉、运动障碍明显重于下肢。如有广泛脊髓内出血，可引起四肢瘫。脊髓中央综合征预后较好，随着脊髓水肿的消退，功能可按一定顺序恢复，下肢运动恢复较上肢快。

（2）脊髓半横断损伤综合征：脊髓半横断后，由于皮质脊髓侧束、后索、自主神经降支切断，并且损伤平面前角运动神经元受到破坏，在损伤平面以下同侧肢体出现完全性上运动神经元瘫痪，表现为痉挛性瘫痪、深反射亢进、病理征阳性；并有深感觉丧失；受累节段支配的肌肉出现萎缩，肌张力下降；还可出现同侧 Horner 征阳性，远侧肢体出汗障碍。由于脊髓丘脑束中断，对侧肢体痛、温觉丧失。

（3）前脊髓损伤综合征：颈髓前方遭到致压物的压迫后，出现损伤平面以下运动丧失，浅感觉如痛、温觉减退或丧失，但位置觉等深感觉存在。

（4）后脊髓损伤综合征：较少见，表现为运动与痛、温觉良好，但存在损伤平面以下深感觉障碍和神经根刺激症状。

（二）胸腰段脊髓圆锥与马尾神经损伤

脊椎 $T_{12} \sim L_1$ 水平以下椎管内为脊髓圆锥和马尾神经。脊髓圆锥损伤时，主要表现为 $L_{4\sim5}$ 神经支配区以下的下运动神经元瘫痪，足底与鞍区感觉麻木或消失，伴有膀胱直肠功能障碍和性功能障碍。第 2 腰椎以下骨折脱位合并马尾神经损伤，大多为神经根挫伤或部分神经根断裂，预后良好，主要表现为严重的根性疼痛，部分患者膀胱、直肠和下肢反射消失。

脊髓损伤常为多节段水平同时受损，只不过有的节段损伤轻，有的节段损伤较重，并且许多神经分布是交叉或重叠的，因此损伤程度不同临床表现也各异，临床检查时应仔细加以辨别。

三、急性颈髓损伤综合征

颈髓损伤后的急性期常出现颅脑和一系列自主神经系统的症状，主要包括：低血压、心动过缓、体温降低、定向障碍等，称为急性颈髓损伤综合征。

（一）病因

交感神经系统来自脊髓胸腰段，副交感神经系统来自脑干及脊髓骶段。当颈段脊髓损伤后，由于对交感神经节前神经元下行刺激驱动丧失，早期即失去了交感神经控制，肢体血管扩张，散热增多；而同时由于肌肉瘫痪，不能收缩，产热量减少，引起体温下降，特别在寒冷季节．因为血管不能收缩更容易发生。另外，有些四肢瘫痪患者在伤后 1~2d 或数小时内体温明显下降，但随后又迅速升高，这可能与体温传导通路阻断，失去调节能力，或周围环境温度高等因素有关。

颈髓横断后，包括由颈上、中、下交感神经节节后纤维组成的心上神经，以及由 $T_{1\sim5}$ 脊神经内交感神经支配的主动脉将与脑失去联系，与此同时，包含于第 3、第 7、第 9、第 10 对颅神经内的副交感神经却不受影响。尤其是迷走神经对心脏的作用较强，交感神经系统与副交感神经系统失去平衡，引起心血管功能紊乱，出现心动过缓等表现。

低血压与多方面因素有关，当体温降低时，全身血管舒张，周围阻力下降，循环容量减少；同时，由于四肢瘫痪，肌肉不能收缩，导致静脉回流血量减少，心搏量降低，因此导致低血压的发生。另外，颈髓损伤患者不能很好适应由于体液丢失及补充而引起的血液动力学变化，当循环容量不足时，不能靠交感神经使血管收缩以维持心脏充盈、升高血压。此外，血压还与体位有关，当四肢瘫患者头高足低位时，血压显著下降，这也与交感神经功能障碍有关。急性颈髓损伤综合征导致的低血压与创伤性休克引起的低血压不同，临床上前者脉率减慢、有力，毛细血管床血供正常，无主要脏器缺氧表现；后者脉率增快、微弱，皮肤、眼睑、甲床毛细血管床缺血，主要脏器有缺氧表现。

颈髓损伤早期还会出现低钠血症，其发生率高达 45%~77.8%，发生机制目前尚未明确。有学者认为颈髓损伤后，交感神经兴奋性下降，抑制了肾脏对肾素的合成和分泌，继而醛固酮的合成分泌随之减少，使尿钠、尿氯的排出量增加而引起低钠血症；另外，有效循环血量减少引起的低血压导致抗利尿激素（ADH）的分泌增多，水合作用增强，也是低钠血症的可能原因之一。低钠血症可引起脑水肿，同时低血压、体温下降也可导致患者反应迟钝及定向力差等表现。

这种急性期自主神经功能紊乱大多只是暂时的，较运动、感觉神经恢复快，在脊髓损伤后 1 个月或几个月后会达到一种新的平衡，约需 2 年才趋于完善。但仍有某些自主神经功能障碍终身无法恢复。

（二）处理

遇到急性颈髓损伤综合征时应积极治疗，主要是对症处理，改善因低血压造成损伤部位的缺血，以免影响神经功能的恢复。

1. 低温的处理　对体温失去调节的患者，首先应注意室温，使其维持在 20～30℃ 之间，根据情况增减被褥或衣着加以调节。

2. 低血压的处理　急性颈髓损伤患者入院后，应立即给予吸氧、心电监护，保持呼吸道通畅。此时，维持足够的循环血容量，保证血压的稳定对脊髓的血液灌注十分有利。但是，由于颈髓损伤患者不能靠交感神经增加静脉容量使血管收缩以维持心脏充盈，也不能靠动脉收缩而维持血压，在给予患者大量液体输注时，不能使心率加快及增加心脏收缩，容易发生肺水肿。因此，在大量补液时，可考虑行中心静脉压监测，避免肺水肿发生。

血压在一定范围内下降时，不会对组织的血流灌注产生明显影响，但收缩压应维持在 11.97kPa（90mmHg）以上，以保证脊髓的血供。如血压无法维持，可考虑适当应用血管活性药物，如多巴胺（3×千克体重）mg 加 0.9% 生理盐水至 50ml，3～5ml/h 微泵维持，根据监测血压进行剂量调节。

3. 心动过缓的处理　窦性心动过缓一般在急性颈髓损伤后 1 周内发生，患者常无明显主诉，持续约 7～10 天，严重时可出现心脏停搏。针对病因，应用抗胆碱能药物可以较好地抑制迷走神经张力，紧急情况下，可静脉注射阿托品 0.5mg，能迅速增快心率。此外，近来有报道应用 β 肾上腺能受体激动剂沙丁胺醇，可有效治疗急性颈髓损伤后的窦性心动过缓，用法为 2.4mg，口服 3 次/d，如心率未增至 60 次/min，可加倍服用，一般用药 7～10d。

4. 低钠血症及颅脑症状的处理　早期应根据血压、中心静脉压监测结果和出入量平衡的原则限制液体摄入量，防止肺水肿和脑水肿的发生。严密监测血钠、尿钠浓度，如血钠浓度低于 130mmol/L，应立即输入浓度 3% 左右的高渗盐水，根据尿钠浓度计算每日钠的补充量，尽量将血钠控制在 125～135mmol/L 之间；发生肺水肿或脑水肿时可给予呋塞米、甘露醇脱水治疗。治疗过程中观察患者意识，如患者有烦躁等表现，可给予镇静药物等对症处理。

四、脊髓损伤的合并损伤

正常脊柱引起脊髓损伤需要强大的外力，因此，患者大多伴有其他部位的合并损伤。

（一）诊断与鉴别诊断

根据暴力大小及性质的不同，合并伤的严重程度也不同，在做检查时，应避免漏诊，特别是可能危及生命的合并伤。颈椎骨折脱位常与颅脑损伤、胸腔脏器损伤、肋骨骨折等同时发生；胸腰椎骨折脊髓损伤时，常合并腹腔脏器损伤或骨盆骨折、四肢骨关节骨折脱位等。当患者有意识障碍时，更应该做详细体检，监测生命体征，做必要的影像学检查。如患者血压低，可能是因为复合损伤所致的血容量减少，也可能是急性颈髓损伤综合征引起，应注意鉴别。

（二）处理原则

对合并伤的处理应以"分清主次，快速有效"为原则，挽救生命是第一位的。脊髓损伤的患者首先要注意其呼吸功能，保持呼吸道通畅和气体的交换量。如并发血气胸，患者胸闷持续加重，呼吸急促，应及时做胸腔闭式引流等处理。如患者合并有胸腹腔脏器破裂，颅脑损伤有手术指征时，以及开放性损伤时，应尽快手术治疗，尽量维持血压、纠正休克，避免脊髓因缺血加重损伤。在合并伤的处理过程中，应注意避免进一步加重脊髓损伤，做好脊柱的临时固定。

五、脊髓损伤的治疗

目前，关于脊髓完全性损伤后的疗效方面尚未取得显著的进展，主要仍关注于脊髓不全损伤，抑制其发展恶化，促进早日康复。但是，对于早期一些临床体征为完全性的脊髓损伤，经过学者们的临床病理解剖观察，仍可能有不等量的未损伤神经纤维存在，因此，在脊髓损伤早期，防治脊髓继发性损害是减轻伤残的重要问题。

脊髓损伤的治疗面临两大难点：①如何预防脊髓损伤引起的脊髓细胞死亡，以及如何替代已死亡的脊髓细胞。②如何抑制损伤局部瘢痕形成，创造适合神经再生的微环境，促进诱导神经生长。近年来，研究者试图通过药物、神经营养因子、组织细胞移植以及转基因细胞移植等多种方法达到治疗脊髓损伤的目的。脊髓损伤病理生理过程的复杂性决定了治疗手段的多样性。

脊髓损伤的治疗原则：①治疗越早越好。②采用综合治疗方法。③手术减压，治疗脊柱骨折脱位。④预防及治疗并发症。

由于脊髓损伤后的病理改变非常迅速，伤后12h出血即波及白质，白质轴突开始退变，而灰质的坏死尚无有效方法挽救，因此早期治疗的目的是保持白质免于退变坏死。早期治疗需要先进的急救措施，能在最短时间内将患者运送到有治疗脊髓损伤经验的医院，并尽快用上有效药物，如甲泼尼龙，如有条件，可早期手术以解除脊髓压迫。

以非手术治疗为主的综合疗法近10年来已取得很大进展，但绝大多数以实验研究为主，真正实际应用于临床的非常少见。主要有以下几种方法。

（一）药物治疗

1. 糖皮质激素　糖皮质激素治疗急性脊髓损伤（SCI）的机制是：稳定溶酶体膜，抑制脂质过氧化，维持细胞内外正常离子的平衡，减轻水肿，改善血液循环，降低毒性物质的释放。美国国家第二次急性脊髓损伤研究会（NASCIS，1990年）认为，早期应用大剂量甲泼尼龙（Methyl - prednisolone，MP）可明显改善完全与不完全性脊髓损伤患者的神经功能。首次剂量最好在急性SCI后3h内给药，最迟不超过8h，若8h后给药则不良反应明显增加。

目前，还有许多关于甲泼尼龙治疗急性SCI的风险与效益比的争论，Matsumoto等对急性SCI患者进行双盲临床实验，发现甲泼尼龙组60岁以上患者的肺部并发症的发生率明显增高，因此认为对老年人应该慎用。Hasse等报道，甲泼尼龙增加了患者感染性疾病的发生率，部分原来没有糖尿病的患者治疗后出现了严重的高血糖。认为甲泼尼龙应避免用于多发性损伤的患者。虽然存在争论，大剂量MP仍然是美国急性SCI的标准治疗方法。

2. 脱水和利尿剂　能排除脊髓损伤后组织细胞外液中过多的水分，但对于低血压或血容量不足的患者应慎用。常用药物有：①20% 甘露醇，250ml 静脉滴注，每 6～8h 1 次。②呋塞米，每次 20mg，肌内注射或静脉注射，每日 1～2 次。③50% 的葡萄糖 60ml，静脉注射，每 4～6h 1 次。使用脱水利尿剂时应注意预防电解质紊乱。

3. 神经节苷酯（Ganglioside，GM-1）　GM-1 是存在于细胞膜脂质双分子层上的主要成分之一，在中枢神经系统特别丰富，在正常神经元分化发育中起重要作用。体外实验发现 GM-1 与神经细胞膜结合后，能明显增加神经生长因子的功能，促进轴突生长。临床上应大剂量、长疗程使用，基本用法是：在伤后 72h 内应用，GM-1 静滴 100mg，每日 1 次，连续应用 3～5 周。GM-1 可与甲泼尼龙联合应用，治疗效果较单纯 MP 为佳。

4. 阿片受体拮抗剂　脊髓损伤后内源性阿片肽（内啡肽等）过量释放，使脊髓血流量减少，是脊髓缺血坏死的重要因素。常用阿片受体拮抗剂有：①纳洛酮，首次冲击剂量 5.4mg/kg，然后 4mg/（kg·h），维持 23h。②促甲状腺素释放激素（TRH），推荐用法为 2mg/（kg·h），连续 4 小时静脉输入。

5. 钙离子通道拮抗剂　脊髓损伤后细胞外钙内流超载，被认为是涉及细胞死亡的最后途径，钙离子拮抗剂可调节 Ca^{2+} 流入神经细胞，保护神经元，稳定其功能。常用尼莫地平，每次 30mg，每日 3 次，口服 3 周。

6. 其他实验应用的药物

（1）自由基清除剂：脊髓损伤后自由基生成较多，细胞膜因含磷脂和不饱和脂肪酸较多，易发生脂质过氧化，细胞膜受损而导致细胞死亡。维生素 E 等有抗脂质过氧化、稳定磷脂膜、清除自由基等作用。

（2）兴奋性氨基酸（EAA）受体拮抗剂：EAA 具有神经毒性，由 N-甲基-D-天门冬氨酸受体（NMDAR）介导，与多种损伤因素如内源性阿片肽释放、钙离子内流等密切相关。实验证实非竞争性选择性 NMDAR 拮抗剂 MK-801 可使神经细胞的死亡率从 74% 降到 10%。

（3）神经营养因子（NTF）：NTF 包括神经生长因子（NGF）、脑源性神经营养因子、神经素、成纤维细胞生长因子等。NGF 广泛存在于神经系统中，在中枢神经系统已发现许多部位存在神经生长因子受体（NGFR），NGF 与 NGFR 结合形成复合体，被逆行转运到神经细胞体内，促进蛋白质合成，发挥神经趋化作用。脊髓损伤后，运动神经元能诱导 NGFR 表达，将外源性 NGF 注射到脊髓损伤部位，则 NGF 与 NGFR 相结合，可以保护神经元，促进轴突再生。现在利用转基因技术，使神经营养因子在损伤局部源源不断地表达成为可能。

（4）拮抗神经瘢痕形成物质：脊髓损伤局部坏死后形成的胶质瘢痕，能抑制轴索生长和髓鞘形成，这可能与胶质瘢痕中硫化软骨蛋白多糖（CSPG）对轴突再生的抑制作用以及髓鞘细胞分泌的抑制分子 Nogo 蛋白等有关。Moor 等应用硫酸软骨素生物素复合物-软骨素酶 ABC（C-ABC）降解 CSPG，发现可减弱胶质瘢痕中 CSPG 对轴突再生的抑制作用。动物实验中应用：Nogo 蛋白抗体也可促进大鼠运动功能的恢复。

（5）某些免疫抑制剂：他克莫司（Tacrolimus，FK506）是一种大环内酯类抗生素，具有极强的免疫抑制作用。实验证实 FK506 在脊髓损伤后可有效地降低脂质过氧化，抑制炎症反应；还可抑制细胞凋亡蛋白酶-3 的激活，有助于少突胶质细胞在脊髓损伤后的存活。

（6）其他药物：如二甲亚砜（DMSO），能维持细胞膜的稳定性，增加脊髓血流量。东莨菪碱有调节和改善微循环的作用，减轻脊髓水肿，应用方法为 0.3mg，肌内注射，每 3～

4 小时 1 次，维持 3d，于伤后尽早使用。

（二）高压氧治疗

临床上高压氧治疗急性脊髓损伤的报道很少。脊髓损伤早期数小时内，组织出现出血、水肿、微循环障碍等，必然使脊髓组织缺氧，因此高压氧治疗有其合理性。根据其早期进行性病理改变，建议用早期短程突击疗法，即在伤后 6~12h 内使用，以 2~2.5 个大气压的氧治疗，每次不超过 2h，每日 2~3 次，持续 2~3d。治疗过程中应避免氧中毒的发生，如有全身不适、耳鸣、恶心、头痛等症状时要及时停止。

（三）局部亚低温疗法

局部低温可降低细胞的代谢率，减少组织的氧耗量，故可增强脊髓缺氧的耐受性，减轻脊髓水肿。方法为在硬膜外放置 2 根塑料管作为冷疗液体的进出管，冷疗液可选用生理盐水、林格液或葡萄糖溶液等，开始 2~8℃ 低温逐渐维持在 15℃ 左右，持续 7~8d。局部亚低温疗法适合于脊髓不完全性损伤患者，对于脊髓横断者无效，也可在手术中行局部冷疗。

（四）组织细胞移植

组织细胞移植目前主要还停留在动物实验研究阶段，但已取得一些令人鼓舞的进展，主要包括雪旺细胞移植、嗅鞘细胞移植、胚胎组织细胞移植、神经干细胞移植以及与基因治疗相结合的联合移植等。移植治疗的目的和机制是通过移植物和移植修复技术，为损伤神经提供一个合适的、有利的再生微环境，从而促进损伤神经的轴突再生。但是，目前移植物的来源和安全性问题以及外源性细胞在宿主体内长期存活、定向分化等等问题尚未得到解决。

六、脊柱骨折脱位的手术减压治疗

长期以来对创伤性截瘫的治疗原则存在分歧，目前比较公认的手术指征是：①不全脊髓损伤，表现进行性加重，怀疑椎管内有出血者。②影像上显示有骨片突入椎管或椎管变形、狭窄及挤压神经根造成严重疼痛者。但是对于完全性脊髓损伤也并非手术禁忌，严重的脊柱骨折脱位，手术复位后可缓解对神经根的牵拉，减轻疼痛；并且近年对脊髓修复的实验研究取得较大进展，一旦可应用于临床，但如果脊柱骨折脱位未得到恢复，也会给脊髓修复增加很大困难。

早期手术复位、减压、内固定，不但能保持脊柱稳定性，有利于脊髓残存功能的恢复和脊髓损伤患者的早期康复，并且可以防止晚期创伤性脊髓病的发生。手术的最佳时间是伤后 8h 之内，但由于病情和其他因素的影响，临床上很难做到，一般可等到患者病情平稳，伤后 3~7d 内进行手术。可经前方或后方入路减压、整复骨折脱位，在减压的同时选择合适的内固定并进行植骨。在后路手术时应避免切除过多椎板和关节突，以免造成脊柱不稳。

七、预防及治疗并发症

对并发症的预防和治疗贯穿于脊髓损伤的整个治疗和康复过程中，有效的治疗可降低患者死亡率。

（一）早期并发症

1. 体温异常　表现为高热或低温，与体温调节中枢失常或散热功能紊乱有关。对高热患者宜用物理降温，冰袋置于大血管走行部位，必要时应用冬眠合剂；对低温患者则应注意保温。

2. 呼吸困难或衰竭及肺部感染 由高位颈髓损伤引起，首先给予吸氧，必要时行气管插管或气管切开，或给予人工呼吸器辅助呼吸，气管切开者应注意加强护理，避免加重感染；肺部感染则应加强辅助排痰，应用化痰药物或雾化吸入，加强抗感染治疗。

3. 循环系统功能障碍 颈髓损伤患者因交感神经损伤及体位原因，常表现为低血压，可给予补液对症处理，将收缩压维持在 11.97kPa（90mmHg）以上。

4. 水电解质紊乱 伤后密切复查，根据实验室检查调整补液。

5. 消化道功能障碍 应激性溃疡、便秘等，伤后可根据病情应用制酸药物，训练排便反射，必要时给予灌肠、缓泻剂治疗。

6. 排尿障碍 行留置导尿，定期更换导尿管，定时夹管锻炼膀胱功能。

7. 褥疮 重在预防，加强护理。

8. 深静脉血栓 重在预防，鼓励主、被动活动，或行气泵辅助治疗。

（二）晚期并发症

1. 低蛋白血症 伤后定期监测，纠正负氮平衡。

2. 泌尿系结石、感染 注意饮食调节，给予对症治疗。

3. 关节周围异位骨化 关节周围较大异位骨块，影响活动时，可行手术切除。

4. 肌痉挛及关节挛缩 应加强早期护理及康复，可给予解痉等药物治疗，晚期可行矫形手术。

5. 肢体顽固性疼痛 一般局部处理、口服药物和脊髓切开均不起作用，可在疼痛部位或硬膜外行电刺激，抑制痛觉的传入冲动，有一定效果。如上述方法无效，可行脊神经后根切断术。

（王 治）

第十一章

髋部损伤

第一节 股骨头骨折

单纯股骨头骨折比较少见，常是髋关节严重复合损伤的一部分。比较常见是股骨头骨折合并股骨颈骨折、髋臼骨折或髋关节脱位。

一、应用解剖

股骨头的血液供应来自旋股内动脉主干之终末支外骺动脉（上支持动脉），此动脉2～6小支由股骨头颈交界处之外上部进入股骨头，供给股骨头外侧2/3～3/4的血运；其次是旋股外动脉发出的下骺动脉（下支持动脉），此动脉有1～2小支在股骨头软骨内下缘处进入头部，供给股骨头内下1/4～1/2的血供；圆韧带动脉（内骺动脉）发自闭孔内动脉，供给股骨头凹窝部分，来自股骨上端的骨髓内动脉无独立分支到达头部。以上动脉在股骨头内形成互相吻合（图11－1）。

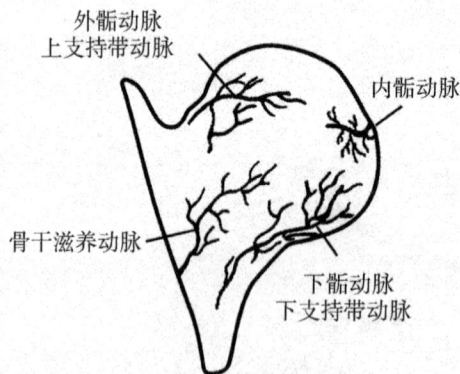

图11－1 股骨头的血液供应

二、损伤机制

造成股骨头骨折需要较强大暴力。如机动车碰撞冲击时，髋关节屈曲，股骨头碰撞髋臼后上方坚强的骨质，可引起股骨头及髋臼骨折。再如摔跌时髋关节处于屈曲内收位，膝部着地，外力沿股骨干传导至股骨头，在发生股骨头骨折的同时，可冲破后侧关节囊并向后脱位。如膝部直接着地时，股骨处于外展外旋位，股骨上端的杠杆作用，将股骨头向前撬出髋臼窝，并可发生股骨头及髋臼骨折。

三、类型

较常用是 Pipkin 分类法，可分为 4 型（图 11 - 2①②③④）。

Ⅰ型：圆韧带止点下内侧的骨折。

Ⅱ型：圆韧带止点上外侧的骨折。

Ⅲ型：Ⅰ型或Ⅱ型合并股骨颈骨折。

Ⅳ型：Ⅰ型或Ⅱ合并髋臼骨折。

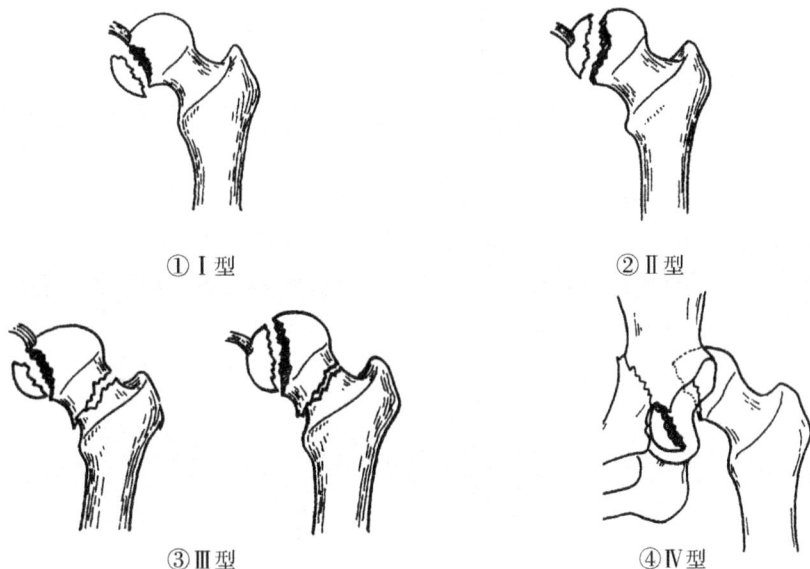

①Ⅰ型

②Ⅱ型

③Ⅲ型

④Ⅳ型

图 11 - 2①②③④　股骨头骨折 Pipkin 分类法

四、临床表现

损伤后首先表现髋关节脱位征象，如弹性固定、疼痛、畸形及活动障碍等。

五、诊断

外伤暴力大和典型的受伤姿势有助诊断。所有髋关节脱位的患者，均应考虑到合并股骨头骨折可能。在进行股骨头进一步检查之前，应先整复髋关节脱位。复位后摄 X 线片，正位片可观察股骨头外形或发现颈部骨折；侧位片能较好显示股骨头和髋臼的前、后缘。对合并髋关节后脱位的股骨头前侧或后侧骨折或剪力骨折，则需通过 MRI 确诊，并排除关节间隙是否有骨块、卷曲的圆韧带或髋臼盂唇等。

六、治疗

（一）保守治疗

1. 不伴有髋关节脱位　骨折无明显移位或压缩，如圆韧带撕脱骨折或圆韧带下方小块剪力骨折，可作保守治疗处理。卧床休息3周后，伤肢不负重扶双拐下地。有学者认为长期牵引易导致关节软骨的缺血性坏死和关节僵硬。

2. 合并髋关节脱位的骨折　应先在充分麻醉下复位，并争取一次成功。如连续2次复位失败，应考虑手术治疗。

复位后摄X线片了解复位情况，CT检查可更为明确骨折的位置、大小和对位情况。

（二）手术治疗

1. 手术指征

（1）手术复位失败。

（2）骨折块明显移位、塌陷、嵌入关节间隙，且合并脱位。

（3）合并神经损伤。

2. 手术方法　根据骨折块位置选择前外侧或后外侧入路。显露髋关节并使股骨头脱出髋臼，如骨折片较小，可予切除。较大的骨折片，应予复位并作螺丝钉固定。较大、较厚的骨折块可经股骨头的关节外部分逆行置入松质骨螺钉，注意螺纹需进入骨折块内（图11-3）。如有困难则只能顺行钻入可吸收螺钉，并将螺钉头低于软骨面（图11-4）。骨折部塌陷，应将其撬起，并以自体松质骨填充、衬垫。如骨折塌陷范围超过关节负重面一半，骨折粉碎程度无法固定或合并股骨颈骨折，应考虑行人工关节置。

术毕伤口应彻底清洗，避免骨碎片和软骨碎片遗留，留置负压引流24~48小时。

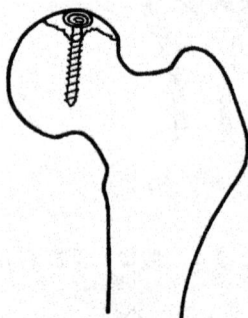

图11-3　关节外逆行松质骨螺钉固定

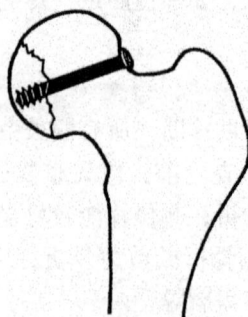

图11-4　顺行可吸收螺钉固定

七、并发症

主要有股骨头或骨折块缺血性坏死以及继发性骨关节炎，可作相应对症处理。如导致明显疼痛和功能障碍，可考虑行人工关节置换术。

（刘永峰）

第二节 股骨颈骨折

股骨颈骨折指股骨头下至股骨颈基底部之间骨折。由于股骨颈只有外侧局部露于关节囊外，绝大多数骨折线都在关节囊内，故又称为股骨颈囊内骨折。1823 年，Astley Cooper 首次将它区别于髋部骨折。

股骨颈骨折为临床常见损伤，约占全身骨折 3.6%。患者平均年龄在 60 岁以上，随着平均寿命的延长，发病率有呈增高趋势。一般认为与老年人骨质疏松，自身平衡能力差，反应迟缓而容易跌伤有关。由于这类患者年老体弱，伤前大多患有心、肺、高血压或糖尿病等内科疾病，为治疗带来一定困难。资料统计，其病死率达 15%～20%。

由于保守治疗效果欠佳，手术方法已被认为是首选的治疗方法。目前常用的有 AO 空心螺纹钉、加压螺纹钉、Knowels 钉、Richard 钉、多根斯氏针以及内固定加植骨等技术。但由于发病特殊群体和骨折部位特殊的功能解剖和血供特点，骨折不愈合率仍较一般骨折高，约占 15%。股骨头缺血性坏死发生率也达 20%～40%。为了避免内固定术后长期卧床的并发症和二次手术的创伤，有利于功能恢复，目前趋向于应用人工关节置换。

一、应用解剖

（一）股骨上端骨结构特点（图 11-5）

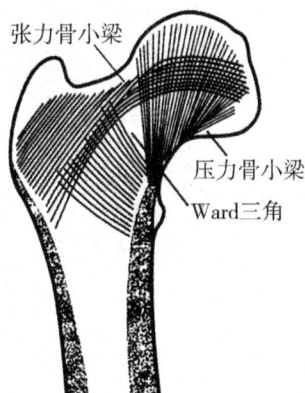

图 11-5 股骨上端骨梁结构特点

从股骨颈冠状面可见两种排列不同的骨小梁系统。

1. 压力骨小梁 自股骨干上端内侧骨皮质，向股骨颈上侧呈放射状分布，止于股骨头外上 1/4 的软骨下方。

2. 张力骨小梁 起自股骨颈外侧皮质，沿股骨颈外侧上行与内侧的压力骨梁交叉，止于股骨头内下方 1/4 处软骨下方。

（1）Ward 氏三角区：指压力骨小梁和张力骨小梁在股骨颈交叉的中心区形成的三角形骨梁薄弱区域。在老年人骨质疏松时，该处为脂肪所填充，尤其脆弱。

（2）股骨距：有称为"真性股骨颈"。指从股骨干后面粗线上端内侧的骨密质起，由大量骨小梁结合成致密的一片骨板结构。向上通过小粗隆部前方，向外扩展至大粗隆部，向上与股骨颈后方皮质融合，向内侧与股骨头后内方骨质融合，是干颈间主要的连接和支持力。

（3）内固定物位置与固定强度的关系：大粗隆下方股骨干的皮质较薄，向下则逐渐增厚，故在治疗股骨颈骨折时，内固定物的位置与固定强度有密切关系。

1）如内固定从大粗隆下方骨皮质较薄处进入，经 Ward 三角区作固定，就不能起到很好固定作用。

2）如内固定物从大粗隆下方骨皮质较厚处进入，沿股骨干成 30°左右的方向，紧贴股骨距进入，此内固定物尾端嵌在较厚的骨皮质中，经过牢固致密的内侧骨小梁系统，并与髋关节负重力线相平行，所受剪力较小。

（二）股骨头颈部的血供特点

1. 外骺动脉（上支持动脉）　来自旋股内动脉主干的终末支，2～6 小支由股骨头颈交界处上部进入股骨头，供给股骨头外侧 2/3～3/4 血运。

2. 下骺动脉（下支持动脉）　来自旋股外动脉，有 1 或 2 支在股骨头软骨内下缘处进入头部，供给股骨头内下 1/4～1/2 血运。

3. 圆韧带动脉（内骺动脉）　供给股骨凹窝部分。

4. 骨髓内动脉　来自股骨上端骨髓，无独立支到达头部。

以上各动脉在股骨头内互相吻合（图 11 -6）。

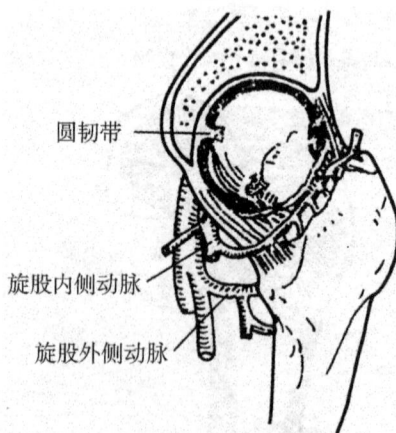

图 11 -6　股骨头颈的血液供应

据动物实验资料，股骨颈头下骨折后，血供减少 83%；颈中骨折则减少 52%。股骨头是否发生坏死，认为与残存血供及代偿能力有关。因而，股骨颈骨折早期处理中，骨牵引或内固定有利于残存扭曲或受压血管的恢复。

二、损伤机制

(一) 老年人骨折

多数老年人常伴有骨质疏松，故有认为是在骨质疏松基础上的病理性骨折。老年人骨质疏松，尤其股骨颈部张力骨小梁数量减少甚至基本消失，最后压力骨小梁数目也减少，加之股骨颈上区滋养血管孔密布，均可削弱股骨颈生物力学结构强度，使股骨颈脆弱。另外髋部受到的应力为体重 2~6 倍，老年人髋骨肌群退化，肌肉平衡能力下降，反应迟钝，不能有效抵消髋部的损伤应力。因此，仅是平地滑倒，由床上跌下，下肢骤然扭转，甚至在无明显外伤的情况下都可发生骨折（图 11-7）。

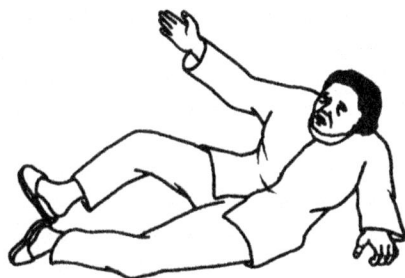

图 11-7　老年人股骨颈骨折的受伤姿势

(二) 青壮年骨折

青壮年股骨近端骨结构比较坚强，一般不存在骨质疏松，需较大能量暴力才能发生股骨颈骨折，一旦发生，骨折移位和血管损伤也较严重。

(三) 疲劳骨折

指多次重复轻微的外伤，逐渐积累而发生的骨折。多见于青、壮年，如长途行军、长跑等。其特点是慢性过程，症状轻，X 线表现骨折线与骨痂同时存在，容易被误诊为一般髋部损伤。

三、类型

股骨颈骨折的分类目的，主要是指导正确选择治疗方法及估计预后。

(一) 按骨折移位程度分型

由 Garden 于 1961 年提出这一分型方法，可分为 4 型（图 11-8）。

Ⅰ型：骨折为不完全性骨折，股骨头斜向后外，近折端保持一定血运，预后较好。

Ⅱ型：为完全骨折，无明显移位。股骨颈虽然完全断裂，但下缘皮质骨破坏较轻，故预后较好。

Ⅲ型：为完全骨折，并有部分移位。多见远折端向上移位或下角嵌插在近折端的断面内，形成股骨头向内旋转移位，颈干角变小，预后较差。

Ⅳ型：股骨颈骨折完全移位，骨折端完全分离。远折端多向后上移位，近折端可产生旋转移位，伴有关节囊及关节滑膜损伤，股骨头血运容易受到损伤，预后最差。

这种分类法临床应用最为广泛，并列入 2009 年卫生部 6 个病种治疗路径标准。Nieminen 比较各种分类法，认为 Garden 法对估计预后较为合理。

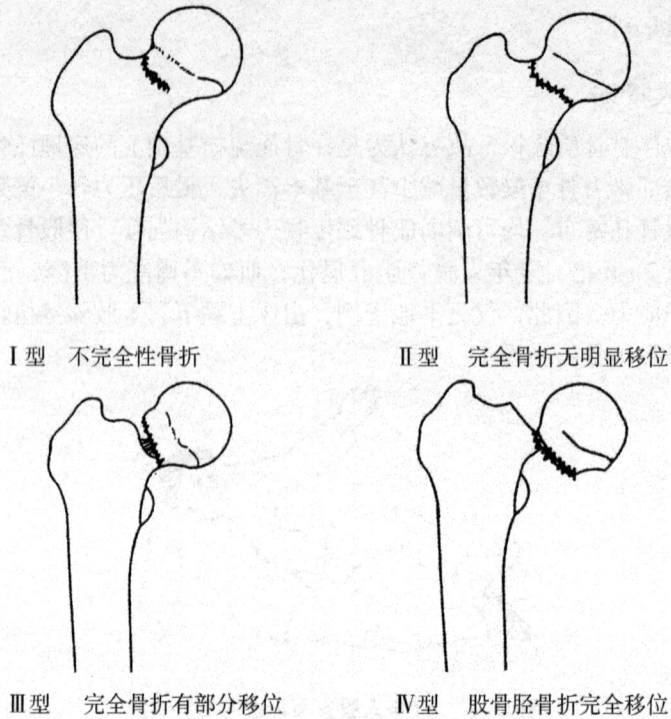

Ⅰ型　不完全性骨折　　　　　Ⅱ型　完全骨折无明显移位

Ⅲ型　完全骨折有部分移位　　　Ⅳ型　股骨胫骨折完全移位

图 11 - 8　股骨颈骨折 Garden 分型

(二) 按骨折部位分型

是临床上较常用的分型方法 (图 11 - 9)。

1. 头下型　骨折线位于股骨头颈的交界处。由于股骨头完全游离,可在髋臼和关节囊内旋转移动,股骨头的血供大部分已中断,即使小凹动脉存在,也仅能供应圆韧带凹周围股骨头的局部血运。此类骨折股骨头容易发生缺血坏死,骨折愈合也较为困难。

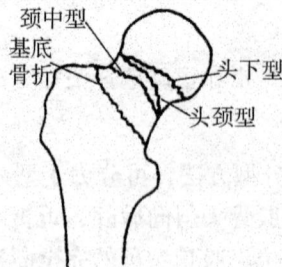

图 11 - 9　按骨折部位分型

2. 头颈型　骨折线由股骨头下斜向颈中部。常为外上斜向内下,远折端向上移位。骨折线与股骨纵轴线的交角很小,甚至消失。这类骨折剪力大,骨折不稳定,骨折移位和关节囊及滑膜损伤,导致股骨头血管的损伤,使骨折不易愈合且易造成股骨头缺血坏死。

3. 经颈型　此类型少见,尤其是老年人。骨折线通过股骨颈中段,骨折线较低,关节囊动脉的分支如旋股内动脉、骺外侧动脉、干骺端上及下侧动脉等通过滑膜进入股骨头,故骨折多能愈合，股骨头坏死率较低。

4. 基底型　骨折线位于股骨颈与大转子之间，有时难以与顺粗隆间骨折区别。由于骨折断端接触面长，两端血液循环均较好，骨折容易愈合，股骨头一般不发生坏死。

（三）按 X 线片骨折线倾斜度分型

Pauwel's 于 1935 年提出这一分型方法。主要根据骨折线的倾斜度评估剪应力的大小，依骨折线与股骨干垂直线所成的角度即 Linton's 角可分为外展型和内收型（图 11 - 10①②③）。

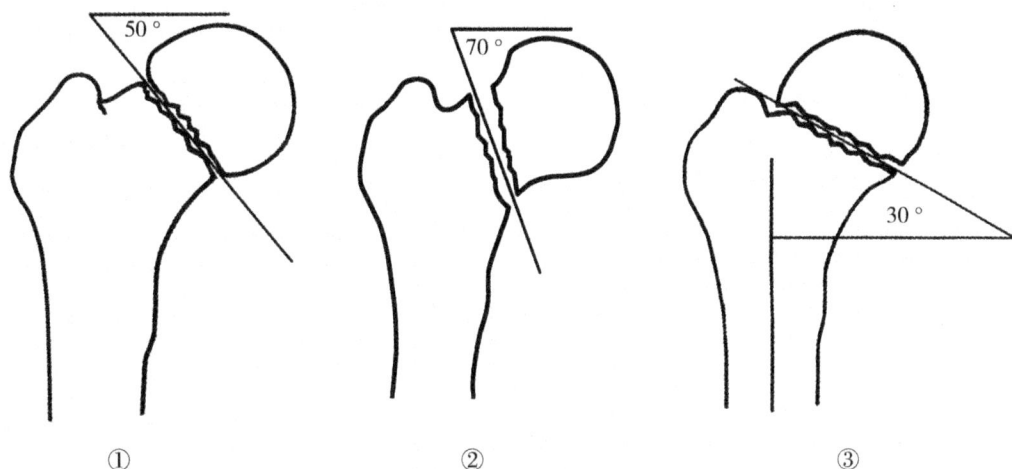

图 11 - 10①②③　Linton's 角分型

1. 外展型　两骨折端呈外展关系，压力骨小梁向内成角，股骨头向外翻，外侧皮质有嵌插，颈干角增大，Pauwel's 角 < 30°。这种骨折的剪力较小，同时由于髋周围肌肉的收缩力，对骨折端施以一定压力使其靠拢，骨折相对稳定。

2. 内收型　骨折线的 Pauwel's 角 > 30°而 < 50°，有移位的完全骨折多数属于此型。多见股骨头呈内收，骨折远端向上移位。这种骨折端的剪力较大，多有明显移位，骨折不稳定。骨折远端因肌肉牵拉而上移，又因下肢重力外旋，造成关节囊破坏较严重，治疗效果较差。

3. 极不稳定型　Pauwel's 角 > 50°，由于股骨颈骨折移位和股骨头旋转，准确的角度在复位前难以判断，而复位后的测量已失去指导治疗意义。

四、临床表现

（一）症状

老年人跌倒后，有髋部疼痛，不敢站立走路，应考虑有股骨颈骨折可能。儿童及青壮年骨折则多为较强大暴力所致。

（二）体征

患肢呈内收、外旋和短缩畸形，大粗隆上移。股三角区压痛，纵轴叩击痛，关节活动障碍。

五、诊断

一些无移位或嵌插骨折，伤后仍能行路，甚至骑单车和上楼梯，容易漏诊而使原来无移位稳定型骨折变为移位不稳定型骨折，最终导致骨折不愈合或股骨头坏死。因此，对怀疑病例应作 X 线片检查，并先制动处理。必要时伤后 2～3 周照片复查显示骨折线可确诊。

六、治疗

主要依据骨折部位、年龄以及骨折的稳定性选择适当的治疗方法。

（一）治疗原则

1. 新鲜无移位骨折　不完全骨折或外展嵌插的稳定骨折，一般不需要特殊治疗。简单方法可卧床休息，皮肤或骨牵引 6～8 周，配合"丁"字形鞋（图 11－11），维持患肢于外展中立位，避免外旋。去除制动后可扶拐下床活动，仍需避免盘腿、侧卧及负重。以后1～2个月复查 X 线片，直至骨折愈合，股骨头无坏死改变始能弃拐负重行走，一般需 4～6个月。

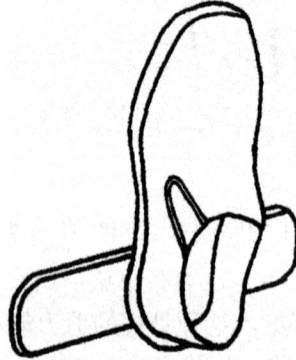

图 11－11　"丁"字形鞋

2. 新鲜有移位骨折　股骨颈骨折中大部分是有移位的不稳定骨折，除了有手术禁忌证，复位内固定是治疗基本原则。

（二）牵引复位

1. 牵引逐渐复位法

（1）操作步骤：患肢作胫骨结节牵引，重量 4～8kg。牵引方向应与股骨头移位的方向一致，即股骨头内收，则作内收位牵引；股骨头外展，则作外展位牵引；股骨头中立位，则作中立位牵引。2～3 日后复查 X 线片，如骨折远端已牵下，即将内收位牵引改为中立位或外展位，并内旋以纠正骨折的向前成角。如骨折远端尚未牵下，则需调整牵引角度及调整牵引重量，直至达到满意复位为止，一般在 1 周内完成，然后行内固定手术。

（2）限制：①推迟手术时间。②使关节内压力增高，增加股骨头缺血性坏死可能。③牵引过程可能出现并发症。

2. Mc Elvenng 法　是一种快速牵引法。患者仰卧于牵引台，保持骨盆两侧对称，双足固定于牵引架上，将木棒顶住会阴部，双下肢伸直、对称外展30°。X 线透视下，施行牵引至双下肢等长，双侧下肢内旋20°，然后患肢内收至中立位或稍外展，最后叩击大粗隆部使骨折端嵌紧（图11-12）。多数骨折可用这种方法达到满意复位，是首选的复位方法。

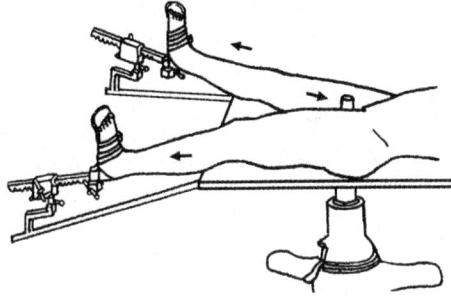

图11-12 Mc Elvenng 快速牵引法

（三）手法复位

麻醉下，患者仰卧，助手按住两侧髂嵴，术者站于患侧，用肘弯套住患肢腘窝部，另手握患肢踝部，屈髋屈膝90°，向上拔伸牵引。牵引方向应根据股骨头方向再伸髋130°，内旋患肢，最后适当外展并伸直患肢（图11-13①②③④）。

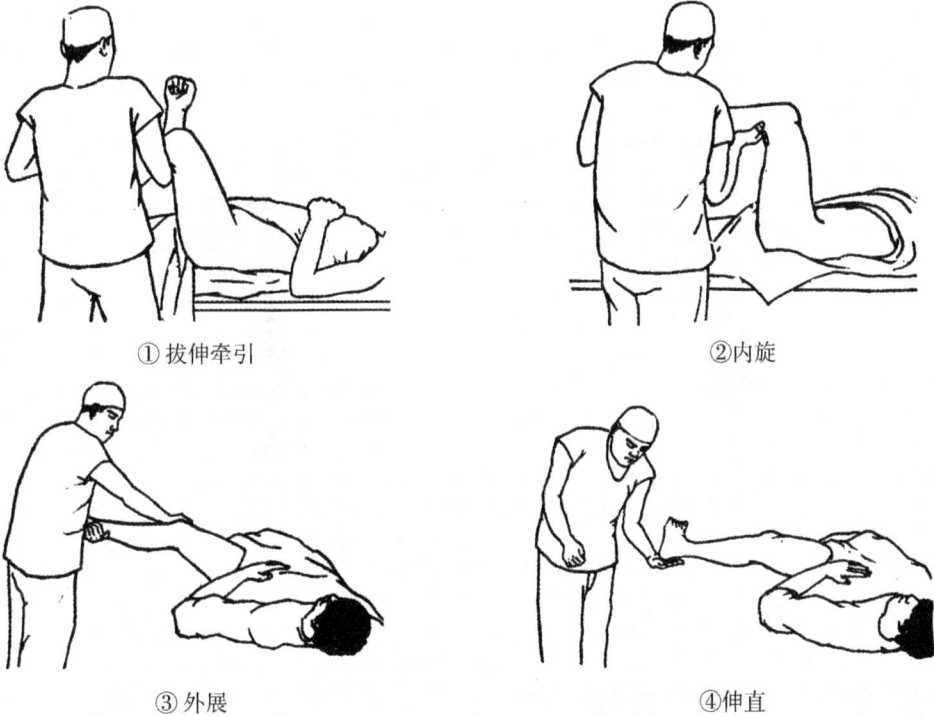

① 拔伸牵引

② 内旋

③ 外展

④ 伸直

图11-13①②③④ 股骨颈骨折手法复位

反复采用以上手法仍不能复位，应考虑骨折端有关节囊或骨碎片阻碍复位。整复后 X 线透视正位片对位好，侧位片有前后移位或向前成角时可作以下处理（图11-14①②）。

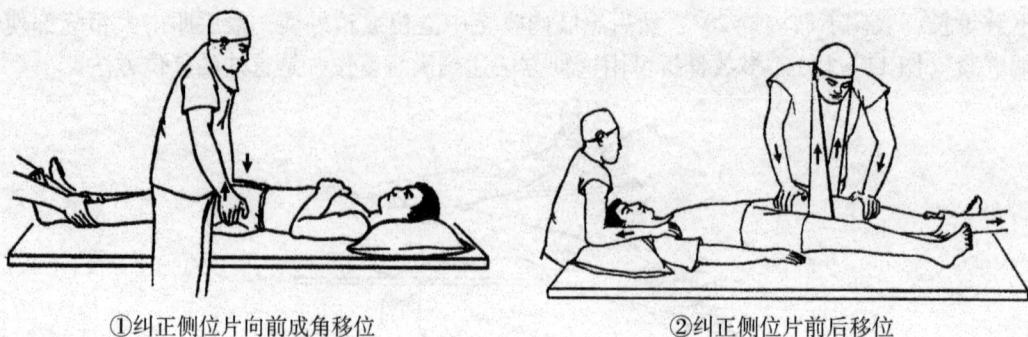

①纠正侧位片向前成角移位　　　　　　　②纠正侧位片前后移位

图 11 – 14①②　纠正侧位片前后或向前成角移位

1. 纠正前后移位　助手固定骨盆，另一助手向下牵引患肢，并稍外旋。术者用一宽布带绕过自己颈上和患肢大腿根部。按压股骨头和股骨下端，同时挺腰伸颈，利用杠杆作用纠正前后移位，然后再内旋患肢。

2. 纠正向前成角　一助手向下牵引患肢，术者一手用力按压股骨颈前方，另一手扣住大粗隆部后侧，向前端提，两手同时用力，助手在牵引下将患肢强力内旋，向前成角即可纠正。

（四）复位标准

多采用 Garden 对线指数判断复位标准。根据 X 线正侧位片，将复位结果分为 4 级（图 11 – 15①②）。

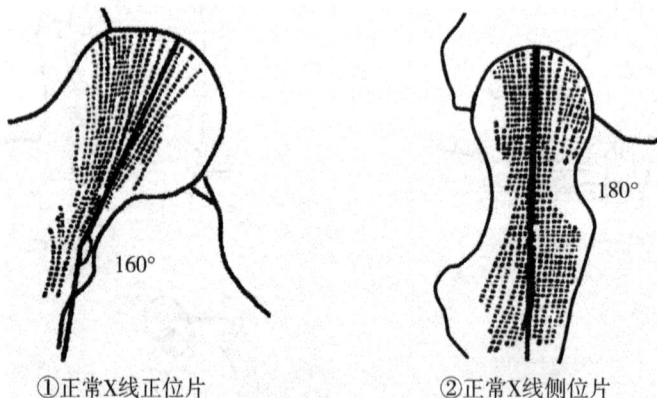

①正常X线正位片　　　　　　　　②正常X线侧位片

图 11 – 15①②　Garden 对线指数判断复位标准

Ⅰ级复位：正位 160°，侧位 180°。

Ⅱ级复位：正位 155°，侧位 180°。

Ⅲ级复位：正位 <150°，或侧位 >180°。

Ⅳ级复位：正位 150°，侧位 >180°。

根据 Garden 复位标准达Ⅰ或Ⅱ级者，股骨头塌陷发生率为 66%；Ⅲ级者为 65.4%；Ⅳ级者 100% 发生股骨头塌陷。

（五）内固定

1. 闭合空心松质骨螺钉固定　适用于年轻、松质骨密度较高患者。其优点是采用多钉式平行拧入或交叉置入方式，使骨折端得到均匀加压并紧密贴合，有利于骨愈合。注意钉的螺纹需进入股骨头内，才能起到加压效果。这种方法固定作用稳定、抗扭、抗弯强度及骨折面加压作用和控制股骨头轴向旋转效果均较好，是目前常用的内固定方法（图 11 - 16①②③）。

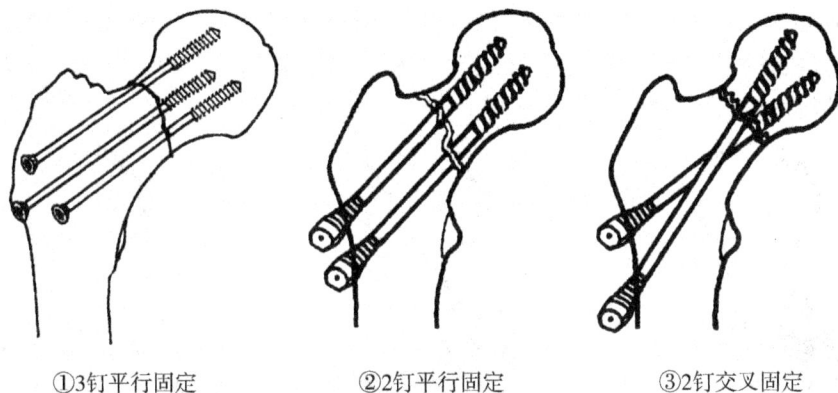

①3钉平行固定 ②2钉平行固定 ③2钉交叉固定

图 11 - 16①②③ 空心松质骨螺钉固定

2. 普通松质骨拉力螺钉固定 在不具备空心松质骨螺钉的情况下，也可在 X 线透视或照片下，应用实心松质骨螺钉固定。

3. 多针固定 根据胥少汀的经验总结，在 X 线透视下，采用 4 根直径 3.5mm 的斯氏针，在不同角度和平面固定股骨颈骨折的方法，适应于各个年龄组和各种类型的股骨颈骨折。其优点是：操作简单，抗旋转剪切力强，生物相容性好，损伤感染率低。尤其对青少年骨折，使用直径 2mm 的克氏针固定，几乎不会造成对骨骺的二次损伤。不少人认为多针内固定比其他任何形式的内固定坚强。

胥少汀等设计的多根内固定针的穿针方法可分为两组，其中 1、2 针经压力骨梁和股骨距；3、4 针经张力骨梁和股骨头，针尾埋于阔筋膜下（图 11 - 17①②）。

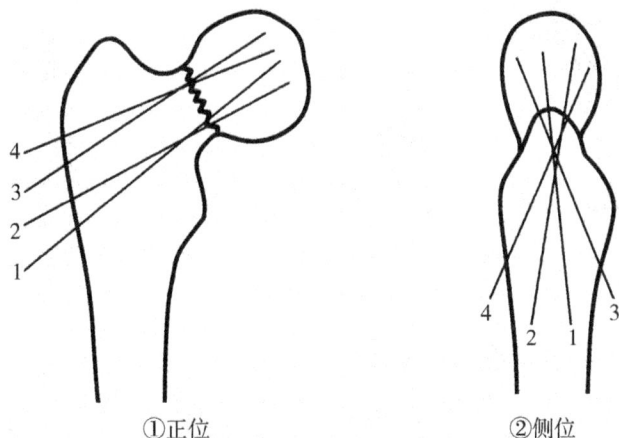

①正位 ②侧位

图 11 - 17①② 多针固定

术后处理：术后患足穿防旋鞋。第 2 日开始屈髋活动，2 周后扶拐下地，允许患肢外展位和足内侧缘部负重。按以上标准固定，骨愈合率达 92%，但固定针位置欠佳，则易发生退针及骨不愈合。

4. 单针或多针固定加植骨 适用于 50 岁以下，尤其青壮年的股骨颈头下型或头颈不稳定骨折，术前复位不满意者，骨折不易愈合并有股骨头坏死可能。可采用切开复位多根针或加压钉固定，同时行股骨颈植骨术。植骨方法可采用带血管带骨瓣或带肌蒂骨瓣，常用有切取 1.5cm×6cm 股方肌骨瓣或带旋髂血管的髂骨瓣移植（图 11–18①②③）。1967 年 Meyers 首先应用股方肌骨瓣植骨治疗股骨颈骨折合并颈后侧粉碎塌陷，同时用松质骨填充塌陷缺损，使新鲜股骨颈骨折的治愈率提高至 97%。

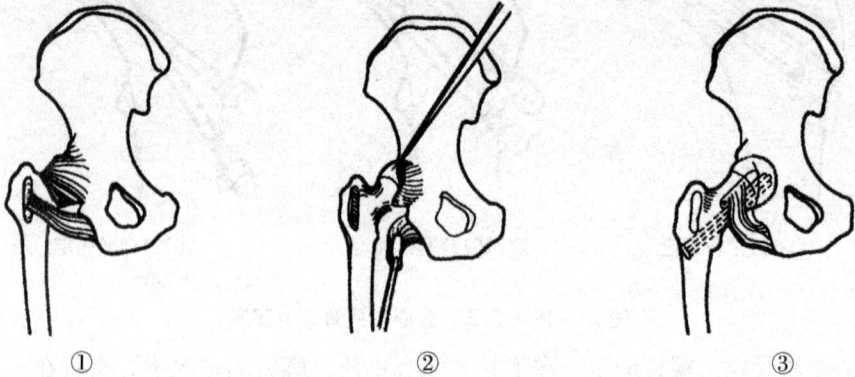

① ② ③

图 11–18①②③ 股方股骨瓣移植

5. 动力髋螺钉（DHS）固定 也称 Richards 钉固定（图 11–19①②）。其特点是通过侧钢板与股骨颈内拉力螺钉的滑动加压作用，使股骨头颈段与股骨干固定为一体，有效防止髋内翻。适用于股骨颈基底部骨折及严重的粉碎骨折，骨质疏松及外侧皮质粉碎的骨折。为增强稳定性和防止旋转，可在动力髋螺钉的近端加用一枚螺丝钉，使用 TSP 钢板固定（图 11–20）。

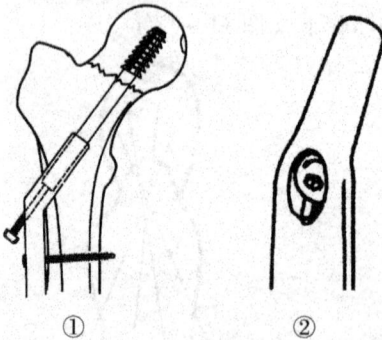

① ②

图 11–19①② 动力髋螺钉（DHS）固定   **图 11–20 TSP 钢板固定**

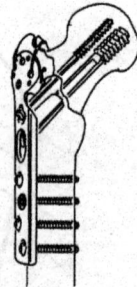

术后处理：根据对 Richards 钉内固定的研究表明，骨折固定后，大部分负荷由 Richards 钉承担，而骨折部位承受负荷很小。合格的内固定应能容许患者早期活动，包括在床上坐起及扶拐下地活动，一般术后 1~2 周可扶拐下地，如患肢负重时无疼痛，则可逐步扶拐练习行走，直至骨愈合。

术后随诊：术后摄 X 线片证实内固定效果，然后每 2~3 个月复查摄片。一般愈合时间 4~6 个月，骨折愈合后仍需坚持随诊，每 6~12 个月复查 1 次，直至术后 5 年，以便早期发现股骨头缺血性坏死。

（六）人工关节置换

人工关节置换治疗老年性股骨颈骨折有上升趋势，尤其是有移位的头下型骨折。

1. 适应证　65 岁以上，因下列某种疾病，导致有明显疼痛、功能障碍以及影响生活质量者。

（1）有移位的老年性头下型或 GardenⅢ、Ⅳ型骨折。

（2）股骨颈骨折术后数周，骨折不能得到满意复位或内固定丧失。

（3）无法保持配合内固定治疗。

（4）包括原发与继发原因的晚期骨关节炎。

（5）伴有股骨头完全脱位的股骨颈骨折。

（6）股骨颈骨折不愈合。

（7）股骨头缺血性坏死 FicatⅢ、Ⅳ期。

（8）髋臼或股骨近端肿瘤。

（9）类风湿关节炎或强直性脊柱炎。

（10）结核性或化脓性髋关节炎静止期。

（11）先天性髋关节脱位或髋臼发育不良。

（12）髋关节非功能位强直或髋关节融合术失败。

2. 禁忌证

（1）绝对禁忌证

1）有严重伴发疾病，全身情况差，不能耐受手术。

2）髋关节结核或化脓性感染，无明确随访资料证实病变静止状态 1 年以上。

3）存在髋关节或其他部位活动性感染。

（2）相对禁忌证

1）65 岁以下。

2）全身或局部严重骨质疏松。

3）髋外展肌力丧失或不足。

4）神经营养性关节病（Charcot 关节病）、帕金森病、脑瘫、智力障碍等。

5）股骨上段髓腔硬化性疾病，骨干严重畸形。

七、并发症

（一）股骨颈骨折术后不愈合

股骨颈骨折愈合时间较慢，平均为 5~6 个月，因此判断愈合与否不得少于 1 年。有移位的股骨颈骨折，不愈合发生率 20%~30%。

1. 影响骨折愈合因素

（1）年龄：多数学者认为，高龄是影响骨折愈合的一个因素，国外资料 75 岁以上不愈合率为 32%~41%；75 岁以下为 18%。

（2）骨折错位程度：骨折错位程度是影响骨折愈合的重要因素，资料显示内收型或外展型骨折，轻度错位愈合率为 96%；中度错位为 85%；严重错位为 59%。

（3）骨折部位：除股骨颈基底部骨折外，均认为属囊内骨折。骨折部位对愈合无明显影响，但高位骨折的股骨头坏死率较高。有学者认为，骨折线的倾斜度对于 Paunwel's 角和 Linton's 角测量作为单独因素判断骨折愈合的根据不足，骨折倾斜度对骨折愈合无明显临床意义。

（4）骨折部位缺损：粉碎骨折及缺损多发生在股骨颈后侧，复位前 X 线片不易发现，复位后的侧位片可见典型的蛇形骨片。根据对颈后骨折缺损的发生机制及临床研究结果，确认后侧骨缺损影响内固定坚固性，是影响骨折愈合的一个重要因素。在 Garden Ⅲ、Ⅳ 型骨折中，轻度粉碎的不愈合率为 5%；中度粉碎为 21%；严重粉碎为 75%。

（5）骨折复位程度：准确复位是内固定效果的前提，也是提高骨折愈合的重要条件。复位不良的不愈合率为 55%；而复位满意的不愈合率为 35%。

（6）内固定类型：资料报道，多钉类固定的不愈合率在 15% 以下，采用其他固定方法的不愈合率为 20%～30%。

（7）开始负重时间：确定负重时间仍存在分歧，20 世纪 60 年代以前主张晚期负重为主，1968 年 Garden 报道了内固定术后随访 3 年的临床总结，认为早期负重不增加内固定效果及骨折愈合率。

2. 临床表现与诊断

（1）症状：患肢短缩无力，不敢负重，旋转受限，髋部疼痛不严重。

（2）X 线征：骨折线清晰可见，骨折端囊性改变，股骨颈吸收变短，以致内固定物退出，股骨头逐渐移位，股骨颈内倾角增加，颈干角变小。

3. 治疗

（1）骨折超过 3 周为陈旧性骨折。股骨颈无明显吸收及短缩者，可按新鲜骨折处理，作牵引复位后，行内固定加植骨术。

（2）对年龄较轻，股骨颈有吸收，但无明显短缩或内固定后不愈合者，可行多钉内固定加植骨术。

（3）经治疗无效的陈旧性股骨颈骨折，应考虑行人工关节置换术。

（4）此外还有股骨颈"U"型截骨、头颈嵌插等多种截骨术，目前已较少使用。

（二）股骨颈骨折术后股骨头缺血性坏死

股骨头缺血性坏死是股骨颈骨折常见并发症，迄今治疗效果无明显进展，成为股骨颈骨折治疗预后的主要问题。

1. 病因病理

（1）发生率：关于股骨颈骨折后股骨头坏死的发生率，因为与年龄、骨折类型、诊断标准、治疗方法、随诊例数和年限有关，故各人报道结果差异较大。据胥少汀报道，收集文献 3 000 余例。发生率约为 23%。其中在无移位骨折为 10%～20%，移位骨折为 15%～35%。在 Garden Ⅰ 型骨折为 16%，Ⅲ、Ⅳ 型为 27%。

（2）发生时间：股骨颈骨折术后，发生股骨头坏死的诊断依据主要是 X 线表现。发生时间最早为伤后 6 周，最晚为伤后 17 年，其中 80%～90% 发生于伤后 3 年以内。文献报道，发生于 1 年以内占 19.6%；2 年以内占 39.2%；3 年以内占 23.5%；4 年以内占 8%，即 98% 发生在 5 年以内。因此，股骨头坏死随访观察时间，应在伤后 2～3 年严密观察，并须随访至伤后 5 年。

（3）其他因素

1）年龄：儿童和青壮年股骨颈骨折后股骨头缺血性坏死率比老年人发生率高，约为40%。儿童和青壮年发生股骨颈骨折，常因较强能量暴力所致，骨折的错位和血管损伤均较严重，是造成股骨头坏死的重要原因。儿童和青壮年股骨颈骨折复位内固定较老年人困难，骨折端较难嵌插，且易分离，因而影响股骨头血运。儿童期髋软骨板形成的血运屏障，加上圆韧带动脉供血不足，缺乏交通支，降低了损伤后血运的代偿能力。

2）骨折部位：骨折部位越高，错位越严重，股骨头缺血坏死发生率就越高。

3）复位质量：复位质量与骨折愈合有关，也与股骨头缺血性坏死的发生关系密切。其中股骨头发生旋转是重要原因。判断方法可以 Garden 氏的对线指数为标准。据报道，对线指数正常者无发生股骨缺血性坏死。正、侧位 X 线片角度均在 155°～180°者，股骨头缺血性坏死率几乎为 100%。

4）内固定方法：股骨颈骨折各种内固定方法对股骨头缺血性坏死的影响，至今尚无统一结论。一般认为多针内固定比其他固定方法所发生的股骨头缺血性坏死率低。

2. 病理表现（图 11 – 21）

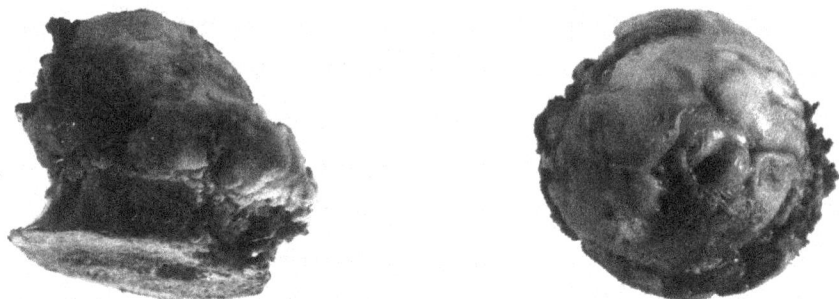

图 11 – 21　股骨头缺血性坏死病理改变

（1）坏死期：股骨头发生缺血 12～24 小时，除软骨外，股骨头缺血范围内骨细胞均死亡；1～2 日后，骨髓细胞、毛细血管内皮细胞及骨细胞相继发生萎缩、变形或溶解，陷窝内空虚，4 日后约 60% 骨细胞陷窝空虚。

（2）恢复期：伤后 2 周开始，修复与坏死过程交错进行。最早表现是骨梁之间的原始间叶细胞和毛细血管的增生并逐渐扩展，8～12 周可扩大至大部分坏死区，在坏死骨表面分化为成骨细胞，经过漫长的"爬行替代"合成新骨。

关节软骨受到致密骨修复组织的直接侵犯和滑膜反应所产生的血管翳样物由边缘向中心侵犯，逐渐破坏关节软骨。髋臼软骨的变化，主要继发于股骨头形态和机械性能改变所引起的力学和应力改变所致，与血管侵入无关。

（3）塌陷期：是在"爬行替代"过程中，新生血管已长入，尚未骨化之前，形成的一个软化区，在受到髋臼压力时发生塌陷，在整个修复过程中均可发生。临床上，青壮年的股骨头坏死塌陷比老年人多见，如果股骨头没有修复活动，则无塌陷现象出现。

3. 临床表现与诊断　早期可无明显症状。

（1）疼痛：骨折愈合后，逐渐出现间歇或持续性髋痛，行走活动加重，可向腹股沟、臀后侧或外侧及膝内侧放射。

（2）活动障碍：早期出现外展及内、外旋活动明显受限，例如不能盘腿和骑单车。

（3）跛行：早期为间歇性跛行，继而呈进行性缩短性跛行。儿童由于髋痛及股骨头塌陷或晚期发生髋关节半脱位，症状更为明显。

（4）体征：早期有腹股沟区及内收肌起点髋关节伸直及屈曲90°位障碍，髋内旋受限。"4"字试验阳性、托马（Thomas）征阳性、艾利斯（Allis）征阳性、托化德兰堡（Trende Lenbury）试验阳性。晚期患肢可短缩、肌肉萎缩，甚至髋关节半脱位，髋外展、外旋均障碍，纵向叩痛可阳性。

（5）X线表现：结合临床与X线表现，Marous将本病分为6期（图11-22）。

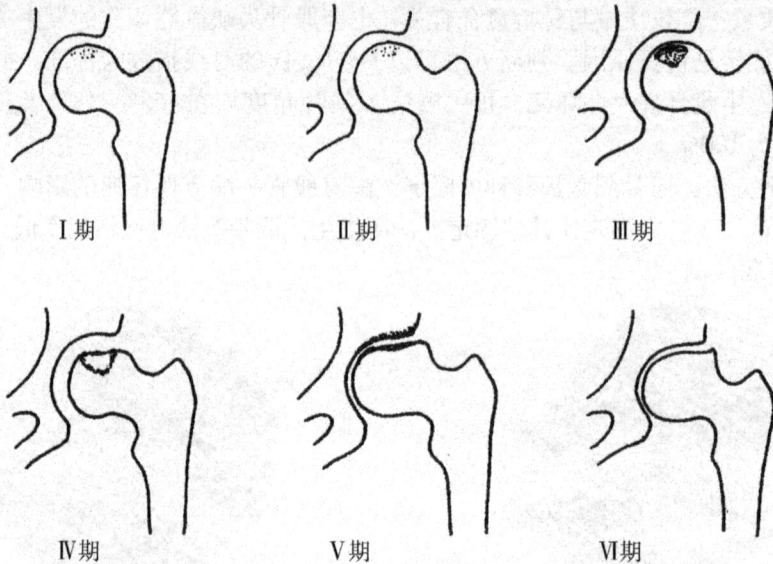

Ⅰ期　Ⅱ期　Ⅲ期

Ⅳ期　Ⅴ期　Ⅵ期

图11-22　股骨头缺血性坏死结合临床与X线表现分期

Ⅰ期：髋部无症状，X线表现有轻度点状密度增高。

Ⅱ期：症状无或轻，X线表现密度增高，头无塌陷。

Ⅲ期：症状轻微，有软骨下"扇形骨折"少数有"新月征"（Gresent sign）。

Ⅳ期：有髋痛，跛行及功能障碍。X线表现股骨头扁平或死骨区塌陷。

Ⅴ期：髋痛明显，X线表现死骨破裂，关节间隙狭窄，骨质密度更加硬化。

Ⅵ期：髋痛严重，X线表现股骨头肥大变形、半脱位、髋臼不光滑或硬化增生等。

4. 治疗　关键是早期诊断，早期处理。在骨折愈合后出现髋痛及X线征改变，即应考虑到股骨头缺血性坏死的诊断，并在股骨头塌陷前进行治疗。坏死的股骨头一旦发生塌陷，无论哪种治疗方法，都难以恢复髋关节的功能。根据股骨头塌陷的程度和年龄，采用限制负重、中西药物、电磁刺激、体外震波及高压氧等治疗。符合人工关节置换术适应证者，效果较好。

（1）保守治疗：长期用双拐，不负重，期望股骨头修复及防止股骨头塌陷。但发生缺血坏死的股骨头，即使不负重，在髋部肌肉的压力下，仍可致股骨头塌陷，失去手术时机。

1）药物治疗：降脂药、抗凝药、扩血管药等对症治疗。

2）中医治疗：包括温补法、温通法、活血化瘀、补肾壮骨、渗湿化痰、通气行痹。

（2）手术治疗：在股骨头发生塌陷之前，果断采取手术治疗，有利于股骨头坏死的修复。

1）钻孔术：最好在 X 线透视下用 4mm 直径空心环锯，钻入股骨头坏死区，达到坏死区域减压和使血运进入，同时做病理检查。也可在粗隆部用长钻头向股骨头内钻多个孔道。

2）血管束植入术：20 世纪 60 年代有研究用血管移植促进骨生长和修复，但因发现无静脉回流，效果不佳。且未能证实植入血管仍供血存在，故未得到推广。

3）带股方肌蒂骨瓣植骨：Meyers1967 开始用于治疗股骨颈骨折，骨愈合率达 90% 以上，经观察股骨头缺血性坏死发生率也有所降低，故用于治疗早期股骨头缺血性坏死，可取得较好效果。

4）游离植骨术：由大粗隆下向股骨头内坏死区打通隧道，取 2 条胫骨或髂骨条植入。有文献报道，治疗成功率达 80% 左右。

5）吻合血管的骨瓣移植术：包括带血管蒂游离腓骨移植、带旋髂深血管髂骨瓣移植、带血管蒂大转子骨瓣移植、带旋髂深血管蒂髂骨膜移植。资料报道，40 岁以下者成功率达 80% 以上；40～50 岁者成功率为 57%；50 岁以上者为 50%。

6）全髋置换术：符合人工关节置换术适应证者，效果较好（图 11 - 23①②③）。

7）表面关节置换术：运用在年轻患者不伴或伴有髋臼软骨的轻度退变，表现为新月征或股骨头塌陷；年轻患者坏死范围大而没有股骨头塌陷（图 11 - 24①②）。

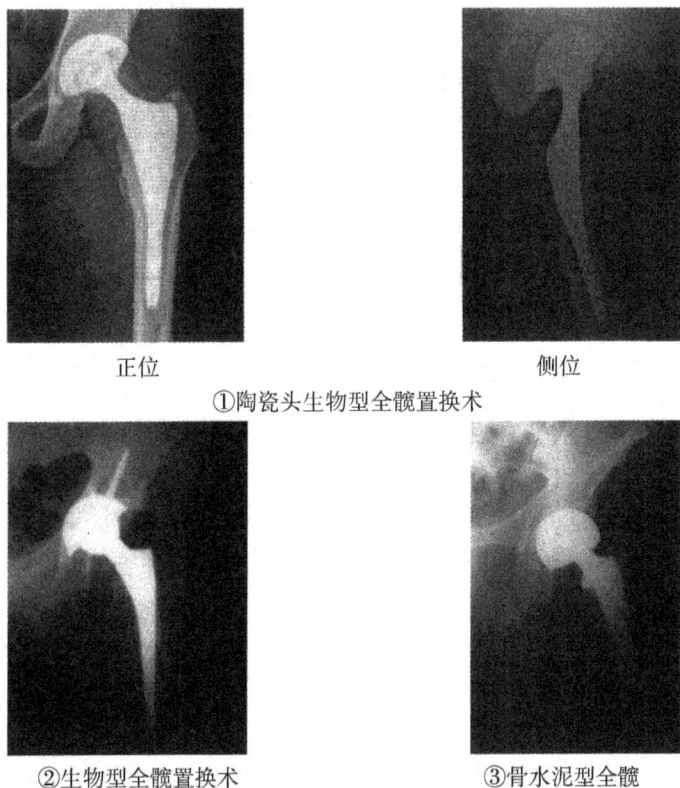

正位　　　　　　　　　　　　侧位

①陶瓷头生物型全髋置换术

②生物型全髋置换术　　　　　③骨水泥型全髋

图 11 - 23①②③　全髋置换术

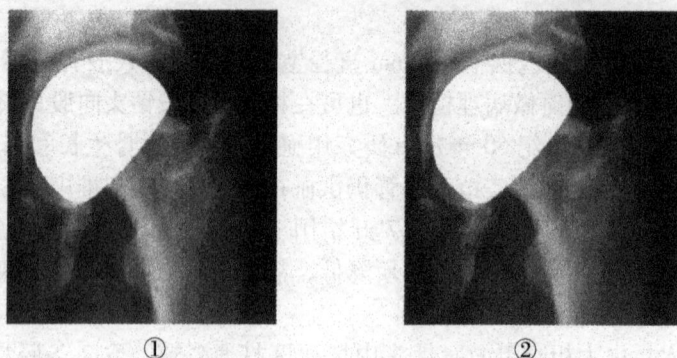

① ②

图 11 - 24①② 人工表面关节置换术

优点：有效解除患者疼痛；最大限度地恢复关节的功能；去除受损的软骨面；股骨头、颈骨量得以最大限量保存；不影响以后的全髋关节置换手术。

限制：表面人工关节假体寿命有限，缺乏长期随访资料。

（刘永峰）

第三节 儿童股骨颈骨折

儿童股骨颈的血供主要来自髓内动脉，股骨颈骨折移位使来自干骺端的血供中断，颈与头骺之间为骺板，无血运交通，因而骨折远端的股骨颈缺血、股骨头坏死发生率可达40%以上。疗效多不满意，容易发生髋内翻和骨骺早期闭合等并发症。

一、损伤机制

儿童股骨颈骨折，多需较大暴力所致。发生骨折后移位多较严重，复位较困难，血供损伤也较明显。

二、治疗

（一）保守治疗

对无移位外展型嵌入骨折，可作双髋"人"字石膏或支具固定12周，也可行股骨下移骨牵引4周。但由于儿童配合治疗难度大，骨折位置难以维持，故多数人主张内固定，以减少骨折移位和发生骨折不愈合或畸形愈合。

（二）手术治疗

对有移位儿童股骨颈骨折应行内固定。在 X 线监视下作骨折闭合复位，力求达到解剖复位。

1. 经皮克氏针内固定 是首选治疗方法。对无移位骨折，患肢置于外展 15°，内旋 10°~15°。于股骨大粗隆下，经皮斜向上经过股骨颈骨折线向股骨头方向穿入 3 或 4 枚直径 2mm 克氏针，针尾包埋于皮下。术后髋人字石膏或支具固定12周。

2. 空心螺纹钉内固定 X 线透视下复位后，用 2 枚空心螺纹钉固定。优点是手术时间短，损伤小。术后卧床 2~3 周。

3. 腓骨骨栓移植固定　优点是植入腓骨与股骨颈融为一体，内固定坚强；无金属内固定物不良反应。限制是需切取腓骨，手术较复杂。儿童切取腓骨后，远期有发生距小腿关节不稳定可能。术后髋"人"字石膏或支具固定3周。

4. 可吸收拉力螺钉内固定　优点是手术较简便，避免金属内固定物引起应力遮挡及骨质疏松，内固定后骨折端微小活动有利骨愈合及不会造成距小腿关节不稳定。限制是内固定强度丧失较快，造成有些内固定失败，影响骨折愈合。术后髋"人"字石膏或支具固定3周。

（刘永峰）

第四节　小儿股骨头缺血性坏死

小儿股骨头缺血性坏死，又称股骨头骨骺骨软骨病（Legg – Calve – Perths 病），是最常见的骨软骨病。

一、病因病理

本病好发于4～12岁的儿童，其中以4～9岁发病率最高。男性为女性的4～5倍，大多为单侧性，双侧发病率约为15%，可能与家族史有关。

（一）发病原因

尚无确切的说法，现今大多数学者认为发病与外伤有关。Tructa 指出，儿童4～9岁时，经过骨骺板的血运差不多完全消失，此时圆韧带的血运又未穿至整个股骨头的深部，故整个股骨头骨骺的血运。完全靠旋股内侧动脉的外骺支及旋股外侧动脉前骺支的少量血供给。Tucker 用注射的方法，显示股骨头血运在后半部较前半部多，其缺血性坏死常常仅涉及头的前半部，很少使整个股骨头坏死。Legg 及 Caffey 等均认为外伤是造成此病的主要原因。

（二）病理改变

股骨头缺血性坏死在病理上可分为4期，这种病理分期与X线诊断相吻合。

1. 缺血坏死早期　股骨头缺血性坏死的早期病理改变以骨质坏死为主，此期骨化核停止生长，X线片上显示股骨头骨骺完整，较健侧小。由于骨质废用性萎缩，在干骺端出现骨质疏松，X线片上出现骨骺密度均匀性增高。

2. 重建血循环活动期　特点为坏死与修复同时进行，而以修复为主。此期由于新骨在骨骺处沉积，使X线片上显示股骨头骨骺密度增加，在骨骺前半部软骨下出现骨质疏松。Salter 称此现象为病理性骨折，此时临床上出现髋关节酸痛及活动受限。由于破骨细胞活跃而使骨质碎裂，成骨细胞活跃，使结缔组织及血管进入骨质稀疏区，此时即可在X线片上显示股骨头骨骺呈斑点状密度增加及节裂形成。骨骺由于缺血出现畸形，干骺端增宽。股骨大粗隆骨骺未受侵犯，发育正常，因此股骨头骨骺缺血性坏死的患儿，包括那些采用不负重的方法治疗的患儿，愈合后仍出现有畸形。

3. 骨愈合期　此期股骨头骺部坏死骨质吸收，节裂消失，新骨重新形成，骨结构完全恢复正常。

4. 后遗期　此期股骨头骨骺最后的形状已定，常呈现圆帽状畸形。

（三）X 线表现（图 11 – 25①②③）

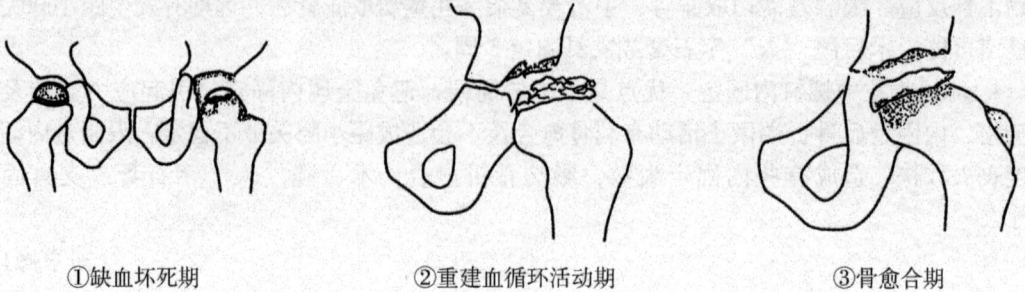

①缺血坏死期　　　　　②重建血循环活动期　　　　　③骨愈合期

图 11 – 25①②③　儿童股骨头缺血性坏死 X 线表现

本病最早期 X 线检查可无任何发现。因此如临床疑及本病时，切不可因早期 X 线检查阴性而完全排除它的存在，须再隔 3 ~ 4 周后拍片复查，必要时行 MR 检查。

1. 早期　相当于缺血坏死期，X 线显示以骨质坏死为主。

（1）股骨头骨骺密度均匀性增高，骨纹消失，少数骨密度不匀，股骨头外上部有轻度扁平。

（2）股骨颈变短，骨质疏松，干骺板由于血营养障碍而显示不规则性增宽，附近骨质可有囊样缺损区。

（3）髋关节间隙轻度增宽，关节囊因滑膜增厚及积液而肿胀。

（4）泪滴与颈唇距增大（Waldenstrom 征）。

（5）两侧闭孔不对称，患侧闭孔变小。

2. 进展期　相当于重建血循环活动期，骨骺坏死与修复同时进行，而以修复为主。

（1）股骨头坏死加重，骺核受压变扁，碎裂成几个致密骨块或压缩成一线状。

（2）股骨颈由于骨骺内生软骨生长障碍而变短，由于骨膜反应而更粗，局部骨质疏松及囊样区亦更明显。

（3）干骺板增宽且不规则，有时可见早期愈合。

（4）髋关节间隙稍宽或正常。

3. 晚期　相当于骨愈合期。

（1）股骨头坏死骨质吸收，节裂消失，新骨重新形成，骨结构完全恢复正常，骨骺逐渐恢复其光滑和整齐的外形。如因未及时适当治疗，则常可呈现圆帽状畸形。

（2）股骨颈短而粗，头部缩入颈内。也可偏斜于前下方，大粗隆升高，颈干角变小，形成髋内翻。

（3）髋臼由于适应扁而宽的股骨头而增大变扁及变浅，外形不规则，有时不能包含整个股骨头，使其外侧部分位于之外，形成半脱位。

二、临床表现

（一）早期

患儿一般健康，发育正常，发病比较缓慢，可无明显外伤史及感染情况，有的发病与外伤如跌伤或挫伤密切有关。

患儿有跛行，主诉髋关节或膝关节处疼痛、乏力，尤以在活动后较明显。检查患侧髋关节外展、外旋功能受限。

（二）晚期

可出现臀部及大腿肌肉萎缩，髋关节创伤性关节炎，疼痛和跛行均加剧，活动功能受限，但不发生关节强直。

三、诊断

根据临床表现，结合 X 线特殊变化可作出诊断。

四、鉴别诊断

早期髋关节结核与本病鉴别较为困难。

（一）股骨头缺血性坏死

1. 股骨头骨骺　外伤后软骨下骨质坏死，全骨骺坏死早期骨密度均匀增高，逐渐成碎片，外形扁平，晚期呈圆帽状。
2. 干骺板　不规则形增宽致密或早期愈合。
3. 股骨颈　增粗变短、颈干角度小及髋内翻。
4. 骨质疏松　局限。
5. 死骨形成　无。
6. 髋臼　早期无改变，晚期变宽而浅。
7. 髋关节　关节间隙正常或稍宽，不发生关节强直，晚期可见肥大性骨关节病。

（二）髋关节结核

1. 股骨头骨骺　局限性进行性骨质破坏，甚至骨骺完全消失。
2. 干骺板　模糊，密度减低。
3. 股骨颈　外形无改变。
4. 骨质疏松　广泛。
5. 死骨形成　可见。
6. 髋臼　可见骨质破坏。
7. 髋关节　早期关节间隙狭窄，以至消失，晚期可见纤维性强直。

五、治疗

对股骨头缺血性坏死曾采用多种不同的治疗方法，如一般对症治疗，用支架使患肢不负重，长期卧床不负重还可改善股骨头的血液循环，如钻孔术、植骨术或用截骨术改进股骨颈干角等。

（一）保守治疗

1. 早期制动　股骨头骨骺的外形及股骨颈的横径没有变化的早期患儿，可采用患肢外展位作小腿皮肤牵引或作髋外展支具或石膏固定。
2. 髋外展石膏负重　Gordon Petrie 在总结中发现，股骨头的外侧和前侧被侵犯，而最后发生畸形者比内、后侧多。因此提出若能将整个股骨头骨骺置于髋臼内，使患肢在外展 45°位负重，关节内的压力则可帮助股骨头重新回复正常形态。提出让患儿卧床制动或作牵引治疗，直至解除肌肉痉挛或患肢能外展 45°为止。必要时可作内收肌切断，术后两髋外展 45°，内旋 5°~10°，作髋"人"字形石膏固定后可允许小孩扶双拐行走。3~4 个月后去除石膏，活动膝、踝关节，待其关节活动恢复正常后，再作同样髋外展固定，平均固定约需 19 个月。

3. 髋外展支具负重治疗方法　Gordon Petrie 从 1957 年开始应用髋外展支架负重方法治疗，并取得良好效果。

这种治疗方法不影响骨骺生长发育，小儿可带着支架活动。

这种治疗方法的目的是：

（1）使整个股骨头位于髋臼内。

（2）避免股骨头受髋臼边缘的压力。

（3）使整个股骨头关节软骨面所承受的压力均等。

（4）当走路时可以减少髋臼软骨的平均压力。

（5）保留关节一定的活动度。

（6）尽可能使股骨头在正常髋臼下保留原形。

（7）早期活动有助于股骨头塑形，关节间歇性的活动，对关节软骨面产生交替压力和减除压力作用，有利于关节软骨面营养的吸收。

固定最初中心边角平均为 19°，后期角度增加至 25°，而健侧则由 27°增加至 29°。

（二）手术治疗

Sater 氏认为截骨术可以使髂腰肌松弛，股骨头全部纳入髋臼内。Garceau 曾对因股骨头畸形而有疼痛与跛行的 11 岁患儿，用切除突出于髋臼外之部分股骨头的方法治疗，经随访 6 年无疼痛症状出现。

1. 适应证

（1）早期坏死期：股骨头骨骺仅有密度均匀性增高，可先采用保守治疗 3 个月，治疗无效时再考虑手术。

（2）进展期或重建血循环活动期：股骨头变扁、碎裂，股骨颈变宽者，可作为手术绝对适应证。

（3）年龄：12 岁以下可考虑手术治疗，12 岁以上手术效果不佳，应不考虑手术。

2. 手术方法　采用髋关节滑膜亚全切除术治疗股骨头骨骺缺血性坏死，已取得满意的疗效。根据在手术中均见关节囊及滑膜增厚，切片检查见纤维结缔组织增生，认为采用髋关节滑膜亚全切除术后，可使股骨头周围有大量新生结缔组织及血管增生，有利于改善股骨头的血液循环。

3. 术后处理　术后患肢作髋外展 45°，内旋 5°~10°位石膏固定，可将整个股骨头纳入髋臼内，减少股骨头骨骺外上方受到髋臼边缘及关节囊的压力，从而使股骨头在生长过程中得到逐步塑形。

3 个月后拆除石膏开始在床上练习髋关节活动，3 个月后再拍片复查，如股骨头密度恢复正常，才能弃拐负重。

（三）疗效评定标准

Gordon Petrie 对治疗结果提出以下 3 项评定指标。

1. 愈合初期 X 线片上显示股骨头的形状　用一刻有多个同圆心而半径相差 2mm 的圆圈的透明板来测定正、侧位 X 线片上的头形。如正、侧位 X 线片上所量圆形的半径相等，则疗效好，如 2 个半径相差 2mm 以上，则表示头不规则，疗效差。

2. 愈合初期股骨头的大小　Sjovall 用骨骺商数来确定治疗效果，疗效优良者，骨骺商应超过 60%。

3. 愈合后期股骨头是否全部在髋臼内　用测中心边角的方法可以测出股骨头是否完全在髋臼内，从股骨头之中作两条直线，一条垂直线，一条与髋臼边缘的连线，此夹角如果 <20°则疗效差，>20°则疗效好。

（刘永峰）

第五节　股骨粗隆间骨折

股骨粗隆间骨折是指股骨颈基底至小粗隆水平以上的骨折。股骨粗隆间骨折发生率约占全身骨折 1.4%。多为老年人，其平均年龄比股骨颈骨折大 5～6 岁。由于股骨粗隆部血运丰富，无论哪种类型骨折，均极少发生不愈合，即使不予处理依然能够愈合。骨折中，很少并发股骨头坏死，Mann 报道 1 600 例粗隆间骨折中，发生股骨头坏死仅 5 例。主要的并发症是髋内翻，下肢外旋和短缩畸形。

一、损伤机制

老年人骨质疏松，肢体灵活度差，可因直接或间接暴力致伤，也可由两种外力同时引起，由于粗隆部骨质松脆，故骨折常为粉碎型。

（一）直接暴力

跌倒或直接外力作用于粗隆部，或下肢突然扭转，股骨干长轴作用于粗隆部易致骨折。

（二）间接暴力

粗隆部受到内翻及向前成角的复合应力，引起髋内翻畸形和以小粗隆为支点，嵌插受压形成小粗隆蝶形骨折。小粗隆骨折可因髂腰肌强烈收缩牵引所致。

二、类型

将粗隆间骨折先分为顺粗隆间和逆粗隆间骨折 2 种大类型（图 11－26①②），再将顺粗隆间骨折按 Evan's 分型分为 4 种亚型。

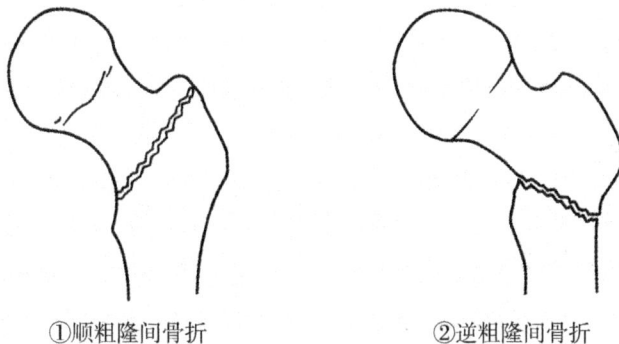

①顺粗隆间骨折　　　　②逆粗隆间骨折

图 11－26①②　粗隆间骨折两种大类型

（一）顺粗隆间骨折

约占80%骨折线自大粗隆顶点的上方或稍下方开始，斜向内下，到达小粗隆的上方或稍下方，基本与粗隆间线平行。按照 Evan's 标准分为 4 型（图 11 – 27）。

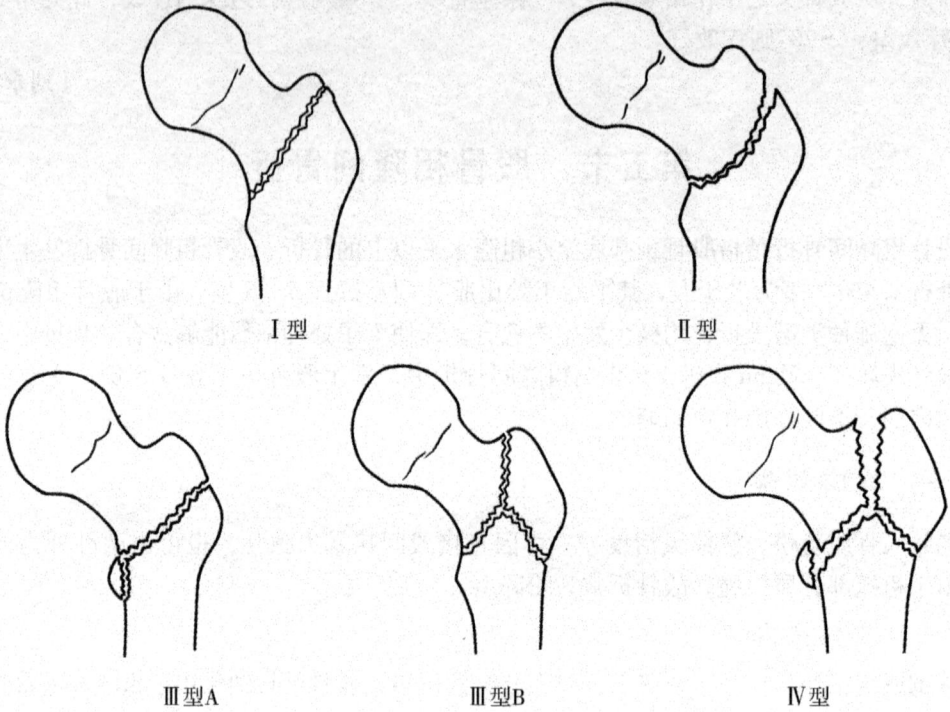

Ⅰ型　　　　　　　　　　　　Ⅱ型

Ⅲ型A　　　　　Ⅲ型B　　　　　Ⅳ型

图 11 – 27　Evan's 分型

Ⅰ型：骨折线平于粗隆间线，无明显移位，为稳定骨折。

Ⅱ型：骨折线至小粗隆上缘，该处皮质可有压陷，骨折有移位，呈内翻变形，但大、小粗隆完整。

Ⅲ型：A：粗隆间骨折有移位及内翻畸形，小粗隆骨折为游离骨片。

Ⅲ型：B：粗隆间骨折和大粗隆骨折，并有移位。

Ⅳ型：粗隆间骨折移位，同时有大、小粗隆骨折移位。

（二）逆粗隆间骨折

约占20%骨折自大粗隆下方斜向内上，到达小粗隆上方，小粗隆也可成为游离骨块。

三、临床表现

伤后髋部疼痛，不能站立行走，有明显下肢短缩及外旋畸形。检查有患侧大粗隆升高，局部可见肿胀及皮下瘀斑，压痛明显，叩击患肢足跟常可引起患处剧烈疼痛（图 11 – 28）。

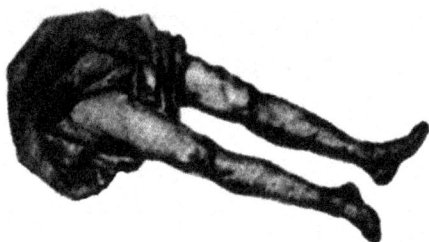

图 11 - 28　粗隆间骨折体位

四、诊断

X 线片检查可确诊及分型。

五、鉴别诊断

股骨粗隆部骨折与股骨颈骨折的主要临床鉴别见表 11 - 1。

表 11 - 1　股骨颈骨折与粗隆间骨折鉴别

鉴别点	股骨颈骨折	股骨粗隆间质折
局部肿胀	不明显	明显
皮下瘀斑	少有	常有
外旋畸形	轻度	明显
压痛点	腹股沟韧带中点外下	大粗隆部
大粗隆上移	轻度	明显

六、治疗

因为患者多为老年人，伤后因长期卧床，容易发生较多的并发症，病死率也较高。国外资料显示，65 岁以上髋部骨折保守治疗结果，能恢复独立生活仅占 1/2。基本恢复至伤前水平仅占 1/4，而手术治疗后 80% 功能恢复满意。应根据患者的年龄，全身情况及骨折局部情况，选择合适的治疗方法。随着内固定器械的不断改进和手术技术的提高，较多学者主张通过手术治疗，以达到降低并发症和病死率，减少髋内翻发生率，挽救肢体功能。

（一）保守治疗

1. 适应证　适用于所有类型的股骨粗隆间骨折和全身情况不适合手术者。

2. 牵引要求

（1）重量须足够，占体重 1/8 ~ 1/7，以纠正髋内翻畸形。

（2）髋内翻纠正后，须以体重 1/10 ~ 1/7 维持。

（3）牵引时间不能少于 8 ~ 12 周　膝关节由于处于伸直位时间较长而易发生僵硬，去除牵引后应重点练习膝关节活动，恢复至一定程度后才扶拐下地，一般须 16 周后，足背能对抗 1.5kg 重量时方可负重行走。

3. 应用

（1）不全或无移位稳定骨折：卧床休息，用合力皮肤牵引重量 4kg 及 "丁" 字鞋（图 11 - 29①②），维持患肢中立位，6 周后可扶双拐下地活动。

（2）轻度移位的稳定骨折：可用合力皮牵引或胫骨结节牵引，维持患肢外展，中立位，6～8周后带外展夹板扶双拐下地活动，12周骨性愈合坚实以后，患肢才能负重，避免髋内翻畸形（图11－30）。

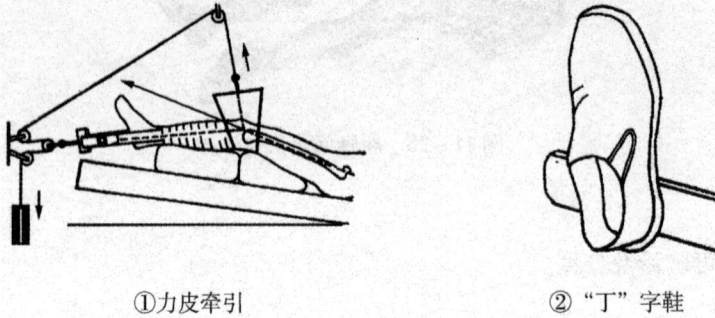

①力皮牵引　　　　　②"丁"字鞋

图11－29①②　合力皮牵引及"丁"字鞋

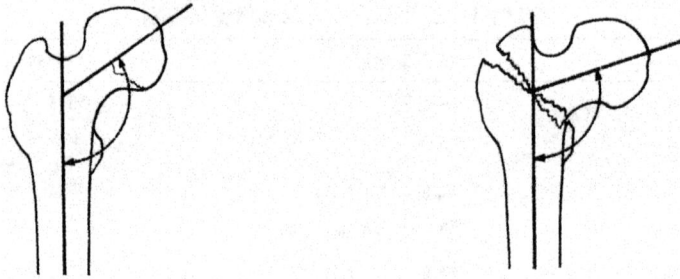

图11－30　股骨粗隆间骨折后髋内翻畸形

（3）移位的不稳定骨折：如全身情况允许，配合适当手法复位，并作胫骨结节牵引8～12周。

（4）其他：高龄患者或其他原因不能长期卧床，可采用力臂或其他类型外固定器治疗。确实无法耐受骨牵引者，可作皮肤牵引，并尽早取半卧位，争取骨折愈合，即使残留部分畸形，也不影响生理自理。

（二）手术治疗

临床以内固定治疗常用。内固定物包括钉板类和髓内钉。常用的钉板类是Richard钉（DHS）、DCS、AO角钢板等。髓内固定系统包括带锁髓内钉、Gamma钉、股骨近端PFN钉等。这类骨折内固定，必须强调内侧支撑的重要性，否则即使强大的钉板，也易产生疲劳折断。

1. 钉板类内固定

（1）动力髋螺钉（DHS）或TSP钢板（图11－31①②）：也称Richard钉。20世纪50年代开始应用在股骨粗隆部骨折治疗，基本适用于各种类型的股骨粗隆骨折，是目前标准的内固定法之一。其设计的特点是通过股骨颈内拉力螺钉的滑动加压作用和有侧方套筒的钢板，使股骨头颈与股骨干连为一体，起到防止髋内翻效果，具有较好的生物力学性能。研究资料表明，骨折固定后，大部分负荷由Richard钉承载，而骨折部位承受负荷很小，此外也甚少发生螺钉穿破或切割股骨头。20世纪70年代开始，这种方法成为股骨粗隆部骨折治疗"经典"，成为各种内固定物效果比较的"金标准"。DHS的应用限制主要是老年人骨质疏松可发生内置物松动,拉力螺钉退出及股骨头切割。导致骨折不愈合或髋内翻畸形愈合和股骨头坏死等。这类患者术后应延迟负重。

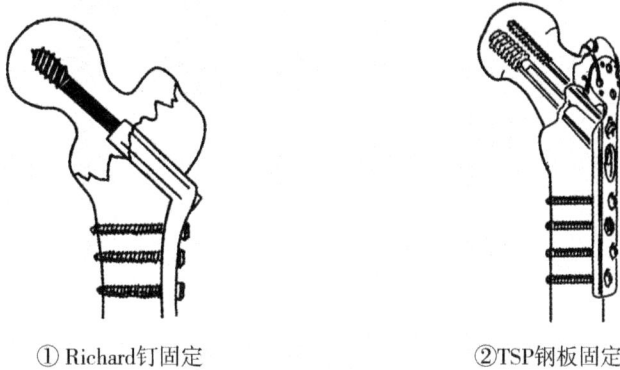

① Richard钉固定

② TSP钢板固定

图 11 - 31①② 钢板内固定

(2)Gamma 钉(图 11 - 32①②):Gamma 钉是由 Liekel 钉改进而得,主要结构由一根近侧粗,远侧细的髓内钉和一枚通过髓内针插入股骨颈部的拉力螺钉组成。根据髓内钉远端有无交锁螺钉,可分为动力型和静力型。

Gamma 钉的主要优点是将股骨头颈与股骨干牢固嵌插固定。从生物力学角度,其缩短力臂,减少弯矩,控制旋转的能力较强。

(3)股骨近端 PFN、PFNA 钉(图 11 - 33①②):是近年来 AO 组织对 Gamma 钉基础上的改进。主要改进是:①增长主钉长度为240mm,远侧锁钉远端为58mm 的可屈性设计,减少了针尾应力集中现象,避免发生股骨干骨折。②在股骨近端的拉力螺钉上方增加了 3 枚直径6.5mm 的螺钉,达到较好抗旋转能力。这些改进是与 Gamma 钉和重建钉的主要区别。

(4)股骨重建钉(图 11 - 34):近端 2 枚 6.5mm 的拉力螺钉的结构与 PFN 相似,有较好抗旋转能力。主要不同在髓钉结构,没有 PFN 钉尾的可屈性设计。

(5)角钢板(图 11 - 35):20 世纪 50 年代末正式开始使用,其设计在"凹"形刃板与钢板之间有95°和135°固定角度,具有固定角度下增强钢板抗折断强度。限制是操作较复杂和有明显应力集中现象,目前已较少使用。

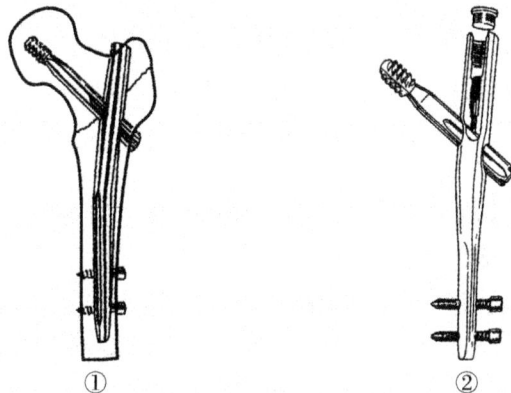

①

②

图 11 - 32①② Gamma 钉固定

①   ②

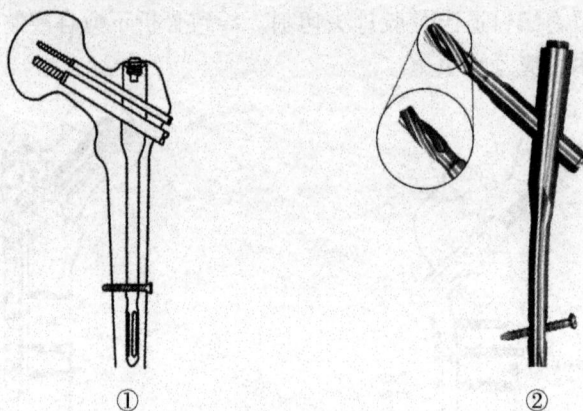

图 11 - 33①② 股骨近端 PFN、PFNA 钉内固定

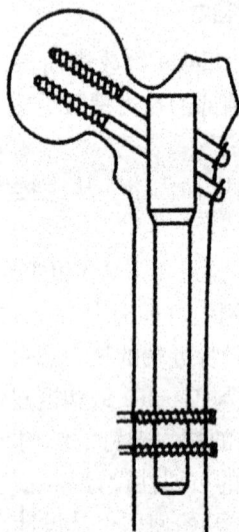

图 11 - 34 股骨重建钉固定   图 11 - 35 角钢板固定

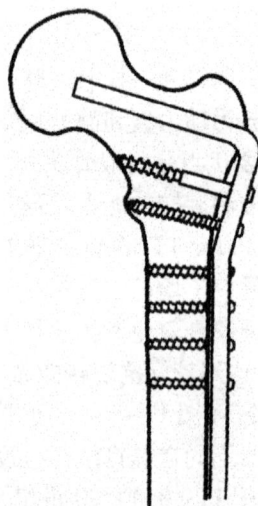

（6）Ender 钉（图 11 - 36①②）：Ender 钉在 20 世纪 60 年代末使用的一种弹性多针内固定方法，有千余例临床资料显示具有良好疗效。在 X 线透视下，将 3 或 4 枚直径 4.5mm 可屈性钢针从股骨内髁打入髓腔，穿过骨折线到达股骨头部。优点是符合承重力线，减少成角应力，不切开暴露骨折部，损伤小，操作简单。但由于存在控制旋转能力较差和针尾易向外滑脱限制，目前临床上已少用。

2. 力臂式外固定架器（图 11 - 37） 具有操作简单，创伤小，固定可靠的优点。固定期间不负重、不侧卧、不盘腿。每 2 ~ 3 周复查 X 线片。

3. 人工关节置换术 随着社会人口老龄化趋势，高龄骨质疏松合并股骨粗隆部有移位型骨折已成为老年人多发性常见病，据统计，发生率占髋部骨折 31% ~ 51%，平均年龄比股骨颈骨折高出 5 ~ 6 岁。

高龄骨质疏松患者发生粗隆部骨折，多呈粉碎及有移位类型。目前使用的钉、板类内固定方法，效果均不尽满意。术后负重仍较易引起骨结构破坏，骨折不愈合发生率可达 36% ~

54%；髋内翻畸形发生率可达 16%～21%。并且在内固定术后，依照骨折愈合前不能完全负重的原则，卧床时间较长，容易发生坠积性肺炎，尿路感染，褥疮等并发症，甚至威胁患者生命。资料统计，一年内病死率可达 12%～36%。

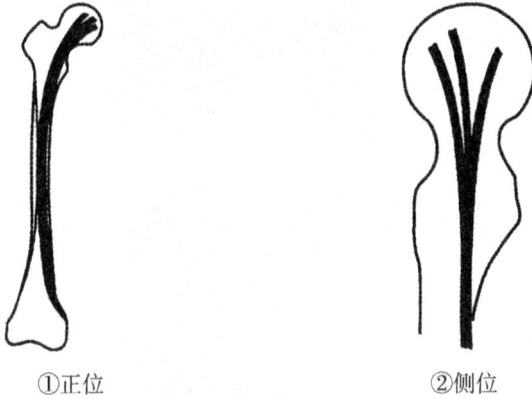

①正位　　　　　　　　②侧位

图 11-36①②　Ender 钉固定　　　　**图 11-37　力臂式外固定架器**

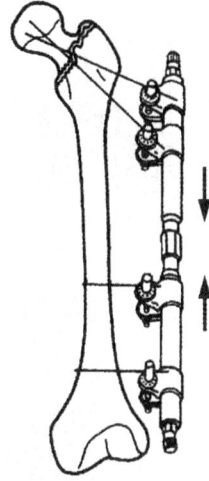

随着对高龄骨质疏松骨折治疗研究的进展和假体置换材料及技术的提高，高龄骨质疏松合并股骨粗隆部有移位型骨折的人工关节置换术治疗，术后可尽快下地负重行走，避免了骨折不愈合、髋内翻畸形等术后并发症。

笔者自 2005 年以来，应用这种治疗方法，对高龄、有骨质疏松和骨关节炎病变基础的有移位型股骨粗隆部骨折，施行人工半髋或全髋关节置换术，手术最大年龄为 96 岁，骨折部位先作复位后用钢丝捆绑，假体使用水泥型全髋或混合髋，全部病例均获成功，术后患者恢复情况良好。我们认为只要能严格控制病例选择标准，熟练掌握手术技术，手术创伤可比内固定手术少，手术时间比内固定手术短，髋关节可以尽快恢复到损伤前状态，同时消除了原有的骨关节病症状，尤其对合并复杂内科并发症而不宜长期卧床的病例，不失为一种"挽救生命的手术方法"（图 11-38①②③④）。

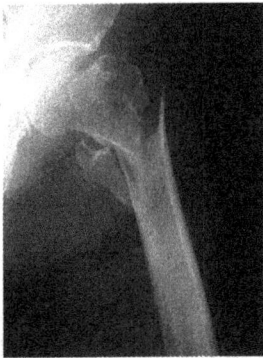

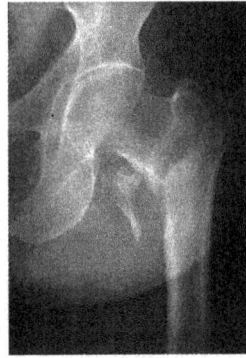

① 术前X线片

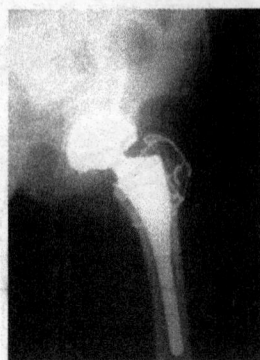

②非骨水泥全髋　　　　　　　　　③骨水泥全髋

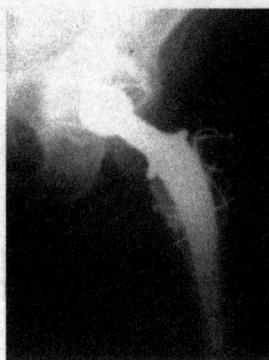

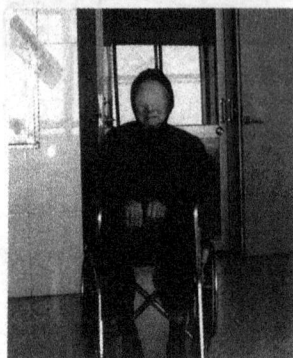

④96岁患者术后3周出院

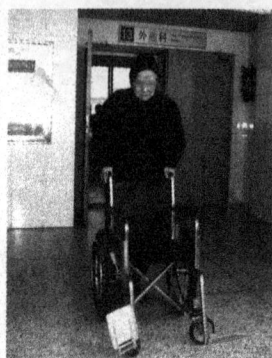

图 11－38①②③④　粗隆部粉碎骨折全髋置换术

（刘永峰）

第六节　股骨大、小粗隆骨折

一、股骨大粗隆骨折

单独的大粗隆部骨折较少见，一般预后较好。

（一）损伤机制

1. 直接暴力　大粗隆受到直接撞击或砸伤所致，骨折多呈粉碎性。由于大粗隆部附着的软组织尚保持完整，故骨折无明显移位。

2. 间接暴力　大粗隆为臀中肌附着点，可因下肢极度内收或臀中肌强烈收缩，发生大粗隆撕脱骨折。

（二）临床表现与诊断

伤后局部疼痛，肿胀及皮下瘀血斑，压痛表浅而明显，可触及骨擦音，髋部活动可有轻度障碍。X线片检查可明确诊断。

（三）治疗

1. 无移位骨折　卧床休息 2～3 周，不需特殊处理，不影响功能。

2. 有移位的撕脱骨折

（1）骨折块较小：卧床休息2~3周，保持患肢外展位则可。

（2）骨折块较大：移位明显，可切开复位后螺丝钉固定。

二、股骨小粗隆骨折

单独小粗隆骨折较罕见，股骨小粗隆是髂腰肌的附着点，如运动员做剧烈运动时，可因髂腰肌猛烈收缩发生撕脱骨折。

（一）临床表现与诊断

伤后髋内侧有疼痛及压痛，髋关节活动无明显障碍。X线片检查可确诊。

（二）治疗

不需要特殊处理，卧床休息数日，适当作患肢内收位则可。

（刘永峰）

第七节 股骨粗隆下骨折

股骨粗隆下骨折是指小粗隆下缘以下5cm范围内的骨折。发生率约占股骨上段骨折的5%~11%，占粗隆部周围骨折27%。可单独发生，也可并发于粗隆间骨折。

一、损伤机制

股骨粗隆下骨质坚硬，单纯股骨粗隆下骨折多见于青壮年，多为较大直接暴力引起，常见为粉碎性骨折。股骨粗隆下合并粗隆间骨折，多见于骨质疏松的老年人，可因平地摔跌等较轻外伤引起。由于骨折近端受臀肌，髂腰肌和外旋肌群的牵拉力作用，加之内收肌的强大拉力，特别是内侧骨皮质有缺损的粉碎性骨折，易发生骨折端向前、向外成角移位。

二、类型

Seinsheimer 按照骨折块数目、骨折线部位和形状分为5型（图11-39）。

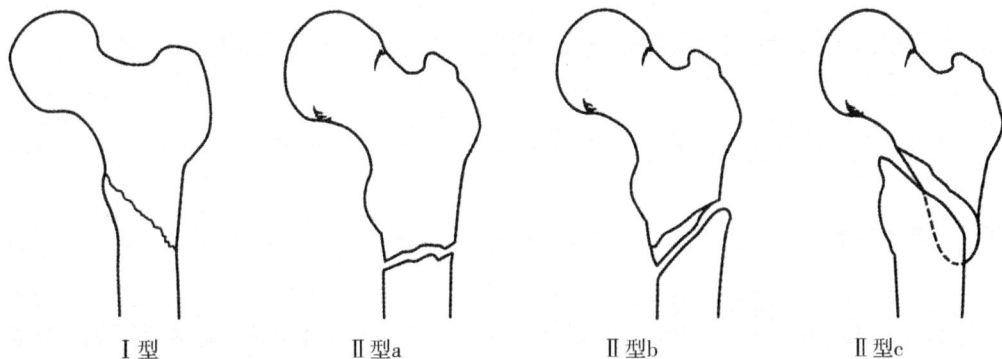

Ⅰ型　　　Ⅱ型a　　　Ⅱ型b　　　Ⅱ型c

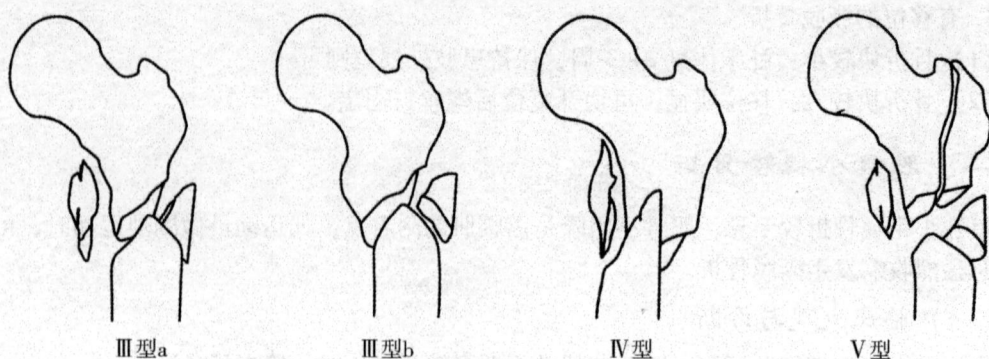

Ⅲ型a   Ⅲ型b   Ⅳ型   Ⅴ型

图 11 -39　股骨粗隆下骨折 Seinsheimer 分型

Ⅰ型：骨折无移位或移位不超过 2mm。

Ⅱ型：二骨折块型，又分为 a、b、c 亚型。

Ⅲ型：三骨折块型又分为 a、b 亚型。

Ⅳ型：骨折块 4 块或以上的粉碎骨折。

Ⅴ型：粗隆下及粗隆间均有骨折。

三、治疗

股骨粗隆下骨折的治疗有一定难度，骨牵引法容易发生移位，复位效果不理想。选择合适的手术治疗方法，能使骨折得到有效固定，尽早作关节活动，避免长期卧床的并发症。对Ⅲ型以上骨折，因小粗隆部下方内侧和后侧的骨皮质有缺损，内固定往往难以保证效果。

（一）保守治疗

可采用屈髋90°、屈膝90°行骨牵引，过度牵引容易致骨折不愈合，效果不甚满意，故少用。

（二）手术治疗

可采用钉板类或髓内钉类固定。钉板包括：动力髋螺钉（DCS），转子稳定钢板（TSP），AO 角钢板等（图 11 -40①②③）。髓内钉类包括：股骨近端钉（PFN），股骨重建钉，带锁髓内钉等（图 11 -41①②）。动力髋螺钉属于张力侧固定，承受的折弯力大，容易发生螺钉退出及钢板断裂，尤其老年人骨质疏松者要慎用。髓内固定有折弯力小、髓腔中央固定牢固、术后取出固定后再骨折较少的优点，是经常采用的内固定方法。

四、并发症

粗隆下骨折的骨折片为坚硬皮质骨，愈合较为缓慢，且容易发生骨折延迟愈合或不愈合。钉板类固定由于承受循环弯曲载荷而容易发生疲劳折断。另外，坚强的钉板固定后容易产生钢板下骨质疏松，去除内固定后应防止发生再骨折。

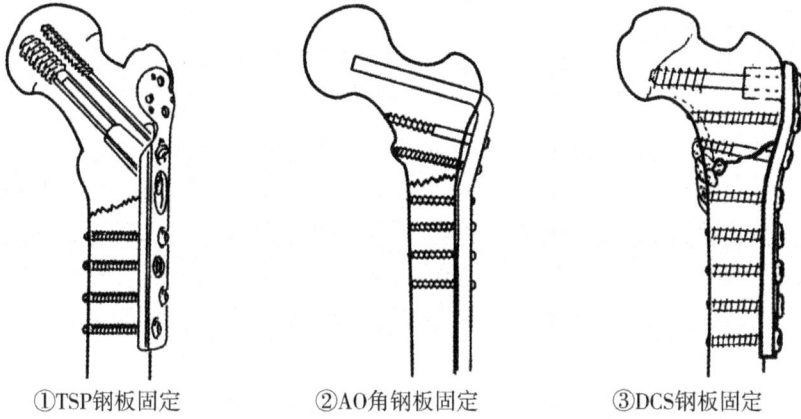

①TSP钢板固定　　　　②AO角钢板固定　　　　③DCS钢板固定

图11-40①②③　股骨粗隆下骨折钉板类固定

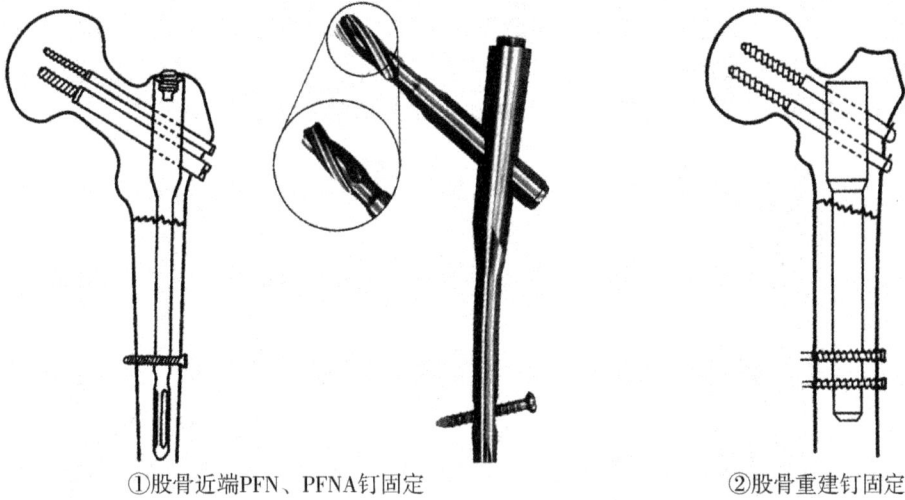

①股骨近端PFN、PFNA钉固定　　　　　　②股骨重建钉固定

图11-41①②　股骨粗隆下骨折髓内固定

（刘永峰）

第八节　髋关节脱位

　　髋关节脱位占全身大关节脱位的第3位，髋关节周围肌肉丰厚，结构比较稳固，只有在强大的暴力打击下才会发生脱位。因此，伤者常为青壮年，且多在劳动或运动中受伤，临床上根据脱位后股骨头处于髂坐线（Nelaton）的位置分为3种类型。股骨头处于Nelaton线前方为前脱位；处于后方为后脱位；股骨头向中线冲破髋臼底或穿过髋臼底进入盆腔者，为中心型脱位，髋关节脱位有可能影响股骨头血运，后期发生股骨头缺血性坏死约10％。

一、髋关节后脱位

最为常见，发生率占全部髋关节脱位的85%以上。

（一）损伤机制

髋关节后脱位多由间接暴力引起。当髋关节屈曲90°位，过度的内收并内旋股骨干，使股骨颈前缘与髋臼前缘处为支点形成的杠杆，当股骨干继续内旋并内收时，股骨头因受杠杆作用而离开髋臼，造成后脱位。当髋关节屈曲90°，外力作用于膝部沿股骨干方向向后或外力作用于骨盆由后向前，也可使股骨头向后脱位。有时可合并髋臼后缘或股骨头骨折，偶可合并坐骨神被牵拉或撞击而损伤。

髋关节后脱位的主要病理变化是关节囊后下部破裂和股骨头的向后移位，而前侧的髂股韧带多保持完整。

（二）临床表现与诊断

有明显外伤史，患部疼痛，关节功能障碍。患肢缩短，髋关节呈屈曲、内收、内旋畸形（图11-42）正侧位X线照片可见股骨头位于髋臼的外上方，应观察髋臼后缘是否有骨折（图11-43）。有弹性固定，臀部可摸到上移的股骨头及有大转子上移征。

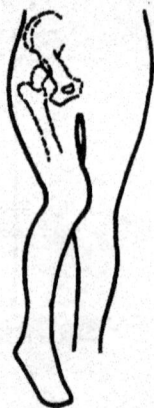

图11-42 髋关节后脱位外观畸形　　　图11-43 髋关节后脱位X线表现

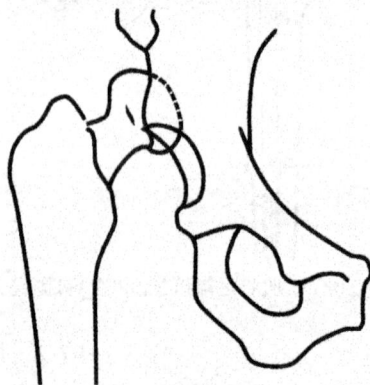

（三）治疗

新鲜的髋关节脱位，即使有合并髋臼或股骨头骨折，也应立即施行复位。

1. 手法复位　须在麻醉下进行。

（1）屈髋拔伸法（Allis法）：患者仰卧于低平板床上，术者站在患髋侧旁，助手按住双侧髂前上棘固定骨盆。术者双手套住患肢腘窝部，使髋、膝关节各屈90°，用力提位及外旋，使股骨头滑入髋臼内。如肌肉松弛不够，复位困难，另一助手可用手将大粗隆向前下推压，协助复位。听到或感到明显弹响，患肢伸直后畸形消失，弹性固定消失，并可做内收、外展、旋转等被动活动即表示复位成功。此法简便、常用（图11-44①②）。

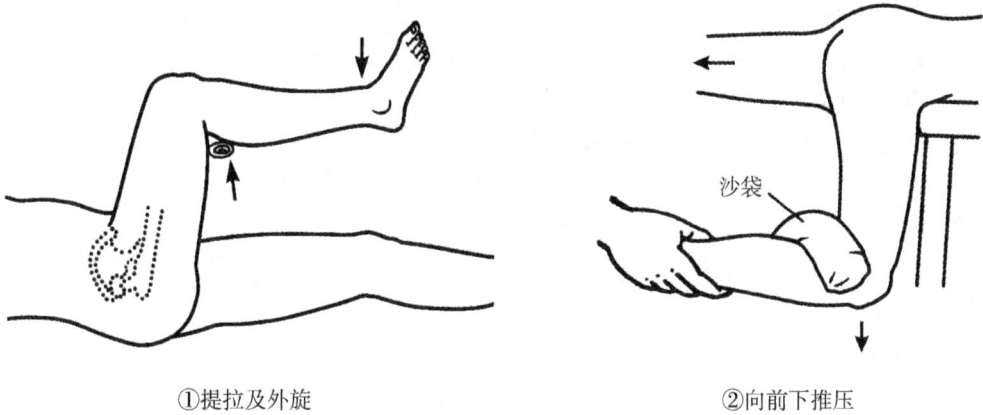

①提拉及外旋　　　　　　　　　　　　②向前下推压

图 11 -44①②　屈髋拔伸法（Allis 法）复位

（2）回旋法（Bigelow 法）：也称问号法。术者一手握患肢踝部，另一手托腘窝部，在牵引下缓慢屈髋、屈膝、并内收、内旋髋关节，使膝部接近对侧髂前上棘和腹壁。再在继续牵引下，使髋外展、外旋、伸直，其动作在左髋像一个问号"?"（图 11 -45①②③④⑤），在右髋为反问号。股骨头滑入髋臼时可听到或感到弹响。由于回旋法的杠杆作用较大，施行手法动作要慎重，不可使用暴力，以免导致骨折或加重软组织损伤，此法临床也较常用。

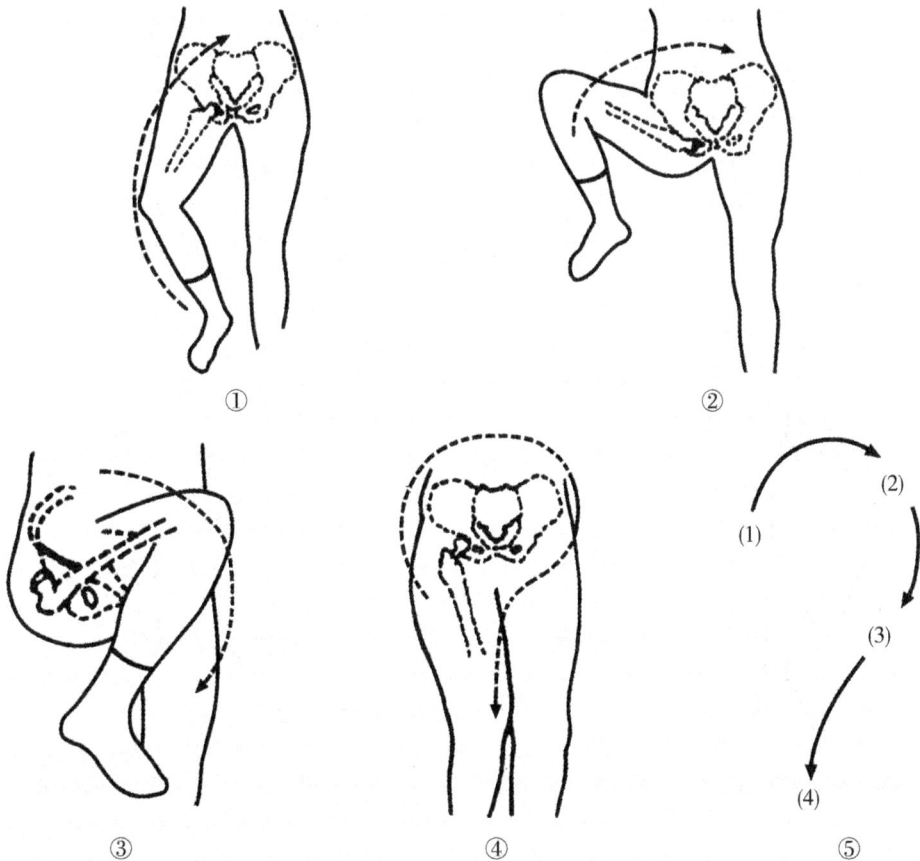

①　　　　　　　　　　　　　　　②

③　　　　　　　④　　　　　　⑤

图 11 -45①②③④⑤　回旋法（Bigelow 法）复位

（3）术后处理：复位后用皮肤牵引固定轻度外展位 3 ~ 4 周后可开始扶拐下地活动。为防止发生股骨头缺血性坏死，术后 12 周内患肢不负重。每 8 周复查 1 次，证实股骨头血供情况正常才能完全恢复正常活动。

2. 手术复位　适用于手法复位失败、怀疑有软组织或骨折块嵌入者，合并轻度髋臼缘骨折，如骨折片小，可延长皮肤牵引时间至 4 ~ 6 周，也可以石膏裤固定。如骨折片较大应复位后固定 4 ~ 6 周，切开复位应采用后侧切口。合并股骨头骨折时，由于骨折常位于股骨头的前下方，手法复位不成功需切开复位时，应采用髋关节前切口。骨折块应保留，大骨折片应复位固定。

二、髋关节前脱位

髋关节前脱位较为少见，约占髋关节脱位中的 8%。

（一）损伤机制

间接暴力产生的杠杆作用是导致髋关节脱位的主要原因，当患髋因外力作用强度外展时，股骨大粗隆顶端可与髋臼上缘相接触，患肢再稍发生外旋，股骨头就可于关节囊前下方较为薄弱区穿破并脱出，造成髋关节前脱位。

（二）类型

股骨头脱出造成关节囊前下方撕裂，髂股韧带一般保持完整。股骨头可向前下移位，停留在闭孔；向上、向前移位，停留于耻骨上支平面，也可因此压迫股血管和神经。根据股骨头脱位后的位置，临床上可分为耻骨型、闭孔型和会阴型。

（三）临床表现与诊断

有明确外伤史。患肢长于健侧，呈弹性固定于外展、外旋及屈曲畸形位置（图 11 - 46）。于闭孔或腹股沟附近可触摸到股骨头，髋关节活动完全丧失，被动活动时疼痛剧烈并有明显肌痉挛。X 线片可见股骨头位于闭孔内或耻骨上支附近（图 11 - 47），较少合并有髋臼或股骨头骨折。

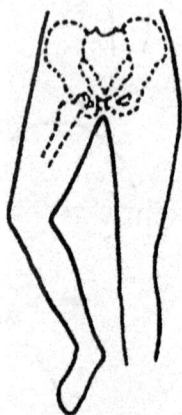

图 11 - 46　髋关节前脱位外观畸形

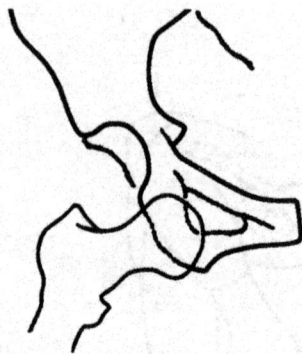

图 11 - 47　髋关节前脱位 X 线表现

（四）治疗

新鲜的髋关节前脱位，应尽快手法复位。

1. 屈髋拔伸法（ALLIS法）　患者仰卧于床上，近端助手按压双侧髂嵴部，远端助手双手托小腿上部，屈膝90°以便腘绳肌松弛。慢慢增加髋部外展、外旋及屈曲，并持续向外方牵引，使股骨头离开闭孔或耻骨支附近。然后术者双手环抱大腿根部向后外上方牵引，远端助手将患肢内收、内旋，使股骨头滑入髋臼。当闻及响声后，慢慢伸直大腿（图11－48①②）。

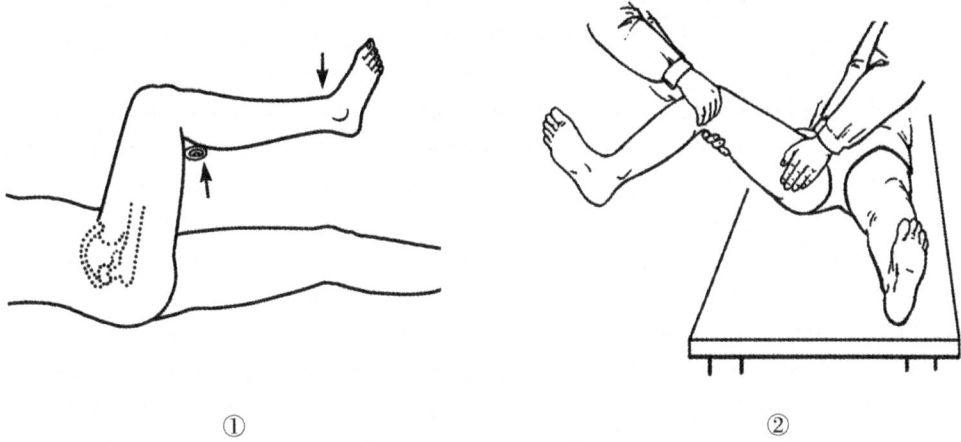

①　　　　　　　　　　　　②

图11－48①②　屈髋拔伸法（ALLIS法）

2. 反回旋法　手法复位步骤与髋关节后脱位复位相反。即先将髋关节外展、外旋，然后屈髋、屈膝，再内收、内旋，复位完成后伸直髋和膝（图11－49①②③④⑤）。

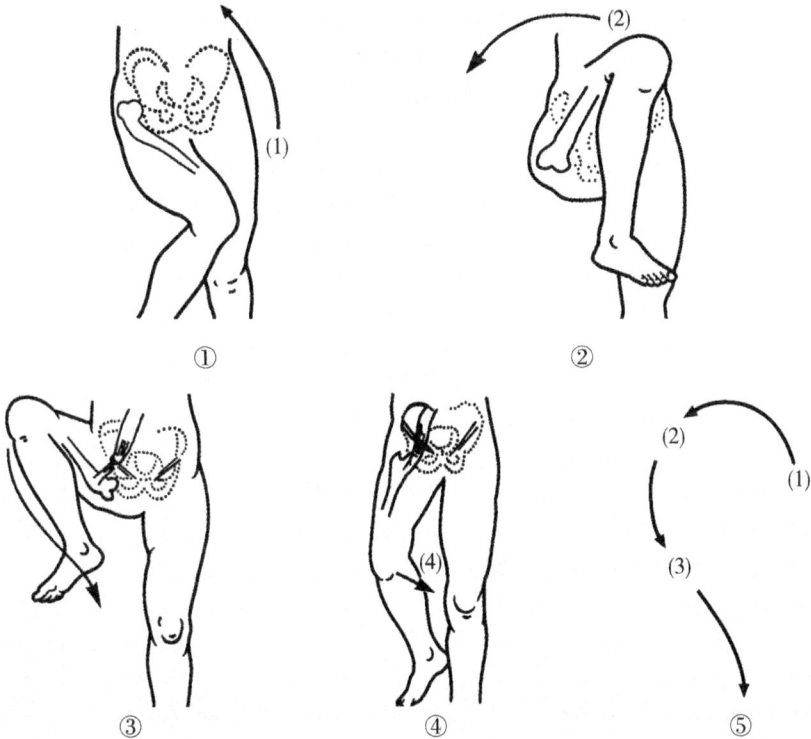

①　　　　　　　　　　　　②

③　　　　　　④　　　　　　⑤

图11－49①②③④⑤　反回旋法

3. 术后处理 术后使用石膏裤或皮肤牵引固定时，须避免患肢外展。其余处理与髋关节后脱位相同。

三、髋关节中心型脱位

髋关节中心型脱位比较少见。

（一）损伤机制

多由撞车、砸伤或侧方挤压等传导暴力撞击大粗隆外侧所致，也可因髋关节轻度外展，外旋位时，膝前方受暴力作用，向上传导引起股骨头撞击髋臼底造成髋臼骨折。如暴力增大，股骨头可连同髋臼部分或全部骨折片进入盆腔，引起髋关节中心型脱位。部分病例可并发骨盆、股骨颈、股骨干等处骨折。

（二）类型

髋关节中心型脱位可分为 3 度。

Ⅰ度脱位：股骨头向中心轻微脱位，头顶部仍在臼顶负重区之下，不论复位完全与否，髋关节活动功能可基本保持。

Ⅱ度脱位：股骨头突入骨盆内壁，头顶部离开臼顶负重区，在内壁与臼顶之间的骨折线内，如不复位，髋关节功能受到严重破坏。

Ⅲ度脱位：股骨头大部或全部突入骨盆壁之内，如不复位，则髋关节功能完全丧失（图 11 - 50）。

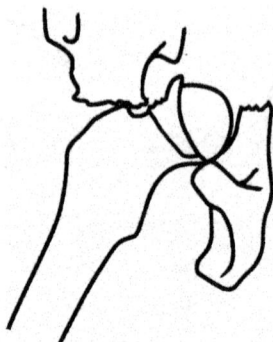

图 11 - 50 髋关节中心型脱位 X 线表现

（三）临床表现与诊断

股骨头轻度移位时，只有局部疼痛、肿胀和轻度活动障碍，体位畸形不明显。脱位程度严重时，除以上体征外，髋及臀部可有广泛血肿，肿胀较明显，患肢缩短，大粗隆因内移而不易摸到。正侧位 X 线检查可明确诊断。

（四）治疗

新鲜的髋关节中心型脱位，在全身情况允许下，应即在麻醉下行手法复位，多可获得复位。由于髋关节中心型脱位的实质是脱位和骨折，不但有股骨头脱位，更重要的是髋臼底的粉碎骨折及骨折片向盆腔内移位，少数还可出现髋臼骨折夹住股骨颈。在整复股骨头的同时，应尽量达到将移位的骨折片同时复位，故使用骨牵引逐渐牵引复位的方法，比人力快速复位更安全，效果也更好。

1. 骨牵引复位　健侧作石膏裤，患侧作股骨髁上骨牵引，维持外展30°，重量在6～12kg之间调整。一般2～3日后可达复位，X线证实完全复位后应立即减轻重量，一般以4～6kg维持8～12周后可去除牵引。开始不负重活动及扶拐行走，应尽量延迟负重活动，以防止创伤性关节炎。

2. 手术复位　股骨颈及髋臼底移位的骨折，可用螺钉或钢板内固定。适用于手法复位失败；合并有股骨颈骨折块嵌入髋臼内或软组织交锁；股骨头复位后，髋臼底移位的骨折片不能获得复位；同侧肢体多发骨折等。

术后患肢皮肤牵引或骨牵引4～6周，去除牵引后练习关节活动，12周后逐渐负重。

四、陈旧性髋关节脱位

髋关节脱位时间超过3周则为陈旧性脱位。

（一）病理机制

此时髋部软组织损伤已经在畸形位置下愈合，关节囊破裂口也已经愈合，髋臼内的血肿机化成为硬实的纤维组织，脱位的股骨头被大量瘢痕组织粘连并固定于脱臼的位置。

（二）临床表现与诊断

髋部周围肌肉可发生挛缩，患肢弹性固定明显，可发生废用性骨质疏松。根据病史及X线摄片可确诊。

（三）治疗

治疗较为复杂，应根据脱位的时间、类型，结合患者的年龄、全身情况、主要症状、职业和要求等，进行细致的分析评估，然后制订相应的治疗方案。陈旧性髋关节脱位多主张手术切开复位，术前须作患肢胫骨结节牵引1～2周。

1. 脱位时间8周以内　脱位时间在8周以内，无合并骨折者，加大重量牵引，可使原来内收、内旋和屈髋位置逐渐恢复至伸直和外展位，股骨头下降或稍低于髋臼水平。可在麻醉下试行手法复位，用力从轻到重，活动范围从小到大，逐步松解股骨头周围粘连，然后按新鲜脱位方法予以手法复位，须注意勿因暴力导致股骨头塌陷或股骨颈骨折。如手法复位困难，应改为切开复位或其他手术治疗。8周内合并骨折的脱位，即使达到复位，日后关节功能仍有影响。

2. 脱位时间3～6个月　脱位时间3～6个月者，需行手术切开复位。采用髋关节外侧切口，术中须完全切除股骨头及髋臼周围瘢痕组织，剥离髋臼底骨折块并予复位，必要时作螺钉固定。然后显露检查关节软骨，如大部分破坏，应改行其他手术方法，如人工关节置换术等。

术后患肢外展位骨牵引，维持重量5～10kg，4～6周去除牵引，作CPM练习并扶双拐逐步负重活动。

3. 脱位时间6个月以上　脱位时间6个月以上，如年龄偏高，症状不严重，仍要参加劳动，可不作处理。症状严重者，可采用截骨术恢复重力线，改进功能目的，效果较满意。后脱位可行粗隆下外展截骨，前脱位可行沿股骨颈基底部截骨，也可考虑行人工关节置换或关节成形术。

五、髋关节习惯性脱位

较为罕见，通常长期形成假臼的假性关节腔与原来关节腔相连，手术切除假性关节腔及假性关节囊。

1. 早期并发损伤

（1）髋关节脱位合并同侧股骨干骨折：多见于后脱位，一般致伤外力强大，多为撞击伤或塌方砸伤。

1）合并股骨干骨折而漏诊髋脱位：资料统计漏诊率可达67%，发生漏诊的主要原因是髋关节后脱位的典型体征被股骨干骨折所掩盖。另一方面，因股骨干骨折的症状及体征均甚明显，吸引了医生的注意力，致使发生髋脱位漏诊，有的甚至数月之后始发现。

2）预防髋脱位漏诊

a. 了解受伤机制，对外力较大而有股骨干骨折的患者，应考虑到髋脱位的可能性，注意检查有无大粗隆上移，臀部能否扪及股骨头突出和局部有无瘀血斑等。

b. 在股骨干骨折的X线片上，如发现股骨近段的典型移位（向外成角）消失，而代之以向内、向前移位，则应考虑到髋关节脱位的可能性，应复查X线片证实。

c. 股骨干骨折同时出现坐骨神经损伤的体征，应注意排除髋关节后脱位。

d. 对中1/3以上的股骨干骨折，在拍X线片时，应常规包括髋关节。

3）治疗：两处损伤的处理顺序，应视具体情况而定，在多数情况下，应先处理髋关节脱位。复位方法可用一斯氏针穿过股骨粗隆部，进行牵引复位；也可用一螺丝装置拧入股骨近端，用以牵拉复位。临床经验证明，即使同侧股骨干骨折，在充分麻醉下，仍有可能通过徒手牵引，同时推挤股骨头而获得复位，并非必须使用辅助牵引装置，但复位时不宜采用Bigelow法。对股骨干骨折，多主张切开复位内固定。陈旧性脱位，一般应行手术治疗。

（2）神经损伤：常发生为坐骨神经损伤，股神经损伤少见。髋关节后脱位，特别在髋臼后上缘有骨折时，合并坐骨神经损伤较为常见，发生率约10%，损伤后可有腓神经损伤表现，出现足下垂，足趾背伸无力和足背外侧感觉障碍。这类损伤多受牵拉或受到股骨头、髋臼骨折块的压迫、捻挫所致，大多数可逐渐恢复，一般在3~20个月内恢复正常。因此如骨折脱位本身不需手术者，就不急于单为神经损伤而施行控查手术。可暂行观察，经2~3个月仍无恢复迹象，再考虑手术探查。

探查坐骨神经时，如缺损过多，不能直接吻合，可行神经移植术，但实际效果不够理想。因此，也有人主张于晚期行三关节融合术。

髋关节前脱位合并股神经损伤者罕见，表现为不同程度的股四头肌麻痹。当关节复位后，多可自行恢复，极少需要手术治疗。

2. 晚期并发症

（1）创伤性关节炎：单纯髋关节脱位复位后，很少发生创伤性关节炎，但如为骨折脱位，则发生率可在25%以上。可因关节内骨折复位不良而直接发生，也可因股骨头缺血坏死后继发创伤性关节炎。

1）病理改变

a. 关节软骨发生退行性改变，失去光泽和弹性，逐渐变薄、变硬，可脱落成为关节内游离体。

b. 关节周缘发生骨与软骨的代偿性增生，软骨下骨质可有囊性变。

c. 关节滑膜呈现水肿、渗液和肥厚。

2）临床表现：主要症状是进行性疼痛、肌痉挛和关节活动限制。X线显示关节周缘骨增生、关节腔狭窄、关节面不平整、软骨下骨质硬化和囊性变等，有时可发生游离体。

3）治疗：多数先采取保守措施，适当减轻关节负担，在急性发作期间，可进行理疗。对于晚期症状严重者，可采取手术治疗；高龄患者，可作全髋置换术；青壮年患者，可行关节清理。

（2）股骨头缺血性坏死：髋关节脱位及骨折脱位后，股骨头缺血坏死率10%～20%，根据损伤的具体情况，可有较大的差异。一般单纯脱位而又及时复位者，其缺血坏死率均在10%以下；而合并骨折，损伤严重者，则坏死率增高。对髋关节脱位，特别是骨折脱位的患者，应进行较长时间的随诊观察。

（3）骨化性肌炎（髋关节周围钙化）：髋关节损伤后，少数可在关节周围发生钙化，发生原因不明。一般钙化范围较小不影响功能则无明显症状，如钙化范围广泛并影响关节功能，可待钙化成熟，界限清楚后行手术切除。手术切除应细致，并彻底止血，避免复发。

（刘永峰）

第九节　注射性臀肌挛缩

胥少汀于1978年报道了注射性臀肌挛缩症，经过20多年的病例积累及临床治疗经验研究，认为注射后发生缩挛的肌肉，不只限于臀大肌，其中有部分累及臀中肌及臀小肌。近年来，随着临床用药途径的改善，该病发生率已明显降低。

一、病因

注射性臀肌挛缩症是一种医源性疾病，多发于儿童期，是因为反复多次臀部肌内注射药物引起的。常因患儿家长发现其步态特殊，坐位双膝不能靠近而来就诊。病儿多因患上呼吸道感染、支气管炎、急性扁桃体炎、肺炎等而接受臀部肌内注射抗生素，是本病的主要原因。接受臀部肌内注射患儿频率最高年龄为出生至5岁，平均为1.5岁，而发现臀肌缩挛症的年龄为1～11岁，平均为4.9岁。注射的药物68.3%为青霉素，其中多数采用苯甲醇作为溶剂。有52%的患儿同时接受两种或两种以上抗生素肌内注射。其臀肌注射次数与臀肌挛缩的发生成正比关系。

二、发病机制

任何注射用药剂都有刺激性，但由于药物分子结构及分子团大小不同，对人体组织的刺激程度也不同。青霉素类药物，特别是苯甲醇作为溶剂，虽然它有暂时局部镇痛作用，但该溶剂对肌肉组织具有很强的刺激作用。反复多次注射，可引起局部化学性炎症，相继发生机化、纤维组织增生，最后形成纤维瘢痕缩挛束带。由于双侧臀部接受肌内注射的机会较多，故发病多为双侧。

三、临床表现

1. 步态异常 特别是跑步时，双下股呈轻度外旋、外展状，由于屈髋受限，步幅较小，犹如跳跃前进，称此为"跳步征"。

2. 站立 站立时双下肢轻度外旋，不能完全靠拢，由于臀肌上部肌肉挛缩而容积缩小，显现臀部尖削的外形，称此为"尖臀征"。

3. 坐位 坐位时双膝分开，不能靠拢，不能盘"二郎腿"。

4. 蹲位 蹲位时，由于病变程度及范围差异可有不同表现。一部分患者表现为下蹲时双髋呈外展、外旋位，双膝分开，如蛙屈曲之后肢，称为"蛙腿征"。此类患儿病变程度及范围较轻。另一部分表现为在下蹲过程中，当髋关节屈曲近90°时，屈髋受限，不能完全蹲下，此时双膝稍向外闪动，画一弧形后，双膝才能靠拢，完全蹲下，称为"画圈征"，此类病儿病变程度及范围常较严重且广泛。

5. 髋部弹响 屈伸髋关节时，在股骨大粗隆表面有索带滑过并产生弹响。

6. 臀部挛缩束带 臀部可触及一条宽度为2～7cm、与臀大肌纤维走行方向一致的挛缩束带，当髋关节内旋、内收时更为明显。

7. X线检查 骨盆X线片检查可见"假性双髋外翻"，可明显见到股骨小粗隆，股骨颈干角常大>130°。

四、治疗

（一）保守治疗

早期发现而症状较轻，可停止肌注治疗，局部理疗、按摩等对症处理。

（二）手术治疗

1. 臀大肌挛缩带部分切除、止点松解术 如臀肌已形成挛缩，可采用臀大肌挛缩带部分切除、止点松解术。

（1）手术方法：患者取侧卧位、麻醉下，沿臀大肌走行方向做斜切口至股骨大粗隆顶端，然后切口转向与股骨上端一致。显露挛缩束带及股骨大粗隆下方一段髂胫束，分离挛缩束带，在靠近髂胫束处切断一段2～3cm挛缩束带。松解臀大肌上半部与髂胫束相联结的腱膜部分，达到部分延长臀大肌止点的目的。手术结束前，在手术台上，被动活动患肢，证明屈髋自如、无弹响后，即结束手术。如切除、松解效果不满意，可考虑行臀大肌骨性附着点处肌腱"Z"形延长术。手术中，应注意不可完全切断臀大肌肌腱和不能在臀大肌中间部分切断肌肉，以免导致大量出血及损伤坐骨神经。如发现臀大肌挛缩范围较广泛，可在松解手术之前，先暴露坐骨神经。一般可在一次麻醉下完成双侧手术。

（2）术后处理：术后双下肢并拢固定2周，即可开始功能活动。一般术后半年至1年可获恢复。

2. 关节镜下等离子刀松解术 近年来，国内开展了关节镜下应用等离子刀施行臀肌挛缩松解术，并取得满意疗效。该手术具有创伤小、出血少、术后恢复快的优点，是值得赞同和推广的方法。但也应考虑到在关节镜下比较局限的视区范围内操作，较难充分显露臀肌挛缩束带的全貌及很精确判定坐骨神经由于臀肌粘连造成的位置改变。故在确定手术方法时，应针对具体病变程度和范围选择不同的手术途径。

（刘永峰）

第十节　弹响髋

髋关节在活动中出现弹响，常见为阔筋膜张肌紧张所致，其次是髋前髂腰肌腱膜在耻骨上支上滑移而发生。

一、病因机制

1. 大粗隆部弹响　弹响部位在大粗隆处，正常走步时，阔筋膜张肌的腱膜向下为髂胫束，当下肢向前迈步到支撑期，该肌腱膜在大粗隆外有向前向后滑动。当阔筋膜张肌紧张时，在向前迈步摆动期中，阔筋膜张肌筋膜移向前至大粗隆前方，至站地支撑期时，则向大粗隆后方滑动，由于该肌紧张度增高，使其腱膜在大粗隆表面滑动时出现响声及弹动，即为弹响髋。

2. 耻骨上支部弹响　系髋前髂腰肌腱膜在耻骨上支上滑移所致。当屈髋外展、外旋时，髂腰肌向外移动，在此位伸髋并内收时，髂腰肌由外向内沿耻骨上支内移而可出现滑动响声。多数无明显症状，且不在走步中出现，故临床意义不重要。

二、临床表现

（一）症状

典型的弹响髋出现在走步中，每走一步该髋即弹响一次，伴有局部酸痛，以致不能快走，也有走数步才出现一次弹响。

（二）体征

（1）如检查者将手置于大粗隆处，令患者正常走步，可触及阔筋膜张肌在该处弹跳并发出响声。

（2）Ober 征：患者侧卧，患髋在上。检查者以右手握住患者小腿近膝部，先屈髋，后外展并稍后伸，再将该肢放下、内收，此时阔筋膜张肌因紧张度增高而不能内收，为 Ober 征阳性。需检查双侧下肢。

三、治疗

（一）保守治疗

先行保守治疗，如局部理疗、热疗等。

（二）手术治疗

保守治疗无效时，可考虑行阔筋膜张肌腱膜松解手术。

手术方法：侧卧位，患肢在上，硬膜外或局部麻醉下，患肢需完全消毒包扎，以便术中做 Ober 试验。在大粗隆外侧作横切口，显露阔筋膜张肌。先将前方腱膜做横切口至前后两侧使筋膜裂开，试行髋后伸内收，如内收仍不满意，则可分离阔筋膜张肌后缘筋膜，将紧张处横断，直至髋内收满意为止。缝合伤口，压迫包扎。

（三）术后处理

术后患肢皮牵引 1 周，拆线后下地活动。

（刘永峰）

第十二章

膝部损伤

第一节 股骨下端骨折

股骨下端骨折包括髁上骨折、单髁骨折、髁间骨折和股骨下端骨骺分离。

一、股骨髁上骨折

指发生在腓肠肌起始点 2~4cm 范围内的骨折。此部位即为股骨髁至股骨干骺端的连接部。多发生于青壮年（图 12-1）。

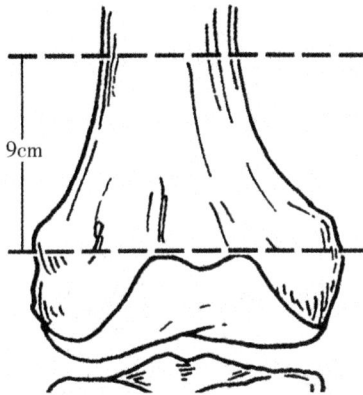

图 12-1 股骨髁上范围

（一）损伤机制

1. 直接暴力 直接暴力打击可导致骨折。

2. 间接暴力 如从高处坠落，足部或膝部着地产生的传导暴力导致骨折。膝关节强直且骨质疏松，由于膝部的杠杆作用增加，猛烈扭伤或屈曲位跌倒时，也容易发生骨折。

（二）类型

1. 按骨折移位分型（图 12-2①②③）

（1）屈曲型：为膝关节处于屈曲位受伤所致。骨折线自后上斜向前下，多呈横形或短斜形。由于腓肠肌和关节囊的牵拉作用，骨折远端向后移位，有可能刺伤或压迫腘动、静脉及胫神经，骨折近端可刺破髌上囊或皮肤。

（2）伸直型：因后方遭受暴力或膝关节处于伸直位受伤所致。骨折线有横形或斜形。斜形骨折线与屈曲型相反，即自后下至前止，骨折远端在前，近端在后，形成重叠移位。此类骨折应注意腘动脉损伤。

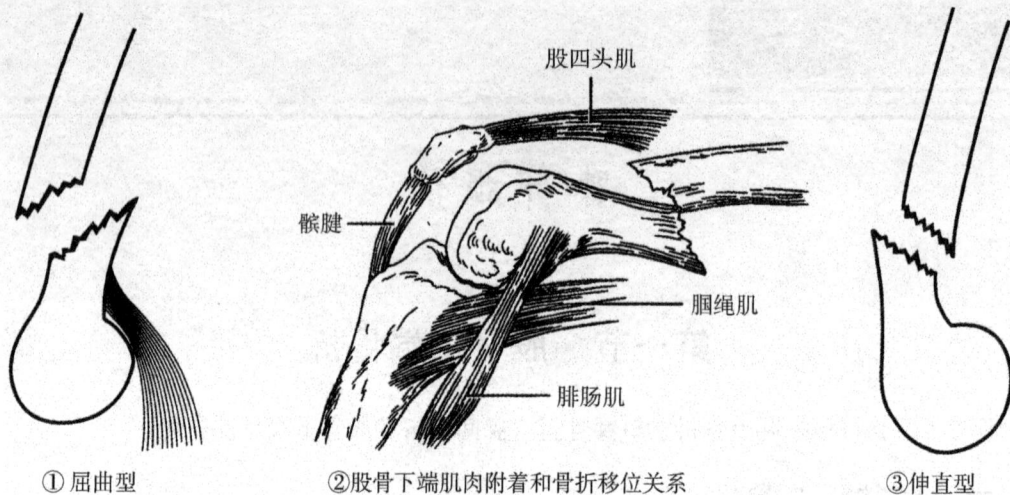

① 屈曲型　　　　②股骨下端肌肉附着和骨折移位关系　　　　③伸直型

图 12-2①②③　按骨折移位分型

2. AO 分型　按 AO/ASIF 分型，股骨下端骨折属于股骨远端骨折的 A 类，又再分为 3 个亚型（图 12-3）。

（1）A1 型：无明显移位骨折。

（2）A2 型：有移位的单纯骨折。

（3）A3 型：髁上粉碎骨折。

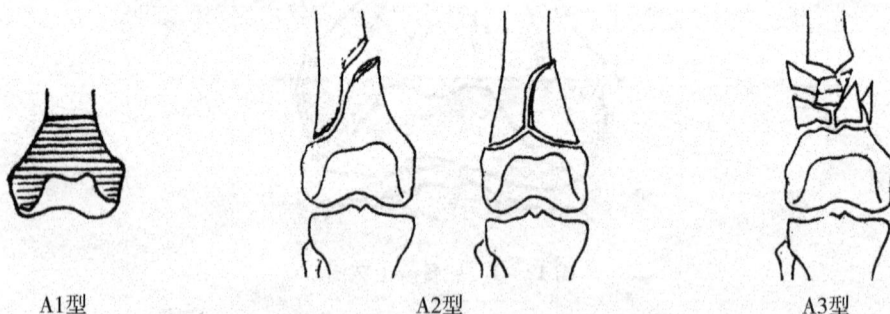

A1型　　　　　　A2型　　　　　　A3型

图 12-3　AO 分型

（三）临床表现

伤后大腿及膝部明显肿胀及疼痛。患肢短缩畸形，活动受限，有异常活动，可触及骨擦音等。屈曲型骨折可触及骨折近端向膝前外上方突起，伸直型不易触及骨折端，可有局部前后径明显增大。检查时应防止膝关节过伸造成腘部血管、神经损伤。

（四）诊断

膝关节正、侧位 X 线片，可了解骨折类型及移位情况。由于该处是骨肿瘤好发部位，故需排除病理性骨折，CT 扫描可为诊断和治疗计划提供更好参考。

（五）治疗

1. 保守治疗　一般认为只适用于无移位的 A1 型骨折。而有经验的中西医结合学者认为，股骨髁上骨折，除非移位程度严重，手法不能整复或有血管神经合并伤，多数手法复位有效。

单纯超关节夹板或石膏固定，适用于儿童青枝骨折及成年人无移位的稳定骨折，膝关节内如有积血应先抽除。

（1）超关节夹板固定：用 4 块夹板，前侧板下端至髌骨上缘；后侧板下端至腘窝中部；两侧以带轴活动夹板作超关节在小腿上端固定。固定期间应坚持股四头肌收缩练习，6～8 周后可去除外固定，练习关节活动。一般骨折愈合时间 3～4 个月（图 12－4）。

（2）长腿管型石膏固定：见图 12－5。

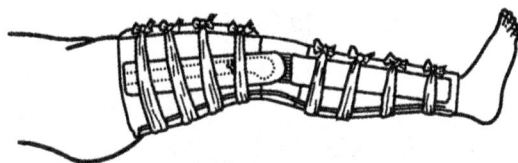

图 12－4　超关节夹板固定

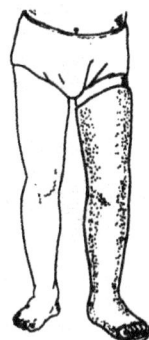

图 12－5　长腿管型石膏固定

（3）骨牵引复位：适用于有移位的 A2、A3 型骨折。屈曲型骨折可用股骨髁冰钳或克氏针牵引法（图 12－6），伸直型骨折可用胫骨结节牵引法（图 12－7）。

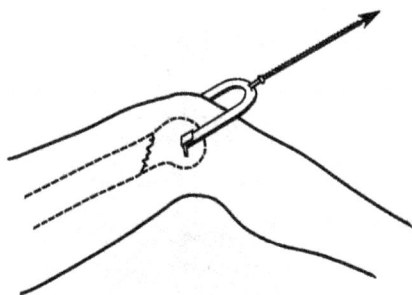

图 12－6　屈曲型骨折冰钳或克氏针牵引法

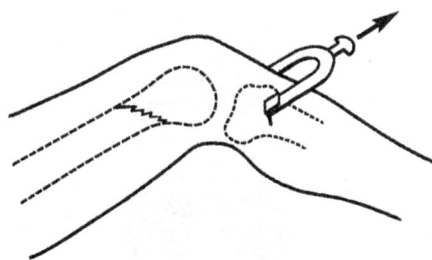

图 12－7　伸直型骨折胫骨结节牵引法

如经牵引不能取得自动复位，可在牵引下加用手法复位。屈曲型骨折术者向上端提骨折远端，且手向下挤按骨折近端。伸直型骨折的整复手术则相反。整复成功后，作夹板固定，进行功能锻炼。4～6 周去除牵引，改为超关节夹板固定，直至骨愈合。

2. 手术治疗　目前常用的有 95°角钢板，动力髁螺钉（DCS）及股骨髁支持钢板（CBP）等（图 12－8①②③④）。近年来，逆行髁上带锁钉因具有手术不需显露骨折端、损伤小、内固定坚实等优点，临床上也较常用（图 12－9①②③）。有人认为，开放性骨折及手术途径方便置入髓钉时可应用，而为了置入髓钉而另需开放膝关节时应慎重。

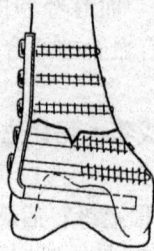
①95° 角钢板固定

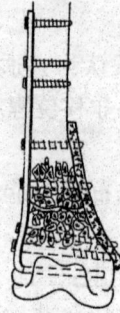
②股骨髁支持钢板(CBP)植骨

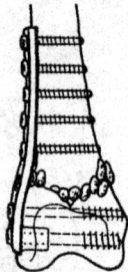
③动力髁螺钉(DCS)固定

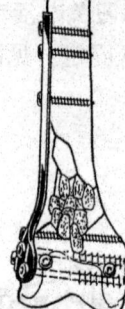
④双钢板植骨

图12-8①②③④　股骨髁上骨折钢板内固定

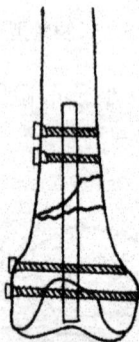
① 短 ILN

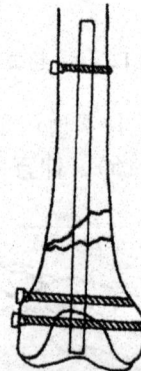
② 长 ILN

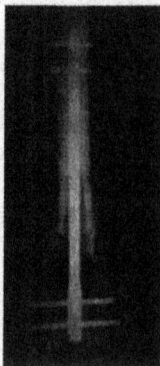

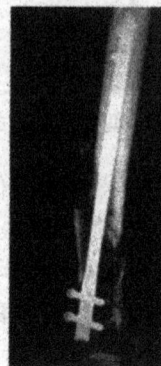

③术后X线照片

图12-9①②③　逆行髁上带锁钉（ILN）固定

二、股骨髁间骨折

股骨远端膨大部分，通过内外上髁的连线与股骨干骺端相连。股骨髁间骨折属关节内骨折，发生率约占全身骨折的4%，在股骨骨折中占4%~7%。

（一）损伤机制

1. 直接暴力　暴力直接作用于股骨髁部前方可导致骨折。暴力经髌骨，产生撞击股骨髁的楔形力，多为开放性或粉碎性骨折，常发生于青壮年。

2. 间接暴力　多由高处跌落，足跟触地，先发生股骨髁上骨折，暴力继续经近折端向下传达，并嵌插于股骨二髁之间，将股骨髁劈开为内、外2块，成为"T"或"Y"形骨折。此外，股胫骨纵轴方向的间接暴力，在伸膝状态下可产生股骨髁间劈裂骨折。在屈膝状态下可导致后髁骨折，此时伴有膝关节内翻或外翻应力导致的内髁或髁上骨折。股胫间纵轴方向的间接旋转暴力，还可产生不同部位股骨髁骨软骨骨折。

高龄伤者多数有骨质疏松基础，在较轻微外伤即导致骨折，且多数伴有脊柱、髋部或桡骨远端多部位骨折。

（二）分型

传统分型有伸直型和屈曲型，屈曲型包括"T"和"Y"形骨折（图12-10①②）。在AO分型中，属"C"形骨折（图12-11）。

C型：双髁骨折，分为3个亚型。

C1型：双髁骨折伴髁上非粉碎性骨折（"T"或"Y"形骨折）。

C2型：双髁骨折伴髁上粉碎性骨折。

C3型：双髁骨折伴髁上粉碎性骨折及髁间粉碎性骨折。

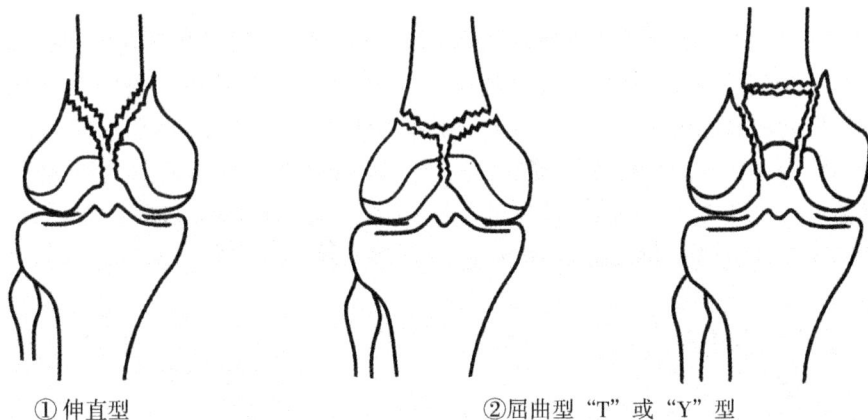

①伸直型　　　　　　②屈曲型"T"或"Y"型

图12-10①②　伸直型和屈曲型骨折

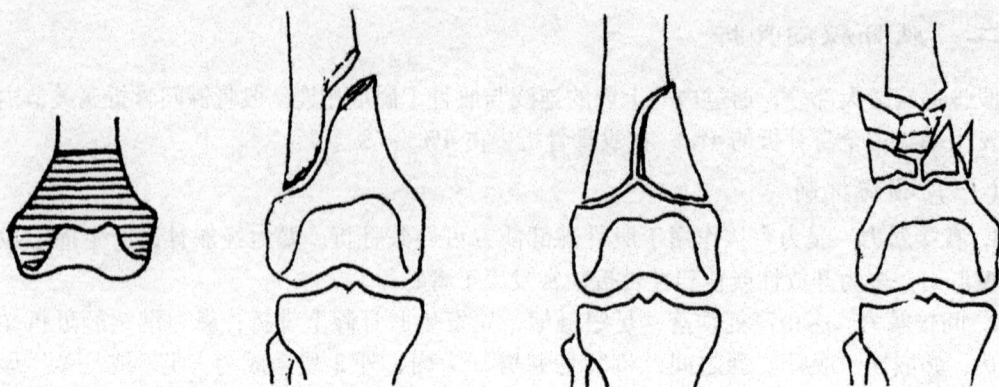

图 12 - 11　AO 分型属 "C" 形骨折

（三）临床表现与诊断

患膝明显肿胀、疼痛、活动受限，无法站立。检查膝部明显肿胀，有皮下瘀斑，股骨远端明显压痛、纵轴叩击痛，腘窝处可触及骨折远端成角移位及异常活动，可有骨擦音或骨擦感。有重叠移位者，患肢短缩，或出现膝内、外翻畸形。膝关节内出血者，浮髌试验阳性。挤压研磨试验及 McMurray 试验阳性。要注意检查腘窝部是否有血肿、足背动脉的搏动、末梢血运及足踝部的活动情况，以便确定是否有血管、神经损伤。

（四）治疗

1. 保守治疗　可采用手法复位、骨牵引和超关节夹板固定

（1）适应证：适用于骨折轻度移位，关节面骨折移位 2mm 以内或仅有内、外髁轻度分离的骨折。

（2）操作方法：先抽出关节内积血，局部用棉垫或弹力绷带加压包扎。无明显移位可行胫骨结节牵引，两髁分离可用股骨髁冰钳牵引，在牵引下用双手掌压迫股骨内外髁，使骨块复位。然后用两侧带轴可活动超关节夹板固定，固定期间加强股四头肌收缩练习，通过夹板与肌肉收缩作用，使骨折自行逐渐复位。6～8 周解除牵引，保留夹板固定，扶双拐下地进行不负重锻炼，复查 X 线片显示已骨性愈合，才能逐步负重下地行走。

2. 手术治疗　股骨髁间骨折手术治疗的目的是恢复关节面解剖复位、纠正旋转移位、恢复负重力线和早期活动。

临床常用的内固定有动力髁螺钉（DCS）（图12 - 12①②③）、股骨髁支持钢板（CBP）、AO 角钢板及股骨髁双头加压螺钉等（图 12 - 13①②）。对于关节面粉碎、移位严重的股骨髁部 C3 型骨折，使用股骨髁支持钢板（CBP）效果更好。股骨髁带锁钉（GSH），适用于 A型、C1 型、C2 型骨折，但不适用于 C3 型骨折。

3. 影响骨折治疗效果的原因

（1）行牵引治疗闭合复位者，较难以达到解剖复位，从而遗留发生创伤性关节炎的解剖基础。

（2）骨折错位及出血，发生在膝关节内髌上囊或股四头肌与股骨之间的滑动装置，经牵引或石膏固定治疗者，易发生关节内外粘连，致关节活动障碍，甚至僵硬。

（3）行切开复位者，如无坚强内固定，则仍需外固定，膝关节如果不能得到早期锻炼

活动，可发生术后膝关节粘连。

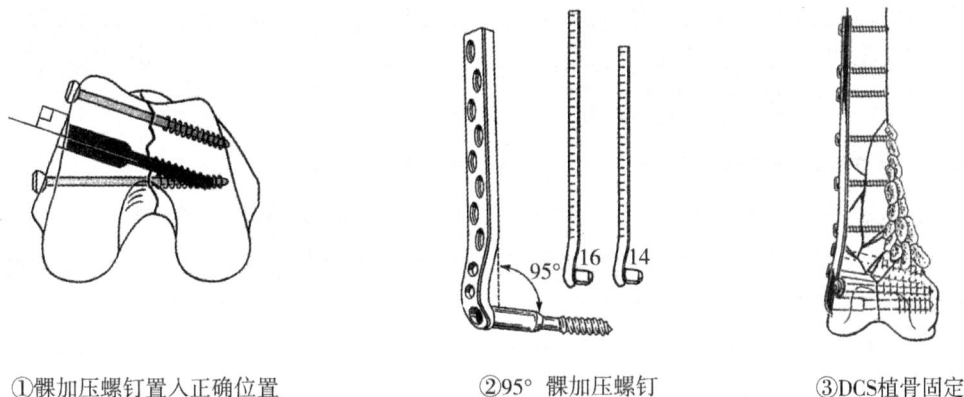

①髁加压螺钉置入正确位置　　②95°髁加压螺钉　　③DCS植骨固定

图 12 –12①②③　股骨髁间骨折 DCS 固定

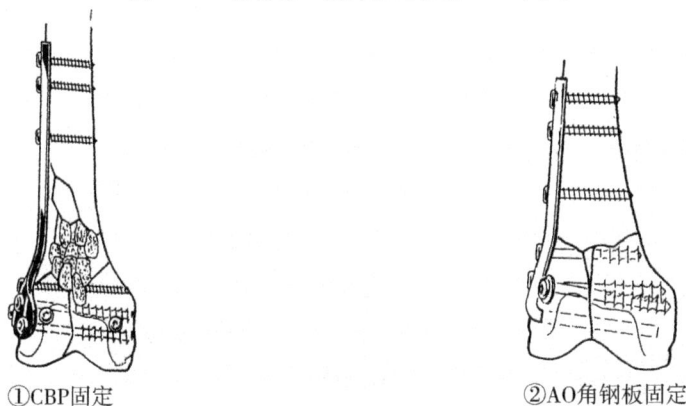

①CBP固定　　　　　　　　　②AO角钢板固定

图 12 –13①②　股骨髁骨折钢板固定

未达到解剖复位与关节内外粘连是影响疗效的主要原因。因此，对有移位的股骨髁部骨折，应早期采用手术解剖复位，清除关节内积血及碎骨片，作坚强内固定，恢复完整的关节面及正常关节关系。术后负压吸引，防止关节内积血，早期开始关节活动练习，预防关节粘连及僵硬。

（五）并发症

股骨髁间骨折复位内固定有一定难度，固定不牢固可出现骨折不愈合、膝内翻畸形以及膝关节功能障碍等并发症。

（1）髁部如果插入主钉或刃的位置偏后，容易使股骨髁向内侧移位，产生旋转畸形。将动力髁螺钉（DCS）的进钉点置于股骨髁侧前方1/4点上，使之与侧方髁面方向垂直，这样可增强控制旋转的稳定性。

（2）使用股骨髁支持钢板（CBP）时，由于螺钉和钢板固定的角度，能较好控制骨折内翻畸形。如内侧皮质缺损则效果较差。

（3）对于 C3 型骨折，钉板类固定后仍容易存在不稳定。在骨折处内侧再放置6~8孔普通钢板，这种双侧钢板固定，虽然造成一定创伤，但能起到钢板夹板的稳定作用，可明显提高骨折端的稳定性。

（4）骨折松质骨出现的压缩性骨缺损及复位内固定操作，均有影响术后骨愈合。采用自体髂骨或异体骨移植，填补局部骨缺损，促使诱导成骨，有利骨愈合，增强内固定效果。

（5）术后严格掌握负重时间，可预防钢板疲劳折断、骨折不愈合和膝内翻畸形。

三、股骨单髁骨折

是指股骨的另一半髁与股骨的解剖位置没有改变，内髁或外髁发生的骨折。内踝骨折，游离的骨折块一般较完整，常受肌肉牵拉向后上移位。股骨单髁骨折的发生率较低，约30%伴有同侧肢体其他合并伤。

（一）损伤机制

1. 直接暴力　常因直接外力冲击股骨内或外髁导致骨折。

2. 间接暴力　常因膝伸直位时从高处坠落，足跟着地，暴力向上传达至髁部，因为膝关节存在正常外翻角而形成外翻暴力，导致外髁骨折。膝内翻暴力引起的内髁骨折较为少见。

（二）分型

股骨单髁骨折属于AO分型的"B"形（图12-14）。

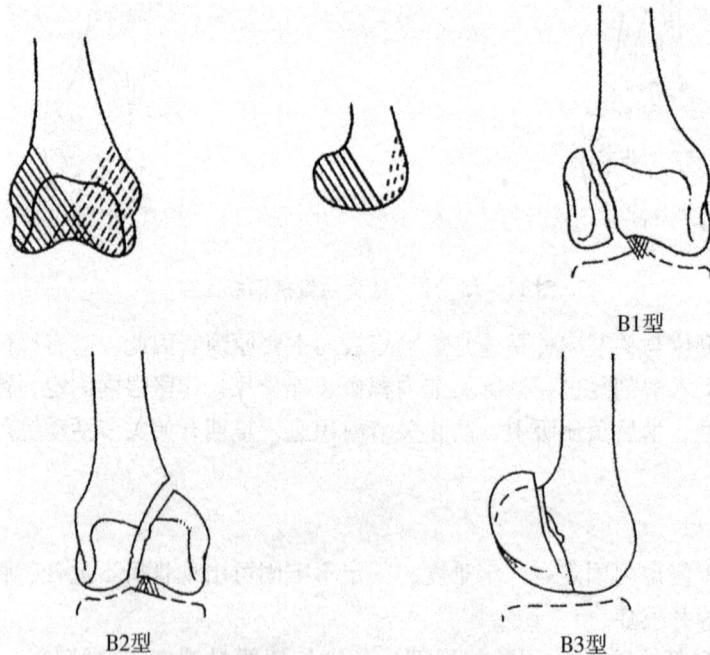

B1型

B2型　　　　　B3型

图12-14　AO分型属"B"形骨折

（三）临床表现与诊断

伤后膝部肿胀、疼痛，关节内积血，可触及骨擦音，关节活动受限。

X线摄片包括轴位、前后位、侧位及髌骨切线位，可明确诊断并发现是否合并有后髁冠状骨折或其他膝关节损伤。CT扫描可更准确了解骨折及移位情况。

（四）治疗

1. 保守治疗 无移位骨折，可采用外固定治疗，但需定期复查，防止骨折再移位。

2. 手术治疗

（1）手术方法：有移位的股骨单髁骨折需手术复位内固定。对青壮年骨质较好的有移位骨折，可采用经皮复位，松质骨拉力螺丝钉、髁锁定螺钉（图 12 - 15①②）或双头加压锁定螺钉固定（图 12 - 16①②③），对老年人骨质疏松、骨折程度较严重，伴有明显压缩性骨质缺损者，可用动力髁螺钉固定及植骨。

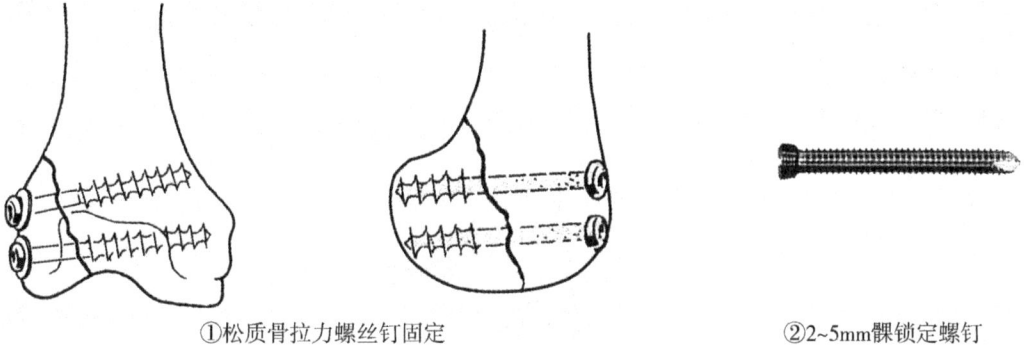

①松质骨拉力螺丝钉固定　　　　　　　　　　②2~5mm髁锁定螺钉

图 12 - 15①②　股骨单髁骨折螺丝钉固定

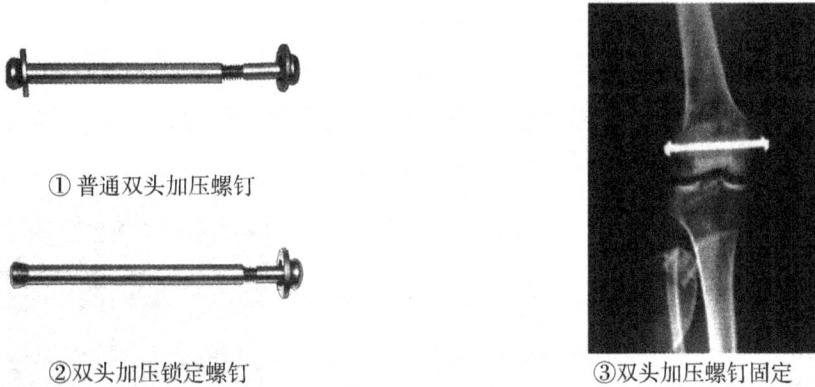

① 普通双头加压螺钉

②双头加压锁定螺钉　　　　　　　③双头加压螺钉固定

图 12 - 16①②③　股骨单髁骨折螺钉固定

（2）术后处理：拔除引流管即可活动膝关节，2～3 周扶双拐下地，一般 8～12 周骨折可愈合并完全负重。

四、股骨下端骨骺分离

多发生在 8～14 岁的青少年。

（一）损伤机制

常因膝关节受到过度伸直性外伤，导致股骨下端骨骺分离，分离骨骺向前移位至股骨干骺端前侧。因直接暴力冲击膝关节前部或侧面，可导致骨骺分离并向后或侧方移位。

（二）分型

股骨下端骨骺分离包括单纯骨骺分离和带有三角形干骺端骨片的骨骺骨折与分离。

（三）治疗

1. 保守治疗　可采用手法复位、石膏托固定。

操作方法：麻醉下平卧，用支柱顶住会阴部。患肢屈膝 90°，助手作对抗牵引。术者用 4 指将股骨干骺端向前提位，两拇指置于分离骨骺的前侧向后挤按，将分离的骨骺推回原位。然后作膝关节前面长石膏托固定膝关节于 90° 屈曲位，注意不能过屈，以免影响血运。4~6 周去除外固定，开始练习活动。膝关节恢复活动度后可扶拐并逐渐负重行走。

2. 手术治疗

（1）单纯骨骺分离：手术切开显露，使骨骺复位后可采用 2 枚 2.4mm 克氏针作交叉固定（图 12-17），将针尾留于皮下，3~4 周拔除。

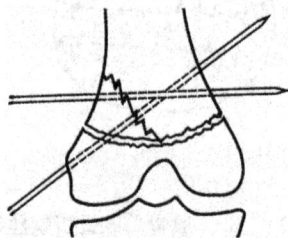

图 12-17　克氏针交叉固定

（2）带三角形干骺端片的骨骺骨折与分离：此类型干骺端的骨折片较大，需充分复位，并用 2 枚松质骨拉力螺钉行加压固定，注意螺钉不能穿过骺板，在成人的股骨内髁骨折切开复位后可用空心钉内固定（图 12-18①②③）。

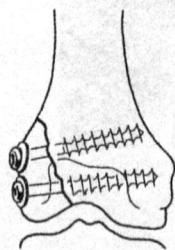 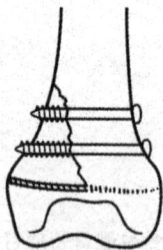 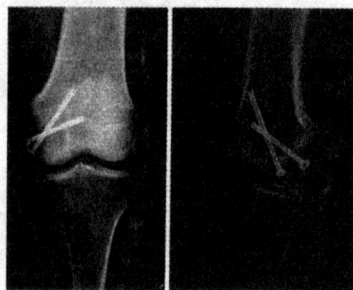

①松质骨拉力螺钉固定　　　②双螺钉固定　　　③空心钉固定

图 12-18①②③　股骨外髁螺钉固定

（3）术后处理：膝关节屈曲 30°，背侧石膏托固定，拔除引流即开始膝关节伸屈活动。2~3 周去除外固定，3~4 周拔除克氏针，4~6 周可持拐杖行走，6~8 周逐步负重行走。

（4）微创固定系统（MIPO）：20 世纪 90 年代开始，由 Krettek 发明的微创接骨板固定技术（MIPO）。MIPO 技术包括关节内骨折经关节经皮和关节外骨折经皮接骨板技术。由 AO/ASIF 设计的新型微创固定系统（LISS），适用于治疗干骺端和骺部骨折，具有能闭合插入接骨板而更好保护局部血液供应的优点（图 12-19①②）。

①LISS

②术后X线照片

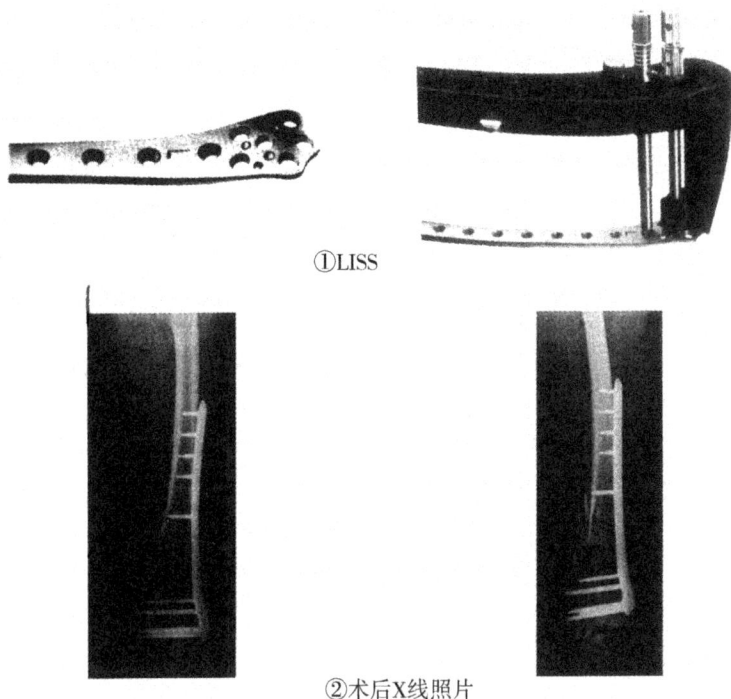

图 12 - 19①②　微创固定系统

　　LISS 基本结构是由接骨板和锁定螺钉构成的内固定器，由于固定后，应力从骨经螺丝钉颈部传递至内固定器，所以接骨板很少甚至没有与骨面接触，从而保护了局部血运。骨折得到充分复位后，用特殊的器械和插入导向手柄能够使接骨板作小切口从肌肉下插入，通过小切口经皮拧入螺丝钉。

（涂应兵）

第二节　膝关节脱位

　　膝关节脱位一般指外伤性脱位。膝关节为人体中最大的关节，也是构造复杂、坚固、负重较多的屈戌关节。受坚强有力的韧带、关节囊和其附近肌肉的保护，故膝关节脱位较为少见。但因其需较高能量的外伤导致，一旦发生，损伤程度和涉及软组织范围均较严重，且多合并有严重的血管损伤。

一、损伤机制

　　受伤原因多因直接暴力冲击胫骨上端或间接暴力使膝关节受旋转或过伸性损伤，致使胫骨上端向后、向前或向两侧脱位。受伤后不但膝关节内外侧副韧带和十字韧带断裂，而且关节囊广泛撕裂及半月板撕破脱位，甚至合并胫骨棘、胫骨结节撕脱性骨折或股骨髁骨折。内侧脱位严重者可发生腓总神经牵拉性损伤，后侧脱位严重者可合并腘动、静脉栓塞或破裂，引起肢体坏死或缺血性挛缩。脱位后撕破的关节囊有时随着脱位嵌入关节，从而影响整复。

　　膝关节在伸直位时，周围韧带、肌肉均处于紧张状态，故稳定性较好。而在屈曲位时，稳定性较差，故处于屈曲位时，在较大暴力作用下可发生外伤性膝关节脱位。当发生完全性脱位时，常伴有广泛的关节囊及韧带撕裂，或关节内骨折，甚至腘部血管、神经或腓总神经损伤等。

二、临床表现与分类

临床上根据膝关节脱位方向进行分类，也有根据脱位程度分为完全性及不完全性脱位。

（一）膝关节前脱位

较多见，约占膝关节脱位的23%。

1. 损伤机制 屈膝位，暴力由前向后作用于股骨下端，股骨髁向后急骤移位，突破后侧关节囊，使胫骨上端移位于股骨下端前方，可致膝关节前脱位（图12-20）。

2. 临床表现 伤后膝关节明显肿胀畸形，疼痛剧烈，压痛明显，功能丧失。膝关节微屈，前后径增大，呈弹性固定。触摸髌骨处空虚，皮肤形成横形皱裂，腘窝部饱满，可扪及移位于后方的股骨髁，髌腱两侧可触及向前移位的胫骨平台前缘。

3. 合并伤 常见有双侧或前侧交叉韧带、内侧及外侧副韧带或髌韧带损伤，也可能发生腘部血管或神经损伤。

（二）膝关节后脱位

较常见，约占膝关节脱位的21%。畸形明显，呈弹性固定。膝关节呈过伸位，前后径增大，胫骨上端下陷；皮肤有皱裂，髌骨下空虚，腘窝饱满，可扪及突向后方的股骨髁及在髌腱两侧可扪及向前突起的股骨髁（图12-21）。

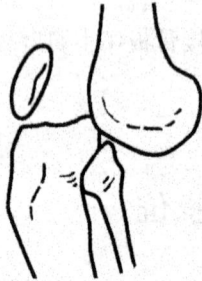

图12-20 膝关节前脱位　　　　图12-21 膝关节后脱位

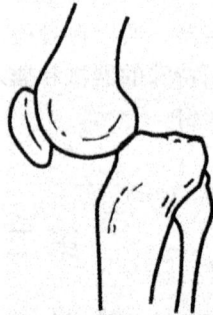

1. 损伤机制 暴力从前方向后方，作用于胫骨上端，使胫骨平台向后方移位。

2. 合并伤 由于膝关节内侧关节囊与内侧副韧带和股骨、胫骨内侧相连较为紧密，加上伸膝装置的限制作用，对后脱位有保护和限制作用。故在发生后脱位时，必然合并较严重的两侧或后交叉韧带，内侧及外侧侧副韧带，内侧关节囊，髌韧带以及腘部血管、神经损伤。临床上常有腓总神经损伤。

（三）膝关节侧方脱位

多见为外侧方脱位，约占膝关节脱位的28%。

1. 损伤机制 由侧方暴力直接打击或间接传达至膝关节，引起膝关节过度内翻或外翻，造成侧方关节囊及韧带撕裂，导致膝关节侧方移位（图12-22①②）。

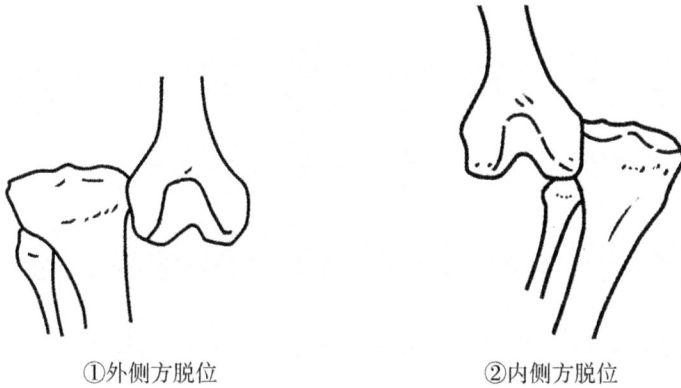

①外侧方脱位　　　②内侧方脱位

图 12－22①②　膝关节侧方脱位

2. 临床表现　膝关节有明显侧方异常活动，于膝关节侧方可扪及穿越的胫骨平台边缘。

3. 合并伤　单纯的膝关节侧方移位，常合并对侧胫骨平台骨折。外侧脱位时，可合并腓总神经损伤。由于内侧关节囊及韧带撕裂后嵌入关节内，可导致复位困难。

（四）膝关节旋转脱位

1. 损伤机制　常为旋转暴力引起。多发生在膝关节微屈，小腿相对固定，股骨发生旋转，导致膝关节承受扭转应力而发生脱位。这类脱位中，除了后外旋转脱位有较显著特点，其他 3 种类型均可归入前、后脱位。典型后外侧旋转脱位的发生机制：膝关节轻度屈曲，小腿处于内旋位，受到强大外翻暴力，使股骨内髁冲破关节囊，移位于股四头肌扩张部。如小腿处于外旋位，受到强大外翻暴力，使股骨内髁冲破关节囊，又穿出股内侧肌，并被形成纽扣状裂口卡住，可造成复位困难（图 12－23①②）。

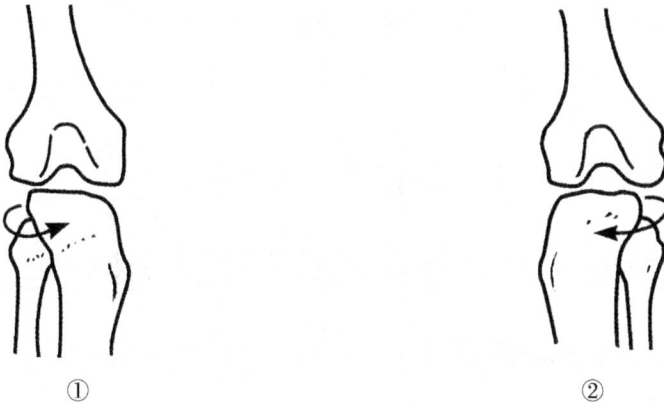

①　　　　　　　　②

图 12－23①②　膝关节旋转脱位

2. 临床表现　膝部有明显畸形，患侧小腿呈内旋或外旋畸形，膝内侧处有皮肤凹陷及皱裂，腘窝部后外侧可触及骨性突起。

3. 合并伤　多数可发生股骨髁突出关节囊及股内侧肌，形成"扣孔交锁"。此时，可有两侧或前交叉韧带及腘神经、血管损伤。

三、诊断

主要根据受伤史、临床表现及 X 线检查。必须注意合并有骨折，膝部血管、神经、韧带或半月软骨损伤等。

四、治疗

诊断基本明确后，即应对治疗全面衡量。既要考虑治疗的步骤、主次，也要权衡手术的必要性和时机。

（一）复位原则

闭合复位是治疗的首要步骤，应尽快施行，即使是在肢体有明显血运障碍时，也需先行闭合复位。

（1）充分麻醉，使肌肉松弛，同时有利于血运的改善。

（2）纵向牵引是复位的基本手法，单纯性脱位多顺利复位，整复时严禁膝部强行挤压。

（3）脱位的两端间有软组织嵌夹，是妨碍复位的重要原因，在复位有困难时，切忌采用暴力一再整复，以免造成更为严重的合并伤。

（4）有扣孔交锁的脱位，其体征十分明显，外观显示典型体位固定且难以改变。X 线片证实为后外旋转脱位，不应勉强进行闭合复位，应作手术复位处理，沿其穿出之扣孔纵向延长使股骨内髁还纳。

（二）手法复位

患者仰卧位，近端助手双手握住患侧大腿下方，远端助手握住踝部作对抗牵引。

1. 前脱位　于膝关节轻度屈曲位，沿肢体纵轴做对抗牵引。术者一手托股骨下端向前，另一手推按胫骨上端向后，如闻及弹响音则提示已复位（图 12 - 24）。

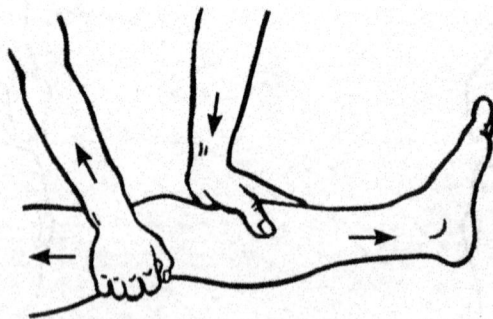

图 12 - 24　前脱位手法复位

2. 后脱位　术者一手托胫骨上端向前，一手推按股骨下端向后，听到响声即提示复位成功（图 12 - 25）。

3. 侧方脱位　以外侧脱位为例，术者一手将股骨内髁向外侧扳拉，另一手将胫骨外髁向内侧推挤，同时，使膝位呈外翻位，感觉到响声即已复位（图 12 - 26①②）。

4. 旋转脱位　术者一手用手掌将胫骨上端向脱位相反方向推挤，助手将小腿向畸形相反方向扭转，同时术者用另一手用力扳拉股骨髁部，感觉到响声即已复位。

5. 固定方法　前、后及旋转脱位复位后，用长腿石膏，屈膝 20° ~ 30° 位固定，腘窝部加软垫。侧方脱位复位后用内、外侧夹板或石膏固定，须保持三点加压，将患膝固定于内翻或外翻位，时间 4 ~ 8 周。

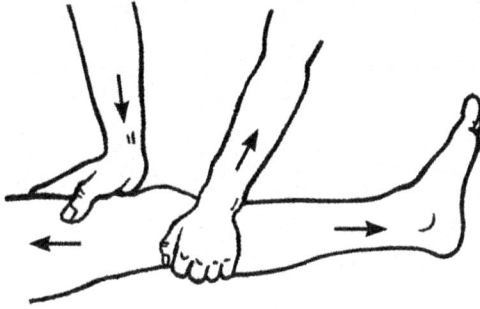

图 12 - 25 后脱位手法复位

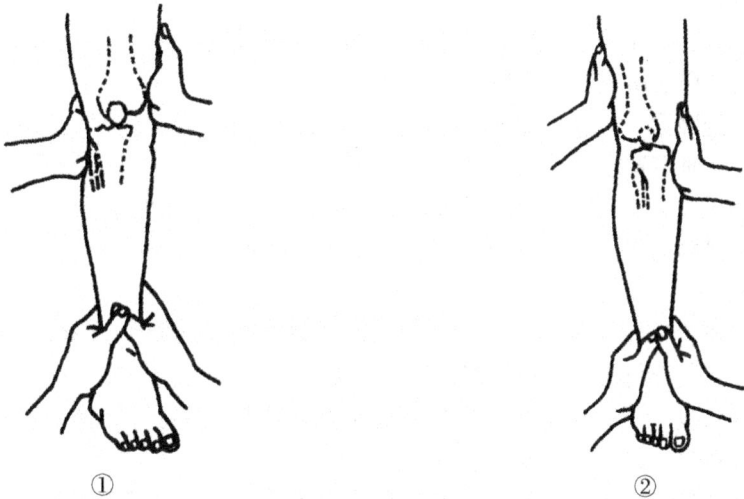

①   ②

图 12 - 26①② 侧方脱位手法复位

（三）手术治疗

复位困难者，如为外侧脱位，可能系破裂的关节囊或内侧副韧带嵌入关节内所致；旋转脱位则大多系股骨内髁的嵌入引起。对不能闭合复位者，应及时手术复位。必要时可同时修复韧带损伤，以恢复关节的稳定性。此外，外侧脱位合并胫骨内侧平台骨折者，应同时行骨折内固定。

（四）并发症及处理

1. 血管损伤 膝关节全脱位导致的腘部血管损伤后果较为严重，因误诊导致的截肢率也较高，须引起高度重视。

（1）发生率：膝关节全脱位中，合并不同程度的腘动脉损伤有 1/5，可导致不可逆的腘动脉损伤有 1/16。

（2）症状：肢端缺血、麻木、疼痛，足背动脉无搏动，足部温度降低，足趾感觉减退和腘部进行性肿胀等。

（3）检查：当存在任何可疑情况时，均须及时作 Doppler 测定或动脉造影检查，可更确切地反映供血状态和血管损伤程度。

（4）手术时机：在充分麻醉下行关节脱位闭合复位后，须密切观察肢体血运情况，大部分病例术后即可恢复肢体血循环。一旦怀疑有血供障碍存在时，必须立即进行 Doppler 测定或动脉造影检查，同时做好探查手术准备，积极挽救肢体。

（5）手术方法：单纯行腘动脉取血栓基本没有治疗效果，利用隐静脉倒置移植修复腘动脉，同时修复损伤的腘静脉，大多数受伤肢体可得以挽救。行腘动脉修复后，必须同时行深筋膜切开减压。动脉结扎虽有极少数病例得以保存肢体，但造成截肢的概率更高，腘动脉有 5 条穿支与胫前回返动脉相吻合，但不能供应足够的血运维持小腿及其下部存活，而且这些交通支也可能均有损伤，因此不应作腘动脉结扎术。

（6）预后：确定有血管探查指征，手术必须在 6 小时内进行，可获得较好治疗效果，肢体保存率达 80%，而 6～8 小时后手术，截肢率可达 80%，12～24 小时后已基本失去手术机会。由于不恰当的观察手段而贻误病情，可因错失手术机会而导致严重后果。

2. 神经损伤　膝关节全脱位并发神经损伤的发生率较高，可达 28%。感觉或运动障碍的原因是由神经本身损伤或因缺血所致，在急性期较难区别。

（1）并发神经障碍多发生于后脱位，前、外、后外及骨折脱位组均有之。在后脱位组中，并发腘部神经损伤者也占较大比例。

（2）当肢体无血运障碍而仅神经障碍时，可明确为神经本身的损伤。

（3）存在神经障碍并不急于探查，可在复位后观察其转归。

3. 韧带损伤

（1）合并有血管损伤或血运障碍，即使在闭合复位后血运有所改善，也不可在急性期进行韧带修复，可先行制动及对症处理，2～3 周后病情稳定再作修复。

（2）急性期修复必须在肯定无血管合并伤的情况下才可进行。修复手术范围需有限度，不应采用增强而复杂术式，以防发生关节粘连。

（3）早期修复韧带，术后 3 周可以在限制支具的保护之下，进行 30°～60°的小范围内活动。

（4）膝关节全脱位的韧带损伤范围广泛且程度均较严重，必须予以修复或重建，但对修复的时机和范围仍存在不同认识。临床总结显示，手术修复治愈率明显高于保守治疗，采用人工韧带重建可获得较好的治疗效果。

（何　伟）

第三节　髌骨骨折

髌骨是人体中最大的籽骨，也是膝关节的重要组成部分。主要作用是屏障性保护膝关节，增强股四头肌的力量和膝关节伸直最后 10°～15°的滑车功能（图 12－27）。髌骨后面是完整关节面，其内、外侧分别与股骨内、外髁构成髌股关节，治疗中应尽量恢复关节面平整，并尽量保护髌骨。

髌骨骨折伤占全身骨折 1.5%，多见于 30～50 岁的中壮年，约占 58%；50 岁以上占 35%；青少年较少见。

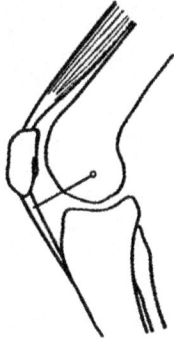

图 12－27 股四头肌力臂示意图

一、损伤机制

（一）直接暴力

外力直接打击在髌骨上，如撞伤、踢伤、跑步或行走时跌倒跪姿着地时髌骨前直接碰撞地面或较硬物体等。骨折多呈粉碎性或"星状"，也可为横形。骨折移位程度与髌前腱膜，股四头肌及髌两侧腱膜和关节囊等的损伤情况有关。此类骨折约占髌骨骨折的1/3。

（二）间接暴力

多因暴力使股四头肌骤然发生猛烈收缩、牵拉所致，常发生撕脱性骨折。如突然滑倒，膝关节呈半屈曲位，使股四头肌骤然收缩。此时髌骨强力向上牵拉，髌骨下部受髌韧带固定，而股骨髁部向前顶压髌骨，上述三种力量的同时作用导致髌骨骨折。骨折多为上下极撕脱骨折，也可呈横型，移位程度较明显，常伴有较明显的髌前筋膜及两侧扩张部撕裂。

二、类型

髌骨骨折可分为横断、粉碎、纵形和撕脱4种类型（图12－28①②③④）。

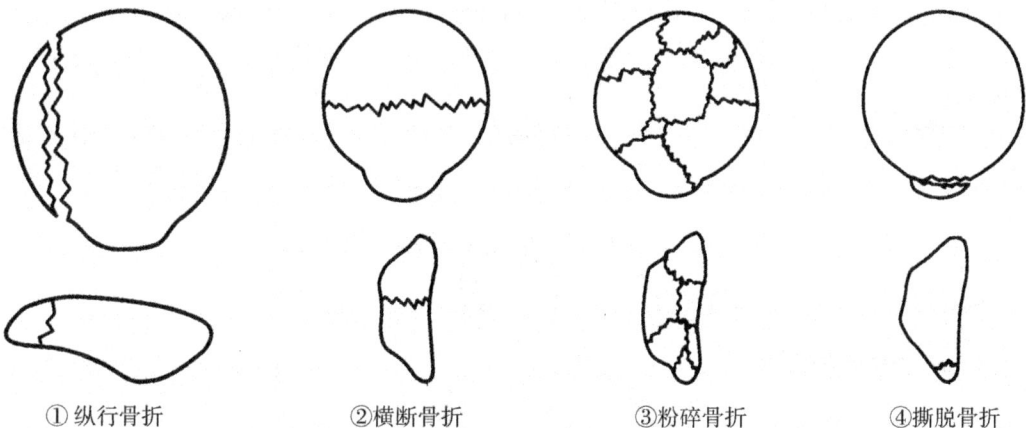

①纵行骨折　　②横断骨折　　③粉碎骨折　　④撕脱骨折

图 12－28①②③④ 髌骨骨折类型

1. 横断骨折　约占髌骨骨折的2/3。骨折线为横形，包括部分短斜形骨折。有些在发生横断骨折后跌倒，其远侧骨折块撞击地面而形成粉碎骨块，但移位不明显。

2. 粉碎骨折　约占髌骨骨折的 1/3，包括"星形"骨折。此类型骨折股四头肌两侧扩张部分损伤较轻，骨折移位及上下分离多不严重，开放性骨折发生率较高。

3. 纵形骨折　发生率较少，常见于外侧。由于髌骨的纵向骨嵴外侧比较薄弱，受伤时屈膝位同时有外翻动作使股外侧肌收缩牵拉产生的外向应力，容易在此处发生纵行骨折，骨块向外侧分离移位。

4. 撕脱骨折　多发生在下极，上极少见，撕脱骨块一般不涉及关节面。

三、临床表现与诊断

有明显外伤史，伤后局部肿胀、疼痛，活动受限。髌前及下缘瘀血斑，可触及骨折端，有移位骨折可触及双侧骨折线空隙。

X 线摄片应包括膝关节正、侧位，常需加摄轴位和髌骨切线位。边缘骨折须与副髌骨相鉴别。"二分"髌骨 75% 位于外上角，形状整齐圆滑，与髌骨界限清晰，且多为双侧性。

四、治疗

髌骨骨折的治疗目的，是保持关节面平整，恢复股四头肌传导作用力的正常伸膝装置功能和防止创伤性关节炎，通过有效内固定、早期股四头肌活动，恢复膝关节功能及避免发生膝关节粘连僵硬。

（一）保守治疗

骨折块不超过 2 或 3 块，骨折分离不超过 1cm，关节面错位在 2mm 以内者，可选择保守治疗。

1. 伸直位石膏托固定　无移位髌骨骨折，后侧关节面平整，可用后侧屈膝 10° 石膏托板外固定 4 周。

2. 手法复位　先抽出关节腔内积血，注入 1% 普鲁卡因 5～10ml 作局麻，伸直伤肢，术者一手推挤髌骨下缘，另一手拇、示指用力将髌骨近折端向下推挤，靠拢骨折端即可复位。助手轻微屈伸膝关节，术者一手固定髌骨，一手触摸髌骨边缘，检查复位情况。

3. 固定方法　可采用棉圈抱膝固定：按骨轮廓大小，用胶皮电线制成一略大于髌骨边缘的圆圈，外周用纱布及棉花包缠，平分四点，在圈上固定 10cm 长布带。用长 13cm、厚 1cm 托板固定于膝后方，再将抱膝器于髌骨周边分节捆扎在后托板上（图 12-29①②③），用绷带固定于托板的远、近侧。固定后抬高患肢，须注意防止发生腓总神经压迫。

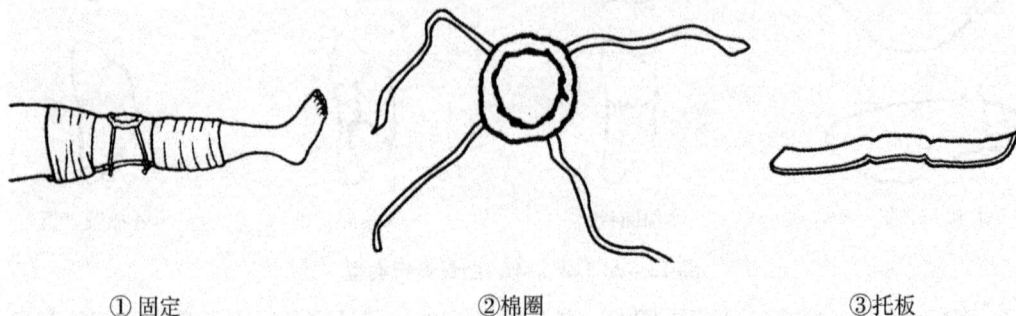

①固定　　　　　　　②棉圈　　　　　　　③托板

图 12-29①②③　棉圈抱膝固定

4. 术后处理　1 周内摄片复查，2 周后开始练习股四头肌收缩活动，3 周后扶拐练习行走，骨折愈合才能去除外固定及完全负重行走。

（二）手术治疗

1. 抓髌器复位固定　抓髌器是应用机械加压力和金属弹性应变力使骨折得以内合复位，适用于有分离移位的新鲜髌骨骨折。

（1）操作方法：麻醉下，抽净关节腔内积血，将间距宽的双钩抓住髌骨上极前缘，间距窄的双钩抓住髌骨下极前缘，拧紧加压螺丝，骨折可自行复位并保持固定（图 12 – 30）。

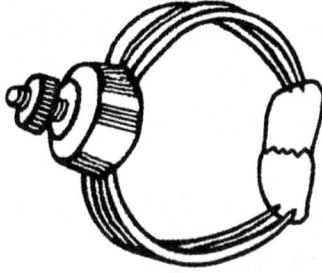

图 12 – 30　抓髌器复位固定

（2）术后处理：术后 2 日可不扶拐行走，3 周作屈膝活动，一般 6 周可达骨折愈合。

2. AO 张力带缝合固定　适用于髌骨横形骨折及部分粉碎骨折。

（1）原理与改良：AO 学派开创并推行的张力带缝合法，在原有基础上又进行了若干改进，目前常用双克氏针钢丝环线法，用两根克氏针各自作钢丝固定（图 12 – 31①②③④⑤⑥⑦），其力学原理是使缝合固定的钢丝在髌骨前方形成的拉力，抵消骨折前方的分离，固定后两钢丝之间不产生扭矩的影响，当负载后即使骨折前面间隙达 0.8mm，也不会发生骨折移位，术后不需外固定。由于膝关节伸屈运动时，髌骨的前侧成为张力侧，产生分离趋势，因此，应将纵行通过骨折线的钢丝靠髌骨前方固定，才能使张力改变为压力，如果固定的钢丝偏向侧方，将失去张力带固定作用。

（2）横断骨折：一般采用逆行进针法，在骨折端中外及中内 1/3 且近关节面处，分别穿入直径 1.5 ~ 2.0mm 克氏针并穿出上极，伸膝位使骨折复位，用中钳固定，经髌侧裂口检查骨折对位情况。分别将两根克氏针经骨折面固定远侧骨端，至髌韧带前穿出，用直径为 1 ~ 1.2mm 钢丝紧贴髌骨分别绕过两克氏针作"8"字缠绕固定。改良型是用一条钢丝环绕 2 枚克氏针作"0"或"8"字型固定，在近端内外侧拉紧钢丝并分别拧紧。将 2 枚克氏针上端剪短弯成钩状，旋转 180°锤入骨质内。下端克氏针留 5mm 后剪断，并向关节面微弯。轻微屈伸膝关节观察牢固效果，必要时可行 X 线透视。修复髌内外侧支持带，间断缝合髌前腱膜。

（3）上、下极撕脱骨折：对髌骨中央区粉碎较严重，上、下极骨折块较大，可去除中央区骨碎块，修复成为两大骨块，再作张力带钢丝固定。

（4）粉碎性骨折：对移位不明显的粉碎性骨折，可先行髌骨周缘钢丝环扎固定，然后顺行穿针作张力带钢丝固定。对骨折块较大的粉碎骨折，可将骨块用克氏针或螺丝钉与近折端固定，形成类似横断骨折，然后再顺行穿针张力带固定。临床上往往因骨折粉碎严重，难以获得充分复位和满意内固定，但髌骨整体无上下移位，大部分髌股关节面在运动中是吻合的。另外，关节面缺损在 2mm 以内即使没有纤维软骨覆盖，也不致发生明显机械损伤或剪切应力。

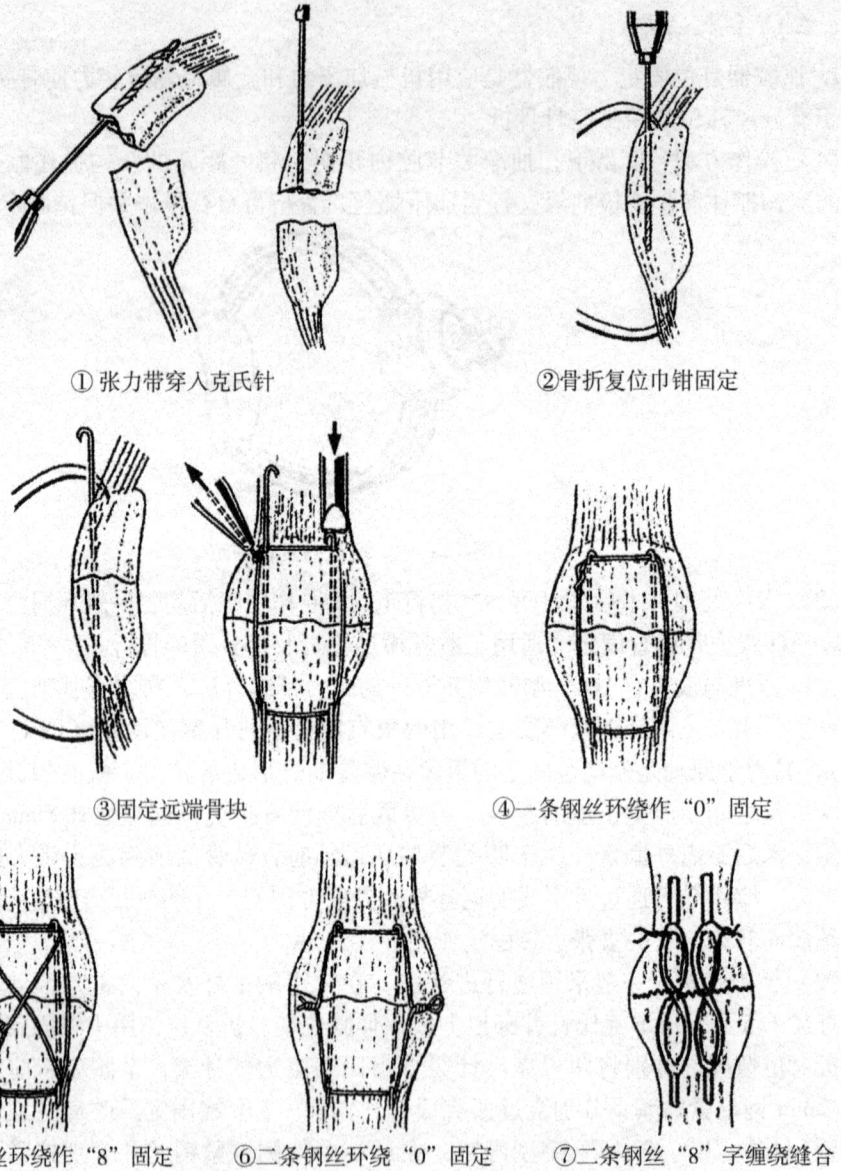

① 张力带穿入克氏针　　　　　　　　② 骨折复位巾钳固定

③ 固定远端骨块　　　　　　　　　　④ 一条钢丝环绕作 "0" 固定

⑤ 一条钢丝环绕作 "8" 固定　　⑥ 二条钢丝环绕 "0" 固定　　⑦ 二条钢丝 "8" 字缠绕缝合

图 12 - 31 ①②③④⑤⑥⑦　AO 张力带原理与改良的固定方法

固定完毕后，屈膝 90°，检查固定效果（图 12 - 32）。

（5）术后处理：术后不需外固定，即可进行股四头肌收缩训练。横断下极骨折术后 2 ~ 3 日、粉碎骨折术后 1 ~ 2 周可作 CPM 练习。2 ~ 3 周可带膝关节支具逐渐负重行走，不稳定的粉碎骨折应适当延长练习和负重时间。

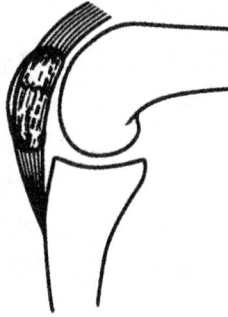

图 12 – 32 术后屈膝 90°检查固定效果

3. 镍钛记忆合金聚髌器固定 镍钛记忆合金聚髌器，由于材料本身的记忆效应性能，以及腰部和爪支的设计特征，具有多方向、向心性持续自动向骨折端施加聚合加压的特性。其腰部置于髌骨前方，爪状固定在上、下极，完全符合张力带固定原则，是应用较为广泛的治疗方法。

有人应用这种治疗方法，取得满意治疗效果。自从引进这种治疗方法，已基本杜绝髌骨切除，少数严重"星状"粉碎病例，术后随访有"大髌骨"现象。同时认为，其聚合加压力仍以纵向加压为主，对一些纵形及斜形骨折，需要根据实际情况加强固定效果（图 12 – 33①②③④）。

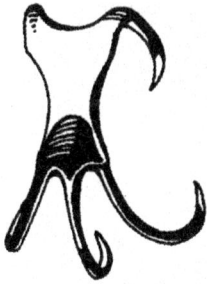

①镍钛记忆合金聚髌器

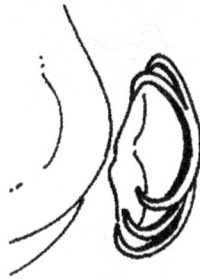

②固定示意图

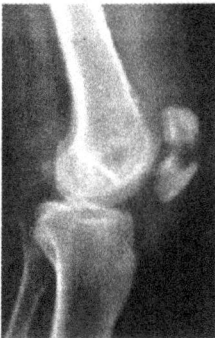

③术前

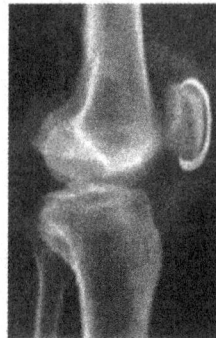

④术后

图 12 – 33①②③④ 镍钛记忆合金聚髌器固定

4. 螺丝钉固定 适用于纵形或斜形骨折。骨折复位临时固定后，用 4mm 拉力螺钉或空心钉固定，术后仍需外固定，因容易造成固定过程再骨折，临床上较少应用。

5. 髌骨部分切除术　多应用于髌骨下极骨折，髌骨上极骨折较少。髌骨下极虽然不形成关节，当切除髌骨下极，髌韧带与保留的近端骨块缝合后，髌骨必须逐渐发生下移。髌骨下移发生关节面"错格"现象后，关节接触面并不随关节屈曲度的增加而增加，反而减少。资料显示，其接触面仅为正常侧的55%左右，接触面减少将造成该处的压应力集中，压强也随之增大。这种由于髌骨下移，导致髌内滑动与股骨髁关节面不相吻合的"错格"，最终使膝关节的载荷传导装置失常，是造成骨性关节炎的原因。

髌骨下板切除后，1 年内伸膝力量减弱，而保留髌骨行张力带钢丝固定的效果明显占优，故应尽量避免切除。

（1）手术方法：显露骨折端，去除髌骨下极骨碎块，可保留髌腱内的微细骨块，修整近端骨面在贴近软骨面处，用直径 2mm 克氏针或 2.5mm 钻头向近端髌骨前面平行钻 3 个孔，用 2 根 7 号丝线分别全层缝合髌腱的内、外侧。线尾通过缝线导针，分别穿入骨折近端的内、外侧孔，中央孔穿入 2 根，此时略伸膝关节，拉紧缝线并分别结扎，褥式重叠结合股四头肌腱膜及其两侧扩张部分，如需继续增强固定效果，可胫骨结节与髌骨间作"8"字缝合加固（图 12 - 34①②③④）。

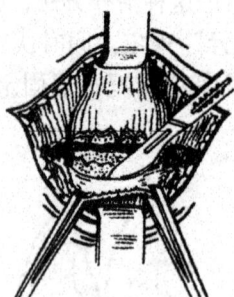

①修整髌韧带，切除远端骨块　②远端骨块钻孔

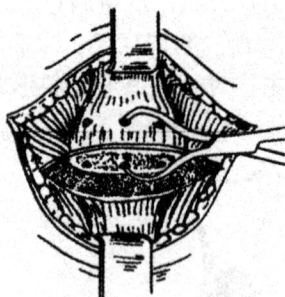

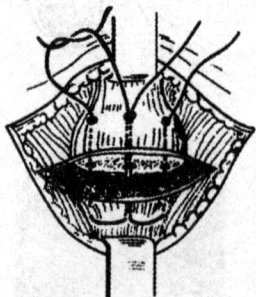

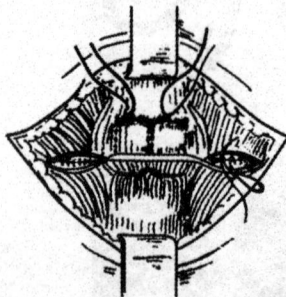

③附丽髌骨韧带　④缝合股四头肌腱膜及两侧扩张部

图 12 - 34①②③④　髌骨部分切除术

（2）术后处理：长腿石膏托伸直位固定 3 周，去除石膏后可作 CPM 练习，6 周后加强股四头肌和关节活动度并逐步负重行走。

6. 全髌骨切除　适用于严重髌骨粉碎骨折，软骨面广泛破坏缺损，没有较大骨块可以保留作髌骨部分切除。

全髌骨切除后，股四头肌伸膝力量及控制膝关节的稳定性明显影响，在膝关节屈膝，如下楼梯时表现明显。由于髌骨全切除后，形成股骨关节软骨与肌腱和致密胶原组织之间的摩擦，增加了对股骨髁关节软骨的磨损程度，是造成骨关节炎的原因。另外重建的肌腱不能适应股骨滑车的外形，滑动时失去正常形式，不能维持稳定，是造成膝关节不稳定的原因。

切除髌骨时，应尽量保留骨膜、股四头肌肌腱和髌腱，完整切除后，维持正常松紧度状态下，结合关节囊和撕裂的股四头肌扩张部。如张力不大，可用粗丝线荷包缝合包括股四头肌腱、髌腱和内外关节囊的扩张部及关节囊，也可用粗丝线双重直接"8"字或褥式缝合股四头肌腱与髌腱。直接缝合困难时，可在股四头肌腱上作"V"形切口，把切下的腱瓣下翻，修补切除髌骨后形成的缺损，必要时也可用股四头肌或股外侧部的腱膜瓣向下翻转修补髌骨处的缺损（图12－35①②）。术后长腿石膏托伸膝位固定4周，以后逐步练习膝关节活动。

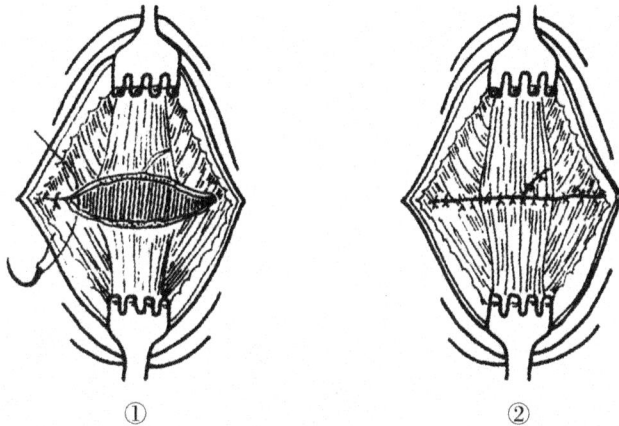

① ②

图 12 - 35①② 全髌骨切除

7. 髌骨骨折合并股骨干骨折 由于髌骨骨折需要解剖复位和早期膝关节活动，而股骨干愈合时间较长，故应同时作切开复位内固定。

（栾宏佳）

第四节 髌骨脱位

髌骨脱位是指髌骨完全脱出股骨髁间沟之外，髌骨体多数滑移至股骨外髁的外侧。半脱位的髌骨没有完全脱离髁间沟，髌骨嵴脱离间沟底部向外移。髌骨脱位临床上比较少见，包括外伤性脱位和习惯性脱位。

（1）髌骨有两个斜形关节面，其中央部呈纵形隆起，该嵴与股骨下端凹形的滑车关节面相对，起到防止髌骨左右滑动的稳定作用。

（2）股四头肌之中最有力的股内侧肌，附着于髌骨的内上缘，向内上牵拉髌骨，可防止髌骨向外侧滑脱。

（3）关节囊的紧张度和股四头肌的收缩作用，使髌骨紧贴于滑车关节面上，控制髌骨左右滑动。

一、外伤性髌骨脱位

(一) 损伤机制

多由直接暴力引起，如膝屈曲位跌倒时，髌骨内侧直接受到外力撞伤，引起髌骨向外翻转移位。间接暴力引起者较少见，膝关节屈曲外展位跌倒，内侧支持带受膝外翻暴力作用撕裂，造成髌骨向外侧脱位。这些损伤的结果，造成股四头肌内侧扩张部和股内侧肌的撕裂，使髌骨内外侧张力失衡是导致髌骨脱位的主要原因。少数可因股四头肌外侧部分撕裂，导致髌骨向内侧移动，股四头肌断裂引起髌骨向下脱位。

(二) 类型

临床上根据髌骨脱出的程度分为全脱位和半脱位（图12－36①②③）。

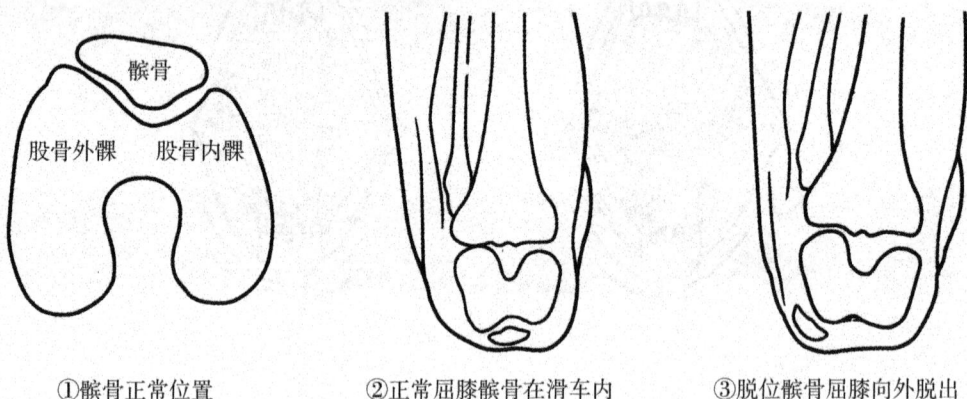

①髌骨正常位置　　②正常屈膝髌骨在滑车内　　③脱位髌骨屈膝向外脱出

图12－36①②③　髌骨全脱位和半脱位

(三) 临床表现

有明显外伤史，伤后患膝明显肿胀、疼痛，活动受限。检查膝内侧有瘀斑及压痛，膝关节呈轻度屈曲位，不能伸直，膝前较平坦，髌骨向外侧倾斜。

(四) 诊断

X线正侧位片可显示脱位程度及类型。

(五) 治疗

1. 手法复位外固定　患者平卧，患肢伸直中立位，膝关节稍过伸，在髌骨外侧边缘向内推挤即能复位。复位后作患肢长腿石膏固定4~6周。

2. 手术治疗　保守治疗后，可因膝内侧结构松弛，后期发生习惯性半脱位。故一般主张对膝内侧撕裂的软组织包括股四头肌内侧的扩张部进行修复，同时清除遗留于关节内的软骨碎片，以免形成关节内游离体。

二、习惯性髌骨脱位

(一) 病因病理

习惯性髌骨脱位可为外伤性脱位后的晚期并发症，也可因膝关节先天发育不良造成。

1. 继发性因素　多因外伤性髌骨脱位，经保守治疗处理后，遗留膝内侧支持带松弛，内外侧张力不平衡所致。

2. 先天性因素　有家族性倾向，常为双侧。由于膝关节发育不良，骨性畸形原因有股骨远端发育不良、股骨外侧髁低平滑车部变浅、膝外翻、胫骨外旋及股骨下端内旋。

3. 软组织原因　膝关节内侧软组织松弛或外侧软组织挛缩，产生双侧张力失衡，造成髌骨向外侧脱位。少数可因股外侧肌止点在髌骨外上方，造成髌骨向外侧脱位。

（二）临床表现

继发性髌骨脱位有明确外伤和反复发作病史。先天性髌骨脱位须了解家族史，并有其他部位的相关畸形。检查可有明显膝外翻，屈膝时髌骨脱位，伸膝时自动复位。

（三）诊断

根据病史及体征。X线片可发现股骨外髁低平及滑车凹部变浅。MRI检查可了解软组织情况。

（四）治疗

髌骨反复发生脱位，必将导致关节滑膜增厚、软骨退变、关节内游离体形成等一系列创伤性关节炎的并发症。保守治疗容易复发，远期效果不好，故一经确诊，应及早采用手术治疗。

可达到恢复髌骨两侧软组织的张力平衡、恢复髌骨的正常位置和纠正下肢力线异常，防止髌骨再脱位。

1. 恢复膝关节内，外侧张力均衡的手术

（1）膝关节外侧软组织松解术

1）适应证：适应于移位程度较轻的髌骨反复脱位，是髌骨脱位的基础术式。也可通过膝关节镜完成以上手术。

2）手术方法：术前须练习股四头肌。采用髌骨外侧纵切口，松解髌外侧支持带及挛缩的关节囊，分离股外侧肌下部纤维组织，直至髌骨在无张力下复位。可保持滑膜完整，如需探查关节软骨面内可切开滑膜，必要时修平破损关节、破裂半月板切除或关节内游离体摘除。缝合时不缝合外侧膝关节囊，只修复滑膜。

3）术后处理：早期作股四头肌练习，配合CPM作膝关节活动锻炼。

（2）髌骨外侧松解内侧紧缩术

1）适应证：适应于髌骨内侧软组织松弛，移位较轻的髌骨反复脱位。

2）手术方法：采用髌内侧切口，皮下分离至髌骨内外侧，纵行切开关节囊，保留完整滑膜。沿髌腱外侧切开，松解髌外侧支持带和挛缩关节囊。切除松弛部分的内侧关节囊和滑膜，作重叠紧缩缝合，可用切除的内侧关节囊翻转修补外侧关节囊缺损。

3）术后处理：患肢石膏托固定2周，早期行股四头肌练习及CPM膝关节锻炼。

（3）带蒂肌腱成形术

1）适应证：适应证于成年人、髌骨脱位和关节软骨病变程度均较轻者。

2）手术方法：采用膝前内侧切口，在内侧关节囊上切取宽2cm的关节囊条带，切断远端。摘除关节内游离体，切除游离半月板，用手术刀修整破损的关节面，然后缝闭滑膜，拉紧缝合关节囊。在髌骨上方的股四头肌作一隧道，将关节囊条带自内向外穿出后，从前方返折向内下方，拉紧至适当张力下，缝合于内收肌止点处。

3）术后处理：患肢石膏托伸膝位固定 2 周，早期进行股四头肌收缩锻炼，去除外固定后开始 CPM 膝关节练习，3～4 周可扶拐负重活动。

（4）胫骨结节内移及内侧关节囊紧缩术

1）适应证：适应于股四头肌 X 线与髌腱 X 线不在一条直线上，有向内侧成角畸形，同时有内侧关节囊松弛。如有严重膝外翻畸形应先纠正，儿童胫骨结节骨骺未愈合属禁忌证。

2）手术方法：采用髌骨内缘至胫骨结节以远 2.5cm 作纵切口，向远端至胫骨结节处，凿下韧带止点连带 1.5cm×1.5cm 骨块；摘除关节内游离体，切除游离半月板及修整破损关节面；使胫骨恢复正常位置并与股骨长轴方向保持一致。再根据股四头肌的张力情况，确定胫骨结节内移的位置后，在该处凿下形状相同的骨块，填补髌韧带在胫骨结节切取处的缺损。髌腱止点的骨块置入胫骨结节内移骨孔，并以螺丝钉固定。然后紧缩内侧关节囊。

3）术后处理：患肢长腿管型石膏 6 周，早期作股四头肌锻炼。6 周后去除外固定进行胫关节 CPM 练习，并逐渐开始扶拐负重活动。

（5）骨骺未闭合的青少年，髌骨反复脱位，也可采用股内侧肌止点移位术、半侧髌韧带移位术或半腱肌移位术。

2. 先天性髌骨脱位 髌骨切除与股四头肌腱成形术。

（1）适应证：适应于髌骨与股骨外髁严重畸形，关节内病变程度严重，有明显膝关节功能障碍。

（2）手术方法：采用髌骨下方"U"形切口；切除髌骨及清除关节内病变组织；将外侧关节囊和股四头肌腱拉向内下方与髌骨和内侧关节囊重叠缝合，用股内侧肌和膝外下方软组织缝合修复外侧缺损区，然后缝合外侧滑膜，不缝合关节囊，缝合后膝关节应在适当张力下可屈至 90°。

（3）术后早期：开始股四头肌锻炼，患肢管型石膏固定 6 周，去除外固定后作膝关节CPM 训练并逐渐扶拐负重活动。

（栾宏佳）

第五节　髌骨软骨化症

髌骨的后侧面大部分由软骨覆盖，表面光滑，呈"V"形，与股骨髁间切迹关节面相对应，形成髌股关节。髌骨软骨软化症又称髌骨软骨病、髌骨劳损，是髌股关节软骨由于损伤而引起的退行性病变。

一、病因病理

髌骨软骨软化症好发于膝部活动较多的运动员，如田径、登山运动员、舞蹈演员等。反复扭伤、积累劳损、高位、低位髌骨，膝内、外翻畸形或长期感受风寒湿邪等均是本病的致病因素。当膝关节伸直时，股四头肌松弛，髌骨下部与股骨髁间窝轻轻接触；当膝关节屈曲至 90°时，髌骨上部与髁间窝接触；当膝关节完全屈曲时，整个髌骨关节面紧贴髁间窝。Huberti 等发现髌股骨接触压于屈膝 60°～90°位置时最高，而髌骨软骨软化的好发部位正好相当于屈膝 40°～80°时髌骨和股骨的接触区。

膝关节在长期过度伸屈活动中，髌股之间的经常磨擦、互相撞击，常致使软骨面被磨损，产生退行性变，软骨表面无光泽、粗糙、软化、纤维化、弹性减弱、碎裂和脱落。髌骨软骨损伤面积可逐渐扩大，股骨髁的髌面也发生同样的病变，同时还可以累及关节滑膜、脂肪垫及髌韧带而产生充血、渗出和肥厚等变化。

二、临床表现与诊断

有膝部劳损或扭伤史，起病缓慢，最初感膝部隐痛或酸痛、乏力，继则疼痛加重，髌后疼痛，劳累后加重，上下楼梯困难，休息后减轻或消失。

检查膝部无明显肿胀，髌骨压痛，髌周挤压痛，活动髌骨时有粗糙的摩擦音，关节内有时可有积液，股四头肌有轻度萎缩。髌骨研磨试验阳性（患膝伸直，检查者用手掌将髌骨推向股骨髁并作研磨动作，有粗糙摩擦感且疼痛加剧），挺髌试验阳性（患膝伸直，检查者用拇、示两指将髌骨向远端下方推压，嘱患者用力收缩股四头肌，引起髌骨部剧烈疼痛），下蹲试验阳性（健足提起，患膝逐渐下蹲，患膝产生剧烈疼痛）。

X线摄片检查，早期无明显的改变，中后期的侧位及切线位片可见到髌骨边缘骨质增生，髌骨关节面粗糙不平，软骨下骨硬化、囊样变，髌股关节间隙变窄等改变。

三、治疗

一般先采用保守疗法，避免能引起疼痛的各种活动，如剧烈运动、过度屈膝、下跪和下蹲。

（一）保守治疗

1. 固定　疼痛较轻时，可将膝关节固定于伸直位制动，卧床休息，以减轻症状。

2. 理筋手法　患者仰卧，患肢伸直，股四头肌放松。术者用手掌轻轻按压髌骨体作研磨动作，以不痛为度，每次 5～10 分钟。然后用拇、示指扣住髌骨的两侧，做上下将顺动作，以松解髌骨周围组织，减轻髌股之间的压力和刺激。再以膝关节周围施以按法、揉捻祛、将顺法、散法等舒筋手法。

3. 药物治疗

（1）内服药：中药可补肝肾、温经通络止痛，选用补肾壮筋汤。非激素类抗炎止痛药，如阿司匹林、吲哚美辛等减轻滑膜炎及缓解疼痛。

（2）外用药：可用海桐皮汤熏洗膝部。

4. 功能活动　加强股四头肌舒缩锻炼和髌周按揉活动。

（二）手术治疗

经 3～6 个月保守治疗无效，症状较重可做膝关节镜检查，确诊为髌软骨软化，应考虑手术治疗。髌软骨软化症的手术治疗包括关节外及关节内手术。

1. 关节外手术

（1）主要是调整髌骨的位置，使半脱位的髌骨回到正常位置。手术方法有外侧松解术、髌韧带转位术和胫骨结节前移术。

（2）胫骨结节前移术可减轻髌股骨接触压力。

2. 关节内手术　可在膝关节镜检查获得诊断的同时进行治疗。

（栾宏佳）

第六节 胫骨平台骨折

胫骨平台骨折又称胫骨髁骨折，约占全身骨折4%。多发于青壮年，男性居多。胫骨髁部为海绵骨结构，当接受高能量暴力，股骨髁与胫骨髁产生碰撞而引起胫骨髁骨折。胫骨内髁骨小梁密度较高，骨皮质较坚硬，加之有对侧肢保护，不易受到内翻应力撞击。胫骨外髁的骨小梁密度较低，膝关节有3°~5°外翻角，受伤时多为膝外翻位，故在受到外侧暴力打击时易发生外髁受压，产生塌陷骨折。临床上以外髁骨折为多见。

胫骨平台骨折为关节内骨折，除损伤胫骨髁关节面外，还可合并半月板，前、后交叉韧带及侧副韧带损伤，是导致膝关节不稳定、疼痛、僵硬或畸形的主要原因。

一、应用解剖

胫骨上端宽厚，横面呈三角形，其扩大部分为内髁和外髁，与股骨下端的内、外髁相连接，平坦的关节面称为胫骨平台，胫骨的骨性关节面从前向后有约10°的倾斜面。在两侧平台之间位于髁面隆起的部分为胫骨骨嵴，是半月板和前交叉韧带的附着点。胫骨结节位于胫前嵴，关节面下2.5~3cm，外侧厚约4mm。内侧平台较大，从前缘向后缘呈凹状；外侧平台较小，从前缘到后呈凸状。由于成人胫骨扩大的近侧端松质骨罩于骨干上，支持它的骨皮质不够坚强，与股骨髁比较则股骨髁支持的骨皮质较厚，结构较坚强，胫骨髁显得相对较薄弱。虽然两者损伤机制相同，但胫骨平台骨折则较多见。

二、损伤机制

多为严重暴力所致，据统计，生活及交通伤占52%；高处坠落伤占17%根据暴力作用的不同方向、致伤力量的强弱、暴力作用时间长短及受伤局部骨皮质条件，可发生不同形态的骨折。

1. 外翻应力　常因站立时膝外侧直接或间接受力所致。如坠落伤时足先着地而膝呈外翻位，股骨外髁外侧缘切入胫骨外髁，引起胫骨平台外侧骨折，常合并内侧副韧带损伤。外髁塌陷多合并腓骨小头骨折及外侧副韧带断裂，但交叉韧带多保持完整。胫骨平台外侧劈裂粉碎型骨折，常同时有外侧副韧带及前交叉韧带断裂，整复较困难，易发生创伤性关节炎。

2. 垂直应力　外力沿股骨及胫骨直线传导，即股骨两髁向下冲压胫骨平台，可引起胫骨内外髁同时骨折，形成"Y"形或倒"Y"形骨折，同时有塌陷移位，常合并有交叉韧带及半月板损伤。此类骨折移位严重。

3. 内翻应力　因外力致使股骨内髁冲压胫骨平台内侧引起胫骨内髁骨折，骨折块向下方移位、塌陷，常合并外侧副韧带损伤。

三、类型

胫骨平台骨折中，无移位骨折约占24%，在有移位骨折中，全压缩及局部塌陷骨折占11%；劈裂骨折占3%；粉碎骨折占10%；向中心塌陷骨折及劈裂骨折约各占26%。

Schatzker分型简明，临床实用意义较大，为目前临床常用。

Schatzker 分型（图 12 – 37）：

Ⅰ型：为胫骨外侧平台楔形骨折，好发于骨质较好的年轻人。骨折移位时，可伤及破裂或分离的半月板并嵌入骨折端。

Ⅱ型：胫骨外侧平台楔形骨折合并前侧、中部、后侧或全部不同程度的压缩骨折，好发于 40 岁以上软骨下骨质薄弱者。

Ⅲ型：胫骨外侧平台关节面中心部或整个平台范围的压缩骨折。

Ⅳ型：为胫骨内侧平台骨折，多由较大力量的内翻和轴向压力共同造成。常见于高龄骨质疏松者，可伴有韧带及腘部血管、神经损伤。

Ⅴ型：双侧胫骨平台楔形骨折，多由较大的轴向压应力造成。

Ⅵ型：属复杂骨折，多见于高能量损伤，常合并有同侧肢体或膝部软组织及血管、神经损伤。内侧胫骨平台合并干骺端骨折，胫骨髁与骨干不连接，牵引可致分离加大。

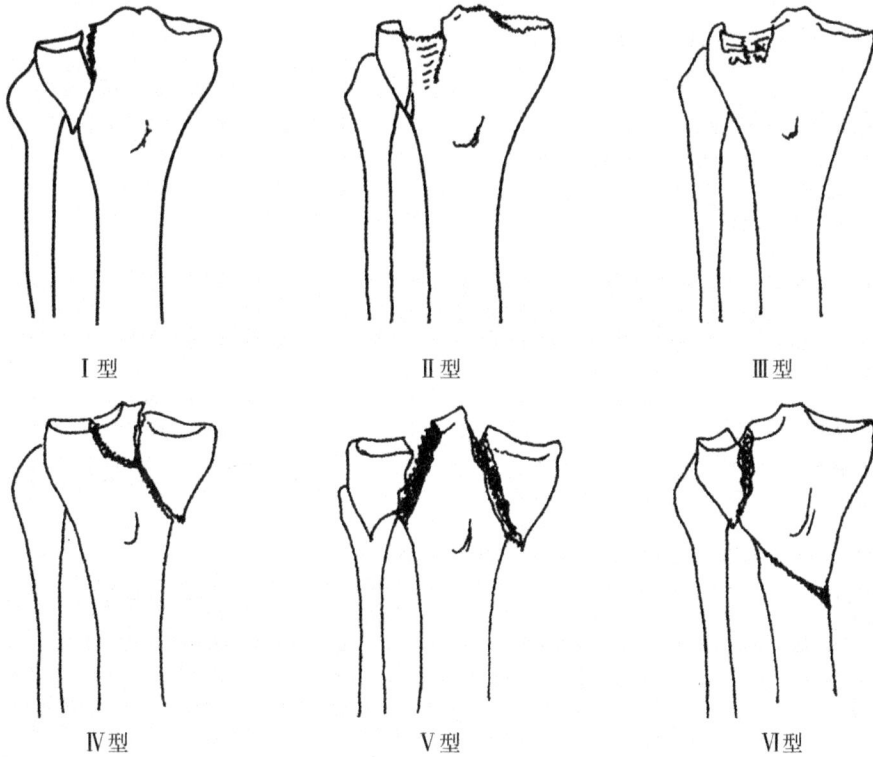

Ⅰ型　　　　　　　　　Ⅱ型　　　　　　　　　Ⅲ型

Ⅳ型　　　　　　　　　Ⅴ型　　　　　　　　　Ⅵ型

图 12 –37　胫骨平台骨折 Schatzker 分型

四、临床表现

伤后患膝剧痛，局部皮肤瘀血斑，可有膝内或外翻畸形，膝部有明显压痛及纵轴叩击痛，有骨擦音及异常活动，膝关节活动受限。单髁骨折时，侧副韧带损伤在对侧，该韧带的压痛点即为损伤部位。侧副韧带断裂时，侧向试验阳性；交叉韧带损伤时抽屉试验阳性；腓总神经损伤时，可有支配区神经功能障碍。须注意排除腘窝部血管、神经损伤。

五、诊断

根据受伤史、症状、体征及相关辅助检查可作出诊断。对胫骨平台的隐性骨折需作 MRI 检查，怀疑有韧带、血管损伤可作 MRI、CT、彩色多普勒等检查。膝关节镜可对交叉韧带和半月板损伤作出准确诊断和治疗。

六、治疗

胫骨平台的治疗原则是使劈裂和塌陷的骨折得到复位，恢复关节面平整，纠正膝内或外翻畸形，减少及预防创伤性关节炎。早期活动，避免关节粘连。多数主张牢固固定，早期活动和延迟负重。

（一）保守治疗

1. 无移位骨折　先抽净关节腔内积血，加压包扎。

（1）石膏固定：用长腿石膏固定，然后行下肢等速肌力练习，3～4周后去除石膏固定，练习膝关节伸屈活动，直至骨性愈合才能负重行走。此方法也适用于老年、有严重骨关节炎、骨质疏松症或不具备手术治疗条件者。

（2）牵引疗法：可作跟骨牵引4～6周，牵引过程练习膝关节活动，能较好防止发生膝关节粘连。

2. 有移位骨折　劈裂骨折移位在5mm以内或关节面塌陷2mm以内，可在局麻下行手法挤压复位，然后在跟骨牵引维持下，练习膝关节活动。6～8周后去除牵引，骨折愈合后才能完全负重。

（二）手术治疗

膝关节面塌陷在2～10mm，移位大于5mm的单髁或双髁骨折，手法复位不易成功，应行手术复位固定。

1. 皮质骨、拉力螺钉固定　适用于有移位单髁骨折的内固定。

手术方法：在关节面下方5mm稍向内后用1枚松质骨螺钉固定，在骨块下端用1枚带圈垫的皮质骨拉力螺钉固定（图12－38），也可用胫骨髁双头加压锁定螺钉固定（图12－39①②）。

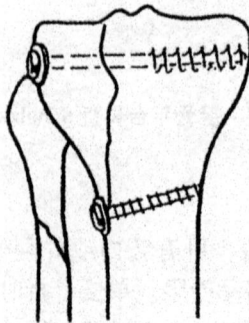

图12－38　带圈垫皮质骨、拉力螺钉固定

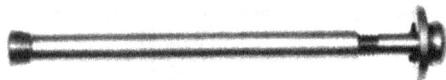

①双头加压锁定螺钉

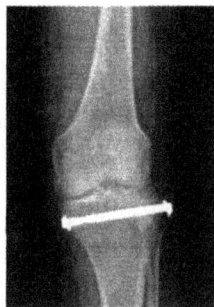

②胫骨外髁股折内固定

图 12 - 39①②　双头加压锁定螺钉固定

2. 撬拔复位、植骨内固定　适用于有移位的双髁、粉碎及关节面塌陷骨折的内固定。

手术方法：从骨折线处用撬拔方法抬起塌陷骨折，如为单纯塌陷可在胫骨外髁处开窗，撬起中央或用专门打击器使骨折块复位，恢复关节面平整，骨空腔用皮质骨植骨填实。然后在距关节面下 5mm 用 1 枚松质骨螺钉固定，植骨部位下方用 1 枚加垫圈的皮质骨螺钉固定（图 12 - 40①②③）。注意上端螺钉不需拧太紧，以免发生移位。

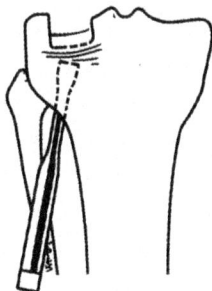

①撬起塌陷

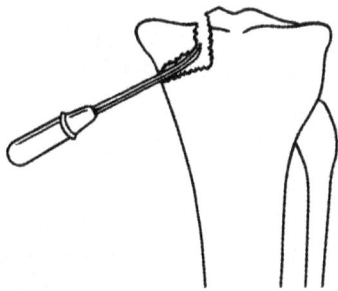

②恢复凹陷部分

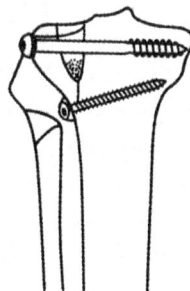

③植骨填实及螺钉固定

图 12 - 40①②③　膝关节面塌陷螺钉固定植骨

也可用胫骨髁支撑钢板固定，尤其是老年人。

3. 单侧或双侧钢板固定　切开复位后，用克氏针临时固定后作双侧钢板固定，一般长钢板置于骨折线位置较低一侧（图 12 - 41①②）。

4. 胫骨平台三柱固定系统　适用于胫骨平台严重的粉碎性骨折。采用外侧柱、内侧柱和后侧柱三柱固定的理念，可对胫骨平台复杂的粉碎性骨折进行有效内固定。作内侧"L"形切口，可同时完成内侧柱和后侧柱的内固定。其解剖型后侧板设计，使用直径 3.5mm 锁定螺钉，可对后柱塌陷骨折作有力支撑复位。特殊韧带缝合孔设计，便于术中对复杂交叉韧带修复的固定（图 12 - 42①②③④⑤）。

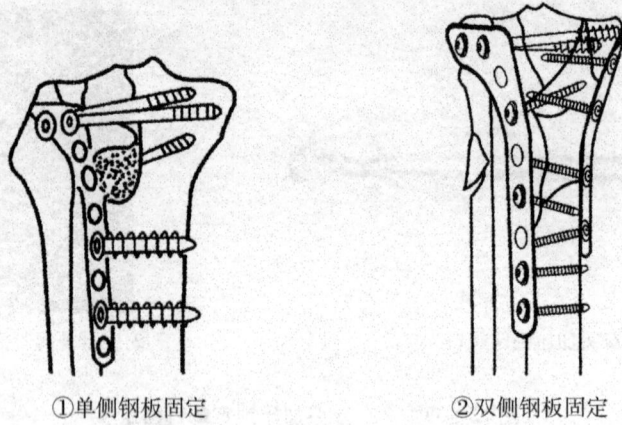

①单侧钢板固定　　　　　　　　②双侧钢板固定

图 12－41①②　单、双侧钢板固定

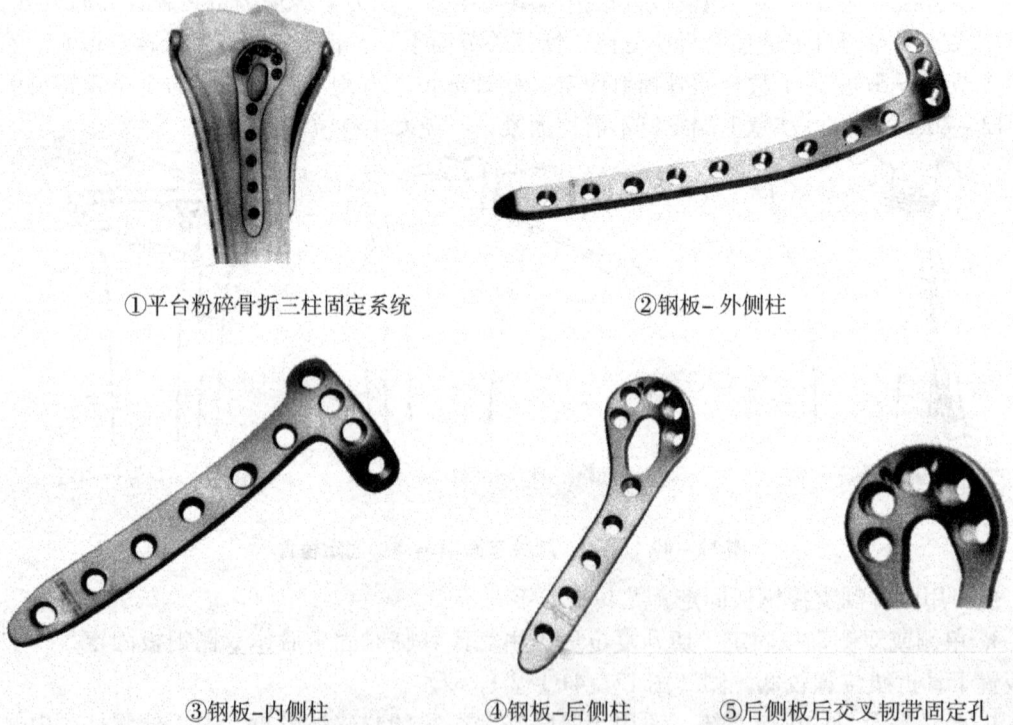

①平台粉碎骨折三柱固定系统　　　　　②钢板－外侧柱

③钢板－内侧柱　　　　④钢板－后侧柱　　　⑤后侧板后交叉韧带固定孔

图 12－42①②③④⑤　胫骨平台三柱固定系统

5. LISS 技术固定　通过 X 线透视闭合复位后，经膝外侧切口，使用专用器械将钢板经皮及肌肉下插入，通过瞄准器定位进行螺钉固定。LISS 技术具有微创固定优点，由于使用锁定螺钉，保证了螺钉充分维持轴向和成角方向的稳定性。

6. 术后处理　伤口肿胀消退后，应尽早活动膝关节，防止关节粘连，根据骨折愈合情况，6～8 周后逐渐负重，一般需 12～16 周后完全负重。

（栾宏佳）

第七节 膝关节半月板损伤

半月板系位于股骨髁和胫骨髁之间的纤维软骨垫，切面为三角形，外侧缘较厚，附着在关节囊的内侧面，借冠状韧带疏松附着于胫骨平台的边缘，内缘锐利，游离于关节腔内。

一、应用解剖（图 12-43）

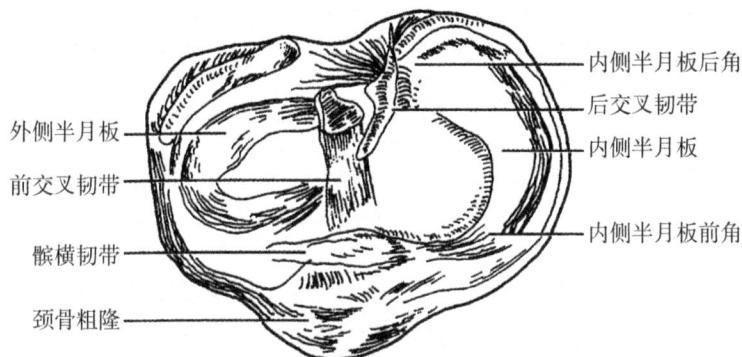

图 12-43 半月板形态

图中标注：内侧半月板后角、后交叉韧带、内侧半月板、内侧半月板前角、外侧半月板、前交叉韧带、髌横韧带、颈骨粗隆

1. 内侧半月板 内侧半月板的环大而窄，呈"C"形。前角薄而尖，附着于胫骨髁间隆起前区，位于前交叉韧带和外侧半月板前角之前方；后角宽，附着胫骨髁间隆起后区，位于外侧半月板后角与后交叉韧带之间，两角相距较远。整个半月板的周围附着在内侧关节囊，并通过冠状韧带止于胫骨的上缘。其前半部松弛，活动度大，容易破裂，后半部比较稳定，中间部易受扭转外力而横行破裂。

2. 外侧半月板 外侧半月板较内侧半月板环小而略厚，几乎为"O"形。前角附着于胫骨髁间隆起与前交叉韧带之间；后角处于胫骨髁间隆起与后交叉韧带之间，两角附着处相距较近。外侧半月板内侧边缘薄而游离，外侧缘与关节囊之间被腘肌腱隔开，并在外侧半月板的外侧缘形成一个斜槽。

3. 功能 半月板对膝关节的正常功能有着重要作用，可以作为关节的填充物，使股骨髁和胫骨髁的外形相适应。两半月板约遮盖胫骨上端关节面的2/3，因此减少了股骨和胫骨的直接相撞，防止关节囊和滑膜在屈伸运动时撞击。滑膜分泌液有润滑关节和营养关节软骨的作用。当膝关节从屈曲到伸直位时，能平滑地传递铰链运动到旋转运动过程。保持正常膝关节的稳定性。

4. 血运 半月板周缘有较丰富的血供，体部无血管，主要从关节液吸取营养。半月板的无血管区随年龄增长而扩大，故成人半月板体部撕裂不能修复，只有边缘撕裂伤才有可能愈合。

5. 盘状软骨 盘状软骨是半月板发育异常，多见于外侧，因其较肥厚，易发生磨损变性或水平撕裂。

膝关节在全身所有关节损伤的发生率最高，在处理过程中应最大限度地保护和修复稳定膝关节的侧副韧带、交叉韧带和半月板。任何膝关节手术，都不应轻易地破坏这些结构。股四头肌是膝关节伸直装置中强大有力的动力部分，对维持关节伸直时的稳定起重要作用。膝关节受伤后，可导致股四头肌萎缩，造成膝关节功能失调，影响关节功能的恢复，故此，在膝部疾病的治疗期间，都应按正确的方法锻炼股四头肌。

二、病因病理

间接暴力和慢性劳损是半月板损伤的主要原因。膝关节在半屈位作强力的内翻或外翻时，半月板处于股骨髁部与下面胫骨平台之间形成旋转磨擦碾力。如骤然暴力很大，关节面之间对半月板的压力也很大，在旋转碾锉力超过半月板所能允许的缓冲力量时，即可引起各种类型的损伤，如前角、后角和体部撕裂。也可发生于无明显外伤史，如部分中老人和长年的蹲位或半蹲位工作者，长年累月的磨损也可造成半月板变性撕裂，其发生部位多位于后角或后1/3，膝关节的屈曲、旋转和伸直动作的慢性劳损与暴力致伤的机制相似。

三、临床表现

局限性膝关节内、外侧疼痛，影响膝关节屈伸运动，伤后数小时内关节肿胀显著，损伤当时可出现"清脆"的关节弹响声，如指弹墙壁声；慢性损伤，膝关节伸屈时出现弹响声，患者常自己做出。

患者走路时，膝关节忽然被"卡住"于某一体位，既不能伸又不能屈，谓之交锁现象，同时有关节酸痛感，关节"打软"而欲跪感；膝关节内侧或外侧间隙有明显压痛，如有关节积液可出现浮髌试验阳性；如为慢性损伤，可出现股四头肌萎缩，常用的临床检查方法有麦氏试验、研磨试验和重力试验阳性。

四、诊断

典型的病例依据病史，临床症状及体征可以确诊。膝关节交锁具有重要的诊断意义，但仅有关节打软感并非是半月板损伤的特有症状，需结合其他症状加以鉴别。体征不明确，诊断有困难的需用各种辅助检查手段。膝关节平片不能显示半月板损伤，但摄平片可排除膝关节内的骨性病变或其他疾患，可作 MR 或 CT 检查（图 12 - 44①②）。膝关节镜检查是目前最精确的诊断手段，确诊率超过90%以上，关节镜可直接观察半月板损伤的确实部位、类型（图 12 - 45），并发现单独或并存的其他关节内病变。

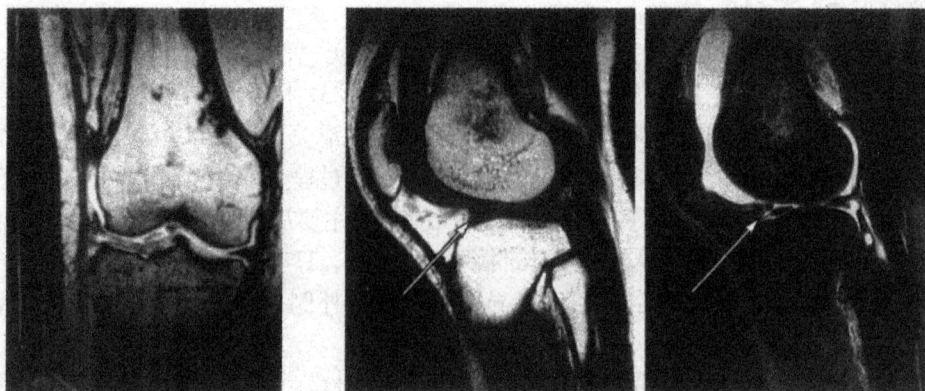

①外侧半月板损伤　　　　　　　　②右外侧前角撕裂

图 12 - 44①②　外侧半月板损伤

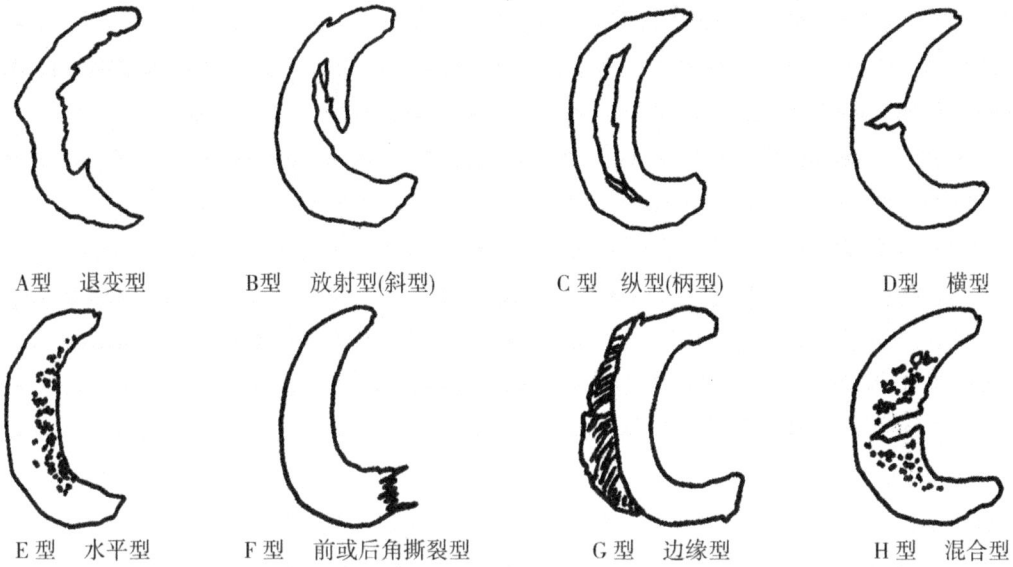

| A型 退变型 | B型 放射型(斜型) | C型 纵型(柄型) | D型 横型 |
| E型 水平型 | F型 前或后角撕裂型 | G型 边缘型 | H型 混合型 |

图 12-45 半月板损伤的类型

五、治疗

从解剖学证明，半月板本身无血管，只有外周 1/3 部分有血管分布。因此，除少数周边部损伤可以治愈外，一般不能愈合。但对半月板损伤的边缘型和有人主张无交锁、症状轻的病例不急于手术，对有变性的关节炎，或退变型半月板撕裂的中老年患者的手术问题宜慎重。

（一）手法治疗

主要在发生膝关节交锁，不能自行解除交锁时。患者坐于床边，术者先将膝关节牵引，以扩大关节间隙，同时进行小腿轻度的旋转即可解脱。

（二）手术治疗

半月板损伤一经确诊，经保守治疗无法自行修复，疼痛和交锁症状尚无改善者，应尽早行患侧半月板次全切除修复术（图 12-46①②③④），如损伤早期，关节腔内积血较多，肿胀明显时，宜采取保守治疗，应将积血抽出。

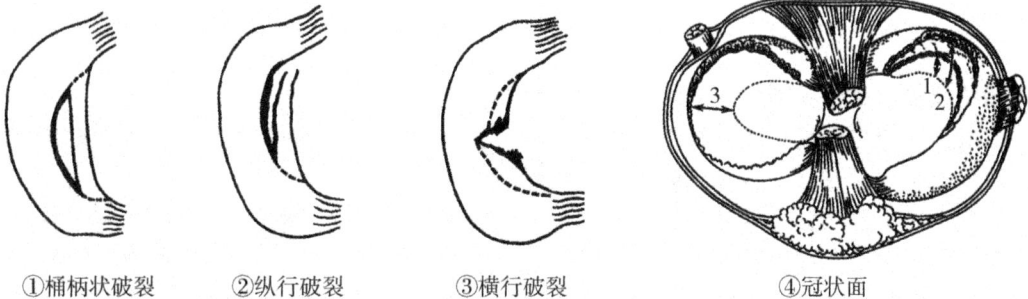

①桶柄状破裂　②纵行破裂　③横行破裂　④冠状面

图 12-46①②③④ 关节镜部分半月板切除术的范围（虚线内）

（三）中医治疗

1. 内服药　急性损伤早期治宜活血祛瘀、和营止痛，方选桃红四物汤、舒筋活血汤等；中后期和慢性损伤治宜补益肝肾、温经通络，方选补肾壮筋汤、六味地黄丸。

2. 外用药　早期外敷消肿止痛膏、双柏膏、洗伤Ⅰ号；中后期应用洗伤Ⅲ号、海桐皮汤、下肢损伤洗方等。

（四）功能锻炼

先用石膏或夹板固定膝关节于170°位，休息4~5周，同时作下肢肌群主动收缩锻炼。手术后患者固定第2日开始可作股四头肌收缩锻炼，检查膝关节无积液，也无压痛及异常活动，2~3周后可解除固定，扶拐逐渐负重活动，如发现伤膝关节有积液反应时，应立即停止活动，卧床休息，给予相应的处理。

（栾宏佳）

第八节　膝盘状软骨

膝关节盘状软骨在我国相当常见，其发生率在切除的半月板中占25%~46%。

一、病因病理

盘状软骨的存在，不利于膝关节载荷的传导，压力往往集中于较小的面积上，在行外侧盘状软骨切除时，有时可见到股骨外髁偏后部的软骨有磨损。盘状软骨的形成原因迄今仍不清楚，对其解释有先天或后天获得。

（一）先天获得

半月板在胚胎早期均为盘状，发育过程中其中央部分因受股骨髁压迫而逐渐吸收成为半月形。如其中央部分由于某种原因而未吸收或吸收不全，则会出现不同程度的盘状。另一种论点则认为是先天性畸形。

（二）后天获得

认为是半月板长期受到异常运动和研磨的影响而增生肥厚，成为盘状。外侧盘状软骨无后角附着点，而是由半月板股骨韧带所固定，当伸膝时，盘状软骨被拉向内至髁间窝后部；屈膝时，则又因附着在其后缘的腘肌和前方的冠状韧带将其拉向外侧。

二、分型（图12-47）

盘状软骨形状可有圆形、方形、盘形及肾形。

Ⅰ型：完全为圆盘状或方形，厚而大，内侧部分存在，有时厚达8mm，盘的外缘和内侧厚度相差很少，受整个股骨和胫骨平台相隔开。

Ⅱ型：也呈盘状，半月板的边缘肥厚，内侧较薄。内侧游离缘有双凹陷的切迹，两凹陷之间有一凸出朝向关节中心。

Ⅲ型：在结构方面前后宽窄，与正常半月板相接近，仅中央部分较薄。

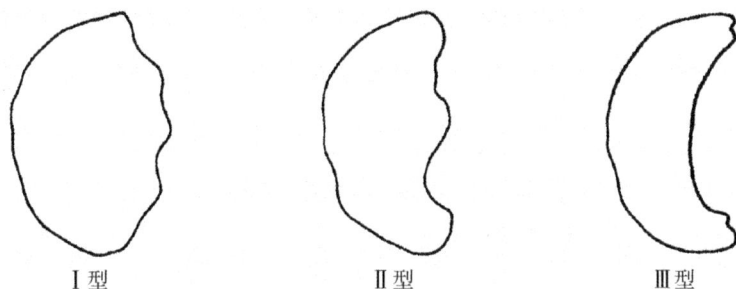

Ⅰ型　　　　　　　　Ⅱ型　　　　　　　　Ⅲ型

图 12 - 47　盘状软骨病理分型

三、临床表现

盘状软骨的存在很不适应膝关节的运动要求，即使无损伤，也常引起某些症状。因此，应在青少年阶段就诊。

（一）症状

主诉关节弹响、弹跳、伸直障碍、疼痛或关节内不适等，但不一定有外伤史，而且一旦外伤后其症状可能有所改变，例如弹响消失。年龄较大出现类似症状，往往已有撕裂。

（二）体征

1. 弹响及弹跳　患者平卧或坐位自主伸屈膝关节过程中，在某一位置，膝关节出现明显的弹响和弹跳。如注意观察，可发现弹跳时小腿向侧方摆动，同时轻度旋转。盘状软骨绝大多数发生在外侧，因此弹响也多发生在外侧。摆动的方向为外展，自屈而伸时伴随弹响出现的旋转为外旋，自伸而屈时则相反。膝关节运动过程中，伸膝伴有小腿外旋，屈时内旋。盘状软骨的存在使膝关节运动过程失去平滑，盘状软骨中部较厚，当股骨外髁自其后方的凹面滑过中央隆起部而达到前方的小凹面时，首先出现膝关节内翻，以加大外侧间隙，使其易于滑过最厚的中央部分，刚一滑过即突然外翻回到正常位置，故表现为带有外展和旋转的弹跳。

弹响和弹跳出现的位置，伸屈时并不一致。伸膝时多发生在约 20°位；屈膝时则常在约120°位出现。这是由于盘状软骨也如同半月板一样，随膝关节的伸屈而向前及向后移动之故，当盘状软骨撕裂后，此规律往往改变。

2. 伸屈受限　当盘状软骨很厚时，体征也可能表现为伸直受限，而不出现弹响和弹跳，屈曲受限者较少。有时在被动内收膝关节的条件下伸膝，仍可出现弹响及弹跳。

3. 侧卧重力试验　患者先后取健侧卧（同时患肢髋外展）和患侧卧（同时垫起骨盆）位，主动伸屈膝关节，根据在不同体位，在伸屈过程中出现弹响弹跳的强弱显隐，来判断是否为盘状软骨以及在何侧。由于小腿重力的关系而使膝关节被动内翻或外翻，加大或减小一侧股胫关节间隙。如为盘状软骨，则其所受的压力也随之减少或增加，减少时弹响弹跳征则减弱或消失，反之则加强。例如右膝外侧盘状软骨，患者左侧卧伸屈膝关节时体征减弱或消失，反之加强。但如盘状软骨很厚，则也可以出现相反的体征，即当健侧卧间隙加大时出现弹响弹跳，而患侧卧间隙减小时体征不出现，但此时必然有伸直障碍。因此，判断外侧或内侧病变时，不能只根据体位和体征的相互关系，而仍需依靠何侧出现弹响弹跳或疼痛而定。

4. 其他体征　当盘状软骨有撕裂时，可出现和半月板损伤相类似的症状和体征。

四、诊断

根据病史及体征诊断盘状软骨及其损伤并不困难，少数病例须借助 X 线检查。膝关节前后位 X 线片上的表现主要有关节间隙较宽，胫骨内髁关节缘较股骨宽，且关节面骨质密度较外侧为高，胫骨髁间隆突内侧增高，骨质密度也高，且常呈骨刺样，腓骨头较正常位置高。关节造影在前后位 X 线片上可见到深入中央部的宽厚的阴影，而不呈楔形，但半月板撕裂也有个别呈类似表现而造成混淆者，则需结合临床加以区别，必要时可行 MRI 检查。

五、鉴别诊断

1. 关节外弹响膝　因腘绳肌在胫骨髁一侧的异常滑动，可引起弹响，但无弹跳，更无关节内症状，滑动的肌腱也可以触及。

2. 膝关节前外侧旋转不稳定　因前交叉韧带断裂所引起的前外侧旋转不稳定，其轴移现象，也表现为弹响弹跳，但无论自屈而伸或反之，所引起之体征均在 20°～30°位出现，同时侧卧重力试验阴性。

3. 半月板撕裂　与盘状软骨损伤有时可相互混淆，甚至须通过造影或在关节镜检下才能区别，但其治疗原则相同。

六、治疗

有症状的盘状软骨应手术处理。既往一直采用全切除术，术后症状完全消除，近期疗效多很满意。但因切除后间隙增大，比原半月板切除后可能引起的不稳定更为明显，以及对正常生理载荷传导的影响。近年来开始采用可在关节镜下盘状软骨成形术，即将其修整成近似正常半月板的外形。术后症状和体征在很短时间内即消失或减轻，随诊在 10 年以上的病例仍可保持良好状态。

（栾宏佳）

第九节　内外侧副韧带损伤

内侧副韧带浅层起于股骨内上髁的内收肌结节附近，呈扇形止于胫骨内髁及胫骨体的内侧面；其深层纤维与内侧半月板紧密相连，可防止膝关节过度外翻活动。外侧副韧带起于股骨外上髁，呈绳状止于腓骨小头外侧中部，防止膝关节过度内翻活动。膝关节内、外侧副韧带损伤，常见于内侧，外侧较少见。

一、病因病理

多由膝关节内、外翻和旋转暴力所致。内侧副韧带损伤如某种姿势使小腿外展、外旋，或外侧遭受暴力打击和重物压砸，迫使膝关节过度外翻外旋所致。外侧副韧带损伤常因某种外力使膝关节过度内翻所致。

二、临床症状

内、外侧副韧带损伤后，膝关节活动功能障碍，膝部内、外侧肿胀及膝内侧和外侧腓骨头处压痛明显。疼痛严重者，患肢不能负重，多可见皮下瘀斑。

内侧副韧带断裂合并内侧半月板撕裂时，可出现膝关节交锁，有时合并腓总神经损伤。膝外翻试验内侧疼痛者，为内侧副韧带损伤的特征；膝内翻试验外侧疼痛者，为外侧副韧带损伤之特征。

三、诊断

根据小腿外翻或内翻受伤史，结合临床症状和体征可作出诊断。X线摄片检查对诊断内、外侧副韧带断裂有重要价值，双膝外侧加压下双小腿外展位摄X线正位相，如见膝关节内侧间隙增宽，为内侧副韧带撕裂；在双膝内侧加压下双小腿内收摄X线正位片，如见膝关节外侧间隙增宽，为外侧副韧带损伤，并可见撕脱的腓骨头骨折块。

四、治疗

部分撕裂损伤可行保守治疗，完全断裂或合并半月板损伤须作手术治疗。

（一）保守治疗

1. 手法治疗 早期用手法使韧带平顺，散瘀消肿，晚期松解粘连，恢复关节功能。

2. 局部封闭 中后期可用醋酸泼尼松龙12.5mg加1%普鲁卡因5ml，作痛点注射封闭，5~7日1次，3~5次为1个疗程。

（二）手术治疗

对断裂的韧带及破裂的关节囊进行修补，如半月板损伤破裂可同时将其切除。对腓骨小头撕脱性骨折，要注意保持骨折片与外侧副韧带的联系，并将骨折片复位，用一枚螺丝钉或克氏针固定，若合并腓总神经损伤须进行探查（图12-48①②）。

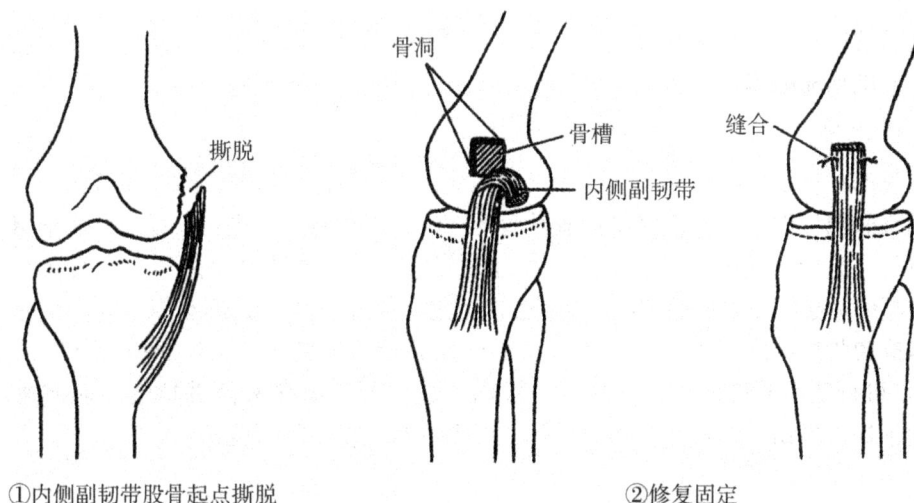

①内侧副韧带股骨起点撕脱 　　　　②修复固定

图12-48①②　内侧副韧带股骨起点撕脱身修复方法

（三）中医治疗

1. 内服药　早期治疗宜活血祛瘀、消肿止痛，方选活血止痛汤、桃红四物汤；中后期治疗宜舒筋活络、活血壮筋，方选舒筋活血汤、独活寄生汤等。

2. 外用药　早期外敷双柏膏、消肿止痛膏；中后期应用海桐皮汤、洗伤Ⅲ号或洗伤Ⅱ号等。

（四）功能锻炼

内、外侧副韧带部分撕裂，关节轻度不稳的保守治疗或手术后均分别采用弹力绷带包扎或长腿石膏固定于功能位，固定后即可作股四头肌收缩练功，4~6周后解除弹力绷带和拆除石膏固定，进行膝关节屈伸功能锻炼。

（栾宏佳）

第十节　前后交叉韧带损伤

一、前交叉韧带损伤

前交叉韧带起于胫骨髁间前窝内侧，止于股骨外髁后内面上部。其作用可防止胫骨向前移动，限制小腿外翻内旋，稳定膝关节。过伸和强力外展，可致此韧带与膝关节内侧副韧带联合损伤，联合损伤比前交叉韧带损伤多见，损伤部位在胫骨附着部尤其合并胫骨棘撕脱性骨折者最常见。

（一）损伤机制

直接暴力或扭转暴力均可造成前交叉韧带损伤。当膝关节处于伸直位，暴力使胫骨向前滑脱和股骨向后滑脱损伤，或足固定于地面不动，身躯急剧向一侧强力扭转时，均可引起前交叉韧带断裂。

（二）临床表现

伤后关节即有错动感和撕裂感，随即膝关节软弱无力，膝前压痛，局部疼痛肿胀，关节内积血，活动功能障碍。膝关节呈半屈曲状态，膝关节前抽屉试验阳性。

（三）诊断

有明显的外伤史，结合膝关节的症状和体征，一般可作出诊断。少数患者因急性损伤剧痛，股四头肌保护性痉挛，不接受抽屉试验检查时，可在麻醉下进行，或在肿胀消退、疼痛减轻后进行，患者自觉关节不稳、无力，有错落感，前抽屉试验阳性，表示前交叉韧带断裂。X线侧位片必须在膝屈曲90°、用手推拉下进行摄片，并与健侧对照；膝正位相，常发现胫骨棘撕脱骨折，侧位由于前交叉韧带松弛而胫骨移位较多。可作 MRI 或 CT 检查（图12-49）。可行膝关节镜检查，冲净关节腔内积血，可见前交叉韧带裂端出血或血小块凝集，滑膜下韧带损伤，其长度及张力异常，可提示本类损伤的可能性。

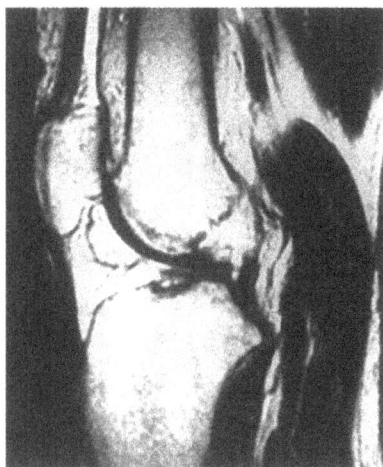

图 12 –49 交叉韧带损伤 MRI 图像

（四）治疗

1. 保守治疗 疑有新鲜前交叉韧带损伤的部分断裂，合并胫骨棘撕脱无移位者，可先进行保守治疗，用前后石膏夹板固定于功能位 4～6 周。

2. 手术治疗 前交叉韧带完全断裂并胫骨棘撕脱骨折移位明显，陈旧性断裂，关节严重不稳定，影响生活、工作或合并内侧副韧带联合损伤，可考虑行韧带修补和骨折缝合固定术（图 12 –50①②）。

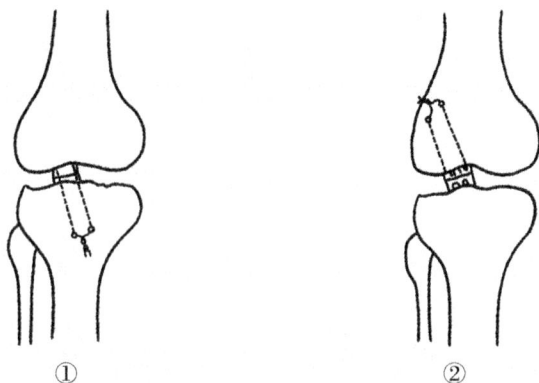

图 12 –50①② 前交叉韧带断裂修复方法

3. 外固定 手术与保守者均须以作膝关节于屈曲 20°～30°位长腿石膏固定，保守治疗固定 4～6 周；手术作韧带修补或撕脱骨折内固定术后须固定 6～8 周。

4. 中医治疗

（1）内服药：损伤早期，治疗宜活血祛瘀，消肿止痛，方选桃红四物汤、祛瘀止痛汤；中后期宜补益肝肾，强壮筋骨，选独活寄生汤等。

（2）外用药：损伤早期，外敷双柏膏，消肿止痛膏；中后期应用海桐皮汤、下肢损伤洗方熏洗及药物热敷等。

5. 功能锻炼 保守治疗或手术治疗，早期都应在膝功能位固定下作股四头肌收缩锻炼，去除石膏固定后进行膝关节屈伸功能锻炼。

二、后交叉韧带损伤

后交叉韧带起于胫骨髁间后窝外侧，止于股骨内髁前外面。其作用可防止胫骨向后移动及限制小腿内翻外旋，是膝关节屈伸及旋转活动的主要稳定结构。后交叉韧带损伤后，可造成关节直向不稳、旋转不稳和侧方不稳。

（一）病因病理

膝过伸暴力、旋后暴力和膝关节屈曲的前后暴力所致。当暴力迫使膝关节过伸位，首先导致后交叉韧带断裂，若暴力继续使膝过伸，继而前交叉韧带也遭损伤。若足部固定，胫骨上端受到来自前方的暴力并同时旋转，这种损伤常合并有侧方结构的损伤，胫骨向后半脱位。如屈膝位胫骨上端受到由前向后的暴力，使小腿上段突然后移，引起后交叉韧带断裂。

（二）临床表现

与前交叉韧带损伤基本相同。伤后立即感觉关节错动感和撕裂感，局部疼痛、肿胀，甚者压迫腘动脉，导致足背动脉搏动变弱及小腿与足部静脉回流受阻而出现凹陷性水肿。膝关节呈半屈曲状态，作膝关节后抽屉试验阳性。

（三）诊断

1. 外伤史　可从问诊中得知。

2. 症状　有以上临床表现。

3. 体征

（1）抽屉试验：少数因急性损伤剧痛，不接受抽屉试验检查，可在麻醉下，或待肿胀消退、疼痛减轻后进行，患者自觉关节不稳、无力，有错落感，后抽屉试验阳性者表示后交叉韧带断裂。

（2）屈膝后掉征：双下肢上举，屈膝至90°，后交叉韧带断裂时，可出现患侧小腿后掉（图12-51）。

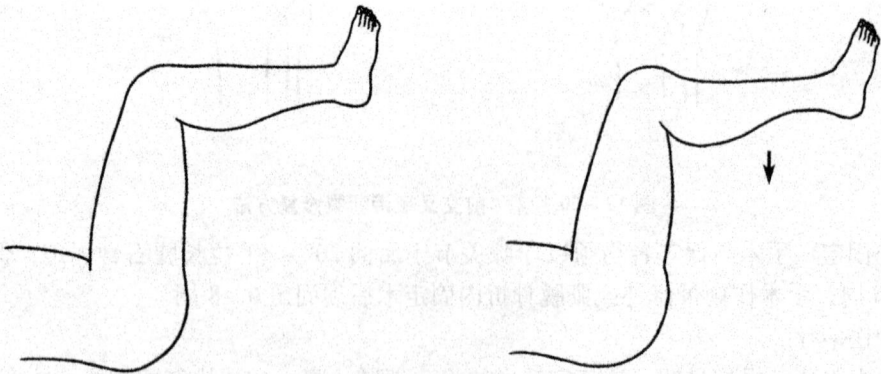

图 12-51　屈膝后掉征

（3）胫骨外旋试验（Dial test征）：可检查受伤膝关节的后外侧不稳，在屈膝30°和90°时测定胫骨在股骨上的外旋。可取仰卧或俯卧位，屈膝30°时与对侧比较，外旋增加 >10°，且有疼痛，但90°时无此表现。单纯后外角损伤时，在屈膝30°和90°时外旋均超过10°，则提示后交叉韧带和半月板后外侧角均受损伤（图12－52）。

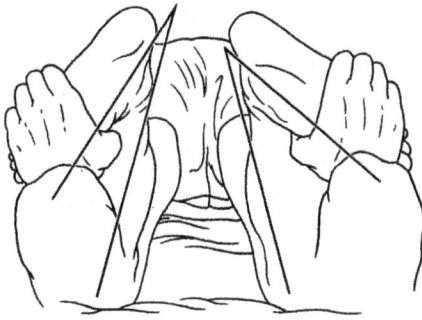

图12－52　胫骨外旋试验

4. 影像学检查

（1）X线检查：X线检查提示关节间隙增宽，后交叉韧带胫骨附着点撕脱骨折时，可见胫骨髁后部有撕脱骨折块。屈膝90°做抽屉试验，侧位X线片可见胫骨前移或后移（图12－53①②③）。

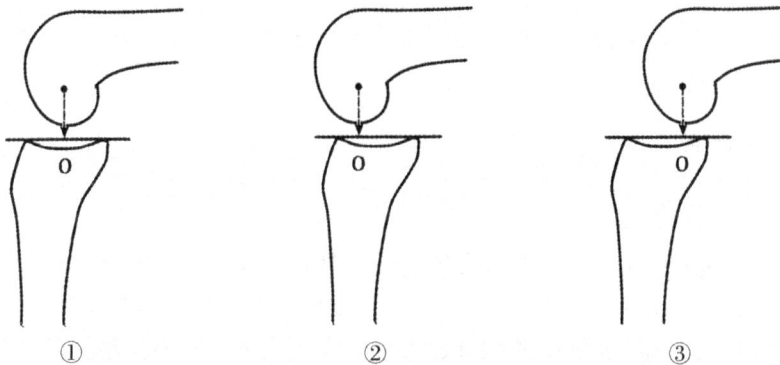

图12－53①②③　屈膝90°抽屉试验侧位X线片表现

（2）MRI或CT检查：见图12－54。

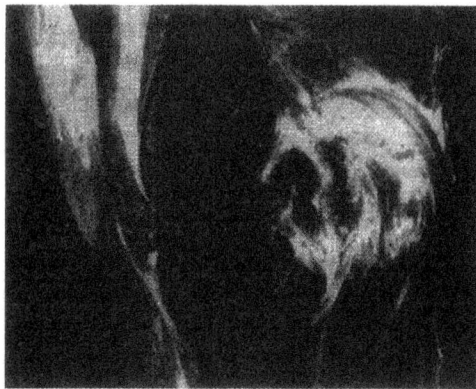

图12－54　后交叉韧带损伤MRI

5. 膝关节镜检查　可见损伤的后交叉韧带或撕脱骨折块，同时观察到半月板及前交叉韧带损伤。

（四）治疗

1. 保守治疗　同"前交叉韧带损伤"。

2. 手术修复适应证

（1）后交叉韧带断裂合并内侧副韧带、前交叉韧带断裂，内、外侧副韧带损伤，膝关节明显内、外、后旋转不稳。

（2）胫骨止点撕裂骨折明显移位者。

（3）合并有半月板损伤。

（4）陈旧性损伤膝关节不稳定。

3. 中医治疗　辨证治疗、固定方法与功能锻炼同"前交叉韧带损伤"。

（栾宏佳）

第十一节　胫骨结节骨骺炎及骨骺分离

胫骨结节骨骺炎也称胫骨结节骨软骨炎（Osgood Schlatter 病）。致病原因可因胫骨结节骨化失常或股四头肌牵拉造成的急性撕脱损伤。多见于 10～15 岁男孩，一侧多见，双侧约 30%。患者多有剧烈运动史，如踢足球及跳跃等。

一、损伤机制

（一）慢性骨软骨炎

胫骨结节骨骺是股四头肌通过髌骨和髌韧带附着的骨骺，也是髌腱抵止部的弱点，由于胫骨结节有时可成为一单独化骨中心，至 20 岁才完全闭合。而此年龄段股四头肌发育较快，肌肉的收缩力可使胫骨结节骨骺撕脱拉开，致使骨骺部位血液循环障碍，以至发生缺血性坏死。病情常持续 2～3 年或更长，至骨骺完全化骨后病理过程停止，一般可自行修复。持续损伤而未经治疗，可导致骨骺永久性分离。

（二）急性损伤

骤然强力或持续的股四头肌牵拉损伤，可造成胫骨结节撕脱。

二、类型

根据撕脱程度可分为 3 型（图 12-55）。

Ⅰ型：胫骨结节骨骺前部小部分撕脱，有分离移位。

Ⅱ型：胫骨近端骨骺前部撕脱分离，髌腱与骨骺连接。

Ⅲ型：胫骨近端骨骺前部撕脱骨折，骨折块累及关节面，并有移位。

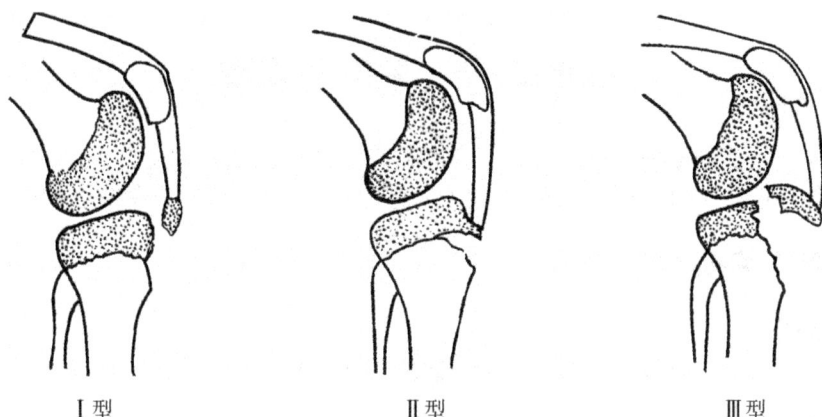

Ⅰ型   Ⅱ型   Ⅲ型

图 12 – 55　胫骨结节撕脱分型

三、临床表现

有剧烈运动史。主诉患膝疼痛，行走时明显，上下楼梯可加重，体检患侧胫骨结节前方局限性肿胀，压痛明显，晚期胫骨结节肥大突起，股四头肌抗阻力运动试验阳性。

四、诊断

X 线位显示胫骨结节骨骺呈舌状，骨骺致密，边缘不整齐，附近软组织肥厚，骨骺碎裂与骨干分离，有坏死与新生骨交替征象。

五、治疗

（一）保守治疗

原则上应减少运动量，避免剧烈运动，一般有自愈倾向。急性期应作膝部伸直位制动 4~6 周，可带支具行走。如症状严重，应卧床休息，至疼痛缓解为止。疼痛剧烈可作局部封闭治疗，每周 1 次，连续 3 次。可配合热敷、按摩等理疗。

（二）钻孔减压术（图 12 – 56）

用克氏针经皮在胫骨结节骨骺钻孔，直达髓内，一般一次钻孔疼痛即可消失，必要时 1 周后可行第 2 次钻孔，现时已较少应用。骨骺完全闭合后，如胫骨结节膨大畸形，可考虑作切除矫正。有伸膝生理后遗症，可行胫骨结节移位手术。

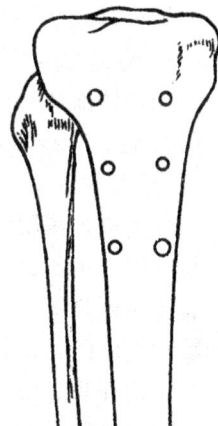

图 12 – 56　钻孔减压术

（三）胫骨结节撕脱骨折的治疗

Ⅰ型：可行骨折切开复位，缝合固定。

Ⅱ型：采用手法整复外固定，可免手术治疗。

Ⅲ型：可试行手法整复，如不成功，应切开复位缝合固定。

术后患肢石膏托伸直位固定 6 周，练习股四头肌活动。

（栾宏佳）

第十二节　膝关节僵硬

膝关节僵硬是多种原因所致的膝关节功能障碍的表现，由于膝关节可能僵硬于屈曲或屈曲、外旋和外翻位，也可能处于完全伸直位，故又分为屈曲性强硬和伸直性僵硬。

一、膝关节屈曲性僵硬

（一）病因

膝部外伤、炎症、脊髓灰质炎后遗症、截瘫、类风湿关节炎、膝关节结核、伸屈膝肌力不平衡或长期卧床，是造成膝屈曲性僵硬的常见原因。

（二）病理机制

膝关节长期处于屈曲位，腘窝内的软组织收缩，腘绳肌向后牵拉胫骨、股二头肌和髂胫束又使胫骨外旋，常并发胫骨在股骨上的半脱位和胫骨外旋畸形。组织学表现为关节内肉芽增生，结缔组织退变甚至坏死，增生性闭塞性脉管炎及巨细胞反应；滑膜结缔组织增生，软骨退行性变、软化、骨化；关节周围钙化新生骨形成，周围肌腱及韧带支持带退行性变。

（三）临床表现

膝关节屈曲性僵硬表现为膝关节屈曲畸形及伸直功能障碍。皮肤挛缩，周围组织硬韧，无弹性，髌骨活动度变小。

（四）治疗

1. 保守治疗　膝关节屈曲性畸形持续时期较短、症状较轻者，通过牵引、矫形夹板或设计的支架逐渐矫正，辅助体育功能锻炼及推拿按摩，多数可获得满意效果。这些措施也可作为术前准备，能减少手术范围和增加手术矫正程度。

2. 手术治疗　保守治疗效果不好，病期长，膝关节屈曲严重者，应考虑手术治疗，可根据病情选择以下手术方法。

（1）前交叉韧带切断术：患者仰卧位，作膝前内侧小切口，进入内侧关节腔，用小尖刀或小钩钩住前交叉韧带将其切断，于膝屈曲位90°位，将胫骨向前拉使之复位。

（2）后关节囊切开术：主要手术方式有以下两种。

1）患者俯卧位，在腘窝内作一长约15cm弧形切口，显露关节囊后面部分的内侧和外侧面，分离进入深层结构，解剖皮下组织和深筋膜之间到腘间隙的外侧面，并纵行切断深筋膜，显露股二头肌腱和腓总神经和腓肠肌外侧头，在正中间向内牵腘血管和神经。在直视下切开腓肠肌外侧头、后关节囊的外侧半和后交叉韧带的附着。在皮下组织和深筋膜之间解剖腘间隙的内侧面，切开深筋膜显露内侧面的半腱肌和半膜肌并向内牵开，将腘血管和神经向外牵开，切开腓肠肌内侧头和后关节囊的内侧半，此时轻柔手法试行将膝关节伸直，如有股二头肌、半膜肌、半腱肌和髂胫束严重挛缩时，可行"Z"形延长，切开髂胫束和外侧肌间隔。

2）在腘窝内、外侧缘各做一纵向切口。在外侧切口中，关节线上方约5cm处切断髂胫束。游离和保护腓总神经。"Z"形切断股二头肌腱，待手术后期延长。显露后关节囊，将其分开。用骨膜剥离器将后关节囊自股骨后面向下剥离。向上延长关节囊切口至股骨外髁，分离腓肠肌外侧头。沿股骨向上作骨膜上剥离，直至关节线上 7～8cm，内达股骨后中线。继而作内侧切口，切开关节囊后内缘，按处理外侧的同样方法进行剥离。用纱布条将关节后方的所有结构牵开，膝关节屈至锐角，骨膜下解剖游离髁间切迹区域紧缩的关节囊结构和腓肠肌内侧头。有些挛缩组织必要时可以切断或延长。施加手法使膝关节伸直。此时如腓总神经张力增大，可向上及向下游离，设法减轻张力以保护神经，尤其在腓骨颈部。

3）术后处理：屈曲挛缩程度较轻，足趾检查表明远端血液循环良好，可用衬垫管型石膏或夹板固定于伸膝位。2 周后开始股四头肌锻炼及理疗。术后 5～6 周配用带膝关节支具，以保持走路时膝关节伸直，坐时可以屈膝。睡眠时可用夹板适当制动，需坚持 6 个月，以避免复发。对挛缩严重的病例，即使术中获得充分矫正，术后仍不宜立即固定于完全伸直位。一般可先固定于 30°～45° 屈膝位，然后酌情逐步伸展，以避免神经或血管损伤，完全伸直后可按前法以石膏管型固定。

（3）股骨髁上截骨矫形术：股骨髁上截骨可以矫正膝关节屈曲畸形，但不能纠正软组织挛缩，不能增大膝关节的活动幅度。

1）适应证：适用于软组织手术不能充分矫正畸形，膝关节内部无明显病变，并有相当活动功能者。

2）手术方法：采用改良的 Osgood 法，作膝关节外侧纵切口，长约 10cm。显露股骨外髁，切除一四边形骨块，调整好截面后作内固定。

3）术后处理：术后用石膏绷带固定于膝伸直位 4 周。

二、膝关节伸直性僵硬

（一）病因

伸直性膝关节僵硬，多由于股骨骨折或股骨前面广泛的软组织损伤后，股四头肌部分或全部瘢痕形成或纤维变性所致。这种畸形可由以下单一因素或综合作用造成。

（1）股中间肌的纤维变性。

（2）髌骨和股骨髁之间发生粘连。

（3）股直肌短缩，股外侧肌扩张部纤维变性和短缩，并与胫骨髁发生粘连。

（二）治疗

对伸直性膝关节僵硬，应针对不同病因、发生功能障碍时间和程度，选择合适的治疗方案。

（1）病程不超过 3 个月，症状较轻者，采用理疗、推拿、按摩，多能获得恢复。

（2）病程 3～6 个月，可在麻醉下施行轻柔手法推拿，配合理疗。

（3）病程在半年以上，症状较严重，可考虑行手术松解，首选膝关节镜下松解，或切开粘连松解术、股四头肌成形术等。松解后术中膝关节屈曲应达到 120°以上。术后尽早做屈、伸功能练习，以保持较好的活动范围，防止再粘连。

（何　伟）

第十三节 膝关节游离体

一、病因病理

膝关节内游离体主要来源于剥脱性骨软骨炎、滑膜骨软骨瘤病、骨赘、关节面骨折、损伤的半月板。游离体可为纤维蛋白性、纤维性或骨软骨性。纤维蛋白性游离体可继发于关节内出血，血凝块极化构成；纤维性游离体常为自身脱落的肥大滑膜绒毛；软骨性游离体主要来自创伤或各种病变，如滑膜骨软骨瘤病、剥脱性骨软骨炎、神经性关节炎。

二、临床表现

（1）活动时突然出现膝关节剧痛，有时可因此跌倒。膝关节可突然锁住，即软腿征，出现完全不能屈伸。

（2）关节肿胀，常在发作之后，早期为积液，逐渐发展慢性滑膜炎。

（3）可在皮肤下摸到肿块，甚至自觉关节鼠游离体在关节内活动。

（4）X线片可显示骨软骨性游离体及其他性质的游离体，需经关节造影或关节镜检查才能做出诊断。

三、治疗

主要措施是摘除关节内游离，首选为关节镜下手术，对带关节面的骨软骨碎片尽可能复位固定，也可切开关节取出。

（何　伟）

第十四节 膝关节创伤性滑膜炎

膝关节的滑膜囊上起自股骨髁关节软骨边缘，上方与髌上囊相延续，向上约4横指处再反折，向下止于髌骨关节面的上缘。两侧由股骨髁内外侧软骨缘向右延展，形成股骨髁两侧的滑液囊间隙，再返回向下覆盖脂肪垫。翼状韧带止于胫骨平台前缘稍下，后侧起自股骨后髁关节软骨缘，向下止于胫骨平台的下缘。滑液囊形成一个封闭的囊腔。滑膜表层细胞分泌淡黄色黏稠滑液，对关节有滑润、营养关节软骨及关节活动时散热的作用，滑膜血供丰富，容易受伤出血，形成创伤性滑膜炎。

一、急性创伤性滑膜炎

（一）临床表现

1. 病史　有膝关节外伤病史。

2. 症状　关节受伤出现膝关节部位肿痛，逐渐加重，膝关节周围的肌肉呈保护性痉挛，伸屈活动受限。

3. 体征　关节肿胀，局部有压痛，皮肤温度增高，可有低热，浮髌试验阳性。应注意与骨折、韧带及半月板损伤相鉴别。

（二）治疗

（1）关节肿胀明显，滑膜水肿、充血，伴出血、积液。应及时抽出积血，再用生理盐水反复冲净关节内的积血。然后关节腔内注入醋酸泼尼松龙 25mg，加压包扎，适当制动，避免继发血肿机化粘连、滑膜增生肥厚、关节软骨破坏等。

（2）对单纯急性创伤性滑膜炎，早期应冷敷并加压包扎，膝关节固定伸直位 2 周。48 小时后应用理疗，一般可较快获得恢复。

（3）可口服阿司匹林 1g，每日 3 次。

二、慢性创伤性滑膜炎

（一）病因

（1）急性创伤性滑膜炎治疗不彻底遗留。
（2）由于膝关节受反复微创伤劳损所致。

（二）临床表现与诊断

膝关节反复肿胀、酸痛，局部有轻压痛，膝关节活动受限，浮髌试验阳性，可触知因滑膜肥厚产生的摩擦音。病程较长可出现关节韧带松弛、关节软骨软化等。

（三）治疗

（1）症状明显时应适当限制活动，症状减轻后再逐渐恢复。
（2）理疗，如超短波、微波。
（3）中药外敷。
（4）醋酸泼尼松龙关节内注射，每周 1 次，使用不超过 3 次。

（何　伟）

第十三章

踝关节骨折及踝部损伤

第一节 踝关节韧带损伤

一、内侧韧带损伤

（一）内侧韧带的作用

内侧韧带（三角韧带）：陆宸照等通过实验观察，如内侧韧带浅层断裂，距骨可无明显倾斜及侧向移位，浅层和大部分深层切断，距骨倾斜将大于10°，但距骨无向外移位。深浅层韧带同时切断，距骨倾斜可达14°，但无侧向移位，关节不稳定程度相当于外侧韧带断裂。如三角韧带与胫腓下关节韧带同时切断，距骨倾斜可达20°，并向外移位，踝关节内侧间隙增宽，踝关节极度不稳定。

（二）三角韧带损伤机制

内侧韧带遭受外翻外旋或外翻外展暴力时，可自内踝起点或距骨附着点撕脱，多数病例可深浅层同时断裂，但也可浅层完整，单纯深层撕脱。往往伴有腓骨骨折或胫腓下韧带损伤，有的可合并内踝撕脱骨折。在内翻外旋损伤中，也可有三角韧带损伤，一般先产生胫腓下联合前韧带损伤，其后为腓骨骨折，再次为胫腓下联合后韧带损伤，最后是三角韧带损伤。X片显示外踝在胫腓下联合附近的螺旋形骨折时，即应怀疑有三角韧带损伤。

（三）诊断

1. 局部表现　凡是三角韧带损伤，踝关节内侧有明显肿胀，其中心在内踝尖端，而在肿胀的下方，相当于跟骨内侧，则有明显的凹陷。压痛位于内踝尖部或其下。因常伴有胫腓下韧带损伤，或腓骨下段骨折，出现相应的体征。

2. 常规摄片　踝关节正侧位片，如距骨明显向外移位，踝关节内侧间隙大于3mm，可能三角韧带断裂，如果内侧间隙大于4mm，可确定三角韧带断裂。单纯胫腓下联合分离者，绝对不产生距骨向外移位。如X片显示腓骨下段或外踝骨折，而踝关节内侧有肿胀压痛，要考虑三角韧带损伤的可能，应做应力位摄片，明确是否有三角韧带损伤。有的病例虽无骨折，但胫腓下联合分离，X片显示踝关节内侧间隙正常，也应在应力下摄片，如踝关节内侧间隙增宽，即证明三角韧带损伤。三角韧带损伤伴有内踝骨折时的患者，特征是内踝前丘部骨折，骨折线在踝关节平面以下，后丘部仍与胫骨相连，距骨向外移位。因为三角韧带深层起于内踝后丘部及丘部间沟，此于距骨体内侧，主要功能是阻止距骨向外移位，故在内踝前丘部骨折，如三角韧带完整，距骨不会向外移位。

（四）治疗

对三角韧带断裂是否需要手术修补，各家意见不一，有主张不需修补，也有主张应该补修。Clayton 的动物实验证明，韧带断裂后回缩，甚至断端卷曲，两断端间出现间隙，以及由瘢痕组织充填，依靠瘢痕组织相连的韧带是脆弱的，抗张力强力差，而经缝合的韧带愈合后，其断端间韧带直接相连，无间隙存在，使它具有正常的抗张力强度，所以认为韧带断裂后应做手术修补。对三角韧带断裂的治疗，应根据韧带损伤程度而定。

1. 韧带部分撕裂伤　如果将踝关节复位后踝穴间隙恢复正常，可采用手法加压，使胫腓骨靠近，包扎塑形良好的小腿石膏，6~8 周后可治愈。

2. 合并外踝或腓骨下段骨折　骨折复位后如果关节内侧间隙大于 2mm，则应修补三角韧带。若腓骨下段或外踝骨折需要手术者，应同时修补三角韧带。三角韧带呈水平位排列，不但能防止距骨倾斜，而且可以防止距骨侧向移位。断裂后通过手术修补，对恢复三角韧带功能十分必要，以防后期残留踝关节不稳定。

3. 内踝前部撕脱骨折合并三角韧带深层断裂　在治疗内踝骨折伴距骨侧向移位病例，要注意伴三角韧带深层断裂，如果单纯固定骨折不能恢复关节内侧间隙，则应同时修补三角韧带深层。

4. 合并下胫腓关节分离　在修补三角韧带后，下胫腓关节可用加压螺钉固定，患肢负重应在术后 8 周以上，且在负重以前将固定螺钉取出，以免引起螺钉断裂。

5. 三角韧带修补时，内外侧分别做切口，先将三角韧带两断端穿好缝线，暂不打结扎紧。待外侧骨折固定好后，再收紧结扎线打结。这样手术操作方便，韧带容易拉紧。

二、外侧韧带损伤

（一）外侧韧带的作用

切断距腓前韧带，在内翻应力下，踝关节正位摄片仅见距骨轻度倾斜或无倾斜，而在向前应力下，侧位片见距骨向前移位大于 6mm。Johnson 发现切断该韧带后，踝关节前后可移动 4.3mm，踝关节旋转活动增加 10.8°，说明该韧带是一稳定踝关节的重要结构。单纯跟腓韧带断裂，正位应力摄片，可显示距骨轻度倾斜，距骨无向前半脱位。只有合并距腓前韧带断裂，才出现距骨明显倾斜和距骨向前半脱位。距腓后韧带切断，踝关节未见明显不稳定。同时切断跟腓韧带，仅产生距骨轻度倾斜。外侧韧带全部切断，其结果类似距腓前韧带及跟腓韧带切断，唯其不稳定程度增加。

综上所述，距腓前韧带是防止距骨向前移位的重要结构，是踝关节中最要紧的韧带。跟腓韧带是阻止距骨倾斜的主要组织，距腓前韧带是阻止距骨倾斜的第二道防线。

（二）外侧韧带损伤机制

踝关节内踝比外踝短，外侧韧带较内侧薄弱，足部内翻肌群较外翻肌群力量强。因此在快速行走等运动时，如果足部来不及协调位置，容易造成内翻跖屈位着地，使外侧副韧带遭受超过生理限度的强大张力，发生损伤，而距腓前韧带遭受的张力最大，损伤的机会也最多。

（三）诊断

1. 损伤史　有明确的足跖屈内翻或外翻损伤史，有时伴有弹响、疼痛剧烈，负重困难，随后出现瘀斑。

2. 肿胀、压痛　压痛部位和肿胀是有关韧带和结构损伤的线索。伤后数小时内出血进入踝关节和周围组织引起关节囊膨隆、肿胀、压痛。

3. 内翻应力试验　检查者一手握住患足的小腿远端，另一手使足跖屈内翻位，摄正位片。在麻醉下内翻应力试验更可靠。有些患者可能呈现距骨生理性倾斜度增大，在有怀疑时应与健侧作对比。患侧倾斜度大于对侧9°时，才有诊断价值。

4. 前抽屉试验　距腓前韧带断裂之后，造成踝关节前后不稳定，距骨向前移位。应嘱患者屈曲膝关节45°，放松腓肠肌，以利跟骨距骨向前移动。术者一手将患者的胫骨推向后，另一手将跟骨向前拉，在距腓前韧带断裂患者，术者可感到患足及距骨向前移动，为阳性。

5. X线摄片　摄踝关节正侧位片，以明确有无合并骨折。踝关节做内翻应力试验，腓骨产生外旋，此时正位片见外踝有泪滴状阴影，说明外侧韧带无损伤，而外侧韧带断裂时，外踝无泪滴状阴影存在。

6. 关节造影　踝关节造影的目的是观察其容量改变，轮廓，与其他组织的交通状况是一种迅速和可靠的诊断方法。当距腓前韧带断裂时，伴关节囊破裂者，造影剂进入筋膜下。若X片上显示造影剂扩散到腓骨远端周围，则表示有跟腓韧带断裂。关节造影在伤后应尽早进行，以免血凝块堵塞关节囊破裂口，而影响造影效果。一般用19号针头，进针处可在胫骨前肌外侧，距内踝尖端1cm，踝关节跖屈以拉紧关节囊，同时在距骨体较狭小的部分进入关节腔，因该处踝穴内腔隙大，便于进针。

（四）外侧韧带损伤分类

1. 按外侧韧带损伤部位和程度分类

Ⅰ度：轻度损伤，距腓前韧带部分纤维撕裂，韧带仍连续。

Ⅱ度：该韧带有较多纤维撕裂，但韧带仍连续。

Ⅲ度：严重损伤，韧带完全断裂。

Ⅳ度：最严重损伤，是距腓前韧带、跟腓韧带、距腓后韧带完全断裂。

2. 按病理、功能和不稳定程度分类

Ⅰ度：韧带牵拉伤，无肉眼可见撕裂，关节稳定，功能无损害。

Ⅱ度：中等损伤，肉眼可见部分撕裂，轻至中度不稳定，中度肿胀，压痛存在，功能有损害。

Ⅲ度：严重损伤，韧带完全撕裂，明显肿胀，有瘀斑，关节不稳定。

（五）治疗

1. 韧带扭伤　为韧带部分撕裂伤，并未完全断裂。局麻下正位内翻应力摄片距骨倾斜小于15°。症状轻者，患足制动，限制踝关节内翻跖屈运动，一般2～3周可以恢复。症状重者则应行石膏固定。

2. 韧带断裂　应力位摄片距骨倾斜度大于15°，踝关节除有外侧韧带断裂外，还往往伴有关节囊撕裂伤，应考虑手术修补。

手术指征：

（1）年轻运动员，距腓前韧带和跟腓韧带撕裂。

（2）外侧韧带慢性不稳定，发生急性严重踝关节扭伤。

（3）距骨的移位，骨软骨骨折。

（4）腓骨（外踝）大块撕脱骨折。

手术治疗越早越好，如果超过 2~3 周后再手术，则断裂韧带已收缩，尤其是跟腓韧带，与周围组织粘连，缝合修复困难。

手术方法：行外踝前下方弧形切口，切开皮肤后清除血肿，即可显露损伤的韧带，将其分离清楚，使足部保持 90°背伸和轻度外翻位。将韧带两断端对齐，做"8"字间断缝合，术后小腿石膏固定 3 周即可。术中避免损伤趾伸短肌的运动支神经和腓肠神经感觉支。如外侧韧带断裂未能及时修复，遗留踝关节有松动不稳等症状时，可用腓短肌进行外侧副韧带重建。有作者报道，采用腓骨短肌腱的一半，经腓骨和跟骨上的隧道，重建距腓前韧带和跟腓韧带，认为这种方法既可重建侧副韧带，又可保留腓骨短肌功能，较其他方法好。

（郑云龙）

第二节　踝关节骨折和脱位

踝关节骨折是常见损伤之一，1922 年 Ashurst 和 Brommer 将其分为外旋型、外展型、内收型与垂直压缩型，又根据骨折的严重程度分为单踝、双踝和三踝骨折。20 世纪 40 年代末至 50 年代初 Lauge - Hansen 提出另一种分类方法，根据受伤时足部所处的位置、外力作用的方向以及不同的创伤病理改变而分为旋后－内收型、旋后－外旋型、旋前－外展型、旋前－外旋型和垂直压缩型，其中以旋后－外旋型最常见。Lauge - Hansen 分类法强调踝关节骨折波及单踝、双踝或三踝是创伤病理的不同阶段。1949 年 Denis 提出一种从病理解剖方面进行踝关节骨折脱位的分类方法，比较适用于手术治疗，1972 年以后 Weber 等对这种分类进行改进而形成 AO（ASIF）系统的分类法，主要根据腓骨骨折的高度以及与下胫腓联合、胫距关节之间的关系而将踝关节骨折脱位分为 3 型。在重视骨折的同时必须也重视韧带的损伤，只有全面地认识损伤的发生与发展过程，才能正确估价损伤的严重程度，确定恰当的治疗方案。

Danis - Weber（AO/ASIF）踝关节骨折分类系统如图 13 - 1。

必须指出踝关节骨折脱位时并非单一的间接外力所引起，联合外力致伤者并不少见，如足部处于旋后位，距骨不仅受到外旋外力，而且同时还可以受到垂直压缩外力，此时后踝骨折不仅表现为单纯撕脱骨折，骨折片较大可以波及胫骨下端关节面的 1/4 甚至 1/3 以上。相比之下 Lauge - Hansen 分型更符合于临床的实际情况。Lauge - Hansen 以尸体标本上的实验证实了临床常见的骨折脱位类型，并阐明了损伤发生的机制。

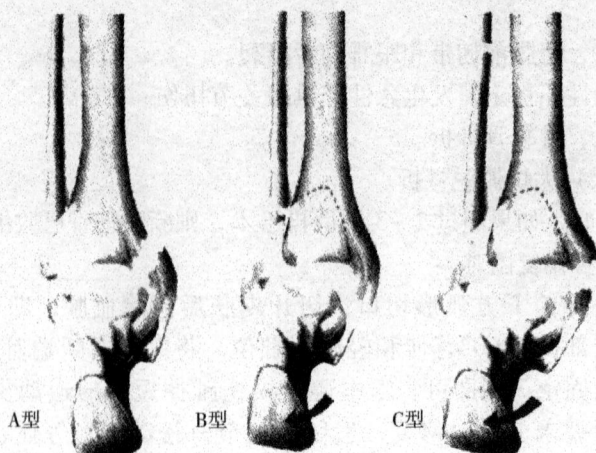

A型　　　　　B型　　　　　C型

图 13 - 1　Danis - Weber（AO/ASIF）踝关节骨折分类系统

一、闭合性骨折脱位

（一）旋后 - 内收型

足于受伤时处于旋后位，距骨在踝穴内受到强力内翻的外力，外踝受到牵拉，内踝受到挤压的外力。

第 I 度：外踝韧带断裂或外踝撕脱骨折，外踝骨折常低于踝关节水平间隙，多为横断骨折或外踝顶端的撕脱骨折。

第 II 度：第 I 度加内踝骨折，骨折位于踝关节内侧间隙与水平间隙交界处，即在踝穴的内上角，骨折线呈斜形斜向内上方，常合并踝穴内上角关节软骨下方骨质的压缩，或软骨面的损伤。

Hughes（1995 年）指出在外踝韧带损伤中 50% 有踝穴内上角关节面的损伤，以后有可能形成游离体。

外踝韧带断裂的治疗前已述及。外踝顶端的撕脱骨折或撕脱骨折片较大，均可用外翻位U 型石膏固定 4~6 周，也可切开复位螺丝钉固定，由于外踝的轴线于腓骨干的纵轴相交成向内的 10°~15°角，螺丝钉应穿过腓骨干内侧皮质，如果仅行髓腔内固定，容易使外踝出现内翻，即正常的外踝与腓骨干的交角变小，而影响踝穴的宽度。如果内固定牢固，术后可以不用外固定，早期开始踝关节功能锻炼。

第 II 度骨折中如果内踝骨折移位明显且闭合复位后不稳定者，可行切开复位内固定，切开复位时应注意踝穴内上角是否塌陷，如有塌陷则应予以复位并充填以松质骨，然后以螺丝钉内固定。

（二）旋前 - 外展型

足处于旋前位，距骨在踝穴内强力外翻的外力，内踝受到牵拉，外踝受到挤压的外力。

第 I 度：内踝撕脱骨折或三角韧带断裂。内踝骨折位于踝关节水平间隙以下。

第 II 度：第 I 度加以下胫腓韧带部分或外全损伤，其中下胫腓前韧带损伤也可以表现为胫骨前结节撕脱骨折，下胫腓后韧带损伤也可表现为后踝撕脱骨折。此型可以出现下胫腓分离。

第Ⅲ度：第Ⅱ度加以外踝在踝上部位的短斜形骨折或伴有小碟形片的粉碎骨折。碟形骨折片位于外侧。

治疗可行闭合复位U形石膏固定，闭合复位时应将足内翻，不应强力牵引，以防软组织嵌入内踝骨折端之间影响复位及愈合。如内踝骨折不能复位时，可行切开复位螺丝钉内固定，内踝骨折片较小时可用克氏针内固定并以钢丝作"8"字钻孔缝合行加压固定。马元璋等（1982年）用经皮撬拨复位和内固定方法治疗有软组织嵌入骨折间隙的内踝骨折。

少见的旋前－外展型损伤为Dupuytren骨折脱位，腓骨高位骨折、胫骨下端腓骨切迹部位撕脱骨折、三角韧带断裂同时有下胫分离。

（三）旋后－外旋型

足处于旋后位，距骨受到外旋外力或小腿内旋而距骨受到相对外旋的外力。距骨在踝穴内以内侧为轴向外后方旋转，冲击外踝向后移位。

第Ⅰ度：下胫腓前韧带断裂或胫骨前结节撕脱骨折（Tillaux）。

第Ⅱ度：第Ⅰ度加外踝在下胫腓联合水平的冠状面斜行骨折，骨折线自前下方向后上方呈斜形。

第Ⅲ度：第Ⅱ度加后踝骨折，由于下胫腓后韧带保持完整，后踝多为撕脱骨折，骨折片较小，但如合并有距骨向后上方的外力时，则外踝骨折表现为长斜形，后踝骨折片也较大，有时可以波及胫骨下端关节面的1/4或1/3。

第Ⅳ度：第Ⅲ度加内踝骨折或三角韧带断裂。

旋后－外旋型中第Ⅳ度可以合并有下胫腓分离，由于外踝骨折位于下胫腓联合水平，骨折位置不很高，故下胫腓分离的程度较旋前外旋型为轻，且于原始X线片中可不显现，而于外旋、外展应力下摄片时方可显现，但如同时合并有垂直外力，外踝骨折线较长，且向上延伸较多时，下胫腓分离则可明显，同时后踝骨折片也较大。

旋后－外旋型骨折可行闭合复位，矫正距骨向后方的脱位，足内旋并将踝关节置于90°位用"U"形石膏固定；当后踝骨折片较大时，不能以推前足背屈使向后脱位的距骨复位，由于后踝骨折片较大，又由于跟腱的紧张牵拉，后踝部位失去支点，单纯背屈前足时不能到达后踝骨折的复位，反可能使距骨向后上方脱位，而应自跟骨后侧向前推拉足部，并同时将胫骨下端向后方推移，始可达到后踝骨折的复位；如果后踝骨折片较大时，为控制足部的跖屈，可用短腿前后石膏托制动6周。

闭合复位失败者可行切开复位，由于外踝骨折系冠状面斜行骨折，可用松质骨加压螺丝钉在前后方向上做内固定；如果后踝骨折片较小，则于外踝复位并固定以后多可同时复位；如果后踝骨折片较大，则需同时以松质骨加压螺丝钉作内固定。内踝骨折亦以松质骨加压螺丝钉内固定，术后可仅用短腿石膏托制动2周或不用外固定，早期开始踝关节功能锻炼。

（四）旋前－外旋型

足由受伤时处于旋前位，三角韧带被牵扯而紧张，当距骨在外踝内受到外旋力时，踝关节内侧结构首先损伤而丧失稳定性，距骨以外侧为轴向前外侧旋转移位。

第Ⅰ度：内踝撕脱骨折或三角韧带断裂。内踝骨折的骨折线可呈斜行，在矢状面自前上斜至后下，于踝关节侧位X线片中显示得更为清楚，不同于旋前－外展型第Ⅰ度内踝撕脱骨折，后者内踝骨折为横行，且位于踝关节水平以下。

第Ⅱ度：第Ⅰ度加下胫腓前韧带、骨间韧带断裂。如果下胫腓韧带保持完整，也可以发生 Tillaux 骨折（胫骨下端腓骨切迹前结节撕脱骨折）。

第Ⅲ度：第Ⅱ度加外踝上方 6 ~ 10cm 处短螺旋形或短斜形骨折。

第Ⅳ度：第Ⅲ度加下胫腓后韧带断裂，导致下胫腓分离，或下胫腓后韧带保持完整，而形成后踝撕脱骨折，同样也发生下胫腓分离。

在第Ⅲ度中如果腓骨骨折位于腓骨上 1/4 部位并呈螺旋形，下胫腓可以发生完全分离，骨间膜损伤可一直达到腓骨骨折的水平，称之 Maisonneuve 骨折。

旋前-外旋型骨折中腓骨骨折位置高，常于中下 1/3 水平，骨间膜的损伤又常与腓骨骨折在同一水平，故下胫腓分离较旋后-外旋型明显。

根据尸体实验与临床病例的观察，产生下胫腓分离的条件包括以下三方面：

（1）踝关节内侧的损伤（内踝骨折或三角韧带损伤），使距骨在踝穴内向外或向外后方旋转移位成为可能。

（2）下胫腓全部韧带损伤或下胫腓前、骨间韧带损伤，而下胫腓后韧带损伤表现为后踝撕脱骨折，从而下胫腓联合失去完整性并有可能增宽。

（3）骨间膜损伤，骨间膜使胫腓骨紧密连接并保持正常的关系，当（1）、（2）两个条件存在的情况下，骨间膜损伤可以使胫腓骨之间的距离加宽，下胫腓分离得以显现。

在临床上，骨间膜损伤与腓骨骨折常在同一水平同时并存，此时，下胫腓分离最为明显，如果腓骨保持完整，则可以阻挡距骨向外侧的明显移位，其下胫腓分离则不如有腓骨骨折时显著。因此，下胫腓分离以存在于旋前-外旋型骨折中者最为明显。

尽管如此，不是所有的下胫腓分离在损伤后原始 X 线片中都能显现，由于损伤后足部畸形恢复到正常位，或经急救复位，而在原始踝关节正位 X 线片中并不显示下胫腓联合增宽，踝关节内侧间隙也未显示增宽，如果对损伤的严重性估计不足，可以忽略了下胫腓分离的存在，导致治疗上的失误。因此，在临床工作中可采取外旋、外展应力下拍踝关节正位 X 线片以证实下胫腓分离的存在，避免遗漏诊断。

下胫腓分离可行闭合复位，将足内旋、内翻位以"U"形或短腿石膏托固定，如果腓骨骨折与内踝骨折复位良好，并不需要将下胫腓联合以螺丝钉内固定。如果切开复位内固定，则也只需将腓骨骨折与内踝骨折做内固定，不需固定下胫腓联合。从尸体实验证实：仅固定腓骨不固定内踝，不能限制距骨在踝穴内向外或向外后方的移位，在应力下仍然出现下胫腓分离。只固定内踝，不固定腓骨，不能限制距骨在踝穴内向外后方向的旋转，在应力下由于腓骨骨折而失去对距骨向外后方旋转的对抗作用，下胫腓仍然出现分离。而将内踝与腓骨同时固定以后，即使在应力下也不出现下胫腓分离。临床病例的结果与实验结果相同，当内踝骨折固定以后，由于三角韧带与足部的连结，腓骨骨折固定以后外踝韧带与足部的连接，以及腓骨中下 1/3 以上部位骨间膜的完整，使胫腓骨之间获得稳定，踝穴侧方的完整性与足又形成连续的整体，从而距骨在踝穴内也得到稳定，在外旋与外翻的应力下，距骨在踝穴内不发生向外侧或向外后侧的移位，因此，下胫腓不出现分离，在临床上，当内侧结构损伤无法修复时或腓骨骨折严重粉碎难以施行内固定时，如有下胫腓分离存在，则可固定下胫腓联合。

旋前一外旋型骨折第Ⅰ、Ⅱ度可行闭合复位，将足内旋、内翻位用 U 形石膏固定，内踝骨折复位困难，骨折断端间有软组织嵌夹而分离较远者，可行经皮撬拨复位内固定或切开复位内固定。第Ⅲ度因腓骨于中下 1/3 部位形成螺旋形或短斜形骨折，易有重叠移位，如闭合复位困难则以切开复位内固定为宜。第Ⅳ度骨折合并下胫腓分离，为达到踝穴的稳定并可早期开始踝关节功能锻炼，切开复位将腓骨骨折与内踝骨折做内固定。

（五）垂直压缩型

可分为单纯垂直压缩外力与复合外力所致 2 种不同的骨折。单纯垂直压缩外力骨折依受伤时踝及足所处的位置不同又可分为背伸型损伤——胫骨下端前缘压缩骨折；跖屈型损伤——胫骨下端后缘骨折以及垂直损伤——胫骨下端粉碎骨折，常同时有斜形骨折。

由复合外力引起的垂直压缩骨折，可分为垂直外力与外旋型复合引起者，多见手旋后 - 外旋型骨折中，后踝骨折较大，腓骨冠状面斜形骨折也较长。垂直外力与内收外力复合引起者，内踝或胫骨下端内侧呈粉碎或明显压缩骨折；垂直外力与外展外力复合引起者，外踝或胫骨下端外侧呈粉碎或压缩骨折。

垂直压缩型骨折可试行闭合复位，需与造成骨折的外力方向相反，进行牵引并直接推按骨折部位，如背伸型则应在踝跖屈位牵引并自近端向远端推按胫骨下端前缘争取达到复位，但是由于外力损伤较大，胫骨下端松质骨嵌压后不易达到复位，即使复位后由于被压缩部位的空隙也不易维持复位。因此，为达到关节面尽可能解剖复位，并维持复位后的位置，多需切开复位，在复位后遗留的间隙处充填以松质骨并用松质骨加压螺丝钉做内固定，术后早期开始功能锻炼。

1949 年 Denis 提出一种从病理解剖方面进行踝关节骨折脱位的分类方法，比较适用于手术治疗，1972 年以后 Weber 等对这种分类进行改进而形成 AO（ASIF）系统的分类法（图 13 - 2），主要根据腓骨骨折的高度以及与下胫腓联合、胫距关节之间的关系而将踝关节骨折脱位分为 3 型：

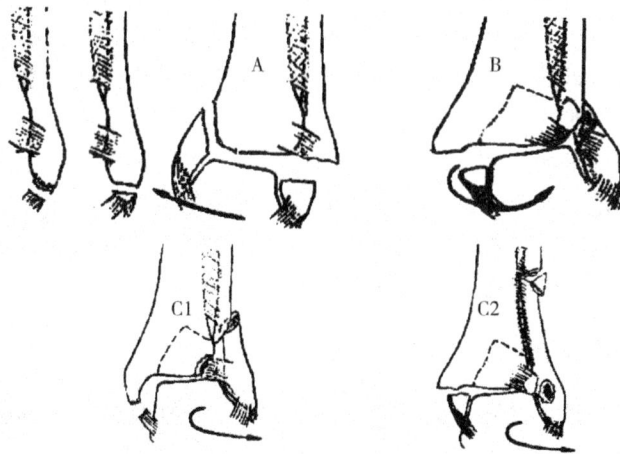

图 13 - 2 Danis – Weber（AO/ASIF）踝关节骨折分类系统

Ⅰ型：外踝骨折低于胫距关节（可为外踝撕脱骨折或为外踝韧带损伤），如同时合并内踝骨折则多为接近垂直的斜形骨折，也可以发生胫骨下端内后侧骨折。此型主要由于内收应力引起。

Ⅱ型：外踝骨折位于胫腓联合水平，下胫腓联合有50%损伤的可能性，内侧结构的损伤为三角韧带损伤或内踝骨折，也可发生胫骨下端外后侧骨折。此型一般由强力外旋力引起。

Ⅲ型：腓骨骨折高于下胫腓联合水平，个别病例可以没有腓骨骨折，此型均有下胫腓韧带损伤，内侧结构损伤为内踝撕脱骨折或三角韧带断裂，也可以发生胫骨下端外后侧骨折。此型又分为两种，单纯外展应力引起者，外踝骨折位于下胫腓联合水平上方，如外展与外旋联合应力引起者，多为腓骨中下1/3骨折。

压缩型：由高处坠落或由交通事故引起的嵌压或压缩骨折。Weber（1972年）将此型分为3种：

（1）胫腓骨远端压缩骨折，距骨体滑车完整。

（2）各种类型的踝穴骨折同时合并距骨体滑车骨折。

（3）胫骨远端压缩骨折，不合并腓骨骨折，但合并下胫腓联合损伤。

Weber（1972年）关于压缩骨折的分类还提出可按胫骨平台骨折的分类，即中心型、前侧型与后侧型。

联合型：胫骨远端骨折合并踝关节损伤。如胫骨远端的螺旋形骨折，其骨折线可以延伸进入踝关节并可合并内踝骨折以及下胫腓联合分离。

二、开放性骨折脱位

踝关节开放性骨折脱位多由压砸、挤压、坠落和扭绞等外伤引起，其致伤原因与闭合性骨折脱位不同，后者主要由旋转外力引起。在开放性骨折脱位中，按骨折类型可分为外翻型、外翻位垂直压缩型、外旋型、内翻型与单纯开放性脱位5种，其中以外翻型最为多见。压砸外力来自外侧，开放伤口位于内踝部位，呈横形、L形或斜形。外翻位垂直压缩型多由坠落伤引起，其开放伤口亦在内踝部位。外旋力引起之开放性骨折，其伤口亦在内侧。仅内翻型损伤，其开放伤口位于外踝部位。综上所述，踝关节开放性骨折脱位的开放伤口，多表现为自内向外，即骨折近端或脱位的近侧骨端自内穿出皮肤而形成开放伤口。

踝关节开放性骨折脱位，伤口污染较重，感染率相对较高。由于旋前外展型居多，外踝骨折多位于踝上部位并呈粉碎型，内固定有一定困难，除将内踝骨折以螺丝钉固定外，外踝骨折可用克氏针内固定，如单纯依靠石膏外固定来维持复位后的位置。一旦伤口感染，则必须进行换药和更换敷料，骨折极易发生移位。因此，在踝关节开放性骨折脱位中，如何防止感染以及通过内固定稳定骨折端是主要的问题。

三、踝关节骨折脱位手术适应证

任何一个关节发生骨折以后，最可靠的恢复功能的方法是使关节面解剖复位，大多数踝关节骨折脱位通过闭合复位外固定的保守治疗方法，可以达到这一目的。但对某些复位后不稳定的骨折脱位，则可能不止一次的进行闭合复位、更换石膏或调整外固定物，势必加重关节部位的损伤以及肿胀的程度，甚至不得不延长外固定的时间，关节不能早期开始功能锻炼，最终影响疗效。因此，应该避免追求闭合复位而反复进行闭合整复。一经闭合复位失败则应及时选用切开复位内固定。切开复位内固定具有直视下容易达到骨折解剖复位的优点，内固定牢固又为早期开始关节功能活动、不用外固定创造了有利条件，功能恢复较快，令人满意，Brodie 和 Denham（1974 年）手术治疗 298 例其中 69% 不用外固定，80% 患者于手术后恢复工作，复位理想者占 86%，在复查时踝关节活动受限 20° 即评定为差，在该组中仅占4%。踝关节骨折脱位之手术适应证如下：

1. 闭合复位失败　在踝关节骨折脱位中复位不满意的是内踝骨折和后踝骨折。除旋后内收与垂直压缩型以外，其他类型的内踝骨折均为撕脱骨折，骨折近端的骨膜常与骨折远端一同向前、下方移位，骨膜容易嵌夹于骨折断端之间阻碍复位，可行经皮撬拨穿针内固定或切开复位以螺丝钉内固定。后踝骨折大于胫骨下端关节面 1/4 时，距骨在踝穴上方失去稳定性，容易发生向后上方的移位，后踝骨折经闭合复位后关节面移位大于 1mm 者应行切开复位螺丝钉内固定。除内踝、后踝骨折以外，近年来日益重视外踝骨折的复位，外踝本身的轴线与腓骨干轴线之间相交成向外侧的 10°~15° 角，如外踝骨折后并有重叠或向外后方移位时，踝穴必然相应增宽，距骨在踝穴内可以发生向外侧半脱位，日久可导致踝关节创伤性关节炎。因此，要求对外踝骨折的准确复位，必要时需行切开复位内固定。

2. 垂直压缩型骨折　由于受伤暴力较大，胫骨下端关节面损伤严重，或嵌压明显或移位严重，均难以手法或牵引复位，应行切开复位并以松质骨加压螺丝钉内固定，复位后的间隙可以松质骨或骨水泥充填。

3. 开放性骨折脱位　从关节内骨折或开放性骨折两方面要求，对踝关节开放性骨折脱位行内固定是重要的，但由于受伤外力大，且以外翻型损伤多见，外踝在踝上部位呈粉碎型骨折，以螺丝钉或钢板做内固定有一定困难，因此可以选用克氏针行内固定。当内侧结构是三角韧带损伤时，更应强调对外踝骨折的内固定，如单纯依赖外固定，则在肿胀消退以后或于更换敷料检查伤口时，骨折容易移位而导致畸形愈合。内侧结构是三角韧带损伤而又合并下胫腓分离时，除将外踝骨折行内固定以外，应同时修复三角韧带；如修复三角韧带存在困难时，则内侧结构失去限制距骨外移的作用，此时还应固定下胫腓联合，单纯固定外踝不能限制距骨向外侧移位，势必导致下胫腓分离。

四、踝关节骨折脱位的并发症

踝关节骨折脱位常见的并发症为骨折不愈合、畸形愈合和踝关节创伤性关节炎。

（一）骨折不愈合

最常见者为内踝骨折，其不愈合率为 3.9%~15%（Burwell 和 Charnley，1965 年）。内踝骨折不愈合的原因有骨折断端间软组织嵌入，复位不良骨折断端分离，或因外固定时间过短以及不正确的内固定。内踝骨折不愈合的诊断主要依赖于 X 线，Hendelesohn（1965 年）提出的诊断标准是伤后半年 X 线仍然可见到清晰的骨折线，骨折断端硬化，或骨折断端间距离大于 2~3mm 且持续存在半年以上者，可诊断不愈合。关于内踝骨折不愈合是否需行手术治疗也有不同的意见，Harvey（1965 年）认为，内踝骨折位置良好，且有坚强的纤维性愈合，踝关节功能良好，无症状或偶有轻微症状时不一定必须手术治疗。Otto Sneppen（1969 年）报告 156 例内踝骨折不愈合经过平均 15 年（8~23 年）的随诊，其中 1/3 自然愈合，而且内踝骨折不愈合并不增加踝关节骨性关节炎的发生率。因此，对于内踝骨折不愈合可以通过随诊观察，允许患者负重，经过负重并使用患侧肢体后，确实疼痛症状系由骨折不愈合引起，可考虑行切开复位内固定植骨术，植骨方法可用嵌入植骨或以松质骨充填于断端间。

外踝骨折不愈合较少见，Otto Sneppen（1971 年）统计仅占 0.3%，但如一但发生其产生的症状远较内踝骨折不愈合为重，因为在步态周期的负重期，跟骨轻度外翻，距骨向外侧挤压外踝，当外踝骨折不愈合时，对距骨外移和旋转的支持作用减弱，最终将导致踝关节退行性变。如已明确诊断外踝骨折不愈合则应行切开复位内固定及植骨术。

（二）畸形愈合

畸形愈合多由复位不良引起，也见于儿童踝关节骨骺损伤以后导致的生长发育障碍。旋前—外旋型骨折中下 1/3 骨折重叠移位后畸形愈合。外踝向上移位，踝穴增宽，距骨在踝穴内失去稳定，导致踝关节创伤性关节炎。Weber（1981 年）强调在治疗踝关节骨折时必须恢复腓骨的正常长度。对于腓骨中下 1/3 骨折畸形愈合可用腓骨延长截骨术治疗，如果内踝对距骨的复位有所阻挡，则需行内踝截骨并清除关节内的瘢痕组织。还应清除胫骨下端腓骨切迹内的瘢痕组织，以使腓骨长度恢复以后与切迹完全适合，腓骨截骨并以延长器进行延长，在延长同时应将腓骨远段内旋 10°，取内踝上方松质骨块，植于腓骨截骨后间隙内，用钢板做内固定。踝关节骨折畸形愈合并有严重的创伤性关节炎，不应再做切开复位术，而应考虑踝关节融合术，老年患者亦可行人工踝关节置换术。

儿童踝关节骨骺损伤 Salter I 型很少见，可由外旋力引起胫骨下端骨骺分离。II 型最常见，外旋型损伤其干骺端骨折片位于胫骨下端后侧，外展型损伤其干骺端骨折片位于外侧，同时腓骨下端常合并骨折，一般 II 型损伤不遗留发育畸形，但明显移位者可以发生骨骺早期闭合，其畸形不易随发育而自行矫正。III 型又可分为内收损伤与外旋损伤，前者又称栏杆骨折（Railing Fracture），移位明显时可出现内翻畸形。外损伤则类似于成人的 Tillaux 骨折，由于胫骨下端前外侧 1/4 骨骺是最后闭合的部位，当受到外旋外力时，该部位可被下胫腓前韧带撕脱而发生 III 型的骨骺损伤，但由于骨骺已接近闭合，因此，对生长发育一般并无影响。

踝关节骨骺损伤 IV 型也较少见，多由内收外力引起，但可引起发育障碍而遗留畸形。

V 型损伤多由垂直压缩外力引起，常系内侧骨骺板受到损伤而早期闭合，导致内翻畸形。对儿童踝关节骨骺损伤以后引起之胫骨下端畸形可行胫骨下端截骨术矫正。

（三）创伤性关节炎

踝关节骨折脱位继发创伤性关节炎与下列因素有关：

（1）原始损伤的严重程度：胫骨下端关节面粉碎骨折、原始距骨有明显脱位者创伤性关节炎发生率较高。从骨折类型分析，以旋前–外旋型并有下胫腓分离者容易继发创伤性关节炎。

（2）距骨复位不良仍然残存有半脱位，多继发创伤性关节炎，距骨向后半脱位较向外侧半脱位更易发生创伤性关节炎。

（3）骨折解剖复位者发生创伤性关节炎者低，复位不良者高。Burwell 和 Charnley（1965 年）统计 135 例手术治疗者，复位不良发生创伤性关节炎为 100%。

对青壮年患者踝关节严重创伤性关节炎且踝关节功能明显受限、疼痛症状严重者可行踝关节融合术，常用的踝关节融合术的方法有踝关节前融合、踝关节经腓骨融合、关节内单纯植骨融合和加压融合术等。对老年患者可行人工踝关节置换术。对儿童则只能行关节内单纯植骨融合术，因踝关节前方滑行植骨与胫腓骨融合均会损伤胫骨或腓骨下端骨骺。

（何　伟）

骨科疾病诊断治疗学

（下）

刘永峰等◎主编

吉林科学技术出版社

第十四章

肩关节及肘关节紊乱

第一节　肩关节周围炎

一、概述

所谓"肩关节周围炎",是指肩峰下滑囊、冈上肌腱、肱二头肌长头腱及其腱鞘、肩肱关节囊等不同部位创伤性或反应性炎症的总称。本病好发于中老年人,其高峰年龄在 50 岁左右,故又称"五十肩"。

肩关节是人体具有最大活动范围的关节。它是由肩肱关节(第一肩关节)、肩峰下结构(第二肩关节)、肩锁关节、肩峰 – 喙突间连结、肩胛 – 胸壁间连结、胸锁关节等六部分组成的关节复合体(shoulder complex)。在复合体周围分布着 13 个滑囊及众多的肌肉、韧带,使肩关节保持了最大限度的运动功能。上述这些结构中又以肩肱关节、肩峰下结构(第二肩关节)及肱二头肌长头腱滑动装置等解剖构造最为重要,与肩关节周围炎的发生、发展关系密切,具有重要的临床意义,并将在下面分专段讨论。

肩周围炎的病理可以分成以下三种类型:

(1)肱骨头的上滑动结构病变(suprahumeral gliding mechanism)。

(2)肱二头肌长头腱滑动结构病变(bicipital mechanism)。

(3)"冻结肩"(frozen shoulder)。

以下三段将对肩部复合体中的重要结构的特性加以介绍。

二、应用解剖

(一)第一肩关节(肩肱关节)

第一肩关节又名肩肱关节的第一关节,是由肩盂与肱骨头组成的杵臼关节。肱骨头关节面较大,呈圆形,但呈卵圆形的肩盂仅为肱骨头关节面面积的1/3。由于肩盂小而浅,加之关节囊较松弛、富有弹性,在使肱骨头具有最大活动范围的同时,肩肱关节也是人体大关节中最不稳定的关节。

肩肱关节的滑膜关节囊在腋部形成皱襞,具有较大的面积,可使肩肱关节能充分的外展及上举。当发生"冻结肩"时,因滑膜腔粘连、皱襞消失、关节容量明显减少及关节僵硬而使活动范围明显受限。

正常情况下，肩肱关节滑膜腔与肱二头肌长头腱腱鞘相通，并通过关节囊前壁的肩肱上韧带和中韧带之间的 Weitbrecht 孔与肩胛下肌下滑囊相通。"冻结肩"常常是多滑囊病变，肩肱关节滑膜粘连，关节腔容量明显减少，可由正常的 20～35ml 降至 5～15ml，滑膜皱襞闭锁，肱二头肌长头腱鞘充盈不良或闭锁，肩胛下肌下滑囊因炎症粘连及 Weitbrecht 孔闭锁，造影时肩胛下肌下滑囊不显影。这些都是"冻结肩"的典型特征，也是诊断的主要依据。

（二）第二肩关节（肩峰下结构）

1. 组成　1947 年 Deseze 和 Robinson 等提出把肩肱关节称为"第一肩关节"，而肩峰下的解剖结构具有近似典型滑膜关节的构造，并参与肩部运动，因此主张"第二肩关节"的命名。其构成包括：

（1）喙突：肩峰及肩喙韧带所组成的穹窿状结构，类似关节的臼盖部分，起关节盂作用。

（2）肱骨大结节：类似杵臼关节的髁突部分，大结节在肩关节前举及后伸活动时，是在肩峰下方弓状结构下呈弧形轨迹运动。

（3）肩峰下滑液囊：位于肩峰下及冈上肌腱的表面，其能缓冲大结节对肩峰的压力和减少冈上肌腱在肩峰下的摩擦；具关节滑囊作用。

（4）冈上肌腱和肱二头肌长头：前者在肩峰与大结节之间通过，后者位于关节囊内、在肩喙韧带下移动。

2. 临床意义　第二肩关节的临床意义主要是参与肩部运动，因此肩峰下结构易受损伤、退变和炎症反应。肩峰撞击综合征和肩峰下滑囊炎是肩关节周围炎诸病变中的重要组成部分，在临床诊断和治疗方面不可忽视。现将两者分述于后：

（1）撞击综合征：多见于老年人，主因肩峰外侧端退变及增生，肱骨大结节硬化及骨赘形成。使位于两者之间的肩峰下滑囊、冈上肌腱、肱二头肌长头腱因上臂的上举、外展，造成大结节和肩峰反复挤压，肌腱及滑囊经常受到碰撞以致发生损伤、炎症及退行性变。此种使肩关节外展及上举受限、伴肩痛及肩峰下间隙压痛者，临床上称为"撞击综合征"（impingement syndrome）。

冈上肌腱可因外伤或退变发生断裂，患肩在上举 60°～120°时出现疼痛，此称"疼痛弧综合征"（pain arch syndrome）。完全性断裂使肩肱关节腔经冈上肌腱的破裂口与肩峰下滑囊相通。造影时可显示造影剂经破孔溢入肩峰下滑囊内。

（2）肩峰下滑囊炎：在肩峰下滑囊炎急性期，因滑囊内积水，穿刺可抽得积液。慢性期滑膜壁层粘连，甚至囊壁层钙盐沉着而影响冈上肌的滑动。冈上肌腱炎常因反复损伤或随年龄增长而加速退变，且急性期冈上肌腱水肿，渐而钙盐沉着并形成钙化性肌腱炎。临床表现为肩三角肌周围剧烈疼痛，上举、外展及旋转均受限。X 线摄片见肩峰下区域有致密的钙化影。

（三）肱二头肌长头腱的滑动结构

肱二头肌长头腱起始于肩盂上方的粗隆部，当上臂自然下垂位时，该腱在肱骨头的外侧呈直角走向肱骨上部的大、小结节间沟，该沟构成了肌腱内、外、后侧壁；而前壁则由坚韧的纤维组织——横韧带所覆盖；并在此骨——纤维鞘管中滑动。肱二头肌长头腱自起点至骨纤维鞘管道入口的近侧段称为关节内段，其中位于鞘内的部分称为鞘内段；并随上肢的外展、上举或下垂使肱二头肌长头腱不断滑动，鞘内段和关节内段不断转变长度。从下垂位至最大上举位鞘内滑动达4cm。上臂自然下垂位，关节内段和鞘内段呈90°状（图14－1、图14－2）。

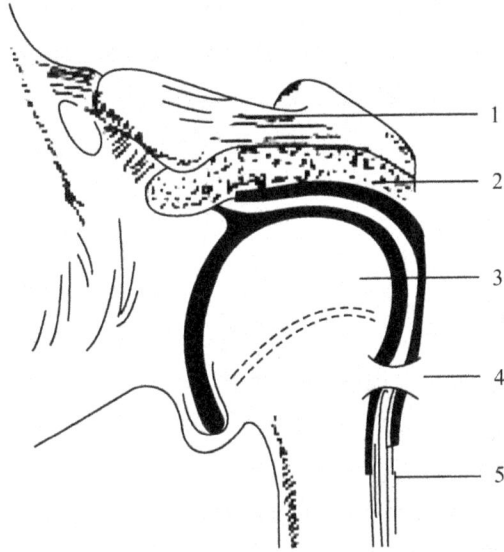

图14－1　肱二头肌长头腱的正常解剖状态示意图

1. 喙肩韧带；2. 肩峰下滑囊；3. 肱骨头；4. 结节间沟横韧带；5. 肱二头肌长头腱

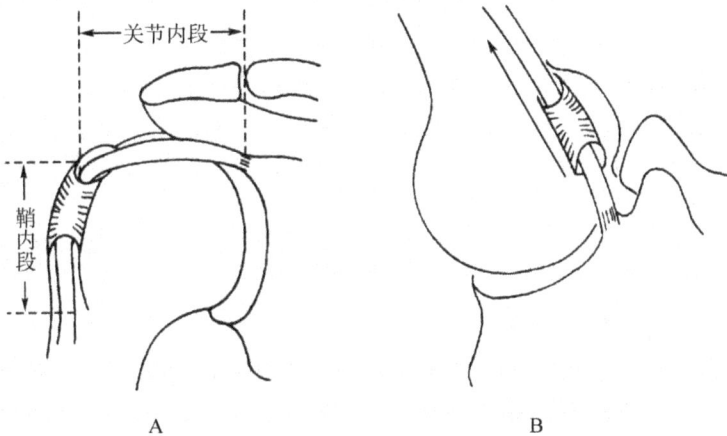

图14－2　肱二头肌长头腱的滑动机制示意图

A. 上肢下垂位；B. 上肢上举时

　　肱二头肌长头腱炎或腱鞘炎是肩周炎中较常见的病变，在肩周炎中占15%左右。主因该肌腱易发生劳损、变性，亦可部分断裂或全断裂。当肌腱和腱鞘发生粘连或鞘管狭窄时，肌腱的滑动机能会丧失以致肩的外展、上举及旋转等功能均受限。

　　由此可以看出肩关节周围炎的病变部位、发病特点与解剖结构有密切的关系。对肩关节解剖及功能的了解有助于更深入地探讨肩关节周围炎的发病规律、临床特点及防治方法。

三、冻结肩

（一）基本概念

冻结肩（frozen shoulder）又称五十肩，指中年以后约在 50 岁突发性肩关节痛及挛缩。病变范围波及冈上肌腱、肱二头肌长头腱及腱鞘、肩峰下滑囊、肩喙韧带及肩肱上韧带等，亦可累及肩肱关节腔；本病为一种多滑囊及多部位病变。

在急性期，即冻结进行期，主要表现剧烈疼痛及肌肉痉挛，尤以夜间为剧；关节镜下可见滑膜充血及绒毛肥厚增殖，并充满关节间隙以致关节腔狭窄和容量减少，肌腱关节内段表面为血管壁覆盖。

2～4 周后即转入慢性期；此时疼痛减轻，关节囊增厚及纤维化，滑膜粘连，皱襞间隙闭锁及容量明显减少，以致关节挛缩及运动障碍日渐加重。由于肩的各方向活动度明显受限，可呈"冻结"状态，故名。此时梳头、穿衣、举臂及后伸系带解带均感困难。压痛范围广泛，如喙突、肩峰下、结节间沟及四边孔（间隙）部位，且三角肌、冈上肌和冈下肌出现萎缩。关节镜下可发现关节内有小碎片漂浮于腔内。

普通 X 线片可显示肩峰和大结节骨质稀疏及囊样变；关节造影显示肩胛下滑囊消失、盂下滑膜皱襞闭锁及长头腱鞘充盈不全，关节腔内压力增高，但容量降至 5～15ml（正常的 1/3）。

本病主要与根型或混合型颈椎病鉴别，临床上有 1/4～1/3 的肩周炎是由 $C_{3\sim4}$、$C_{4\sim5}$ 脊神经根受压所致。

（二）治疗

1. 非手术疗法　主要目的是缓解疼痛和恢复功能两大主题。

（1）急性期：患肢休息、制动、局部封闭或理疗、针灸及药物治疗使症状缓解。

（2）慢性期：以促进功能恢复为主，按摩、针灸、体疗或在麻醉下行粘连松解术等，均有利于肩关节功能恢复。

（3）自愈：本病有自愈倾向，自然病程长达 6 个月至 3 年，合理的治疗可使肩关节功能及早得到康复。

2. 手术疗法　主要是第二肩关节松解术。

（1）手术病例选择：适用于少数粘连和挛缩严重且经正规保守治疗无效的病例；术前务必与颈椎病鉴别，有学者曾遇到多例误诊者，甚至已行关节镜或手术松解者。

（2）术式：多在关节镜下行粘连松解术，切断束带样组织，操作仔细，反复用冰盐水冲洗，减少和避免出血与渗血。

四、肱二头肌长头腱炎或腱鞘炎（bicipial tenosynovitis）

（一）基本概念

肱二头肌长头腱炎常和腱鞘炎并存，两者难以区分。临床上较为多见，主要表现为肩前方疼痛及结节间沟压痛，在外展 90°或外旋肩关节时加重。屈肘 90°使前臂作屈曲抗阻力收缩、肩关节被动外旋、长头腱因收缩并在外旋位受到牵拉而在结节间沟出现疼痛，此为 Yergason 试验阳性，具有诊断意义。此外用力向后作摆臂运动出现肩前方结节间沟部疼痛，也是肱二头肌长头腱及腱鞘炎的特征。

X 线摄片偶可发现结节间沟的钙化影。结节间沟切线位片可以了解沟的深度及是否有骨赘形成。关节造影能显示腱鞘的充盈情况而有助于诊断。

（二）治疗

1. 非手术疗法　对急性期病例，以休息、制动为主，鞘内封闭及物理疗法等均可使症状减轻或缓解。对慢性期者可作按摩和体疗，促使功能早期康复。

2. 手术疗法　可采用肱二头肌长头腱结节间沟内固定术，或肌腱移植到喙突之术式。但此手术的疗效及必要性尚存争论。

五、冈上肌腱炎 （tendinitis of supraspinatus）

（一）基本概念

冈上肌对上臂外展、上举的起动及稳定肩肱关节等具有重要作用。由于冈上肌腱的力臂短，使冈上肌在上肢外展和上举时以肱骨头中心点作为旋转轴心，须发出巨大的力方能完成，以致冈上肌腱易发生劳损、变性及损伤。

当臂上举时，冈上肌被夹挤于肱骨大结节和肩峰之间，反复冲撞易使变性的肌腱发生破裂。冈上肌腱炎又常常和其表面的肩峰下滑囊炎并存。肩峰下滑囊急性炎症可发生肿胀、渗出和积液。如有钙盐沉积则形成钙化性冈上肌腱炎或钙化性肩峰下滑囊炎。退变的冈上肌腱与肩峰反复碰撞（impingement）则易发生完全（或不完全性）破裂。临床上出现肩痛、冈上肌萎缩，大结节内侧压痛，被动伸展运动可扪及肩峰下区摩擦音，上举及外展受限；在上举 60°～120° 范围内出现疼痛（疼痛弧综合征）；臂坠落实验（drop-arm sign）阳性。

肩肱关节或肩峰下滑囊造影可发现冈上肌腱破裂。本病之诊断除依据临床特点外，关节镜观察亦有助于冈上肌腱病变的确认。B 超和 CT 扫描等无创性方法也被用于本病的诊断。注意排除肩峰下撞击征。

（二）治疗

1. 非手术疗法　对于单纯性冈上肌腱炎，可多采用休息、制动、理疗、局部封闭及口服消炎镇痛剂等使症状缓解。急性期滑囊炎亦可行穿刺抽吸或行冲洗疗法以缓解疼痛。可疑冈上肌腱破裂，可行"零度位"（zero position）皮肤牵引或肩人字石膏固定。

2. 手术疗法　对于保守治疗无效病例或有广泛撕裂者，应行手术修补术，常用的方法为 Melaughlin 修复法，对小型撕裂也可行关节镜内缝合法。对钙化性肌腱炎也可手术摘除钙化斑块。

六、肩锁关节病变 （disorder of the acronio-clavicular）

（一）基本概念

肩锁关节在剪式应力作用下最易使关节软骨面损伤。职业性反复劳损或运动损伤喙锁韧带引起松弛或撕裂，肩锁关节可出现松动和不稳定（又称半脱位）。微小累积性损伤、职业体位性劳损、运动损伤及退变性骨性病变是肩锁关节炎的病因。

早期，关节的不稳定导致关节软骨面损伤和退变，由于软骨面磨损及软骨下骨硬化，渐而在肩锁关节的上方或前方边缘形成骨赘。锁骨端和肩峰侧均可被累及，但锁骨端更为明显。疼痛常局限于肩锁关节顶部两侧，不放射，患者能指出疼痛部位。肩锁关节肿胀，局部压痛，上举达120°以上疼痛加重；当上肢高举超过150°时出现的肩上方疼痛者称为肩锁关节疼痛弧（A－C pain arc）。肩关节被动极度内收时也使疼痛加重。

根据上述的症状和体征即可诊断。X线摄片应以肩锁关节为中心，球管由垂直位向尾端旋转20°～25°，由下往上投照。摄片可显示关节面不规整，边缘骨质增生及硬化，关节面下骨吸收或囊性变及半脱位等变化。

（二）治疗

1. 非手术疗法　减轻患肢负荷及活动频度；肩峰关节封闭、超声波、短波透热均可使症状减轻或缓解。

2. 手术疗法　对肩锁关节不稳定及顽固性疼痛经保守治疗无效者，可采用锁骨外侧端切除。对半脱位者亦可用人造韧带或阔筋膜张肌筋膜对肩锁关节行"8"字缝合术，有学者曾行多例，效果良好。

七、喙突炎

（一）基本概念

喙突是肩部肌腱和韧带的重要附着点，包括喙锁韧带、肩喙韧带、喙肱韧带、肱二头肌短头、喙肱肌及胸小肌均附着于喙突。喙突与肌腱间有滑液囊组织。附着其上的肌腱、韧带、滑囊的损伤、炎症和退变均可累及喙突。喙突炎常见的原因有：肱二头肌短头的肌腱炎或喙突部滑囊炎，喙肱韧带炎。除局部疼痛、压痛及肩外旋受限外，上举和内旋功能一般正常。

（二）治疗

首先应减少患臂的活动，局部封闭疗法有显效，针灸理疗和按摩亦有疗效。一般预后良好。

（江　亚）

第二节　肩袖损伤及肩袖间隙分裂症

一、肩袖的解剖与功能

（一）肩袖的解剖

肩袖（rotator cuff）是由冈上肌、冈下肌、肩胛下肌、小圆肌的肌腱在肱骨头前、上、后方形成的袖套状结构，因在肩部，故称"肩袖"。肩袖肌群在近肱骨大结节止点处融合为一。喙肱韧带在冈上肌、冈下肌之间的深浅两面使肩袖的连结得以加强。

冈上肌起自肩胛骨冈上窝，经盂肱关节上方止于肱骨大结节近侧，由肩胛上神经支配，主要功能是上臂外展并固定肱骨头于肩胛盂上，使盂肱关节保持稳定；此外冈上肌还能防止三角肌收缩时肱骨头的向上移位。

冈下肌起自肩胛骨冈下窝，经盂肱关节后方止于肱骨大结节外侧中部，也属肩胛上神经支配，其功能在上臂下垂位时使上臂外旋。

肩胛下肌起自肩胛下窝，经盂肱关节前方止于肱骨小结节前内侧，受肩胛下神经支配，在臂下垂位时具有内旋肩关节功能。

小圆肌起自肩胛骨外侧缘后面，经盂肱关节后方止于肱骨大结节后下方，由腋神经支配，功能是使臂外旋。

（二）肩袖的功能

肩袖的功能是在运动或静止状态使肱骨头与肩胛盂保持稳定，使盂肱关节成为运动的轴心和支点，维持上臂各种姿势和完成各种运动功能。其中冈上肌和肩胛下肌的肌腱位于第二肩关节（肩峰下关节）的肩喙穹下，司肩关节的内收、外展、上举及后伸等活动，此两组肌肉在肩喙穹下往复移动，易受夹挤、冲撞而受损；冈上肌及冈下肌肌腱在止点近侧末段 1～1.5cm 处为无血管区（又称危险区，criticalzone）；因此，其是肌腱退化变性和断裂的好发部位。

二、病因学

对肩袖损伤的病因与发生机制尚有争议，目前主要有以下四种学说与论点：

（一）创伤说

目前公认创伤是肩袖损伤的重要病因，包括劳动作业时劳损性损伤、运动伤、生活伤及交通事故意外伤等，均构成了肩袖创伤的常见原因。在临床上，凡盂肱关节前脱位复位后患肩仍不能外展者，100% 为肩袖损伤，并有 7% 左右伴腋神经损伤。在老年人中，无骨折或脱位的外伤也可以引起肩袖撕裂。任何移位的大结节骨折都表明存在肩袖撕脱性骨折。反复的微小创伤在肩袖损伤发生病因更为重要，包括日常生活、运动中反复微小损伤所致肌腱内肌纤维微断裂（microtear）；如无足够时间修复，则将发展为大部或全层肌腱撕裂。此病理过程尤其多见于从事投掷运动的职业运动员和军人。

急性损伤常见的暴力作用形式是：

1. 上臂直接牵拉　可致冈上肌腱损伤。

2. 上臂突然极度内收　使冈上肌腱受到过度牵拉。

3. 关节盂下方受到自下方的对冲性损伤　使冈上肌腱受到相对牵拉，并在喙肩穹下受到冲击而致伤。

4. 肩部外上方直接暴力　对肱骨上端产生向下的冲击力而使肩袖呈牵拉性损伤。

5. 锐器刺伤及火器伤　较为少见。

（二）退变学说

因本病多发生于中年以后，因此大家认为退变为其另一主要病因。病变的肌腱组织表现为：肩袖内细胞变形、坏死、钙盐沉积、纤维蛋白样增厚、玻璃样变性和部分肌纤维断裂，以及小动脉增殖和肌腱内软骨样细胞出现。尤以肩袖止点（enthesis）处退化更为明显，局部原有的四层结构（固有肌腱、潮线、矿化的纤维软骨和骨）呈不规则状或消失，甚至可出现肉芽样变，并随年龄增长呈逐渐加重趋势。

因肌腱的退化、变性、肌腱部分断裂，甚至完全性断裂是老年患者常见的病因。

（三）血运学说

Codman 发现缺血的"危险区"（critical zone），其位于冈上肌腱远端 1cm 内，这一无血管区域是肩袖撕裂最常发生的部位。尸体标本亦证实了"危险区"的存在，滑囊面血供比关节面侧好，与关节面撕裂高于滑囊面侧相一致。Brooks 发现冈下肌腱远端 1.5cm 内也存在乏血管区。但冈上肌的撕裂发生率远高于冈下肌腱，因此除了血供因素外，应当还存在其他因素。

（四）撞击学说

Neer 于 1972 年提出肩撞击征（impingement syndrome of the shoulder）的概念，他认为肩袖损伤是由于肩峰下发生撞击所致。这种撞击大多发生在肩峰前 1/3 部位和肩锁关节下面喙肩穹下方。Neer 依据撞击征发生的解剖部位分为冈上肌腱出口撞击征（outlet impingement syndrome）和非出口部撞击征（non outlet impingement syndrome）。Neer 认为 95% 的肩袖断裂是由于撞击征引起。临床研究表明肩袖撕裂的病例中有相当部分与肩峰下的撞击无关，单纯由于损伤或肌腱退化所致，此外，存在肩峰下撞击的解剖异常的病例中也并非都会发生肩袖破裂。因此，撞击征是肩袖损伤的一个重要病因，但不是唯一的因素。

三、病理改变、临床特点及体征

（一）病理改变

视受损情况不同一般分为局部挫伤、不全性断裂及完全断裂（图 14-3、图 14-4）；当暴力迅猛、强度过大时则引起肩袖完全断裂，小于此种暴力则引起浅层断裂、深层断裂和肌纤维撕裂。

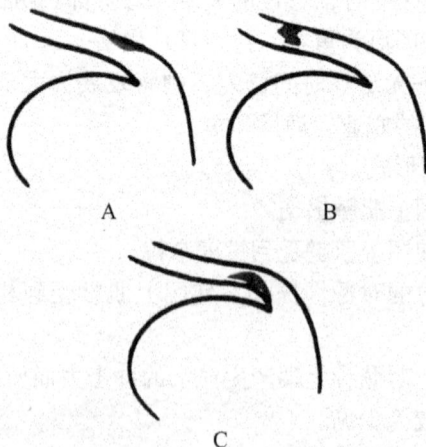

图 14-3 肩袖不全性损伤示意图
A. 滑囊侧撕裂；B. 腱内损伤；C. 关节缘撕裂

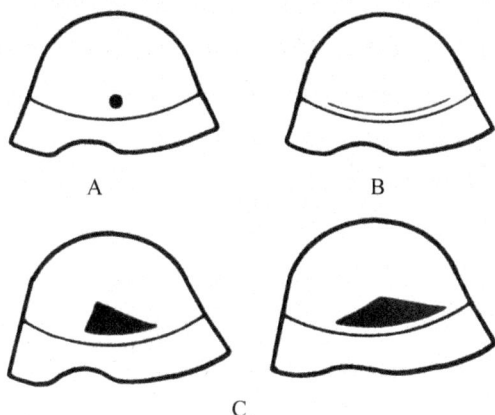

图 14-4 肩袖完全损伤示意图
A. 微孔撕裂；B. 中度撕裂；C. 广泛撕裂

（二）临床特点

1. 一般症状

（1）外伤史：有急性损伤史、重复性或累积性损伤史者，均对本病的诊断有参考意义。

（2）疼痛与压痛：常见部位是肩部三角肌前方及外侧，尤以急性期为甚，多呈持续性；慢性期则呈钝痛；肩痛可在肩部活动后或增加负荷后加重；肩关节被动外旋或内收过度也会加重。夜间症状加重是临床特殊表现之一。压痛多见于肱骨大结节近侧或肩峰下方间隙处。

2. 活动受限、肌肉萎缩及关节挛缩　肩袖断裂者肩上举及外展功能均受限，其活动范围多小于45°，病史持续3周以上者，肩周肌肉可有不同程度的萎缩，尤以三角肌、冈上肌及冈下肌较常见。病程持续超过3个月者，肩关节活动范周可有程度不同的受限并继发关节挛缩征，其中尤以外展、外旋及上举更为明显。

（三）特殊体征

1. 疼痛弧征（pain arc syndrome）　几乎80%以上病例均为阳性，即当患臂上举60°~120°时出现肩前方或肩峰下区疼痛，此对肩袖挫伤和部分撕裂者有一定诊断意义。

2. 盂肱关节内摩擦音　在肩关节主动或被动活动中，盂肱关节可出现摩擦声或砾轧音，此常由肩袖断端的瘢痕组织引起。

3. 撞击试验（impingement test）　在向下压迫肩峰并被动上举患臂，如肩峰下间隙出现疼痛或上举不能时则为阳性。

4. 肩坠落试验（arm drop sign）　将患臂被动上举至90°~120°范围时撤除支持，如患臂不能自主支撑而发生坠落和疼痛即为阳性；因其可引起患者痛苦，诊断明确者勿需做此检查。

四、影像学检查

（一）X线摄片

1. 常规X线平片检查　对本病诊断无特异性，但有助于鉴别和排除肩关节骨折、脱位及其他骨、关节疾患。平片上可显示肩峰下间隙狭窄；部分病例大结节部皮质骨硬化、表面不规则或骨疣形成，松质骨呈现骨质萎缩和疏松。此外，存在肩峰位置过低、钩状肩峰、肩峰下关节面硬化、不规则等 X 线表现，这些都提供了存在撞击因素的依据。

2. 其他体位摄片　在 1.5m 距离水平投照时肩峰与肱骨头顶部间距应不小于 12mm，如小于 10mm，一般提示存在大型肩袖撕裂。

在三角肌牵引下可促使肱骨头上移。在患臂上举运动的动态拍片观察中，可以发现大结节与肩峰相对关系，并确认是否存在肩峰下撞击征。

（二）关节造影

盂肱关节腔的造影对肩袖完全断裂诊断是一种十分可靠的方法。因为肩胛下肌下滑液囊及肱二头肌长头腱腱鞘相通，但与肩峰下滑囊或三角肌下滑囊不相交通。若其隔断结构，肩袖已发生破裂，则会导致盂肱关节腔内的造影剂通过破裂口外溢，并进入了肩峰下滑囊或三角肌下滑囊内（图 14 – 5）。但对于肩袖部分性断裂者，因隔断结构仍存在而不能做出确诊。

在做盂肱关节造影术前应先做碘过敏试验。

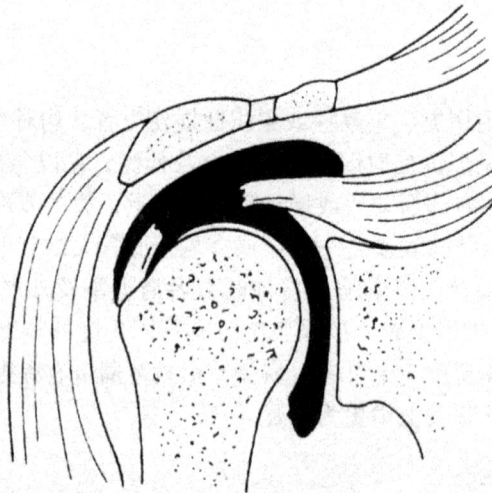

图 14 – 5　肩袖破裂时，盂肱关节造影时造影剂流入三角肌滑囊示意图

1. CT 及 CTM　单独使用 CT 扫描对肩袖病变的诊断意义不大。目前多采用 CTM，或选择 CT 与关节造影合并使用，其对肩胛肌及冈下肌的破裂以及发现并存的病理变化有一定意义。

2. 磁共振成像　对肩袖损伤的诊断也是一种有效的方法。其优点是非侵入性检查方法，具有可重复性，而且对软组织损伤的反应灵敏，有很高的敏感性（达 95% 以上）。其能依据受损肌腱在水肿、充血、断裂及钙盐沉积等方面的不同信号显示肌腱组织的病理变化，但缺点是假阳性率较高，尚需进一步提高诊断的特异性。

3. 超声检查　超声诊断属于非侵入性诊断方法，简便、可靠，能重复检查。不仅对完全性断裂能显示断端和肌腱缺损范围，且对部分断裂的诊断也优于关节造影。采取高分辨率的探头能显示出肩袖水肿、增厚等改变，当肩袖部分断裂则显示肩袖缺损或萎缩、变薄。

五、关节镜诊断

此种微创性检查方法，多用于疑诊为肩袖损伤、盂唇病变、肱二头肌长头腱止点撕裂（SLAP）病变及盂肱关节不稳定的病例。

六、肩袖损伤的非手术疗法

依据肩袖损伤的类型及时间等不同，在治疗上差别较大。除手术适应证明确者外，对于一般病例，包括肩袖挫伤及部分性断裂者，大多采用非手术疗法。

非手术疗法主要包括：休息、三角巾悬吊（制动2~3周）、中药外敷及局部物理疗法等，以求消除肿胀及止痛。局部疼痛剧烈者可采用1%利多卡因加皮质激素做肩峰下滑囊或与盂肱关节腔内注射，或痛点封闭，疼痛缓解之后做肩关节功能康复训练。对于肩袖断裂急性期，则多采取卧位上肢零度位牵引，其方法如下：

平卧位，上肢于外展160°左右，肩下垫软枕呈前屈30°~45°状，皮肤牵引，持续时间3周左右。

牵引同时做床旁物理治疗，2周后，每日间断解除牵引2~3次，做肩、肘部功能练习，防止关节僵硬。也可在卧床牵引1周后改用零位肩人字石膏或支具固定，便于下地活动。零位牵引有助于肩袖肌腱在低张力下得到修复和愈合。在去除牵引之后也有利于利用肢体重力促进盂肱关节功能的康复。

七、肩袖损伤的手术疗法

（一）手术适应证

影响肩袖自行愈合的主要因素是：断端分离、缺损，残端缺血，关节液漏及存在肩峰下撞击等。因此凡具有此类病理解剖状态者，则应考虑施术。包括：

1. 肩袖大范围撕裂　肩袖大片撕裂一般对非手术治疗无效，尤以合并肩峰下撞击征者。
2. 非手术治疗无效者　经正规之非手术疗法3~4周无效，当肩袖急性炎症及水肿消退、未愈合的肌腱残端形成瘢痕组织时，则需行肌腱修复和终（止）点重建。

（二）术式

肩袖修复的术式较多，需酌情选择。

1. Mclaughlin术式　多用，即在肩袖原止点部位-大结节近侧凿-骨槽，于患臂外展位使肩袖近侧断端植于该骨槽内（图14-6）。其手术适应证较广，主为大型、广泛型的肩袖撕裂。为防止术后肩峰下间隙的粘连和撞击，肩袖修复同时应切断喙肩韧带，并做肩峰前外侧部分切除成形术。
2. 肩峰成形术　主用于肩峰下撞击征。术式同一般关节成形术，以清除多余组织为主，减少渗血（图14-7）。
3. 肩胛下肌肌瓣上移术　对于冈上肌腱和冈下肌腱广泛撕裂造成的肩袖缺损，可将肩胛下肌上2/3自小结节附着部位游离，固定于冈上肌腱和冈下肌腱的联合缺损部位（图14-8）。
4. 冈上肌的推移修复法　用于冈上肌腱巨大缺损者，即在冈上窝游离冈上肌，保留肩胛上神经冈上肌支及伴行血管束，使整块冈上肌向外侧推移，覆盖肌腱缺损部位，并使冈上肌重新固定在冈上窝内（图 14 - 9）。此种术式较为合理。

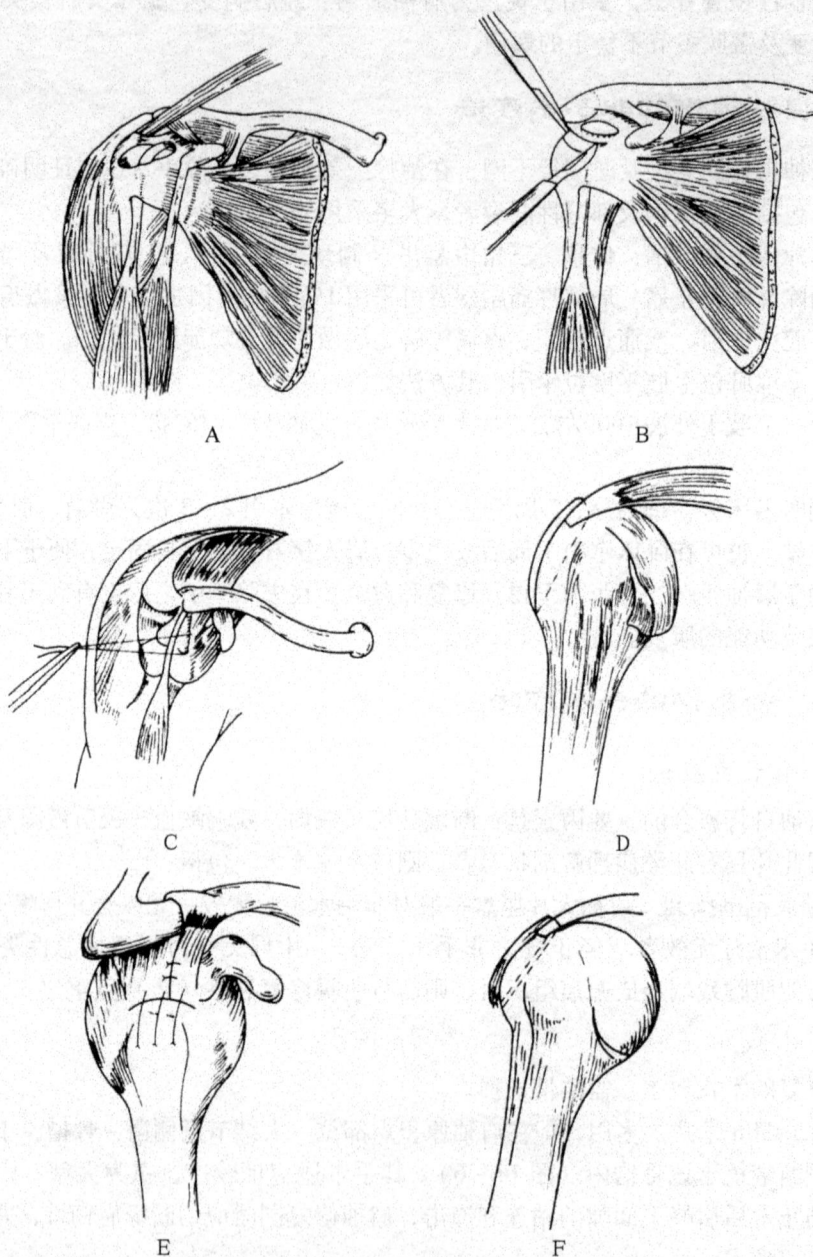

图 14 - 6　Mclaughlin 术式示意图

A. 肩袖大面积撕裂；B. 修整断端；C. 内旋患臂，探查关节腔；D. 肌腱断端埋植于大结节近侧骨沟内的术式；E. 三角形肩袖断裂的倒 "T" 形缝合修复法；F. 肩袖断端经大结节钻孔、重新缝合固定至骨与骨膜的表面

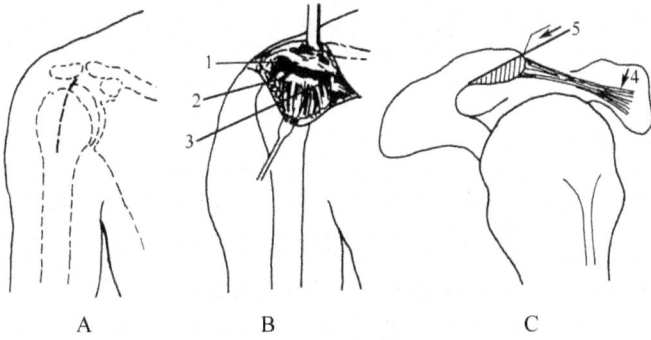

图 14 - 7　前肩峰成形术示意图

A. 切口（S形或纵行切口）；B. 手术显露；C. 前肩峰成形术 1. 肩峰；2. 喙肩韧带；3. 喙突；4. 切断喙肩韧带；5. 切除肩峰前下部

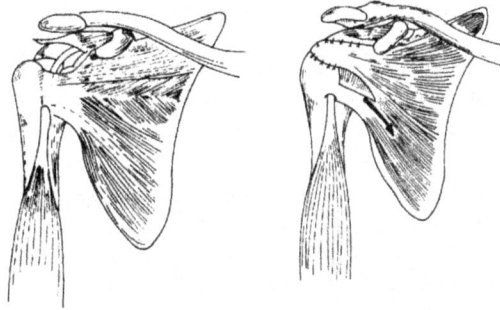

图 14 - 8　肩胛下肌转移修复术（Neer 法）示意图

A. 上 2/3 肩胛下肌切断形成肌瓣；B. 用肩胛下肌肌瓣覆盖，并修复冈上肌、冈下肌缺损

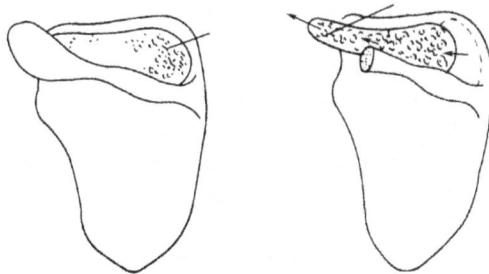

图 14 - 9　Debeyre 冈上肌推进修复法示意图

A. 推进前外观；B. 推进后状态

5. 合成织物移植修复术　主用于大型肩袖缺损者。术后再配合物理疗法及康复训练，可使宿关节功能大部恢复，疼痛缓解，日常生活近于常人。

日本信原病院报道 1148 例肩袖修补手术病例，共 1 235 个肩（双侧者占 7.6%），平均随访 6.73 年，其中活动范围能满足日常生活需要者达 94%。70.1% 患者的疼痛完全消除，肌力恢复达到 5 级者占 79.4%。

总之，正确诊断、及早处理、术后良好的康复治疗是取得满意疗效的基本条件。反之，若不进行修复，顺其自然，最终会导致肩袖性关节病，可因关节不稳定或继发关节挛缩症而导致肩关节病废。

八、肩袖间隙分裂

喙突外侧、肩胛下肌和冈上肌之间的肌间隙称肩袖间隙（rotator interval）。内有疏松结缔组织，连结冈上肌和肩胛下肌，前方有肱韧带使之得到加强。在正常人群中有9%肩袖间隙呈开口状。在复发性肩关节半脱位患者中有半数肩袖间隙为开口状，两者具有相关性。本症多见于青壮年，肩袖间隙是肩袖结构的薄弱部位，如果发生分裂，冈上肌与肩胛下肌在上臂上举过程中的合力作用减弱，肱骨头在肩盂上的固定力量下降，易使盂肱关节发生松弛与滑脱。盂肱关节不稳定又可造成肩降下滑囊的炎症和粘连，进一步可继发关节挛缩。

（一）病因

多由劳动作业损伤、运动损伤或多次重复的累积性损伤引起。投掷运动引起肩袖间隙分裂的损伤机制是由上臂的外旋、外展状态急速转变为内收、内旋状态，导致肌间隙疏松结缔组织破裂，冈上肌腱与肩胛下肌腱分裂。盂肱关节囊前壁可自该间隙疝出或同时发生撕裂。

（二）临床表现

（1）疼痛位于肩前方，为持续性钝痛，肩关节运动后症状加重，在喙突外侧肩袖间隙部位有局限性压痛。

（2）肩关节不稳、乏力或松弛感。

（3）关节内弹响。

（三）影像学所见

1. X线摄片　显示患臂最大上举位，有时出现盂肱间滑脱现象。

2. 盂肱关节造影　显示出肩袖间隙部位造影剂溢出，在喙突外侧形成带状，乳头状或小片状不规则影。

3. 关节镜检查　可见肩袖间隙部位充血、渗出。

（四）诊断

（1）肩部外伤史。

（2）肩前痛及肩部乏力、疲劳感。

（3）喙突外侧局限压痛。

（4）盂肱关节不稳定。

（5）臂上举的前后位X线片存在盂肱关节滑脱现象，关节造影出现肩袖间隙异常显影。

（五）治疗

1. 概述　新鲜损伤首先采用非手术治疗，如制动、口服消炎镇痛剂、物理疗法。也可采取卧床休息臂零位牵引3周，或牵引1周后改用肩人字石膏或支具继续作零位固定。零位时肩胛冈和肱骨处于同一轴线，并在同一平面上。达到解剖轴与生理轴的一致性，肩袖处于松弛的休息状态，肌电位最低。低应力状态下有利于新鲜的裂隙重新愈合。固定期内可作物理治疗，去除固定后开始关节功能康复训练。

2. 病例选择　手术治疗的指征是：

（1）经两个月以上正规之非手术疗法无效。

（2）盂肱关节明显不稳定或已有关节挛缩的陈旧性肩袖间隙分裂。

（3）并存肩弓下撞击因素者。

3. 术式　手术采用经肩峰前方入路，分裂三角肌，切开肩峰下滑囊，显露喙突及其外侧的冈上肌、肩胛下肌间隙，并在内旋位及外旋位分别向下牵引患者。检查关节盂内是否松动。观察肩袖间隙部位有否撕裂或出现指腹大小的凹陷。如前关节囊壁亦已破裂，切断肱韧带，适当扩大裂口，探查关节腔，包括关节软骨、滑膜、盂唇等。如关节囊前壁尚完整，则以 7 号丝线行冈上肌腱肩胛下肌腱边对边的间断缝合 3 ~ 4 针，修补完毕，应在内旋位与外旋位重复向下牵引，若肩袖间隙的凹陷不复出现，则修补已告完成。肩韧带切除及肩峰下间隙粘连的松解，有利于术后肩关节功能的康复。术后一般均能获得较满意的疗效。

（江　亚）

第三节　肩峰下撞击征

一、概述

Neer 早于 1972 年提出"肩撞击征"（impingement syndrome of the shoulder），依据撞击征发生的解剖部位分为：冈上肌腱出口狭窄引起的"出口撞击征"（oulet impingement syndrome）和"非出口部位撞击综合征"（non outletimpingement syndrome）。

撞击征的定义是，肩峰下关节由于解剖结构原因或动力学原因，在肩的上举、外展运动中，因肩峰下组织发生撞击而产生的临床症状。

从病因学角度可把撞击征分成"解剖学"和"动力学"两类，前者主要指冈上肌出口部因骨或软组织结构异常，造成出口部狭窄而发生的撞击征，又可称为"结构性撞击征"；后者主要指肩关节稳定结构破坏或动力装置失衡而导致的肩峰下撞击征，又称"功能性撞击征"。

二、肩部肩峰下应用解剖

肩峰下为近似典型滑膜关节的结构。其主要解剖包括：

1. 喙突 - 喙肩韧带 - 肩峰　三者构成穹窿状结构，类似关节的臼窝部分，并起关节作用。

2. 肱骨大结节　形成杵臼关节的髁状突部分。肩关节前举、后伸及内收、外展运动中，位于喙肩穹下的大结节做矢状面或冠状面的弧形轨迹运动。

3. 肩峰下滑囊　位于肩峰和喙肩韧带下方，滑囊下壁紧贴冈上肌腱表面，具有缓冲大结节对肩峰的压力，减少冈上肌腱在肩峰下的摩擦，起了类似关节滑囊的作用。

4. 冈上肌腱　在肩峰与大结节之间通过。肱二头肌长头位于冈上肌深面，越过肱骨头上方止于盂唇顶部或肩盂上粗隆。肩关节运动时，这两个肌腱在喙肩穹下移动。

对肩峰下的特殊构造可称为："第二肩关节"，亦可称为"肩峰下关节"，其组成见图14 - 10。

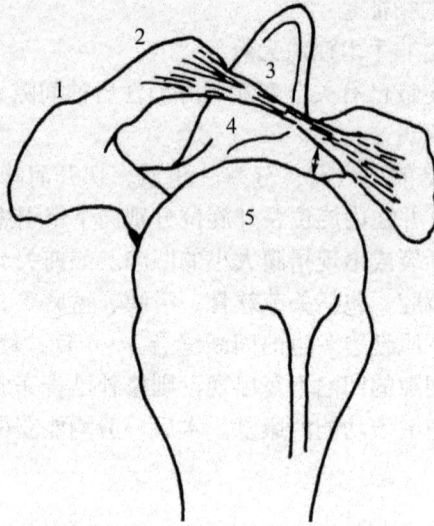

图 14 - 10　肩峰下关节组成示意图
1. 喙突；2. 肩峰；3. 喙肩韧带；4. 肩峰下间隙；5. 肱骨头

三、临床表现

（一）概述

撞击征可发生于自学龄期儿童至老年期的任何年龄段。部分患者有肩部外伤史，更多的人群与长期过度使用肩关节有关。因肩袖、滑囊受到反复损伤，组织水肿、出血、变性乃至肌腱断裂等而引起各组症状。早期的肩袖出血、水肿与肩袖断裂的临床表现相似，易使诊断相混淆。应当把撞击征与其他原因引起的肩痛进行鉴别，并区分出是撞击征的哪一期，这对本病的诊断和治疗是至关重要的。

（二）各期撞击征共同症状

1. 一般症状

（1）肩部前方钝痛：肩前方钝痛较为多见，尤以上举或外展时加重。

（2）撞击试验：检查者一手向下压迫患侧肩胛骨，另手使患臂上举，当肱骨大结节与肩峰撞击而出现疼痛即为撞击试验阳性。此检查对鉴别撞击征具有较大的临床价值；操作时手法不可过重（图 14 - 11）。

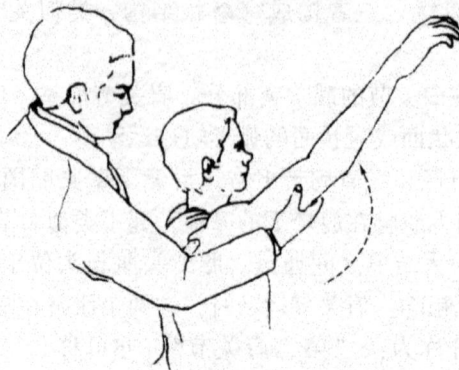

图 14 - 11　肩部撞击实验检查示意图

（3）肌力减弱：在肩袖撕裂早期，因疼痛可致使肩外展和外旋力量减弱；如果肌力明显减弱，则与肩袖广泛性撕裂的晚期撞击征密切相关。

2. 疼痛弧征　有部分患者当患臂上举 60°～120° 范围出现疼痛或症状加重。此种疼痛弧征亦可见于其他伤患，可能与撞击征并无直接关系（图 14 – 12）。

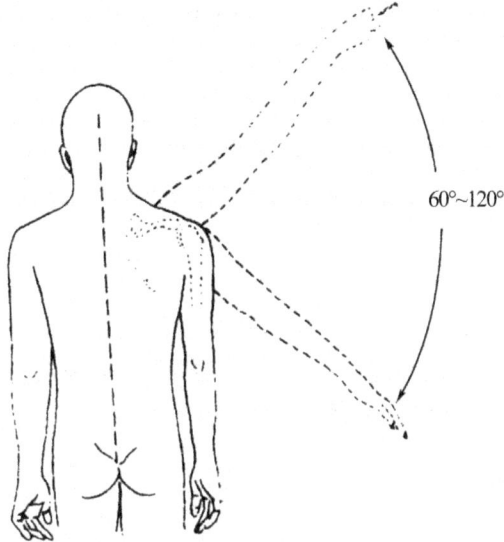

图 14 – 12　肩关节外展活动疼痛弧示意图

3. 砾轧音　一手握持肩峰前、后缘，另手将上臂做内、外旋转及前屈、后伸运动，如扣及砾轧声（用听诊器听诊更清晰）则为阳性，此征多见于撞击征Ⅱ期，尤其是伴有完全性肩袖断裂者。

4. 注射试验　以 0.5%～1% 利多卡因 10～20ml 于肩峰下方注入肩峰下滑囊。注射后肩痛症状得到暂时性消失，撞击征则可以确立。如注射后疼痛仅有部分缓解，且仍有关节功能障碍，则冻结肩的可能性较大。本方法对非撞击征引起的肩痛症可以做出鉴别诊断。

四、病理学特点

依据撞击征的病理学表现，可以分成三期，详见图 14 – 13。

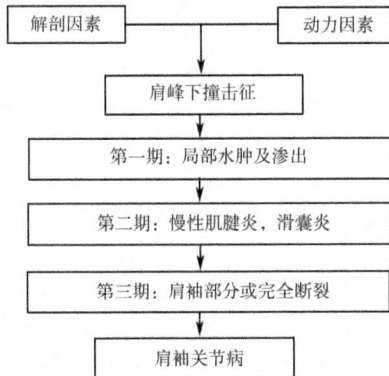

图 14 – 13　撞击征的病理学分期

（一）第一期

又称水肿、渗出及出血期。见于任何年龄，凡从事手臂上举过头的劳作，包括各种运动，如体操、游泳、网球及棒球投手等竞技运动项目，以及板壁油漆、绘壁画及装饰工作等，肩关节过度使用和累积性劳损是常见原因。此外，一次性单纯的肩部损伤史，如体躯遭遇撞击性剧烈运动或严重摔伤后，均可造成的冈上肌腱、肱二头肌长头腱和肩峰下滑囊的水肿、渗出与出血。

（二）第二期

为慢性肌腱炎及滑囊纤维变性期。多见于壮年患者，因肩峰下反复撞击使滑囊逐渐纤维化，以致囊壁增厚；加之肌腱反复损伤而呈现慢性肌腱炎；由于损伤持续，因此通常是水肿与纤维化并存。

（三）第三期

为肌腱断裂期。由于冈上肌腱、肱二头肌长头腱在反复损伤、退变的基础上引发肌腱的主要病变已呈现部分性或完全性断裂。肩袖出口部撞击征并发肩袖断裂的好发年龄多在50岁后；完全性断裂者的平均年龄为59岁。

五、影像学表现

（一）常规 X 线检查

常规 X 线摄片应包括上臂中立位、内旋、外旋位的前后（正）位投照及轴位投照，显示肩峰、肱骨头、肩盂及肩锁关节。X 线平片可以显示肩峰下钙盐沉积，肱骨大结节硬化，盂肱关节炎，肩锁关节炎，肩峰骨骺发育异常和其他骨关节疾患。

（二）造影术检查

目前仍为诊断完全性肩袖断裂最实用、简便的方法。肩关节造影的指征：
（1）年龄 >40 岁，临床表现拟诊撞击征、合并肩袖损伤者。
（2）肩峰下冲撞性损伤伴突发性外展、外旋功能不全，或完全丧失者。
（3）慢性持续性肩前痛伴肱二头肌长头腱断裂可能者。
（4）顽固性肩痛，伴盂肱关节失稳，经非手术疗法 3 个月以上无效者。
碘过敏试验阴性者方可施造影术。

肩关节造影若发现造影剂自盂肱关节溢入肩峰下滑囊或三角肌下滑囊，即可诊断肩袖完全性破裂。并观察肱二头肌长头腱形态及腱鞘的充盈度判断长头肌腱有否断裂。

轻型的肩袖断裂及不完全性肩袖断裂时，造影难以显示和判定。肩峰下滑囊造影也有助于对完全性肩袖撕裂做出诊断，但由于肩峰下滑囊形态变异，易使显影重叠致其真实性受到质疑。

（三）CT 扫描及 MR 检查

目前已广泛用于本病的检查，CTM 及 MR 检查均可补充 X 线检查的不足，尤其是对软组织，包括关节囊病变的判定。

六、关节镜检查

这是一种直观的诊断方法，不仅能发现肌腱断裂，且对其受损的范围、大小和形态均一目了然；并对冈上肌腱关节面侧的部分断裂及肱二头肌长头腱病变得诊断也有价值；并能从肩峰下滑囊内观察滑囊病变及冈上肌腱滑囊面的断裂。

在诊断的同时亦可进行治疗，如肩峰下间隙的刨（切）削减压、病灶清除和前肩峰骨赘切除，亦可进行前肩峰成形术。

关节镜检查是损伤性方法，需在麻醉下进行，需具备一定的经验和技术设备，因此在开展上受到一定限制。

七、超声诊断法

此种非损伤性检查具有可重复性，其对肩袖水肿、出血，腱内断裂及完全性断裂的诊断具有一定价值，并可进行治疗前后的对比观察；也许是今后诊断的一个方向。

八、分期

依据病理学表现，撞击征主要发生在肩峰的前 1/3 处，即喙肩韧带和肩锁关节的前下部（图 14 - 14），根据病理学及临床特点，撞击征可以分为三期，即：

Ⅰ期：局部表现为水肿、渗出及出血，故又可称为水肿、出血期。

Ⅱ期：为慢性肌腱炎及滑囊变性期。

Ⅲ期：为发展的最终阶段——肌腱断裂期。

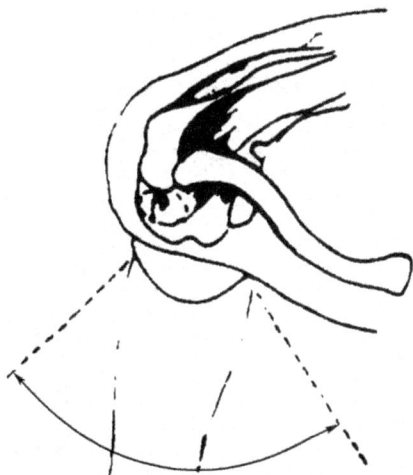

图 14 - 14　肩部撞击位于肩峰前 1/3 处，即喙肩韧带及肩锁关节前下部示意图

九、非手术治疗

非手术治疗适用于Ⅰ期、Ⅱ期较轻的患者，其措施包括：口服非甾体类消炎药、三角巾或吊带制动，肩峰下封闭疗法（图 14 - 15）等，均能促进水肿消退，缓解疼痛；同时可行针灸和理疗。

2 周后开始功能锻炼，主为钟摆运动；3 周后练习抬举上臂；6 ~ 8 周后逐渐恢复体力活动。

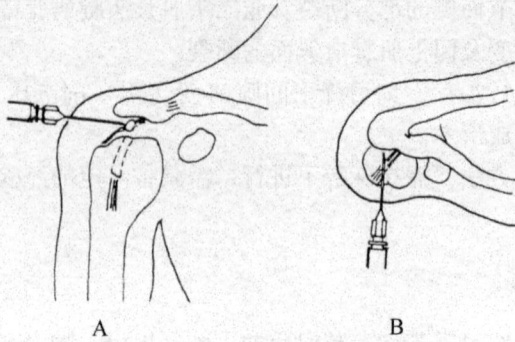

图 14 – 15　肩胛下间隙内封闭疗法示意图

A. 侧方进针法：B. 前方进针法

十、手术治疗

（一）手术适应证

凡非手术治疗失败的晚Ⅱ期和Ⅲ期肩峰下撞击征患者可酌情选择手术。

（二）术式

手术包括肩峰下减压和肩袖修复两部分，即同时对肩部上下两个方向同步进行减压为宜（图 14 – 16）。

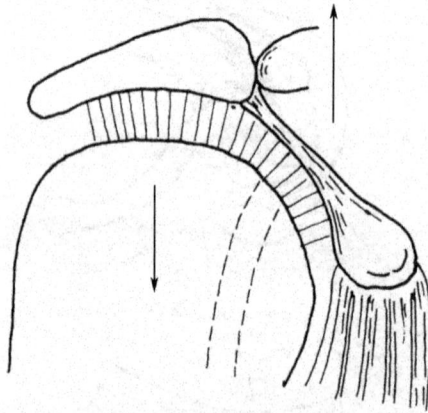

图 14 – 16　肩部撞击征通过上下两个方向进行减压示意图

肩峰下减压术是首选，它包括清理有炎性反应及增殖的肩峰下滑囊，切除喙肩韧带、肩峰的前下部分和肩锁关节的骨赘等，甚或整个关节。临床上常用的方法有：

1. 喙肩韧带切断或切除术　自肩锁关节向下作 6～8cm 长的纵切口，纵行劈开三角肌纤维，显露喙肩韧带，将其切断；或在靠近肩峰附着处将其切除。手术操作简单，适用于保守治疗无效的Ⅱ期病变，由于减压不够充分，一般与其他手术同时进行。

2. 肩峰切除术　手术切除全部肩峰可同时减压 3 个间隙，减压充分。但手术破坏了肩锁关节，失去了三角肌和斜方肌肩峰附着处，使肱二头肌肌力减退。由于失去喙肩穹，若肩袖弱者，可发生肱骨头向上半脱位，且术后因肩峰缺失而引起肩部外观缺陷，现已少用。

3. 外侧肩峰成形术　切除肩峰外侧 2/3，并切除喙肩韧带可使肩峰下间隙前部得到充分

减压。若对留下的肩峰和肩锁关节前下部分亦予切除，可使中部亦得到充分减压（图 14 -
17）。本法保留肩锁关节是其优点，但术后仍将丧失三角肌部分止点，并造成肩部外观
缺陷。

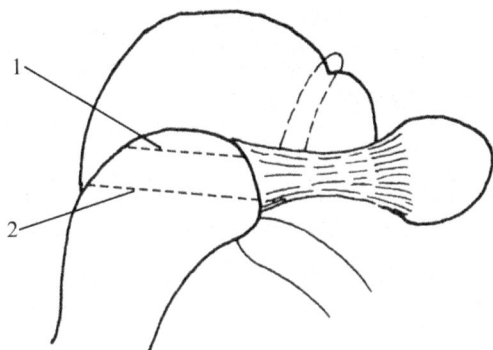

图 14 - 17 外侧肩峰成形术示意图
1. 肩峰外侧 1/3 切骨线；2. 肩峰外侧 2/3 切骨线

4. 前肩峰成形术　鉴于肩部撞击征病变部位主要在肩峰前 1/3 及肩锁关节前下部的病
理解剖特点，Neer 提出部分切除肩峰前上缘的前肩峰成形术，既消除了撞击因素，又保留
了三角肌肩峰附着部，避免了肩峰外端切除或全肩峰切除所造成的肩部外观缺陷及对三角肌
肌力的损害。手术创伤小，功能恢复快，是目前较为理想的治疗方法。

（1）手术适应证

1）40 岁以上肩部撞击征患者，经半年以上保守治疗症状不减轻，且日益加重者。

2）肩关节造影显示肩袖完全撕裂，做肩袖修复术同时行前肩峰成形术。

3）因肩部撞击征造成肱二头肌长头腱病理性断裂者，在将断裂肌腱固定的结节间沟同
时行前肩峰成形术。

4）年龄在 40 岁以下的肩部撞击征Ⅱ期患者，切除肩峰下滑囊时，发现肩峰前缘及其
下表面前部有明显增生病变者。

5）伴有喙肱韧带挛缩的冻结肩患者，经半年以上锻炼功能无效者，在切断喙肱韧带同
时作前肩峰成形术。

（2）手术方法

1）麻醉：选用高位臂丛麻醉或全身麻醉。

2）体位：患者取平卧位，术侧肩部垫高。

3）切口：患侧上肢消毒后无菌巾包裹，以备术中活动上肢，皮肤切口自肩峰后侧绕过
肩峰至喙突呈“S”形，约长 10cm。

4）部分切断三角肌：切开皮下组织和深筋膜即见三角肌，将三角肌前部纤维在离锁骨
和肩峰附着处 0.5cm 的地方切断，向外下方牵开，即显露喙突和喙肩韧带。

5）活动肢体：探查局部活动上肢观察肱骨大结节与喙肩穹撞击情况，向下牵引上肢，
检查肩峰下滑囊及冈上肌腱有无病变，用手指探查肩峰下缘有无骨赘或突起，并估计肩峰厚
度，决定切除范围。

6）切除肩峰前下部：先在靠喙突处切断喙肩韧带，然后用薄形骨刀从前上向后下方将
肩峰前下部突出部分连同附着之喙肩韧带一起楔形切除。

切骨时，术者一手扶持骨刀，一手扶持肩峰，由助手敲击骨刀，以防肩峰上部损伤。通常切除肩峰前下 1/3 以保留三角肌肩峰附着部。切骨面要光滑平整，切下的碎骨片要清除干净，以免残留形成骨刺，影响手术效果。进一步检查肩峰下间隙内组织。伴有慢性肩峰下滑囊炎者，切除肿大、增厚的滑囊；肩袖撕裂者，做相应修复；肱二头肌长头腱鞘炎或病理性断裂者，将长头腱固定在肱骨结节间沟或移至喙突；肱骨大结节有骨赘突起或其他不规则者，应切除或修整；冈上肌有钙盐沉积者，应予清除。

5. 肩锁关节切除术

（1）手术病例选择：在探查肩锁关节时，如有下列情况应考虑作肩锁关节切除：

1）术前 X 线片证实肩锁关节明显退行性变性并有临床症状者。

2）术中探查见肩锁关节下表面有骨刺，磨损冈上肌腱者。

3）需要更大范围显露冈上肌腱，以修补广泛撕裂的肩袖者。

（2）术式：一般是将锁骨外端切除，切除范围从其外端到喙肩韧带附着处，长 2.5cm 左右。当出现第二种情况时，仅将骨刺切除或斜形切除肩锁关节下半部，以扩大肩峰下间隙，便于冈上肌滑动。术毕再次活动上肢，检查肩部撞击情况是否解除。对于术前肩关节活动受限者，应采用轻柔手术逐渐活动肩关节，松解粘连，增加肩关节活动范围。最后缝合三角肌，切口内放置负压引流。

（3）术后处理：用三角巾悬吊上肢，每天被动活动肩关节 1~2 次，3 周后开始肩关节主动功能练习，并辅以理疗。

6. 肩峰下滑囊切除术　肩峰下滑囊位于肩袖与喙肩穹之间，邻近肩峰下间隙区。当滑囊液发生炎症而肿大、增厚时，将明显增加肩峰下间隙内压力而产生肩部撞击征。手术切除病变的滑液囊，可减少肩峰下间隙的内容物，相对增加了肩峰下间隙，避免了肩峰下撞击。本法主要用于因肩峰下滑囊炎而造成的肩部撞击征。

7. 肩胛盂缘切骨下移术　Slamm 主张作肩胛缘切骨下移，使盂肱关节下移，以达到增大肩峰下间隙的目的（图 14-18）。手术方法：沿肩胛冈作后切口，向下牵开冈下肌暴露肩关节后面，确定盂缘上下界限，辨清肩胛盂关节面，在离盂缘 1cm 处，将肩胛颈斜行切断，牵拉上肢，使其向前、内、下滑移，在其上方插入一枚骨钉，以阻止其向上移位，该手术可使肩关节向下移动 1.5cm，术后不用外固定，可早期活动锻炼，功能恢复满意。

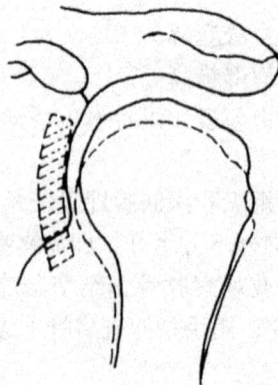

图 14-18　肩胛盂缘切骨下移术示意图

（江　亚）

第四节　冈上肌腱钙化

一、概述

冈上肌腱钙化是引起肩部疼痛和僵直的常见原因，好发于 40～50 岁从事轻微劳动的患者。本病可发生在肩袖组织任何部位，但其中 90% 发生在冈上肌腱。

二、病因和病理

冈上肌腱位于冈上肌外侧附着处，上方及外侧有肩胛下滑囊及三角肌下滑囊保护，一般不易外伤；因此引发冈上肌腱钙化的病因至今不清，一般认为是在冈上肌腱退变的基础上，由于局部异常钙盐代谢，发生钙盐沉积，形成钙盐性肌腱炎。临床观察发现肱骨大结节上方 1cm 处冈上肌腱最易发生退行性变，也是最易发生冈上肌钙化的部位。肉眼观察钙化物为白色或淡黄色，泥沙样或牙膏样沉积物。显微镜下可见碎裂的纤维之间有坏死组织和钙盐沉着。位于冈上肌纤维内小而分散的钙化物可不引起任何临床症状。通常在摄 X 线片时偶然发现。当钙化物缓缓增大而造成对肩峰下滑液囊的刺激时，即出现症状。此时，当上臂外展活动时可因钙化物撞击喙肩穹而引起肩部撞击征。如钙化物直接位于滑囊底面，滑囊被钙化物顶起而发生急性炎症反应，临床上呈急性发病，症状严重。一旦穿破滑囊，由于压力骤减，炎症反应减轻，症状亦随之缓解（图 14－19）。

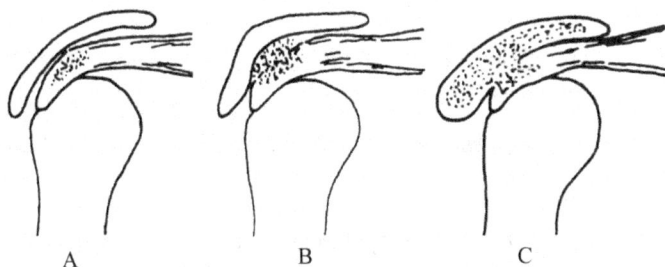

图 14－19　冈上肌腱钙化示意图

A. 钙化物位于冈上肌腱内；B. 钙化物位于冈上肌腱与滑囊间；C. 钙化物穿破滑囊

三、症状与体征

冈上肌腱钙化临床表现可分为慢性、亚急性、急性三种类型。

（一）慢性期

症状轻微仅主诉在上臂抬起和内旋时有轻度针刺样感，无肌痉挛和肩关节活动受限。由于肩关节过多活动或受到创伤可使症状加剧，呈现亚急性或急性临床表现。患者肩部针刺样疼痛逐渐加剧，有肌痉挛，冈上肌、冈下肌和三角肌呈不同程度萎缩。肩关节活动范围逐渐减少，肩外侧严重疼痛，可放射到三角肌止点、前臂甚至手指。轻微活动可使疼痛加剧。

（二）急性期

发病突然，患者肩部持续剧痛，局部红肿，皮温增高，压痛明显，压痛点主要位于大结节处，肌肉痉挛明显，肩关节外展活动受到严重限制。由于肩部剧痛影响睡眠和饮食，服止痛片或镇静剂均不能达到止痛作用。急性期病程约持续 12 周，然后逐渐减轻、消退。但肩部肌肉痉挛，运动受限仍较明显，需继续练习肩部活动，直至肩关节功能恢复，但症状可以复发。

（三）亚急性期

介于两者之间的为亚急性期，病情较急性期相对缓和，但较慢性期明显。

四、影像学检查

（一）X 线检查

在肱骨大结节附近可见不同类型的钙化阴影，常见的有如下几种：

1. 绒毛形　边缘粗糙不齐，好似卷曲的绒毛，密度深浅不均，沿冈上肌腱长袖分布。
2. 长条形　边缘整齐，密度高，沿肌腱长袖分布。
3. 球块形　边缘整齐，呈圆形或椭圆形，密度高，多分布在冈上肌腱附着部。

（二）MR 及 CT

MR 及 CT 已广泛用于各种伤患，其对病情的深入了解与观察具有重要意义。

五、非手术疗法

急性发作者，应先止痛，卧床休息，患肢置于外展约30°位并以枕头垫起，以减轻肩部肌肉痉挛，局部冷敷并口服止痛类药物。若症状不缓解，可用下述方法治疗：

（一）冲洗法

在严格无菌操作下，将一粗针头刺入压痛区下部，另一针头刺入压痛区上部，从上位针头注入0.25%普鲁卡因液，可见乳白色液体自下位针孔流出。反复冲洗直到流出液清晰为止。拔去针头前，局部注入1%普鲁卡因5ml和醋酸氢化可的松25mg，必要时1周后可重复1次。

（二）可的松局部封闭法

用8号针头经皮穿入钙化物，穿入时有针刺沙粒样感，然后拔出针头，改变方向反复穿刺3~4次，最后注入上述可的松普鲁卡因溶液，每周一次，一般3~4次可或良好效果（图14-20）。

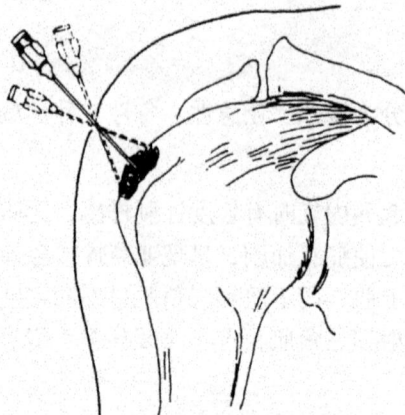

图14-20　冈上肌腱钙化局部封闭法示意图

（三）捣碎法

对较硬化的钙化物，用上述方法不能清除时，可在局部麻醉下先用针将钙化物捣碎，造成局部急性充血，然后注入上述药物，促进钙化物吸收，使疼痛缓解。

六、手术治疗

有下列情况时应考虑手术治疗：

（一）手术适应证

1. 急性期病例　急性期有钙质沉着，且范围较大或钙质较硬，并经局封、冲洗和捣碎法等治疗后效果不满意者。

2. 反复发作者　主指疾病反复发作，非手术方法治疗无效者。

3. 嵌阻者　钙质块机械地影响肩关节运动并有疼痛者。

（二）手术方法

自肩锁关节向下作68cm纵切口，沿切口方向纵形分开三角肌，显露并切除喙肩韧带以扩大肩峰下间隙。除非肩峰前下方有骨刺形成影响肩袖通过者，一般不做肩峰成形术。旋转上臂，在大结节上方冈上肌腱内容易找到钙化块，将其切除或刮除（图14－21）。用生理盐水反复冲洗，正确闭合冈上肌。

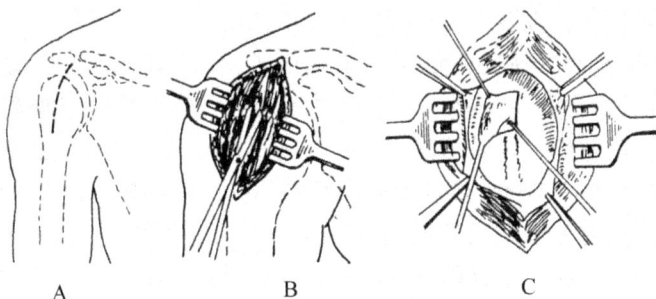

图14－21　冈上肌腱钙化搔刮术示意图
A. 切口；B. 分开三角肌；C. 刮除钙化物

（江　亚）

第五节　肩关节不稳定

一、概述

肩关节是人体稳定性相对较低但活动范围最大的关节。无论何种原因所致的骨结构缺损、变异、盂唇病变、关节囊或韧带过度松弛及肩周肌肉麻痹等均可导致肩关节的不稳定。

二、应用解剖

广义的肩关节是由以下六部分组成，即第一肩关节（肩肱关节）、第二肩关节（肩峰下关节）、肩肋胸壁间连结、喙锁间连结、肩锁关节及胸锁关节；此关节复合体中的前三者是肩关节的主要运动部分，后三者为微动部分。

狭义的肩关节是指第一肩关节，即肩肱关节。是由肩胛盂与肱骨头组成的杵臼关节；近似球形的肱骨头较大，而近似卵圆形的肩盂关节面较小，其面积仅为肱骨头关节面的1/3。加之关节盂较浅，呈碟状，周边有纤维软骨环绕形成盂唇以致关节囊壁较松弛且富有弹性，在前、后部及腋部形成皱襞，使肩关节保持了最大程度的活动范围，但也增加了肩关节的不稳定性。肩关节不稳定通常是指肩肱关节的失稳。

肩关节的稳定性主要依靠其韧带组织、关节囊及周围的肌肉保持，包括纤维关节囊，肩肱韧带，喙肱韧带，肩袖肌群（冈上肌、冈下肌、肩胛下肌及小圆肌），三角肌，肱二头肌，肱三头肌以及连接躯干和肩胛带的肌群（胸大肌、胸小肌、菱形肌、肩胛提肌、背阔肌、斜方肌、前锯肌等）及盂唇等。肩袖肌群及盂唇属于肩肱关节内稳定装置，其对肩肱关节的稳定性具有重要作用。这些肌肉既是肩关节的稳定结构，又是肩关节运动的动力装置。

三、病因及分型

引起肩关节不稳定的病因主要分为四类。同因同型，其分型亦为四型，即：

（一）外伤性（型）

肩袖广泛撕裂可使肩肱关节前、后、上、下等全方面出现不稳定。老年患者发生肩关节脱位时，常合并肩袖损伤，以至日后出现肩关节不稳定。

此外，青壮年的外伤性肩脱位所造成关节囊的撕脱，盂唇剥离及肩肱中、下韧带损伤和松弛，也是导致复发性肩关节脱位和半脱位的常见原因。盂唇撕脱很难重新愈合，前下方盂唇撕脱可造成复发性肩脱位，较轻的前方盂唇剥离则易形成复发性肩肱关节半脱位。

肩袖间隙分裂（tear of rotator interval）是肩袖损伤的一种特殊类型。冈上肌腱与肩胛下肌的肌间隙分裂使完成臂上举时两肌肉协同作用及肱骨头固定于肩盂上的合力作用明显减弱，从而造成关节失稳，在上举过程中肩肱关节出现滑脱（slipping）现象。

（二）先天发育型

1. 骨骼因素　如果肱骨头发育异常，如后上方缺损（呈洋斧状）、肱骨逆向扭转畸形（使肱骨头前倾角过大）等是肩关节复发性脱位的基础。此外，肩盂发育过小、臼面过深、肩盂过度后倾（后张角过大）及肩盂后下缘缺损等均是肩肱关节不稳定的重要因素。

2. 软组织因素　中胚层发育缺陷（mess - oderal）所致的全身性关节囊及韧带松弛症（Ehlers - Danlos syndrome），亦加重不稳定性。

（三）肌肉麻痹型

肩关节四周主要肌肉或其支配肌肉的神经麻痹等所致的肩关节不稳定，临床上亦非少见。如臂丛神经损伤（包括产伤）、腋神经损伤、肩胛上神经卡压症、儿麻后遗症、副神经损伤及婴儿瘫后遗症等均可造成肌肉瘫痪，发生肩关节不稳定。

（四）特发性（型）

指无明确原因的肩关节多向性不稳定，可见于单侧或双侧。但有些学者认为本症肩盂后下缘有缺损及后张角过大，严格来讲，这是一种局限于肩肱关节内的不稳定。

四、诊断

主要依据以下特点：

（一）全身因素及病史

指全身性关节及韧带松弛征或有麻痹性病变使肩关节不稳定的病史，同时注意有无在儿童或青少年时期即出现的先天性或发育性肩关节不稳定症状，有无肩肱关节松弛所致的半脱位及特发性肩松动症（loose shoulder），后者多见于20岁左右的女性，同龄男性较少。

（二）临床症状与体征

以肩部钝痛为主，活动或持重时加剧，并伴有关节失稳及弹响征，发生率为70%，并常在上举或外展到某一角度时有失稳感，持重时更为明显。此外，有半数患者患肩有疲劳及乏力感，不能较长时间提重物；约1/3患者有肩周围麻木感。检查时，其主要体征为：

1. 肌肉萎缩　肩部较健侧为小，各肌组包括三角肌、冈上肌、冈下肌及小圆肌等均有萎缩征。

2. 肩部压痛　在肩盂前方、前下方及肩袖部可有压痛，并在外旋时加重，但在先天性及麻痹性病例多无固定性压痛。

3. 活动受限　肩关节活动范围明显受限，尤以急性期最为明显，包括肩关节上举、外展、后伸及内外旋；检查时，可与健侧对比。

4. 稳定性差　可前后向推压肱骨头，看有否过度松动现象；并在内旋位及外旋位分别向下牵引上臂，如肱骨头明显下移，肩峰与肱骨头之间出现明显凹陷，则说明向下方向失稳（loosening）。

（三）影像学改变

1. X线检查　前后位如发现肱骨头后上方有缺损（西洋斧状畸形），则支持习惯性肩脱位的诊断。患臂上举前后位X线片若显示肱骨头有滑脱现象则说明有侧方不稳征。向下牵引患臂见肱骨头明显下移现象，表明是肩关节下方不稳定。

轴位X线片有助于发现肩盂形成（发育）不良或后下缘缺损，并以此判定肱骨头与肩盂的关系，同时测量肩盂后张角（posterior opering angle）及肩盂倾斜角（glenoid tiling angle），此对肩关节不稳定的病因诊断有参考意义。

2. 关节造影　是诊断肩袖撕裂及肩袖间隙分裂可靠的方法。前者可见造影剂自肩肱关节腔经肩袖破裂口溢入肩峰下滑液囊，后者则在喙突外侧冈上肌和肩胛下肌之间溢出形成乳头状或带状的异常影。习惯性关节脱位与半脱位所致的关节囊松弛及特发性肩松动症，内旋位向下牵引患臂可见造影剂积聚于肱骨头上方形成"雪帽征"（snow cap shadow）。

3. 特殊检查　CT、CTM等均对本病的诊断有所帮助，CT扫描可发现肩袖损伤及肱骨干旋转不正常所致的肱骨头前倾角过大。

（四）其他检查

1. 关节镜检查　对关节内不稳定的一些病理因素，如肩袖损伤、盂唇撕脱、Bankart损伤及肩肱韧带松弛、关节囊壁弛张和肱骨头软骨剥脱等不失为一种直观的诊断技术。

2. B超检查　对完全性肩袖断裂及重度撕裂诊断有帮助。

3. 肌电图检查及肩关节运动解析方法　主要用于麻痹所致的肩关节不稳定的诊断。

五、非手术治疗

肩关节不稳定的治疗分为非手术疗法及手术疗法两类，以非手术疗法为主。

1. 对症治疗 根据具体症状，主要对于非外伤性的随意性及非随意性半脱位。可采取各种对症疗法，包括针灸、理疗及康复疗法等均有较好疗效，改善率可达到80%左右。

2. 消除病因 视致病原因不同采取相应的措施，包括避免重复劳动方式及工作习惯等。

3. 肌力锻炼 包括加强三角肌、冈上肌、胸大肌、肱二头肌及肱三头肌的肌力锻炼，以及应用肌肉运动生物反馈性复位的原理，进行长时间肌肉抗阻性康复训练亦能取得良好反应。

六、手术治疗

由于肩关节不稳定的多病因性，因此需从病史、临床检查入手，根据 X 线摄片及造影等有关肱关节不稳定的资料，明确病因及相关的病理特点，选择合理有效的治疗方法。目前临床上常用的手术方法有以下数种：

（一）神经手术

对神经损伤病例，可采取神经吻合、神经移植及神经松解等术式，主用于臂丛及副神经损伤、肩胛上神经卡压征等。

（二）加强前壁及关节囊紧缩术

1. 前关节囊紧缩及加强关节前壁的手术 如 Bankart 及 Putti – Plart、Magnuson 等方法，常用于习惯性肩前方脱位及特发性肩松动症。

2. 利用肌肉移植构筑防止肱骨头脱位的肌肉防线 如 Boythev 法、Bristow 法及 Nicola 法等。

3. 利用骨阻挡肱骨头脱位 如 Oudard 手术及其改良式，Eden – Hybbinette 法也是复发性肩脱位经常被采用的方法。

4. 肌腱修复术 继发于肩袖撕裂及肩袖间隙分裂的肩关节不稳定，在上述肌肉修复后其稳定性可以得到恢复，其中肱二头肌肌腱断裂后修复术在临床上较为多见，其修复技术见图 14 – 22。

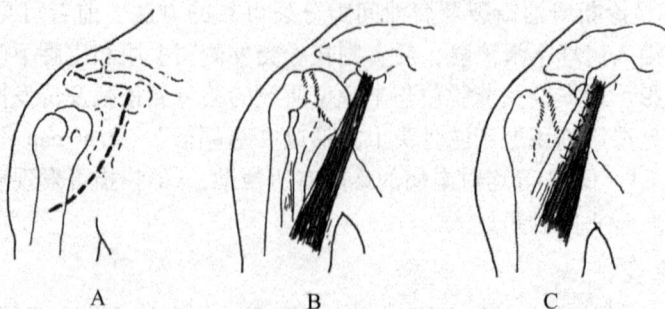

图 14 – 22 肱二头肌长头肌腱断裂的手术修补示意图

A. 切口；B. 断裂的肱二头肌长头肌腱呈回缩状；C. 将断裂的长头肌腱重新缝回，并附于喙突

5. 肌肉移植术　主要用于麻痹性肩关节不稳定。如以胸大肌或背阔肌及肩胛下角移位（植）用于治疗特发性肩关节松动症。

（三）肩盂及肱骨头下截骨术

1. 肩盂后下截骨术　用于治疗肩盂发育不良及特发性肩松动症能取得较好效果。

2. 肩盂水平方向旋转截骨或肱骨头下旋转截骨术　主要用于肱骨逆向旋转畸形（前倾角过大）病例的矫正术。

（江　亚）

第六节　弹响肩与肩肋综合征

一、弹响肩胛概述

具有此症象者在临床上并非少见，因为当胸肩连结运动时，所出现的任何异常摩擦均能够产生可以听到或触及相应的声音和振动；此种声音称为弹响肩胛（snopping scapula）。尽管不一定出现疼痛等症状，但可引起患者精神紧张或不愉快感；真正功能受限及疼痛者不足1/3 人群。

二、弹响肩胛的病因

产生弹响肩胛的因素较多，包括发育性及后天性等；其中主要有以下几类：

1. 发育性因素　主要是肩胛骨内上角前屈较多，此种发育性因素可在斜位 X 线片上显示。

2. 异常增生　以肩胛内上角异常的纤维软骨结节（luschka）为多见。

3. 滑囊炎　肩胛骨与胸壁之间滑囊有慢性炎症增殖与肥厚。

4. 肿瘤　肩胛骨与肩胛胸壁间骨软骨瘤，此处骨软骨瘤因受压常呈扁平状。

5. 其他　此外，偶尔可在肩胛内角与颈椎间有异常骨纤维联结、肋骨肿瘤或其他发育性形态异常等。

三、弹响肩胛的临床表现

患者上肢在某种活动姿势（角度）下，可出现钝性或清脆的响声及弹跳感，此时可伴有不适感或疼痛等一般症状；其中约1/3 病例在静止时亦有异常感觉，以致患者常故意活动肩胛骨而出现摩擦声。

四、弹响肩胛的治疗

1. 消除病因　本病的治疗主要是除去造成弹响肩胛的病理因素，因此，必须明确病因：

2. 对症处理　对病因不明者，可作局部封闭疗法、理疗及中草药外敷等，其中无效者需行进一步检查，包括 CT 扫描及 MR 检查，并与对侧对比。

3. 手术疗法　除对病因明确行者根治性手术外，对难以确诊者亦可在局部麻醉下进行手术探查。

五、肩胛肋综合征概述

位于肩胛骨与胸壁之间的滑膜囊及软组织可因异常摩擦及挤压而出现肥厚与增生，以致当肩关节运动时产生疼痛；此种状态称之为肩肋综合征（scapulocostal syndrome）。其是肩痛的常见病征之一。

此种症状的产生，主要是肩胸间组织及肩胛骨悬吊组织受到异常应力及磨损的原因，包括姿势不良、过度劳损及肩部骨折与脱位等造成异常应力改变等诸多因素。

六、肩胛肋骨征的临床表现

本病大多为隐性发生，开始痛在肩后，之后逐渐向颈部、前臂、三角肌止点、胸壁及手部放射。除疼痛外，患者常同时主诉麻木或刺痛，且反复发作。

临床检查可发现肩胛骨活动时疼痛及受限，在肩胛内侧缘与脊柱间有压痛点；以肩胛内上角及肩胛冈基底部为多见，轻压之即可诱发或加重疼痛；以1%普鲁卡因5ml局封可缓解。同时应注意临床及X线片检查，以求排除颈椎病、胸壁肿瘤及胸内脏器疾病等。

七、肩胛肋骨征的治疗

1. 病因治疗　本病的治疗主要是明确病因消除病因，包括改善姿势等；同时予以对症处理，包括口服抗炎止痛药物等。

2. 封闭疗法　病情较明显或病程较久者，应采用0.5%～1%普鲁卡因＋泼尼松龙痛点局封，每周1次，3～4次为一疗程。缓解期注意康复锻炼，肩关节僵者可做双手滑车牵拉活动锻炼。

3. 手术疗法　明确为滑囊增生或慢性滑囊炎症所致者，可将其切除；但手术部位较深在，操作时应注意。

（江　亚）

第七节　肘关节紊乱

肘关节退变所致的紊乱较肩关节明显减少，且病情亦大多较轻，易于诊断及治疗。此种现象主要是由于肘关节表浅、持力较轻及结构较为简单的原因。

一、肘关节解剖

肘关节系由肱骨的下端、尺骨及桡骨上端组成的复合关节。这一复合关节共包括肱尺关节（肱骨滑车和尺骨的半月切迹组成）、肱桡关节（由半球形的肱骨小头和圆凹的桡骨头组成）和近侧桡尺关节（以桡骨头的环状关节面和尺骨的半月切迹组成）等三组关节。肱尺关节为仅能作屈伸运动的绞链关节；其运动范围自过伸10°至中立位0°，再屈曲达150°。近侧桡尺关节可自旋运动，范围为旋后80°至中立位0°，再旋前100°。三个关节由统一的关节囊包被，其内外侧有侧副韧带加强，近侧桡尺关节还有围绕桡骨头的环状韧带与尺骨联结（图14-23）。

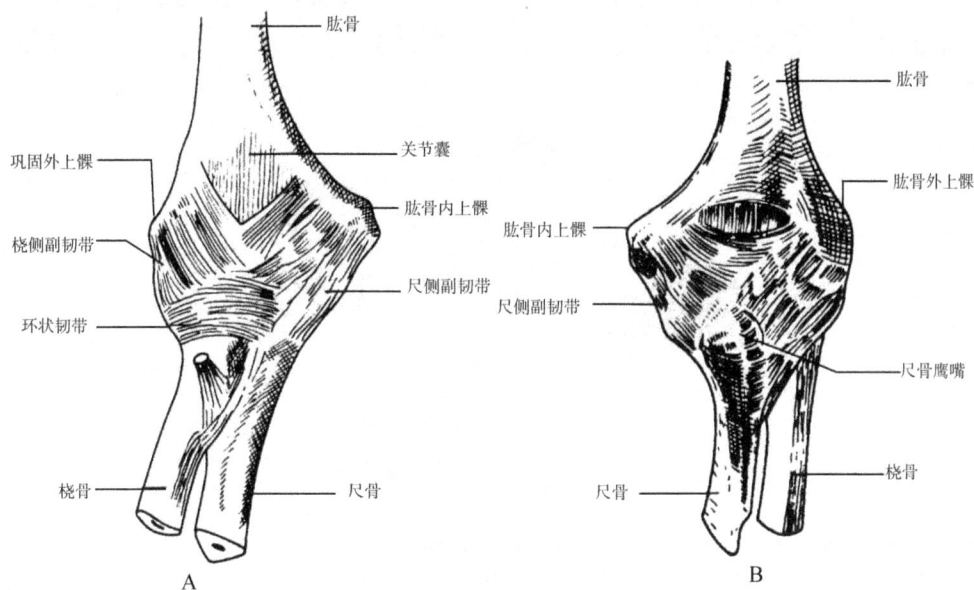

图 14 – 23 肘关节解剖结构示意图
A. 前面观；B. 后面观

二、概述及病因

(一) 概述

肱骨外上髁炎在临床上十分多见，为骨科门诊就诊率最高的常见病之一。由于其易发生于网球运动员的肘部，因此本病俗称为网球肘 (tennis elbow)。

(二) 病因

从解剖上观察，肱骨外上髁是前臂浅层伸肌群总腱的起点，手及前臂的反复用力，尤其是旋前动作，更易导致肌腱起点的劳损而产生无菌性炎症，此即所谓的肌筋膜纤维质炎。加之此处尚有神经血管束经肌腱及筋膜穿出，可因卡压而产生疼痛。

三、肱骨外上髁炎的临床表现

主要表现为肘关节外髁处局限性疼痛，并向前臂放射，尤以内旋时。患者常主诉持物无力，偶而可因剧痛而持物失落。静息后再活动或遇寒冷时疼痛加重。

临床检查时可发现肱骨外上髁处有压痛点；Mills 征阳性，即屈腕并前臂旋前位伸肘可诱发疼痛。此外，抗阻力后旋前臂亦可引起疼痛。化验检查无异常所见。

影像学检查一般均无明显阳性所见。

四、肱骨外上髁炎的治疗

(一) 非手术疗法

1. 一般疗法 轻型病例可采取患臂休息，服抗炎止痛药物等治疗；服药无效者可作局部封闭，每周 1 次，2 ~ 4 次多可痊愈。

2. 病程较久者 可行上肢石膏托固定 3 周，80% 以上患者可治愈；上肢支具亦可选用，但患者易随意解除而影响疗效，尽量不用。对已形成粘连性改变，又不愿施术者，不妨试以手法治疗（图 14 –24）。

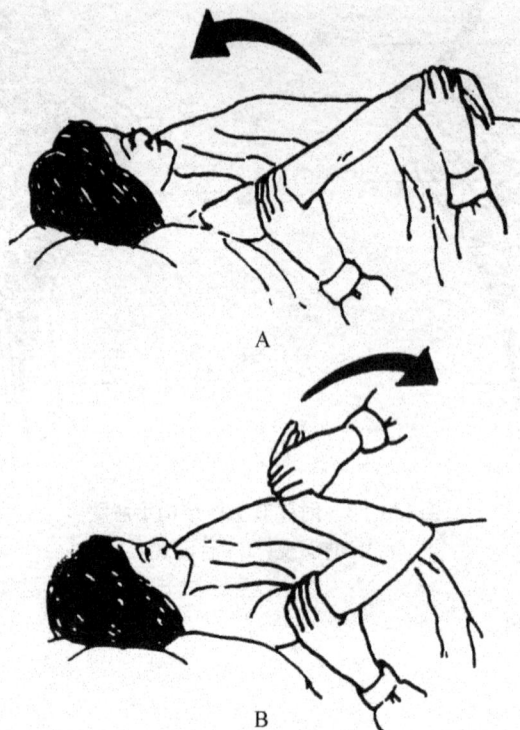

图 14 –24 肱骨外上髁炎的手法治疗示意图

（二）手术疗法

对顽固性病例可在局麻下于肱骨外上髁处做弧形或 S 形切口，手术剥离或松解伸肌总腱，切断或松解血管神经束（图 14 –25）。亦有人认为顽固性病例大多由于桡侧腕短伸肌腱膜及旋后肌腱膜弓对桡神经深支的牵拉所致，需行该神经松解术方可使症状消失。

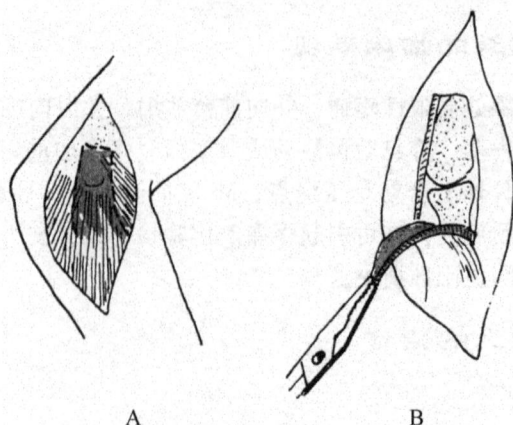

图 14 –25 肱骨外上髁肌腱松解术示意图
A. 显露术野；B. 肌腱术分离

五、肱骨内上髁炎

病变位于前者解剖位置相对称为内上髁处，肱骨内上髁是前臂浅层屈肌总腱的起点，当因外伤或过劳而引起局部纤维质炎时，亦可引起局部疼痛。其性质与外上髁炎相同，当前臂被动旋后或抗阻力旋前，均可诱发疼痛。肱骨内上髁处可找到压痛点。

治疗方法与要点同网球肘，但手术时应注意避开及保护后方的尺神经。

六、其他肘部疾患

肘部其他疾患甚多，包括鹰嘴滑囊炎、桡管神经卡压征、肘内翻与肘外翻畸形等，均已在本书其他相关章节中阐明，本节不再赘述。

（江　亚）

第十五章

脊柱疾患

第一节　颈椎病

颈椎病是一种常见退变性疾病，对身体健康和生活质量影响很大。医学上，对于颈椎病的研究历史很长。1948 年，Brain 及 Bull 首先将骨质增生、颈椎间盘退行性改变及其所引起的临床症状称为颈椎病。1958 年，Smith – Robison 和 Cloword 率先开展颈椎前路手术，从而使颈椎病的治疗取得了进一步发展。

一、发病特点

颈椎病发病机制尚未完全清楚，一般认为是多种因素共同作用所致。其相关因素包括退变、创伤、劳损、发育性椎管狭窄、炎症及先天性畸形等方面。从颈椎病的定义而言，应属于以椎间盘退行性变为主的病理变化，同时又与多种因素密切相关。它起源于颈椎间盘退变，颈椎间盘退变本身就以出现许多症状和体征，加之合并椎管狭窄，可出现早期症状。即使暂时无症状，但可因遇到诱因后即临床发病，大多数在颈椎原发性退变的基础上产生继发性改变。这些继发性改变包括器质性改变和动力性异常，器质性改变有髓核突出、韧带骨膜下血肿、骨赘形成和继发性椎管狭窄等。动力性改变包括颈椎不稳，如椎间松动、移位、序列弧度异常。这些病理生理和病理解剖的改变，构成了颈椎病的实质。因此，颈椎病的诊断除有病理基础外，还需包括一系列由此引起的临床表现，以有别于其他相似的疾病。

二、病因机制——机械压迫

1. 静态因素　椎间盘由髓核、纤维环和上下软骨板构成一个完整的解剖结构。颈椎间盘起到维持椎体间高度，吸收震荡及传导轴向压缩力的作用，在颈椎的各向活动中，维持应力平衡。这种功能完全由组成椎间盘的各个结构相互协调来完成的，当这一结构出现变性，就可导致其形态和功能改变，最终影响颈椎骨性结构的内在平衡，使其原有的力学平衡发生改变而出现各种症状。

（1）髓核：是富含水分、具有良好弹性的黏蛋白，呈白色，内含软骨细胞和成纤维细胞，幼年时含水量达 80% 以上，随着年龄的增加，含水能力降低，至老年时可低于 70%。椎间盘内含水量多少决定了其内在的压力调节水平和弹性状态，正常状态下，椎间盘占颈椎总长度中 20% ~ 24%，由于含水能力下降，其高度逐年下降。随着年龄增长，血管逐渐减少，血管口径变细，一般在 13 岁以后已再无血管进入深层。早期水分脱失和吸水功能减退，使髓核体积相应减少，其正常组织结构逐渐为纤维组织所取代。在局部应力加大、外伤及劳损等情况下，可加速退变发展，加大椎间盘内部压力。变性与硬化的髓核也可穿过后纵韧带裂隙进入椎管内，直接产生压迫症状。

（2）纤维环：纤维环开始变化可发生在 20 岁以后，早期为纤维组织的透明变性、纤维增粗和排列紊乱，进而出现裂纹。颈椎间盘裂纹起自髓核，可扩展至纤维环，可有垂直裂纹和水平裂纹两种，随着退化进展，纤维环的微细裂纹逐渐扩大至肉眼可见的裂隙，裂隙的方向和深度同髓核变性程度及压力的方向和强度一致。后方纤维环强度相对较弱，纤维环早期变性阶段，如不得到有效控制，一旦形成裂隙，则因局部血供缺乏而难以恢复。纤维环外层有神经根后支分出来的窦神经分布，当纤维环受到异常压力而如膨出，可刺激窦神经反射到后支，引起颈肩痛及颈肌痉挛等症状。

（3）软骨板：软骨板位于髓核部分的中央区，具有半透膜作用，发生退变后功能减退。

青年以后，随着活动度增加和某些原因的累积性损伤，颈椎间盘逐渐发生退行性改变，若退变加重，可导致椎间盘膨出或突出，纤维环的耐牵伸、压缩力减退，椎间隙变窄等。另外，还可由于周围韧带松弛导致椎间活动异常，椎体上、下缘韧带附着部发生牵伸张性骨赘，突出之椎间盘进入椎管压迫脊髓腹侧。在变性突出的椎间盘将脊髓挤向背侧的同时，齿状韧带和神经根又将脊髓紧紧拉向前方的突出间盘处，使脊髓后外侧部受到较大应力致使其逐渐发生损害，说明脊髓受到牵张是造成脊髓内压增高的因素。

2. 动态因素　屈颈时颈椎管拉长，提示脊髓随颈椎屈曲及椎管长短变化而形变。颈屈位脊髓被拉长，横断面积减少，脊髓变细；颈伸位脊髓被轴向压缩，横断面积增加。研究表明，颈伸位椎管横截面积减少 11% ~ 16%，而脊髓的横截面积却增加 9% ~ 17%。因此，认为屈颈活动是脊髓损害的动力学因素。在骨赘特别严重的情况下，颈椎反复活动微小创伤造成的损伤比单纯压迫更严重，颈椎活动度大是引起临床症状的重要因素之一。脊髓型颈椎病者，让其反复伸屈颈部活动后，霍夫曼征即为阳性，有将此称为动力性霍夫曼征阳性。

3. 颈椎不稳　颈椎不稳定是颈椎病发病的因素之一。颈椎退行性改变造成不稳定是脊髓型颈椎病的主要原因。颈椎伸屈活动时，脊髓在椎体后缘骨赘上反复摩擦，引起脊髓微小创伤致使脊髓发生病理损害。颈椎退行性改变所致不稳定，椎间关节松动可引起脊髓侧方动脉及其分支的痉挛，不稳定椎节之交感神经受到刺激也可反射性引起动脉痉挛，导致脊髓局部血流量减少。如频繁出现脊髓受压、不稳定椎节反复活动，颈脊髓反复发生一过性缺血，持续时间长，则可渐渐发生脊髓损害。

4. 血液循环障碍　脊髓损害区与脊髓前动脉供血区基本一致，脊髓前动脉及其分支受到突出椎间盘压迫，可导致供血减少，造成脊髓缺血性损害。脊髓病理改变特征与血管阻塞所致脊髓损害类似，其中，根动脉在椎间孔内受压是造成脊髓缺血性损害的原因。颈屈曲位脊髓张力增大，脊髓腹侧受椎体后缘骨赘挤压变为扁平，前后径减小，同时脊髓侧方受到间接应力而使横径增大，脊髓中沟动脉横向走行的动脉分支受到牵拉而变长，椎管狭窄造成累积性脊髓缺血性损害，使脊髓前 2/3 部分缺血，其中包括大部分灰质，由于应力集中在中央灰质区，使其内小静脉受压，这样更影响了局部灌注。

三、病理变化

颈椎病是一个连续的病理过程，颈椎病的发生过程包括：颈椎间盘退行性变，退变的组织对脊髓或血管、神经等构成压迫或刺激，从而引起相关的临床症状和体征。病理过程可分为3个阶段。

（一）椎间盘变性

此阶段的主要特征是椎间盘弹性模量改变、椎间盘内压升高、椎节间不稳和应力重新分布。

椎间盘的变性从20岁即已开始，纤维环变性所造成的椎节不稳是髓核退变加速的主要原因。病理可见纤维环变性、肿胀、断裂及裂隙形成，髓核脱水、弹性模量改变，内部可有裂纹形成等，变性的髓核可随软骨板向后方突出，如髓核穿过后纵韧带则称为髓核脱出。后突之髓核既可压迫脊髓，也可压迫或刺激神经根。

（二）骨赘形成

骨赘形成是上一阶段的发展，表明所在节段椎间盘退变引起椎节应力分布的变化，骨赘的形成及小关节、黄韧带增生和肥大，其结果是重建力学平衡，是人体的一种代偿反应。从病理上，骨赘来源于韧带和椎间盘间隙血肿的机化、骨化或钙化。病程较久的骨赘质地坚硬，骨赘常见于两侧钩突、小关节边缘及椎体后上缘，也可见于椎体后下缘及椎体前缘，后期可有广泛的骨质及黄韧带、后纵韧带增生。位于椎体后缘的骨赘主要刺激脊髓和硬膜，钩突、小关节等。侧方骨赘主要刺激神经根袖而出现根性症状。由于颈$_5$、颈$_6$处于颈椎生理前屈的中央点，椎间盘所承受应力较大，所以椎间盘的骨赘最多见，其次为颈$_4$、颈$_5$及颈$_6$、颈$_7$。

（三）脊髓损害阶段

脊髓病理变化取决于压力的强度和持续时间。急性压迫可造成血供障碍，组织充血、水肿。持续压迫可导致血管痉挛、纤维样变、管壁增厚甚至血栓形成等。

（1）单纯的颈椎退变不一定产生临床症状和体征，是颈椎病和颈椎退变的区别。

（2）脊髓受压可来自前方和后方，或两者皆有。前方压迫以椎间盘和骨赘为主；前正中压迫可直接压迫脊髓前中央动脉或沟动脉；前中央旁或前侧方的压迫主要累及脊髓前角与前索，并出现一侧或两侧的锥体束症状；侧方和后侧方的压迫来自黄韧带、小关节等，主要表现为感觉障碍。

（3）脊髓灰质和白质均发生萎缩，以脊髓灰质更为明显，病理可出现变性、软化和纤维化，脊髓囊性变甚至空腔形成。钩椎关节及椎体侧后缘骨赘是造成脊神经根压迫的主要原因，关节不稳的刺激和椎间盘侧后方突出对神经根的压迫，早期可致神经根袖处发生水肿及渗出等反应性炎症。

（4）后方小关节的松动和移位，关节软骨的破坏和增生，关节囊松弛和肥厚等，可刺激关节周围的末梢神经纤维，产生颈部疼痛。纤维环及后纵韧带松弛及变性，刺激颈椎间盘后壁神经末梢，可产生颈肩部疼痛不适，有称为椎间盘源性颈肩痛。

四、分类

临床分类的依据有症状学和病理学两种，症状学分类较为直观，目前较多采用。

1. 颈型　主要表现为枕颈部疼痛、颈部活动受限及颈肌僵硬等。由于症状和体征都局限于颈部，又称局部型颈椎病。

2. 神经根型　较为多见主要表现为与脊神经根分布区相一致的感觉、运动障碍及反射变化。产生神经根症状产生原因为髓核突出或脱出，椎体后缘骨赘形成，后纵韧带的局限性肥厚等。后方小关节的骨质增生，钩椎关节的骨刺形成的压迫，以及相邻关节的松动和移位刺激脊神经根也是引起症状和体征的因素。

3. 脊髓型　较为多见。主要损害部位在脊髓，是颈椎病最严重的一种类型，如延误诊治，常发展成为不可逆性神经损害。或是病程慢性进展，遇诱因后加重。临床表现为损害平面以下的感觉减退及上运动神经元损害症状，损害平面以下皮肤麻木、肌力下降、肌张力增高等。脊髓型颈椎病多伴有椎管狭窄，加之前后方的压迫因素而发病。突出的椎间盘、骨赘、后纵韧带及黄韧带造成了椎管的继发性狭窄，更增加了对脊髓的刺激或压迫。

4. 椎动脉型　椎动脉第 2 段通过第 6 颈椎横突孔，在椎体旁走行。当钩椎关节增生时，可对椎动脉造成挤压和刺激，引起脑供血不足，产生头晕、头痛等症状。当颈椎退变，椎节不稳时，横突孔之间的相对位移加大，穿行其间的椎动脉受刺激机会较多，椎动脉本身可以发生扭曲，甚至呈螺旋状与增生的钩椎关节相接触。

5. 混合型　同时合并两种或两种以上症状者称为混合型，又将此型称为弥漫型。混合型病程长，发病年龄较大，多数超过 50 岁。临床上，多数发现早期为颈型，以后发展成神经根型。神经根型与脊髓型也常合并存在。

6. 其他类型　少数还有交感型、食管压迫型分型。

五、临床表现

由于颈椎病的病理变化较复杂，不同节段病变可产生不同的临床表现和影像学特征。而在病变后期，由于椎节广泛性退变，颈椎椎管狭窄和颈椎病同时存在，又可表现为混合型颈椎病的症状。

（一）颈型

1. 年龄　多在 45 岁左右发病，部分有颈部外伤史，多数有长期低头作业经历。

2. 症状　颈部感觉酸、痛、胀等不适，以颈后部为主，女性常有肩胛、肩部不适，部分有颈部活动受限，少数可有一过性上肢麻木，但无肌力下降及运动功能障碍。

3. 体征　颈椎生理曲度减弱或消失，棘突间及棘突旁可有压痛。

4. X 线检查　颈椎生理曲度变直或消失，颈椎椎体退变。伸、屈、侧位动力摄片可发现椎间隙松动，表现为轻度梯形变或屈伸活动度变大。

（二）神经根型

1. 根性痛　为最常见的症状，疼痛范围与受累椎节的脊神经分布区相一致。相伴随有该神经分布区感觉障碍，其中以皮肤麻木、过敏、感觉减退等为多见。

2. 根性肌力障碍　早期可出现肌张力增高，但很快即减弱并出现肌无力和肌萎缩征，严重时，在手部以大小鱼际肌及骨间肌萎缩最为明显。

3. 腱反射异常　早期出现腱反射活跃，后期逐渐减弱，严重者消失。单纯根性受压不会出现病理反射，伴有病理反射则表示脊髓本身有损害。

4. 颈部症状　颈痛不适，颈旁、棘突旁有压痛，压迫头顶时可有疼痛。

5. 特殊试验　颈椎间盘突出时，可出现压颈试验阳性或脊神经牵拉试验阳性。方法是令患者坐好，术者一手扶住患者头部，另一手握腕部，两手呈反方向牵拉，如感到手疼痛或麻木则为阳性。

6. 影像学检查

（1）X线检查：侧位片可见颈椎生理前凸减小、变直或成反屈，椎间隙变窄，病变椎节有退变，前后缘有骨刺形成。伸、屈、侧动力位片可见有椎间不稳。

（2）CT检查：可发现病变节段椎间盘变性，侧后方突出或后方骨赘，并借以判断椎管矢径大小。

（3）MRI检查：可发现椎间隙后方对硬膜囊有压迫，如合并有脊髓功能损害者，可显示脊髓受压改变。

（三）脊髓型

1. 病史　40~60岁多见，发病慢，大约20%有外伤史，常有落枕史。

2. 症状　早期下肢双侧或单侧发沉、发麻开始，随之出现行走困难，下肢肌肉束带感，抬步慢，不能快走，重者明显步态蹒跚，呈宽底步态。双下肢协调差，跨越障碍物困难，双足有踩棉花样感觉。自述颈部发硬，颈后伸时易引起四肢麻木。有时上肢症状可先于下肢症状，但一般略迟于下肢。上肢多一侧或双侧先后出现麻木、疼痛，严重者写字困难、饮食起居不能自理，部分有括约肌功能障碍及尿潴留。除四肢症状外，常有胸以下皮肤感觉减退、胸腹部束带感。

3. 体征　典型体征是四肢肌张力升高，下肢常较上肢明显。下肢症状多为双侧，但严重程度可有不同。有时上肢的突出症状是肌无力和肌萎缩，并有根性感觉减退；而下肢肌萎缩不明显，主要表现为肌痉挛、反射亢进，出现踝阵挛和髌阵挛等。

（1）上肢皮肤的感觉平面检查：常可提示脊髓准确的受压平面，并可区分根性神经损害与神经干损害的不同区域。检查前臂和手部感觉区域有助于定位，而躯干的知觉障碍常常左右不对称，感觉障碍平面不明显（图15-1①②）。

（2）四肢腱反射亢进：尤以下肢显著。上肢霍夫曼征阳性，或Rossolimo征阳性（快速叩击足的跖面引起足趾跖屈为阳性）。霍夫曼征单侧阳性是颈脊髓受压时的重要体征，严重时双侧均为阳性。下肢除腱反射亢进外，踝阵挛出现率也较高。Babinski、Oppenheim、Chaddock、Gordon征也可阳性。腹壁反射、提睾反射可减弱或消失。

4. 影像学检查

（1）X线检查：侧位片多能显示颈椎生理前曲消失或变直，椎体有退变，前后缘骨赘形成，椎间隙变窄。伸、屈、侧动力位片显示受累椎节不稳，椎管矢状径测量<12mm。有时X线片上退变最严重的部位不一定是脊髓压迫最严重的部位（图15-2①②③）。

（2）CT检查：对椎体后缘骨刺、椎管矢状径的大小、后纵韧带骨化及对椎间盘突出的诊断较为直观和准确。而且能够发现椎体后缘致压物位置，对于术前评价及指导手术有重要意义。三维CT可重建脊柱构像，可在立体水平上判断致压物的大小和方向。

（3）MRI检查：分辨能力更高，能更准确从矢状切层直接观察硬膜囊是否受压。脊髓型颈椎病在MRI图像上常表现为脊髓前方呈弧形压迫，多平面退变可使脊髓前缘呈波浪状。病程长者，椎管后缘也压迫硬膜囊，从而使脊髓呈串珠状。脊髓有变性者可见变性、压迫最明显的部位脊髓信号增强。

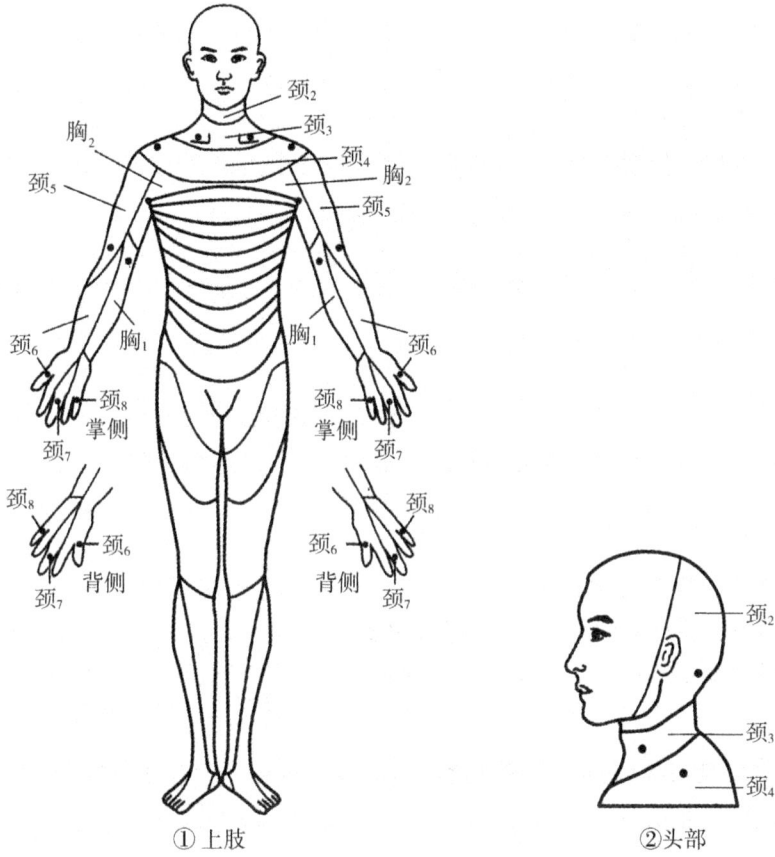

① 上肢　　　　　　　　　　　　　　　② 头部

图 15 – 1①②　皮肤的神经支配区域

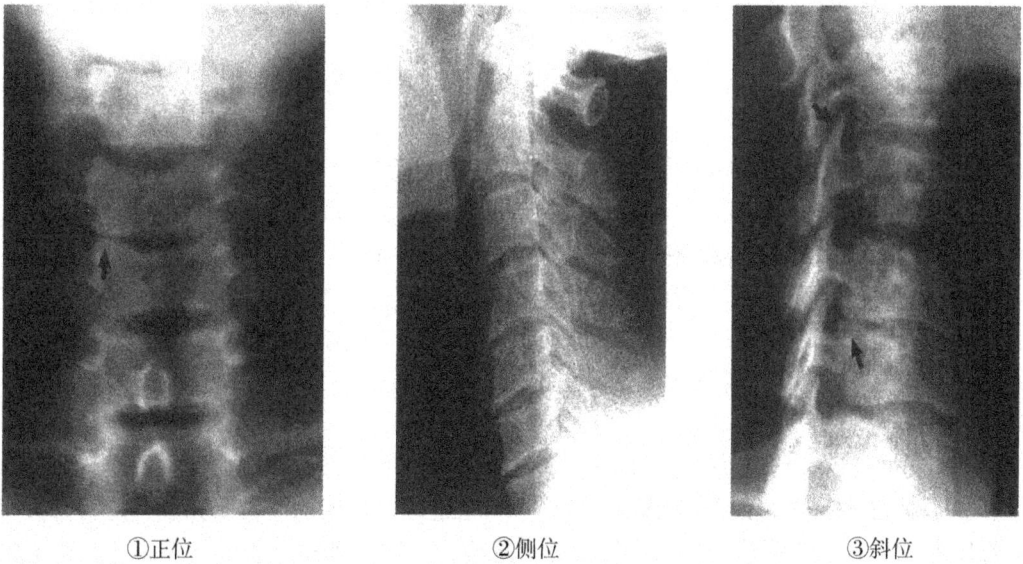

①正位　　　　　　　　②侧位　　　　　　　　③斜位

图 15 – 2①②③　颈椎病 X 线表现

（四）椎动脉型

1. 临床表现

（1）眩晕：本病典型的症状是头颅旋转时引起眩晕发作。正常情况下，头颅旋转主要在寰枢椎之间，椎动脉在此处受挤压情况下，如头向右旋时，右侧椎动脉血流量减少，左侧椎动脉血流量增加以代偿供血量。如一侧椎动脉受挤压的血流量已经减少至无代偿能力，当头转向健侧时，可引起脑部供血不足产生眩晕。

（2）头痛：由于椎基底动脉供血不足，使侧支循环血管扩张引起头痛。头痛部位主要是枕部及顶枕部，也可放射至两侧颞部深处。多见为跳痛或胀痛，常伴有恶心呕吐、出汗等自主神经紊乱症状。

（3）猝倒：是本病的特殊症状。发作前无预兆，多发生于行走或站立时，头颈部过度旋转或伸屈时可诱发，反向活动后症状消失或减轻。患者摔倒前感觉下肢突然无力而倒地，但意识清楚，视力、听力及讲话均无障碍，并能立即站起来继续活动。

（4）视力障碍：可有突发弱视或失明，持续数分钟后逐渐恢复视力，为双侧大脑后动脉缺血所致。此外，还可有复视及幻视等。

（5）感觉障碍：面部感觉异常，口周或舌部发麻，偶有幻听或幻嗅。

（6）MRA 特征：椎动脉显影可发现扭曲和狭窄，因为多数是一过性痉挛缺血，当无症状时，椎动脉可恢复正常口径，故此时显影可无异常。正常的椎动脉左侧略粗于右侧。

（五）脊髓型

1. 病史　脊髓受损的病理过程较复杂，症状多种多样，个体间差异较大，且其发展速度、趋势和转归也各有差异，因此，早期容易延误诊断，错失最佳治疗时机，遗留难以挽回的脊髓功能障碍。

2. 分型　由于起病轻重与病情发展过程个体差异较大，经综合将其分为 Ⅰ ～ Ⅴ 型。

Ⅰ型：占 10.8%，起病时症状轻，休息后缓解，病情长期稳定，无明显加重，可有轻度波动。

Ⅱ型：占 42.3%，起病时症状轻，经一段平稳期后逐渐加重，每次发作均有新症状出现。

Ⅲ型：占 7.5%，起病时症状轻，经过一段平稳期后突然加重。

Ⅳ型：占 32.2%，起病时症状较轻，逐渐加重，无自动缓解期。

Ⅴ型：占 7%，突然起病，症状严重且持续加重，各种非手术治疗无法缓解。

3. 临床表现　脊髓型颈椎病的症状严重程度与脊髓受压变形的程度一致，早期脊髓仅轻度变形，因而症状相对较轻。特征性的表现是颈痛、行走困难和步态不稳。其中，步态异常是脊髓型颈椎病早期最具特征性的表现。

（1）颈肩部酸痛不适。

（2）步态不自然，行走缓慢，常因下肢发软，容易发生骤然摔倒，而意识清楚。

（3）肢体麻木，尤其是双下肢麻木。双手感觉迟钝，精细动作难以完成，持物易失手。

临床上凡具有上述症状应仔细进行神经系统检查，如发现深反射活跃或亢进，甚至病理征阳性者，应及时行必要的影像学检查，以早期明确诊断。

4. 治疗时机　经过对手术疗效的观察，对有手术指征者，发病 6 个月内行手术治疗的疗效明显优于 1 年以后。

5. 预后　一旦确诊由本病导致脊髓功能障碍，神经功能将不可能完全恢复正常，其中 82% 呈阶段性加重或逐步缓慢加重趋势；7% 起病急骤，神经功能障碍长期存在，可获自行缓解或改善者仅占 10.8%；感觉和括约肌功能障碍常趋于一过性，部分可望得到恢复；而运动功能障碍则会是永久性，并随时间的推移而逐渐加重。

脊髓型颈椎病自行缓解的可能性则很少。发病后，病程中可经历长短不同的稳定期，此期内症状可以完全静止，也可有轻度加重或减轻交替，但最终结果均不甚乐观，大部分患者在病情发展过程中必须接受外科治疗。

综合上述，脊髓型颈椎病起病时症状和神经功能障碍体征可较轻微，难以预测病程发展后者，而加重速度可以很快并导致严重的脊髓功能不可逆障碍，脊髓型颈椎病长期处于良性稳定状态者仅仅为少数，多数呈相对恶性的发展趋势，其发展结果将造成脊髓损害症状不可恢复。

六、脊髓功能分级

颈椎退行性疾病在中老年人群中普遍存在，50 岁以上症状轻微的颈椎病，部分 MRI 上可无异常发现，一些则可存在严重的脊髓压迫。此时，选择恰当的治疗措施有一定难度。因此，对颈椎病脊髓功能的评价，有助于客观评价疾病的严重程度、各种治疗方法的效果及判断预后。颈椎病脊髓功能的评价方法多种，目前的评定方法主要依据患者主观症状，还没有更加偏重客观的临床表现及影像检查结果制定的标准。

(一) 美国脊髓损伤协会 (ASIA) 损伤分级

该协会于 1997 年修订的脊髓损伤分级方法，目前已成为国际上脊髓损伤的分级标准。

A 级：完全性损害，在骶段（骶$_4$、骶$_5$）无任何感觉或运动功能保留。

B 级：不完全性损害，在损伤平面以下包括骶段（骶$_4$、骶$_5$）存在感觉功能，但无运动功能。

C 级：不完全性损害，在损伤平面以下存在运动功能，大部分关键肌的肌力 <3 级。

D 级：不完全性损害，在损伤平面以下存在运动功能，大部分关键肌的肌力 ≥3 级。

E 级：正常，感觉和运动功能正常。

(二) Nurick 分级方法

由 Nurick 于 1972 年提出，该方法比较实用，但不适用于如中央脊髓综合征。

0 级：有神经根症状或体征，无脊髓压迫症状。

1 级：有脊髓压迫症状，行走无困难。

2 级：轻微的行走困难，但不妨碍，日常的工作。

3 级：行走困难，妨碍工作和家务，但不需要别人帮助。

4 级：能够在别人帮助或助行器帮助下行走。

5 级：限于轮椅活动或卧床不起。

七、诊断

(一) 颈型

1. 症状　颈部、肩部及枕部疼痛，头颈部活动因疼痛而受限。因常在早晨起床时发病，通常被误称为落枕。

2. 体征　颈肌紧张，有压痛点，头颈活动受限。

3. X线检查　X线显示颈椎曲度改变，动力摄片上有椎间关节不稳。由于肌痉挛、头偏歪，侧位X线片上出现椎体后缘及小关节部分重影，称为双边双突征象。

（二）神经根型

1. 症状　具有典型的根性症状，其范围与受累椎节相一致。有颈肩部、颈后部酸痛，并沿神经分布区向下放射到前臂和手指。轻者为持续性酸痛、胀痛；重者可如刀割样、针刺样疼痛。

2. 体征　脊神经根牵拉试验多为阳性，痛点封闭疗法对上肢放射痛无效。

3. X线检查　X线正位片上显示钩椎关节增生。侧位片生理前曲消失或变直，椎间隙变窄，有骨赘形成，伸、屈动力位片提示颈椎不稳。

（三）脊髓型

1. 症状　自觉颈部无不适，但手部动作笨拙，精细动作失灵，协调性差。胸腹部可有束带感。

2. 体征　步态不稳，容易跌倒，下肢不能跨越障碍物。上下肢腱反射亢进，肌张力升高，霍夫曼征阳性，可出现踝阵挛和髌阵挛，重症时巴氏征可呈阳性。早期感觉障碍较轻，严重时可出现不规则痛觉减退或，感觉丧失或减退区呈片状或条状。

3. 影像学检查

（1）X线检查：X线显示病变椎间盘狭窄，椎体后缘骨质增生。

（2）MRI检查：MRI检查示脊髓受压呈波浪样压迹，严重者脊髓可变细。还可显示椎间盘突出，受压椎节脊髓可有信号改变。

（四）椎动脉型

椎动脉型颈椎病的病因、病理变化及临床特征等问题，至今还没有明确的定论。

1. 症状　颈性眩晕（即椎－基底动脉缺血征）和猝倒史，已排除眼源性及耳源性眩晕。少数患者出现自主神经症状。

2. 体征　旋颈诱发试验阳性。

3. 影像学检查

（1）X线片显示椎节不稳及钩椎关节增生。

（2）椎动脉造影、MRI及椎动脉血流检测可协助定位，但不能作为诊断依据。

八、鉴别诊断

（一）颈型

颈型颈椎病须与下列疾病鉴别。

1. 颈部扭伤　也称落枕，系颈部肌肉扭伤所致，多与睡眠中体位不良有关，其发病与颈型颈椎病相似。

（1）压痛点：压痛点见于棘突部，程度也较强；颈部扭伤压痛点在损伤肌肉，急性期疼痛剧烈，压之难以忍受。

（2）肌紧张：扭伤者可触摸到条索状压痛肌肉，而颈椎病只有轻度肌紧张。

（3）牵引反应：对颈部进行牵引时，颈型颈椎病症状多可缓解。

（4）封闭反应：用1%普鲁卡因5ml作痛点封闭，颈椎病对封闭疗法无显效，而颈部扭伤可在封闭后症状消失或缓解。

2. 肩周炎　多于50岁前后发病，好发年龄与颈椎病相似，多伴有颈部受牵症状，两者易混淆。

（1）肩关节活动：肩周炎有肩关节活动障碍，上肢常不能上举和外展。而颈椎病一般不影响肩关节活动。

（2）疼痛部位：肩周炎疼痛部位在肩关节，而颈型多以棘突为中心。

（3）X线表现：肩周炎患者多为普通的退变征象，而颈椎病患者生理前曲消失，且有颈椎不稳，有时两者较难区别。

（4）封闭疗效：肩周炎对封闭疗法有效，而颈椎病无显效。

（二）神经根型

神经根型颈椎病须与下列疾病鉴别。

1. 尺神经炎　尺神经由颈$_7$、颈$_8$和胸$_1$脊神经根组成，两者均可造成小指麻木和手内肌萎缩，故容易与颈$_8$脊神经受累的症状相混淆。但尺神经根炎多有肘部神经沟压痛，且可触及条索状变性的尺神经。另外，两者感觉障碍分布区域不同，颈$_8$神经根支配范围较大，常有前臂尺侧麻木，而尺神经炎无前臂麻木。

2. 胸廓出口综合征　由于臂丛、锁骨上动、静脉在胸廓上口或胸小肌喙突止点区受压，可引起上肢麻木、疼痛、肿胀，锁骨上窝前斜角肌有压痛并向手部放射。两者鉴别在于胸廓出口综合征 Adson 试验阳性。使患肢过度外展，肩抬平，出现桡动脉音减弱或消失者，也是阳性体征。X线片检查可发现颈肋或第7颈椎横突过大。

3. 颈背部筋膜炎　可引起颈背痛或上肢麻木感，但无放射症状、感觉障碍及腱反射异常。如在痛点局部封闭或口服抗风湿药物，症状即见好转，颈椎病局部封闭无效。

4. 肌萎缩型侧索硬化症　一般发展较快，先出现两手明显肌萎缩，逐渐向近侧肘部和肩部发展，但无感觉障碍，神经纤维传导速度正常。

5. 锁骨上肿瘤　肺尖部的原发性肿瘤或转移癌，使臂丛神经粘连或受挤压，可产生剧烈疼痛。胸部平片或活检可鉴别。

6. 腕管综合征　为正中神经通过腕管受压所致，有1~3指麻木或刺痛，腕中部加压试验阳性，腕背伸试验阳性，即让患者腕背伸持续0.5~1分钟，如出现拇、示、中指麻木或刺痛为阳性。封闭治疗有效，而颈椎病局部封闭无效。

（三）脊髓型

髓型颈椎病须与下列疾病鉴别。

1. 椎管内肿瘤　可同时出现感觉障碍和运动障碍，病情呈进行性加重，对保守治疗无效，MRI 成像可鉴别。

2. 肌萎缩型侧索硬化症　以上肢为主的四肢瘫是其主要特征，肌萎缩范围较广泛，可发展至肩关节以上，容易与脊髓型颈椎病相混淆。本病发病年龄较脊髓型颈椎病早10年左右，发病速度快，很少伴随自主神经症状，较少有感觉障碍。

3. 脊髓空洞症　多见于青壮年，病程缓慢，早期影响上肢，呈节段，有感觉分离特征，其感觉障碍以温、痛觉丧失为主，而触觉及深感觉则基本正常。由于温、痛觉丧失，可发现皮肤增厚、溃疡及关节因神经保护功能的丧失而损害，也称为夏科关节。通过 CT 及 MRI 成像，可以发现两者的差异。

4. 后纵韧带骨化症　可出现与颈椎病相同的症状和体征。但侧位 X 线片可发现椎体后缘有线状或点线状骨化影，CT 可显示其断面形状和压迫程度。

（四）椎动脉型

椎动脉型颈椎病须与下列疾病鉴别。

1. 耳源性眩晕　即 Memiere 综合征，系内耳淋巴回流受阻引起。具有发作性眩晕、耳鸣、感应性进行性耳聋等临床特点。而颈性眩晕症同头颈转动有关，耳鸣程度较轻。

2. 眼源性眩晕　可有明显屈光不正，眼睛闭上后症状可缓解。

3. 颅内肿瘤　第 4 脑室或后颅窝肿瘤可直接压迫前庭神经及其中枢，转头时也可突发眩晕。但颅内肿瘤合并头痛、呕吐等颅内压增高症状，血压可升高。头颅 CT 扫描可鉴别。

4. 内耳药物中毒　链霉素对内耳前庭毒性大，多在用药后 2～4 周出现眩晕症，同时可出现耳蜗症状、平衡失调、口周及四肢麻木，后期可有耳聋。前庭功能检查可作鉴别。

5. 神经症　患者常有头痛、头晕及记忆力减退等一系列大脑皮质功能减退的症状，主诉多而客观检查无明显体征，症状的变化与情绪波动密切相关，多见于女性及学生。

6. 锁骨下动脉缺血综合征　可出现椎 - 基底动脉供血不足的症状和体征。但患侧上肢血压较健侧低，动脉搏动减弱或消失，锁骨下动脉区有血管杂音，血管造影可发现锁骨下动脉第 1 部分狭窄或闭塞，血流方向异常。

九、治疗

颈椎病是一种慢性退变疾病，治疗方法有保守治疗和手术治疗，保守治疗既是颈椎病治疗的基本方法，又是手术疗法的基础。手术后仍须经过保守治疗的方法得到康复和巩固。

（一）保守治疗

1. 适应证

（1）早期颈型、脊髓型颈椎病，神经根型颈椎病。

（2）颈椎病的诊断尚不明确，须继续观察。

（3）全身情况差，不能耐受手术。

2. 牵引疗法

（1）牵引作用

1）限制颈椎活动，减轻病变组织水肿、充血。

2）使头、颈部肌肉松弛，解除痉挛，减轻椎间盘压力负荷。

3）有助于维持颈椎生理曲度，恢复颈椎正常序列和小关节功能。

（2）牵引体位：取卧位，优点是患者较舒适，可耐受长时间牵引。

（3）牵引方式：可呈持续性牵引，也可间断性牵引。

（4）牵引重量：牵引重量应根据不同的病情、损伤程度、不同椎节而定。坐位牵引重量一般 1.5～2kg，采用枕领带牵引术时，最大牵引重量不得超过 3kg，否则容易引起压疮，影响进一步治疗。

3. 理疗　在颈椎病治疗中，理疗是治疗颈背不适有效的方法，其主要作用是可消除或缓解颈部肌肉痉挛，改善软组织血液循环；消除神经根或其他软组织的炎性水肿和充血，改善脊髓、神经根和局部血液循环，缓解症状；增强肌肉张力，改善小关节功能；延缓或减轻椎体、关节囊及韧带的钙化或骨化过程。治疗方法包括超短波疗法、短波疗法、干扰电流疗法、间动电流疗法、高频电疗、离子导入、石蜡疗法及水疗等。

4. 改善睡眠、工作习惯

（1）改善睡眠习惯：睡眠状态应包括枕头的高低、硬软，睡眠床铺与体位等。理想的睡眠体位是使整个脊柱处于自然曲度，髋、膝关节呈微屈曲状，使全身肌肉得到放松。由于每个人有将近 1/3 的时间在睡眠中度过，如睡眠姿势不当，容易引起或加重颈椎病。

（2）改变工作中的不良姿势：屈颈状态下，颈椎间盘内所承受的压力及对颈背部肌纤维组织的张应力较自然仰伸位时显著增高。工作中常见的职业性不良体位有打字员、电脑操作员、绣花工、会计，以及长时间低头动作、交警的转头动作、流水线装配工的低头转颈动作等。有效的预防措施是定时改变头颈部体位和做头颈部松弛活动。

5. 药物治疗

（1）消炎镇痛类药物：目前临床上常用的消炎镇痛药物有塞来昔布、洛索洛芬钠、酮洛芬胶囊、双氯芬酸钠胶囊及美洛西康胶囊等。

（2）肌松药：氯唑沙宗为中枢性肌肉松弛药，有解痉镇痛作用；妙纳主要作用于中枢神经系统而松弛肌肉，并能直接松弛血管平滑肌。

（3）维生素类药物：维生素 B_1、维生素 B_6 维生素 B_{12}、维生素 C 及维生素 E 等。

（4）中药治疗：主要根据中医的痹病理论，采用行气活血、消肿散瘀及通络止痛等组方，辅以补肝肾、养气血、祛风湿等药物，从"标"和"本"进行治疗。

（二）手术治疗

1. 手术目的　手术目的是解除神经压迫及恢复颈椎的稳定性，维持椎间隙高度，获得正常生理曲度和脊髓相适应的椎管容量和形态，挽救脊髓功能，阻止病情的进一步发展。严重颈椎病脊髓受压范围常较广泛，如过多椎节的减压和融合，势必在一定程度上影响颈椎的力学稳定性和活动度，一般认为融合 2 或 3 个间隙即可获得充分减压的目的。近年来，采用椎间盘和椎体上下缘骨赘增生物切除，即椎体次全切除术。开窗减压的上下壁均为椎体骨质，再取长的髂骨条或腓骨条，修成略大于骨窗的带盖形，颈椎在撑开器牵引下将骨块植入窗内。多椎节颈椎病变常须作椎管前路减压。对多椎节颈椎病，如果术前影像学提示相邻两节段的骨赘已累及椎体中部或先天性颈椎管狭窄，椎体中央的脊髓也已有受压，最好而又简单的方法是行前路椎体次全切除术，以保证达到对椎管及神经根的减压。

2. 手术指征　目前，国内外资料对手术指征及掌握程度不尽统一。

（1）适应证

1）颈椎病出现明显脊髓、神经根受压，经保守治疗无效。

2）外伤或其他原因导致颈椎病症状突然加重者。

3）伴有颈椎间盘突出症经保守治疗无效。

4）颈椎某一椎节明显不稳，颈痛明显，经保守治疗无效，即使是无四肢感觉、运动障碍，也应考虑及早手术治疗。

（2）禁忌证

1）颈椎病手术不受年龄的限制，但必须考虑全身情况，如肝脏、心脏有严重疾病，不能耐受手术者。

2）颈椎病已发展至晚期或已瘫痪长期卧床，四肢关节僵硬、肌肉已有明显萎缩，手术对改善生活质量已没有意义。

3）颈部皮肤有感染、破溃，则须治愈后再考虑手术。

3. 术前准备　颈椎病手术有一定危险性，术前准备是手术成功的关键之一。

（1）心理准备：术前应向患者解释手术的必要性及手术后可能遇到的不适，减轻其心理负担并取得配合。

（2）改良生活习惯：术前应戒烟，有咳嗽者应给予药物治疗，睡眠质量差工者应调整枕头高度或给予少量镇静药物，保证获得充足的休息。

（3）适应性训练：包括体位训练、气管和食管推移训练及卧床排便训练。

4. 手术效果　手术效果很大程度取决于诊断的准确性。外科手术所能做的仅是解除脊髓外周的压迫和稳定病变椎节，但对脊髓神经内部的病变，则不是手术直接能够解决的问题。手术对病情的发展走势，可起到阻断的作用，但可能无法逆转病情的发展。已有神经变性者，手术后的效果可能并不理想。根据上海长征医院 16 000 余例颈椎手术随访结果，其中神经根型的手术效果较好，得到准确诊断的术后效果，术前手臂疼痛消失、神经学障碍消除达 70% ~80%；术前症状有缓解但不完全为 10%；术前症状无改善或加重为 5% ~7%。前路手术减压的长期效果，诸多学者报道不尽相同。根据资料统计，60% ~70% 的患者自我感觉功能恢复满意，20% 有一些改进，10% 没有缓解，说明虽然手术已经完成了充分的减压，但由于脊髓内在的变化，仍将妨碍患者的恢复。

十、预防措施

（一）积极治疗咽喉部疾患

及时防治如咽炎、扁桃体炎、颈部淋巴结炎及其他骨与软组织感染，对防治颈椎病有重要意义。咽喉部炎症不仅容易引起上颈椎自发性脱位，也是诱发颈椎病的因素之一。该处的炎症可直接刺激邻近的肌肉、韧带或通过丰富的淋巴系统使炎症在局部扩散，以致造成局部肌张力降低、韧带松弛和椎节内外平衡失调，从而破坏了局部的完整性和稳定性，导致颈椎病的发生或加重。

（二）保持良好的睡眠体位

一个良好的睡眠体位，既要维持整个脊柱的生理曲度，又应使患者感到舒适，方可达到使全身肌肉松弛，容易消除疲劳和调整关节生理状态。根据这些要求，应该使用薄枕，使胸、腰部保持自然曲度，双髋及双膝呈屈曲状，有利于放松全身肌肉。故最好的睡眠体位是采取侧卧或仰卧，不可俯卧，枕头也不宜过高。

（三）防治头颈部外伤

人们在体育锻炼、日常工作、交通活动中容易造成头颈部外伤。早期颈部外伤患者如有椎旁肌压痛或 X 线显示椎体前有阴影时应引起重视，应观察病情变化并及时治疗，如可预防性用石膏颈围制动。

（四）避免长期低头工作

长期低头造成颈后部肌肉、韧带组织劳损，屈颈状态下椎间盘的内压高于正常体位。因此要定期改变头颈部体位，当头颈向某一方面转动过久之后，应向另一反方向运动，并在短时间内重复数次，这样既有利于颈部保健，也利于消除疲劳。如工作台过高或过低都会使颈部仰伸或屈曲，这两种位置均不利于颈椎的内外平衡，应及时调整工作台的高度和倾斜度。长期伏案工作者应做工间操活动，使处于疲劳状态的颈椎定时获得内外平衡。

（刘　辉）

第二节　颈椎间盘突出症

颈椎间盘突出症是椎间盘退变的一种类型，从退变起初就预示病变节段稳定程度的减弱。颈椎退变不一定导致椎间盘突出，颈椎间盘突出只是颈椎病发病过程的病理变化之一，是指突出的髓核和破裂的纤维环突向椎管内，在一些情况下，椎间盘变性可同时存在相邻椎节骨赘形成，但并不引起椎间盘突出发病。必须是致压物为单纯的椎间盘组织，才能称之为颈椎间盘突出症。

一、病因机制

一般认为，急性颈椎间盘突出症是在椎间盘发生一定程度退行性变的基础上，受到一定外力作用发生。多数由颈部急切性创伤所致，损伤原因主要是加速暴力使头部快速运动导致颈部扭伤，常见于交通事故或体育运动过程，颈部过伸状态下的加速损伤，所致的椎间盘损伤最为严重。

（一）椎间盘退变

椎间盘是人体组织中最早和最容易随年龄发生退变的组织，退变的颈椎间盘受轻微外伤，即可导致椎间盘突出。颈椎过伸性损伤可致近侧椎体向后移位，屈曲性损伤可使双侧小关节半脱位，结果使椎间盘后方张力增加，造成纤维环和后纵韧带破裂、髓核突出。由于包绕髓核的纤维环在前部最厚并附着于前纵韧带，因此髓核极少向前突出，而纤维环的后部最薄且可不连续，后侧附着于后纵韧带，由于后纵韧带的外侧解剖结构较薄弱，所以髓核最容易突出于后纵韧带的两侧，即神经根出入椎间孔的部位。

（二）创伤

急性创伤所致颈椎间盘突出以颈$_3$~颈$_4$为多见。

（1）颈椎过伸性损伤时切应力较大，颈$_3$~颈$_4$椎间隙较接近于着力点。

（2）颈$_3$~颈$_4$小关节突关节面接近水平，容易在损伤瞬间发生类似于弹性关节的一过性前后移位。

（3）慢性颈椎间盘突出以颈$_5$~颈$_6$及颈$_6$~颈$_7$为好发部位，因该处头颈活动频率高，也是发生劳损的主要应力集中区。

（4）颈脊髓由于齿状韧带作用而较固定，当外力致椎间盘纤维环和后纵韧带破裂、髓核突出易引起颈脊髓受压。

（5）颈脊神经根在椎间盘水平横行进入椎间孔，颈椎后外侧纤维环和后纵韧带较薄弱，髓核易从该处突出，即使突出物很小，也可能会引起神经根受压。

（三）炎症

颈椎退变不仅表现在形态学变化，椎间盘内在的生物化学平衡也发生改变，表现在退变的椎间盘蛋白多糖含量下降、胶原类型发生转换、基质降解酶活性升高等。这一系列生化改变是椎间盘退变的基础，也可能是退变的椎间盘细胞产生炎性反应的原因。

二、临床表现

1. 症状　起病可能因轻微劳损，甚至睡醒时伸懒腰而发病。以后病程可在急性发作与慢性表现中交替出现。

2. 体征

（1）单侧或双侧上肢及手部剧烈疼痛、麻木、无力。

（2）跨步无力，步态不稳，常有打软腿跌倒。

（3）颈部不适、疼痛，肩部酸痛、疲劳。

三、类型

（一）病理类型

根据颈椎间盘突出物的性状，可分为软性突出和硬性突出。

1. 软性突出　主要由髓核物质组成。

2. 硬性突出　较为多见，由纤维环或部分未钙化的纤维组织构成。

（二）临床类型

根据颈椎间盘向椎管内突出位置的不同，可分为3种类型（图15-3①②③）。

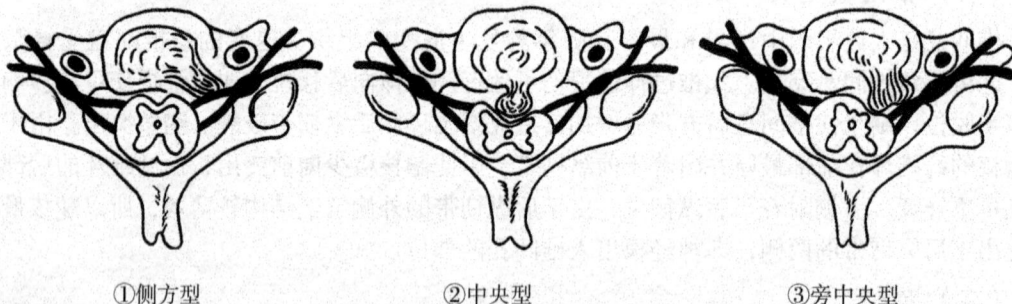

①侧方型　　　　　②中央型　　　　　③旁中央型

图15-3①②③　颈椎间盘突出的临床类型

1. 侧方型　突出部位在后纵韧带的外侧，钩椎关节的内侧。该处是颈脊神经根通过处，突出的椎间盘压迫颈神经根而产生根性症状。

（1）症状：①颈痛，颈部僵硬，活动受限。②颈部过伸可产生剧烈疼痛，疼痛放射至肩胛或枕部，可因小便或咳嗽时加重。③根性痛是最常见的症状，一侧上肢有疼痛和麻木感，很少两侧同时发生。④伴随根性痛的神经分布区感觉麻木、过敏、减弱。⑤早期可出现肌张力增高，继而很快减弱，并出现肌无力和肌萎缩征，在手部以大小鱼际肌及骨间肌萎缩最为明显。⑥在发作间歇期，可以无症状。

（2）体征：①头颈部常处于僵直位。②下颈椎棘突及肩胛内侧可有压痛，病变节段椎旁有压痛、叩击痛。③脊神经牵挂试验和压颈试验阳性。④受累神经节段有感觉、运动减弱及反射改变，肌力减退和肌萎缩等现象。

2. 中央型　突出部位在椎管中央，脊髓的正前方。可压迫脊髓双侧的腹面而产生脊髓双侧的压迫症状。

（1）症状：①很少有颈部疼痛及僵硬。②可出现下肢无力，步态不稳。③严重可出现四肢不完全性或完全性瘫痪及大小便异常等。

（2）体征：①肢体肌张力增高，腱反射亢进，髌阵挛、踝阵挛以及病理征可出现阳性。②可有不同程度的下肢肌力下降。③本体感觉受累，痛觉、温度觉存在。

3. 旁中央型　突出部位偏于一侧而介于颈神经根与脊髓之间，可压迫两者而产生单侧脊髓及神经根的压迫症状。除有侧方型的症状、体征外，尚有不同程度单侧脊髓受压表现，即 Brown - Sequard 综合征。常因发生剧烈的根性疼痛而掩盖了脊髓压迫症，出现脊髓压迫的预后较差。

四、诊断

（一）症状

早期表现是病变椎节的松动和椎间盘膨出，进一步发展则出现不稳和椎间盘突出。由于 MRI 的应用，已将颈椎病与颈椎间盘突出症加以区别，但两者之间仍存在着密切联系。

（二）体征

动态霍夫曼征在颈椎间盘突出症的早期诊断具有意义。动态霍夫曼征阳性是锥体束受损的典型的体征，也是判断颈脊髓是否受损的重要依据。在作正常霍夫曼征检查时发现，当头颈处于中立位时，部分颈肩痛患者表现为阴性；而在颈椎动态活动时则可出现阳性，即动态霍夫曼征阳性。

（三）影像学检查

1. X 线检查　可见颈椎呈退行性改变，生理曲度减小或梯形变、椎间隙变窄，年轻病例的椎间隙可无明显改变。

2. CT 检查　可准确地显示椎间盘突出的位置、大小及形态，对诊断侧方型突出的价值高于 MRI。能准确地判断硬膜囊、神经根受压情况及椎管有效矢状径，为手术治疗提供了可靠的依据。另外，对 X 线片显示有椎间盘突出间接征象或两个以上常见征象，以及对临床症状、体征典型，而 X 线检查无异常表现者，均应行 CT 检查，以便确诊。但 CT 检查不能反映脊髓信号的改变。

3. MRI 检查　颈椎 MRI 对颈椎间盘突出的诊断与定位很有价值，其诊断准确率明显高于 CT。MRI 成像不同信号强度组成的图像，不仅能直接显示颈椎间盘突出的部位，还可灵敏地反映病变与毗邻组织的关系。中央型突出的髓核位于椎管中央，常呈丘状，硬膜囊受压变形，严重者压迫脊髓，使局部变扁、凹陷或呈月牙状。侧方突出的髓核呈团块状从后外侧突出，压迫神经根和脊髓侧方，使神经根向后外侧移位或消失，脊髓前外侧受压变形并挤向另一侧（图 15 - 4）。

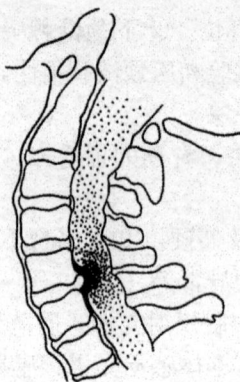

图 15 - 4　颈椎间盘突出表现

按 Nagata 方法，颈脊髓受压程度可分为 4 个等级。0 级：脊髓未受压；1 级：脊髓轻度受压；2 级：脊髓受压程度 <1/3；3 级：脊髓受压程度 >1/3。

慢性颈椎间盘突出除了上述 MRI 表现外，常合并一个或多个椎间盘膨出，相邻椎体边缘有骨质退行性改变。如为颈椎间盘膨出，可表现变性的椎间盘向后膨出，T2W 像椎间盘信号减低，呈现凸面向后的弧形改变，硬膜囊前缘有轻度压迹。此外，还可出现硬膜外脂肪影变形、移位或消失，椎间隙狭窄以及软骨板呈混杂信号，脊髓受压严重者 T2W 像上呈高信号。

五、鉴别诊断

须与颈椎病、颈部扭伤、肩周炎、椎管内肿瘤、胸廓出口综合征及尺神经炎鉴别。

1. 颈椎病　两者均可造成脊髓或脊神经根压迫症，严格区分较困难。

（1）病理特点：颈椎病病情常逐渐加剧，缓解间歇不明显，早期可引起颈部局部不适或疼痛，少有脊髓压迫症，多数可获得缓解。

（2）发病年龄：发病年龄有明显差异，颈椎病发病年龄平均多在 50 岁以上，颈椎间盘突出的发病年龄偏低。

（3）临床特点：颈椎间盘突出症有起病急骤、病情发展较快的特点。轻微创伤、头颈部持久非生理姿势可以诱发发病。

2. 肩周炎　多数在 50 岁左右发病，好发年龄与颈椎病相似，两者容易混淆。

（1）关节活动：有肩关节活动障碍，上肢常不能上举和外展，而颈椎间盘突出症不影响肩关节活动。

（2）疼痛部位：肩炎疼痛部位在肩关节，而颈椎间盘突出症多以棘突为中心。

（3）X 线表现：肩周炎多为普通的退变征象，而颈椎间盘突出症可有颈椎生理前曲消失及颈椎不稳。

（4）封闭反应：肩周炎对封闭疗法有效，而颈椎间盘突出症无效。

3. 颈部扭伤　俗称落枕，其发病与颈型颈椎病相似，多系睡眠中体位不良所致。

（1）压痛：颈椎间盘突出症压痛点在棘突部，程度也较明显。颈部扭伤压痛点在损伤肌肉部位，急性期疼痛剧烈，压之难以忍受。

（2）肌紧张：颈部扭伤可触摸到条索状压痛肌肉，而颈椎间盘突出症只有轻度肌紧张。

（3）牵引反应：颈部牵引时，颈椎间盘突出症的症状多可缓解，而颈部扭伤疼痛加剧。

（4）封闭反应：作痛点封闭，颈部扭伤症状可在封闭后消失或缓解，而颈椎间盘突出症对封闭疗法无显效。

六、治疗

选择颈椎间盘突出症的治疗方法，主要依靠临床表现，而不能够完全根据影像学表现。对确定有脊髓或脊神经根压迫症状，原则上应采用手术治疗。手术目的是解除压迫，稳定病变椎节。手术方法选择问题，是采用单纯髓核摘除，还是整个椎间盘切除加植骨融合，存在不同的观点，对于临床明显不稳的颈椎间盘突出症，椎间盘切除后同时施行颈椎椎间融合术，可获得最终效果是满意的。

（一）保守治疗

仅有局部症状或轻度神经根性症状，通常选择保守治疗。

1. 颈椎牵引　适用于侧方型颈椎间盘突出症，对中央型颈椎间盘突出症，牵引有可能加重病情。可采取坐位或卧位牵引，使颈椎呈微屈曲位。牵引重量坐位宜 6 ~ 7.5kg；卧位 1.5 ~ 2.5kg，采用持续牵引，一般以 2 周为 1 个疗程。

2. 围领制动　牵引后症状缓解者，应采用围领保护，限制颈部过度活动，有利于病情恢复。

3. 理疗　轻型病例选择蜡疗或氢离子透入法治疗，可获得一定效果。

4. 药物治疗　适当应用活血化瘀中药和镇静止痛药物，对缓解病情有一定作用。

（二）手术治疗

确定有致压物如突出的椎间盘、骨折片或血肿等压迫颈髓时，应及时施行减压手术，并重建颈椎稳定性。多采用前路椎间盘摘除、植骨融合术，以达到解除压迫、恢复椎间隙高度、重建颈椎稳定性。

1. 适应证　症状呈进行性加重、反复发作，保守治疗不能缓解，有明显神经功能障碍或出现脊髓压迫症状，应行手术治疗。

2. 手术方法

（1）颈前路减压术：适用于中央型和旁中央型颈椎间盘突出症。颈椎前路减压、融合术后，恢复和维持理想的椎间高度是重建颈椎生理曲线的基础，并能使皱折的黄韧带紧张，椎间孔扩大，从而缓解和防止颈髓和神经根受压。

（2）颈后路髓核摘除术：可达到缓解和防止颈髓和神经根受压。

（3）颈椎间盘显微切除术：有后侧和前侧两种入路，在治疗颈椎间盘突出中，其入路选择仍有较大争议。后外侧入路治疗单根神经根受损的外侧型髓核脱出，效果较为理想。术中小关节突切除的范围应根据神经根和突出椎间盘的关系而定。

（刘　辉）

第三节　颈椎管狭窄症

构成颈椎管的解剖结构，因发育性或纤维性退变因素，造成一个或多个椎节管腔狭窄，导致脊髓血液循环障碍，引起脊髓及神经根造压迫症者称为颈椎管狭窄症。临床上腰椎管狭窄最常见，其次为颈椎管狭窄，胸椎管狭窄较少见。

一、病因机制

（一）发育性

是指颈椎在发育过程中，因某些因素致椎弓发育过短，椎管矢径较正常狭窄，导致脊髓及脊神经根受到刺激或压迫，并出现一系列临床症状。颈椎管狭窄症是以颈椎发育性椎管狭窄为其解剖特点，以颈脊髓压迫症为临床表现的颈椎疾患。在早期或在未受到外来致伤因素的情况下，可无明显症状。但随着脊柱的退行性改变加重，或者是头颈部的一次外伤后，均可使椎管狭窄程度加重，导致脊髓受压。椎管发生狭窄时，椎管内的储备间隙减少或消失，脊髓在椎管内更贴近椎管周壁，此时，即使在正常的颈椎伸屈活动中，也可能因刺激和挤压脊髓而导致脊髓损伤。20 世纪 70 年代以来，认为发育性椎管狭窄是颈椎病的重要发病基础因素，临床资料表明，脊髓型颈椎病中，发育性颈椎管狭窄者占 60% ~ 70% 。

（二）退变性

是颈椎管狭窄中最常见的类型。退变发生的时间和程度与个体差异、职业、劳动强度及创伤等有密切关系。颈椎位于相对固定的胸椎与头颅之间，活动较多，故在中年以后，容易发生颈椎劳损，首先表现是颈椎间盘的退变，其次是韧带、关节囊及骨退变增生。由于椎间盘退行性改变，可引起椎间隙不稳，继而出现椎体后缘骨质增生、椎板增厚、小关节增生肥大及黄韧带肥厚，造成突出混合物压迫脊髓，使椎管内的有效容积减少，椎管内缓冲间隙明显减少甚至消失，引起相应节段颈脊髓受压。如同时遭遇外伤，破坏椎管内骨性或纤维结构，则可迅速出现颈脊髓受压的症状。

（三）医源性

主要由手术原因导致。

（1）由于手术创伤，出血及瘢痕组织形成，与硬膜囊粘连并造成脊髓压迫。

（2）椎板切除过多或范围过大，未行骨性融合导致颈椎不稳，引起继发性、创伤性结构改变。

（3）颈椎前路减压植骨术后，骨块突入椎管内。

（4）椎管成形术失败。

（四）其他

如颈椎病，颈椎间盘突出症，颈椎后纵韧带骨化症，颈椎肿瘤、结核和创伤等。在这些疾病中，颈椎管狭窄只是其病理表现的一部分，故不能诊断为颈椎管狭窄症。

二、类型

根据颈椎管狭窄症的病因，可分为 4 种类型。

（1）发育性颈椎管狭窄。

（2）退变性颈椎管狭窄。

（3）医源性颈椎管狭窄。

（4）其他病变和创伤所致的继发性颈椎管狭窄。

三、临床表现

（一）症状

1. 感觉障碍　发病早期，由于脊髓丘脑束及其他感觉神经纤维束受累，可出现四肢麻木、过敏或疼痛。部分一侧肢体先出现症状，也可四肢同时出现，多数感觉障碍从上肢开始，尤以手臂部多见。躯干部症状有第2肋或第4肋以下感觉障碍，胸、腹或骨盆区"束带感"，严重者可出现呼吸困难。

2. 运动障碍　一般在感觉障碍之后出现，表现为锥体束征，如四肢无力及僵硬不灵活。大多数开始有下肢无力、沉重、脚落地似"踩棉花"感，严重者站立步态不稳，容易随着症状的逐渐加重出现四肢瘫痪。

3. 括约肌障碍　一般出现在晚期。早期为大小便无力，以尿频、尿急及便秘多见。晚期可出现尿潴留及大小便失禁。

（二）体征

颈部体征不多，颈椎活动受限不明显，颈椎棘突或棘突旁可有压痛。躯干及四肢常有不规则的感觉障碍，躯干两侧可不在一个平面，也可能有一段区域的感觉减退，而腰部以下正常。浅反射如腹壁反射、提睾反射多呈减弱或消失。深感觉如位置觉、振动觉存在。腱反射多明显活跃或亢进，肛门反射多数存在。霍夫曼征单侧或双侧阳性，是颈6以上脊髓受压的重要体征。下肢肌肉痉挛侧可出现巴宾斯基征阳性，膝、踝阵挛阳性。四肢肌肉萎缩、肌力减退，肌张力增高。

（三）影像学表现

1. X线检查　颈椎发育性椎管狭窄主要表现为颈椎管矢状径减少。因此，在标准侧位片行椎管矢径测量是确立诊断准确而简便的方法。椎管矢径为椎体后缘至棘突基底线的最短距离，如矢状径绝对值 <12mm，属发育性颈椎管狭窄；绝对值 <10mm 者，属于绝对狭窄。因椎管与椎体的正中矢状面在同一解剖平面，其放大率相同，用比率法表示更为准确，可排除放大率的影响。正常椎管与椎体的比率为 1：1，当比率 <0.75 时，提示有椎管狭窄，当比率 >0.75 时可确诊。此时，可出现下关节突背侧皮质缘接近棘突基底线的情况（图 15 –5）。

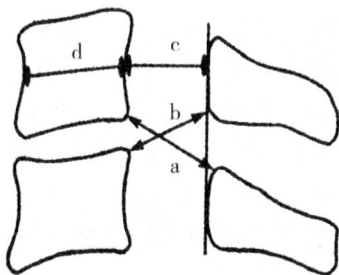

图 15 –5　颈椎矢状径测量
a、b. 棘突基底连线；c. 椎管矢状径；d. 椎体矢状径

2. CT扫描　可清晰显示颈椎管形态及狭窄程度。发育性颈椎管狭窄的突出表现为椎弓短小、椎板下陷致矢状径缩短，椎管各径线均小于正常。椎管呈扁三角形，硬膜囊及脊髓呈

新月形，脊髓矢状径小于正常，颈椎管正中矢状径<10mm为绝对狭窄。在退变性颈椎管狭窄，CT扫描显示椎体后缘有不规则致密的骨赘并突入椎管，黄韧带肥厚或钙化等，脊髓萎缩则表现为脊髓缩小而蛛网膜下腔相对增宽。

3. MRI检查　可准确显示颈椎管狭窄的部位及程度，并能纵向直接显示硬膜囊及脊髓的受压情况，尤其当椎管严重狭窄致蛛网膜下腔完全梗阻时，能清楚显示梗阻病变上、下尾端的位置。但MRI对椎管的骨性结构显示不如CT扫描，因骨皮质、纤维环、韧带和硬膜均表现为低信号或无信号改变，而骨赘、韧带钙化或骨化也为低信号，因此，在显示椎管退行性病变及脊髓与神经根的关系上，MRI不如常规X线片及CT扫描。

四、诊断

解剖学和影像学上的颈椎管狭窄，并非一定属于临床上的颈椎管狭窄症，只有当其狭窄的管腔与其内容不相适应，并表现出相应的临床症状时，方可诊断为颈椎管狭窄症。

（一）病史

多为中老年，发病慢，逐渐出现四肢麻木、无力、步态不稳等脊髓受压症状，常从下肢开始，双足底有"踩棉花"感觉及躯干部"束带感"。

（二）体征

主要有痉挛步态，行走缓慢，四肢及躯干感觉减退或消失，肌力减退，肌张力增高等。四肢腱反射亢进，霍夫曼征阳性，严重者可出现髌、踝阵挛及巴宾斯基征阳性。

（三）影像学检查

1. X线检查　主要用于发育性颈椎管狭窄的诊断。

（1）MIIrone法：通过颈椎标准侧位X线片，测量椎体后缘中点与椎板、棘突结合部之间的最小距离，即为椎管矢状径，<12mm为发育狭窄，<10mm为绝对狭窄。

（2）比值法：即利用椎管矢状中径和相应的椎体矢状中径之比值，3个椎节以上的比值均<0.75为发育性颈椎管狭窄。在退行性颈椎管狭窄，颈椎侧位片显示颈椎变直或向后成角，多发性椎间隙狭窄，颈椎不稳及关节突增生等。

2. CT扫描　发育性颈椎管狭窄的椎管各径线均小于正常，椎管呈扁三角形。CT扫描见硬膜囊及颈脊髓呈新月形，颈脊髓矢状径<4mm（正常人6~8mm），蛛网膜下腔细窄，椎管正中矢状径<10mm。退行性颈椎管狭窄常见椎体后缘有不规则致密的骨赘，黄韧带肥厚、钙化可达4~5mm（正常人2.5mm）及椎间盘膨出或突出等。

3. MRI检查　表现为椎管矢状径变窄，颈脊髓呈串珠样改变。T2加权像上可见象征伴随着颈椎管狭窄的软组织水肿或颈脊髓软化的髓内信号增强。T1加权横切面图像上，定出颈脊髓正中矢状径距和左右最宽横径，通过求积仪测算出颈脊髓的横截面积，其结果均小于正常值。

五、治疗

多数经保守治疗后，症状可获得缓解。对脊髓损害发展较快、症状较重者应尽快行手术治疗。手术方法按照入路不同可分为前路手术、前外侧路手术及后路手术。手术入路的选择，应在临床的基础上，借助CT及MRI影像学检查结果确定。

1. 前路手术　前路减压手术分为两类，一类是摘除椎间盘突出物，把突向椎管的髓核及纤维环彻底刮除；另一类是摘除突出物，把突向椎管内的椎间盘连同骨赘一起切除，同时植骨。

2. 后路手术　全椎板切除脊髓减压术，可分为局限性椎板切除、椎管探查减压和椎板切除椎管探查减压术。

（刘　辉）

第四节　颈椎后纵韧带骨化症

颈椎后纵韧带骨化症（OPLL）好发于 50~60 岁，在 60 岁以上的脊柱疾患中，其发病率可高达 15%~20%。OPLL 可引起颈椎椎管的明显狭窄，严重者可导致进行性四肢瘫痪，因此，近年来日益为学术界所重视。

一、应用解剖

后纵韧带在椎管内，紧贴椎体的后面，自第 2 颈椎椎体延伸至骶骨。后纵韧带上宽下窄，在胸椎比颈、腰椎为厚，在椎间盘平面以及椎体的下缘，韧带同骨紧密相贴，在椎体的中间部分，韧带同骨之间有基底椎体静脉，后纵韧带比前纵韧带更致密、更坚固。后纵韧带可分深、浅两层，浅层占据 3~4 个椎体之间的间隙，深层则仅处于相邻两椎体之间。

二、发病机制

颈椎后纵韧带骨化症的病因尚未明确，一般认为与下列因素有关。

（一）椎间盘变性

椎间盘发生变性后，向纤维环薄弱的后部突出，使后纵韧带所受张力增大，变性的椎间盘周围组织在修复过程中，引起局部组织增生和点状钙化，由于钙盐沉积而导致骨化。椎间盘突出促进 OPLL 发生的机制可能有两个方面：

（1）由于椎间盘变性引起的椎节局部不稳，反复刺激后纵韧带引起骨化。

（2）变性突出的椎间盘分泌体液因子，致使 OPLL 发生。

（二）全身骨质肥厚

在颈椎 OPLL 患者中，约 23.9% 的病例合并有脊椎特发性弥漫性肥大性关节炎；6.8% 合并黄韧带骨化；2% 合并强直性脊柱炎。因此，推测 OPLL 与全身骨关节的肥厚性改变有关。临床发现 OPLL 患者常有全身骨增生的倾向，除合并脊柱骨质增生、强直性脊柱炎外，还常伴有前纵韧带或黄韧带骨化。故认为，OPLL 可能是全身性骨质增生和韧带骨化的局部表现。

（三）机械性损伤

临床观察，长时间或习惯性低头动作容易引起后纵韧带骨化，因此认为，OPLL 可能与脊柱动、静态力学负荷有关。当颈椎活动量较大时，由于椎节不稳造成对周围组织的刺激反应更加明显，可直接引起后纵韧带附着部的损伤而发生反应性骨化，尤其是当颈椎反复前屈时，由于后纵韧带反复受到牵拉张应力而引起后纵韧带损伤并导致骨化。目前，创伤因素在颈椎 OPLL 发病及发展过程中的作用尚存在不同看法。创伤对不同类型颈椎 OPLL 的影响程度不同，颈椎 OPLL 的节段型、混合型和局灶型，其颈椎活动范围比连续型 OPLL 明显增大，损伤后神经功能的加重主要与动力因素有关；连续型 OPLL 患者，创伤对其神经功能影响较小，而与骨化块静态压迫直接相关。

（四）糖代谢紊乱

国内资料报道，颈椎 OPLL 患有糖尿病约占 15.6%，而隐性糖尿病的比例更高，且此类患者常伴有肥胖，可见葡萄糖代谢与韧带骨化倾向之间可能存在一定关系。同时，也可解释为什么在东亚地区以稻谷为主食的民族中，韧带骨化症的发病率特别高。

（五）遗传学

在颈椎 OPLL 患者的二级亲属中，本病的发生率高达 30.0%，明显超过一般人群的发生率。颈椎 OPLL 在双胎中的高度一致性及它与人 HLA 抗原单倍型的相关性提示，第 6 号染色体相关的遗传因素可能与本病的发病机制有关。

三、病理变化

后纵韧带从正常到早期的增生、点状钙化甚至韧带完全骨化，是一个延续过程，病变后期具有如下特点。

（一）后纵韧带异常增宽增厚

骨化的后纵韧带明显增厚、横径增宽，以致椎管矢状径变窄、容积变小，从而对脊髓或神经根产生不同程度的刺激或压迫。

（二）异常骨化

组织骨化为一延续过程，病理研究发现，在椎体后缘处骨化较明显。而在跨越椎间盘水平处，骨化可出现间断，由纤维性软骨组织所取代。

（三）骨化波及深部组织

后纵韧带发生骨化后，常与硬脊膜囊形成粘连，并引起硬脊膜的骨化。

（四）脊髓受压改变

增厚、变宽及骨化的后纵韧带，长时间作用于脊髓而使脊髓变扁，甚至呈新月形，重者硬膜囊亦骨化，导致其柔韧性减少或丧失，以致神经组织在容积减少同时，前角细胞数量也减少，并在白质中发生脱髓鞘现象，出现灰质/白质比例失调等。由于脊髓对慢性压迫的耐受性较大，因此，颈椎后纵韧带骨化造成椎管严重狭窄及脊髓变形，甚至可超过椎管矢状径的一半或更多，而临床上可无明显症状。但如果发病较急，则症状多较明显。

（五）血管损害改变

骨化的后纵韧带可先造成脊髓前动脉压迫，形成沟动脉供血不全，并引起脊髓的中央性损害，临床首先出现上肢麻痹，病变波及传导束外侧部分时，则出现下肢瘫痪症状。

（六）后纵韧带骨化

多见为软骨内成骨，也有膜内成骨。病变初期，多起始于邻近骨膜组织处韧带的矿化及软骨增生，软骨增生形成岛状病灶并进而导致成骨以及成熟的哈佛管形成，钙化沿着后纵韧带纵向及横行发展，其横向发展的速度约为 0.4mm/年，纵向延伸的速度约为 0.67mm/年。

（七）脊柱活动性改变

后纵韧带骨化可表现有直接影响脊柱活动性改变。

1. 骨化区 以椎体后部韧带为主，在此区域的颈椎节段较为稳定，并随时间推移而日益坚固。

2. 非骨化区 骨化间断处的颈椎节段活动代偿性增强，产生节段性不稳，进而发生明显退行性改变。由于后纵韧带骨化使数节颈椎骨化融合，头颈部受到外力作用时，如作用力集中于骨化区两端与非骨化区邻接的节段，容易使该椎节和颈髓受到损害。

四、临床表现与诊断

颈椎 OPLL 的临床表现与颈椎管狭窄症及颈椎病十分相似，均可有脊髓压迫和神经根受压症状。

（一）临床特点

颈椎 OPLL 的发生与发展一般均较缓慢，多在中年以后发病，早期可不出现任何临床症状，但当骨化达到一定程度，引颈椎椎管狭窄或是病变进程较快及遇有外伤时，则可造成对脊髓、神经或脊髓血管的压迫而逐渐出现症状。

（二）局部表现

病变早期颈部可无明显症状，随着骨化的进展，可出现颈部疼痛，上肢的感觉迟钝、疼痛，颈椎活动大多正常或轻度受限。由于后纵韧带张力的降低，使头颈后伸受限为多见，检查时，被动活动颈椎可引起颈痛或酸胀感。

（三）脊髓压迫表现

主要表现为脊髓压迫症，其特点视程度轻重不同，可有间歇性，呈缓慢、进行性、痉挛性四肢瘫痪。由于病变多呈慢性并由前向后逐渐发展，故瘫痪一般先从下肢开始，进而出现上肢症状。少数病例病程发展较快，因血管性改变为主者，也可先出现上肢症状或四肢同时发病。

1. 上肢功能障碍 表现为双侧或一侧臂部或手部麻木、肌力减弱，并有手部灵活性减退等，严重者不能持笔、持筷或系纽扣，握力减退等。肌肉呈中度或轻度萎缩，尤以大小鱼际为明显。检查可有痛觉障碍，腱反射亢进及霍夫曼征阳性。

2. 下肢功能障碍 主要表现为双下肢无力，肌张力增高，抬举困难，呈拖步步态或步态不稳，足底有"踩棉花"感，并可因痉挛而疼痛。内收肌痉挛明显者，行路呈剪式步态，同时可有双下肢麻木、无力及痉挛，严重者不能自行起坐及翻身。可有深感觉及浅感觉减退，下肢腱反射亢进或活跃，髌、踝阵挛阳性，病理反射多为阳性。

3. 括约肌功能障碍 主要是括约肌功能障碍，表现为排尿困难、无力，小便失禁及排便功能低下等，常有便秘、腹胀或大便习惯改变，肛门指诊可发现有肛门括约肌松弛。

4. 其他 胸、腹部可有"束带"感。腹壁反射及提睾反射减弱或消失。

（四）实验室检查

常规化验检查，如血常规、血清蛋白及血沉等，均在正常范围以内，部分有血糖不同程度的升高。

（五）影像学检查

为诊断颈椎 OPLL 的主要方法，主要观察 X 线片或断层片上椎体后缘的高密度影，不能明确诊断或骨化影较小者，可行 CT 或 MRI 检查。

1. X 线表现　颈椎侧位片上，可见椎体后方有异常高密度阴影，呈连续的条索状、片状或局灶性。细小的骨化影单凭 X 线片可能会漏诊，颈椎侧位断层片可观察到比椎体密度更高的白色棒状或条索状凸出物、黏附在椎体后方（图 15-6）。

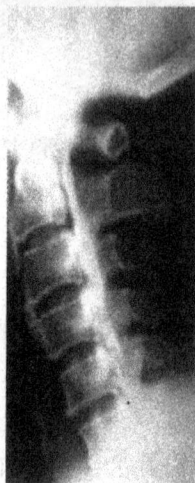

图 15-6　颈椎 OPLL 侧位 X 线照片

根据骨化灶的形态和范围，可分为 5 种类型。

（1）节段型：最为多见，约占 36%。骨化块呈云片状存在于每个椎体后缘，数个骨化灶可分别单独存在而无联系。

（2）连续型：约占 27.3%。骨化呈条索状连续跨越数个椎体。

（3）混合型：约占 29.2%，既有连续的骨化块又有节段的骨化块。

（4）孤立型：约占 7.5%，骑跨于相邻 2 个椎体后缘上方及下方，即发生于椎间盘平面。在颈椎 OPLL 中，以枢椎最为多见，其次为颈$_4$和颈$_6$椎节。一般 2~5 个椎节为最常见的发病数，平均约 3 个椎节。

（5）演化型：主要表现为后纵韧带肥厚，或伴有后纵韧带内点状钙化，可出现于多个椎间隙，常由椎体后缘向邻近椎间隙水平发展。

2. CT 扫描　CT 扫描对颈椎 OPLL 的诊断、手术方案和减压范围的选择以及预后评估有重要意义，已成为目前诊断 OPLL 的一项常规检查。CT 横切面上，可显示骨化物的形态以及在椎管内突出的位置和对脊髓压迫的程度。如为成熟的骨化灶，其表面光滑，边界清楚，均匀而致密；未成熟骨化灶密度不均匀，表面不规则，呈云雾状或火焰状，CT 值较低。成熟的骨化灶发展缓慢，而未成熟的骨化灶尚在继续扩大。CT 三维重建技术既可显示高密度的骨化影，又可立体显示骨化的后纵韧带的形态、范围及椎管狭窄程度（图 15-7①②）。

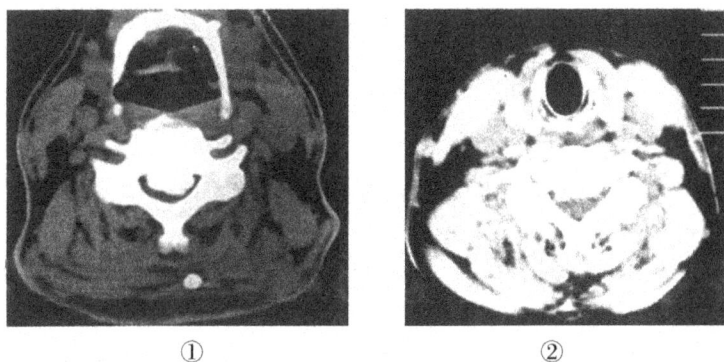

①　　　　　　　　　②

图 15 - 7①②　颈椎 OPLLCT 平扫

在 CT 扫描图像上，根据骨化灶的形态可分为以下 3 种类型：

（1）平板型呈平板状。

（2）蕈伞型游离缘宽而基底部较窄，呈蕈状。

（3）山丘型较少见。骨化灶基底部宽，游离缘起伏不平，似山丘状。

3. MRI 检查　尽管因为 OPLL 骨化阴影在 MRI 图像上表现为低信号，很难与其周围的硬膜囊和正常的后纵韧带等相区别，但可以发现脊髓受压的程度及变细的脊髓形态，并可观察到脊髓脱髓鞘等的变化，对于颈椎 OPLL 合并有颈椎间盘突出、颈椎病性脊髓病变及脊髓肿瘤等的鉴别诊断，均具有重要意义。

五、治疗

由于 OPLL 多数病程长，症状严重，故手术难度和风险性均较高，预后也欠理想，其治疗远较单纯的颈椎间盘突出症或颈椎病的难度为大。因此，在制订治疗方案，特别是选择手术疗法时，必须对患者的全身状况、颈椎椎管局部的病理解剖特点及脊髓受损的程度等，进行全面评估，以准确掌握手术适应证和选择手术方案。

（一）保守治疗

1. 适应证

（1）症状轻微或症状虽明显，但经休息后能得到缓解者。

（2）年龄较大或合并有其他严重器质性疾病。

2. 局部制动　可维持颈椎的稳定、矫正颈椎的不良位置与姿势，防止颈椎的非生理性运动。由于后纵韧带的骨化块既可以对脊髓产生直接持续的压迫，又可以在颈部活动时对脊髓产生摩擦，采用保守疗法将颈部固定后，可消除或减轻这种摩擦引起的刺激，取得较好的预期效果。对于颈椎的间歇性牵引法与推拿疗法，有引起症状加重的报道，应慎重选用。

3. 药物治疗　主要为解痉止痛、消炎镇痛药和肌肉松弛药以及神经营养类药物等。

（二）手术治疗

对颈椎 OPLL，原则上首先采取保守治疗，如经过一段时间的保守疗法无效时，再考虑手术治疗。颈椎 OPLL 手术治疗的基本原则是减压、解除骨化后纵韧带对脊髓及神经根压迫，以提供脊髓、神经恢复的生物学及生物力学环境。因手术操作有一定难度，故技术要求也较高。

（刘　辉）

第五节　胸椎间盘突出症

由于胸椎受到胸廓固定，不似颈椎与腰椎活动度大，故椎间盘退变较为少见。随着影像学检查方法进展，诊断本病有增加之趋势。

胸椎间盘突出症多发生在下部胸椎，自胸$_6$～胸$_7$开始增多，以胸$_{10}$～胸$_{12}$和胸$_{11}$～腰$_1$为最多见。发病年龄为 20～60 岁，以中年劳动者的发病率较高。

一、类型

类型有中央型和侧后方型，临床上大约各占一半。

二、临床表现与诊断

发病多较隐袭，病程呈慢性加重趋势，有外伤史者病情发展可较快。

（一）症状

1. 躯干　有季肋部疼痛，肩、背、腰痛，胸、腹部"束带"感。
2. 下肢　多有麻木、无力及行走困难，有足底"踩棉花"感，甚至"剪刀"步态。
3. 括约肌　可有小便失禁或潴留。

（二）神经检查

多数表现为上神经元损伤症状，即下肢肌张力增高，腱反射亢进及病理反射阳性等，压迫平面以下有范围不定的感觉丧失。胸腰段椎间盘突出常有下神经元症状，即下肢麻木，肌力减弱，腱反射减弱或消失及病理反射阴性等。神经根受压症状为肋间神经痛和大腿前外侧疼痛。

影像学检查包括：

1. X 线检查　X 线平片可见椎间隙狭窄以及椎间盘突出钙化，在中年以上，可有椎体后缘骨唇增生。
2. CT 扫描　CT 扫描可显示椎间盘突出部位、类型及程度。
3. MRI 检查　MRI 检查除显示椎间盘突出压迫外，还可通过脊髓信号的改变进行鉴别诊断。

三、鉴别诊断

主要为胸椎间盘突出症与胸椎管狭窄症的鉴别。

（一）年龄

胸椎间盘突出症除中年人外，青少年均可发生；而胸椎管狭窄症主要发生在中老年。

（二）症状

偏后外侧型的胸椎间盘突出症，主要引起单侧肢体或神经根症状；胸椎管狭窄症多为双侧症状。

（三）影像学检查

是鉴别诊断的主要依据，胸椎间盘突出症多系单一椎间盘突出，极少有 2 个间隙突出，无椎管狭窄症的病理改变；胸椎管狭窄症则有多种病理改变，包括黄韧带肥厚、骨化，关节突增大，椎板增厚，OPLL 及椎间盘突出等，其压迫以后方为主。

四、治疗

（一）保守治疗

适用于年轻及症状较轻者，在青少年的胸椎间盘突出钙化，吞噬细胞可能使突出物及钙化吸收。急性后侧方突出压迫肋间神经痛，经保守治疗，部分症状可获缓解。

（二）手术治疗

1. 手术原则

（1）胸椎管较狭小，一旦椎间盘突出压迫脊髓，则难以得到缓解。

（2）经保守治疗无效的急性后侧方突出压迫肋间神经痛，须考虑手术治疗。

（3）由于胸椎曲线后弓，压迫来自脊髓前方，故椎板切除减压多无效果，手术须从脊髓前方或侧前方进行减压。

2. 显露途径

（1）后入路经椎弓根切除突出椎间盘。

（2）肋横突切除术切除突出椎间盘。

（3）剖胸（或胸膜外）切除突出椎间盘。

（4）胸腔镜经胸切除突出的椎间盘。

3. 手术入路

（1）椎间盘较大、钙化、基底宽的突出，中央突出及突出物进入硬脊膜内者，应选择经腹侧入路，以清楚显露硬脊膜及突出物，有利于完全切除。

（2）中央型及椎间盘突出钙化者，选用剖胸、肋横突切除，也可采用胸腔镜手术。

（3）侧后突型及压迫单侧脊髓或神经根者，选用单侧经椎弓根入路切除。对突出物进入硬脊膜内，可经椎板切除，切开硬膜后切除椎间盘。

4. 内固定方式　术后胸椎的稳定性，与手术创伤及切除骨组织多少有关。

后正中入路，经椎弓根至脊髓侧前，切除侧后椎间盘突出，小关节仅切除内半，对稳定性影响不大，可不必做椎间固定及融合。

切除肋头、横突及该侧椎弓根，显露椎管前侧，切除椎间盘突出，在胸$_{10}$以上，并不明显影响其稳定性，因此，一般不需内固定及融合。

在胸腰段胸$_{11}$～腰$_1$，因已无胸廓稳定性保护，如果切除部分关节突，则稳定性受影响，须置入内固定。

（刘　辉）

第六节　胸椎管狭窄症

1971 年 Nakanish 首先报道了胸椎后纵韧带骨化症（OPLL）引起的胸椎管狭窄症。资料统计，胸椎管狭窄症（TSS）的发生率少于颈椎管及腰椎管狭窄症，但治疗技术要求较高，预后也较差。

一、类型

1. 脊髓后方受压　为主要形式，包括小关节增生肥大、内聚、压迫脊髓，肥厚黄韧带或骨化压迫脊髓及椎板增厚压迫脊髓等。

2. 脊髓前方受压　主要是前方压迫为主，可同时存在后方胸椎退行性病变。

3. 胸椎后凸畸形　主要为脊髓受前方压迫所致。

二、病理改变

1. 小关节肥大增生内聚　上关节突增生肥大，压迫脊髓的侧后方。

2. 黄韧带肥厚　黄韧带肥厚从后方压迫脊髓，是胸椎管狭窄的最主要因素，也是胸椎退变的主要改变，病变长度可达 $7 \sim 15mm$。

3. 黄韧带骨化　常与增厚的椎板连在一起，厚度可达到 30mm，而压迫脊髓。常伴有小关节退变增生。

4. 椎板增厚　是胸椎退行性变的病理改变之一，厚度可达 $20 \sim 25mm$，脊髓受压后自身保护改变可发生继发脊硬膜增厚。

5. 胸椎后纵韧带骨化（OPLL）　多是多节段如颈$_7$ ~ 胸$_7$、胸$_5$ ~ 胸$_8$、胸$_1$ ~ 胸$_5$、胸$_6$ ~ 胸$_{10}$，从前面压迫脊髓。

6. 胸椎间盘突出　多见在胸$_{10 \sim 11}$、胸$_{12}$ ~ 腰$_1$ 段，中央型者压迫脊髓，后侧方者压迫神经根。

胸椎管狭窄症病变多为多节段。可多达 $4 \sim 8$ 节段，多发生在下胸椎，占 86% 左右。这与人体活动扭转有关，人体行走左右腿每向前迈一步，躯干即发生向左及右旋转各 1 次，旋转的部位大多发生在下胸椎，故胸椎的小关节面是前后的，利于左右扭转活动，下胸椎扭转活动多，较容易发生退变、小关节增生肥大内聚黄韧带增厚，甚至骨化，椎板增厚，是多节段发病的原因，椎间盘退变突出，亦多发生在下胸椎。

三、临床表现——脊髓压迫

1. 病程　发展较缓慢，多数病史超过 1 年。

2. 症状　主要症状为下肢麻木、疼痛。常自足部开始，逐渐向上发展至胸腹部，足底有踩棉花感，多数伴有背腹束带感，症状继续加重可导致走路困难，甚至括约肌功能障碍。

3. 体征

（1）痛觉：胸背脊柱病变节段的棘突有明显压痛及叩击痛，常引起向下肢放射痛。

（2）感觉：感觉平面不定，常与脊髓受压平面不一致，多低于受压平面。下肢感觉减退，呈痉挛步态。

（3）肌力及肌张力：轻度受压者，下肢肌力正常或小腿至足肌力下降，如胫前肌、足踇长伸肌、腓骨肌等，肌力下降可由Ⅳ、Ⅲ级至 0 级。肌张力常有增高。

（4）病理反射：出现上神经单位受累体征，如膝腱、跟腱反射亢进，髌、踝阵挛阳性，巴氏征、奥本海姆征、戈登征、查多克征均可阳性。在胸椎管狭窄累及上腰椎管，下肢呈下神经单位损伤性肌力下降、肌张力不高，跟腱反射减弱或消失，病理反射阴性。

四、临床分型

胸椎管狭窄症的病理，包括狭窄的平面、范围以及压迫物方向等均有所不同，临床分型有助于选择正确的治疗方法。

1. 单椎关节型　约占 10%，椎管狭窄病理改变限于 1 个椎间及关节突关节，截瘫平面以及 X 线照片、脊髓造影、CT 等检查的病变节段均在此同一平面。

2. 多椎关节型　约占 80%，胸椎管狭窄病理改变累及连续的多个椎节，5～7 个椎节居多。截瘫平面多在狭窄段的上界，脊髓造影呈完全梗阻时则多在狭窄段的下界，如显示不全梗阻则为多椎节狭窄。确定狭窄段全长椎节数，需要根据 X 线侧位片上关节突肥大增生突入椎管的椎节数以及脊髓造影完全梗阻为下界、截瘫平面为上界计算其椎节数。MRI 可显示狭窄段。

3. 跳跃性多椎关节型　约占 6%，例如上胸椎有 3 椎节狭窄，中间 2 椎节无狭窄，下胸椎又有 3 椎节狭窄。截瘫平面在上胸椎，部分可表现为不完全瘫；下段狭窄较明显，截瘫表现也较严重。脊髓造影可显示不全梗阻，MRI 检查有全段椎管狭窄。

4. 胸椎后纵韧带骨化型　椎管狭窄既有胸椎后纵韧带骨化压迫，同时还有后及侧后椎管壁的增厚压迫。

5. 伴椎间盘突出型　多为单椎关节型及多椎关节型合并有椎间盘突出，多数有轻微外伤史，脊髓造影、MRI 显示突出之压迹在脊髓前方，同时伴有后方压迫。

6. 驼背型　主要为后凸椎体后缘压迫脊髓。

五、影像学检查

（一）X 线平片和侧位断层片

侧位断层片上关节突肥大增生突入椎管，是诊断的重要依据。

X 线平片和侧位断层片，可清楚显示病变节段不同程度的退变性征象，椎体骨质增生可以较为广泛；椎弓根短而厚；后关节增生肥大内聚，上关节突前倾；椎板增厚、椎板间隙变窄，后关节间隙及椎板间隙模糊不清，密度增高。部分表现有椎间隙变窄、前纵韧带骨化、椎间盘钙化、椎管内黄韧带钙化影或椎管内游离体。

（二）CT 检查

CT 扫描可清晰显示胸椎管狭窄的程度和椎管壁的改变，椎体后壁增生、后纵韧带骨化、椎弓根变短、椎板增厚、黄韧带增厚、骨化等可使椎管矢状径变小；椎弓根增厚内聚使横径变短；后关节增生、肥大、关节囊增厚骨化使椎管呈三角形或三叶草形，关节突起增生肥大突入椎管。

（三）MRI 检查

是一种无损害性检查，有取代脊髓造影趋势，其显示脊髓内部病变或肿瘤信号清晰，可观察脊髓内部改变和受压情况，以便与脊髓内部病变或肿瘤相鉴别。胸椎椎管狭窄在磁共振成像的改变，纵切面成像可见后纵韧带骨化、黄韧带骨化、脊髓前后间隙缩小甚或消失。伴有椎间盘突出者，可显示突出部位压迫脊髓。横切面则可见关节突起肥大增生与黄韧带增厚等，但不如 CT 扫描清晰。MRI 除提供椎管狭窄长度之外，还提供脊髓信号，如 T1 加权像脊髓内有低信号，表示脊髓受压且本身已有病变。

（四）脊髓造影

可确定狭窄部位及范围，为手术治疗提供比较可靠的资料。常选用腰穿逆行造影，头低足高位观察造影剂流动情况。完全梗阻时只能显示椎管狭窄的下界，正位片常呈毛刷状，或造影从一侧或两侧上升短距离后完全梗阻；侧位片呈鸟嘴状，能显示主要压迫来自后方或前方。不完全梗阻时可显示狭窄的全程，受压部位呈节段状充盈缺损。症状较轻或一侧下肢症状重者，正侧位观察或照片难以发现病变时，从左侧前斜位或左右后斜位水平观察或投照可显示后外侧或前外侧充盈缺损，即为病变部位。MRI 是非侵入性检查又能显示各种病变，脊髓造影现已少用。

（五）皮质诱发电位（CEP）检查

刺激双下肢胫后神经或腓总神经，由头皮接收。不完全截瘫或完全截瘫病其 CEP 均有改变，潜伏期延长，波幅峰值下降以至消失。椎板减压术后，CEP 出现波峰恢复，则是截瘫好转的征象。因此，CEP 不但可以用于术前检查脊髓损害情况，也可作为术后脊髓恢复效果的了解。

（六）奎氏试验

腰穿时可先做奎氏试验，多数呈不全梗阻或完全梗阻，部分患者无梗阻。

（七）脑脊液检查

蛋白多数升高，细胞计数偶有升高，糖和氯化物正常，细胞学检查无异常。血沉、类风湿因子、碱性磷酸酶，血钙、磷、氟化物检查正常。

六、诊断

接诊下肢截瘫患者时，应想到胸椎管狭窄症的可能。

（1）中年或老年人，无明显原因逐渐出现下肢麻木、无力、僵硬不灵活等截瘫症状，呈慢性进行性发展趋势，或因轻外伤而加重。

（2）X 线片检查显示胸椎退变、增生，特别侧位片上有关节突起肥大、增生、突入椎管，侧位断层片上有 OYL 和或 TOPLL，并排除脊椎外伤及其他破坏性病变。

（3）CT 可见关节突关节肥大向椎管内突出，椎弓根变短，OYL 或 OPLL 致椎管狭窄。

（4）磁共振可显示椎管狭窄，椎间盘突出及脊髓的改变。

（5）脊髓造影呈不完全梗阻或完全梗阻。不完全梗阻者呈节段性狭窄改变，压迫来自后方肥大的关节突、OYL 或前方的 OPLL。

七、鉴别诊断

1. 胸椎结核　一般都有结核病史和原发病灶。脊柱 X 线片上可见椎体破坏，椎间隙变窄和椎旁脓肿的阴影。患者多有消瘦、低热、盗汗和血沉增快等全身症状。

2. 肿瘤　胸椎转移性肿瘤全身情况较差，可能找到原发肿瘤，X 线片显示椎体破坏。椎管内良性肿瘤的 X 线平片无明显退行性征象，可有椎弓根变薄、距离增宽、椎间孔增大等椎管内占位征象，照片、MRI、脊髓造影可有椎管内髓外肿瘤呈杯口状改变，脑脊液蛋白量显著增高。

3. 单纯胸椎间盘突出症 常缺少典型的临床表现，需作 CT 扫描、MRI、脊髓造影等特殊检查才能区别，在椎间盘平面有向后占位的软组织影，多有明显的外伤史。

4. 脊髓空洞症 多见于青年人，好发于颈段，发展缓慢，有明显而持久的感觉分离，痛温觉消失，触觉和深感觉存在，蛛网膜下腔无梗阻，脑脊液蛋白含量一般正常，MRI 显示脊髓内有长条空洞影像。

5. 肌萎缩性及原发性侧索硬化症 有广泛的上运动神经元和下运动神经元损害的表现，但无感觉缺失和括约肌功能障碍。MRI 可以鉴别。

6. 其他 外伤性硬膜外血肿、单侧后关节突骨折、蛛网膜囊肿，一般有外伤史，起病急，X 线平片无异常，MRI 可作区别。另外，须与少见的蛛网膜炎、联合性硬化、恶性贫血及中毒引起的脊髓病相鉴别。

八、治疗

（一）保守治疗

对退变性胸椎管狭窄，目前尚无有效的保守治疗方法。

（二）手术治疗

1. 手术适应证 手术减压是解除压迫、恢复脊髓功能唯一有效的方法。因此，一经确诊，即应尽早手术治疗。

2. 手术时机 应尽快手术，特别是脊髓损害发展较快者。

3. 手术途径（图 15 - 8）

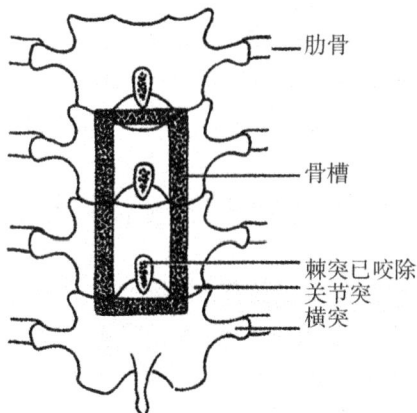

图 15 - 8 整块半关节突椎板切除术单椎关节狭窄切除范围

（1）后路全椎板切除减压术：是首选方法，可直接解除椎管后壁的压迫，减压后脊髓轻度后移，间接缓解前壁的压迫。减压范围可按需要向上下延长，在直视下手术操作较方便且安全，合并有旁侧型椎间盘突出者可同时摘除髓核。

（2）侧前方减压：以后纵韧带骨化为主要因素的椎管狭窄，尤以巨大孤立型后纵韧带骨化，后路手术效果不佳，会引起症状加重。应从侧前方减压、切除骨化块，以解除脊髓压迫。但多节段 OPLL 从前路切除有一定难度。

胸椎管狭窄合并中央型椎间盘突出时，从后路手术摘除髓核较困难且容易损伤脊髓及神经根，故以采用侧前方减压为宜。侧前方入路可切除后纵韧带骨化块、严重椎体后缘增生骨赘和摘除突出的髓核，还可以切除一侧椎弓根、后关节、椎板及黄韧带，达到充分减压的效果。作中下段胸椎侧前方减压术，由于脊髓大根动脉10%来自左侧肋间动脉，故应选择右侧人路。如需从左侧人路，应注意保护肋间动脉及根动脉，避免结扎。

4. 颈椎和腰椎管狭窄　胸椎管狭窄症可同时存在严重的颈椎或腰椎管狭窄，需同时手术处理。如狭窄段互相连续，可一次完成手术；若狭窄段不连续，一次手术难以耐受者，可作分次手术。

九、临床疗效

临床观察，经手术减压的治疗效果，优良率在83%~85%，有的在90%以上。治疗效果可作以下标准评定。

1. 优　截瘫完全恢复。

2. 良　恢复自由行走，括约肌可以完全主动控制，但肌力未正常或有麻木感，存在病理反射。

3. 进步　减压术后感觉运动及括约肌功能有进步，但不能自由行走，需用拐杖辅助，或尚不能起床。

4. 差　较术前无进步。

十、预后

截瘫恢复的预后与截瘫程度、截瘫病程有关。截瘫较重，完全截瘫或下肢肌力在Ⅱ级以下者，恢复效果较差；截瘫程度虽重，但病程较短者，其恢复较好。脊髓压迫时间较长、可能有脊髓缺血性改变。由于解剖关系，下胸椎管狭窄术后效果优于上胸椎。

（张国栋）

第七节　腰椎间盘突出症

腰椎间盘突出症是骨科的常见病和多发病，是腰腿痛最常见的原因。统计表明，腰痛在轻劳动者有53%、重劳动者64%、患腰痛者35%可发展为椎间盘突出症，现已认识到大多数腰痛合并坐骨神经痛是由腰椎间盘突出症引起。本病多发于青壮年，患者痛苦大，有马尾神经损害者可有大小便功能障碍，严重者可致截瘫，对患者的生活、工作和劳动均可造成很大影响。

一、应用解剖

脊柱的椎骨有32块，因寰枢椎之间和骶、尾椎之间无椎间盘，故椎间盘只有23个。椎间盘的总厚度占脊柱全长的1/5~1/4，其中以腰部椎间盘为最厚，约为9mm。其形状与脊柱的生理性弯度相适应，对脊柱具有连接、稳定、增加活动及缓冲震荡的弹性垫作用（图15-9）。

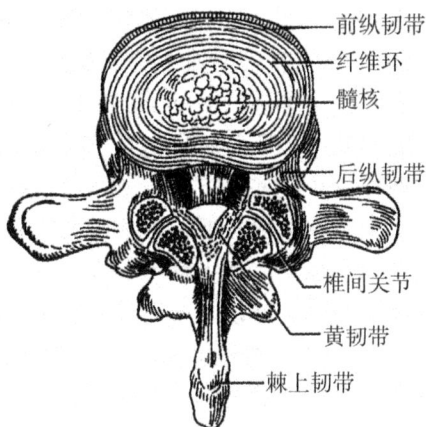

图15-9 腰椎体间横断面解剖形态

（一）腰椎间盘的结构（图15-10①②③）

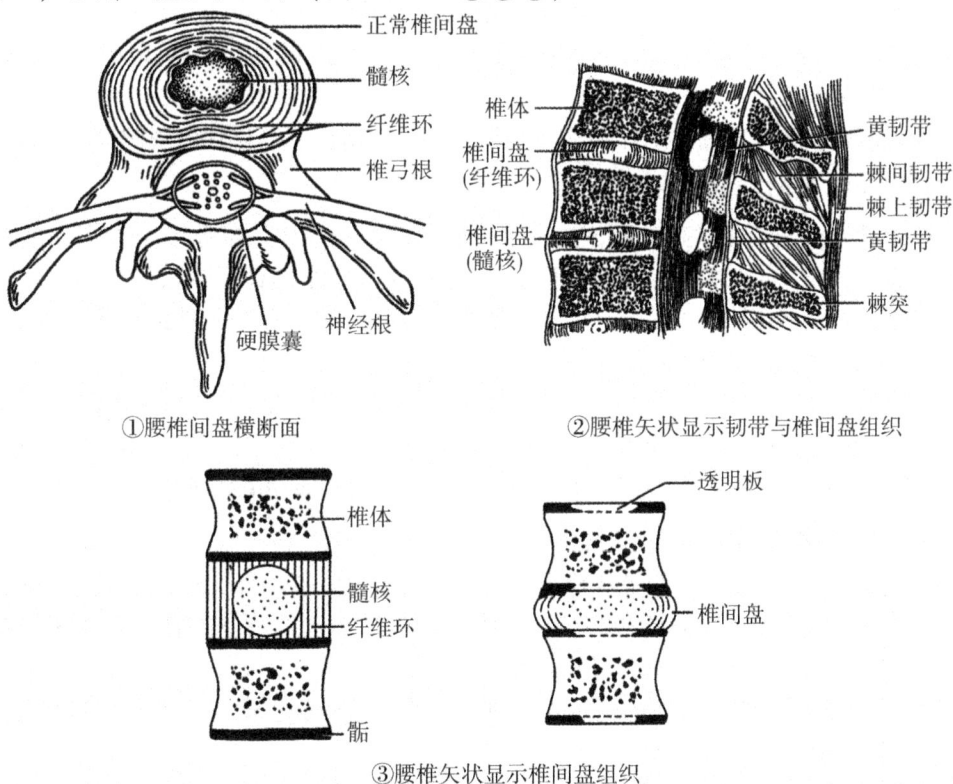

①腰椎间盘横断面

②腰椎矢状显示韧带与椎间盘组织

③腰椎矢状显示椎间盘组织

图15-10①②③ 腰椎间盘的结构示意图

腰椎间盘由软骨板、纤维环、髓核及纵韧带四部分构成。

1. 软骨板　由透明软骨构成，覆盖于椎体上、下面前环中间的骨面，平均厚度约为1mm，有许多微孔，是髓核水分代谢产物的通路。成人的软骨板为无血管、神经的组织。损伤时不产生疼痛，也不能自行修复。软骨板与纤维环一起将胶状髓核密封，如软骨板有破裂或缺损，髓核可突入椎体，在 X 线片上显示椎体有压迹，称 Schmorl 结节。

2. 纤维环　由含胶原纤维束的纤维软骨构成，位于髓核的四周，其周边部纤维附着于上下椎体的边缘，中层纤维附着在上下椎体的骺环，内层纤维附着于软骨板。在横切面上可见多层纤维软骨呈同心圆排列，各层之间有黏合物质牢固结合。纤维环的纤维束相互呈 $30°\sim60°$ 角斜行交叉重叠，这种纤维束的特殊排列，使椎间盘能承受较大的弯曲和扭转负荷。纤维环为较坚实的组织，其前侧及两侧较厚，后侧较薄，各层之间黏合物质较少，不如前部及两侧部坚实。纤维环的前部有强大的前纵韧带加强，后侧有后纵韧带，但后纵韧带较窄且薄，在暴力较大时，髓核易向后方、特别是向后外方突出。

3. 髓核　是一种弹性胶状物质，为纤维环和软骨板所包绕，成人期髓核位于腰椎间盘偏后，脊柱的运动轴通过此部，其有如弹簧的弹性作用，可减少脊髓与头部的震荡。髓核中含有大量的水分和黏多糖蛋白复合体、硫酸软骨素。依据不同的年龄，水分的含量可占髓核总量的 $70\%\sim90\%$。出生时含水量高达 90%；18 岁时约为 80%；70 岁时下降至 70%。髓核中的含水量可随着承受压力的改变发生变化。椎间盘受到压力时，髓核中的水分通过软骨板外渗，含水量减少。压力解除后，水分重新进入，髓核体积又增大，弹性和张力升高。随着年龄的增长，椎间盘逐渐退变，含水量随之减少，其弹性和张力减退，降低了抗负荷的能力，容易受到损伤。

4. 前、后纵韧带　附着于脊椎及软骨表面，韧带很坚韧，其作用为限制椎体活动。

（二）椎间盘的血管和神经

1. 椎间盘的血供　在胎儿时期，血供来自周围组织和椎体，椎体的微血管穿过软骨板进入椎间盘内，但不进入髓核，至 12 岁左右则这些血管完全闭锁。在幼年时期，纤维环各部部有血管分布，至成年期，除了纤维环的周边部分外，椎间盘的其他部分均无血管存在，髓核和纤维环的营养靠周围渗透供应。

2. 椎间盘的神经分布　一般认为与血管的分布相似，即在纤维环的周边部有丰富的神经末梢，纤维环的深部、软骨板和髓核内均无神经纤维。由于纤维环周边部有丰富的神经纤维，故在纤维环损伤时可产生腰痛，手术中切除纤维环时患者也有疼痛感觉。

（三）腰椎间盘与神经根的关系

腰骶神经根从硬脊膜囊的前外侧穿出，在椎管内斜向外下走行，然后经椎间孔出椎管。

1. 腰$_3$、腰$_4$ 神经根　皆自相应的椎体上 1/3 或中 1/3 水平出硬膜囊，紧贴椎弓根入椎间孔，在椎管内行走过程中，不与同序数椎间盘相接触。

2. 腰$_5$ 神经根　自腰$_4$、腰$_5$ 椎间盘水平或其上缘出硬膜囊，向外下走行，越过腰$_5$ 椎体后上部，绕椎弓根入腰$_5$、骶$_1$ 椎间孔。

3. 骶$_1$ 神经根　发自腰$_5$、骶$_1$ 椎间盘的上缘或腰$_5$ 椎体下 1/3 水平，向下外走行，越过腰$_5$、骶$_1$ 椎间盘的外 1/3，绕骶$_1$ 椎弓根入椎孔。

腰椎间盘突出以腰$_4$、腰$_5$ 和腰$_5$、骶$_1$ 平面的发病率最高，突出部位多在椎间盘的后外侧。椎间盘的突出物主要压迫在此处或即将穿出硬膜囊的下一节段的神经根，如突出物较大或突出偏内时，也可压迫硬膜囊内的下一条神经根。

（四）腰椎间盘与椎板间隙的关系

腰椎间盘后部位于椎板间隙上方者占 40%，与椎板间隙上部相对者占 50%，正相对者占 6.7%，与椎板间隙下部相对者占 3.3%。腰₅、骶₁椎间盘后缘在相应的椎板间隙以上者占 26.7%，与椎板间隙上部相对者占 40%，正相对者占 33.3%。

在腰椎正位 X 线平片上，可以测出椎间盘后缘与椎板间隙的对应关系和距离，对术前检查及手术中准确定位有重要意义。

二、病理机制

腰椎间盘突出的发生基础为椎间盘的生理退变，这种生物学的改变与年龄有关。20 岁的椎间盘中开始有退行性变，有的到 20～30 岁间已有纤维环出现裂隙。单纯椎间盘退变，仅是椎间盘突出的病理学基础，不会出现症状。腰椎间盘退变的发生与遗传学因素、椎间盘的生物力学改变、椎间盘的营养改变、椎间盘细胞凋亡失衡、椎间盘的自身免疫反应和椎间盘中的细胞因子的改变等因素有关。

临床上 90% 的腰椎间盘突出部位，都发生在椎间盘的后外侧及后方。突向后外侧和后方的椎间盘常侵及硬膜、神经根及马尾神经，产生一系列的临床症状。少数椎间盘直接突入椎体和经前方突出。

三、类型（图 15－11①②③）

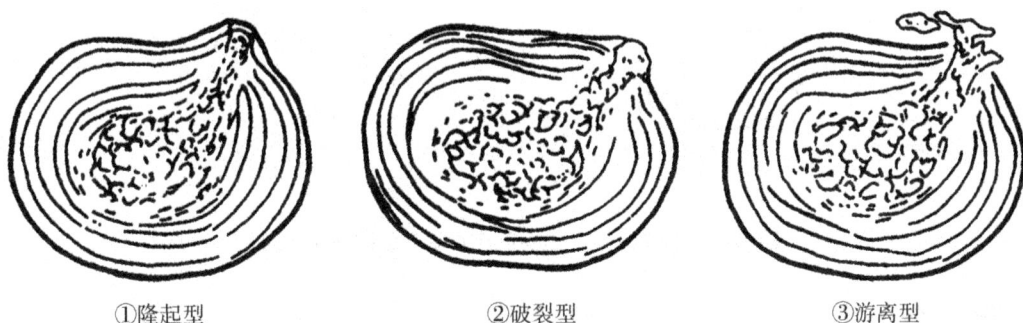

①隆起型　　　　②破裂型　　　　③游离型

图 15－11①②③　腰椎间盘突出的病理形态类型

（一）病理形态分型

根据病理观察和术中所见，将腰椎间盘突出症依病理形态分为 3 种类型。

1. 隆起型　纤维环内层破裂，外层因为髓核压力而隆起，呈半球形孤立隆起于椎间盘的后外侧，位于神经根外前方或内下方。

2. 破裂型　纤维环全层破裂或基本全层破裂。已纤维化的髓核、破碎的纤维环及部分软骨终板向后移并进入椎管。突出范围较隆起型广泛，突出物仅有薄膜覆盖，表面高低不平，可有与神经根粘连或同时压迫两条神经根，导致马尾神经功能障碍。

3. 游离型　突出物已离开椎间盘的突出空腔，进入椎管中，甚至可进入硬膜囊内，压迫硬膜或刺激神经根。

（二）神经损伤关系分型（图 15 – 12①②③④）

根据临床神经损伤的关系可分为中央型、旁中央型、旁侧型和极外侧型 4 种类型。

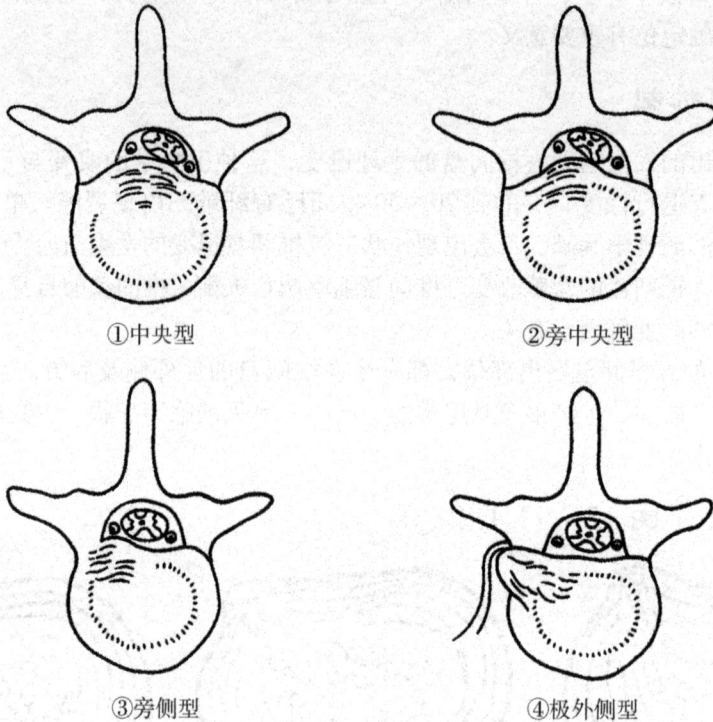

①中央型　　　　　　　　　　②旁中央型

③旁侧型　　　　　　　　　　④极外侧型

图 15 – 12①②③④　根据临床神经损伤的关系分型

四、发生率

1. 发病年龄和性别　腰椎间盘突出症以青壮年为最多，男性多于女性，约为 7 ∶ 3，认为与劳动强度大及外伤有关。资料报道发病年龄可为 14 ~ 72 岁，其中 21 ~ 45 岁占 66.3%，青少年占少数，发病年龄最小的为 11 岁。

2. 腰椎间盘突出平面　腰骶部活动度大，处于固定的骨盆和活动的脊柱交界处，承受的压力最大，椎间盘容易发生退变及损伤，故腰$_4$、腰$_5$ 及腰$_5$、骶$_1$ 椎间盘的发病率最高。据国内外文献报道，最下两个椎间盘突出可占腰椎间盘突出总数的 90% 以上，部分患者可同时有两个平面以上的椎间盘突出，国外报道以腰$_5$、骶$_1$ 椎间盘突出为最多，国内则以腰$_4$、腰$_5$ 椎间盘突出为最多。

五、临床表现

腰椎间盘退变或损伤，髓核突出刺激、压迫神经根或马尾神经，临床出现系列症状和体征，大多数可根据其症状和体征作出诊断。

（一）腰痛和放射性下肢痛

是本病典型的症状，发生率高达 96.5%，其中 57% 有外伤史。多数先有腰痛，随后出现腿痛，部分腰痛和腿痛同时发生，少数只有腿痛而无腰痛，也有出现腿痛后，腰痛减轻或消失。疼痛程度差别较大，轻者可坚持工作，但不能从事体力劳动；重者疼痛难忍，卧床不起，翻身困难，甚至服镇痛剂也难以缓解。疼痛性质多为刺痛、烧灼或刀割样痛，常伴有麻、胀等感觉。腰椎间盘突出症引起的腰腿痛一般具有下列特点。

1. 根性放射痛

（1）坐骨神经痛：常见的腰$_4$、腰$_5$和腰$_5$、骶$_1$椎间盘突出，分别压迫腰$_5$和骶$_1$神经根，故引起坐骨神经痛。疼痛一般沿臀部、大腿后侧放散至小腿或足部。

（2）股神经痛：如腰$_3$、腰$_4$椎间盘突出，压迫腰$_4$神经根，可引起疼痛放射至大腿前外侧或小腿前内侧。如放射痛只达臀部或股部，不至小腿或足，应注意其他病因，如骶髂关节病变或脊椎滑脱等。

（3）小腿前外侧、足背或踇趾痛：腰$_4$、腰$_5$椎间盘突出疼痛多放射至小腿前外侧、足背或踇趾，腰$_5$、骶$_1$椎间盘突出则放射至小腿后外侧、足跟或足背外侧。

2. 疼痛与腹压有关　凡能使腹压和脑脊液压力增高的动作，如咳嗽、打喷嚏、排便，甚至大笑或大声说话，均可使腰痛和放射痛加剧，发生率可达82.6%。

3. 疼痛与活动、体位有明显关系　疼痛在活动或劳累后加重，卧床休息后减轻。晨起时较轻，下午较重。病程较长可有明显呈间歇期。为了缓解疼痛，患者常被迫采取某一侧卧位，并屈髋屈膝或取仰卧屈腿位，少数患者被迫采取下蹲位、屈髋屈膝跪在床上。如椎间盘突出物很大或椎间盘纤维环完全破裂，有大块纤维环和髓核组织进入椎管，严重压迫神经根，在急性期则常有持续性剧痛，卧床休息或任何体位都不能使疼痛缓解。

（二）棘突间旁侧压痛与放射痛

在椎间盘突出间隙相对应的棘突间旁侧有局限性压痛点，并伴有向小腿或足部的放射痛。此体征对诊断和定位均有重要意义，压痛及放射痛点，即为病变所在处，发生率可为83.1%。在急性期压痛和放射痛多很显著，发病时间较长的患者，压痛和放射痛变得不明显，俯卧位有时不易查出，如让患者取站立位，在伸腰挺腹姿势检查，则较易查出压痛和放射痛部位。

（三）麻木

当突出椎间盘刺激本体感觉或触觉纤维时，常引起肢体麻木，疼痛感觉较少见。麻木感觉区常按受累神经区域皮节分布，但与神经根受压的严重程度无直接关系，常见部位为小腿外侧及足部（图15-13①②③）。

（四）肌肉瘫痪

当突出椎间盘压迫神经根时间较长且较严重时，常导致该神经麻痹，所支配的肌肉常有不同程度的瘫痪症状。常见有腰$_4$、腰$_5$椎间盘突出，腰$_5$神经根受压麻痹，出现胫前肌，腓骨长、短肌，伸踇长肌及伸趾长肌不同程度瘫痪，甚至出现足下垂，其中以伸踇长肌瘫痪，踇趾不能背伸最常见。腰$_5$、骶$_1$椎间盘突出，可引起腰$_1$神经根受累，腓肠肌和比目鱼肌肌力减弱，可表现为踇趾跖屈肌力减弱，小腿三头肌肌力可无明显影响。

（五）跛行

常有跛行步态，严重者不能行走或需扶拐，行走时躯干僵硬，向前或向一侧倾斜，患肢不能正常迈步及负重，伴有腰椎管狭窄者则表现为间歇性跛行。

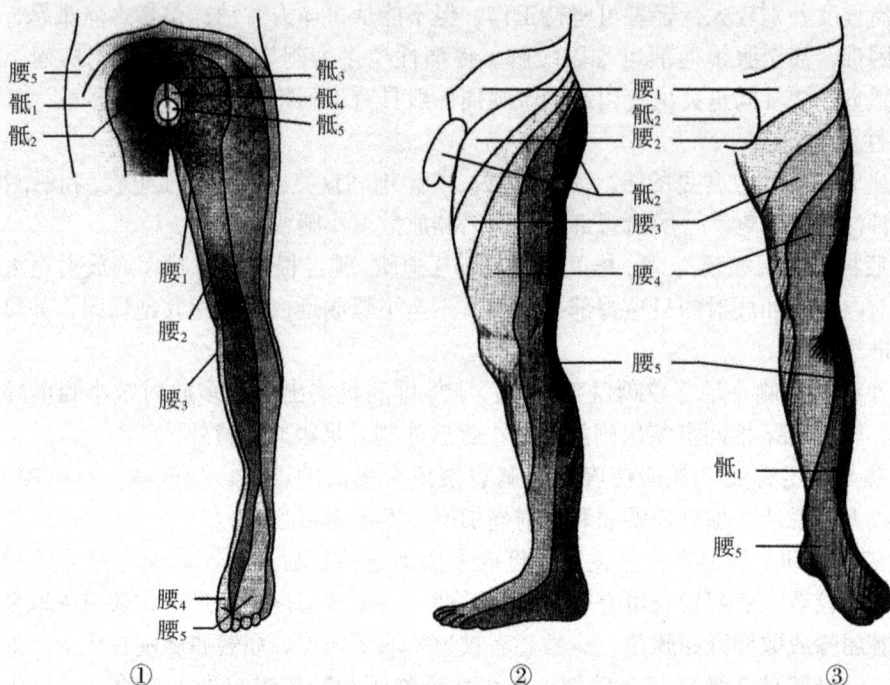

图 15-13①②③　腰椎间盘突出时的感觉障碍按受累神经区域皮节分布

（六）腰肌痉挛、脊柱畸形和活动受限

常有一侧或两侧腰肌痉挛，同时脊柱腰段生理性前凸减小或消失，严重者可有后凸畸形。此外，约65%有脊柱侧弯畸形，侧弯的方向一般取决于髓核突出位置与神经根的关系。如髓核突出位于神经根的外前方（根肩型），脊柱则向健侧弯、凸向患侧；如髓核突出位于神经根的内前方（根腋型），脊柱则向患侧弯、凸向健侧，脊柱前屈、后伸活动均可受限。

腰肌痉挛和脊柱畸形均属继发性适应性改变以缓解疼痛，在椎间盘突出症治愈后，畸形就会随之消失，逐渐恢复正常形态。

（七）马尾神经损伤

中央型腰椎间盘突出或纤维环完全破裂，大块纤维环髓核碎片脱入椎管者，可引起突出平面以下的马尾神经严重受压，出现广泛的神经根和马尾神经损害症状和体征。早期表现为双侧典型坐骨神经痛，会阴部麻木，排便、排尿不畅，随后疼痛消失而小腿和足部肌肉广泛萎缩、无力，甚至完全瘫痪。括约肌功能障碍，男性可出现功能性阳痿，女性出现假性尿失禁，跟腱反射也常减弱或消失。

六、体格检查

（一）步态

症状较轻者，行走步态常稍为拘谨，症状严重者多取躯干前倾、臀部凸向一侧的姿势，同时可伴有跛行。

（二）脊柱外观

为使突出组织向后凸的张力减小，以减轻对神经根的刺激，常出现生理性前凸变浅甚至完全消失或反常。当突出椎间盘在神经根内侧即腋部时，腰椎凸向健侧，可使神经根松弛，减轻突出物的压力。当突出椎间盘在神经根的外侧即肩部时，腰椎凸向患侧，使患侧纤维环紧张和髓核部分还纳，以减轻椎间盘对神经根的压迫。故腰椎间盘突出症患者常可出现腰椎侧弯，其中以腰$_4$、腰$_5$椎间盘突出症最为常见，但对于腰$_5$、骶$_1$椎间盘突出症则不明显。

（三）腰椎活动

腰椎间盘突出症的腰椎各方向的活动度都有不同程度的减小，但在腰椎侧凸时，腰椎向凸侧对侧侧弯时可不受限。纤维环末完全破裂者，腰椎后伸受限较为明显，因为前屈时后纵韧带紧张及椎间隙后方加宽，突出的髓核前移，对后方神经根的压迫减轻，而在后伸时后方间隙狭窄而突出物更为后凸，加重了对神经根的刺激与压迫。腰椎间盘完全破裂者则腰椎前屈受限明显，因为腰椎前屈时，更多的髓核物质可从破裂的纤维环向后方突出而压迫神经根引起疼痛。

（四）压痛

在病变间隙的棘突旁 1～2cm 处，常有明显压痛点，深压痛点可向同侧臀肌和下肢沿着坐骨神经分布区放射，原因是深压时刺激了骶棘肌中受累神经的背根神经纤维而产生感应痛。这种压痛点在腰$_4$、腰$_5$椎间盘突出较腰$_5$、骶$_1$椎间盘突出更为明显。

（五）感觉减退

感觉障碍常按受累神经根支配区分布，如腰$_4$神经根受损，表现为大腿内方、膝内侧和小腿内侧感觉障碍。腰$_5$神经根受损，则为小腿外侧、足背前内方和拇趾感觉障碍。骶$_1$神经根受损，可有足外侧、小趾及足底感觉障碍。

（六）肌肉萎缩

当神经根受到压迫时，由于神经末梢营养的变化，可导致神经根所支配的肌肉如胫前肌、腓骨长、短肌，伸拇长肌及伸趾长肌、腓肠肌等发生不同程度的肌肉萎缩。另外，由于患肢活动减少，可导致失用性肌萎缩，常见有股四头肌的萎缩。

（七）肌力改变

腰$_4$、腰$_5$椎间盘突出症，拇趾背伸肌力明显减弱，甚至踝关节背伸无力。腰$_5$、骶$_1$椎间盘突出症可有拇跖屈肌力减弱，小腿三头肌肌力较少有改变。

（八）腱反射减弱或消失

深反射减弱和消失与神经功能障碍的严重程度有关。在腰$_3$、腰$_4$椎间盘突出症，由于腰$_4$神经根受累，常出现膝反射减弱或消失；腰$_5$、骶$_1$椎间盘突出症，由于骶$_1$神经根受累，可出现跟腱射减弱或消失。

（九）特殊检查

1. 直腿抬高试验（Laseque 征）　患者仰卧，将患肢置于轻度内收、内旋位。检查者一手握住踝部，一手置于膝上，保持膝关节处于完全伸直位，缓慢抬高患肢，当出现坐骨神经痛时记录下肢抬高的度数。正常下肢抬高≥70°时，均不出现坐骨神经痛，当抬高 <70° 时出现坐骨神经痛，即为阳性。椎间盘突出症时抬高试验阳性的敏感性为 80%～99%，年轻人较老年人更为敏感。

2. 直腿抬高加强试验（Bragaid 征）　患者仰卧，检查者一手握住患者跟部，另一手置于膝上，保持膝关节伸直位，抬高下肢的同时缓慢屈曲膝关节，达到一定角度，患者感到下肢有沿坐骨神经放射痛时，稍放低直腿抬高角度，检查者再用手握住足前部，背伸踝关节，如再次引起坐骨神经痛即为阳性。

3. 健肢抬高试验（Fajersztajn 征、Radzikowski 征、Bechterew 征）　患者仰卧，当健侧直腿抬高时，患侧出现坐骨神经痛者为阳性，突出的椎间盘在肩部时可为阴性。

4. 股神经牵拉试验　患者俯卧，患侧膝关节保持屈曲、过伸髋关节，如出现股前侧放射痛则为阳性。提示组成股神经的腰神经受累，此检查阳性常见于腰$_2$、腰$_3$ 和腰$_3$、腰$_4$ 椎间盘突出症，腰$_4$、腰$_5$ 和腰$_5$、骶$_1$ 椎间盘突出一般为阴性。

5. 腘神经压迫试验　患者仰卧，检查者一手握住患者跟部，另一手置于膝部，保持膝关节伸直位，行直腿抬高试验，患者感到下肢有沿坐骨神经放射痛时，稍放低直腿抬高角度，使放射痛刚刚消失，检查者手指压迫位于股二头肌腱内侧走行的腘神经，引起腰和下肢放射痛为阳性。

6. 屈颈试验（Lindner 征）　患者取坐位或半坐位，两下肢伸直，向前屈颈引起患肢的放射性疼痛者即为阳性。

7. 仰卧挺腹试验　患者仰卧，做挺腹抬臀动作，使臀部和背部离开床面，出现患肢坐骨神经痛为阳性。必要时可做一些附加动作如咳嗽等来加强对神经根的刺激，从而引发疼痛。

七、影像学检查

（一）X 线检查

在 X 线照片上，椎间盘透光度大，不能直观地显示椎间盘的病理形态，但可以显示椎间盘退变突出的间接征象及与椎间盘突出相关的发育异常等。常规腰椎正、侧位 X 线片疑有腰椎弓峡部不连者，还需摄腰椎左、右斜位片。

1. 正位片　正位片上可见脊柱侧弯畸形，其侧弯方向与髓核突出位置和神经根的关系有关，侧弯度最凸点常与突出间隙一致。

2. 侧位片　侧位片可见腰椎生理前凸减小或消失，严重者甚至后凸，以病变间隙上下相邻的两个椎体最为明显。可出现典型的"前宽后窄"现象。

（1）可见椎体前、后上下缘骨质增生，呈唇样突出，小关节突增生、肥大、硬化，椎间盘纤维环或突出物钙化。

（2）可发现引起神经病变的其他异常，例如腰椎肿瘤、结核、椎间盘炎等。

（二）脊髓造影

曾经作为诊断椎间盘突出较常用的影像学检查方法，随着 CT 和 MRI 的发展，目前脊髓造影主要在怀疑有椎管内病变或临床检查与其他检查相矛盾使诊断有疑问时使用。此外，脊髓造影还用于手术后椎管狭窄的检查，脊髓造影后与 CT 扫描结合诊断有一定临床意义。

（三）CT 扫描

CT 检查对椎间盘突出的诊断准确率为 80% ~92%，照射剂量小，基本无害。应用具有软组织窗、高分辨率的 CT 检查图像，可清楚地显示不同层面椎间盘的形态，与神经根、硬膜囊的关系，黄韧带、椎间关节囊及硬膜外脂肪的影像，应用骨窗还可显示骨质的病变，对极外侧型椎间盘突出症的诊断较为可靠。但须强调，CT 检查必须结合临床病史、体征及普通 X 线片来进行判断，才能提高诊断的准确性。

典型椎间盘突出的 CT 图像表现为（图 15 – 14①②）：

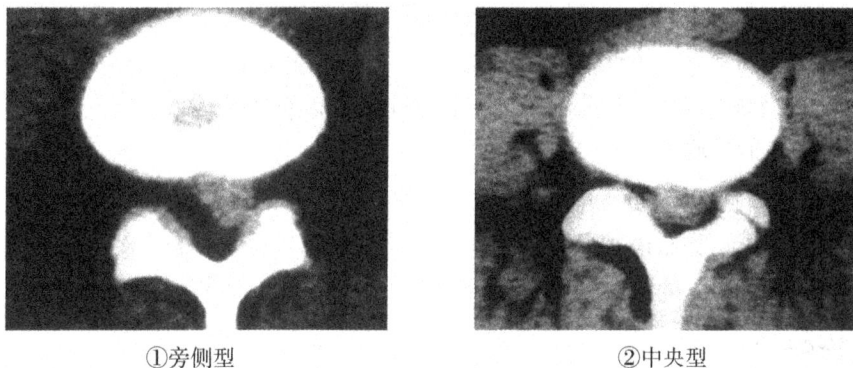

①旁侧型　　　　　　　　　　②中央型

图 15 – 14①②　椎间盘突出的 CT 图像

（1）向椎管内呈丘状突起，软组织肿块影或异常钙化影，神经根鞘和硬膜囊受突出物挤压移位等。

（2）CTM 即 CT 加脊髓造影，可使硬膜囊和神经根袖显影，用于观察神经组织与神经通道的关系，在神经通道狭窄的层面表现为无造影剂充盈，有造影剂充盈的层面则无狭窄。

（四）MRI 检查（图 15 – 15①②）

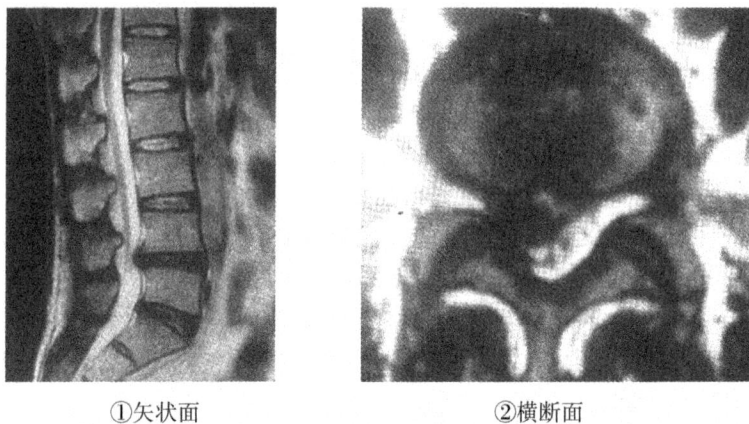

①矢状面　　　　　　　　　　②横断面

图 15 – 15①②　椎间盘突出的 MRI 图像

MRI 是椎间盘突出症较为精确、简单的无创性检查手段。

椎间盘突出都有退行性病理改变，在 MRI 中，椎间盘退变在 T_2 加权像显示为低信号。如 T_1 加权像低信号，T_2 加权像高信号则提示骨的炎性反应；T_1 加权像上高信号，T_2 加权像上中等信号为提示黄骨髓成分增多；T_1 和 T_2 加权像上均为低信号提示骨硬化。必须注意，正常中年人也均有椎间盘退变现象，故椎间盘退变影像并不能即诊断为椎间盘突出症。

1. 优点

（1）可明确显示椎间盘突出的类型。

（2）了解髓核碎块进入椎管后移动的位置和硬膜受压的部位和程度。

（3）全脊髓 MRI 检查，可一次性显示多节段病变，对于与椎管狭窄、椎管内良、恶性肿瘤如神经鞘瘤、脊膜瘤的鉴别具有较好的效果。

2. 限制　对皮质骨、钙化或骨化组织呈低信号，不能全面清晰显示。对椎间盘突出伴有的侧隐窝狭窄及极外侧型椎间盘突出症诊断阳性率和准确率较低，需与 CT 扫描结合应用，才能获得较高的准确率。

（五）其他检查

包括电生理检查，如肌电图、感觉诱发电位和运动诱发电位，超声图检查、骨扫描、腰椎穿刺和脑脊液检查等，通过这些检查可排除椎间盘突出以外的病变。

八、诊断

依据病史、症状和体格检查，结合全腰椎影像学检查，可诊断典型的腰椎间盘突出症。随着 CT 和 MRI 技术的进步和普及，脊髓造影和椎间盘造影属于有创检查，除须对椎间盘源性疼痛的诊断和多发性椎间盘突出的鉴别，目前临床已不再采用。

绝大多数腰$_4$、腰$_5$和腰$_5$、骶$_1$椎间盘突出，根据以下几点即可作出正确诊断。

（1）腰痛合并坐骨神经痛，放射至小腿或足部，直腿抬高试验阳性。

（2）腰$_4$、腰$_5$或腰$_5$、骶$_1$棘突间旁侧有明显压痛点，同时有放射性痛至小腿或足部。

（3）伸踇趾肌力减退，小腿前外或后外侧皮肤感觉减退，胫后肌腱反射及跟腱反射减弱或消失。

（4）影像学检查排除腰椎其他骨性病变。

九、鉴别诊断

1. 骶髂关节劳损　有时与腰椎间盘突出症状混淆。可有一侧腰痛，臀部及股外侧疼痛或不适，跛行以及直腿抬高受限等症状。但无明显放射痛，小腿及足部不受影响。无肌力、感觉和反射改变。压痛部位在骶髂关节部，而不在棘突间旁侧，且无放射痛。

2. 腰椎结核　有腰痛，少数有神经根激惹症状，严重者也可合并截瘫。结核患者多有全身症状，如低热、盗汗、消瘦、血沉加快等。X 线片显示有骨质破坏、椎间隙变窄等改变。

3. 椎管肿瘤　椎管内肿瘤压迫脊髓或马尾神经，可出现神经根或马尾神经损害症状；椎管外肿瘤，如转移性骨瘤、骨巨细胞瘤、脊椎血管瘤等均可对马尾神经和脊神经压迫损害。肿瘤与外伤无关，神经损害症状严重而广泛，病程发展为进行性，休息不能缓解症状。可疑病例可考虑腰穿作脑脊液检查或行 CT 及脊髓造影检查。

4. 腰椎管狭窄症　间歇性跛行是该病最典型的症状，步行一段距离后，下肢出现酸困、麻木、无力，蹲下休息后才能继续行走，骑自行车和卧床时多无症状。检查可无任何异常体征，少数可有根性神经损伤表现，严重的中央型椎管狭窄可出现大小便功能障碍。应注意腰椎间盘突出症常与椎管狭窄同时存在，发生率高达 40% 以上。主要须依据临床判断，必要时作 CT 或脊髓造影检查。

十、治疗

（一）保守治疗

保守治疗为椎间盘突出症的基本疗法，大多数患者经保守治疗后可获得缓解或治愈。

1. 适应证

（1）初次发病或病程短。

（2）虽病程长，但症状和体征较轻。

（3）由于全身性疾病或局部皮肤疾病，不适合实施手术。

2. 一般治疗　适用于症状较轻患者。包括卧床休息、腰背肌过伸功能锻炼和腰部支具限制。

3. 药物治疗　可选用肌肉松弛、止痛、镇静药物，也可应用舒筋活血的中药制剂。目前应用较多是非甾体类药物和选择性 COX－2 抑制剂，前者可抑制前列腺素 COX－1 和 COX－2 的合成，减轻炎症反应，缓解症状。后者则通过单纯抑制 COX－2 而达到治疗效果。

4. 牵引疗法

（1）适应证：适用于腰椎间盘突出症合并有腰椎小关节紊乱、腰椎假性滑脱。

（2）禁忌证：孕妇、重度腰椎间盘突出症、脊椎滑脱症、腰椎结核或肿瘤、严重心脏病、活动期肝炎或明显肝脾肿大。

（3）常用方法：仰卧于牵引床上，暴露腰部，胸和臀部分别固定于牵引床的胸腰板和臀腿板上，患椎间隙与床的胸腰和臀腿板间隙对应。依据患者的性别、年龄、身体状况、症状、体征及影像学检查，设置治疗参数。

（4）术后：牵引后平卧于硬板床上，腰部腰围制动，一般认为应绝对卧床 20 日至 2 个月不等。

5. 物理治疗　物理治疗有镇痛、消炎、促进组织再生、兴奋神经肌肉和松解粘连等作用，在椎间盘突出症的治疗中具有重要的作用。常用方法有高、中、低频电疗法及红外线疗法等。

6. 推拿、针灸疗法　推拿与针灸均为中医学的重要组成部分，用于治疗腰椎间盘突出症具有悠久的历史，并取得良好治疗效果。

7. 硬膜外腔或骶管注射封闭疗法

（1）适应证：适用于大多数椎间盘突出症，治疗有效率为 80% 左右。

（2）禁忌证：全身急性感染、活动性肺结核、封闭部位的皮肤或深部组织炎症、体质极度衰弱。

（3）治疗方法：硬膜外腔注入利多卡因类麻醉药物及少量激素，抑制神经末梢的兴奋性，同时改善局部血液循环，减轻局部酸中毒，达到止痛目的。治疗有效可 1～2 周后再注射 1 次，一般不超过 3 次，经多次注射治疗无效者，应考虑系广泛致密的粘连，需改用其他治疗方法。

（二）手术治疗

经保守治疗无效，症状较重且影响生活和工作，或经保守治疗后病情加重者，应采用手术治疗。自 1934 年报道手术治疗腰椎间盘突出症获得成功以来，经过 70 余年的探索，腰椎间盘突出症的手术治疗获得很大进步，从传统的开放式髓核摘除术到内镜下微创手术、人工椎间盘置换术，再到椎间盘的生物学治疗，腰椎间盘突出症的手术治疗已越趋完善。但是，手术的目的不是治愈，而是解除腰腿痛症状，因为手术的本质并不能终止导致椎间盘病突出的病变过程，也不能达到完全恢复腰部的生理状态。

1. 适应证

（1）腰腿痛病史超过半年，并经过至少 6 周以上的正规保守治疗，疼痛无缓解，直腿抬高试验阳性无改善或神经症状继续加重。

（2）有严重下肢肌力减弱及马尾神经损害，明显影响生活或工作。

（3）合并腰椎峡部裂及脊椎滑脱、较严重的退变性脊椎滑脱、脊椎节段性失稳和腰椎管狭窄。

（4）原位复发的腰椎间盘突出。

（5）病史虽不典型，经 CT 及脊髓造影检查确诊为较大椎间盘突出。

（6）初次手术失败，症状复发且有加重趋势，应尽早明确原因，再次手术。

（7）突出的髓核出现骨化，较重的高位腰椎间盘突出症，极外侧型腰椎间盘突出症，伴有软骨板破裂，可适当放宽手术限制。

2. 禁忌证

（1）合并有严重心、肺、肝、肾疾病。

（2）有较广泛的纤维组织炎、风湿性疾病。

（3）神经精神性疾病。

3. 开放式髓核摘除术　传统后路腰椎间盘髓核摘除术，仍是目前最常用和可靠的手术方法之一。

（1）手术方法：包括开窗法、半椎板及全椎板切除术。①开窗法软组织分离少、骨质切除局限、对脊柱稳定性影响较小，大多数椎间盘突出均可以采用。②半椎板切除多用于单侧椎间盘突出累及神经根管，需较广泛探查或减压者。③全椎板切除：适用于中央型腰椎间盘突出合并椎管狭窄、累及神经根管者。

（2）术后处理

1）术后 24～48 小时拔出引流。

2）术后 24 小时内，须严密观察双下肢及会阴部神经功能的恢复情况，如有神经受压症状且进行性加重时，应立即手术探查，防止因长时间神经受压出现不可逆性瘫痪。

3）卧床时间根据手术方式决定。一侧椎板开窗，因未涉及关节突关节的切除，卧床 2 周后即可下地活动：一侧椎板切除并一侧关节突关节切除或全椎板切除，应卧床 2 个月；双侧半椎板切除并关节突切除或全椎板切除并关节突切除，须卧床 3 个月，至少半年后才能从事体力劳动。

4. 经腹入路腰椎间盘摘除术　包括腹膜后入路和腹膜内入路，后者已少用。由于存在手术部位出血、血肿引起神经根粘连，不能完全摘除病变的椎间盘，以及后路的骨窗造成脊柱后侧结构不稳定等原因，因而提出经前侧入路行腰椎间盘摘除术。

（1）优点

1）能较好暴露整个椎间隙和软骨板。

2）可同时处理腰$_4$、腰$_5$和腰$_5$、骶$_1$椎间盘。

3）可在椎间盘摘除后植骨，保持椎间隙宽度并达到骨性融合。

4）容易控制椎管内椎静脉出血。

5）可同时处理退行性脊椎滑脱。

（2）限制

1）手术创伤较后路手术大。

2）术中可能损伤腹下神经丛，在男性引起性功能障碍。

3）术后恢复期较长。

（3）术后处理

1）严格卧床3个月，椎体间骨性融合后方可离床活动。

2）手术后早期易发生肠麻痹，可注射新斯的明0.5mg，每隔半小时1次，共3次。须预防下肢血栓性静脉炎。

5. 微创脊柱外科治疗　包括显微内镜下腰椎间盘切除术、经皮穿刺腰椎间盘切除术、经皮激光腰椎间盘汽化减压术、经皮射频消融腰椎髓核成形术和腰椎间盘髓核化学溶解术等。

十一、疗效分析

1. 手术效果　腰椎间盘突出症外科治疗的方法，不论是开放或是微创手术手段，目的都是摘除突出的髓核致压物，达到解除神经根受压、缓解腰痛及下肢放射痛等症状。临床实践证明，绝大多数（80%以上）效果是良好和持久的。据资料报道，对腰椎间盘突出施行髓核摘除术后平均12.7年的随访结果，开窗组的优良率为77.3%，半椎板组为84%～86%。恢复工作后，椎间隙高度在术后9年平均丢失36%，未发现椎间不稳定。

2. 术后腰痛　目前，部分对腰椎间盘突出行摘除髓核的同时，作该椎间隙的融合或融合器融合并椎弓根钉固定，其理由是腰间盘髓核摘除后，该椎间隙进一步狭窄，将发生腰痛或者出现不稳定，为预防其发生而行融合及内固定。

对于腰椎间盘突出髓核摘除后，是否一定发生椎间隙狭窄性腰痛和不稳定的问题，有学者提出不同看法。据金大地等2003年报道一组手术治疗腰椎间盘突出症和腰椎管狭窄症2560例，术后并发症发生率约为5%，其中仅2例全椎板切除者分别在术后4～5年出现腰椎$_{4～5}$Ⅰ°滑脱。另有靳安民等报道，手术治疗腰椎间盘突出症7235例，术后随诊，腰椎不稳发生率<1%。以上两组近万例的病例，均未提及术后及远期出现腰痛的问题。由此可见，影响治疗效果的主要因素是髓核摘除不彻底以及发生神经根损伤、马尾损伤、神经根粘连和椎间盘炎等。据以上两组病例可见，腰椎间盘的髓核摘除后，并发持续腰痛及滑脱者极少，预防性融合及内固定缺乏足够的理论依据和实际病例支持。

3. 术后椎间隙变窄　关于椎间盘突出髓核摘除后出现的椎间隙变窄，可视为一种正常生理性变窄。椎间盘突出多发生在中、老年人，资料报道平均为45.8岁，人在中年之后，由于椎间盘逐步退变及纤维化而变窄，至老年时身高可降低5～8cm不等，老年人因椎间盘退变而稳定性较差，从而代偿性发生骨质增生以增加椎间接触面积而达到增加稳定。此时发生的退变性滑脱和退变性侧凸，多数无明显症状，部分椎体边缘因为增生已自发形成骨桥连接。故可认为，没有必要对老年人腰椎间活动减少、变窄施行预防性融合。再者，做融合手术时撑开椎间隙，也可能是不必要且无益，反而可因撑开椎间隙牵拉神经根而出现症状。椎间神经孔直径比神经根大 3 倍以上，故较少发生因椎间孔狭窄压迫神经根。

4. 椎间融合　在治疗脊柱疾患中，为恢复腰椎生理前突，可选用椎间隙前面张开方法。融合是在没有其他治疗方法可供选择情况下的最后的手段，对脊柱破坏性疾患，如肿瘤和结核，为治愈疾病必须进行融合。而对椎间盘退变性病变，脊柱尚未失去稳定，不应当将融合治疗作为首选，首先应考虑保留脊柱活动功能的治疗方法。

（栾宏佳）

第八节　腰椎管狭窄症

腰椎管因骨性或纤维性增生、移位导致一个或多个平面管腔狭窄，压迫马尾神经或神经根而产生临床症状称为椎管狭窄症。

1972 年 Epste 认为狭窄可因发育性或退变性所致，以退变性为多见，并认为神经根嵌压于侧隐窝可引起根性神经痛，目前这一观点已被普遍接受。

一、应用解剖

腰椎由前方的椎体、后方的椎弓、棘突及侧方的横突所构成，椎体后缘及后关节与椎弓间形成椎孔。各椎体间有椎间盘连接，椎弓间有后旁小关节连接，周围有韧带联结而形成腰段脊柱，各椎孔相互叠加而形成腰椎管。腰椎管的前壁为椎体后面、椎间盘后缘及后纵韧带，两侧为椎弓根，后方为椎板、后关节和黄韧带。椎管内有硬膜囊，囊外有脂肪组织、血管及从囊内穿出的神经根，囊内在腰$_2$以上为脊髓圆锥及神经根，腰$_2$以下为马尾神经。

侧隐窝是椎管两侧的延伸部，其外界是椎弓根内壁，后方是上关节突前壁、黄韧带外侧部及相应椎体上缘，前方是椎体后缘的外侧部分及相应的椎间盘，内侧为开放区，与硬膜及硬膜外脂肪、血管丛相邻。侧隐窝内有从硬膜囊内穿出的神经根通过，并向外进入椎间孔。

腰椎侧隐窝存在与否及深浅，与椎管的形态有关。腰$_1$椎孔为椭圆形，基本无侧隐窝，腰$_2$椎孔呈三角形，多数侧隐窝不明显，腰$_4$、腰$_5$椎孔以三叶草形为主，大部分有明显的侧隐窝（图 15-16①②③④⑤）。

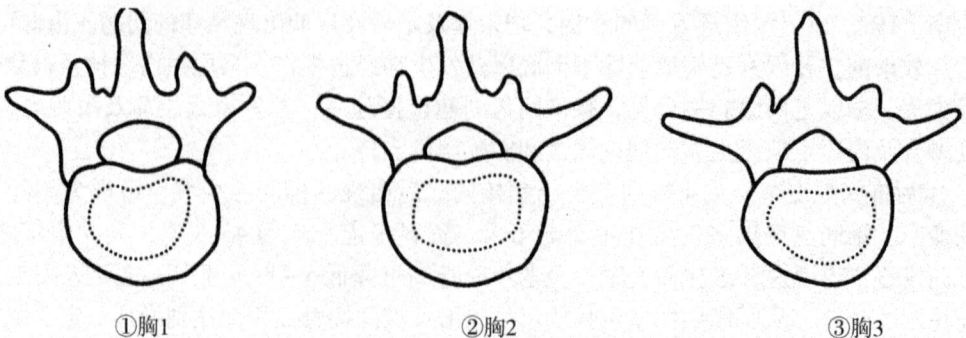

①胸1　　　　　②胸2　　　　　③胸3

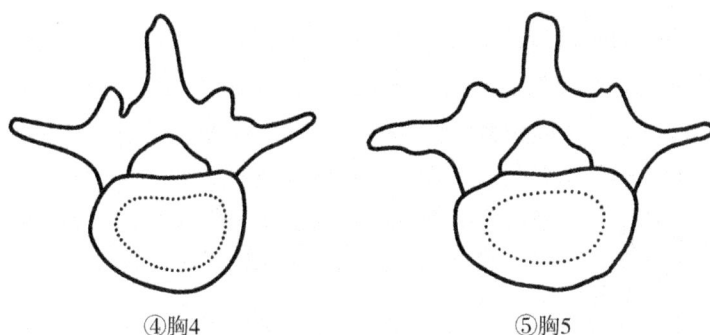

④胸4　　　　　　　　　　⑤胸5

图 15 - 16①②③④⑤　腰椎椎管解剖形态

神经根管是指位于椎间侧方的椎间孔，为神经根穿出的骨纤维性管道，在腰段其前壁为上一椎体和其下方的椎间盘，后壁为上位椎骨的椎弓下切迹，下壁为下位椎骨的椎弓上切迹。

二、病因与分类

根据病因，可分为 4 类。

（一）发育性椎管狭窄

1. 先天性小椎管　先天性短椎弓根及椎弓根内聚，以致椎管矢状径及横径变小，幼儿时没有症状，随着发育过程椎管和其内容物逐渐不相适应，才出现椎管狭窄症状。

2. 软骨发育不全症　发育过程中逐渐发生椎管狭窄而出现症状。

3. 先天性椎弓峡部不连及滑脱　由于椎体间不同程度的滑移使椎管在该平面变窄，同时，椎弓峡部软骨和纤维组织增生也可压迫神经根，一般均在发育后期或中年后合并脊柱退变时才出现症状。

4. 先天性脊柱裂　先天性脊柱裂处瘢痕组织增生及粘连，造成对硬脊膜和神经根的牵拉、刺激和压迫。

（二）骨病和创伤

畸形性骨炎、脊柱结核、脊柱化脓性感染、肿瘤、腰椎间盘突出及创伤均可引起椎管狭窄，但这类疾病本身是明确的独立性疾病，椎管狭窄只是其病理表现的一部分，故不应诊断为椎管狭窄症。

（三）退变性椎管狭窄

是腰椎管狭窄最常见的原因。中年以后，脊柱逐渐发生退变，退变发生的迟早和程度，与个体的体质、劳动强度、职业及创伤有关。退变一般先发生于椎间盘，髓核组织的含水量减少，椎间盘变窄，其原有的弹性生物力学功能减退，不能均匀向四周传播承受的压力。狭窄和生物力学改变并引起后关节的紊乱，从而继发椎管骨及纤维性结构的肥大和增生性退变，引起椎管狭窄。

（四）医源性椎管狭窄

多数由手术所致，较多见的有：

（1）手术创伤及出血引起的椎管内瘢痕组织增生及粘连。

（2）手术破坏了脊柱的稳定性，引起脊柱滑移。

（3）手术破坏了脊柱的生物力学，继发创伤性骨、纤维结构增生。

（4）全椎板或半椎板切除后，后方软组织突入椎管并与硬脊膜粘连。

（5）脊柱后融合术引起的椎板增厚。

（6）手术过程遗留碎骨块于椎管内，经过暴力反复推拿，椎管内有明显的粘连及骨与纤维结构增生，导致椎管狭窄。

除了按病因分类外，还可以按椎管狭窄发生的部位分为中央椎管狭窄、侧隐窝狭窄、神经根管狭窄及混合性狭窄4类。

三、病理生理（图15－17①②③）

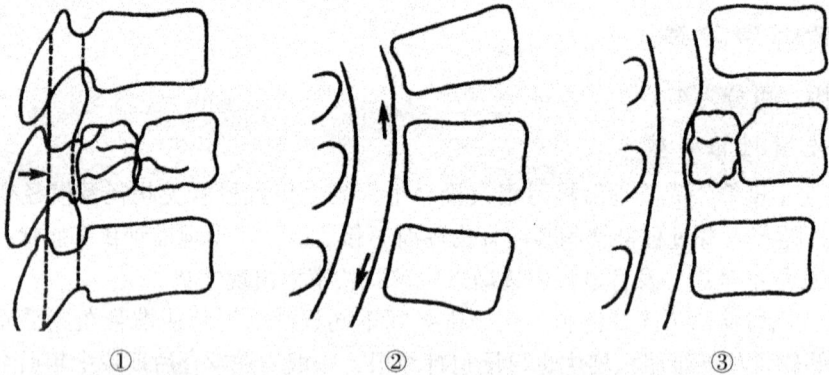

图15－17①②③　椎管狭窄与脊髓损伤类型的关系

腰椎管的大小可因脊柱姿势的改变而变化，实验及临床与X线片测量均证明，当腰椎前屈时，其生理前凸减少，椎管容量增大。腰椎后伸时，其生理前凸增加而椎管容量变小，其前后径可减少10%或更多。

在正常腰椎管，马尾神经约占硬脊膜囊横切面的21%，其余空间为脑脊液。硬脊膜囊和椎管壁之间有硬脊膜外间隙、脂肪和血管，故腰椎管发生狭窄时，马尾神经可有相当的缓冲余地。狭窄较轻时对神经不造成压迫，因而临床症状不明显。狭窄发展到一定程度后，接近压迫马尾及神经根的临界度，此时如直腰或后伸，椎管容积进一步减少，椎管内压力增加，使静脉回流不畅，静脉压增加，血流缓慢，使毛细血管压力增加，造成神经根和马尾神经的血氧水平下降。此时，如进行活动和行走，神经的需血及需氧量增加，就会使原有的缺血缺氧进一步加重而产生症状。如弯腰及休息，则椎管容量相对增加，椎管内压力减低，静脉回流增加，毛细血管压力减低，神经的供血供氧改善，且停止活动后，神经的需血需氧量也减少，症状可得以缓解。这种病理变化也是神经性间歇跛行的病理生理基础。狭窄的进一步发展，可对马尾及神经根造成持续性压迫，此时活动及伸腰可使症状加重，而弯腰及休息时也不能使压迫及症状完全解除。

四、病理变化

早期多认为发育性椎管狭窄的重要性，目前则多数认为发生最多的是退变性椎管狭窄。但不能否认椎管发育的大小有个体差异，原来有椎管发育较小，加上有椎管狭窄因素发生时则更易产生症状。

椎管狭窄的病理改变主要有以下方面。

1. 后纵韧带肥厚、骨化　椎间盘后突等突出物位于椎管中央时，可造成椎管前后径变短而引起狭窄，位于一侧或双侧时可从前方造成侧隐窝狭窄。

2. 关节突肥大增生　由于关节突肥大增生，可从后方造成侧隐窝狭窄，压迫神经根。

3. 椎弓根短缩或内聚　可造成椎管的矢状径和横径狭窄。

4. 黄韧带增厚　椎板间、椎板前方和椎管侧方均有黄韧带，黄韧带增生肥厚时，可从侧方、侧后方及后方造成椎管狭窄。

5. 椎板增厚　可从侧后方及后方压迫硬脊膜及马尾神经。

6. 椎间隙变窄　常由椎间盘退变所致，上椎体因椎间隙狭窄而下降时，可使神经根扭曲，被挤于膨出的椎间盘或增生的椎体后缘与其上的椎弓之间的沟道内。

7. 椎体滑移　真性或者退变性椎体滑移，均可由上、下椎的相对前后移位而造成椎管狭窄。

8. 硬脊膜外病变　如硬脊膜外脂肪增生及纤维化，硬脊膜外血管增生曲张，硬脊膜外束带、粘连，硬脊膜囊缩窄及压迹等，均可形成椎管狭窄。

五、临床表现

（一）症状

多见于40岁以上的中老年，起病缓慢，常有较长时间的慢性腰痛史。中央型椎管狭窄与侧隐窝及神经根管狭窄有不同的临床表现。

1. 中央型椎管狭窄　继腰痛之后，可逐渐出现双下肢酸胀、麻木、疼痛及无力。症状的轻重常与体位有关，脊柱后伸而腰椎前凸增加时症状即随之加重，反之则减轻，故直立、后伸腰及平卧时症状加重，弯腰、下蹲、坐位及屈膝侧卧时症状减轻。部分患者可骑自行车10km以上无明显疼痛，但徒步行走却只能行数十米至数百米。最典型的表现是神经性间歇性跛行，其特点是步行数十米至数百米即出现下肢疼痛麻木、酸胀、无力等症状，继续行走时症状进一步加重，直至步态不稳，无力行走，此时，如坐下或蹲下休息片刻，症状即明显减轻或消失，又可继续行走，但行走不远症状又出现，如此反复发生。

2. 侧隐窝狭窄　侧隐窝狭窄受压是硬脊膜囊穿出的神经根，故其症状与一侧性腰椎间盘突出症类似，但其根性坐骨神经痛往往比椎间盘突出症更为严重，疼痛自腰臀部向下肢放射，常有麻木感。狭窄嵌压腰$_4$神经根时，放射性疼痛及麻木感位于小腿内侧；嵌压腰$_5$神经根时，放射性疼痛及麻木感位于小腿外侧及足内侧。疼痛常是持续性，活动时加重，但体位改变对疼痛的影响和间歇性跛行均不如中央椎管狭窄典型。

3. 神经根管狭窄　神经根管狭窄的症状与侧隐窝大体相同，临床常难以鉴别。

（二）体征

1. 未造成持续性压迫　多数无明显体征，脊柱无畸形，腰部无压痛及活动限制，直腿抬高试验阴性，下肢感觉、肌力、反射等大多正常。但作直立后伸试验时间较久时，可出现下肢麻木及酸痛感。

2. 发生持续性压迫　可出现受压的马尾神经或神经根支配区的肌力及感觉减退、腱反射减弱或消失。中央椎管狭窄严重者常有马鞍区感觉减退、排便及排尿功能障碍，下肢感觉与肌力减退的范围也较大。

3. 侧隐窝及神经根管狭窄　一般只压迫单一神经根，故体征较为局限，与中央椎管狭窄不同处是常有明显的腰肌紧张及相应的腰旁关节突部位压痛点。腰₄神经根受压时，感觉减退区主要位于小腿及足前内侧，可出现股四头肌肌力减退，跟腱反射正常、膝反射减弱。腰₅神经根受压时感觉减退区主要位于小腿外侧、足跟及足内侧，常出现伸踇肌力减退，跟腱反射减弱。直腿抬高试验及踝关节背伸加强试验均为阳性。其体征与单侧椎间盘突出相似，但更为严重。

（三）影像学检查

1. X线检查　X线平片可进行椎管横径（双侧椎弓根内缘之间的距离）与矢状径（椎体后缘至椎板与棘突交界处的距离）的测量，一般认为横径＜18mm、矢状径＜13mm，可考虑为椎管狭窄。由于脊椎的大小存在个体差异，因而每个人的椎管大小也不尽相同，故不能单纯以椎管管径测量来判断是否狭窄。

除椎管横径测量外，X线平片尚可有以下改变。

（1）脊柱弧度改变包括脊柱侧弯、生理前凸加大或减小。

（2）椎间隙变窄为椎间盘退变的表现，也是诱发退行性椎管狭窄的主要原因。

（3）椎体后缘骨质增生。

（4）后纵韧带钙化。

（5）后关节肥大，密度增高。

（6）椎弓根肥大、内聚。

（7）假性椎体滑移，也称退行性脊椎滑移。

以上X线表现对诊断腰椎管狭窄均有一定的参考价值。

2. CT、MRI扫描（图15-18①②）　CT、MRI横断层扫描对椎管狭窄的诊断价值很大。

（1）可观察到椎管的骨性狭窄部位，如椎体后缘、关节突、椎弓根、椎板等部位的肥大增生。

（2）也可了解椎间盘突出、黄韧带肥厚等情况。

（3）并能对椎管、侧隐窝的大小进行精确的测量。

（4）还能看到硬脊膜囊、神经根等受压或受牵拉移位的情况。

3. 中央椎管狭窄造影　主要表现为蛛网膜下腔部分或完全梗阻，完全性梗阻时出现造影剂完全中断，部分梗阻的表现为不同程度的单个或多个平面的充盈缺损，充盈缺损位于后方时多为椎板增厚及黄韧带肥厚，位于前方者可能为椎体后缘骨增生。如缺损在椎间盘平面则多为椎间盘突出或膨出，位于侧方可是关节突肥大增生，也可能是侧方黄韧带肥厚、椎板增厚或较大的一侧椎间盘突出。在X线透视观察，可见到当患者弯腰时梗阻情况明显好转，后伸腰时梗阻明显加重。

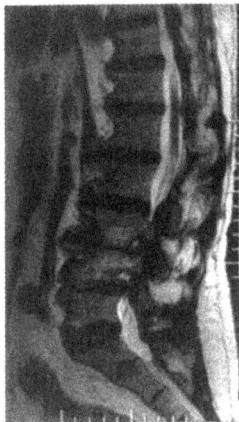

①MRI矢状面示腰₃、腰₄段椎管狭窄　　　②MRI横扫面

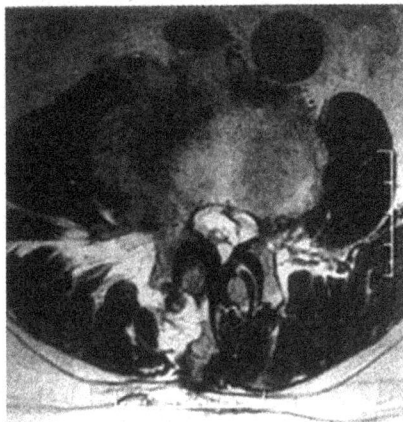

图 15 -18①②　椎管狭窄 MRI 图像

六、诊断

慢性腰痛及一侧或双侧根性坐骨神经痛，直立行走时加重，腰后伸试验阳性，弯腰、蹲下、屈膝侧卧时可缓解，骑自行车时不痛。有典型的间歇性跛行而足背动脉、胫后动脉搏动良好，症状较重而体征较少。根据以上情况可初步诊断腰椎管狭窄症。中央椎管狭窄有上述典型症状，侧隐窝或神经根管狭窄者多数为单侧严重的根性坐骨神经痛，直腿抬高试验可为阳性，下肢有感觉迟钝、肌力及反射改变，其表现类似腰椎间盘突出，有时更为严重。

结合临床及 X 线表现可作出诊断，CT 扫描及椎管造影虽然有助于诊断，但并非绝对必要。

七、鉴别诊断

主要应注意腰椎间盘突出常同时存在、椎管内及脊柱肿瘤和神经根炎等。椎间盘突出也为退行性病变，腰椎管狭窄症中有 15% ~35% 合并有不同程度的椎间盘突出或膨出。

八、治疗

（一）保守治疗

保守治疗对已形成腰椎管狭窄者较难有很好效果，但在早期狭窄尚未形成持续性压迫时，可先试用保守治疗。在这一阶段，当休息及体位合适时，狭窄对马尾及神经根并不构成压迫，但体位不合适及活动时则可造成压迫或刺激，从而引起马尾神经、神经根、硬脊膜囊及硬脊膜外组织的水肿、增生或肥厚，这样不但使椎管容积进一步减小，而且因水肿的马尾、神经根等对压迫和刺激更为敏感，更易产生临床症状。保守疗法虽不能消除椎管的骨与纤维结构增生，但可缓解马尾、神经根、硬脊膜及硬脊膜外组织的炎性反应，从而解除压迫并使症状缓解。

保守治疗的方法包括卧床休息、骨盆牵引、腹肌锻炼、理疗、按摩、腰带保护及适当的抗炎药物等。有急性发作症状时，卧床休息最为重要，一般可取屈髋、屈膝侧卧位，不习惯长期侧卧者也可在膝部垫高后屈髋屈膝仰卧。每日除必需起床外，应尽量卧床，直至症状基本缓解。骨盆牵引的作用是帮助放松腰肌与限制活动，腰部按摩可放松肌肉。一般不宜作腰部推拿，尤其不可作重力推拿。

（二）手术治疗

腰椎管的骨纤维性狭窄一般不能自行解除，故已产生持续性压迫而症状较重者，应考虑行手术治疗。手术治疗的目的是解除压迫马尾和神经根的狭窄因素，由于狭窄因素不同，手术方法也有所不同。术前应对狭窄的节段、部位、性质等作详细的了解。临床上常发生手术认为很彻底，但腰痛仍存在。

1. 手术指征

（1）确诊有结构性病变，神经症状加重，已产生明显持续性压迫，症状较重者。疼痛不可耐受，影响日常的生活与工作，经系统的保守治疗无效或效果不显著。

（2）明显的神经根痛和神经功能损害，尤其是严重的马尾神经损害可出现括约肌功能障碍。

（3）神经症状进行性加重，如股四头肌无力、踝关节不能背伸。

（4）多数混合性椎管狭窄症。

（5）进行性加重的腰椎滑脱、脊椎侧凸。

（6）经保守治疗无效的发育性腰椎管狭窄症，在处理继发性腰椎管狭窄症原发病的同时，将椎管扩大减压。

（7）对合并腰椎间盘脱出症的腰椎管狭窄症及腰椎管内肿瘤，可同时进行手术。

2. 术式选择　手术治疗腰椎管狭窄症的目的不仅是彻底有效解除对脊髓和神经根的压迫，而且要保持或恢复脊柱的稳定性。某些腰椎管狭窄症患者可能无明显症状，不能单纯依靠影像学有神经受压作为手术减压的依据，也不能作为临床疗效的评价。手术治疗包括传统常规手术和内镜下微创手术，目前主要术式有单侧或双侧椎板间开窗、半椎板切除、开窗潜行减压、桥式开窗减压等多种形式。

以上术式虽然保留了脊柱后部结构，减小了手术创伤和并发症，但有减压不彻底的顾虑。因此，许多学者设计了各种椎管成形术，既保留了脊柱后部结构，维护了脊柱稳定，又可以进行彻底减压。认为术后中期评估椎管成形术和椎板开窗术优于椎板切除术，后者腰椎不稳定和交界处再狭窄的发生率较高。

（1）根据椎管狭窄的病理变化，治疗椎管狭窄症的常规手术包括单纯减压术、减压加融合术或内固定及腰椎管扩大成形术等。

（2）按照椎板切除减压范围的常规术式可分为广泛性和有限性减压两种手术。由于全椎板切除的远期疗效下降，且有腰椎不稳等并发症，因此，越来越多倾向于应用有限减压的方法。有限减压强调针对不同的病因采用有限手术，不主张单一全椎板、大范围减压，主张以较小的手术创伤，达到彻底减压，并能维持腰椎稳定，保留小关节的扩大椎管减压术。有限减压可以对单一平面或单一神经根进行减压，保留较多后部骨及韧带结构，较好地保留了脊柱后部的骨韧带结构。这种术式可减少术后脊柱不稳的发生，远期疗效优于全椎板减压。对于单侧症状患者，可以进行单侧减压，双侧症状者在双侧减压同时可以进行神经根管减压。

3. 常用术式

（1）黄韧带肥厚可仅行黄韧带切除术。

（2）骨性椎管狭窄，症状严重应行椎管扩大减压术。

（3）侧隐窝狭窄压迫神经根，采取扩大开窗或半椎板入路，凿去小关节突内侧半，再沿神经根向下切除相邻椎板上缘，以扩大神经根管，直到神经根充分松解。

（4）单纯小关节变异、肥大，可切除向椎管内突出的骨质。

（5）合并椎间盘突出症，术中应摘除病变椎间盘。

（6）术中发现硬脊膜囊增厚、纤维变、搏动消失甚至变形，应切开硬脊膜在蛛网膜外观察，如有粘连物或蛛网膜本身肥厚，应将蛛网膜切开探查，并行松解术。

（7）伴有椎节不稳定，可行椎体间植骨融合术，选用 Cage 或椎弓根螺钉固定术。

4. 手术效果　准确了解疼痛的部位和起因，减压中央椎管、侧隐窝及神经根管，手术效果与全面了解病变的病理生理以及合理的手术技巧有关。手术治疗腰椎管狭窄症，虽多数可获得近期疗效，但远期效果仍难尽人意。

（1）减压不充分：如只切除椎板，未对挤压在侧隐窝及神经根管内的神经根进行减压或减压不充分，导致遗留神经症状。原因为术前体格检查或影像检查不仔细，减压节段及范围不够。彻底减压的指征是切除椎板时不但要够，而且要解除椎体后部、椎管前部和侧隐窝的增生骨质，以便彻底解除马尾及神经根的压迫。彻底减压的标准是恢复硬脊膜搏动、神经根滑动范围在 1cm 以上。

（2）减压过度：过度操作可造成医源性腰椎失稳。如切除隆起而没有破裂的椎间盘，不恰当、过多地切除椎板及关节突以及不恰当地进行硬脊膜内探查，均可能导致脊柱不稳及广泛硬脊膜内外瘢痕粘连。

5. 手术方法

（1）全椎板切除入路：适用于中央椎管狭窄，显露好，视野清楚，可处理该节段椎管任何部位的狭窄，但对术后脊柱的稳定性有一定影响，并可发生脊柱后方软组织与硬脊膜粘连等后果。此外，还应该明确除少数椎板增厚的狭窄外，全椎板切除并不是解压手段，而是便于对椎管内其他狭窄因素进行手术的入路，因此，不应对任何椎管狭窄都采用全椎板切除。

椎板切除后即可检查造成硬脊膜和神经根压迫的因素，最常见的有侧方黄韧带肥厚、关节突肥大、椎弓根内聚、椎体后缘骨增生及后纵韧带钙化。用小骨刀或骨凿切除造成狭窄的骨纤维结构，切除肥大的关节突时，应注意至少保留上、下关节面仍有 1/3 以上能相互接触构成关节，以减少对脊柱稳定性的破坏。有侧隐窝狭窄除切除部分上、下小关节突外，还需注意有无椎间盘突出、椎体后缘骨增生及后纵韧带钙化，如有也需予以解除，使神经根完全松弛。然后检查并解除硬脊膜囊外可能存在的束带或纤维增生组织压迫。对正常的硬脊膜外脂肪组织不应摘除，以减少硬膜的粘连并起到保护硬脊膜的作用。

（2）多节段半椎板切开减压术：此方法维持脊柱的稳定性优于全椎板切除术，适用于中年人发育性椎管狭窄，椎管狭窄不严重伴椎间盘突出者，也可适用于轻或中度退行性及混合性椎管狭窄，尤其是术前考虑椎间盘突出行髓核摘除者。经过全椎板切除减压术和多节段椎板切开减压术治疗腰椎管狭窄症的疗效比较，多节段椎板切开减压术也可使椎管充分减压，两种手术方法术后椎体滑移的发生率差异无统计学意义。

（3）半椎板切除入路：适用于单侧的侧隐窝狭窄、神经根管狭窄及关节突肥大。此法对脊柱稳定性的影响很小。

（4）椎板间扩大开窗术入路：对诊断明确的单一侧隐窝狭窄，可采用此入路。其方法是先探查、切除间隙半侧椎板的黄韧带，再向上下咬除部分上下椎板缘，即可显露椎管，方法与半椎板入路相同。此法较半椎板切除损伤更少，但显露不如半椎板切除好，只适宜于经验较丰富的术者采用。

（5）全椎板切除减压、植骨融合术：考虑采用单纯减压术难以获得持久的疗效时，应在减压术的同时进行融合。对椎管狭窄症全椎板切除减压术后是否行脊柱融合术，确切适应证还不十分明确，减压后同时行植骨融合术有更好的疗效。

腰椎管减压、植骨融合术的手术指征：

1）全椎板切除后，同时伴有 50% 以上的小关节突切除。

2）单侧全关节突切除或双侧 50% 以上关节突切除减压时应一期行脊柱融合术，以防术后发生脊柱滑脱。

3）合并腰椎滑脱，行全椎板切除减压术时。

4）椎管狭窄合并腰椎不稳的临床症状，如翻身痛，术前腰椎过伸过屈位摄片提示有腰椎不稳，双侧峡部发育不良、脊柱侧凸等，可同期行椎管减压融合术。

5）腰椎 MRI 检查提示为重度椎间盘变性突出，椎间隙高度降低超过正常的 1/2 以上。

6）相同节段再次手术。

（6）全椎板切除减压、植骨融合及内固定术：适用于腰椎管狭窄症具有潜在脊柱不稳及术后全椎板切除易产生脊柱滑脱的患者。在全椎板切除减压、植骨融合的同时行脊柱内固定，可防止脊柱滑脱进一步加重，脊柱的稳定性。资料表明，对单纯应用椎板切除减压术、应用内固定器加融合术与不用内固定器融合术 3 种方法治疗退行性腰椎管狭窄症的疗效进行对比，认为后两种方法治疗结果优于单纯全椎板切除减压术。

（7）腰椎管扩大成形术：是一种有限减压、腰椎后部结构重建手术。采用截断椎板或劈开棘突，显露椎管，摘除髓核，切除增厚的黄韧带及部分增生内聚的关节突，扩大神经根管，彻底减压硬脊膜囊和神经根后，利用椎板、棘突或自体髂骨外板、人工椎板回植固定，覆盖硬脊膜后方，恢复管状结构，使椎管后壁后移达到扩大椎管，保持椎弓后部结构完整并防止术后粘连。

对腰椎管狭窄症外科治疗仍存在许多争议，必须遵循腰椎管狭窄症的手术原则即对脊髓、神经根彻底减压，使其有一定的活动范围，而又不影响脊柱的稳定性。

6. 术后处理

（1）使用抗生素、地塞米松及甘露醇 3 日，以减轻硬脊膜和神经根水肿。

（2）一般 24 小时内，引流液数量每日 20ml 左右可拔除引流管。

（3）术后 3~7 日可逐步下地练习站立及行走，切口愈合后开始适当的腰、腹肌锻炼。早期作直腿抬高锻炼，可防止神经根粘连。

（4）恢复期腰背肌功能锻炼都将起到提高脊柱稳定性、防止病情复发和巩固疗效的重要作用。

（5）卧床 6 周后戴腰围下地负重行走。

九、并发症

1. 感染　原有的神经痛和腰腿痛症状在术后消失，5～14 日后发生剧烈的腰痛伴臀部或下肢剧烈牵拉性痛和肌肉痉挛，不能翻身。

2. 神经损伤　手术中在硬脊膜外或硬脊膜内都有可能损伤神经根。

3. 脑脊液漏或脊膜假性囊肿　多发生在术后第 3～第 4 日，硬脊膜假性囊肿多在术后数个月内出现腰腿痛，在手术瘢痕处或腰骶部有球形囊样物与硬脊膜粘连，可引起坐骨神经痛。

4. 大血管损伤　最常见是经后路手术时损伤腹后壁的大血管。

5. 脏器损伤　血管损伤时可能伴有其他脏器损伤，如膀胱、输尿管或小肠等。

6. 瘢痕与粘连　手术部位的神经根与椎板切除后硬脊膜的暴露部分常发生瘢痕与粘连，可导致腰痛或神经根放射痛。椎管后壁骨缺损处瘢痕组织增生、粘连导致术后再狭窄，血肿机化、粘连及钙化往往导致神经根管再度狭窄。

（刘　辉）

第九节　腰椎峡部裂或不连与脊椎滑脱

腰椎峡部裂以腰$_5$为最为多见，其次为腰$_4$，绝大多数为一个脊椎。主要发生在男性，发病年龄在 12～55 岁，其中 20～50 岁占 87%。

一、病因机制

（一）腰椎峡部裂

1. 先天性

（1）腰椎弓中央及两侧各有化骨中心，在发育过程中因未能连接而导致峡部裂。

（2）胎生即有椎弓峡部的先天缺损，行走之后逐渐发生腰椎滑脱。

2. 家族遗传性

（1）同一家族、父母与子女均有此病，原因是先天性腰椎峡部化骨中心未能愈合所致。

（2）儿童时期细弱的腰椎峡部发生折断而造成峡部缺陷，部分有明显的家族史。常伴有其他下腰部畸形如骶裂、腰$_5$椎体呈菱形及神经根硬脊膜囊异常等。

（3）还存在种族因素，如爱斯基摩人峡部裂发病率高达 60%。

3. 后天性疲劳骨折　发病年龄于 9 岁后激增，原先 X 线片上无发现峡部裂隙，参加剧烈运动之后出现腰痛，检查 X 线片发现有峡部裂隙，认为是疲劳骨折，且有发展成为脊椎滑脱趋势。

4. 创伤性　腰椎峡部因外伤、特别是后伸损伤后可发生骨折。举重运动员、排球运动员的峡部裂发生率较高，与其腰部后伸及挺举动作有关。老运动员腰椎峡部裂的发病率为 20%，而青少年运动员的发病率为 4.6%，可见发病率随运动训练年限增加而增多。不同运动项目之间的发病率有很大悬殊，排球和技巧运动员发病率高达 50%，而长跑运动员则发病极少，说明腰后伸活动过多可导致峡部应力劳损，产生疲劳骨折的可能性也较大。

5. 腰椎融合术后 腰骶融合术后脊椎活动的应力上移，集中在融合上位腰椎，容易发生腰椎峡部疲劳性骨折，骨折不连接则形成峡部裂。

（二）脊椎滑脱

正常人直立时，躯干重量通过腰$_5$椎体传达到骶骨，由于骶骨上面向前倾斜，故腰$_5$椎体在其上受到体重压力时，有向前向下滑移的倾向，严重时可造成腰$_4$棘突与腰$_5$棘突相碰触。正常腰$_5$、骶$_1$间的椎间盘连接，也有防止椎体向前滑脱的作用。由于椎间盘退行性变，使椎间隙失去稳定性，也是使上位椎体易于向前滑移的原因之一，当腰$_5$峡部不连接或腰$_5$、骶$_1$椎间盘发生退变时，即可发生腰$_5$向前滑脱（图 15 - 19）。脊椎发生滑脱后，人体为代偿这种向前滑脱而将身体重心向后移（图 15 - 20①②），使得背伸肌紧张以使腰椎向后，但结果又使骨盆向前倾斜，增加腰前挺及腘绳肌紧张，从而又增加了滑脱间隙的滑移张力。滑脱的发生主要在青春期，可能与此期的剧烈活动有关，以后滑脱继续增加的倾向较少。

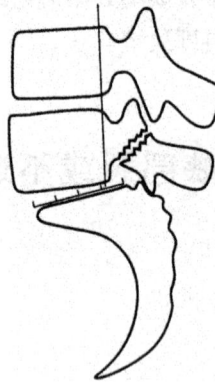

图 15 - 19 脊椎滑脱机制

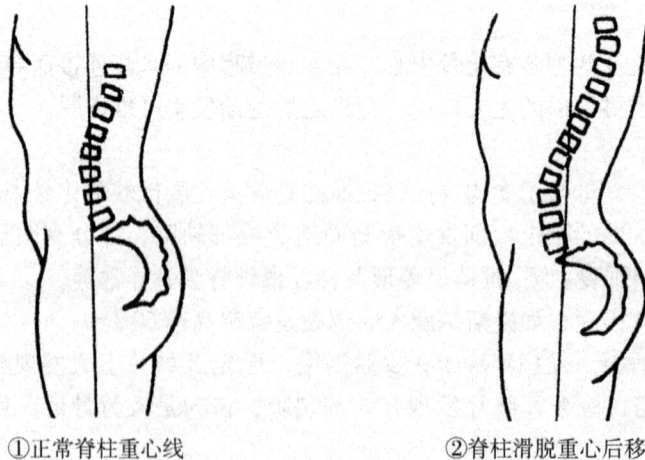

①正常脊柱重心线　　　　　　　②脊柱滑脱重心后移

图 15 - 20①② 脊柱重心线示意图

滑脱的程度与病因有关。在先天性病因，幼儿会行走时即可逐渐发生滑脱，至成年人可发展到完全滑脱。由于椎弓峡部较薄弱，劳损或外伤而致峡部疲劳骨折不连接，大多系在青年时发现，滑脱发生较晚，大多停留在Ⅱ度滑脱，达到Ⅲ、Ⅳ度较少。

假性滑脱即为没有峡部裂的脊椎滑脱，系因椎间盘退变及关节突磨损而发生滑脱，也称退变性滑脱。多见于中年以后，以腰$_3$、腰$_4$间发生的机会较多，由于关节突的阻挡，滑移程度多在Ⅰ度之内，发生神经受压症状也较少。

二、病理机制

病理所见发现，峡部大多为纤维软骨样骨痂，有破骨细胞及退行变性。

腰椎峡部裂引起腰痛或下肢痛的原因有以下方面。

1. 峡部不连、椎弓异常活动 峡部裂时，棘突椎板下关节突作为一个活动单位，受棘间韧带及背伸肌的牵拉，使病变峡部发生头尾端的异常活动。背伸肌肌肉收缩，前弯腰时拉紧棘突；后伸腰时挤嵌棘突，均引起此游离椎弓的头尾活动，这种异常活动的存在使峡部疲劳骨折难以愈合，骨折处新生纤维软骨及骨痂样组织中可带有神经末梢，峡部的异常活动可刺激该部的神经末梢引起疼痛。

2. 压迫或刺激性神经根痛 峡部的纤维软骨样增生，对前方走行的神经根构成压迫或刺激，可发生神经根痛。

3. 椎间盘退变 椎间盘退行变性，纤维环破裂并失去稳定性，可发生腰痛并由此继发腰部韧带、关节囊及腰背肌劳损，也是导致腰痛的原因。

峡部不连接或脊椎滑脱导致腰腿痛的原因，可以是上述之中一种或多种同时存在。本病发生在儿童时期，可无腰痛症状，而到成人之后才开始出现症状，原因是成年后椎间盘开始退变，同时与工作损伤或慢性劳损等诱因有关。

三、临床表现

（一）症状与体征

1. 腰椎峡部不连

（1）症状：可有下腰痛，疼痛较深在，在正中或偏一侧，劳动后加重，休息则好转。疼痛可向单侧或双侧臀部及大腿后侧放射，如压迫神经根或伴有椎间盘突出，则下肢放射痛沿坐骨神经分布走行。

（2）体征：腰椎峡部不连的体征较少，主要有游离椎弓棘突压痛，左右椎挤痛，峡部不连处深压痛及腰后伸痛等。腰活动受限常不明显。

2. 脊椎滑脱

（1）症状：脊椎滑脱可没有腰痛症状，部分可有慢性腰痛史，至中年后才发现系脊椎滑脱。症状多为慢性下腰痛，向臀部至大腿后侧放射。常在20岁后常因工作劳累或轻微损伤后发生，开始在直立或用力时发生腰痛，弯腰活动则缓解，以后疼痛发展为持续性，劳动、弯腰、伸腰甚至休息时均有明显症状。

（2）体征：站立时腰生理前凸增加，在先天性脊椎滑脱更为明显，可因腰$_5$棘突后突而腰$_4$棘突在前而形成台阶状。骶骨因骨盆向后旋而突出，背伸肌紧张，伴下部有压痛，腰$_5$棘突及其上下韧带也有压痛。腰部伸屈活动可减少，抬腿可无受限，下肢肌力、感觉及反射正常，神经根受压时，可出现肌力及感觉改变。

（二）影像学表现

1. Mayerding 脊柱滑移程度测量　从正侧与斜位片上，可清楚显示腰椎峡部病变、小关节情况、椎间盘退变及滑移程度。峡部裂隙的改变有裂隙增宽、硬化、颈部细长并向前延伸。滑脱程度按下位椎体上缘前后径分为 4 份，由滑脱椎体后缘引出直线，与下位椎上缘交角处，测量前移程度。前移在 1/4 以内为 Ⅰ 度；在 2/4 以内为 Ⅱ 度；超过 2/4 以上为 Ⅲ 度；超过 3/4 为 Ⅳ 度（图 15 - 21），与下位椎体完全错开为全滑脱。滑脱程度大多数在 Ⅰ 度至 Ⅱ 度之间，Ⅲ 度及 Ⅳ 度较少。

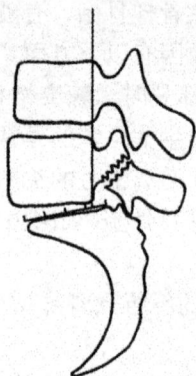

图 15 - 21　Mayerding 脊柱滑移程度测量

2. CT、MRI 扫描　见图 15 - 22①②。CT 及 MRI 扫描，对椎管内突出物的诊断很有意义。

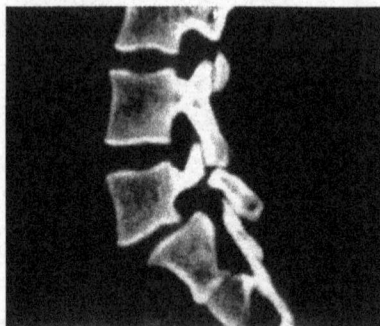

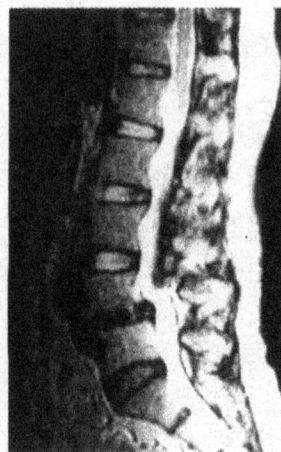

①腰₅狭部裂CT三维　　　　　②腰₄滑脱压迫硬膜囊

图 15 - 22①②　CT、MRI 图像

四、诊断

准确的诊断，必须是临床体征与影像学检查结果一致，棘突压痛、椎体挤痛、椎旁压痛、后伸腰痛的部位，下肢神经功能障碍的定位，应与峡部不连或脊椎滑脱的部位相一致，才能确定腰腿痛系由峡部不连或腰椎滑脱所致。

五、鉴别诊断

须鉴别其他下腰痛的体征，如腰椎间盘突出，背肌或韧带的扭伤与劳损等。以及其他下腰畸形的鉴别。

六、治疗

腰椎峡部裂及腰椎滑脱症引起的临床症状和病因机制比较复杂，包括峡部裂椎弓的异常活动，峡部裂处纤维软骨组织压迫神经根或合并椎管狭窄及椎间盘突出，滑脱节段序列错位，小关节退变及节段性不稳等。相当一部分峡部裂及Ⅰ度脊椎滑脱并无症状，故不需要特殊治疗。治疗原则首先是考虑保守治疗，仅少数疼痛严重或进行性椎体滑脱才需手术治疗。既往采用对滑脱的椎体进行原位融合的方法，由于融合率低，且不能恢复矢状面上的生理曲度、椎体高度与椎间孔的关系和重建三柱结构的连续性，术后仍有滑脱倾向。近年来，随着脊柱生物力学研究的进展，各种改良的椎间融合器得以推广，使治疗效果得到很大的提高。

（一）峡部裂的治疗

1. 保守治疗 对峡部裂引起的下腰痛，其压痛点在棘间韧带、峡部或椎旁肌者，可行痛点普鲁卡因封闭或腰部物理治疗。对新鲜峡部骨折及儿童疲劳骨折，可用石膏背心或支具固定12周。

2. 手术治疗 青年或中年，腰痛症状持续或反复发作，保守治疗无效的可行手术治疗，伴有椎间盘突出，可同时摘除突出的椎间盘髓核。

（1）腰椎峡部不连局部植骨及内固定术（图15-23）：腰椎峡部不连处局部植骨，即切除腰椎峡部不连处纤维骨痂后，做病椎横突跨过腰椎峡部裂隙至椎板的植骨术，不融合关节。文献报道愈合率为94%，腰痛缓解率为70%。

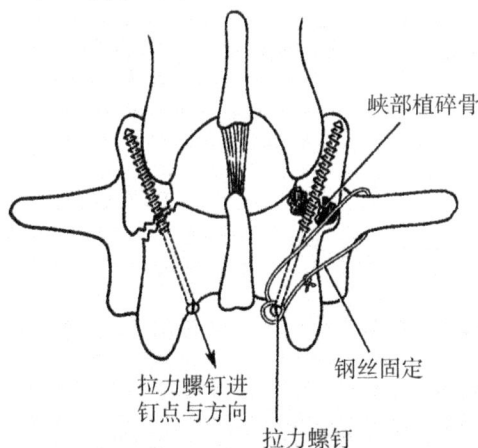

峡部植碎骨

钢丝固定

拉力螺钉进钉点与方向

拉力螺钉

图15-23 （Buck）峡部螺丝钉固定并植骨术

1）适应证：①腰椎峡部裂或Ⅰ度滑脱。②邻近椎间盘无明显退变。③年龄在30岁左右或儿童期。④疼痛症状持续，影响日常生活，保守治疗半年以上无效。

2）禁忌证：①多节段腰椎峡部裂或滑脱＞Ⅰ度。②年龄在40岁以上，合并椎间盘突出、退变或椎管狭窄。

（2）内固定方法（图 15 – 24①②③④⑤⑥⑦）

1）经峡部不连螺钉内固定术。

2）单节椎经横突钢丝固定术。

3）单节椎椎弓根螺钉棘突钢丝固定术。

4）钩螺钉固定术。

5）单节椎复位固定系统。

6）游离椎弓切除外侧植骨融合术。

7）腰椎椎弓峡部植骨术。

①经峡部不连螺钉内固定　②单节椎经腰横突钢丝固定术　③螺钉钢丝联合固定

④钩螺钉固定术　　　　　　　　⑤单节椎复位固定系统

⑥游离椎弓切除外侧植骨融合术　　　　⑦椎弓峡部植骨术

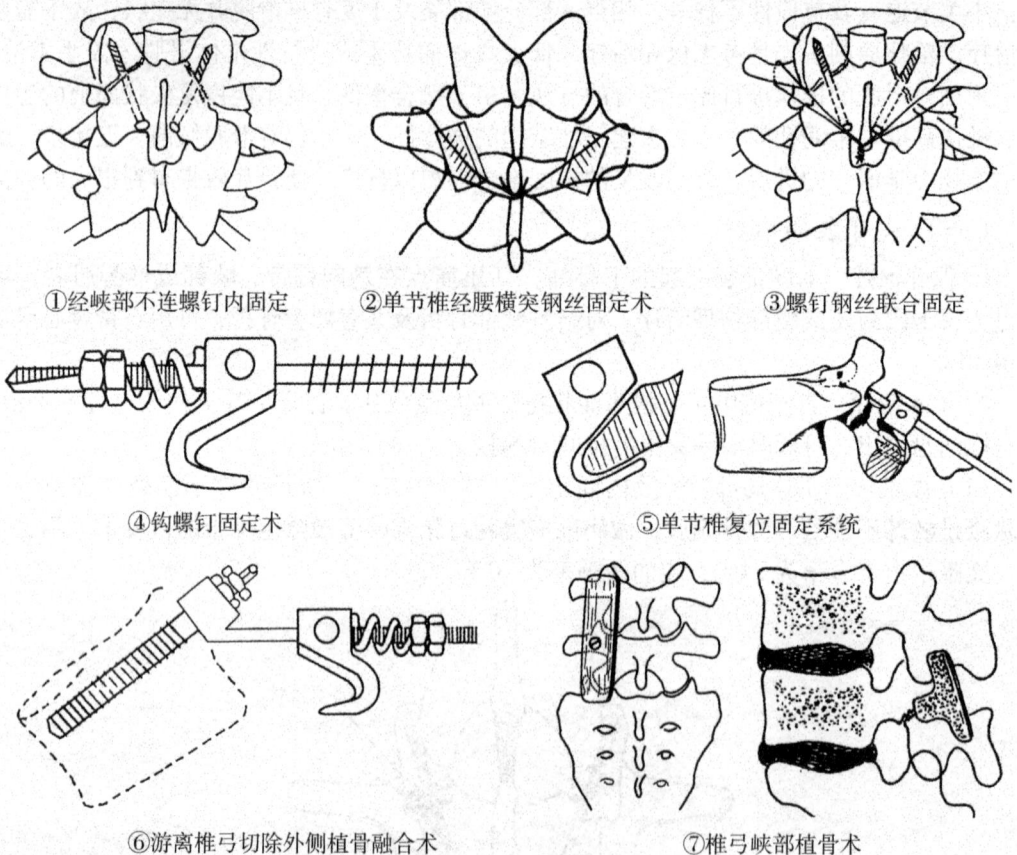

图 15 – 24①②③④⑤⑥⑦　峡部裂内固定方法

（二）脊椎滑脱的治疗

腰痛症状较轻的Ⅰ度脊椎滑脱，可采用与峡部裂相同的保守或手术方法治疗。60 岁以上老年人的轻度滑脱，症状轻度者，也不需手术治疗。

1. 后路 Cage 植入的腰椎融合术　Cage 即椎间融合器（图 15 – 25①②③），是一种空心、外观似短粗螺钉样或长方形状，周边可让骨痂或血管穿过的笼状内固定物。可用于后路和前路手术，目前应用较多的为 AO/ASIF 的 SynCage（图 15 – 26）。

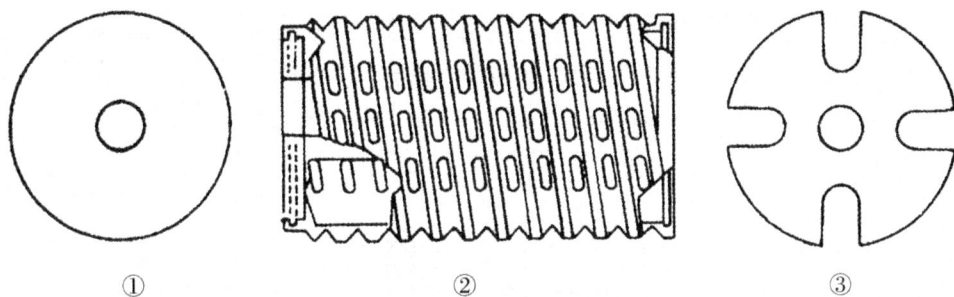

①　　　　　　　　　②　　　　　　　　　③

图 15 -25①②③　Cage 示意图

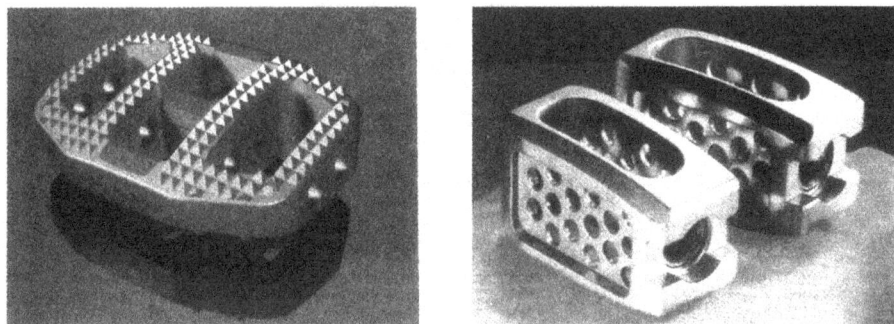

图 15 - 26　AO/ASIF 的 SynCage

（1）SynCage 的特征

1）固定作用：通过 Cage 周边的螺纹将上下椎体牢固地固定在同一静止状态，称为界面固定作用。

2）植骨融合：术中可在 Cage 的内芯处充填松质骨条，通过壳壁上的空隙与上下椎体面相接触，有利于成骨细胞的长入，最后形成骨性融合。

（2）适应证

1）慢性下腰痛影响日常活动，病程超过 6 个月。

2）腰椎间盘手术失败，复发椎间盘突出或椎间盘术后腰椎失稳须再次手术。

3）1 或 2 个节段退变性椎间盘疾病，在椎板切除、关节突切除、椎间孔扩大成形后需椎间融合。

4）Ⅱ度以上腰椎滑脱，在应用其他内固定系统复位固定后。

5）Ⅲ度腰椎滑脱。

6）腰椎假关节。

（3）禁忌证

1）施术椎节有椎间隙感染、椎体终板硬化等病变。

2）超过Ⅰ度以上的腰段或腰骶段椎节滑脱。

3）合并脊柱侧凸等先天或后天畸形。

4）严重骨质疏松。

2. 后路椎弓根螺钉棒系统固定术（图 15 - 27①②③）　椎弓根螺钉棒系统内固定对轻度滑脱能达到完全或部分复位，有椎管狭窄及神经根性症状可同时行椎板切除、侧隐窝及神经根减压，术后症状可获得明显改善。复位后能较好恢复脊柱正常解剖关系，重新建立并维持脊柱的三柱结构，恢复了腰骶部生物力学功能，植骨融合效果优于单纯植骨融合术，同时应用椎体间融合器及后路椎弓根钉系统固定，能使病椎内固定、获得更好的稳定性，达到很好的治疗效果。

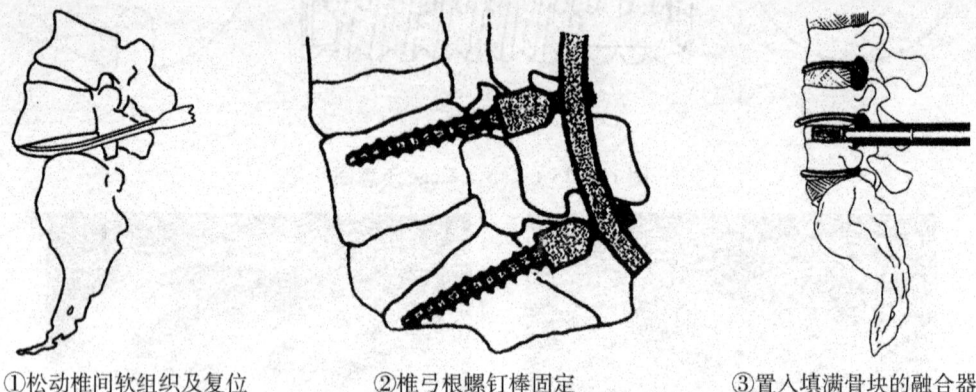

①松动椎间软组织及复位　　②椎弓根螺钉棒固定　　③置入填满骨块的融合器

图 15 – 27①②③　椎弓根螺钉棒系统固定术

（1）适应证

1）腰椎滑脱伴腰痛病史半年以上，经保守治疗无效。

2）有腰椎管狭窄症状或伴有腰椎间盘突出症。

3）有下肢神经根受损症状及体征。

4）腰椎滑脱虽然小于Ⅱ度，但有明显节段性不稳定或滑脱有进行性加重趋势。

（2）禁忌证

1）年龄 75 岁以上或有明显骨质疏松。

2）有腰椎滑脱但临床症状甚轻。

3）病程较长，已有"骨桥"形成及自身稳定。

（3）术后处理：术后 24～48 小时拔除负压引流管，2～3 日后在石膏或支具保护下起床活动，维持 3 个月。

3. 前路腰骶植骨融合术（图 15 – 28）

（1）适应证

1）腰椎滑脱在Ⅲ度以内。

2）腰椎滑脱不稳定引起腰痛而无神经根症状。

3）经后路融合失败。

（2）术后处理：卧床 8 周后在石膏围腰或支具固定下保护下起床活动。

4. 前路 Cage 植入的腰椎融合术

（1）取方形的椎间融合器或取圆形 Cage，按后路 Cage 手术相同的方法将骨条植入 Cage 空芯内，将相应型号的 Cage 套至装入器上，按顺时针方向钻至深部，并使其恰好卧置于椎体中部，须保持上下、左右及前后方向对称（图 15 – 29）。

（2）术后处理除按后路手术的要求外，应按照下腹部术后进行观察，3～4 日后可带腰部支具起床活动。

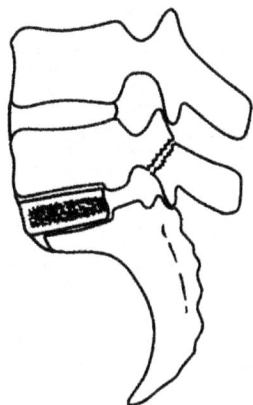

图 15 - 28　腰骶前路植骨融合术

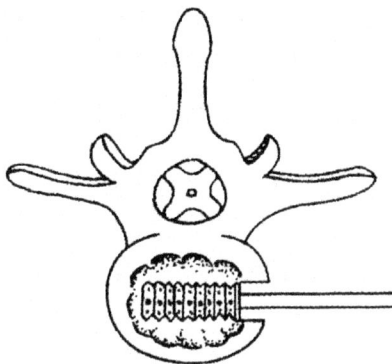

图 15 - 29　前路 Cage 植入的腰椎融合术

（栾宏佳）

第十节　劳损性腰痛

腰椎周围有许多韧带和肌肉软组织，对维持体位、增强脊柱稳定性、平衡性和灵活性均起着重要作用。如因某些原因引起这些韧带、筋膜、肌肉、脊柱关节突间关节滑膜等软组织发生病变时，则可发生疼痛，临床上称为软组织性腰痛。

一、病因机制

引起腰部软组织疼痛的因素很多，也较为复杂，除腰部本身的局部病变外，还与年龄、性别、发育、解剖变异，体质、工作体位、工作习惯以及外界环境变化等有密切的关系。

（一）损伤

包括腰部软组织外伤、扭伤、劳损及炎症等。

（二）生理因素

机体在解剖学上存在某些缺陷，可以影响腰椎活动过程中的生物力学结构平衡而引起腰痛。

（三）诱发因素

如气候或地理条件的变化，以及潮湿、寒冷、体位不良、体力不足、肥胖、情绪低落及精神紧张等。

（四）继发因素

组织退行性病变，创伤后组织瘢痕粘连，肌间隙压力增高，组织新陈代谢失调及小关节滑膜炎性肥厚等，也可导致的腰部疼痛。临床上常见的继发因素是局部疾患，如外伤、扭伤、劳损、退行性病变、炎症及体位姿势不良等。

（五）流行病学

多数劳损性腰痛都有腰部软组织损伤病史，并且症状的发生与年龄、性别、外伤、体位姿势及退行性改变等有一定关系。

1. 年龄　腰痛的发病，多发生在社会活动频繁和工作繁重的年龄，调查资料显示，男性占发病总数50%，发病年龄以40～60岁最多，女性45%的发病年龄也在40～60岁。

2. 性别　由于男性参加社会活动较多，就医机会也多，因此在医疗统计中，男性发病多，于女性。

3. 负重和外伤　当脊柱在劳作中失去平衡时，可引起不同程度的腰部损伤。腰部在负重情况下，要依靠周围肌肉软组织维持平衡和活动的协调，如超过其承受能力或未能适应外力传导，则可引起腰部损伤并导致腰痛。

4. 体位和姿势　日常静态及工作中动态体位及姿势不良，容易引起腰部肌肉失调和动力失去平衡。如在铺床、坐椅、洗衣、乘车过程中，因体位不当，日久也会导致姿态性腰痛。

5. 退行性改变　随年龄的增长，在20～30岁以后，腰椎间盘逐渐出现退行性改变，在此基础上继发椎间小关节及其周围韧带、关节囊的退变，造成椎间关节不稳，继而引起腰部组织的损伤，从而导致腰痛。

二、病理机制

1. 急性腰部扭伤　由于在劳作过程中外力作用超过腰部软组织的生理负荷量，致使腰肌软组织功能控制失调时，可造成不同程度的肌肉、筋膜、韧带及关节囊等软组织损伤，包括出血、肿胀、纤维断裂或小关节滑膜嵌顿等。

腰部除负担及维持沉重而复杂的重力外，还要适应各种活动的变化，这些既要求灵活又要求稳定的协调作用，多由腰肌及其软组织来承担。人体在解剖结构上存在自然限制保护因素，其中以限制腰部过度前屈的组织较多，如棘上、棘间韧带，后纵韧带，黄韧带及横突韧带等。而限制腰部过度后伸的组织较少，仅为前纵韧带、棘突及小关节。由此可见，腰部处于后伸动作时，所受到的自然保护较差。而在日常的劳动和生活过程中，却以腰后伸动作为主，例如挑担起肩、扛物、举重及腰自前屈位伸直起立等。因此，腰部软组织的后伸性损伤较为多见。当腰部完全前屈向前拾物，此时腰部肌肉松弛，脊柱后方各个韧带紧张，容易引起肌肉失控的韧带损伤；自腰前屈位转变为伸直过程中，腰背肌收缩力量加强，脊柱后方韧带松弛，此时容易引起肌肉损伤。这种扭伤，除肌肉、筋膜、深部韧带可能有纤维断裂外，如外力作用较大，还可能有其他部位的损伤。

2. 慢性腰部劳损

（1）病因机制：部分是由于急性腰部扭伤，未经及时与合理的治疗所致，也可因长期积累性损伤。其中多数与职业性体位有关，例如长期坐位工作，经常处于非生理位置下操作的修理工，固定性姿势工作如钟表工、打字员及弯腰工作者，如果不注意合理操作，日久容易形成潜在的、积累性腰部损伤，由于腰部肌力失调，形成疼痛和保护性肌痉挛，而发生一系列病理变化。

过多的弯腰是导致腰部劳损的常见原因。如屈膝伸腰位，提10kg重量时，背伸肌需要相当于141kg的力量即可提起；如是伸膝弯腰位，则提起时要增至256kg的力量左右；如是上肢伸向前方，则要相当363kg的力量方可提起。此时作用力主要集中在下腰部，再向下传导，因此，腰骶部周围肌肉、筋膜和韧带遭受外力作用机会多，劳损机会也多。

（2）病理改变：由于肌肉软弱不能维持正常腰部功能位置，使深部韧带受到牵扯，肌肉中末梢神经和血管受到挤压，循环量不足，代谢产物积聚与炎性物质产生，可形成新的痛点，甚至导致肌肉萎缩、挛缩，退行性变、粘连和组织纤维化。

三、临床表现

1. 病史 一般有较明显外伤史。

2. 症状 伤后即感腰部剧痛，翻身活动时加剧，重者不能坐起、站立和行走。有时腰痛可扩散到臀部或大腿，但不扩散至小腿及足部。

3. 体征

（1）腰部僵硬，生理前凸消失，有时可有侧弯，腰肌痉挛明显，腰部活动明显受限，任何活动均可使腰痛加剧。

（2）损伤部位有明显固定性压痛，是诊断和定位的主要依据。如为腰肌扭伤，常在骶棘肌的骶骨或髂骨附丽处压痛，也可在棘突旁或横突附近某一处肌肉压痛；如为棘上或棘间韧带损伤，则在棘突上或棘突间有压痛，尤以腰$_4$、腰$_5$和腰$_5$、骶$_1$棘突间最为常见；如为骶髂关节部韧带损伤，则在骶髂韧带部有压痛。

四、鉴别诊断

（一）急性腰部扭伤

急性腰部扭伤的诊断，一般根据外伤史和前述症状及体征即可做出判断，但在临，床检查时，还需做下述检查以作为鉴别诊断的依据。

1. 下肢运动、感觉和反射检查 在急性腰部扭伤时神经功能无异常，这可作为与腰椎间盘突出症鉴别的重要依据。

2. X线检查 腰椎X线正、侧位和斜位片检查，在急性腰部扭伤时可出现腰椎生理前凸减小或消失，也可出现侧凸，但无骨折或骨质破坏等异常变化，可作为与脊椎骨折或其他疾病鉴别的依据。

3. 封闭试验 在疼痛和压痛部位注射0.5%或1%普鲁卡因10~20ml，如为急性腰部扭伤，疼痛和扩散痛在注射后迅速缓解或消失，如为腰椎间盘突出症或骨骼病变，在注射后其疼痛可无显效。

（二）慢性腰部劳损

慢性腰部劳损的诊断，主要依靠病史和临床检查，但须认真排除其他原因引起的腰痛。

1. 病史 慢性腰部劳损一般发病缓慢，病程较长，无明确的急性外伤史，而常有长期从事弯腰、坐位或其他不良姿势下工作、劳动后逐渐发病的病史。部分为急性腰部扭伤后未经及时合理治疗而转为慢性腰痛。

2. 症状 症状一般较轻，常感腰部酸、胀、困、沉重和不适，在活动多或劳累后加重，休息后减轻。不能久坐或久站，经常要变换体位。

3. 体征 根据患者腰部劳损的不同类型，可在不同部位有不同程度的压痛，其程度一般较急性腰扭伤为轻。

（1）腰肌劳损常在腰肌的骶骨或髂骨附丽处或腰肌其他部位有压痛。

（2）棘上或棘间韧带劳损棘突上或棘间有压痛。

（3）腰骶劳损较为常见，腰$_4$、腰$_5$和骶$_1$棘间常有压痛。

（4）骶髂劳损则在骶髂关节部有压痛。

（5）第3腰椎横突综合征：第3腰椎横突尖部有压痛，部分患者压痛范围广泛，也可无明确的固定压痛点。

4. X线检查　一般无异常发现。

（三）常见的软组织腰痛

1. 肌筋膜纤维组织炎　本病多见于中年以上，命名也较多，如肌筋膜炎、肌纤维组织炎、肌风湿、肌筋膜纤维组织炎及肌筋膜疼痛综合征等。多见于长期缺少肌肉锻炼和经常遭受潮湿、寒冷影响者。

有特定的激痛点，按压时，有一触即发的特点，产生剧烈疼痛，甚至痛得跳起来，并向肢体远处传导，这种激痛点是本症所特有的表现。激痛点多见于肌筋膜骨附着处或肌肉肌腱交界处，位于肌肉的激痛点，由于肌肉组织十分敏感，受到刺激后发生强烈收缩冲动，故其疼痛传导较远；位于结缔组织时则无此现象。这类疼痛传导并不符合神经解剖分布，但可伴有自主神经系统症状，如肢体发凉及内脏疼痛等。经对激痛点做封闭后，疼痛可立即消失并常能维持较长时间。患者对气候环境变化敏感，可出现肌肉痉挛，受累区肌筋膜常出现渗出液积聚粘连和增生，有时可形成皮下索条状物，病理切片检查可为脂肪肌纤维变性组织。

2. 第3腰椎横突综合征

（1）解剖特异：好发于青壮年及体力劳动者。由于第3腰椎横突的解剖特异，活动中与附近软组织发生摩擦、牵拉和压迫刺激后所产生的一系列临床症状。第3腰椎横突特别长，且呈水平位伸出是其特征，横突端附近有血管神经束交叉经过，还有较多肌筋膜附着，如骶棘肌、腹内外斜肌及腰方肌等。第3腰椎正位于腰椎生理前凸弧度的顶点，为承受力学传递的重要部位，在劳动过程，当一侧椎旁肌肉收缩时，则对侧横突呈杠杆作用上撬，必须依靠周围的肌肉来维持其功能平衡，否则容易因损伤而引起该处附着肌肉撕裂、出血，继发瘢痕粘连、筋膜增厚挛缩，使血管神经束受摩擦、刺激和压迫而产生症状。

（2）生物力学特点：由于第3腰椎横突的解剖特异，容易受外力作用的影响。横突端在解剖上是肌肉、神经和骨骼的附丽交集处，即为腰方肌和骶棘肌、神经支与第3横突端三者的交集处，这种解剖结构模式的存在，是容易致伤的原因。此外，还有肌与肌筋膜相互交界、交叉或重叠处，也会因受不同方向的肌肉收缩与摩擦发生劳损及退变，如背阔肌与斜方肌交界处，骶棘肌外缘与斜方肌交界处，背阔肌与腰背筋膜交界处及腰背筋膜与髂嵴附丽部的皮神经出口处等，常可因为受增厚的肌筋膜卡压而出现症状。

（3）临床表现：表现为一侧或两侧腰痛，疼痛可扩散至臀部、股后部、膝下、内收肌部或下腹部，但无间歇性跛行，第3腰椎横突处有明显局限性压痛，普鲁卡因封闭后疼痛可迅速缓解。

（4）X线检查：X线照片无特殊发现。

（5）治疗：绝大多数可采用封闭、理疗、按摩等保守治疗，效果较好。仅少数经保守无效，发病时间长、症状严重，须行第3腰椎横突部分切除和软组织松解术。

3. 脊椎关节突间关节滑膜炎

（1）病因病理：由于病变部位深，体征不明确，既往未能引起重视。该关节虽小，但与其他滑膜性大关节的结构相同，都可以在急性创伤或慢性刺激下，发生滑膜炎及关节囊炎。脊柱小关节创伤性滑膜炎与腰痛有重要关系。小关节囊内包含着神经末梢伤害感受器及小体感受器等特殊系统，当重力损伤或受某些致病化学物质刺激小关节囊时，刺激感受器引起神经冲动而发生疼痛。其中，小体感受器增强刺激阈值，可使疼痛减轻。用传统的按摩、梅花针等治疗，可有效调整小体感受器的刺激阈值。

（2）临床表现：主要表现为典型慢性腰痛，可有急性发作，急性期卧床不起、翻身困难。发病的小关节部位有深在性压痛，无神经根损害的症状和体征，直腿抬高试验阴性。

（3）X线检查：腰椎X线平片除可有退行性变外，无特殊征象。

（4）治疗：确诊后先采用保守治疗，多能取得一定疗效，一般用普鲁卡因做小关节囊封闭后疼痛可获消失。晚期小关节囊滑膜炎，滑膜组织增生、肥厚，进入小关节腔的滑膜组织不断受到嵌顿和挤压，如症状发作频繁，影响生活和工作时，可行手术切除。

4. 骶髂劳损 骶髂劳损是腰痛的主要原因之一，常有急性发作，也有转为慢性病程迁延长久。

（1）病因机制：发病原因多与急性扭伤或长时间在不利姿势下劳动有关。妊娠期可因黄体酮的分泌，因韧带松弛、体重增加及重力前倾而引起。

（2）临床表现：急性发作时，下腰一侧疼痛明显，放射至臀部或腹股沟区，小腿及坐骨神经分布区无明显影响。患者常不能下地或勉强跛行，严重者不能翻身，部分有明显单侧下腰痛，卧床屈髋可缓解疼痛。

检查可出现患侧直腿抬高受限，并有骶髂部疼痛。平卧时挤压和分离骶骨翼可引起骶髂部疼痛。侧卧位屈髋以固定腰骶部，向下推挤患侧骶骨翼引起骶髂部痛。骶髂上韧带损伤较为多见，压痛在该处与肌肉附丽处髂嵴内侧最明显。

（3）治疗：急性骶髂劳损，一般症状较严重，须卧床休息1周，必要时给止痛药或作局部封闭注射治疗，症状多可缓解，症状较重者1周后可再封闭注射1次。

5. 腹部脏器或腹后壁恶性肿瘤 晚期肿瘤疼痛的特点是持续性疼痛并间有急性发作，发作时疼痛难忍，一般止痛疗法无效，可通过B超及其他影像学检查得到诊断。

6. 早期腰椎间盘退变或突出 早期因尚无下肢放射痛，症状颇似软组织性腰痛，这种疼痛常来源于后纵韧带的刺激，扩散至腰部引起的疼痛，可经影像学检查予以诊断。

7. 下胸椎病变 例如胸椎结核、化脓性脊椎炎及压缩性骨折等。常由于X线片检查中，一般只是注意腰椎而漏诊，详细进行影像学检查可诊断，经对胸椎病变治疗后腰痛可有缓解。

8. 全身性疾患 如代谢性疾病及心血管病等，可作进一步内科专科检查确诊。

9. 骨质疏松 多发生在绝经期及老年人，疼痛主要在脊柱及其附近，常有长期卧床，活动较少，营养不良，嗜酒或服用激素药物病史。脊柱有明显的叩击痛，X线片可见骨皮质变薄、骨密度减低，椎体可发生鱼尾样变或压缩骨折。

五、预防

（1）宣传普及腰痛基本知识，正确认识对腰痛的预防意义。

（2）指导患者在不同类别的工作中，应尽量保持相对适合的体位，避免在一个固定的体位下长时间工作。

（3）增强体质，提高腰肌力度，积极进行腰、腹肌锻炼和其他体育疗法，提倡工间操。

（4）对急性或初发性软组织性腰痛，应及时治疗，防止拖延病程转变为慢性腰痛。

六、治疗

以保守为主，方法较多，主要以消除病因、止痛解痉、消炎、协调腰肌平衡和防止复发为原则。

（一）保守治疗

1. 消除原因　通过了解患者的职业和工作特点，分析致病因素，纠正不正确的工作习惯和体位。

2. 休息　对外伤引起的急性腰扭伤，应卧床休息 3～4 周，使损伤组织完全恢复。正确的腰部休息位置是取腰部基本不负重的体位，如仰卧，适当屈髋、屈膝位，可使腰部肌肉完全松弛，从而得到充分的休息。

3. 中医热疗　除急性损伤最初数日外，一般采用局部热疗，可使肌肉松弛，增加血液循环，减少疼痛。可在腰部置以湿热中药布包进行热疗，选用中药：当归、赤芍、防风、牛膝、桂枝、羌活、五加皮、威灵仙、艾条及透骨草等，各 100～150g，装布袋内封口，加适量水煎温热后，将药包敷于腰痛处。治疗前应在湿敷处皮肤涂以凡士林油膏，以防烫伤。每次 20～30 分钟，每日 1 或 2 次。也可选择应用蜡疗、短波透热、热水浴、蒸汽浴及针灸等。

4. 手法按摩按摩对软组织腰痛治疗有一定效果。

（1）操作原则：自骶尾部从下而上向腰、胸、颈进行按摩，按摩部位为沿脊柱中线两侧肌肉顺次向上。按摩力量视患者接受能力而定，以轻重不同的按压和摩动手法为主，必须使患者感到轻快舒适，切忌暴力。

（2）操作方法：患者卧位，术者以两手大拇指指面接触按摩点。先从骶尾部中间嵴两侧软组织开始，做拇指划圈压迫手法，在皮下滑动按摩，然后逐渐向上，经腰、胸及颈椎棘突两侧软组织顺序进行，直至颈枕部。此按摩范围相当于脊椎棘突至小关节之间的软组织。再在第一次按摩途径旁开约 2cm 处，同法自下而上地进行软组织按摩，按摩范围相当于小关节至横突端之间的软组织。在重点部加压手法按摩，按摩途经包括臀部坐骨大孔、腰眼、肩胛骨脊柱缘及腋窝缘肌肉附着部。最后在颈部后侧肌筋膜及背阔肌腋窝后缘，做肌肉弹拨手法数次。在热疗后进行手法按摩效果更好。

5. 药物治疗　可适当使用镇痛药、肌松弛药、维生素及能量药物、非皮质激素药物等。

6. 封闭疗法

（1）浅位封闭法：适用于浅位性疼痛患者俯卧位，腹下垫枕，使腰前凸减少，两上肢置身旁，使腰部肌肉放松，然后确定封闭点，消毒皮肤及铺巾。将注射针直接刺入疼痛点内，并缓慢将麻醉药液均匀地向四周做浸润注射。一般用 0.25%～0.5% 普鲁卡因液 10～20ml 或 0.75% 布比卡因 10ml 加生理盐水 10～20ml，注射完麻醉药液后，利用原穿刺针再注入醋酸泼尼松龙 25mg。一般封闭 1 次即有效，如仍疼痛，5 日后可再注射 1 次，2 或 3 次为1 个疗程。

（2）深位封闭法：适用于近脊柱骨深位软组织痛，如深部肌肉、小关节滑膜囊及深部韧带等。小关节位置在棘突下缘旁 1cm 处，确定部位后，将长穿刺针垂直刺入，边推药边进针，直到触及小关节滑膜囊为止。此时可有针尖触及坚韧组织的感觉，抽吸针管无回血时，则将药液注入关节内及其周围，药物及剂量与同上法，可 5 日注射 1 次，2 或 3 次为 1个疗程。

（3）第 3 腰椎横突综合征封闭：采用细长的注射针，在第 3 腰椎横突端疼痛处外侧 1cm处，进针，以 45°角斜行刺入，直至横突尖周围，抽吸针管无回血后，作附丽于横突端软组织封闭，药物及剂量同"浅位封闭法"。

7. 推拿手法及自我推拿治疗　本法用于腰椎小关节滑膜嵌顿及胸椎肋骨横突关节嵌顿，此时患者可因疼痛而不能活动，甚至不敢深呼吸，故应先采用患处腰椎小关节封闭疗法，使肌肉松弛，再做斜扳手法，通常一次即可见效。

（1）斜扳手法：患者侧卧位，贴近床面一侧下肢伸直，对侧髋、膝关节屈曲。操作者站于患者背后，一手掌按住患者肩部，另一手按住臀部，先轻柔地扭动腰部数次，然后在无抗力情况下，一手急速向后拉肩，同时另手向前推臀，此时可听到腰部发出响声。继续使患者翻身取健侧侧卧位，面向操作者，操作者一手向后推肩，另手向前拉臀，也可听到相同响声。

（2）自我推拿：可鼓励患者在休息间歇期做自我推拿活动，以巩固疗效。指导患者两手握住一侧床边保持上身为侧卧位，向上一侧的下肢做"4"字屈曲，使足跟置于下侧膝上部，然后以下腰部为支点，将骨盆及屈曲的下肢同时做旋转活动，如此左右交替练习。

（3）肋骨横突关节嵌顿手法：患者俯卧，做缓慢深呼吸动作，待其呼气终末时，操作者在疼痛区背部，用适当力量快速按压，可听到响声，通常症状即可消失。

8. 体育疗法　由于人们日常工作姿势居多为屈颈低头，腰前屈位，两上肢外展和前屈 90°以下的范围内活动较多，长期可失去肢体功能协调的静态及动态平衡。因此，体育疗法强调采取上述姿势的对抗性动作，以达到恢复肢体正常动态平衡的作用。

（二）手术治疗

1. 适应证

（1）经保守治疗无效，症状比较严重。

（2）滑膜组织增生、肥厚，小关节腔的滑膜组织不断受到嵌顿和挤压，症状频繁发作，影响生活和工作。

2. 手术方法　包括腰部软组织损伤后破裂及粘连的肿块摘除和修补；肌疝还纳；增生性肌筋膜索条肿物摘除；挛缩肌筋膜组织松解；第 3 腰椎横突尖切除及软组织松解等。

对脊柱小关节慢性肥厚性滑膜炎，习惯性滑膜嵌顿挤压的患者，可选择应用小关节囊及滑膜切除术。采用硬脊膜外麻醉下，切开，显露腰$_4$、腰$_5$ 及骶$_1$ 的两侧小关节囊，确定患病关节定位，认清该关节的上关节突乳状突与其横突根部副突，两突起间有纤维结缔组织覆盖成一管状，切开此管，即可找到脊神经后支的内侧支及关节支，必要时可予切除。做小关节囊切除时，最好以 10mm 骨凿，沿小关节囊周围做环状切断，再将关节囊连同滑膜一起刮除。手术时应观察有无关节积液，关节滑膜水肿及肥厚等病理变化。切除至椎间孔边缘时，操作应轻柔，切下组织送病理检查。

（胡兴明）

第十一节　青少年驼背

青少年驼背主要发生在胸腰段，呈弧形驼背。青年性驼背的病因尚不清楚，Scheuer－mann 认为椎间盘软骨破裂，髓核压人到椎体中致椎间隙变窄，椎间前方压应力增加，使椎体前部变楔形而形成驼背，并称为休门病。后来，Schmorl 发现椎间盘突人椎体中压迫椎体软骨板，在 X 线片上椎体上缘有一压凹出现，后来将此现象称 Schmorl 结节。

一、病因机制

（1）本病发病在青春期，体力劳动强度较大或经常负重的青少年，由于下胸及胸腰段的后弓与腰椎前凸交会是负重的应力交会点，久之使该部椎体前部变楔形，可能发生在连续 2 或 3 个椎体，有的伴有 Schmorl 结节，而形成青年人驼背。

（2）脊柱结核、胸椎或胸腰段结核。

（3）胸椎、胸腰段骨折脱位、复位不足或内固定后失败。

（4）老年人因为骨质疏松，可发生胸椎驼背，也可因脊柱退变而发生胸腰段驼背。

（5）强直性脊柱炎因疼痛不敢直腰而遗留强直性驼背，现给予药物治疗及保持姿势适当活动，强直性驼背已减少。

二、临床表现

在未成年时，胸腰段渐渐发生驼背，开始无明显症状，日久在劳动或负重时出现背痛，至成年时驼背可能继续加重，坐久也感觉背痛，并可因腰椎代偿性前凸加重而腰痛。检查可见胸腰段呈圆背形驼背，棘间可能有压痛，用力使腰背伸可部分矫正。

三、辅助检查

站立胸腰椎侧位 X 线照片，可见胸$_9$、胸$_{10}$至腰$_1$下胸段及胸腰段，至少有 3 个椎体呈现前楔形变。Cobb 角一般都 >35°，严重者可达 45°。

四、治疗原则

1. 青少年期　青少年是发育活动期，此期治疗主要是锻炼背肌及佩戴支具。支具制动要在俯卧位制型，保持脊柱伸直，但长期带支具常较难被接受，而且病变椎体范围广泛，故难以达到完全矫正。

2. 成年期　至成年后胸腰段驼背的症状持续存在，且驼背角 >40°者，为缓解症状及改善外形，可以考虑行手术治疗。以后路手术为主，对于 1～2 个椎节的椎体楔形变，严重者可行楔形椎体切除、矫正及后路固定；如有 3～4 个椎节都有前楔形变，则选择以病变节段的小关节拉紧融合固定，可达到矫正大部分驼背畸形。

五、预防

此症发生在青少年期，早期可无明显症状，如家长发现孩子在坐位时呈现驼背，即应到医院进行检查，因在发育未成熟前，采用保守方法，可争取达到部分矫正驼背的效果。

（王国旗）

第十六章

骨与关节结核

第一节 肩关节结核

肩关节结核比较少见，其发病率占全身骨与关节结核的 1.06% ，与全身其他两个大关节髋与膝相比，则明显的低下。好发于青少年，男性病例略多。

一、病理

肩关节结核大都来自骨结核，源于滑膜结核的很少，很快便发展成全关节结核，因此就诊病例有湿性与干性两种。湿性的肩关节肿胀积液明显，干性的只有功能障碍，没有明显积液，原因是肩关节周围肌肉丰富，血供良好，关节腔内渗液容易被吸收。以干性的比较多见。

二、临床表现

起病缓慢、局部疼痛是其主要症状，初起时疼痛不甚剧烈，往往于劳累后加剧，休息后减轻。由于渗出不多，肿胀不明显，经常会被忽略掉，往往发展至肩关节已丧失运动功能或有冷脓肿时才去医院就诊。

冷脓肿发生率不高，是脓液穿破关节囊的结果。脓液可在关节外软组织间隙内流动，它可以出现在腋前方、腋窝、腋后方或上臂内侧。溃破后会形成慢性窦道。

至后期骨质破坏明显，特别是头部的破坏可以产生肱骨头病理性半脱位，由于三角肌已萎缩，可以出现"方肩畸形"。

部分病例经治疗后病变趋向吸收与稳定，疼痛与全身症状减轻，关节多数出现纤维性强直，肩部动作完全丧失，只有肩胛骨沿着胸壁的滑动代偿着上肢带的运动。

三、影像学检查

（一）X 线表现

早期病例只有骨质疏松与软组织肿胀。出现 X 线征象时多数已演变成全关节结核，以骨质破坏为主要表现。骨破坏可以出现在肩峰、肱骨头、肩胛盂及大结节处，有死骨形成；而更多地表现为关节间隙的变窄与关节边缘的骨破坏。晚期病例骨破坏严重，肱骨头部分消失，甚至有半脱。由于肱骨上端骨骺的破坏影响了肱骨头的发育，表现为肱骨头的缩小甚至消失。有继发感染者则有骨硬化表现。

（二）CT检查

有关节腔内积液，并可早期发现关节边缘骨破坏，后期病例显示出明显的骨破坏与死骨，还可显示出关节外软组织间隙内冷脓肿流动的方向与大小。

（三）MR检查

MR检查可以更早期发现关节内积液与骨内炎性浸润的异常信号。

四、诊断与鉴别诊断

因患者就诊迟延，大部分病都已发展成全关节结核或有冷脓肿及窦道形成，诊断不难。早期病例应与类风湿关节炎相鉴别。中期病例还需与肩关节周围炎及肩袖病变相鉴别。肩关节镜检查时可以取滑膜组织做病理检查，因而具有独特的诊断价值。

五、治疗

大多数病例可采用非手术治疗获得成功，特别适用于"干性"病例。非手术治疗的具体措施为全身性抗结核药物的应用与肩部妥善的石膏固定。可采用胸肱石膏背心固定至少3个月，要求肩关节外展45°、前屈30°、外旋30°位置。此种类型石膏固定只适用于青壮年病例，对不能耐受石膏固定的老年患者可用三角巾将患肢悬吊于胸前。

少数还处于单纯滑膜结核阶段的病例，可采用肩关节腔内注射抗结核药物。由于肩胛盂骨的位置比肱骨头深，一般穿刺的部位选择在肩前喙突的外侧方。局部注射效果不好的病例可考虑做滑膜切除术。

大部分病例就诊时已是全关节结核，对已有冷脓肿形成、骨质破坏明显或症状明显者，可考虑做病灶清除术与肩关节融合术。肱骨头与肩胛盂之间的接触面小，做病灶清除术后肩关节的自然融合率不高，如无继发感染存在，可同时做植骨术，一般将植骨片放在肩胛盂与肱骨头之间，只用暂时性内固定物，术后用肩人字形石膏固定直至骨性融合。

（谢　峰）

第二节　肘关节结核

肘关节结核的发病率虽不高，占全身骨与关节结核的5.63%，但却是上肢骨与关节中发病率最高的部位。多见于青壮年。

一、病理

肘关节结核大都来自骨结核，但就诊时往往已发展至全关节结核。骨结核的部位以尺骨鹰嘴最常见，其次为肱骨外髁。病变严重时会发生病理性脱位，一般以向后方或侧方脱位多见。至病程后期肘关节常发生纤维性强直，多数处于非功能位，即半屈曲位。因肱桡关节亦常受累，故前臂旋转功能也有不同程度地丧失。

二、临床表现

起病缓慢，肘部疼痛是首先出现的症状，开始时比较轻微，休息后会好转些，往往被误认为是劳累所致。随着病变的发展，疼痛逐渐加重，并出现肿胀与功能障碍。肿胀经常位于尺骨鹰嘴突的两侧，随着关节腔内积液的增多，肿胀蔓延至肘关节的侧方，肘关节的伸直与屈曲都受到限制，肱桡关节的受累使患者觉得旋转前臂时疼痛加剧，甚至无法旋转前臂。此时患者可有低热、盗汗、食欲不振、体重减轻、乏力等全身中毒症状。因上臂与前臂肌肉都有废用性萎缩，使肘部成梭形肿大。

至病程后期，冷脓肿形成，并穿破关节囊后流向前臂软组织及肌肉间隙内，亦会穿破后形成慢性窦道，且通常最容易在鹰嘴突两侧成为瘘管。

晚期病例肘关节通常发展至纤维性强直，一般强直于半屈曲位，这是非功能性体位，给患者生活、工作带来了很大不便；部分病例还有陈旧性肘关节病理性脱位或半脱位。

三、影像学检查

（一）X 线检查

早期病例只有骨质疏松与软组织肿胀，发展到全关节结核时可有关节间隙进行性变窄与关节边缘性骨腐蚀改变。X 线上还可看到骨结核的病灶，一般较大，位于鹰嘴、肱骨外髁处多见。后期病例可有病理性脱位，有继发感染者则有骨硬化。

（二）CT 检查

CT 检查显示关节腔内积液量，早期发现骨结核病灶与关节边缘骨破坏。后期病例可显示出冷脓肿流动的方向与部位。

（三）MR 检查

MR 检查可以更早期发现骨内炎性浸润性异常信号。

四、诊断与鉴别诊断

发展至全关节结核者，根据病史、症状、体征与 X 线表现，一般诊断不难，但需与下列疾病相鉴别。

（一）网球肘

病程早期易与网球肘混淆不清。注意网球肘的压痛部位不同，不会有肿胀，也无全身性症状。X 线检查可加以鉴别。

（二）类风湿关节炎

早期肘关节滑膜结核应注意与类风湿肘关节炎相鉴别。类风湿为多发性关节炎症，累及肘部的往往呈对称性，很快肘部不能完全伸直，同时还伴有腕及手指关节病变。

（三）退行性骨关节炎

对老年病例应注意与肘关节退行性骨关节炎相鉴别。通常退行性骨关节炎也会有肘关节疼痛与伸直受限等表现，但一般肿胀不太明显，X 线检查可见有关节间隙变窄，但只有关节边缘骨质增生，而没有边缘性骨质破坏，也没有全身性毒性症状，可加以区别。

五、治疗

早期滑膜结核病例除应用全身性抗结核药物外，还可用局部抗结核药物关节腔内注射，效果不明显时可采用滑膜切除术。有时很难通过一个手术切口将肘关节滑膜切除干净，可以根据肿胀的部位选择肘关节后方切口，或肘关节外侧切口做滑膜切除术。术中的发现往往比预计的要重些，可根据病变的情况加做有限性病灶清除术，不做肘关节融合手术。

当病变已发展至全关节结核且肿胀明显者，或已有冷脓肿形成，甚至有病理性脱位者理应行病灶清除术及肘关节融合术，清除脓液，切除肥厚水肿的滑膜，刮除破坏的软骨，清除病灶内的死骨、病骨和结核性肉芽组织，一直刮至健康的骨质出现。将肘关节置屈曲90°位置。如果软骨面已完全去除者，应加做植骨融合术。

肘关节结核经治疗后不可避免地会产生不同程度的功能障碍，以肘关节屈伸功能和前臂旋转功能受限最为突出。桡骨头的切除可以改善旋转功能。静止的肘关节结核不是人工肘关节置换术的绝对禁忌证，文献报道，手术成功率超过80%；但亦有报道，肘关节结核静止25年后再行肘关节置换术取得了短期满意结果，而一年后因结核复发出现多处冷脓肿而宣告手术失败。因此，对肘关节结核施行肘关节置换术时应慎重考虑。取阔筋膜填充在肱骨和尺骨之间的肘关节成形术，因效果不理想未能广泛采用。

（谢　峰）

第三节　腕关节结核

腕关节结核发病率不高，占全身骨关节结核的3.09%，以青壮年为多见。

一、病理

腕关节结核来自骨结核的居多数，但很快便发展至全关节结核。骨结核的好发部位依次为桡骨远端、头状骨和钩状骨，发生于近排腕骨的少见。腕关节结核也可以发生冷脓肿，因腕背部皮肤比较薄弱，冷脓肿常于此处溃破，并产生继发性腱鞘结核和自发性伸腱断裂。至后期，关节完全毁损而产生纤维性或骨性强直，以前者多见。

二、临床表现

起病缓慢，初起有轻微疼痛，随着疼痛的加重而出现腕背部肿胀。因肿胀明显患者诉说手指活动困难。冷脓肿出现在腕背部，穿破后形成的慢性窦道多数也在腕背部。伴发的腱鞘结核使手指活动更为困难，某一个手指突然丧失了伸展功能则提示已发生了自发性肌腱断裂。晚期病例，关节出现僵硬及畸形，因桡骨远端破坏较重，一般以腕桡偏畸形多见。

三、影像学检查与关节镜检查

（一）X线检查

早期病例只有骨质疏松与软组织肿胀。发展至全关节结核时有腕骨间间隙与桡腕关节间隙进行性狭窄，以及边缘性骨腐蚀。骨破坏的位置以桡骨、头状骨与钩骨最为多见。后期病例关节结构完全破坏，发生腕骨间骨性融合并不少见，但很少见到桡腕关节骨性融合。

（二）CT检查

早期可看到边缘性骨破坏，并可发现死骨。

（三）MR 检查

早期发现关节内积液及骨内炎性浸润异常信号。

（四）关节镜检查

腕关节镜检查下取滑膜做活组织检查，有助于诊断腕关节滑膜结核。

四、诊断与鉴别诊断

根据症状、体征、X 线检查所见，诊断不难。由于 X 线检查阳性表现出现较晚，因此对有症状、体征及血沉增快的病例应及早做 CT 或 MR 检查，可疑病例应做试验性抗结核治疗及石膏托固定 2 个月，如对治疗反应良好则应按腕关节结核处理并密切随访。在诊断时应注意与类风湿关节炎、月骨缺血性坏死、腕关节腱鞘囊肿甚至滑膜瘤相鉴别诊断。

五、治疗

因大多数病例在就诊时已发展为全关节结核，又因腕关节作滑膜切除术后往往处于僵硬状态，故主张大多数腕关节结核采用非手术治疗为主，即全身性抗结核药物应用，短臂管型石膏固定时间不少于 3 个月。只有当冷脓肿形成时才考虑行病灶清除术，由于这些病例的腕骨已破坏得很严重，往往需植骨融合术。

部分病例在病变静止后有腕关节掌屈或桡偏畸形，该类病例宜采用腕骨间截骨矫形术或桡骨远端截骨术。有前臂旋转障碍者可将尺骨远端连同骨膜切除 1.5cm，但需保留尺骨茎突。如果下尺桡关节亦有病变，则可将尺骨头近端切去 1cm 骨干，以肌肉填充造成一个假关节以利于前臂旋转功能的改善。

（谢　峰）

第四节　指骨结核

指骨结核与掌骨结核统称为短骨的骨干结核，发病率占上肢骨与关节结核的次位，仅低于肘关节结核，占全身骨与关节结核的 4.88%。以儿童患者居多，成人发病少见。

一、病理

短骨的骨干结核增生性病变与破坏性病变同时存在，但以增生为主。破坏发生在髓腔内，破坏性病变的发展使短骨不断增粗与膨胀；增生发生在骨干与骨膜，新生骨的形成使骨成为鼓状。髓腔内的骨破坏会产生大量死骨，这些死骨量多但细小，因局部血运丰富，很快便被吸收掉。只有少数病例发展至脓肿而溃破。病变往往是多发性的。

二、临床表现

多数为 10 岁以下儿童，起病缓慢，有局部疼痛、肿胀及压痛。可以是多发性的。如果只限于短骨结核，可以没有全身性中毒症状。极少数病例发展至脓肿而溃破。

三、影像学检查

X 线片表现出典型的"骨气膨"表现。多发性的并不少见。整个短骨膨胀如灯笼状，髓腔内有斑点状病骨及死骨阴影，骨皮质变薄，有层状骨膜新生骨形成。少数病例表现出骨脓肿，显示为孤立性囊腔。

四、诊断与鉴别诊断

儿童病例出现短骨"骨气膨"X线征象者，诊断不难。需与内生软骨瘤与骨纤维结构不良相鉴别。

五、治疗与预后

短骨骨干结核对抗结核药物反应良好，用药后症状与体征迅速消退。经过6个月的抗结核药物治疗后，病变可痊愈，X线片上骨结核可恢复至正常。

只有发展为骨脓肿者才需手术治疗，该类病例大都为成人病例。手术方法采用病灶清除术，除非缺损很大，一般不作植骨。

（谢　峰）

第五节　髋关节结核

髋关节结核占全身骨与关节结核发病率的第3位，约占10.39%。以儿童为多见，单侧性的居多。

一、病理

早期髋关节结核，一般为单纯性滑膜结核或单纯性骨结核，其中以单纯性滑膜结核为多见。单纯性骨结核的好发部位为股骨头的边缘部分或髋臼的髂骨部分。早期阶段如没有及时控制病情必然会发展为全关节结核，骨结核病灶进一步扩大并破向关节腔使关节软骨严重破坏，至后期产生冷脓肿并发生病理性脱位。冷脓肿可以穿过前内方髋关节囊的薄弱点流向腹股沟的内侧方，也可以流向后方，形成臀部冷脓肿。

二、临床表现

（一）一般特点

起病缓慢，有低热、乏力、倦怠、食欲不振、消瘦及贫血等全身症状。多数为单发性，早期症状为疼痛。初起时疼痛不剧烈，休息后症状好转。在小儿则表现为夜啼。儿童患者常诉膝部疼痛，如不加注意，常延误诊断。随着疼痛的加剧，出现跛行。至后期，常在腹股沟内侧与臀部出现冷脓肿，破溃后成为慢性窦道。当股骨头破坏严重时产生病理性脱位，通常为后脱位。如果在治疗期间没有考虑畸形预防，当结核病变静止甚至愈合后常遗留各种畸形，以髋关节屈曲内收内旋畸形，髋关节强直与下肢不等长最为常见；部分病例有继发性膝关节屈曲挛缩和马蹄足畸形。

（二）特殊检查

下列各种检查试验有助于诊断：

1. 步态检查　早期出现疼痛性跛行，后期为关节强直性跛行。

（1）疼痛性跛行：髋关节有疼痛性病变时，为减少其负荷，在行走时患者尽量缩短患肢负重的时间，即当患肢着地时，尽快收回正在进行跨步的健肢，于是显得健肢的跨步动作十分仓促。

（2）关节强直性跛行：在正常的跨步动作中，跨步一侧骨盆的向前摆动必须以对侧髋关节为运动中心，如右腿跨步时右侧骨盆的向前摆动需以左髋为其中心；如果左侧髋关节已经强直，右腿的跨步动作必然受到障碍，因而引起跛行。不同姿势的髋关节畸形更增加了行走的困难。

2. "4"字试验 本试验包含髋关节屈曲、外展和外旋三种运动，髋关节结核者本试验为阳性。方法如下：患者平卧于检查床上，屈曲其患肢髋、膝关节，将外踝置于健肢髌骨上方，检查者用手下压其患侧膝部，若患髋出现疼痛而使膝部不能接触床面即为阳性。应当指出，本试验受个体因素（年老或肥胖）影响较大，故应进行两侧对比。作对比时外踝置放的位置必须相同，不得有高低。

3. 髋关节过伸试验 可用来检查儿童早期髋关节结核。患儿俯卧位，检查者一手按住骨盆，另一手握住踝部把下肢提起，直到骨盆开始从床面升起为止。同样试验对侧髋关节，两侧对比，可以发现患侧髋关节在后伸时有抗拒感，因而后伸范围不如健侧大。健侧一般可有10°后伸。

4. 托马斯（thomas）征阳性 用来检查髋关节有无屈曲畸形，立位检查时髋关节屈曲畸形可为腰椎前凸所掩盖，托马斯试验则能予以鉴别。方法如下：患者平卧于检查床上，检查者将其健侧髋、膝关节完全屈曲，使膝部贴住或尽可能贴近前胸，此时腰椎前凸完全消失而腰背平贴于床面，若患髋存在屈曲畸形，即能明确诊断，根据大腿与床面所成的角度来确定屈曲度的范围。在此姿势下，还可检测患髋各个方向的活动度。

三、影像学检查

（一）X线检查

X线片检查对诊断髋关节结核十分重要，但必须是两髋关节同时摄片以相互比较。早期病变患者有局限性骨质疏松，质量好的X线片可显示肿胀的关节囊。进行性关节间隙变窄与边缘性骨破坏病灶为早期X线征象。随着破坏的加剧，出现空洞和死骨；严重者头部几乎消失。后期有病理性后脱位。经治疗后骨轮廓边缘变清晰时提示病变已趋于静止。

（二）CT及MR检查

CT与MR检查可获得早期诊断。能清楚显示髋关节内积液量多少，并能提示普通X线片不能显示的微小骨破坏病灶。MR还能显示骨内的炎性浸润。

四、诊断与鉴别诊断

根据病史、症状与影像学表现，一般诊断不难。需与下列疾病作鉴别诊断。

（一）暂时性滑膜炎

多为一过性，7岁以下儿童多见，有过度活动的病史，表现为髋部疼痛和跛行。X线片未见异常。卧床休息2周即愈，不留后遗症。

（二）儿童股骨头骨软骨病

本病 X 线表现较特殊，初期关节间隙增宽，进一步骨化中心变为扁平和破碎及囊性改变，但血沉正常。但早期滑膜结核确与儿童股骨头骨软骨病很难区别。

（三）类风湿关节炎

儿童型类风湿关节炎也有发热，血沉增高，尤其是初发时为单关节性时很难区别。但本病的特征为多发性和对称性，经过短期观察一般不难区别。

（四）化脓性关节炎

发病急骤，有高热。急性期有败血症表现，局部有红、肿、热、痛等急性炎症表现。血和关节液中可检出化脓性致病菌。X 线表现破坏迅速，并有增生性改变，后期会产生骨性强直。

五、治疗

全身治疗和局部治疗同样重要，抗结核药物治疗一般可维持 2 年。有屈曲畸形者应作皮肤牵引；畸形矫正后给髋人形石膏固定 3 个月，一般都能控制病情。单纯滑膜结核可以关节腔内注射抗结核药物；如果髋关节内液体较多，为保全股骨头，对有手术指征者可行髋关节滑膜切除术。一般术中发现病变远重于 X 线表现即临床估计，有必要在滑膜切除时做局限性病灶清除，即对骨性病灶做彻底刮除。有冷脓肿形成时宜作彻底的病灶清除术，清除一切不健康组织；术后髋人字形石膏固定 3 周，以使病灶愈合，然后开始髋关节功能锻炼。有慢性窦道形成者亦需手术，手术前后需加用抗生素以预防混合感染；对有混合感染者一般主张同时作髋关节融合手术。部分病例病变已静止，髋关节出现纤维性强直，但微小活动便会诱发疼痛，对该类病例可行髋关节融合术。该类病例在抗结核药物控制下也可作全髋关节置换术，但需谨慎。关节置换术后往往会诱发结核病灶活动，其成功率约为 80%。对髋关节有明显屈曲、内收或外展畸形者，可作转子下截骨矫形术。对髋关节有病理性脱位，且股骨头已吸收者，可先行骨牵引术，然后施行手术；手术将大转子游离后纳入髋臼做融合术。一般不主张对陈旧性髋关节结核伴脱位者施行股骨延长术。

（王　治）

第六节　膝关节结核

膝关节结核发病率居全身骨与关节结核的第 2 位，约为 12.49%，仅次于脊柱结核；儿童和青少年患者多见。

一、病理

起病时以滑膜结核为多见。病变缓慢发展，以炎性浸润和渗出为主，表现为膝关节肿胀和积液。随着病变的发展，结核性病变可以经过滑膜附着处侵犯至骨骼，产生边缘性骨腐蚀。骨质破坏沿着软骨下潜行发展，使大块关节软骨剥落并形成全关节结核。滑膜渗液中大量细胞因子和酶也会加速关节软骨的裂解和破坏。至后期则有脓液积聚，形成冷脓肿，穿破后会成为慢性窦道。关节韧带结构的破坏会产生病理性半脱位或脱位。当病变静止后遗留膝关节纤维性强直，有时常伴有屈曲挛缩。

二、临床表现

起病缓慢，有低热、乏力、疲倦、食欲不振、消瘦、贫血等全身症状及血沉增快。儿童有夜啼表现，由于膝关节位置表浅，因此肿胀和积液十分明显。检查时发现膝眼饱满，髌上囊肿大，浮髌试验阳性。对于较晚期的膝关节结核，滑膜可以显著肿胀和增厚，触诊时犹如揉面粉团的感觉。早期膝关节穿刺可获得比较清亮的液体，随着病程的进展，抽出液逐渐变混，为纤维素混杂在内，最终变为脓性。关节持续的积液和废用性肌肉萎缩，使膝部成梭形肿胀。由于无急性炎症改变，因此称之为"冷脓肿"。由于疼痛，膝关节常半屈曲状，久之发生屈曲挛缩。至后期冷脓肿形成，溃破后形成慢性窦道，经久不愈（图16-1）；或因韧带的破坏而产生病理性脱位。病变静止或愈合后成为纤维性强直，影响关节活动。病变会破坏骨骺板，骨生长受到抑制，造成两下肢不等长。

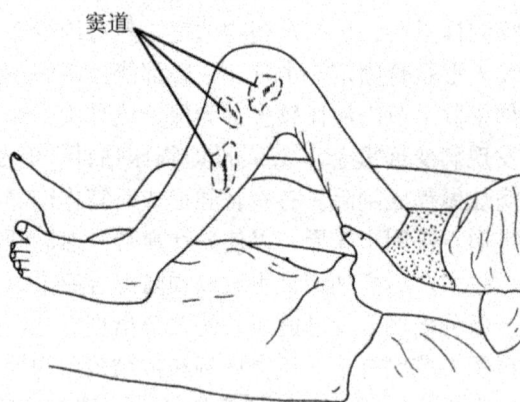

图16-1　膝关节结核形成窦道示意图

三、影像学与关节镜检查

（一）X线检查

早期处于滑膜结核阶段，X线片上仅见髌上囊肿胀与局限性骨质疏松。随着病程的进展可见到进行性关节间隙变窄和边缘性骨腐蚀。至后期，骨质破坏加重，关节间隙消失，严重时出现胫骨向后半脱位。无混合感染时骨质疏松十分严重，有窦道形成，当发生混合感染时则表现为骨硬化。

（二）CT与MR检查

CT与MR检查可以看到普通X线片不能显示的病灶，特别是MR具有早期诊断价值。

（三）关节镜检查

关节镜检查对早期诊断膝关节滑膜结核具有独特的价值，在检查的同时取活检及行镜下滑膜切除术。

四、治疗

全身治疗和局部治疗都不容忽视。由于膝关节属表浅关节，容易早期发现病变，因此单纯性滑膜结核病例绝大部分是可以治愈的，并可以保留全部或大部分的关节功能。

关节腔内抗结核药物注射方法：患者仰卧位，膝关节伸直，放松股四头肌使髌骨能左右推动。进针点应在髌骨的外侧或内侧缘的中点，针尖从髌骨的下面刺入关节内。进针点不宜在髌骨下极的边缘，以免误入髌下脂肪垫（图16-2）。先抽吸关节内积液，再将抗结核药物直接注入关节腔内。成人每次可注入异烟肼200mg，儿童减半；也可注入链霉素，成人1g，儿童0.5g。每周注射1~2次，3个月为一个疗程。如果滑膜肿胀得厉害，抽不出液体，也可于穿刺部位注入药物。经过局部药物治疗后，如果积液减少，色泽转清时可以继续同样方法治疗；如果症状无明显好转，滑膜肿胀肥厚者，可行滑膜切除术。

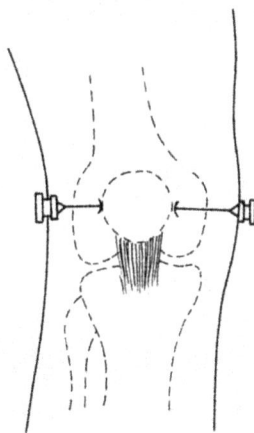

图16-2　膝关节结核穿刺点示意图

如非手术疗法效果不佳或病情加重者，应尽早采用手术疗法，以抢救关节功能。手术方法包括滑膜切除术、病灶清除术和融合术等：

（1）关节镜下滑膜切除术：通过关节镜在直视下评估病变情况，获取滑膜进行病理检查，同时行关节镜下病灶清理和滑膜切除术，减少对关节软骨的破坏，阻止病变向全关节结核发展，可望获得痊愈。膝关节镜手术具有创伤小、并发症少、恢复快、不影响关节活动度等优点，符合现代外科微创治疗的发展方向，尤其适合于早期诊断不明确者。

（2）传统滑膜切除术：如经保守治疗后效果不明显，出现滑膜肿胀增厚，可行切开滑膜切除术。对膝关节结核患者施行滑膜切除术，一般采用膝前正中皮肤切口经关节内侧髌旁进入关节，一般仅作滑膜大部分切除，保留半月板和前交叉韧带。术后继续关节腔内给予抗结核药物。在行滑膜切除术时往往会发现病变的实际情况比术前估计的要严重。此时要及时更改手术方法；如存在边缘性骨腐蚀，同时加行病灶刮除：

（3）病灶清除术：对于单纯骨结核，可根据病灶部位选择不同切口行病灶清除术，去除死骨和干酪坏死物，空洞型骨缺损可植骨填充。

早期全关节结核，其软骨破坏范围较小，可行滑膜切除术，如存在骨病灶可同时行病灶清除术。对于晚期全关节结核，应彻底清除病灶，将关节稳定的融合在功能位。融合术的固定方法有加压固定法（膝关节加压融合术）、骨圆针交叉固定法、钢板螺钉固定法等。全关节结核病例，如果破坏严重，或有脓液积聚，需作病灶清除术。对于病灶清除术后是否要作膝关节融合术目前尚无定论。一般认为，15 岁以下的儿童，或在行病灶清除术后尚有部分关节软骨面残留的成人病例可以不作融合术；15 岁以上关节毁损严重并有畸形者，在病灶清除术后同时行膝关节加压融合术（图 16－3）；有窦道或有屈曲挛缩者均宜作融合术。加压钢针一般在四周后拔除，改用管型石膏外固定至少 2 个月。

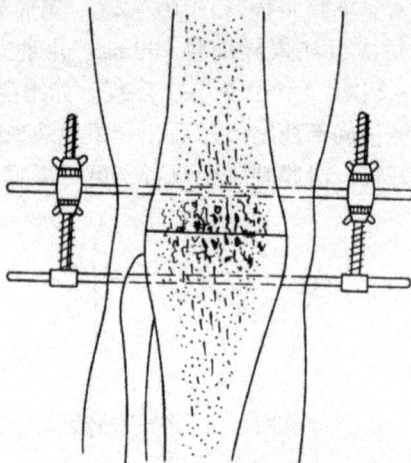

图 16－3　膝关节加压融合术示意图

（4）有学者对活动期膝关节结核进行一期人工膝关节置换术，据报道效果良好。但最终结果如何，尚需大量临床病例长期随访结果，故需慎重对待。但多数学者认为活动期膝关节结核是人工膝关节置换的禁忌证。

（王　治）

第七节　踝关节结核

踝关节结核比较少见，发病率不高，约占全身骨与关节结核的 3.4%，以青年与儿童比较多见。

一、病理

踝关节结核可起源于骨结核，也可源于单纯性滑膜结核，由于就诊时间较晚，发现踝关节结核时大多数病例已发展为全关节结核。据统计，踝关节结核来自滑膜结核的比率高，约占 2/3，而来自骨结核的则占 1/3。踝关节结核来自胫骨、内踝、外踝或距骨结核的机会大致相等。来自胫骨或距骨结核的更容易破向关节腔而演变成全关节结核。由于胫距关节的后方与跟距关节相通，因此踝关节结核常会同时发生距下关节结核。

二、临床表现

通常都有外伤病史。不论是起源于骨结核还是滑膜结核，起病一般均较缓慢，开始时疼痛不剧烈。因青少年活动量大，因此往往被误认为运动所致创伤。当发展至全关节结核或形成冷脓肿时疼痛才加剧，并局部肿胀明显。可有盗汗、低热、体重下降等全身中毒症状。至后期，冷脓肿穿破皮肤形成慢性窦道，或进展为关节纤维性强直时，疼痛反而减轻，毒血症状亦逐渐消失。通常踝关节会强直于跖屈位，足成马蹄状，需扶拐行走，踝关节各个方向活动范围明显减少。

三、影像学检查

（一）X线检查

单纯性滑膜结核表现为骨质疏松与软组织肿胀阴影，单纯性骨结核则表现为囊性溶骨性改变或毛玻璃样改变，其间死骨并不多见。发展至全关节结核时则表现为进行性关节间隙变窄及不对称，并可看到边缘性骨破坏。随着病变的发展，骨破坏加剧，软骨下骨皮质消失，至后期，踝关节毁损明显，但极少发生骨性强直。除非有继发感染存在，一般不会出现骨硬化表现。

（二）CT检查

单纯性滑膜结核可以看到关节腔内积液，积液大都在踝关节的前方与后方跟腱的两侧；单纯性骨结核可在相应部位有溶骨性改变、死骨形成及病灶附近的冷脓肿。

（三）MR检查

MR检查可早期发现病变，表现为松质骨炎性浸润异常阴影，通常在关节的两侧骨端均有相似的变化。

四、诊断与鉴别诊断

踝关节骨结核与全关节结核诊断一般并不难，而踝关节的单纯滑膜结核则诊断较难，需与踝关节扭伤及类风湿关节炎相鉴别。

（一）踝关节扭伤和创伤性滑膜炎

两者与踝关节结核都有外伤史，容易混淆。踝关节扭伤和创伤性滑膜炎与外伤的关系更直接些。在肿胀方面，踝关节韧带扭伤所致肿胀为局限性，不像踝关节滑膜结核成弥漫性。另外，踝关节结核有全身性中毒症状，可相鉴别。对于鉴别困难者，可作MR检查。对可疑病例，不要贸然诊断为创伤性病变，应给予局部皮质类固醇注射治疗。

（二）类风湿关节炎

类风湿关节炎为多发性关节炎，单独发生在踝关节的罕见，因此不难鉴别。

五、治疗

（一）单纯性滑膜结核

首先采用保守治疗，关节腔内抽液后注入抗结核药物，同时予以石膏托固定及全身性抗结核药物治疗。常用的药物为异烟肼，也可用链霉素，每月1~2次关节腔内注射，当关节积液逐渐减少，症状改善，此后可继续保守治疗，管型石膏固定时间应不少于3个月。如积液不减少，应考虑行滑膜切除术，由于手术时发现的病理变化往往重于影像学所见，又由于部位的特殊性，踝关节滑膜切除术后踝关节的运动功能会受到明显影响。

（二）单纯性骨结核

根据溶骨性病损的范围大小决定是否手术，一般病灶较大的都需要进行手术刮除，尽量避免进入关节腔内。如无继发感染存在，可取自体松质骨填充植骨。

（三）全关节结核

当病情发展至全关节结核，即后期时，如无明显肿胀、积液或冷脓肿及死骨形成，可考虑保守治疗，即全身性抗结核和管型石膏固定。有手术指征者仍应手术，15岁以下儿童和少年只需行病灶清除术，15岁以上者需加行踝关节融合术，常规踝关节应固定于90°位，也有主张女性病例最好固定于跖屈95°位置。

（王　治）

第十七章

骨与关节化脓性感染

第一节 急性血源性骨髓炎

一、感染途径

化脓性骨髓炎是一种常见病，病因为化脓性细菌感染，其涉及骨膜、骨密质、骨松质与骨髓组织，"骨髓炎"只是一个沿用的名称。本病的感染途径有：

1. 血源性 身体其他部位的化脓性病灶中的细菌经血液循环播散至骨骼，称为血源性骨髓炎。

2. 开放性 即由开放性骨折所致的感染，或骨折手术后出现了感染，称为创伤后骨髓炎。

3. 蔓延性 邻近软组织感染直接蔓延至骨骼，如脓性指头炎引起指骨骨髓炎，慢性小腿溃疡引起胫骨骨髓炎，称为外来骨髓炎。

4. 医源性 随着骨科手术技术和内植物器械的快速发展，医源性感染的病例越来越多。

各种类型骨髓炎的发病机制全然不同，治疗方法也有差别，现分别对各型骨髓炎分节加以阐述。本节主要讨论急性化脓性骨髓炎。

二、病因学

（一）致病菌

溶血性金黄色葡萄球菌是最常见的致病菌，乙型链球菌居第二位，嗜血属流感杆菌也可致病，其他的细菌有大肠杆菌和产气荚膜杆菌，亦可是肺炎球菌和白色葡萄球菌。近年来溶血性金黄色葡萄球菌感染发病率有下降的趋势，而耐药菌种明显增多，特别是抗生素广泛使用之后，引起的耐药菌种正在增加，如耐甲氧西林金黄色葡萄球菌（methicillin resistantstaphylococcus Aureus，MRSA）、铜绿假单胞菌、大肠杆菌等都会成为耐药致病菌种。

（二）播散途径

本病的致病菌系经过血源性播散，先有身体其他部位的感染性病灶，一般位于皮肤或黏膜处，如疖、痈、扁桃体炎和中耳炎。原发病灶处理不当或机体抵抗力下降，都可诱发细菌进入血循环成为败血症或脓毒败血症。菌栓进入骨营养动脉后往往受阻于长骨干骺端的毛细血管内，原因是该处血流缓慢，容易使细菌停滞；儿童骨骺板附近的微小终末动脉与毛细血管往往更为弯曲而成为血管襻，该处血流丰富而流动缓慢，使细菌更易沉积，因此儿童长骨干骺端为好发部位。

（三）各种诱因

发病前往往有外伤病史。儿童常会发生磕碰，因此创伤的真实意义不详，可能局部外伤后因组织创伤、出血而易于发病。外伤可能是本病诱因。

此外，本病发病与生活条件及卫生状况有关，往年，农村发病率明显高于城市，近年来在沿海大城市中血源性骨髓炎已很罕见，但在边远地区，本病仍是常发病。成年人因免疫性疾病需长期使用皮质类激素时，因机体局限感染灶的能力低下，亦容易罹患本病。

三、病理学特点

本病的病理变化为骨质破坏与死骨形成，后期有新生骨，成为骨性包壳。其主要病理阶段如下：

（一）脓肿形成

大量的菌栓停滞在长骨的干骺端，阻塞了小血管，迅速发生骨坏死，并有充血、渗出及白细胞浸润。白细胞释放的蛋白溶解酶破坏了细菌、坏死的骨组织与邻近的骨髓组织。渗出物和破坏的碎屑成为小型脓肿并逐渐增大，使容量不能扩张的坚硬骨腔内的压力更高。其他的血管亦受到压迫而形成更多的坏死骨组织。脓肿不断扩大并与邻近的脓肿合并成更大的脓肿。

（二）脓肿、死骨与窦道形成

脓腔内高压的脓液可以沿着哈佛管蔓延至骨膜下间隙，将骨膜掀起成为骨膜下脓肿（图17－1）。骨密质外层1/3的血供系来自骨膜，骨膜的掀起会剥夺外层骨密质的血供而成为死骨。骨膜穿破后脓液便沿着筋膜间隙流注而成为深部脓肿。若脓肿穿破皮肤排出体外，则成为窦道。

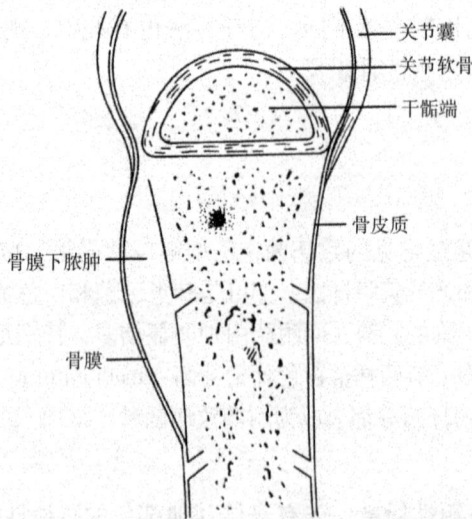

图17－1 化脓性骨髓炎脓肿形成示意图

脓肿也可以穿破干骺端的骨密质，形成骨膜下脓肿，再经过骨小管进入骨髓腔。

脓液还可以沿着骨髓腔蔓延，破坏骨髓组织、松质骨和内层2/3密质骨的血液供应。严重病例骨密质的内、外面都浸泡在脓液中而失去血供，这样便会形成大片的死骨。

（三）入侵关节

脓液进入邻近关节比较少见，因为骨骺板具有屏障作用。成人骺板已经融合，脓肿可直接进入关节腔形成化脓性关节炎。小儿股骨头骺板位于髋关节囊内，该处骨髓炎可以直接穿破干骺端骨密质而进入关节（图17-2）。

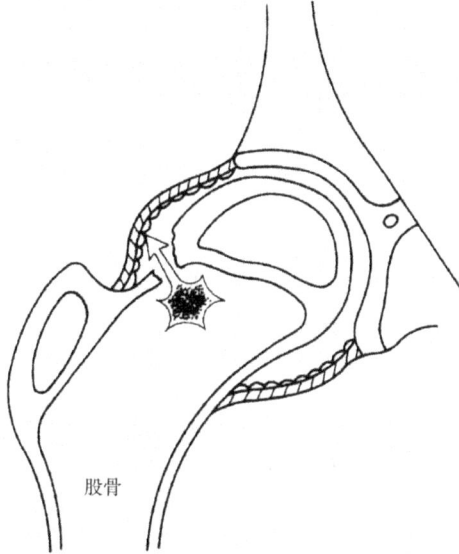

图17-2　股骨上端化脓性骨髓炎入侵髋关节示意图

（四）骨性包壳与死腔

骨失去血供后，部分骨组织因缺血而坏死。在周围形成炎性肉芽组织，死骨的边缘逐渐被吸收，使死骨与主骨完全脱离。在死骨形成过程中，病灶周围的骨膜因炎性充血和脓液的刺激而产生新骨，包围在骨干的外层，形成"骨性包壳"，包壳上有数个小孔与皮肤窦道相通（图17-3）。包壳内有死骨、脓液和炎性肉芽组织，往往引流不畅，成为骨性死腔，其外形犹如棺材，故称之为"死枢"。

（五）死骨的命运

小片死骨可以被肉芽组织吸收掉，或为吞噬细胞所清除，也可经皮肤窦道排出。大块死骨难以吸收或排出，长期留存体内，使窦道经久不愈合，疾病进入到慢性阶段。

四、临床表现

（一）好发年龄与部位

儿童多见，以胫骨上段和股骨下段最为多见，其次为肱骨与髂骨，脊柱与其他四肢骨骼都可以发病，肋骨和颅骨少见，发病前往往有外伤病史，但

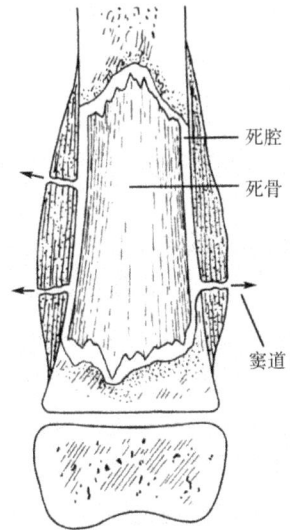

图17-3　死骨形成示意图

能找到原发感染灶或在病史中询问出原发感染灶者却不多见。

（二）发病急骤

起病急骤，有寒战，继而高热至 39℃ 以上，有明显的毒血症症状。儿童可有烦躁、不宁、呕吐与惊厥。重者有昏迷与感染性休克。

（三）肢体局部症状严重

早期只有患区剧痛，肢体半屈曲状，周围肌痉挛，因疼痛而抗拒做主动与被动运动。局部皮温增高，有局限性压痛，肿胀并不明显。数天后局部出现水肿，压痛更为明显，说明该处已形成骨膜下脓肿。脓肿穿破后成为软组织深部脓肿，此时疼痛反可减轻。但局部红、肿、热、压痛都更为明显。如果病灶邻近关节，可有反应性关节积液。脓液沿着髓腔播散，则疼痛与肿胀的范围更为严重，整个骨干都存在着骨破坏后，有发生病理性骨折的可能。

（四）转归

急性骨髓炎的自然病程可以维持 3～4 周。脓肿穿破后疼痛即刻缓解，体温逐渐下降，脓肿穿破后形成窦道，病变转入慢性阶段。

（五）非典型病例

部分病例致病菌毒性较低，特别是白色葡萄球菌所致的骨髓炎，表现很不典型，缺乏高热与中毒性症状，体征也较轻，诊断比较困难；在临床上应引起注意。

五、临床检查

（一）白细胞计数

本病属于急性炎症，因此白细胞计数显示明显增高，一般都在 10×10^9/L 以上，中性粒细胞可占 90% 以上。

（二）血培养

可获致病菌，但并非每次培养均可获阳性结果，特别是已经用过抗生素者阳性率更低，建议在做血培养前停用两周以上的抗生素，具体情况需视病情而定。在寒战高热期抽血培养或初诊时每隔 2 小时抽血培养一次，共三次，可以提高血培养阳性率。所获致病菌均应做药物敏感试验，以便调整抗生素。

（三）局部脓肿的判定

可采取分层穿刺，即选用有内芯的穿刺针，在压痛最明显的干骺端刺入，边抽吸边深入，不要一次穿入骨内，以免将单纯软组织脓肿的细菌带入骨内，抽出混浊液体或血性液可作涂片检查与细菌培养，涂片中发现多是脓细胞或细菌即可明确诊断。任何性质穿刺液都应作细菌培养与药物敏感试验。

（四）X 线检查

起病后 14 天内的 X 线检查往往无异常发现，用过抗生素的病例出现 X 线表现的时间可以延迟至 1 个月左右。X 线检查难以显示出直径小于 1cm 的骨脓肿，因此早期的 X 线表现为层状骨膜反应与干骺端骨质稀疏。当微小的骨脓肿合并成较大脓肿时才会在 X 线片上出现骺区散在性虫蛀样骨破坏，并向髓腔扩展，密质变薄，并依次出现内层与外层不规则。骨破坏的结果是有死骨形成，死骨可大可小，小死骨表现为密度增高阴影，位于脓腔内，与周围骨组织完全游离。大死骨可为整段骨坏死，密度增高而无骨小梁结构可见。少数病例有病理性骨折。

（五）CT 扫描检查

CT 扫描检查可以提前发现骨膜下脓肿，对细小的骨脓肿仍难以显示。

（六）MR 检查

MR 检查可以更早期在长骨干骺端与骨干内发现有炎性异常信号，还可以显示出骨膜下脓肿，因此其明显优于前两者。

（七）核素骨显像

病灶部位的血管扩张和增多，使^{99m}Tc 早期浓聚于干骺端的病变部位，一般于发病后 48h 即可有阳性结果。核素骨显像只能显示出病变的部位，但不能作出定性诊断，因此该项检查只具有间接帮助诊断的价值。

六、诊断

在诊断方面应解决两个问题，即疾病诊断与病因诊断。诊断宜早。因 X 线表现出现甚迟，不能以 X 线检查结果作为诊断依据，有条件者可争取行 MR 检查。急性骨髓炎的诊断为综合性诊断，凡有下列表现均应想到有急性骨髓炎的可能：

（1）急骤的高热与毒血症表现。
（2）长骨干骺端疼痛剧烈而不愿活动肢体。
（3）该区有一个明显的压痛区。
（4）白细胞计数和中性粒细胞增高。局部分层穿刺具有诊断价值。

病因诊断在于获得致病菌。血培养与分层穿刺液培养具有很大的价值，为了提高阳性率，需反复做血培养。

应在起病后早期作出明确诊断并给予合适治疗，才能避免发展成慢性骨髓炎。据文献报道，在发病后 5d 内即做出诊断与合理治疗，可以减少转变至慢性阶段。

七、鉴别诊断

在鉴别诊断方面应与下列疾病相鉴别：

（一）蜂窝织炎和深部脓肿

早期急性血源性骨髓炎与蜂窝织炎和深部脓肿不易鉴别。可从下列几方面进行鉴别：

1. 全身症状不一样 急性骨髓炎毒血症症状重。
2. 部位不一样 急性骨髓炎好发于干骺端，而蜂窝织炎与脓肿则不常见于此处。
3. 体征不一样 急性骨髓炎疼痛剧烈，但压痛部位深，表面红肿不明显，出现症状与体征分离现象；而软组织感染则局部炎性表现明显，如果鉴别困难，可作小切口引流，骨髓炎可发现骨膜下脓肿。

（二）风湿病与化脓性关节炎

特别是儿童类风湿关节炎，也可以有高热。鉴别不难，两类疾病都是关节疾病，疼痛部位在关节，浅表的关节可以迅速出现肿胀与积液。

（三）骨肉瘤和尤因肉瘤

部分恶性骨肿瘤也可以有肿瘤性发热。但起病不会急骤，部位以骨干居多数，特别是尤因肉瘤，早期不会妨碍邻近关节活动，表面有曲张的血管并可摸到肿块。部分病例与不典型的骨髓炎混淆不清，必要时需作活组织检查。

八、治疗

以往急性血源性骨髓炎死亡率高，由于应用了抗生素，死亡率已明显下降。但由于诊断不及时，急性骨髓炎往往演变为慢性骨髓炎，使医疗费用明显增加。因此治疗的目的应该是中断骨髓炎由急性期趋向于慢性阶段，早期诊断与治疗是关键。

（一）抗生素治疗

1. 足量广谱抗生素　对疑有骨髓炎的病例应立即开始足量抗生素治疗，在发病 5d 内使用往往可以控制炎症，而在 5d 后使用或细菌对所用抗生素不敏感，都会影响疗效；由于致病菌大都为溶血性金黄色葡萄球菌，要联合应用抗生素，选用的抗生素一种针对革兰阳性球菌，而另一种则为广谱抗生素，待检出致病菌后再予以调整。近年来，由于耐药菌株日渐增多，因此选择合适时期进行手术很有必要。

2. 疗效判定　急性骨髓炎经抗生素治疗后将会出现四种结果。

（1）在 X 线片改变出现前全身及局部症状均消失。这是最好的结果，说明在骨脓肿形成以前炎症已经得到控制。

（2）在出现 X 线片改变后全身及局部症状消失，说明骨脓肿已被控制，有被吸收掉的可能。

上述两种情况均不需要手术治疗，但抗生素仍宜连续应用至少 3 周。

（3）全身症状消退，但局部症状加剧，说明抗生素不能消灭骨脓肿，需要手术引流。

（4）全身症状和局部症状均不消退，说明：①致病菌对所用抗生素具有耐药性；②有骨脓肿形成；③产生迁徙性脓肿。为了保全生命切开引流很有必要。

（二）手术治疗

1. 手术的目的

（1）排毒：引流脓液，减少毒血症症状，这是较任何疗法都有效的措施，应及早进行。

（2）阻止急性骨髓炎转变为慢性骨髓炎：手术治疗宜早，最好在抗生素治疗后 48～72h 仍不能控制局部症状时进行手术，也有主张提前为 36h 的。延迟的手术只能达到引流的目的，不能阻止急性骨髓炎向慢性阶段演变。

2. 手术方法　手术有钻孔引流或开窗减压两种。在干骺端压痛最明显处作纵行切口，切开骨膜，放出骨膜下脓肿内高压脓液。如无脓液，向两端各剥离骨膜 2cm，不宜过广，以免破坏骨密质的血液循环，在干骺端以 4cm 口径的钻头钻孔数个。如有脓液逸出，可将各钻孔连成一片，用骨刀去除一部分骨密质，称为骨"开窗"。一般有骨膜下脓肿存在时，必然还有骨内脓肿。即使钻孔后未发现有骨内脓肿损伤亦不大。不论有无骨内脓肿，均不要用探针去探髓腔，亦不要用刮匙刮入髓腔内。

3. 伤口的处理

（1）作闭式灌洗引流：在骨髓腔内放置两根引流管作连续冲洗与吸引，关闭切口。置于高处的引流管以 1 500 ~ 2 000ml 抗生素溶液作连续24h 滴注；置于低位的引流管接负压吸收瓶。引流管一般留置 3 周，或至体温下降，引流液连续三次培养阴性即可拔除引流管。拔管前先钳夹引流管 1 ~ 2d，局部及全身均未出现反应时方可拔除。

（2）单纯闭式引流：脓液不多者可放单根引流管接负压吸引瓶，每日经引流管注入少量高浓度抗生素液。

（3）敞开切口：伤口不缝，填充碘仿纱条，5 ~ 10d 后再作延迟缝合。

（三）全身辅助治疗

主要是各种对症措施，包括高热时降温、补液、补充热量二化脓性感染时往往会有贫血，可隔 1 ~ 2d 输给少量新鲜血，以增加患者的抵抗力；也可用些清热解毒的中药。

（四）局部辅助治疗

1. 肢体制动　对患肢可作皮肤牵引或石膏固定，可以起到以下作用：

（1）止痛。

（2）防止关节挛缩畸形。

（3）防止病理性骨折。

2. 石膏管型　如果包壳不够坚固，可上管型石膏 2 ~ 3 个月，并在窦道处石膏上开窗换药。

（谢　峰）

第二节　慢性血源性骨髓炎

一、病因学

急性血源性骨髓炎转入慢性阶段的原因：

1. 治疗延误　对急性感染期未能彻底控制，或是治疗不及时，或因反复发作演变成慢性骨髓炎。

2. 低毒感染　系低毒性细菌感染，在发病时即表现为慢性骨髓炎。

二、病理解剖

急性期如果修复不彻底便会演变成慢性骨髓炎，并有周围组织的充血和骨骼脱钙。肉芽组织的形成带来了破骨细胞和成骨细胞，坏死的松质骨逐渐被吸收掉，并为新骨所替代。坏死的骨密质交界部分先行吸收，最终脱落成为死骨。坏死的骨脱落成为死骨需数月之久。死骨脱落系破骨细胞和蛋白溶解酶协同作用的结果，因而表面变得不规则。由于缺乏血供，死骨不会脱钙，相反，还比邻近的骨组织更为致密。在罕见的情况下，感染完全控制住，坏死的骨骼不再脱落，而逐渐由爬行替代过程所吸收掉，这种过程亦需数月之久。一旦死骨脱落，便处于四周完全游离的空隙内，死骨浸泡在脓液中，吸收非常缓慢，甚至停止吸收。为了使感染局限化，周围的骨骼逐渐致密、硬化；外周骨膜亦不断形成新骨而成为骨壳。少数病例整段骨干脱落成为死骨，由新生的骨壳包围着，骨壳逐渐变厚、致密。骨壳通常有多个孔道，经孔道排出脓液及死骨碎屑至体表面。软组织损毁严重而形成瘢痕，表面皮肤菲薄极易破损，窦道经久不愈，表皮会内陷生长深入窦道内。窦道长期排液会刺激窦道口皮肤恶变成鳞状上皮癌。

死骨排净后，窦道口闭合，对于儿童病例，小的腔隙可由新骨或瘢痕组织所充填；成人病例，腔隙内难免会有致病菌残留，任何时候都可以激发感染。

三、细菌学

以金黄色葡萄球菌为主要的致病菌，然而绝大部分病例为多种细菌混合感染，最常检出的是 A 型与非 A 型链球菌、铜绿假单胞菌、变形杆菌和大肠杆菌。近年来革兰阴性菌引起的骨髓炎增多。在儿童患者中，还可有嗜血属流感杆菌骨感染。

四、临床表现

在病变不活动阶段可以无症状，骨失去原有的形态，肢体增粗及变形。皮肤菲薄色泽暗；有多处瘢痕，稍有破损即引起经久不愈的溃疡。或有窦道口，长期不愈合，窦道口肉芽组织突起，流出臭味脓液。因肌肉的纤维化可以产生关节挛缩。急性感染发作表现为有疼痛，表面皮肤转为红、肿、热及压痛。体温可升高 1～2℃。原已闭塞的窦道口可开放，排出大量脓液，有时掉出死骨。在死骨排出后窦道口自动封闭，炎症逐渐消退。急性发作约数月或数年一次。体质不好或身体抵抗力低下情况下可以诱发急性发作。

长期多次发作使骨骼扭曲畸形、增粗、皮肤色素沉着，因肌挛缩出现邻近关节畸形，窦道口皮肤反复受到脓液的刺激会癌变。儿童往往因骨骺破坏而影响骨骼生长发育，使肢体出现缩短畸形。偶有发生病理性骨折的。

五、放射学变化

早期阶段有虫蛀状骨破坏与骨质稀疏，并逐渐出现硬化区。骨膜掀起并有新生骨形成，骨膜反应为层状，部分呈三角状，状如骨肿瘤。新生骨逐渐变厚和致密，坏死脱落成为死骨。由于周围骨质致密，死骨在常规正侧位 X 线片上可能不被显示，需要改变体位。在 X 线片上死骨表现为完全孤立的骨片，没有骨小梁结构，浓白致密，边缘不规则，周围有空隙。CT 片可以显示出脓腔与小型死骨。部分病例可经窦道插管注入碘水造影剂以显示脓腔。

六、诊断

根据病史和临床表现，其诊断不难。特别是有经窦道及经窦道排出过死骨，诊断更易。摄 X 线片可以证实有无死骨，了解形状、数量、大小和部位，以及附近包壳的生长情况。一般病例不需要作 CT 检查。因骨质浓白难以显示死骨者可作 CT 检查。

七、治疗

以手术治疗为主，原则是清除死骨、炎性肉芽组织和消灭死腔，称为病灶清除术。

（一）手术指征

有死骨形成，有死腔及窦道流脓者均应手术治疗。

（二）手术禁忌证

1. 慢性骨髓炎急性发作时　不宜作病灶清除术，应以抗生素治疗为主，积脓时宜切开引流。

2. 大块死骨形成而包壳尚未充分生成者　过早取掉大块死骨会造成长段骨缺损，该类病例不宜手术取出死骨，须待包壳生成后再手术。但近来已有在感染环境下植骨成功的报道，因此可视为相对禁忌证。

（三）手术方法

手术前需取窦道溢液作细菌培养和药物敏感试验，最好在术前2天即开始应用抗生素，使手术部位组织有足够的抗生素浓度。

每个病例施行手术后必须解决下列三个问题：清除病灶、消灭死腔、使伤口闭合。

1. 清除病灶　在骨壳上开洞，进入病灶内，吸出脓液，清除死骨与炎性肉芽组织。一般在骨壳上原有洞口处扩大即可进入病灶。在扩大洞口处不可避免要切除一部分骨质，才能取出死骨；而过多切除骨质又会形成骨缺损或容易发生病理骨折。病灶清除是否彻底是决定手术后窦道能否闭合的关键。

不重要部位的慢性骨髓炎，如腓骨、肋骨、髂骨翼等处，可将病骨整段切除，一期缝合伤口。部分病例病程较久，已有窦道口皮肤癌变，或足部广泛骨髓炎骨质毁损严重，不可能彻底清除病灶者，可施行截肢术。

2. 消灭死腔方法

（1）碟形手术：在清除病灶后再用骨刀将骨腔边缘削去一部分，使成平坦的碟状，以容周围软组织贴近而消灭死腔。本法只用于死腔不大、削去骨量不多的病例。

（2）肌瓣填塞：死腔较大者做碟形手术丧失的骨骼太多会发生病理骨折，可将骨腔边缘略事修饰后将附近肌肉作带蒂肌瓣填塞以消灭死腔。

（3）闭式灌洗：小儿生长旺盛，骨腔容易闭合。因此小儿病例在清除病灶后不必作碟形手术。可在伤口内留置2根塑料管：一根为灌注管，另一根为吸引管。术后经灌注管滴入抗生素溶液（视药物敏感试验结果决定选择何种抗生素）。开头24h内为防血块堵塞，应加快滴入灌洗液。灌洗持续时间一般为2～4周，待吸引液转为清晰时即可停止灌洗并拔管。

（4）庆大霉素－骨水泥珠链填塞和二期植骨：将庆大霉素粉剂放入骨水泥（即聚甲基丙烯酸甲酯）中，制成直径7mm左右的小球，以不锈钢串连起来，聚合化后即成为庆大霉素－骨水泥珠链，每一颗小球约含庆大霉素4.5mg。将珠链填塞在骨腔内，有一粒小珠露于皮肤切口外。珠链在体内会缓慢地释放出有效浓度的庆大霉素约2周之久。在2周内，珠链的缝隙内会有肉芽组织生长，2周后即可拔去珠链。小型的骨腔去除珠链后迅速被肉芽组织所填满，中型的尚须换药一段时间也有闭合的可能，大型的拔去珠链后尚需再次手术植入自体松质骨。对部分庆大霉素耐药的患者，可考虑使用万古霉素－骨水泥珠链。

3. 伤口的闭合　伤口应该一期缝合，并留置负压吸引管。一般在术后2～3d内吸引量逐渐减少，此时可拔除引流管。周围软组织缺少不能缝合时，可任其敞开，骨腔内填充凡士林纱布或碘仿纱条，包管形石膏，开洞换药。让肉芽组织慢慢生长填满伤口以达到二期愈合，称为 Orr 疗法。

伤口不能闭合、窦道不能消灭的主要原因是病灶清除不彻底与不能消灭死腔。

（谢　峰）

第三节　创伤性骨髓炎

一、概述

创伤性骨髓炎主要是指因火器伤、开放性骨折或切开复位内固定等对骨折断端或显露处的直接污染、感染而形成的骨髓炎。其特点是感染主要局限于骨折处，附近软组织亦同时呈现急性化脓性炎症状态。骨骼一旦污染及其后发展形成的感染，则大多为慢性过程。

受感染的骨端因无骨膜及血供而易坏死，软组织可能难以覆盖骨端而使骨外露，从而加速骨坏死进程。如果软组织对骨端包裹良好，则局部可被爬行代替，并与活骨相连处因破骨细胞及蛋白水解酶的作用使死骨逐渐分离，最终脱离主骨而存于深部，或被排出体外。

二、病因学

创伤性骨髓炎最常见的原因之一是开放性骨折的术后感染，其次为骨折切开复位或其他骨关节手术后出现感染。可为急性或慢性，病变都在骨折端附近。急性期的感染以髓腔内感染最为严重，有高热、寒战等毒血症症状，与急性血源性骨髓炎相似。另一种为骨折附近的皮肤肌肉坏死感染，使失去血供的骨折段暴露于空气中干燥坏死，病程转入慢性，往往还伴有感染性骨不连或骨缺损。

三、临床表现

1. 急性期　骨折后或骨骼手术后突然出现高热等急性炎症期所常有的全身症状，同时局部出现红、肿、疼痛、凹陷水肿及压痛等局部症状。创口或骨表面可有脓液溢出或分泌物明显增多。

2. 慢性期　主要表现为伤口不能闭合，可遗留窦道或有骨外露；创口分泌物较多。因在骨端表面感染，故形成无骨痂包围的死腔。

3. 影像学所见　于 X 线平片可见死骨区骨端骨密度较正常为高，死骨周围有密度减低阴影。

四、治疗原则

（一）急性期

1. 开创引流　急性期立即敞开创口引流，以免脓液进入骨髓腔内。

2. 足量广谱抗生素　全身性使用抗生素，并按细菌培养及药物敏感试验的结果调整用药。

3. 清除异物及坏死组织　分次清创，清除创口内异物、坏死组织与游离碎骨片。

4. 肢体固定、换药　用管型石膏固定，开洞换药；或用外固定支架固定，以便换药，经过处理后疾病便转入慢性阶段。

（二）慢性期

在慢性阶段病变的主要特征是：

1. 骨外露　有骨暴露和暴露后的骨密质干燥坏死，使邻近的肉芽组织难以长入。

2. 窦道形成　有感染性窦道及溢液。

3. 其他　可有皮肤缺损及感染性骨不连或骨缺损。

五、胫骨创伤后骨髓炎

现以胫骨创伤后骨髓炎为例进行阐述，此种骨髓炎在临床上可分成以下 5 型（表17 – 1）：

表 17 – 1　胫骨创伤后骨髓炎的分类

分类	特征
Ⅰ 型	没有骨缺损，只有软组织覆盖问题和骨暴露
Ⅱ 型	有部分性骨缺损
Ⅱa 型	没有皮肤缺损和窦道溢液
Ⅱb 型	有皮肤缺损，没有窦道溢液
Ⅱc 型	没有皮肤缺损，有窦道溢液
Ⅱd 型	兼有皮肤缺损和窦道溢液
Ⅲ 型	节段性胫骨缺损，长度 9cm 以内，腓骨完整，有/无皮肤缺损
Ⅳ 型	节段性胫骨缺损，长度 9cm 以上，腓骨完整，有/无皮肤缺损
Ⅴ 型	节段性胫骨缺损，长度 9cm 以上，腓骨不完整，有/无皮肤缺损

1. Ⅰ 型　没有骨缺损，只有软组织覆盖问题和骨暴露。

处理方法是在骨密质上钻洞，使洞内生长肉芽组织，覆盖骨面，但生长的肉芽组织往往是不健康的；也可用骨刀将暴露于空气中的死骨削去一层，直至切削面有渗血为止。有渗血的骨面会迅速生长肉芽组织，根据创面的大小决定是否需要植皮。

2. Ⅱ 型　本型有部分性骨缺损，只有占周径 1/4 的骨缺损才会影响胫骨的力学强度而需作植骨术。

（1）按有无皮肤缺损和窦道溢液：本型又可分成 4 种亚型。

Ⅱ 型：没有皮肤缺损和窦道溢液。通常为单纯性腔隙性骨缺损，处理比较简单，可以取髂嵴咬成碎屑填充植骨。如合并有骨不连者还需使用内固定物或外固定支架。

Ⅱb 型：有皮肤缺损，但没有窦道溢液。先解决皮肤覆盖问题，可以采用显微外科技术作皮瓣移植，一期或分期作植骨术。植骨的来源一般为髂骨，可以咬成碎屑填充植骨，也可以移植带旋髂深血管的髂嵴，甚至与皮瓣串联成一起成复合组织瓣一期移植完成。

Ⅱc 型：没有皮肤缺损，但有窦道溢液。

Ⅱd 型：兼有皮肤缺损和窦道溢液。

（2）Ⅱc 型和Ⅱd 型的特点：两者均有窦道溢液，有时还合并有感染性骨不连接，对于此类病例，应分期手术，首先解决骨感染，待伤口愈合后 6 个月不发才能再次手术植骨。也可以在抗生素保护下作快速植骨术，具体步骤如下：

1）细菌培养及药敏试验：取窦道溢液作细菌培养与药物敏感试验，找出合适的抗生素连续静脉内给药 2 周。

2）首次清创术：给药 2 周后作第一次清创手术，清除一切死骨、坏死组织与肉芽组织，伤口内置入庆大霉素－骨水泥珠链及引流管后，将手术切口缝合，珠链完全埋入伤口内。

3）后继治疗：手术后继续静脉内给抗生素 2 周。如果清创术是彻底的，引流管引流量会逐日减少，拔去引流管后手术切口会一期愈合，这样便有条件二期植骨。如果伤口感染化脓穿破，则手术宣告失败。

4）第二次清创术：在第一次清创术后 2 周时再次打开切口，取出珠链，作第二次清创术。取髂骨咬成骨粒混合抗生素粉剂后充填在骨性腔隙内，放引流管引流。有骨不连者同时作外固定支架固定术。

5）术后：继续静脉内给予抗生素 2 周，总计 6 周。停药后再口服抗生素 4 ~ 6 周。

6）有皮肤缺损病例的处理方法

a. 大面积皮肤缺损者：需在第一次清创术时同时作皮瓣移植术，在感染的环境下作血管吻合术是危险的，因此主张作就近的带血管蒂皮瓣岛形转移，如胫骨远端有骨缺损时可应用足底皮瓣岛形转移。

b. 小面积皮肤缺损而骨性腔隙不大者：植骨量不多时可采用开放植骨法。第一次清创手术和第二次植骨手术方法如上所述，皮肤有缺损伤口难以缝合时可裁剪小片人造皮肤缝在伤口上。待骨性腔隙壁生长出肉芽组织并充填于植骨粒间隙内，最后将骨粒完全埋藏时可在肉芽组织表面植以薄层皮片。大型骨性腔隙也可采用开放植骨法，但必须每 2 周更换人造皮肤并成 V 形更换核心的植骨骨粒。此法费时长，骨粒损耗量多，很不经济，故难以普及。

3. Ⅲ型　有节段性胫骨缺损，长度 9cm 以内，同侧腓骨完整，皮肤缺损可有可无。该类病例最适宜作带旋髂深血管的髂嵴移植术或用外固定支架作骨延长术。皮肤缺损应作皮瓣移植术，与植骨术同期或分期完成。

4. Ⅳ型　有节段性胫骨缺损，长度 9cm 以上，腓骨完整，皮肤缺损可有可无。该类病例可按有无皮肤缺损选用同侧或对侧的吻合血管的腓骨移植或腓骨骨皮瓣移植。选用同侧腓骨者必须在术前作下肢动脉造影以确保术后小腿留有足够的动脉灌注。也可应用外固定支架作骨延长术。

5. Ⅴ型　有节段性胫骨缺损，长度 9cm 以上，同侧腓骨不完整，皮肤缺损可有可无。该类病例处理困难，可选用对侧的吻合血管腓骨移植，或者腓骨骨皮瓣移植，或用外固定支架作骨延长术。

（谢　峰）

第四节　梅毒性骨感染

一、概述

梅毒的病原菌为梅毒螺旋体，其中 60％ 的患者可有骨与关节损害。其属于性病的一种，在新中国成立后此病已消灭，近来又有死灰复燃之势。

梅毒螺旋体亦可经胎盘侵入胎儿，因此梅毒有先天性和后天性两种。先天性骨梅毒70%以上可侵犯骨骺，称骨软骨炎，同时也侵犯骨膜及骨髓；成人时其骨关节改变主要发生于晚期梅毒。先天性梅毒的病变除骨软骨炎外，其余与成人同。

二、梅毒性骨软骨炎

（一）病因

梅毒性骨软骨炎主要见于婴儿出生后半年，病菌常侵犯四肢长骨的干骺端，并在局部形成梅毒性肉芽肿，破坏骨骺线，因而阻止了骨的发育。

（二）临床表现

发病早期主要表现为局部肿胀、疼痛，由于疼痛导致患儿肢体不愿活动及哭闹不止；亦可因干骺处出现病理性松弛，以致形成假性瘫痪。此时患儿全身十分虚弱，可因缺少皮下脂肪而形成皱纹。同时患肢可因局部病变而出现肌肉萎缩征、关节肿胀及压痛。

（三）影像学改变

X线平片示骨骺变宽，骺线处可出现约3mm宽的增高白线，面向骨骺的锯齿边缘，白线与骨干间有平行密度减低的透亮带，干骺处可有嵌顿性骨折。

（四）诊断

本病诊断不难，除一般病史外，应追问家族史，其母亲是否有梅毒病史。临床上，当发现患儿有多发性骨关节病变时，即应考虑此病。此外，再依据全身皮肤黏膜损害、骨关节表现及血清华–康反应结果，一般多可以确诊。

（五）治疗

本病对青霉素敏感，经治疗后症状可迅速消失，但骨骺分离者则影响发育，并可遗留畸形。

三、梅毒性骨膜炎及骨髓炎

（一）概述

先天性梅毒患儿于2~3岁后即可出现骨膜炎反应，但晚发性先天性梅毒可在5~15岁时才出现症状，并与后天性梅毒的第二、三期病变相同，其主要表现为骨膜炎及骨髓炎，以侵犯颅骨、锁骨及四肢长骨为主。

（二）临床表现

主要表现为四肢长骨呈对称性骨膜增生，其中尤以胫骨最为明显。由于胫骨前内侧骨膜增厚及钙化，以致胫骨中段增生弯曲，并向前凸出，外观呈腰刀状畸形。局部骨密度增高，髓腔变细甚至消失；手足短管状骨干多呈肿胀外观，并使指（趾）呈梭状，此称为梅毒性指（趾）炎。患者感局部钝痛，尤以夜间为重。

（三）诊断

一般均无困难，询问患者有无梅毒或冶游史，血清华，康反应显示阳性时即可确诊。

（四）治疗

本病的治疗以驱梅疗法为主，因梅毒螺旋体对青霉素敏感。一般用青霉素，目前临床上多选用普鲁卡因青霉素油剂肌内注射，首次 30 万 U，以后每日 60 万 U，总量 600 万 U。全身用药治疗的同时，局部病灶可作相应的对症处理。

（谢　峰）

第五节　化脓性关节炎

化脓性关节炎为关节内化脓性感染。多见于儿童，好发于髋、膝关节。

一、病因

最常见的致病菌为金黄色葡萄球菌，可占 85% 左右；其次为白色葡萄球菌、淋病双球菌、肺炎球菌和肠道杆菌等。

二、细菌进入关节内的途径

1. 血源性传播　身体其他部位的化脓性病灶内细菌通过血液循环传播至关节内。
2. 局部蔓延　邻近关节附近的化脓性病灶直接蔓延至关节腔内，如股骨头或髂骨骨髓炎蔓延至髋关节。
3. 开放损伤　开放性关节损伤发生感染。
4. 医源性　关节手术后感染和关节内注射皮质类固醇后发生感染。
本章节只叙述血源性化脓性关节炎。

三、病理解剖

化脓性关节炎的病变发展过程可分为三个阶段，这三个阶段有时演变缓慢，有时发展迅速而难以区分。

（一）浆液性渗出期

细菌进入关节腔后，滑膜明显充血、水肿，有白细胞浸润和浆液性渗出物。渗出物中含多量白细胞。本期关节软骨没有破坏，如治疗及时，渗出物可以完全被吸收而不会遗留任何关节功能障碍。本期病理改变为可逆性。

（二）浆液纤维素性渗出期

病变继续发展，渗出物变为混浊，数量增多，细胞亦增加。滑膜炎症因滑液中出现了酶类物质而加重，血管的通透性明显增加。多量的纤维蛋白出现在关节液中。纤维蛋白沉积在关节软骨上可以影响软骨的代谢。白细胞释放出大量溶酶体，可以协同对软骨基质进行破坏，使软骨出现崩溃、断裂与塌陷。修复后必然会出现关节粘连与功能障碍。本期出现不同程度的关节软骨损毁，部分病理已成为不可逆性。

（三）脓性渗出期

炎症已侵犯至软骨下骨质，滑膜和关节软骨都已破坏，关节周围亦有蜂窝织炎。渗出物已转为明显的脓性。修复后关节重度粘连甚至纤维性或骨性强直，病变为不可逆性，后遗有重度关节功能障碍。

四、临床表现

原发化脓性病灶表现可轻可重，甚至全无。一般都有外伤诱发病史。

起病急骤，有寒战高热等症状，体温可达 39°C 以上，甚至出现谵妄与昏迷，小儿惊厥多见。病变关节迅速出现疼痛与功能障碍，浅表的关节如膝、肘和踝关节，局部红、肿、热、痛明显，关节常处于半屈曲位，使关节腔内的容量最大，而关节囊可以较松弛以减少疼痛。深部的关节如髋关节，因有厚实的肌肉，局部红、肿、热都不明显，关节往往处于屈曲、外旋、外展位。患者因剧痛往往拒作任何检查。关节腔内积液在膝部最为明显，可见髌上囊明显隆起，浮髌试验可为阳性，张力高时使髌上囊甚为坚实，因疼痛与张力过高有时难以作浮髌试验。

由于关节囊坚厚结实，脓液难以穿透，一旦穿透至软组织内，则蜂窝织炎表现严重，深部脓肿穿破皮肤后会成为瘘管，此时全身与局部的炎症表现都会迅速缓解，病变转入慢性阶段。

五、临床检查

（一）化验

周围血象中白细胞计数增高，可至 10×10^9/L 以上，并有大量中性粒细胞。红细胞沉降率增快。关节液外观可为浆液性（清的）、纤维蛋白性（混的）或脓性（黄白色）。镜检可见多量脓细胞，或涂片作革兰染色，可见成堆阳性球菌。寒战期抽血培养可检出病原菌。

（二）X 线表现

早期只可见关节周围软组织肿胀的阴影，膝部侧位片可见明显的髌上囊肿胀，儿童病例可见关节间隙增宽。出现骨骼改变的第一个征象为骨质疏松；接着因关节软骨破坏而出现关节间隙进行性变窄；软骨下骨质破坏使骨面毛糙，并有虫蚀状骨质破坏。一旦出现骨质破坏，进展迅速并有骨质增生使病灶周围骨质变为浓白。至后期可出现关节挛缩畸形，关节间隙狭窄，甚至有骨小梁通过成为骨性强直。邻近骨骼出现骨髓炎改变的也不少见。

六、诊断

根据全身与局部症状和体征，一般不难诊断。X 线表现出现较迟，不能作为诊断依据。关节穿刺和关节液检查对早期诊断很有价值，应作细胞计数、分类、涂片革兰染色找出病原菌，抽出物作细胞培养和药物敏感试验。

七、鉴别诊断

需与下列疾病作鉴别（表17-2）：

表 17-2　化脓性关节炎的鉴别诊断

疾病	起病	发热	发病关节数	好发部位	局部症状和体征	周围血象	血沉	X线表现	穿刺液检查
化脓性关节炎	急骤	高	单发多，很少3个以上	膝、髋	急性炎症明显	高	高	早期无变化	清→混→脓性多量脓细胞，可找到革兰阳性球菌
关节结核	缓慢	低热	单发多	膝、髋	急性炎症不明显	正常	高	早期无变化	清→混，可找到抗酸杆菌
风湿性关节炎	急	高	多发性对称性游走性	全身大关节	有急性炎症，伴有心脏病	高	高	无变化	清，少量白细胞
类风湿关节炎	一般不急	偶有高热	多发性（超过3个），对称性	全身大小关节	有急性炎症，伴有小关节病变	可增高	高	早期无变化	清→草绿色，混浊，中等量白细胞，类风湿因子阳性
创伤性关节炎	缓慢	无	单发性	膝、踝、髋	无炎症表现	不高	正常	关节间隙窄，骨硬化	清，少量白细胞
痛风	急、夜间发作	高、短暂	多发，一般2个	踇趾、跖趾关节，对称性发作	红肿显著	高、血尿酸增高	增高	早期无变化	清→混，内有尿酸盐结晶

1. 关节结核　发病比较缓慢，低热盗汗，罕见有高热，局部红肿，急性炎症表现不明显。

2. 风湿性关节炎　常为多发性、游走性、对称性关节肿痛，也可有高热，往往伴有心脏病变，关节抽出液澄清，无细菌；愈后不留有关节功能障碍。

3. 类风湿关节炎　儿童病例亦可有发热，但关节肿痛为多发性，往往可以超过3个以上，且呈对称性，部分病例为单关节型，鉴别困难。抽出液作类风湿因子测定，阳性率高。

4. 创伤性关节炎　没有发热，抽出液清或为淡血性，白细胞量少。

5. 痛风　以踇趾、跖趾关节对称性发作最为常见，夜间发作，亦可有发热，根据部位与血尿酸增高可鉴别；关节抽出液中找到尿酸钠盐结晶，具有诊断价值。

八、治疗

（一）早期足量全身性使用抗生素

原则同急性血源性骨髓炎。

（二）关节腔内注射抗生素

每天做一次关节穿刺，抽出关节液后注入抗生素。如果抽出液逐渐变清，而局部症状和体征缓解，说明治疗有效，可以继续使用，直至关节积液消失，体温正常。如果抽出液性质转劣而变得更为混浊甚至成为脓性，说明治疗无效，应改为灌洗或切开引流。

（三）关节腔灌洗

适用于表浅的大关节，如膝部在膝关节的两侧穿刺，经穿刺套管插入两根塑料管或硅胶管留置在关节腔内。退出套管，用缝线固定两根管子在穿刺孔皮缘以防脱落。一根为灌注管，另一根为引流管。每日经灌注管滴入抗生素溶液 2 000 ~ 3 000ml。引流液转清，经培养无细菌生长后可停止灌洗，但引流管仍继续吸引数天，如引流量逐渐减少至无引流液可吸出，且局部症状和体征都已消退，可以将管子拔出。

（四）关节切开引流

适用于较深的大关节，穿刺插管难以成功的部位，如髋关节，应该及时作切开引流术。切开关节囊，放出关节内液体，用盐水冲洗后，在关节腔内留置 2 根管子后缝合切口，按上法作关节腔持续灌洗（图 17 - 4）。

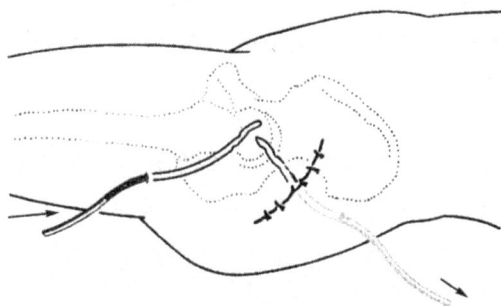

图 17 - 4　髋关节化脓性关节炎连续冲洗吸引法

关节切开后以凡士林油布或碘仿纱条填塞引流往往引流不畅而成瘘管，目前已很少应用。

为防止关节内粘连并尽可能保留关节功能，可作持续性关节被动活动。在对病变关节进行了局部治疗后即可将肢体置于下（上）肢功能锻炼器上作 24h 持续性被动运动，开始时有疼痛感，很快便会适应。至急性炎症消退时，一般在 3 周后即可鼓励患者作主动运动。没有下（上）肢功能锻炼器时，应将局部适当固定，用石膏托固定或用皮肤牵引以防止或纠正关节挛缩。3 周后开始锻炼，关节功能恢复往往不甚满意。

后期病例如关节强直于非功能位或有陈旧性病理性脱位者，需行矫形手术，以关节融合术或截骨术最常采用。为防止感染复发，术前、术中和术后都需使用抗生素。此类患者做人工全膝关节置换术感染率高，需慎重考虑。

（谢　峰）

第十八章

慢性非化脓性关节炎

第一节 多发性慢性少年期关节炎

一、概述

本病又名少年期慢性多关节炎（juvenile theumatoid arthritis，JCP），亦称 Still 病，是一种与成人类风湿关节炎不同的全身性多系统疾患，由于其可以发生关节畸形、心脏疾病、失明、全身淀粉样变，甚至残废，因此已引起大家的重视。本病的诊断标准是：

1. 年龄　其起病在 16 岁以前。

2. 受累时间　至少三个月，且需有四个或四个以上的关节受累。

3. 特殊病理改变　患儿若少于四个关节受累，其滑膜的活组织检查需有符合类风湿关节炎的组织学变化。

4. 除外诊断　应通过各种检查，排除其他原因的关节炎。

上述标准看来并不全面，大多数病例血内缺乏类风湿因子，并发生强直性脊椎炎，所以它从属于血清反应阴性脊椎关节炎的范畴。由于习惯之故，当前仍采用 Still 病这一名称，但亦有人称之为少年期类风湿关节炎。

本病与成人类风湿关节炎的不同点是它常有高烧，有典型的皮疹、淋巴结、肝、脾肿大，很少出现类风湿结节，可能并发虹膜睫状体炎。

二、病因

本病起因不明，大多数人认为感染和创伤为诱因。亦可认为创伤是一个重要的局部因素，而感染则是促发因素，但感染源常常难以被证实。目前认为与变态反应和自身免疫有关。

三、症状和体征

（一）一般特点

本病好发于 16 岁以下儿童，女略多于男。有两个发病率高峰，一个是在 1~4 岁，另一个是在 9~14 岁。

（二）分型

本病分为以下三型：

1. 多关节型　最为多见，约占50%。有中度全身症状和同时发生4个以上关节对称性关节炎。起病较急，呈急性病容、低热、体重减轻及食欲减退。有时可有皮疹及淋巴结与脾肿大。关节肿胀多较明显，局部温度增高，有时发红、压痛。疼痛之程度多不严重，关节活动受限，主要侵犯手、足的小关节。近侧指间关节发病最多，其次为掌指关节、趾关节，或是膝、踝、腕、肘等大关节。手指发病时呈梭形肿大，有时可累及颈椎的小关节，引起寰枢关节脱位和颈椎僵硬畸形。在关节炎发生之前可能有急性腱鞘炎，或两者同时发生。有时由于骺板早期闭合而发生骨骺生长障碍，导致躯干短小，两下肢不等长及下颌短小。实验室检查表明白细胞总数增多，血沉增快，C反应蛋白试验常为阳性；12岁以下儿童类风湿因子阳性者仅10%左右，年龄较大者阳性率较高。

2. 单关节型　本型少于前者，约占30%，其特点是起病缓慢，全身症状多较轻微。此时，病儿全身情况较好，仅为单关节发病，最常见于膝关节，其次为髋、肘或踝关节。关节症状轻微，仅有轻度肿胀、僵硬、疼痛和跛行。由于发热，可以因刺激骨骺，肢体生长增速而增长。很少有淋巴结或肝、脾肿大或皮疹、心肌炎、心包炎等变化。但患儿常伴有慢性虹膜睫状体炎，严重者甚至失明。白细胞计数、血沉、血红蛋白等都为正常。其中大部分患者可在以后逐渐发病，呈多关节状，但一般不超过4个关节。

3. 高热型　本型最为少见，仅占20%，其以高热及广泛全身性症状为主，而关节症状极轻。检查时可见患儿有病容，烦躁不安，食欲减退，体重减轻，出现不规则或持续弛张型高烧，常在39℃以上。皮肤上有典型的橙红色斑疹，中心苍白，常在傍晚出现，摩擦或搔抓后即出现，容易消失，分布于胸壁、上臂、腋窝、大腿等处，常与发烧同时发生。淋巴结、肝、脾均肿大，可伴有心肌炎、心包炎、肺炎、胸膜炎等。这些症状可全部或部分出现。实验室检查显示有中度贫血，白细胞总数及中性粒细胞数增多，血沉增快等，约半数患者保持上述症状。每年发作，然后缓解，至成人逐渐好转，不留关节后遗症。尚有一半患者转变为多关节型，反复发作，直至成年。

四、X线表现

（一）高热型和单关节型

无特殊X线表现，仅有关节软组织肿胀，骨骺附近骨质疏松，偶尔可见骨膜下骨质增生。

（二）多关节型

X线特征有：

（1）早期有关节软组织肿胀、骨质疏松和骨膜下骨质增生，骨质疏松常见于急性关节炎附近的骨质，呈带状，骨膜增生常见于指骨、掌骨和跖骨，以及受患关节的邻近骨。

（2）骨骺骨化中心变扁，在负重关节和手、足小关节最为明显。

（3）关节破坏、侵蚀发生较迟：近侧指间关节骨化中心被破坏，呈"杯"状。关节破坏后，间隙狭窄，发生早期骨性融合，由于骨被侵蚀，在干骺端和骨化中心附近形成不规则的缺损。

（4）髋和膝受累后常可发生自发性半脱位。

（5）颈椎受累时，关节突被侵蚀，关节间隙狭窄，最终融合，但椎间盘本身未被波及。常有环枢间半脱位。

（6）骨骺的正常生长受到干扰，或提前成熟，使骨过度生长；或提前与骨干融合，使生长过早停止，致使肢体不等长，骨骺膨大，下颌短小等畸形。

五、诊断与鉴别诊断

（一）诊断标准

按美国风湿协会提出两级诊断标准。

1. Ⅰ级　关节炎存在 3 个月以上，伴关节肿胀。若无肿胀，应具备下列三条中的两条：

（1）疼痛和压痛。

（2）关节活动受限。

（3）关节发热。

2. Ⅱ级　关节炎存在 6 周以上，尚不到 3 个月，同时至少有下列表现之一：

（1）类风湿关节炎的皮疹。

（2）虹膜睫状体炎。

（3）间歇性发热。

（4）类风湿因子阳性。

（5）颈椎受累。

（6）腱鞘炎。

（7）心包炎。

（8）早晨起床时关节僵硬。

（二）鉴别诊断

应与以下疾患进行鉴别：

1. 系统性红斑狼疮　有典型的面部蝴蝶形皮疹，许多系统受累，包括心肌炎、肾脏病损。有溶血性贫血、血小板及白细胞总数减少。嗜酸粒细胞减少，中性粒细胞增多，血或骨髓涂片中可找到"红斑狼疮细胞"。抗核因子阳性。

2. 风湿热　发生本病时，其关节病变以大关节为主，且呈游走性；只有在急性期方出现关节功能障碍。其关节症状多在短期内消退，易伴有心脏疾病。于活动期时血沉增快，抗链球菌溶血素"O"效价增高。

3. 关节结核　本病多为单关节受累，早期分为滑膜型与骨干骺端型，渐而以骨质破坏为主，但缺乏骨质增生。结核菌素试验阳性。身体其他部位可能有结核病灶，如肺、淋巴结、肠等；一般易于鉴别。

4. 化脓性关节炎　病情危重，多为单关节发病，起病急，关节的红、肿、痛、热和功能障碍均很明显。全身中毒症状显著，白细胞计数和中性粒细胞数明显增多。

5. 强直性脊椎炎　本病多发生于年龄较大的青年或成年。双侧骶髂关节首先发病，于早期即有骨性融合征，向腰椎与胸椎扩展，也可累及髋关节。可有发热感和疼痛，以夜间为重。腰痛为最常见的症状，脊柱活动受限，以腰椎最明显，后期可波及颈椎。

六、治疗

应尽早予以合理的治疗，以使病变得以控制，并注意防治畸形，保持关节功能，以防出现严重后遗症。

（一）非手术疗法

1. 支持疗法 急性发作时卧床休息，但不宜长期卧床，注意纠正卧床的不良姿势。每日定期理疗，做关节的被动活动和辅助主动活动。夜间用夹板固定患肢，以防挛缩畸形，不宜长期固定。必要时用牵引来矫正畸形。

2. 药物疗法 以阿司匹林为首选药物，开始剂量为每日 80～100mg/kg，分 4～6 次口服。1～2 周待病情好转后逐渐减量，以最小量维持 6 个月以上，必要时可用小剂量维持 1～2 年。避免长期服用大剂量阿司匹林，因容易产生胃痛、溃疡病、胃肠道出血、酸碱平衡失调、出汗过多、心悸、头昏等中毒症状。定期检查粪便隐血，以防形成慢性贫血。

3. 激素疗法 对有严重全身症状或并发心肌炎、心包炎、虹膜睫状体炎者，应及早使用肾上腺皮质类固醇等药物。

4. 其他疗法 其他非皮质类固醇药物与皮质类固醇合用，可减少后者的用量。这类药物都可引起胃肠不适、恶心、头痛、头晕等副作用。这些药物有消炎、止痛或解热作用。常用的有吲哚美辛及双氯芬酸钠等。

局部注射醋酸泼尼松龙于膝、髋、踝等大关节，对控制关节炎有较好的效果，并可维持较长时间。每次于抽出关节液后注入 5～20mg。必要时数周后可重复注射。

（二）手术疗法

非手术疗法无效者，为了预防关节继续破坏、矫正畸形及改善功能等目的，亦可选择相应之术式，但儿童的手术范围愈小愈好。

1. 滑膜切除术 早期滑膜切除能除去病变组织，防止软骨继续破坏，但只适用于大关节，尤其是膝关节。手术应至少在 5 岁以上。滑膜切除的指征为：

（1）5 岁以上患儿，关节反复积液不愈半年以上者，先作抗风湿治疗，然后作关节切开术。若在关节切开时或用关节镜时发现关节软骨上有血管翳增生，并有破坏威胁者，应作滑膜切除术。

（2）急性滑膜炎症状持续一年半以上而 X 线检查尚无明显骨质破坏，在非手术治疗期间，关节活动范围无明显丧失者，可作滑膜切除术。

（3）急性骨膜炎，X 线检查显示有关节破坏，为了防止关节受到进一步破坏，应作滑膜切除术。

（4）仍有急性滑膜炎而在长期非手术治疗期间关节功能明显丧失者。滑膜切除后，应积极进行系统的康复治疗。

2. 软组织松解手术 对于膝关节屈曲畸形、髋关节屈曲内收畸形，可通过肌腱延长或切断、膝关节后关节囊切开等手术予以矫正。

3. 截骨术 年龄较大的儿童，可作截骨术矫正骨性畸形，如膝外翻或屈曲畸形、髋关节屈曲内收畸形等。

4. 关节融合术 一般很少使用。只有在关节已有严重破坏而不能用其他方法解决时，如腕和踝的畸形，方可考虑作关节融合术以改善功能。

5. 人工关节置换术　只适用于成年人。由于这些患者曾长期使用皮质类固醇，骨质疏松，皮肤愈合力差，抵抗力低，手术感染的机会多，加上髋臼和股骨头发育不良，手术本身困难较大，对该手术的选用应慎重考虑。

（郑云龙）

第二节　增生性骨关节病

临床上多见的增生性骨关节病可有多个名称，包括退化性关节炎、骨关节炎及肥大性关节炎等。本病是由于关节退行性变，以致关节软骨被破坏而引起的慢性关节病。

一、病因

增生性骨关节病有原发性与继发性两种。原发性又称特发性，以人体自然老化为主；而继发性则以后天慢性劳损及外伤为主。在我国，以继发性骨关节病较多见，原发性骨关节病则较少。

（一）原发性骨关节病

其基本病因是人体成熟后逐渐走向老化及退行性病变在骨关节方面的表现，正如心脏老化出现"心力衰竭"一样，关节也会出现"关节衰竭"。

成人关节软骨内营养物质是由滑膜血管丛弥散到滑液，再通过软骨基质到达软骨细胞。关节软骨本身并无神经、淋巴管及血管，也不直接与血管接触。软骨基质由胶原和糖蛋白组成框架，其中嵌镶软骨细胞，含有约80%的水分。当关节活动时，关节透明软骨面之间产生相互压缩和放松作用；压缩时基质内液体溢出，放松时液体进入基质，这正像一个唧筒，如此反复交替进行，以保持关节软骨细胞的营养供给。若这种营养供给渠道逐渐老化、萎缩甚至出现闭塞，则软骨基质可发生改变，进而使软骨细胞退化和死亡，产生骨关节病的一系列病理生理与病理解剖改变。

年龄是发病的主要因素，60岁以上的人约80%具有关节退变，并于X线平片上显示增生样改变。但此组人群并不一定都有症状。

本病与家族性遗传有关，远侧指骨间关节背侧的Heberden结节可能是受性别影响的常染色体单基因遗传病。女性多为显性，老年女性外显率为30%；男性则多为隐性，外显率仅3%，为前者的1/10。

本病与关节负重过大有关，临床发现，身体过于肥胖，特别是下肢和脊柱诸承重关节负荷过大重量，这样必然会妨碍关节软骨营养。因此，这类人群的发病率比普通人增加1倍。

（二）继发性骨关节病

所谓继发性骨关节病，是指因某种已知原因，例如外伤、手术或其他明显因素导致软骨破坏或关节结构改变者。由于关节面摩擦或压力不平衡等因素而造成关节面的退行性变。此类病例，大多数患者可以找到解剖学或素质上的异常，因而有人认为骨关节病都是继发性的。

各种关节部创伤、炎症、异常代谢物沉着、反复出血后大量铁质沉积，以及在关节内注射肾上腺皮质类固醇及烷化剂等，均可使关节软骨细胞或基质直接遭到破坏，或是破坏软骨的营养而使之退化，逐渐被磨损，产生继发性骨关节病。其中继发于创伤后者，称为创伤性关节炎。此外，某些内分泌异常，如糖尿病，可使软骨细胞异常，容易发生继发性骨关节病；关节结构异常，尤其是对线不良，使相对应的两关节面密合不好，接触面不均匀，以致压力不平衡而失去唧筒作用，使正常有序的软骨营养交换程序受到破坏；久而久之，则发生继发性骨关节病。

二、病理解剖

慢性骨关节病早期的变化最先发生于关节软骨。关节承重区的软骨表面出现干燥，失去光泽，呈淡黄色，弹性降低，表面呈纤丝状如绒毛感；进而软骨面可以破碎，出现垂直裂隙。而后随着软骨表面的磨损、变薄，逐渐出现水平裂隙，以至表面软骨分裂成为小碎块，并可脱落于关节腔内。在应力和摩擦最大的部位，软骨逐渐被全层破坏，使软骨钙化层，甚至软骨下骨质裸露。骨面下骨髓腔内血管和纤维组织增生，不断产生新骨，沉积于裸露骨面下，形成硬化层；其表面被磨光如象牙样，故称为牙质变。压应力最小的部位则可出现骨质疏松。新生骨向阻力最小的方向生长，这就自然地在关节边缘形成骨赘。应力最大处的骨质由于承受压力的影响而产生显微骨折、坏死，形成内含黏液性骨质、坏死骨小梁、软骨样碎片和纤维样组织的囊肿。后期软骨下骨质塌陷变形，周围增生骨膨出，使关节面更不能完善地咬合，并使关节活动进一步受限而加重症状。

关节滑膜和关节囊受脱落软骨碎片的刺激而充血、水肿、增生、肥厚、滑液增多，产生继发性滑膜炎，并出现疼痛、肌肉痉挛等症状。关节囊的挛缩和纤维化将导致关节纤维性强直。Weiss 认为上述一系列变化说明关节软骨变性，也可以说，这是人体对变性软骨企图修复的失败。

三、临床表现

视病程不同，症状差别较大，但大多数患者并不典型，尤其是本病早期，仅有5%的患者有症状。患者多为50岁以上的中、老年患者。本病起病缓慢，无全身症状。通常多为多关节发病，也有单关节者。受累关节可有持续性隐痛，活动增加时加重，休息后好转。疼痛常不严重，气压降低时加重，故与气候变化有关。有时可有急性疼痛发作，同时有关节僵硬感，偶尔可发现关节内有摩擦音。久坐后关节僵硬加重，但稍活动后反而好转，有人称之为"休息痛"。后期关节肿胀、增大及运动受限，但很少完全强直，一般表现为骨阻滞征。

四、实验室与影像学检查

（一）实验室检查

血沉、血象均无异常变化。关节液常为清晰、微黄、黏稠度高，白细胞计数常在1 000以内，主要为单核细胞。黏蛋白凝块坚实。

（二）影像学检查

X线平片于早期并无明显异常，约数年后方逐渐出现关节间隙狭窄，表明关节软骨已开始变薄。开始时，关节间隙在不负重时正常，承重后出现狭窄。病变后期，关节间隙有显著狭窄，软骨下可有显微骨折征（micro fracture），而后出现骨质硬化，最后关节边缘变尖，有骨赘形成，负重处软骨下可有骨性囊腔，形成典型的骨关节病征象。

CT 及 MR 可在早期发现关节软骨及软骨下骨质异常改变。

五、诊断

根据慢性病史、临床表现和 X 线所见，诊断比较容易。必要时可作关节滑液检查，以证实诊断。X 线改变不能说明是原发性骨关节病，应从病史中明确病损是原发性或继发性。

六、治疗

因本病发展缓慢，症状较轻，且对功能大多无明显影响，因此无需治疗；但应注意保护，避免或减缓病变的发展。

本病最为重要而又最基本的治疗方法是减少关节的负重和过度的大幅度活动，对患病关节要"爱惜"，以延缓病变的进程。对肥胖患者，应减轻体重，减少关节的负荷，延缓病变的发展。下肢关节患有病变时，可用拐杖或手杖，以减轻关节的负担。理疗、适当的活动锻炼以保持关节的活动范围，必要时可使用夹板、支具及手杖等，这对控制急性期症状有所帮助。

消炎镇痛类药物可减轻或控制症状，但不能改变病变的进展，只是在急性疼痛发作期间起治标作用。关节内注入醋酸泼尼松龙或醋酸氢化可的松可控制症状，每隔 2 周注射一次。

有些部位的病变可行关节镜治疗，去除游离体和增生滑膜及变性的软骨。

对晚期病例，在全身情况能耐受手术的条件下，可酌情行人工关节置换术、关节神经切断术或截骨术等，以求改善关节功能。

（郑云龙）

第三节　大骨节病

一、概述

顾名思义，大骨节病是一种表现为关节肥大性改变的疾患，是主要流行于我国东北、西北、华北、河南等地的山谷潮湿寒冷地区的地方病。在俄罗斯和日本也有发现。其病理特点是儿童的关节软骨和骨骺被破坏，并产生发育障碍。成年后，患者身材矮小，四肢和手指短缩状，且关节粗大，活动受限，以致常常丧失劳动力。有时在成年期也可发病。

本病最早（1849）是由 Yurenski 在俄国乌洛夫河流域发现，曾称为乌洛夫病；后由 Kaschin 和 Beck 两人报道，现又称为 Kaschin－Beck 病。我国首先由张凤书在东北发现，后证实与 Kaschin－Beck 病为同一病。此病在我国西北称之为柳拐子病。

本病有很强的地区性，不同地区的发病程度亦不相同，轻重不一。本病的地区分布有明显的相对稳定性，并在若干年中，发病区可能扩大和加重，也可缩小和减轻；也可有新病区发现。

二、病因

虽然已经过数 10 年的研究，但本病的病因至今仍未能完全确定。但普遍认为以外源性致病因子可能性较大，并非是由食物中缺少某种物质所致。

哈尔滨医科大学的学者认为系小麦和玉米中类孢镰刀菌的毒素所致。研究工作表明：

（1）同一地区饮用同一水源水的居民中，食自产粮食的农民发病率较高，而食国家供给粮的工人极少患此病。

（2）在重病区进行换粮后，人群中5年来基本杜绝新患者的发现，原有的患者也多数好转和恢复正常，但未换粮的邻近地区病情逐年加重。在非病区的城市中，有散在居民食用来自病区的粮食后、可以得病；在病区改旱田为水田、改主食为大米后，效果与换粮试验同。

（3）在病区小麦和玉米中可培养出较多的尖孢镰刀菌，而在非病区则为另一种串孢镰刀菌，大米中极少有此类真菌。

（4）用病区尖孢镰刀菌培养物饲养大白鼠和狗，其骨骼可发生类似人类大骨节病的病理变化。至于是如何会引起本病，尚待进一步研究。

此外，西安医学院研究组对患者硫代谢的研究发现：患者尿中硫酸化的酸性黏多糖比健康人多，而硫酸软骨素则较低。用病区的水和粮食饲养实验动物，尿中酸性黏多糖35S渗入率较低，骺板软骨对无机35S的排出速度比对照组低，而24h尿中硫酸酯的排泄量则较高。这说明病区的水和粮，可能存在某种能抑制软骨中的硫酸软骨素的排出，并能与硫酸根结合解毒的因子。他们发现饮水不同，对动物尿内硫酸酯的排泄量似有不同的影响，故认为不能完全排除饮水致病的可能。

三、病理

由于大骨节病是一种涉及全身各骨关节的疾病，因此，其病理改变之范围较广，但主要病变部位是在四肢管状骨的骺板和关节软骨；其中以踝关节、膝关节、肘关节、腕关节和指骨的软骨病变最显著，而肩关节和脊椎的病变较少。

大骨节病的基本病理变化是关节软骨的变性和坏死，其表现为原纤维显现、石棉变性、裂隙形成、黏液变性和软骨坏死。在坏死软骨区的边缘常有软骨细胞巢状增生。关节软骨下有带状坏死区，可向表层蔓延，形成溃疡；深的溃疡可达髓腔。坏死的软骨可脱落于关节内，形成关节鼠。在带状坏死区和溃疡处，早期即出现初级骨髓和肉芽组织增生，继而纤维结缔组织增生性修复，并可逐渐形成纤维软骨，随之有钙质沉着，形成不规则的软骨内成骨。

在本病早期，骺板软骨即逐渐弯薄、不匀、弯曲，其与关节软骨的变性坏死相似。严重处可累及全层而有坏死性穿通。软骨细胞失去其排列性，层次紊乱，中央部有时呈舌状增生。变性坏死的软骨被增生的初级骨髓和破软骨细胞吸收后，有不规则的软骨内成骨，骺板逐渐被骨小梁所替代，使骺板从中央部逐渐向周围形成早期骨性融合。在骺板的干骺端，最早也最常见的病变是横行骨梁形成；竖行骨梁明显减少、粗短、方向紊乱、外形不整；破骨细胞吸收旺盛，原始骨小梁被破骨细胞所吸收，失去其板层结构，分割成不规则的片块，形成镶嵌结构。由于骺骨化中心化骨紊乱，使骨的纵向生长迟缓，骨端横向生长加快，导致骨端发生膨大畸形。骨髓可有早期脂肪化、纤维化。关节囊可有部分纤维软骨、透明软骨，甚至骨小梁形成。骨骼肌也可有坏死性病变。

四、临床表现

大骨节病可见于任何年龄，但以 20 岁以下的青少年为多见，男性多于女性。若 8 岁以前离开本病流行区，发病机会则较少。骨骺已融合的少年和成年人进入本病流行区，发病也较少。早期发病常不自觉，症状不明显，也不具有特异性，主要表现为肌肉肿胀疼痛，有局部压痛；示、中指末节弯曲，不能伸直；易疲乏，关节活动不灵，握力减退；指甲营养不良，光泽减退，呈匙状或甲根出现波浪形沟纹；手足多汗；手背、腘窝、跟腱、内踝等处肌腱疼痛和腓肠肌痉挛；以及指端、背部、大腿外侧有蚂蚁爬动感觉。以上症状常为对称性，并常自手部开始，早春重，夏秋轻；也有的自踝关节或肘关节开始。以后受累关节逐渐增粗、变形，发育障碍成侏儒，以及下肢出现膝内翻或膝外翻、扁平足等畸形。后期出现关节游离体、骨关节病症状。由于关节疼痛和关节运动受限，故丧失劳动力。

五、分期

为便于区分和观察病情的轻重、劳动能力和治疗效果，可依据其临床表现分为四期（度），各期之间难以截然划分，而是相互交错。

1. 前驱期　即本病的开始阶段，主要表现为手指僵硬、绷紧，屈伸不灵，示、中、环指末节偶有轻度弯曲。有的病例首先有踝关节疼痛，在劳动或长途跋涉后加剧。本期 X 线片多无异常改变。

2. 早期（Ⅰ度）　除手指僵硬、绷紧、屈伸不灵加重外，主要显示手的示、中、环指近节指间关节增粗，但长度不变；肘关节多不能完全伸直，有的踝关节略增粗。

3. 中期（Ⅱ度）　指间关节明显增粗，疼痛加剧，有短指畸形。拳不能握紧，手指不能伸直；肘、踝、膝等关节有程度不等的增粗变形，屈伸受限。膝内常有游离体，伴有扁平足，四肢肌肉萎缩，以腓肠肌为甚。由于肌力明显减退，劳动力约仅为正常人的 1/3。

4. 后期（Ⅲ度）　短指畸形更为严重，伴有指间关节向两侧偏斜，其他关节畸形及运动障碍亦严重。可有骨盆倾斜，腰椎的生理性前凸度增大，有髋内翻和膝内翻或膝外翻、扁平足等畸形，行走时呈鸭子样步态。此时四肢肌肉明显萎缩，全身发育严重障碍，呈侏儒畸形外观。

六、影像学表现

（一）X 线一般表现

X 线平片上改变最早出现于指骨，因此手部的 X 线检查为早期诊断的主要依据。早期指骨干骺端钙化区密度增高、变宽，有时伴有凹陷或波纹状改变。此种改变也可见于正常人，因此不能单独将其作为早期诊断的依据。另一个早期变化是指骨远端不整齐，出现关月状凹陷或囊性变。腕（跗）骨边缘硬化、不整齐。后期表现为骨端增粗、变形，有骨赘形成。

（二）X 线分型

根据 X 线变化的不同，可分为四种类型。各型之间并无明确界限，可在同一肢体上，甚至同一张 X 线片上看到不同类型的病变。

1. 干骺型　显示骺骨化中心尚未出现前的病儿，最小年龄为 3 个月零 7d。X 线表现为预备钙化区模糊、硬化，有时伴波纹状、半月状凹陷；骨纹理稀疏、粗糙和紊乱。

2. 干骺-骨骺型　见于骺骨化中心出现之后至骺线融合以前阶段。干骺端中部可有硬化、不整齐和凹陷，两侧缘增宽，可能出现不规则骨化。骺软骨板的厚薄不匀，骨化中心不整齐、变形、碎裂或溶解。严重者骨化中心大部嵌入骨骺内。在近侧干骺端，骨化中心与干骺端早期发生融合，开始于中央，逐渐向两侧扩展，并形成短指畸形。

3. 骨端型　主要见于 5～6 岁以上的儿童或成人。X 线片上表现为骨端模糊、脱钙、不平整，中央部凹陷，侧角尖锐突出。病情严重者骨端粗大变形，有不规则破坏或囊样变，边缘有骨赘形成或骨游离体，个别病例可出现菌状赘生物。

4. 骨关节型　见于骨骺融合后的少年和成人，最早可见于 14～15 岁儿童。干骺-骨骺型未经治疗者，最终将形成此型，故也称为"终止型"。X 线主要表现为骨纹理稀疏、紊乱、甚至囊样变，骨皮质变薄，骨端宽大变形呈花边状，对位不正，关系紊乱，有骨赘形成。关节间隙变窄；此时，关节面显示高低不平整状，两侧不对称，可有骨碎屑。后期发生继发性骨关节病变化。

（三）其他

视病情及每个患者具体情况不同，亦可选择 CT、MR 或其他影像学检查。

七、诊断

本病的诊断主要依据在流行地区生活史、体检所见和 X 线表现，不难作出诊断。但需与软骨发育不良的侏儒作鉴别；后者在出生时就较明显，头大、前额突出、鼻梁凹陷、手指等长；且无流行病地区史。X 线片显示四肢长骨粗短，股骨与肱骨远端呈 V 形扩大和凹陷。

八、预防

本病关键是预防，采用换粮试验表明：在病区改旱田为水田，改主食玉米为主食大米，或从非病区调进粮食代替病区的小麦、玉米，可预防和消除大骨节病。此外，对发病区水质，如挖深井，改饮泉水，或用砂石和稻草灰、草木灰或木炭等将井水过滤，也可起到预防此病的作用，但需与换粮措施并进。

九、治疗

发病早期和轻度病例可采用换粮和改食大米等，数年后，基本上可恢复正常。用硫酸盐治疗有一定效果，部分患者可治愈。常用的有硫酸钠水溶液，7 岁以下的儿童每次服 1.5g，8～12 岁服 2g，13 岁以上服 3g，每日服 2 次，共服 2～3 个月。也可服硫酸镁或硫酸钾，用量相似。硫酸钾可每日服 3 次。有人用草木灰的过滤液口服，连服 3～6 个月；或口服卤碱片或粉，也有效。

晚期严重患者需按骨关节病治疗，包括外科手术干预。

（郑云龙）

第四节　松毛虫性骨关节炎

一、概述

松毛虫性骨关节炎为近几年来在我国南方各省陆续发现的一种具有季节性的地区性暴发流行性疾患。其是以侵犯皮肤、骨和关节为主的疾病，经流行病学调查及动物实验研究，证明本病与接触松毛虫有关，故定名为"松毛虫病"。

从发病情况表明，在我国的广东、福建、广西、湖南、湖北、安徽、浙江、江西、江苏等省或自治区均有报道。早在1970年，在浙江金华某窑厂有用带有松毛虫的松树枝烧窑发病，为我国最早报道的病例。1975年广东潮阳曾发病4 010例，占总人口数的5.54%。接触松毛虫人口的发病率为52.9%～86.4%。发病时间以夏秋为流行高峰期，10月份最多。患病年龄从8个月至84岁均有，其中以20～50岁的青壮年者最为多见。男女无差异。主要视接触的人群组成情况而异，发病地区多为近山区，主要是有松树林及松毛虫的地区。多数病例是上山割柴草、打松枝、采集松毛虫茧、在污染的稻田内割稻，以及学生上山郊游时接触松毛虫，也可能是由于接触到松毛虫污染的野草、衣物及水等而引发。

二、病因

发病者均有松毛虫接触史，或是有与被松毛虫有过接触的物品（包括污染的衣服、柴草、水等）的接触史。如果用松毛虫的毒毛、死松毛虫或死虫碾研的浆液或水浸液接触或涂擦家兔或小白鼠剃毛的皮肤上，或将小白鼠或豚鼠放于有大量松毛虫的现场，或接触有松毛虫的柴草，都可产生类似的病变。我国已发现的松毛虫约40余种，其中以马尾松毛虫为多发。

三、发病机制

其发病机制尚不清楚，目前有以下三种推测：

（一）中毒学说

中毒学说即由于毒毛刺入人体皮肤后，由于毒素进入血液循环而引起毒血症。估计是由于毒素对结缔组织有较强的亲和力，因而引起关节周围组织反应。但将毒素注入动物皮下组织，却并不能使动物发病。

（二）变态反应学说

许多研究者发现：所有患者均有与松毛虫或其污染物的接触史，早期能用抗过敏药物迅速控制症状，以及X线表现和关节周围组织的病理学改变等均与类风湿关节炎相似，从而推断为变态反应。但动物实验尚难以支持此说。

（三）感染学说

有的作者发现在病变关节或皮肤硬结内可以抽出脓性液体，并培养出金黄色葡萄球菌、白色葡萄球菌、铜绿假单胞菌等，以及X线片改变和病理变化都符合低毒性感染，因而推断在松毛虫毒素作用下，血管通透性增加，易受松毛虫或人体常带细菌的侵入，引起低毒性感染。但其他研究者对局部抽液培养并无细菌生长，X线片上从未发现死骨。因此，此说亦难以成立。

以上推论虽都有一定根据，但都不能明确说明松毛虫病的发病机制，尚有待进一步研究。

四、病理特点

对松毛虫的病理变化，至今仍缺乏系统的研究。

（一）早期病变

本病早期主要是浆液性改变，表现为关节结缔组织和滑膜的水肿、充血、增厚。滑膜有少量血性黏稠渗出液，表现粗糙，与肌腱有粘连。肌腱光泽减少、粗糙。血管壁增厚，内膜肿胀增生，伴轻度透明性变，未见明显炎性细胞浸润。

（二）后期病变

后期主要病理改变是滑膜明显增厚，有时可达数厘米，坚实如瘢痕组织，颜色苍白，病变以血管和纤维组织增生为主，有轻度炎性细胞浸润。切面很少出血，并与周围组织粘连。当本病处于明显发炎期，则颜色暗红，有出血和坏死；患处可发生窦道。关节面粗糙，失去原有光泽。关节腔变窄，可形成纤维性或骨性融合。软骨中有纤维组织和血管增生，大量浆细胞和淋巴细胞浸润，而中性及嗜酸粒细胞较少。关节液黄浊，内含少量白细胞和红细胞。在软骨下可见骨质破坏区，内有肉芽组织充填，骨膜肥厚。

上述表明，本病整个病理变化与骨关节的无菌性炎症相似。

五、症状和体征

（一）潜伏期

一般于接触松毛虫或其污染物 1~3 后发病。个别患者潜伏期较长，最长可达 48d。

（二）全身症状

全身症状大多较轻，或没有全身症状。可有发热，多在 37.5~38.5℃，个别可达 39℃。此时可有畏寒、头痛、头昏、全身无力及食欲减退等症状，并于 2~3d 后渐消退。区域淋巴结肿大，可移动，有压痛，于起病后 10~20d 时逐渐消退。局部皮肤一般无溃破。

（三）局部症状

身体暴露部分容易发病，这与直接接触有关。最常见的发病部位是手、足、腕、踝等处，但也发生于头颈、眼、耳郭、胸、脊椎旁、臀部及会阴处，少数患者可蔓延至全身。根据病变侵袭范围和表现形式不同，一般分为以下四型：

1. 骨关节型　本型发病率较高，约占 55% 或以上；且危害大，若治疗不当，常易残留功能障碍，甚至病废。其发病部位多为四肢显露的小关节骨端。以单关节发病较常见，且不对称，仅 30% 患者为多关节发病；或表现为一个关节症状消退后，另一关节又发病。表现为局部红、肿、热、痛和功能障碍。有时疼痛严重难忍，可呈持续性刺痛；有时阵发性加剧，夜间尤重，影响睡眠。局部呈非凹陷性肿胀，关节远端肢体肿胀。表面皮肤潮红，温度升高，局部有甚敏感的压痛点。关节活动时疼痛加重。本型常有全身症状及区域性淋巴结肿大。大关节出现的症状一般比小关节为重。病情常迁延数月或数年，约有 1/5 的病例有复发倾向。本型在后期可形成关节畸形强直，并伴有关节近侧肌肉萎缩，以致严重影响功能。

2. 皮炎型　较前者少见，仅占 25% 左右，局部表现为灼热、奇痒、疼痛，多发生于四肢暴露部位，如手、足、指缝等处，少数发生于头或躯干。局部皮肤温度升高、潮红，以不同类型斑丘疹为主。有的似荨麻疹，指缝间可有水疱。皮疹多呈簇状或片状密集分布，不对称。1/3 的病例有局部淋巴结肿大。经治疗后，于 2~5d 内退疹痊愈；少数病例可迁延数月，形成慢性皮炎。一般无全身症状，且少有复发者。局部可残留皮肤色素沉着；局部搔抓可使病变扩大，或继发感染。

3. 肿块型　发病率最低，约占 5%，常在四肢或腰骶椎两旁及会阴部形成局部硬结，伴疼痛，无明显边界，以单发为多。肿块逐渐增大，于 10~30d 达高峰，随后液化，有波动。局部穿刺可抽出黄绿色黏稠的胶状液，或呈血性。抽液后局部症状可缓解，但易复发。穿刺液培养常无细菌生长。此型多伴有较重的全身症状，病程较长，1~3 个月。

4. 混合型　为上述三种类型的不同形式的合并存在，占总数的 5%~15%。视地区不同，感染次数不同，其比例可不一。

六、实验室与影像学改变

（一）实验室检查

血常规检查时，可发现 50%~60% 的患者有白细胞数增高，达 10 000 个 mm³，60% 以上的患者有嗜酸粒细胞增多，40%~70% 病例的血沉增快。其程度与病情轻重呈正比。

关节液多为少量淡黄色或黄绿色黏稠液体。早期多含中性粒细胞，后期多含淋巴细胞。细菌培养多为阴性，少数有金黄色或白色葡萄球菌或铜绿假单胞菌生长。皮下肿块穿刺有时可抽出血性液体。少数病例心电图检查有心肌损害表现。

（二）影像学改变

1. X 线表现　骨关节的 X 线改变要在发病后 2 周方才显示出来，有时需要 1 个月后才出现。在 6 个月以内属急性期改变；6 个月以后为慢性期改变。急性期改变主要是受累关节周围软组织肿胀、骨质疏松、骨质破坏和关节损害。慢性期改变主要是骨质增生、硬化和关节强直。局部软组织肿胀表现为关节周围软组织密度增高，层次不清，皮下脂肪透明度降低；重者有网织状阴影，关节囊肿大，密度增高，轮廓多较清晰。这种改变是早期的主要所见，但不具特异性。慢性期软组织阴影缩小，且长期难以消失。少数病例在受累骨质邻近的软组织中出现小片状或团块状钙化或骨化阴影。骨关节方面的改变，在早期是骨质疏松、骨小梁模糊或中断。局限于近关节的骨端，与类风湿关节炎的早期骨质疏松相似。急性骨质破坏往往在骨端的一侧或双侧有一个或多个小圆形虫蚀状破坏，边界清晰，常见于肌腱附着的骨隆突区。与此同时，附近可有单层细条状或不规则骨膜增生。本病后期的骨关节改变主要是在原来破坏区周围有骨质增生、硬化，破坏区边界清晰、致密，形成硬化致密的小环形灶。手、足管状骨常有整个骨干增粗，但无死骨。骨骺未融合者，破坏区可在骨骺或干骺端，易引起骨骺早期闭合。

关节隙的改变表现为早期的关节间隙不对称狭窄，模糊，关节软骨面不平整，关节变形，甚至有半脱位，软骨下常有骨质破坏。在本病后期可发现关节有自行融合趋势，可形成关节强直，但融合多不完全。

2. 其他影像学检查 CT及MR检查对早期骨关节改变可及早发现异常。

七、诊断

一般多无困难。在暴发性流行季节和地区，可根据松毛虫及其污染物接触史，以及皮肤、骨关节的局部表现，多可作出诊断。对散在发病或接触松毛虫史不清楚者，则需与类风湿关节炎、化脓性关节炎、关节结核等作鉴别诊断。此时可根据典型松毛虫接触史、皮肤与软组织病变特征，骨关节的X线表现，以及关节液检查等做出诊断。

八、预防

本病的关键是预防。在进入有大量松毛虫的树林，尤其是山林中时，应加强个人防护，避免皮肤直接接触松毛虫及其污染物。不要进入有松毛虫污染的水中作业。所捉松毛虫及其虫茧应集中焚毁。接触松毛虫后，可立即用肥皂水清洗，或涂淡氨水以减轻症状。

九、治疗

（一）早期

发病初期可用3%氨水外擦，肥皂水清洗。也可用中药外涂，或普鲁卡因泼尼松龙局部封闭或关节内注射，均可取得良好疗效。

（二）急性期

在急性期，治疗目的是抗过敏、止痛、消炎和制动。若有继发感染，可加用抗生素。

（三）慢性期

对慢性期的骨关节病变者仍以非手术疗法为主，但其中长期不愈者，可考虑手术。手术指征为：

（1）合并有窦道或化脓性感染者。

（2）自发融合而不牢固、且仍有症状者，或强直于非功能位者。

（3）关节固定后已严重影响功能者。

（4）病程超过半年，非手术治疗无效，甚或恶化者，均应考虑手术治疗，手术方法可根据病变情况决定。

（郑云龙）

第五节 成人骨坏死

一、概述

总体上看，骨坏死（osteonecrosis）可分为感染性或非感染性两大类，前者属于炎性病变的结果与表现，本节不阐述。而非感染性骨坏死，又称为无菌性骨坏死，这一名词为大家所公认。从病因分类上来看，此种骨坏死又可分为以下三大类：

（1）创伤性骨坏死：发生于各种创伤之后，包括股骨颈骨折、月状骨骨折脱位、舟状骨骨折及距骨骨折等；大多属于并发症或后遗症范围。

（2）特发性骨坏死：为本节重点讨论的内容。

（3）小儿骨骺骨软骨炎性骨坏死。

二、病因

由于骨坏死不是一个单独的疾病，而由多种因素导致的一种共同征象，现将其原因分述如下：

（一）创伤性因素

创伤性骨坏死是由于创伤使骨的某部分的主要血液供应遭受破坏而发生缺血性坏死。典型病例是股骨颈的头下骨折或髋关节脱位后，由于供给股骨头血液的关节支持带动脉被损伤，以致产生股骨头缺血性坏死。此外，距骨和月状骨的骨折、脱位及腕舟状骨腰部骨折等，也可因其血液供应被损害而发生缺血性坏死。这类骨坏死的原因比较明确，属由大血管系统供血障碍所致，统称为创伤性缺血性骨坏死。

（二）特发性骨坏死

特发性骨坏死，又称之为原发性骨坏死，其明确原因仍处于探索阶段，目前已知与以下两种因素关系十分密切：

1. 减压性因素　众所周知，周围环境中的气压变化亦危及人类健康，如潜水员水下作业，其他高压环境中的操作和高空飞行等专业，均可在快速减压过程中引起血管供血障碍而出现骨坏死。此种情况称为减压性骨坏死（dysbaric osteonecrosis）。

2. 激素性因素　大量临床病例表明，当长期服用超过生理剂量的肾上腺皮质类固醇，则易引起股骨头坏死。此外，放射线照射、酒精中毒、胰腺炎、镰刀状细胞性贫血、Gaucher病、肝脏病、红细胞增多症、糖尿病、肥胖病、高尿酸血症等亦可诱发本病，还有一部分患者至今尚未发现与之有关的因素。所有这些因素如何引起或诱发骨坏死，尚不清楚。但推测大多与激素有关。

此两种因素何以会引起骨坏死呢？可能与软骨下骨的微血管解剖学有关。因为关节软骨下骨内的血管均属终末血管，在接近软骨下骨时，与软骨面呈垂直方向，并在此处扩大成血管窦，再折转180°回流入其下方骨内的静脉。这些血管外方被坚硬的骨壳包围，使之不易产生侧支循环，尤其是成年人；但此处却可使循环于血管内的外来颗粒，如脂肪滴、气体等停留下来，以致阻塞血管而引起骨质和骨髓的坏死。依据此种解剖特点，可以考虑减压骨坏死是由于减压时氮气泡聚集于骨髓或血管内所致；Gaucher病的异常糖脂可聚集于血管内，引起血管梗阻；镰刀状细胞性贫血的异常红细胞聚集于血管内，引起局部血栓形成。相当一部分特发性骨坏死的患者有高尿酸血症，可能因尿酸盐结晶产生血管梗阻。长期服用超过生理剂量的肾上腺皮质类固醇和酒精中毒患者，可引起脂肪肝和高脂血症。此外，在动物实验中亦证明这一情况下可以产生局限于软骨下骨的脂肪栓塞。原发性或特发性骨坏死的有关因素尽管各不相同，其X线表现和病理变化则极相似，因此我们可以认为它们的共同致病基础取决于局部微血管的解剖结构。

3. 不明因素　临床上有许多病例至今仍无明显诱因可以确定，既无豪饮，亦无明确外伤史及长期服用激素类药物病史。当然，记忆不清的各种因素，包括儿童时代的外伤、超限负荷等亦难以明确。此类病例在临床上所占比例不低于15%。

总之，近年来不断地临床研究表明，这类患者常有多种因素存在，因此其发病原因可能是多因素复合作用的结果。

三、病理

在正常情况下，骨组织的代谢过程十分活跃，不断地有新骨形成和骨吸收，并加以塑造，以求适应力学上改变的需要或内部生物化学的变化。活骨组织对机械和化学刺激的反应是通过改变骨形成或骨吸收的速度，使骨的形态、体积和结构分布发生相应的变化。

骨的修复过程属于另一种复杂的变化过程，无论骨的致死原因如何，其修复反应基本上是一致的。死骨的修复与活骨反应的唯一不同点，是当死骨进行修复时，其修复材料不是来自死骨本身，而是来自邻近的活骨、结缔组织和血液携带的成骨细胞等。

从临床观察及通过动物实验的研究表明，当骨组织坏死后，其病理变化可分为以下两个阶段：

（一）清除阶段

清除阶段即第一阶段，表现为局部坏死的骨组织和骨髓内细胞、毛细血管和骨髓基质逐渐被溶解、转移和吸收，最后使死骨消失，但对大块死骨并不容易完成。

（二）修复阶段

修复阶段即第二阶段，开始时，死骨邻近尚未分化的间质细胞和毛细血管内皮细胞出现增生；随后这些增生的毛细血管和未分化的间质细胞向坏死骨小梁间空隙浸润，逐渐取代坏死骨髓。而后间质细胞在坏死小梁的表面分化为成骨细胞，在死骨小梁上形成新生网状原始骨，以后再形成板层骨，将死骨小梁包裹，导致局部单位体积的骨质增多；此时，在 X 线平片上表现为局部骨密度增高。之后，被新生骨包裹的坏死骨小梁逐渐被吸收，并由新生的活骨取代。此种新生骨多为板层骨，最后是已被修复的骨小梁被更进一步塑造，并以板层骨取代新生的网状原始骨。这种过程并非平衡进展，坏死骨的部位不同，其修复过程亦不相同；在边缘处已进入修复骨小梁塑型期时，其中心部可能仍在初期，即未分化间质细胞和毛细血管内皮细胞增生期。

此种增生与吸收的过程是后者大于前者，因此最后形成以软骨被吸收的关节退行性变。

由于骨坏死的原因不同，这些反应性变化的速度范围大小和程度可有很大差别。如肾移植后，由于大量使用肾上腺皮质类固醇而发生骨坏死时，间质和毛细血管内皮细胞照旧增生，并向坏死骨小梁的骨髓空隙扩散，但可以分化为成骨细胞者甚少，因此在坏死区骨小梁的表面很少有新骨形成。而某些其他原因的特发性骨坏死，往往有大量细胞增生，并分化为成骨细胞，迅速形成大量新骨。

明确为创伤性缺血所致的骨坏死的修复较完全；当修复组织跨越骨折线后，细胞的增生、扩散和新骨的形成均较迅速而发展也较广泛。

皮质骨的修复过程更为困难，骨被大量吸收，却很少有新骨形成，以致软骨下区有大量骨质丧失。在此情况下如果死骨不被吸收，其机械强度可维持数年不变；一旦被大量吸收，则易因应力作用而产生软骨下骨折，此即在 X 线片上显示有新月形透明区的原因。

四、诊断

本病的诊断主要依据慢性病史、临床表现及影像学检查，尤其是后者，不仅有利于本病的诊断与鉴别诊断，对病情的判定与分期、治疗方法的选择及预后判定等均至关重要。根据X线平片所见，可对成人骨坏死进行分期。但病因不同，其分期亦不一致，且各专家意见亦不统一。Hungerford 和 Zizic 根据 X 线所见和骨髓活检结果，将因酒精中毒所致的股骨头坏死分为以下四期：

1. 第一期　X 线平片所见正常，需骨的活组织检查方可做出诊断。

2. 第二期　X 线平片有阳性所见，显示不典型的特发性股骨头坏死征象，但关节软骨下骨板正常。

3. 第三期　呈特异性改变，显示股骨头前外方楔形骨硬化，有斑点状骨质疏松，软骨下有梗死或透亮线，股骨头失去其正常圆球形。

4. 第四期　X 线平片显示晚期变化，此时股骨头明显变形，关节间隙狭窄或消失。

近年来随着 CT 扫描及 MR 成像技术的广泛开展，较常规 X 线平片不仅清晰，且可早期发现病变。有学者发现其阳性所见较 X 线平片可提前 1～3 个月，可及早选择，并与 X 线平片对比观察。

五、鉴别诊断

骨坏死需要与各种伤患进行鉴别，特别是好发部位的常见病。如涉及股骨头坏死的病例，常需要与髋关节结核、髋关节化脓性炎症、类风湿关节炎、风湿症、髋部肿瘤及各种不同年龄段常见的髋部疾患等进行鉴别诊断。手腕部的舟状骨坏死、月状骨坏死及足踝部的距骨坏死等均需要与局部的多发病进行鉴别。

六、治疗

本病的治疗视部位、病情、年龄、患者要求的不同及其他各种条件的不同，在治疗方法选择上亦有明显的差异，现将其治疗原则明确如下：

1. 治疗时机　愈早愈好，尤其是在发病初期、病变尚未波及关节时，其最佳结果可以不影响关节功能。

2. 首要治疗　需消除致病因素，包括嗜酒、服用激素、负重及其他各种影响局部血供的因素。

3. 改善血供　因局部缺血所引起的骨坏死必须强调提高局部血供量，其是获得满意疗效的基本要求。包括全身与局部两个方面，均应酌情采取有效的方式与方法。

4. 减轻负荷　对缺血、已引起骨质坏死性变的骨质，如能减轻其负载程度，这无疑将会有助于延缓病变的发展，并有利于促使病变逆转，尤其是在本病的开始节段。

5. 手术时机　视病情而异，原则上要求：

（1）手术宜小不宜大。

（2）早晚都需要手术的，宜早不宜晚。

（3）波及关节的手术应以可恢复关节功能者为首选。

（4）对负重功能为主的关节在选择式式时，需在保证其负重功能的前提下力争具有活动功能，但在必要时可放弃后者。

髓芯减压主要作为预防股骨头塌陷的治疗，常和自体松质骨移植联合应用，对于中期的坏死还可联合其他方法，包括生物学治疗如自体干细胞移植等。带血管腓骨移植可作为髓芯减压的补充方法，预防或改善股骨头塌陷。截骨矫形术可改善某些早期或轻度塌陷者，使非坏死区形成关节面。截骨术效果较好，但存在截骨不愈合、使以后的 THA 变得复杂等不足。髋关节镜可直接观察软骨面病变情况，早期可行钻孔术，对于晚期坏死尚无有效的关节镜下治疗方法。对于已有关节炎的患者可行关节置换术，常见的有全髋关节置换术和表面置换术。

6. 避免复发与康复　除消除病因外，应积极采取多种措施增加局部血供、减少负荷和促进关节功能的恢复。

（郑云龙）

第六节　类风湿关节炎

一、概述

类风湿关节炎的病因至今并不十分明了，目前大多认为是人体自身免疫性疾病，亦可视为一种慢性的综合征，表现为外周关节的非特异性炎症。此时关节及其周围组织呈现进行性破坏，并致使受损关节功能障碍。其发病率女性高于男性，女性是男性的 2～3 倍；欧美国家发病率明显高于我国人。

二、临床表现

本病发病缓慢，为双侧对称性关节受累。其临床症状和体征特点如下：

1. 疼痛　本病早期即有关节局部痛感，尤其是在活动期，并伴有触痛及压痛，此为最早出现，也是患者最敏感的体征。

2. 僵硬　受累关节僵硬，尤其在晨起开始活动时最先出现，但活动一段时间后，将会逐渐有所改善。

3. 肿胀　受累关节周围软组织呈弥漫性肿胀，且表面温度略高于正常关节。

4. 畸形　后期病例一般均出现掌指关节屈曲及尺偏畸形；如发生在足趾，则呈现爪状趾畸形外观。

5. 皮下结节　30%～40% 的患者可出现皮下结节，此有助于对本病的诊断，可对皮下结节做病理检查而有助于诊断。

6. 体温升高　急性期的某些患者可出现发烧，多为 38℃ 以下的低烧。

三、实验室及影像学检查

（一）化验检查

1. 血沉　大多数患者血沉增快，尤其是在急性期。

2. 血色素　略低于正常，晚期病例则可出现轻度贫血，血色素大多在 8～10g。

3. 抗"O"（ASO）、类风湿因子（RF）　典型的类风湿患者可以出现抗"O"试验阳性及 ASO 高于正常，类风湿因子多为阳性。

4. 免疫球蛋白检查（IGM，IGG）　约 70% 的类风湿患者可以出现 IGM 异常，IGG 多为阳性。

5. 关节液检查　在受损关节中抽出的关节液多为混浊，但无细菌，关节液的黏滞度较正常为低。镜检下显示关节液内无结晶物。

（二）影像学检查

1. X 线检查　于 X 线平片上可以发现以下改变：

（1）软组织肿胀：显示关节囊阴影增大。

（2）关节间隙变窄：由于软骨受累及缺损所致。

（3）关节周围骨质疏松：显示关节周围骨质中的骨小梁减少、萎缩及变细。

2. 其他影像学检查　CT 扫描及 MR 成像技术可酌情选用，尤其是早期病例。

四、诊断

本病在美国多见，因此美国风湿病协会制定了较为详细的诊断标准，并分为以下四类；现列举如下：

（一）典型的类风湿关节炎

此类型诊断要求具备下列标准中的 7 项，其中标准 1～5 关节症状或体征必须至少持续 6 周。

（1）早晨起床时关节僵硬感。

（2）至少一个关节活动时有疼痛或压痛。

（3）至少一个关节有肿胀（不仅增生，软组织增厚或积液）。

（4）至少有另一个关节肿胀（两个关节受累症状的间歇期不超过 3 个月）。

（5）两侧同一关节对称性肿胀（近侧指间关节、掌指关节、跖趾关节可有症状，但不是绝对对称）。

（6）皮下结节。

（7）类风湿关节炎的典型 X 线改变，不仅有退行性改变，而且至少包括受累关节周围骨质的脱钙。

（8）凝集试验阳性，在两个不同试验室采用任何方法的类风湿因子为阳性，并且正常对照组的阳性率不得大于 5%。

（9）滑液中有极少量的黏蛋白沉淀（液体混浊，含有碎屑；滑液炎性渗液含白细胞数超过 2 000 个/μl，没有结晶）。

（10）具有下列 3 种或 3 种以上滑膜特有的组织学改变：显著的绒毛肥厚；滑膜表面细胞增生；慢性炎性细胞浸润，有形成"淋巴样结节"的倾向；表面和腔隙中纤维蛋白沉积及细胞坏死灶。

（11）结节的特异性组织学改变：有中心区细胞坏死的肉芽肿，外面包绕增殖的单核细胞"栅栏"，外周有纤维和慢性炎性细胞浸润。

（二）可明确诊断的类风湿关节炎

获此诊断的病例，需要具备上述标准中的 5 项；1～5 项关节症状，体征必须至少持续 6 周。

（三）拟诊类风湿关节炎

这一诊断需要具备上述标准中的 3 项；其中至少有标准 1～5 关节症状中的一项，体征至少有一项要持续 6 周以上。

（四）怀疑有类风湿关节炎可能

应具备下列标准中的 2 项，而且关节症状持续时间至少 3 周者。

（1）晨僵。

（2）触痛或活动时疼痛。

（3）关节肿胀史或所见。

（4）皮下结节。

（5）血沉或 C - 反应蛋白升高。

（6）虹膜炎（除儿童类风湿关节炎外，此项标准价值不大）。

以上是美国风湿病协会根据患者出现的症状而制定的四类诊断标准，临床医师可根据情况注意观察，并采取相应的处理。

五、鉴别诊断

具有与类风湿关节炎相类似症状及体征的疾病很多，临床上常遇到且需进行鉴别的有以下三种。

1. 骨性关节炎　本病一般为非对称性发病，且关节局部反应、皮温及关节积液均较轻，免疫学反应及血沉亦均正常。

2. 痛风　早期症状与类风湿关节炎相似，尤其是小关节的炎性反应；但本病以男性为多发，且血尿酸含量明显增高，其发作与饮食成分密切相关。

3. 牛皮癣性关节炎　关节反应与类风湿关节炎相似，也常累及小关节及大关节，但在患者身体上可观察到牛皮癣的皮损（经皮肤科医生证实）。

六、治疗

1. 休息　尤其是当病变处于急性期时，患者应完全休息以减轻疼痛；非急性期亦不主张过分的活动与剧烈运动。

2. 理疗　在恢复期可酌情选择有效的理疗，以求帮助关节活动及改善病变关节的炎性反应，同时也可使其不致过多的丧失功能。

3. 药物　主要有以下几种：

（1）水杨酸盐类药：临床上较为多用，每次剂量 $0.5 \sim 1.0g$，每日 4 次。易出现胃肠道反应、血小板凝聚力下降，目前多选用肠溶性制剂。

（2）金制剂：在前者不能控制症状时，可以用硫代苹果酸金钠或金硫葡萄糖等金制剂药物，肌内注射，第 1 周 $10\mu g$，第 2 周 $25\mu g$，以后每周可达 $50\mu g$。用药时注意患者的全身情况，对有肝、肾及血液疾病的患者慎用。

（3）免疫抑制剂：如环磷酰胺、甲氨蝶呤等药物。主要用于严重、活动型类风湿关节炎。甲氨蝶呤（methotrexate，MTX）每周一次给药，用量酌情选择，其剂量为 $2.5 \sim 15\mu g$。用药后应密切观察患者的肝脏及血液系统的变化。

4. 手术治疗　对类风湿病变所致的畸形可在静止期行手术治疗，常用的术式有以下4 类：

（1）滑膜切除术：主要用于掌指关节、腕关节及膝关节等，可对病变的滑膜行切除术。滑膜切除后应在支具帮助下，逐渐恢复关节功能。

（2）关节冲洗＋镜下滑膜切除术：在大关节，尤其是膝关节，可在关节镜下行滑膜切除，同时进行反复冲洗，以求更换关节液的成分而达到缓解关节炎症状和改善关节功能的目的。

（3）关节成型术：对负重关节，尤其是足部的跖趾关节，当出现爪状趾畸形影响负重时，可行跖骨头切除术，以期形成新的关节，从而达到改善负重功能及缓解疼痛的目的。

（4）人工关节置换术：对于严重的类风湿患者，当髋或膝关节严重受损，以致关节无法修复时，可酌情采用人工关节置换术，以高龄者为多。

（郑云龙）

第十九章

良性骨肿瘤

第一节 骨瘤

一、概述

骨瘤（osteoma）是一种良性病损，多见于颅、面各骨，由生骨性纤维组织、成骨细胞及其所产生的新生骨所构成，含有分化良好的成熟骨组织，并有明显的板层结构。骨瘤伴随人体的发育而逐渐生长，当人体发育成熟以后，大部分肿瘤亦停止生长。多发性骨瘤称Gardner综合征，同时有肠息肉和软组织病损：

二、临床表现

多为青少年，男性较多。好发于颅骨，颅骨中以额骨为最多，其次是顶骨、颞骨及枕骨，在面骨中多位于上颌骨、下颌骨、颧骨、鼻骨，其次是额窦、眼眶等处，胫骨的前侧中1/3处。肿瘤生长缓慢，症状轻，多在儿童时期出现，随身体发育逐渐生长，到10~20岁前后，经数年或数十年病程，多数因出现肿块时才引起注意。但有时因肿瘤产生压迫而出现相应的症状，如生于鼻骨者堵塞鼻腔，生于眶内者使眼球突出，位于下颌骨肿瘤可使牙齿松动，颅腔内肿瘤因向颅内生长，可出现头晕、头痛、癫痫发作等症状。肿块坚硬如骨，无活动度，无明显疼痛和压痛。生长有自限，一般直径小于10cm。

三、X线表现

位于颅面骨的骨瘤可见原有骨质破坏而同时出现不同程度骨化，边界清楚，肿块突出于骨外或腔内．位于胫骨者可见肿瘤为一致密骨样团块，位于一侧骨皮质，表现为平滑、边缘清晰的赘生物，好似骨的向外延伸，且有围绕骨干生长倾向。肿瘤骨化程度不同，如肿瘤高度骨化而看不出细致纹理结构者称象牙骨瘤。骨瘤多为单发，偶有多发，如图19-1和图19-2所示。

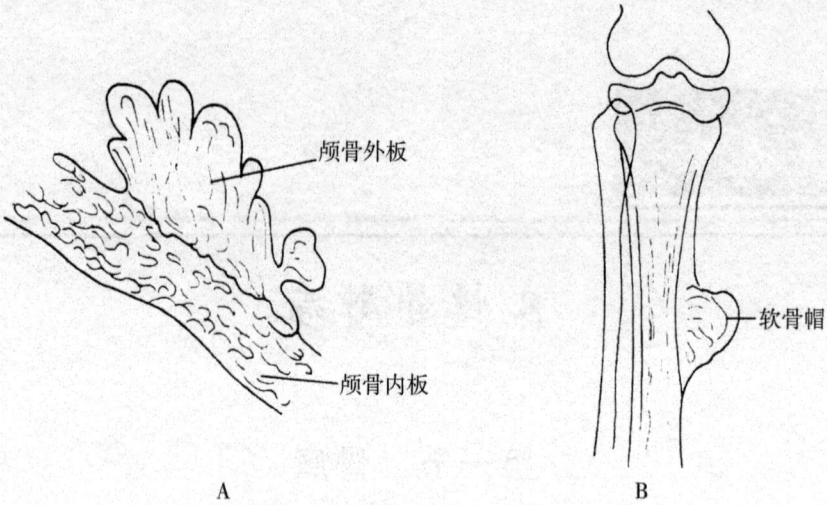

图 19 - 1 骨瘤及软骨帽形态示意图
A. 颅骨外板骨瘤；B. 胫骨干内侧骨瘤及软骨帽

四、病理特点

肿瘤骨呈黄白色，骨样硬度，表面凹凸不平，覆以假包膜。显微镜下由纤维组织与新生骨构成，骨细胞肥大，基质染色不匀。成纤维细胞与成骨细胞均无恶性变现象。

五、诊断与鉴别诊断

患者多为青少年，于颅面及胫前发现膨胀畸形或肿块，症状轻，生长慢。X 线显示局限性骨质破坏，其中有不同程度骨化，应考虑为骨瘤。应与骨疣作鉴别，骨疣往往呈不规则状，多发生于长骨的干骺端并波及其下的骨组织，有时在 X 线上难与骨瘤区别。

六、治疗

骨瘤的生长伴随人体的发育而逐渐增大，至发育停止后肿瘤亦多停止生长。无症状的肿瘤可以一生中未被发现。症状轻者可采取对症治疗，不需手术切除，若肿瘤生长很快，或成年后仍继续生长者需手术切除。突出于骨外的骨瘤可自根部切除，在手术困难区的病损，不必作整块包囊外的界限切除，否则反而引起明显病变。

七、预后

切除不彻底时易复发。

（王　治）

第二节 骨样骨瘤

一、概述

骨样骨瘤（osteoid osteoma）和成骨细胞瘤（osteoblastoma）在组织形态学上极为相似，有人通过电镜观察，认为两者是同一类肿瘤的不同分化阶段。但由于两者在影像、发病部位、肿瘤大小等临床特征各异，故仍未合并。

二、临床表现

多见于男性，发病年龄 20 ~ 40 岁。在长骨中以胫骨、股骨为好发部位，其次是肱骨、手、足各骨，脊椎也可发生。主要症状为逐渐增剧的局部疼痛与压痛，疼痛比一般良性肿瘤明显。若在四肢，有明确的定向性，有刺痛，多发生于夜间。使用轻度止痛药物如水杨酸盐，多数可有良好的止痛反应，但其他止痛药物则没有水杨酸盐那么敏感。这是骨样骨瘤的一个诊断特点。位于脊椎者，除产生局部疼痛压痛外，可合并肢体不同程度的知觉及运动功能障碍，或产生神经根痛，合并脊柱侧弯。位于四肢者，由于不随意的肌肉痉挛，可产生继发畸形。

三、X 线表现

骨皮质内瘤体多为 1 ~ 2cm 直径的圆形或卵圆形透明灶，以硬化骨围绕，称为"瘤巢"。中央透明区为肿瘤所在部位。有时产生骨质缺损。骨松质内表现与骨皮质相类似，当直径大于 2cm 时，其邻近骨皮质变薄膨胀。X 线特征性的表现是小的瘤巢有广泛而不成比例的较大反应区（图 19 - 2）。

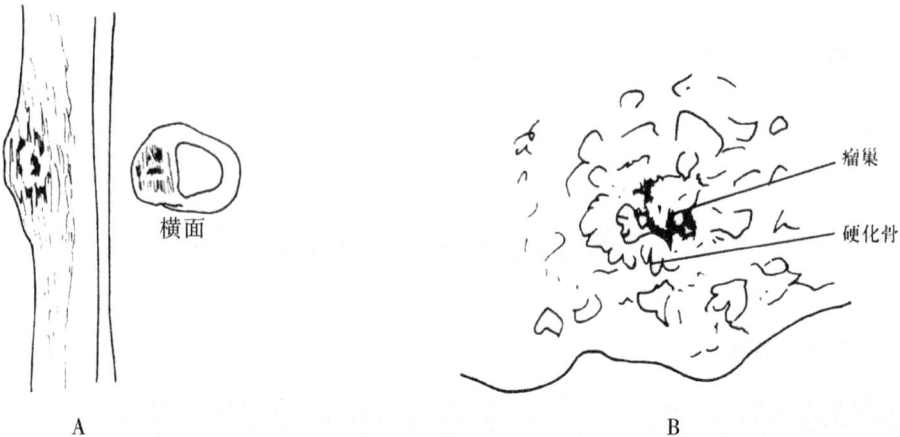

横面

瘤巢

硬化骨

A   B

图 19 - 2 骨样骨瘤和瘤巢示意图
A. 胫骨骨皮质上的骨样骨瘤及横切面；B. 骨样骨瘤的瘤巢

四、病理特点

骨样组织的小梁呈放射状或索条状排列。显微镜下见大量骨样组织，基质钙化不匀，成骨细胞较少，覆于骨样组织表面。肿瘤组织中富于血管，常见有多核巨细胞。

五、诊断

病程长，局部持续性疼痛及压痛：X线片见增厚的骨皮质内有"瘤巢"，或在骨松质内有硬化骨围绕的局限性骨质透明区，或产生局限性骨破坏，均应考虑骨样骨瘤。CT扫描及血管造影有助于瘤巢的定位。

六、鉴别诊断

应与下列疾病作鉴别：

1. 骨皮质脓肿　系因毒力较弱的化脓菌感染所致。胫骨为其好发部位，局部有红、肿、热、痛炎症过程。X线片表现为骨皮质局限性缺损，周围骨质致密，可有小的死骨形成。手术见骨腔内含有脓液、肉芽组织。镜下见大量多核白细胞及淋巴细胞浸润。

2. 骨斑病　X线片见骨内有局限性网形和卵圆形骨质密度增加阴影，无硬化阴影围绕，临床上无任何症状。

七、治疗

刮除或同时加植骨，以清除"瘤巢"为主：若病灶是在手术困难部位，可单用止痛药物，先予观察，瘤巢的自发愈合需3~7年，而疼痛可持续1~3年。若症状和病变加重，可考虑作包囊内刮除或整块界限切除。过多切除可造成即时病废，如股骨颈部可造成股骨颈骨折。瘤巢周围的反应骨不一定需要全部切除，只需将接近瘤巢部分的反应骨切除即可。有学者从事射频消融治疗骨样骨病30余例，效果很好，有效控制90%以上病例。

八、预后

术后很少复发。

（王　治）

第三节　骨母细胞瘤

一、临床表现

骨母细胞瘤又名成骨性纤维瘤（osteogenic febroma）或巨型骨样骨瘤（giant osteoid osteoma）。多发生于10~25岁男性。大多数患者以疼痛为主诉，一般不严重，多为隐痛。局部有肿胀及压痛。以股骨、胫骨、脊椎多见，其次为肋骨、肩胛骨、髂骨等处。表浅者可触及膨大隆起的骨块。

二、X线表现

在长骨上多见于干骺端或骨干上，一般不侵犯骨骺，可分为4种类型：中心型、皮质型、骨膜下型及松骨型。其中中心型最多见，典型的表现为边缘清晰的囊状骨质破坏区，皮质膨胀变薄，可呈光滑的薄壳状，如皮质破裂可以形成软组织肿块。在肿瘤内常有不同程度的成骨或钙化阴影，呈斑点或束条状，此为成骨细胞瘤的特征之一。少数病例呈单囊状破坏而无钙化阴影。肿瘤也可以是多囊性的，在主要病变区的附近可能有散在的病灶。肿瘤呈溶骨性变化，骨质扩张，边界清楚。瘤体大小不等，多为2~12cm。肿瘤附近的骨质常有轻度增生硬化，一般无骨膜反应。

三、病理特点

瘤组织呈暗红色，含沙粒样钙化骨化物，大的肿瘤可见出血、囊性变。镜下见大量成骨细胞及骨样组织，骨样组织钙化不匀，成骨细胞形状较规则，或密集、或覆于骨样组织表面。有坏死、出血、散在的多核巨细胞。

四、诊断

此瘤多发生于青少年，位于下肢（股骨、胫骨、足骨）、脊椎等处。患部轻微疼痛及肿胀，位于脊椎者可产生脊髓压迫症状。X线片见大小不等、边界清楚的骨质破坏，无广泛骨质硬化。显微镜下见成骨细胞及骨样组织。

五、鉴别诊断

1. 骨样骨瘤　患病部位疼痛压痛明显，X线片可见"瘤巢"，直径通常小于1~2cm。病理见成骨细胞及骨样组织，以后者量多。

2. 软骨瘤　位于手足的软骨瘤有时与成骨细胞瘤难以区别，软骨瘤有斑点状钙化为其特征。镜下较易区别。

六、治疗

肿瘤切除或刮除术同时植骨，位于脊椎者或需减压加放疗。

七、预后

有一定的复发率，且有恶变。

（王　治）

第四节　骨软骨瘤

一、概述

骨软骨瘤（exostosis 或 osteochondroma）又称外生骨疣，是最常见的良性软骨源性骨肿瘤。它是骨与软骨形成的一种发育性异常，起于软骨生长板外周，可见于任何软骨生长骨上，但多见于生长迅速的长骨。肿瘤位于骺端，向骨皮质表面生长，通过软骨化骨形成菜花状瘤体，基底与骨皮质连续，表面覆盖软骨帽。有单发性和多发性两种，前者多见。多发者与遗传有关，常合并骨骼发育异常。

二、临床表现

多发生于男性青少年，股骨远端、胫骨近端最多，其次是胫骨远端、肱骨近端、尺骨远端、腓骨近端。多发型者肿瘤散发在各骨骼，一般在成年后即停止生长。常合并肢体短缩和弯曲畸形二局部肿块生长缓慢，突出于皮肤表面，骨样硬度，无明显疼痛和压痛。

三、X线表现

典型的表现为长骨干骺端向皮质外突起一菜花状肿块，基底与骨皮质相连，呈窄蒂状或宽基底。瘤体表面可见钙化点。若钙化增多或基底骨质有破坏是恶变现象。

四、病理特点

肿瘤由四部分组成：软骨膜、软骨帽、瘤体和蒂部，呈菜花状。镜下见骨软骨瘤由纤维组织、软骨及骨构成。软骨层细胞排列似骨骺软骨细胞，在软骨细胞间质可见钙化。

五、诊断与鉴别诊断

患者多为青少年，局部有一生长缓慢的硬性固定的肿块，无明显症状。一般外生骨疣处有一个大的充液滑囊，肌肉或肌腱可在其上滑动。X线检查可见发自干骺端的外生瘤块，多可明确诊断。有时需与肌腱附丽处钙（骨）化及骨旁骨瘤作鉴别。

六、治疗

发育停止后肿瘤不再生长，若局部产生压迫症状引起疼痛，可对症处理。重者手术切除：发育停止后仍生长者有恶变可能，需手术切除。手术应在软骨膜和骨膜外显露，从基底切断，包括软骨膜及少许正常皮层骨质，取下完整的肿瘤。

七、预后

手术切除效果良好，一般不复发。

（王　治）

第五节　软骨瘤

一、概述

软骨瘤（chondroma）为一较常见的良性骨肿瘤，发生于软骨内化骨的骨骼，是以透明样软组织为主要成分的骨肿瘤。好发于手指及足的短骨，长骨和扁平骨少见。可分为 4 种类型：

（1）单发性内生软骨瘤。

（2）多发性内生软骨瘤。

（3）外周性软骨瘤。

（4）多发软骨瘤病，或称之为 Ollier 症，为软骨发育不良，不在本章讨论。

二、临床表现

单发性软骨瘤为最多见的一种，约占所有良性肿瘤的 10%。男女发病率相近，任何年龄均可发病，多见于 5~25 岁。病变发展缓慢，早期无任何症状，肿瘤发生于指、趾骨时，局部可呈球形或梭形肿胀，可伴有隐痛，但表皮正常。往往因外伤致病理性骨折，才引起注意。多发性者常在儿童时期出现症状，至青春期畸形明显，以后逐渐稳定。病变部位以手足骨多见，长骨中股骨、胫骨、肱骨、腓骨等与盆骨、肩胛骨、肋骨等也属好发部位。肿瘤位于表浅者可触及肿块，骨样硬度，表面光滑，乐痛不明显。有酸痛感二畸形严重时可影响关节活动位于深部者在劳累后可有持续性疼痛，休息后缓解，但不会消失。外周性软骨瘤又称皮质旁软骨瘤或骨膜性软骨瘤（periosteal chondroma），这种良性骨肿瘤起源于骨外膜，在皮质外骨膜下生长，在手部常与内生软骨瘤合并，可侵入骨皮质，但不穿入髓腔。发生在四肢长骨或扁平骨者甚少。临床表现为无痛硬块，浅表部位易被发现，深者常在肿瘤很大时才被发现。

三、X 线表现

单发性软骨瘤病变位于干骺端的中央区或稍偏一侧，指骨者常侵犯整个骨干。病损呈溶骨性破坏，支质变薄并有膨胀，无骨膜反应。溶骨区边缘清楚，有时呈硬化边缘。溶骨区内有散在点状、片状或环状钙化阴影。多发性 X 线表现同单发性。外周性 X 线显示软组织阴影，有时有钙化点，附近骨支质呈局限性弧形凹陷，边缘轻度硬化。

四、病理特点

肿瘤组织为白色，略有光泽，质脆，呈半透明状。掺杂黄色钙化或骨化区，或有黏液样退变区。显微镜下见分叶状透明软骨，软骨细胞成堆，有双核者，单核大小均匀，染色不深。

五、诊断

青少年多见，好发部位为手足骨，肿瘤生长缓慢，可长达数年或十数年，局部肿块，疼痛不明显。X 线片显示髓腔内溶骨性破坏，有时有钙化斑，骨皮质膨胀变薄，无骨膜反应。

六、鉴别诊断

1. 骨囊肿　多发于青少年，以肱骨、股骨最多见，位于干骺端与骺板相连或相隔，常发生病理性骨折。X 线亦为局限性溶骨性破坏，但较透明。囊腔为空腔，内含少量液体，囊壁为纤维组织及新生骨组成，镜下偶见多核巨细胞。

2. 纤维异常增殖症　多发于 10~30 岁．以股骨、胫骨、肋骨多见。症状不明显，常合并病理性骨折。X 线检查为局限性溶骨性破坏，病灶呈磨砂玻璃样状。病理见肿瘤组织为灰白色，硬韧如橡皮，内有砂粒样物。镜下为纤维组织及化生骨。

七、治疗

手术切除，对骨缺损较大且影响肢体持（负）重者，可同时行植骨术，并酌情予以内固定。禁忌放射治疗，因可恶变。

八、预后

手部者手术治疗效果良好，罕见复发。其他部位肿瘤术后易复发，且可恶变。

（王　治）

第六节　骨巨细胞瘤

一、概述

骨巨细胞瘤（giant cell tumor，GCT）是由骨髓间质细胞分化而来，以单核瘤样细胞和多核巨细胞为主要成分的溶骨性肿瘤。过去认为巨细胞有吞噬作用，主要组成部分为破骨细胞，故又称破骨细胞瘤（osteoclastoma）。其特征为具有丰富血管性的组织，含有较丰硕的梭形或椭圆形细胞和许多破骨细胞型的巨细胞，均匀地分布在肿瘤组织内。在较大和长期存在的肿瘤内，可见坏死、纤维变性和出血现象。巨细胞瘤具有侵袭性，多数人认为是潜在性恶性骨肿瘤。该瘤易于复发，甚至恶变，可向其他部位转移。另有部分肿瘤一开始就表现为恶性。

二、临床表现

我国发病率较高，约占所有原发性骨肿瘤的1/5。男女性发病相近，多见于20～40岁者，15岁以下者极少。可发生在任何骨骼，但好发于长骨骨骺端，其中股骨下端最多，胫骨上端次之，脊椎的骨巨细胞瘤多在骶椎。发病缓慢，局部肿胀，初期常为钝痛，但不明显，有时肿瘤相当大时才有症状。较大的肿瘤，局部可有温度升高、皮肤潮红或静脉扩张，压痛明显。肿瘤生长速度较快、较晚者常合并病理性骨折。

三、X线表现

多见于股骨下端、胫骨上端及桡骨远端，3处占全部肿瘤的60%～70%。肿瘤多起源于骨骺线闭合以后的骨骺或干骺端。早期多为偏心性溶骨变化，皮质有不同程度的膨胀、变薄或破裂，肿瘤向一侧横径扩张的程度较明显，一般无骨膜反应。约30%出现皂泡状囊状阴影，为巨细胞瘤特征性改变。发展较快者整个骨端有破坏，常合并病理性骨折。明显恶变者除上述表现外，肿瘤多向髓腔内蔓延，肿瘤可穿破皮质向软组织内浸润（图19-3）。

· 488 ·

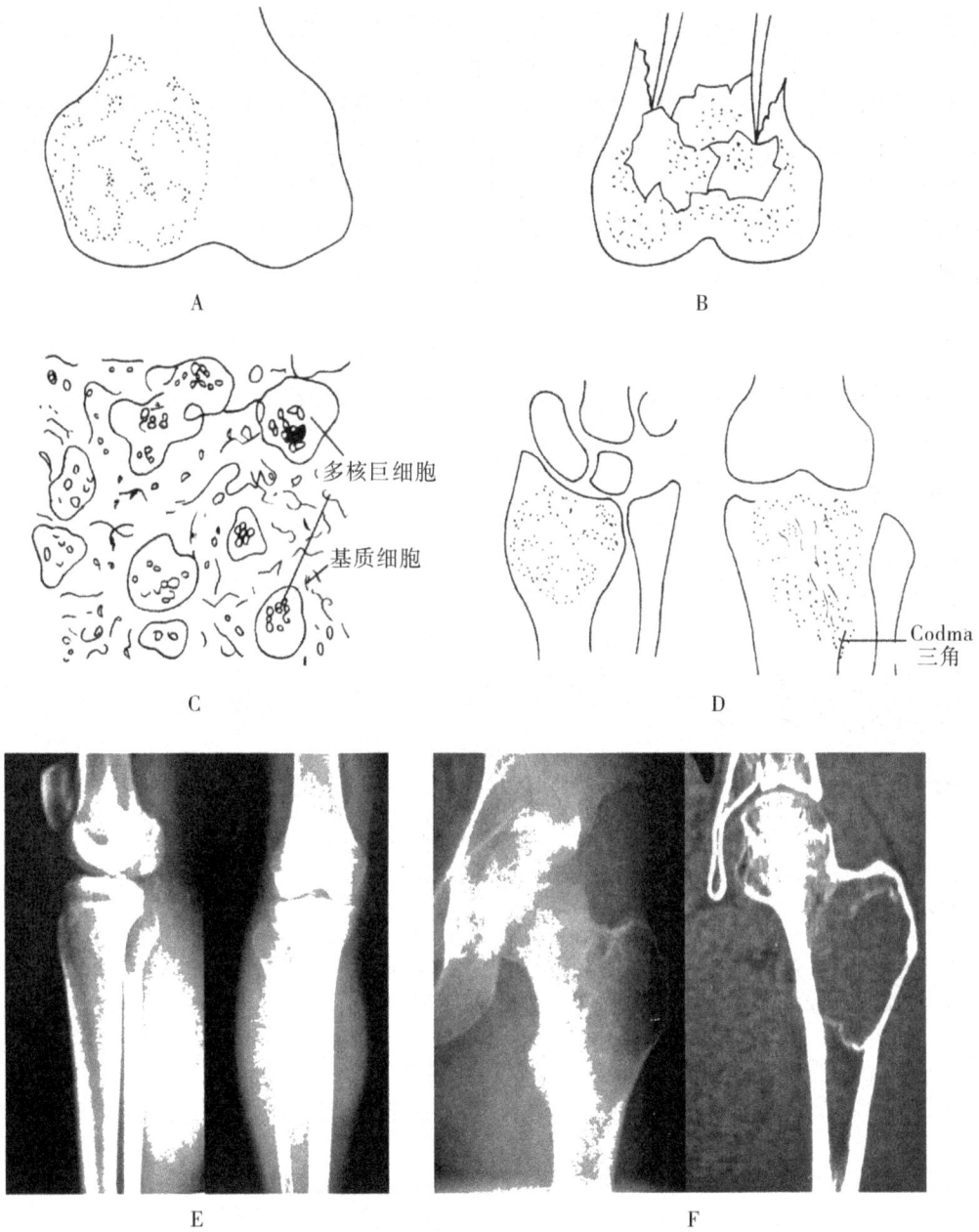

图 19-3 骨巨细胞瘤示意图（A~D）及影像学（E、F）

A. 骨端可见离心性膨胀透亮区；B. 可伴病理性骨折；C. 镜下显示多核巨细胞和基质细胞紧密相连；D. 和骨巨细胞肉瘤（右）对比，X 线表现迥异，后者因破坏骨皮质而膨出，形成 Codman三角；E. 右腓骨上段骨巨细胞瘤正侧位 X 线片；F. 左股骨上段骨巨细胞瘤 X 线片与 CT 冠状位重建扫描

四、病理特点

肿瘤组织为淡红色脆弱的肉芽样组织，因出血可呈暗红色。其中常混以坏死组织，瘤内有大小不等的囊腔形成，内含少量血性或棕黄色液体，腔内覆以光滑的薄膜。镜下见丰富的血管网，充满形状一致的短梭形、圆形或椭圆形间质细胞和散在的多核巨细胞，巨细胞胞核相似。根据间质细胞的多少和分化程度及巨细胞核数的多少可分为不同等级。Ⅰ级为良性：间质细胞较少，巨细胞大，核多，偶有肺转移；Ⅱ级介于良恶性之间：间质细胞较多，核有轻度异形性，有分裂象，巨细胞较少，核较少；Ⅲ级为恶性：间质细胞增多密集，胞核有程度不同异形性，分裂象多，巨细胞很小，核很少且有异形。

五、诊断

患者多为 20～40 岁成年人，病变在膝关节周围，肿胀疼痛。X 线表现为骨端局限性均匀一致的溶骨性破坏，呈肥皂泡沫状。镜下为基质细胞和多核巨细胞。

六、鉴别诊断

1. 孤立性骨囊肿　多发于青少年骨骺未愈合以前的干骺端，呈对称性膨胀，分隔较少。

2. 成软骨细胞瘤　好发于 20 岁以下的长骨骨骺部，瘤内常有钙化点，房隔较少，边缘较清晰。

3. 非骨化性纤维瘤　多见于青少年，好发于长骨端骨干上，偏心性生长，多沿长轴发展，边缘清晰，有硬化边缘。

七、治疗

Ⅰ、Ⅱ级者可行刮除植骨术，Ⅲ级为恶性，应以扩大切除或截肢为妥。

八、预后

及时恰当的治疗可以得到治愈并可保留满意的关节功能。手术不彻底或无法做彻底是复发的主要原因。有可能出现肺转移。

（王　治）

第二十章

恶性骨肿瘤

第一节　骨肉瘤

一、概述

骨肉瘤发病率略低于软骨肉瘤，发病机制不明。多数学者认为骨组织的任何部分均能产生骨肉瘤，但以骨膜深层为最易。由恶性繁殖的肉瘤细胞直接产生肿瘤性骨样组织或不成熟骨，也称为成骨肉瘤。1993 年 WHO 为避免"成骨"在"来源"和"产生"两种意义上造成的混乱而统称为骨肉瘤。

现代医学对本病的病因尚未完全弄清，有人指出放射性核素镭（Ra）和创伤刺激为诱发因素，发生于长骨的病变多位于干骺部，少数于骨干中部肿瘤迅速沿髓腔发展，一方面向骨骺端蔓延，另一方面肿瘤偶尔也向骨干蔓延。此外，肿瘤亦迅速向外发展侵入骨皮质内的哈弗斯系统，引起血管营养障碍、骨皮质随即破坏，肿瘤很快达到骨膜下并向外侵入邻近肌肉组织。另外与遗传接触放射性物质、病毒感染等有一定关系，也可继发于畸形性骨炎、骨纤维异样增殖症，另有部分病例为其他良性肿瘤恶变而成。

本病的发病机制还不很清楚，它的组织学特点是：增生的梭形肿瘤细胞直接产生骨样基质或不成熟骨，但其发生不同，组织学特点也不同，本文已在概述中描述。骨肉瘤来源于原始祖细胞，这种细胞有多潜能的特征，可以分化为骨软骨及纤维，因此骨肉瘤中除有恶性骨母细胞外，还有软骨母细胞及成纤维细胞。根据这 3 种细胞成分的多少，中心型骨肉瘤可以分为骨母细胞型（成骨型）、软骨母细胞型（成软骨型）及成纤维细胞型（成纤维型）。

（一）发病率

骨肉瘤发病率很高，据 WHO 统计，骨肉瘤占原发性骨肿瘤的 12.21%，占原发性恶性骨肿瘤的 22.36%。我国的统计较 WHO 为高，为占原发性骨肿瘤总数的 12.3%，占恶性肿瘤的 44.58%。男女之比为 1.7：1。发病年龄在 11～20 岁（50.7%）。多见于股骨和胫骨，以膝关节周围多见。其次为肱骨、颌骨、腓骨、骨盆和桡骨。

（二）分型

骨肉瘤以其特性、发病部位、分化程度及组织学形态的差异而分为许多亚型。由于每种亚型因恶性程度不同而有其不同的预后，如笼统地将所有的亚型均归于骨肉瘤名称下来讨论治疗和预后，显然不合理。故了解骨肉瘤的亚型分类及其预后，对患者的治疗和疗效判断极为重要。

二、临床表现

病程长短不一，从出现症状到就诊短则数天，常达数年。平均 3~4 个月。好发部位在膝关节周围。早期症状为疼痛，常于轻伤后突然发生。开始为隐痛，逐步发展为持续性剧痛，在夜间尤甚。肿胀开始轻微，以后逐渐增加，呈偏心性梭形肿胀。肿块硬度不一，因肿瘤质地而异，溶骨性病损者较成骨者为软。患处皮肤发亮，表面静脉扩张，皮温升高。如肿瘤体积较大并邻近关节，可影响关节功能。部分患者就诊时，已有其他部位转移。

三、实验室检查

碱性磷酸酶的检查最有意义。其变化与肿瘤性骨细胞的活跃程度有密切关系，对患者预后也有一定的判断价值，但儿童由于生成发育旺盛，可影响碱性磷酸酶水平。

四、X 线表现

X 线表现包括 3 方面：
(1) 原来的骨皮质和髓腔的破坏，即骨的溶解。
(2) 钙化和骨形成。
(3) 骨膜新骨形成。

常见的 X 线表现为侵袭性溶骨病损，同时有肿瘤骨的形成，表现为不同密度的弥漫性或片状阴影，有的为密度极高的象牙质样，有的为斑片棉絮状，有的表现为大区域的骨溶解缺损。骨膜反应可见 Codman 三角、葱皮样、日光放射样等，骨膜反应在骨肉瘤中没有特异性，增生骨膜的再破坏是诊断骨肉瘤的重要征象之一。骨肉瘤软组织肿块发生率为 95.3%，肿块不明显者仅 4.7%。在软组织肿块中，有各种形态的瘤骨及环形钙化者占 72.9%，此征象也是诊断骨肉瘤的可靠线索。

动脉血管造影、CT 及 MR 也有助于骨肉瘤的诊断和肿瘤侵犯范围的估计。

五、诊断与鉴别诊断

在诊断骨肉瘤时，应排除其他肿瘤，如骨母细胞瘤、软骨肉瘤、纤维肉瘤及转移性骨肿瘤等。骨干上的骨肉瘤有时会与尤因肉瘤混淆。其他如 Brodie 脓肿、骨髓炎，骨结核、甚至骨痂，有时也会误诊为骨肉瘤。术前结合临床表现、影像检查和穿刺活检是必要的鉴别诊断手段。

六、治疗

联合治疗特别是化疗的运用使骨肉瘤患者的生存率显著提高。但外科手术仍是其他治疗的基础。

(一) 手术

根据 Enneking 外科分期制订手术方案。一般多采用根治性切除或截肢。对属 Ⅰ A 亚型的骨肉瘤可行广泛切除，对 Ⅰ B 及 Ⅱ A 可作保肢手术，部分 Ⅱ B 型仍可考虑保肢手术，保肢手术应充分考虑患者的心理及术后患肢的功能。对体积较大的高度恶性骨肉瘤，截肢和关节解脱仍是重要的措施。一般而言，骨肉瘤行截肢或关节解脱的手术指征如下：

（1）肿瘤已使肢体完全丧失功能者。

（2）肿瘤已失去保肢条件，或限于经济和技术条件，不能采用保肢手术者。

（3）肿瘤严重肿胀，皮肤有破溃危险，或疼痛剧烈，或已发生病理性骨折，甚至已发生肺转移，患者难以忍受极大痛苦和长期体力消耗者。

（4）肢体功能严重丧失，或经关节切除后无法施行功能重建者。

（二）保肢手术及其评价

肢体骨肉瘤目前多采用保肢手术，首选截肢的仅为 10% ~ 15%。保留肢体时，外科医师必须严格遵守肿瘤外科原则，必须建立无瘤组织面。目前多数学者认为骨肉瘤保肢指征为：

（1）Enneking 分期为 I A、I B、II A 和对化疗敏感的 II B 期，主要神经血管未受累者。

（2）全身情况和局部软组织条件良好，能按最佳手术边界根治性或广泛性切除肿瘤，预计局部复发率不高于截肢者。

（3）有良好的重建技术和重建条件，重建肢体的功能要优于或至少不低于截肢后安装的假肢者。

（4）无转移灶或单发转移灶经全身化疗后可以广泛切除治愈者。

（5）单纯放、化疗效果不佳，需手术广泛切除者。

（6）患者要求保肢，经济上有条件并能积极配合综合治疗者。

值得补充说明的是，目前由于保肢与放、化疗技术的发展，依照上海第一人民医院骨肿瘤中心长期随访发现，部分放疗效果理想的像 III A、III B 期也可以行保肢治疗，配合足量、规律、有效的化疗，在局部复发率控制的情况下，长期随访表明保肢与截肢无统计学差异。

保肢手术治疗高度恶性骨肉瘤的局部复发率约 10%，较截肢术高，但长期生存率与截肢无差异。新辅助化疗可降低局部复发率。最近一项对骨肉瘤局部复发率的研究发现，充分的外科边界和化疗反应是影响局部复发的重要预后因素。

对肿瘤切除后的骨缺损重建有许多设计方案，但并发症和失败率均较高。假体置换手术中，胫骨近端假体的失败率近 50%。

许多肿瘤中心采用同种异基因移植物以避免无菌性松动。结构大的同种异基因移植物从供体内无菌获取，在注册过的组织库内新鲜冷冻特殊保存。关节软骨在 10% 的二甲亚砜溶剂内冷冻保存，可观察到达 50% 的活细胞。不做组织分型，根据移植物大小选择同种异基因移植物。同种异基因移植物与同种异基因移植物软骨可作为关节内切除术后骨关节植入物插入，或用同种异基因移植物 – 假体成分。骨关节同种异基因移植 6 年常出现骨关节炎。

同种异基因移植也存在并发症率高的缺陷，第一年感染率约 10%。同种异基因移植物骨折多发生在第 2 ~ 3 年，最近报道的比率是 19% ~ 54%。尽管同种异基因移植物骨折线经坏死骨，并因此危害很大，但有报道自体骨移植愈合率高于 50%。宿主 – 同种异基因移植物骨不连发生在 17% ~ 33% 的患者，更常见于接受化疗和放疗的患者。尽管并发症率高，但有报道 20 年后患者满意率达 75%。有关同种异基因移植物和假体置换的比较研究较少，有人认为疗效相似。

幼儿的重建手术面临特殊挑战。可延伸假体允许生长期肢体生长，但需多步操作。最近一研究显示，要假体延伸 13.2 cm，最少需要 8 次手术。同种异基因移植物也用于儿童和青少年，但仅 1/3 的患者肢体不等长超过 2cm。

（三）化疗

大剂量联合化疗使骨肉瘤患者的疗效取得了惊人的进步。新辅助化疗在临床上的运用使骨肉瘤患者的 5 年生存率从 5% ~20% 提高到 70% ~80%。这一重要的进步使许多学者认识到，无论局部治疗的手段如何，若无化疗控制转移瘤的发展，患者的远期生存率也不可能提高。新辅助化疗主要包括 3 方面内容。

1. 强调术前化疗的重要性　术前充分化疗不仅可以尽快、有效地消灭肺内微小转移灶，也可使原发瘤坏死、缩小、瘤周反应性水肿消退，为保肢手术提供一个更安全的切除边缘以减少局部复发；同时，由于切除缘的缩小、可保留更多的肌肉，术后患肢功能可得以更多的保留。局部手术条件改善，可扩大保肢手术的适应证，减少截肢率；化疗期间有充分的时间准备假体等。术前化疗时间都应在 8 周以上，化疗的次数一般在 6 次以上。

2. 切除的肿瘤应做坏死率测定　坏死率在 90% 以上者为优，90% 以下者为差。这是检验术前化疗效果的最可靠依据，对判断预后和指导术后化疗有重要意义。

3. 根据肿瘤坏死率的高低决定术后化疗方案　坏死率在 90% 以上者继续术前化疗方案，否则更改术前化疗方案。方法是：增加药品种类，或加大药物剂量，或二者兼顾，或更改给药途径，并且增加化疗次数。这种努力是必要的，尽管不一定都奏效，但作为一项补救措施，不直轻易放弃。

值得指出的是，化疗并不能使每一位骨肉瘤患者都能获救。同样的化疗方案却呈现不同的化疗效果，其原因可能与化疗的剂量强度、个体差异、肿瘤的生物学特性、原发性或继发性耐药等有关。其中有的因素可人为调控，而有的因素现在还认识不足，仍须进一步研究。故在化疗过程中应注意以下 3 方面：

1. 用足药物剂量　现已公认以下用于骨肉瘤化疗的主要药物的单次剂量是高效的，药物毒性也是可耐受的。甲氨蝶呤（MTX）为 8 ~ 12g/m^2（成人），多柔比星（ADM）为 60mg/m^2，顺铂（CDP）为 120mg/m^2（偶有 160mg/m^2 者）。

2. 严格化疗间隔　要求化疗按日排表，准时、规律地进行。但化疗中的剂量和间隔有时会被迫改变，尤其是化疗后期的并发症如骨髓抑制、胃肠反应及皮肤与黏膜溃疡等。也有手术并发症和患者经济问题等因素。

3. 恰当的给药途径　骨肉瘤化疗的主要给药途径是静脉给药全身化疗，近年来也开始了静脉化疗配合对原发瘤的动脉化疗，可提高肿瘤的坏死率。动脉化疗以 CDP 为常用。

（四）免疫疗法

仍处于起步阶段，尚无很有效的方法。

七、预后

影响骨肉瘤患者预后的因素最重要的是肿瘤组织对化疗药物的反应程度，即化疗后肿瘤细胞的坏死率，坏死率 <90% 者即使改变化疗方案，预后亦不良。有报道肿瘤的大小（如体积 >150mm^3 者预后不良），术前碱性磷酸酶、乳酸脱氢酶水平高低对预后判断亦有重要意义。

（王　治）

第二节 软骨肉瘤

一、概述

软骨肉瘤是仅次于骨肉瘤的常见的骨恶性肿瘤。其类型较为复杂，有时造成诊断困难。软骨肉瘤大多数继发于良性软骨肿瘤，如内生性软骨瘤和骨软骨瘤。其基本瘤组织是发育完全的软骨组织，无肿瘤性骨样组织。软骨直接从肉瘤性软骨细胞形成，常伴有钙化，骨化和黏液性变。

软骨肉瘤的发病年龄较其他原发性骨骼肉瘤患者晚，50~70岁有一发病高峰，年龄小于20岁的软骨肉瘤患者不足5%。软骨肉瘤的发病率约占骨肿瘤总数的3.94%，占恶性肿瘤的14.24%。男女之比为1.82：1。发病年龄以21~30岁多见，约为27.97%。多见于股骨、胫骨和骨盆，其次为肱骨和肩胛骨。

（一）分型

软骨肉瘤的生物行为多变，对判断预后造成一定困难。一般常用组织学分级，也有结合生化指标分级者。软骨肉瘤在组织学上分为透明型、黏液样型、纤维软骨型、混合型及透明细胞型。一般认为透明型恶性程度较低，而纤维型、纤维软骨型、混合型则属高度恶性从发病情况上又将软骨肉瘤分为原发性和继发性两大类，原发性从开始就有肉瘤特性，继发性是指继发于照射后、畸形性骨炎、纤维结构不良、孤立性骨囊肿、Maffucci综合征、Ollier病、多发性遗传性骨疣、软骨母细胞瘤、软骨黏液样纤维瘤等，或由良性软骨性肿瘤等衍变而成。从部位上，软骨肉瘤分为中央型和外周型；还有皮质旁或骨膜软骨肉瘤，骨外黏液样软骨肉瘤等。此外，还有去分化软骨肉瘤，间充质软骨肉瘤和透明细胞软骨肉瘤。

（二）临床表现

无特征性。病程缓慢。疼痛和压痛是常见症状。外周型软骨肉瘤可有局部肿块。骨盆肿瘤可长期存在而无症状，直至出现压迫症状。高度恶性的软骨肉瘤可由于生长迅速而严重疼痛。

（三）实验室检查

无特殊检查项目。Marcove等对75例软骨肉瘤患者作糖代谢检查，发现有静脉内糖耐量下降现象。

（四）X线表现

中央型软骨肉瘤的重要表现为体积大的厚壁透亮区，区内有小梁形成和中央多叶性的髓腔内骨破坏。区内有许多散在的不规则点状、圈状或片状钙化灶，常被描述成"棉絮样"，"面包屑样"或"爆米花样"。至后期方有骨皮质的破坏，肿瘤穿透的骨皮质变模糊。软组织内有肿瘤浸润，但不一定有密度增加的钙化阴影。骨膜反应较少。骨内膜侧的骨皮质常呈贝壳状凹陷，这是由于肿瘤的小叶状轮廓造成的。病理性骨折可使肿瘤迅速穿入软组织，在骨外肿块内出现钙化的致密阴影。外周型软骨肉瘤显示病损旁的软组织内有很淡的、钙化很少的阴影，并有和表面垂直的放射状骨刺，它们的外侧面变为扁平，这是和骨肉瘤的放射状骨刺的鉴别点。髓腔一般不受累，骨皮质也很少被侵犯，但早期病例可见骨外膜被掀起，呈唇样，亦可出现 Codman 三角。

（五）病理特点

肉眼观察，软骨肉瘤呈分叶状。剖面为蓝白色，半透明，其中有黄白色斑点状的钙化或骨化。邻近的骨皮质内侧面呈扇贝状的凹陷，这是由于中央型软骨肉瘤的分叶状结构所致。生长迅速的软骨肉瘤可有骨皮质破坏，肿瘤侵入周围软组织。外周型软骨肉瘤可带蒂或蒂宽而无蒂，可侵入软组织，呈结节状。

组织学确定软骨肉瘤的恶性程度有时是很困难的。目前多采用3级分类法，即将 I 级软骨肉瘤视为低度恶性，II 级为中度恶性，III 级为高度恶性。分级主要根据瘤细胞核的异型性、肥硕程度和数目，后者常指双核的瘤细胞，它们反映细胞增殖的活跃性。

（六）诊断与鉴别诊断

软骨肉瘤如有较多的 X 线阻射区，可与骨梗死混淆。还应和纤维肉瘤、骨肉瘤、纤维结构不良等鉴别。若肿瘤生长在长骨端，当其钙化骨化很少而侵袭性较强时，X 线表现与骨巨细胞瘤非常相似。与其他骨骼肉瘤不同，大多数软骨肉瘤呈低度恶性，良性与低度恶性病损间有很大程度的组织重叠因此，这些肿瘤的诊断特别需要结合患者症状、影像学和组织学表现综合考虑。评价活检标本需要有经验的病理专家和肿瘤专家密切合作，以得到正确的诊断。

肿瘤部位是评价软骨肿瘤的一个非常重要的特征。发生在中轴或附肢骨骼近端的软骨肿瘤较发生在骨骼远端者更具侵袭力。

组织学和影像学表现较骨盆肿瘤更具侵袭性的手足肿瘤可被考虑为良性，而骨盆肿瘤被考虑为恶性。约25%的软骨肉瘤发生在骨盆。最近对163例手或足部恶性软骨肿瘤的特征进行综述。116例低度恶性、44例中度恶性，仅3例高度恶性。尽管这些肿瘤侵袭力强，如92%有皮质破坏、80%有软组织肿块，但仅12例发生转移，7例死亡。相反，两个对骨盆软骨肉瘤的综述显示高度恶性肿瘤占45%和48%，长期生存率仅50%。

（七）治疗

在明确诊断和外科分期的基础上制订手术方案，同时要根据部位确定相应的手术。低度恶性者可作广泛切除或根治切除，如脊椎、骨盆；对肢体可作保肢手术；高度恶性者应以截肢和关节解脱为主，亦可酌情作保肢手术。

由于软骨肉瘤的增生主要是由于基质合成，而不是脱氧核糖核酸的复制，故对化疗和放疗不敏感。一项对接受病灶内刮除术的23例低度恶性软骨肉瘤研究发现，10年局部复发率是9%。但一项更近的26例研究（I 度14例、II 度8例、III 度4例）显示，20年无复发率仅7%，而38例接受广泛或边缘性手术者为64%。最近另一项研究显示，局部使用辅助治疗如水泥填充能获得可接受的低复发风险。

（八）预后

手术须彻底，否则容易复发。复发后的软骨肉瘤侵袭性更强。手术治疗的5年存活率为60.9%，10年存活率为34.8%，较骨肉瘤为好。肿瘤组织学分度与转移相关，是长期生存率最重要的判定指标。在一项对67例骨盆软骨肉瘤的研究中，转移发生率为 I 度0、II 度20%、III 度60%、去分化肿瘤75%。因为软骨肉瘤对放疗和化疗高度耐受，转移病变危害巨大并难以治疗。最近对75例去分化软骨肉瘤的研究发现，5年生存率为13%。最近在正常和肿瘤软骨内发现 MDR 基因表达成分 P-糖蛋白，可能是这些肿瘤对化疗耐受的原因。因为可能设计出阻断 P-糖蛋白的药物，化疗可能对这些肿瘤有效，改善高度恶性肿瘤的生存率。

二、分类

软骨肉瘤基本可分为两大类，即原发性和继发性。原发性软骨肉瘤常发生于正常骨内，即从一开始肿瘤就有肉瘤特性；继发性软骨肉瘤是从原来的良性软骨性肿瘤衍变而来，如衍自内生软骨瘤、外生骨瘤等。从部位来看，它可分为中央型和外周型，还可有皮质旁或骨膜性软骨肉瘤、骨骼外黏液样软骨肉瘤等。从组织学角度来看，除普通的软骨肉瘤外，还有一些少见的特殊类型，如去分化软骨肉瘤、间质软骨肉瘤、透明细胞软骨肉瘤等。从组织学角度将软骨肉瘤分为低度恶性、中度恶性和高度恶性 3 级，这样就可分清软骨肉瘤的恶性程度。结合这 3 种分类，可弄清原来很复杂的软骨肉瘤，使治疗有针对性。

有 4 种主要软骨肉瘤起源于骨，它们是以原发性软骨肉瘤和继发性软骨肉瘤为主，其次是较少见的间质软骨肉瘤和反分化软骨肉瘤。原发性软骨肉瘤多见于成年人，呈低度恶性。继发性软骨肉瘤起源于良性软骨病损的恶性转变。良性前驱肿瘤虽发生于儿童，恶性转变则发生于成年人。这两种类型占骨的软骨肉瘤的大部分。间质软骨肉瘤常为高度恶性，是软骨细胞和未分化小圆细胞的混杂。反分化软骨肉瘤很像网状细胞其他分化良好的组织混杂在一起。以下按此 4 种软骨肉瘤分类阐述。

三、原发性软骨肉瘤

(一) 临床和 X 线表现

原发性软骨肉瘤为中年人的病损，很少见于 21 岁以下。男性多于女性约 1 倍。多数病损起于骨的中央，偶尔也可见于骨面。

1. 中央型软骨肉瘤　在 X 线片上不是太显著，因为向外侧穿入软组织的细节常被其上的骨皮质所掩盖。中央原发性软骨肉瘤是在钙化区内混杂 X 线透亮渗透性的破坏。在低度病损内，它呈环状形式，好像圆圈形面包。在高度病损，钙化不是主要的 X 线特征。其特征类似 X 线透亮的一些组织发生肿瘤。X 线片可显示更多非特异性现象，表现为侵袭性能，如渗透性破坏、界限不清和不协调反应。这些非特异性破坏区的表现往往多见于中央型软骨肉瘤。透明细胞软骨肉瘤是少见的低度恶性软骨肿瘤。其特征为圆细胞，并有显著的透明或空泡性细胞。

2. 外周型软骨肉瘤　这种骨旁软骨肉瘤是起于骨外表面的恶性软骨形成肿瘤。其特征为分化良好的叶状软骨，并有广泛的点状钙化区和软骨内骨化，但无肿瘤或类骨。外周型软骨肉瘤很少会引起疼痛，往往表现为一个硬而无痛的附着肿块。它可以引起的症状主要是对周围软组织，如神经卡压而引起的机械性功能紊乱，或在病损与活动的肌肉之间产生滑囊，或引起少见的血供不足。有时病损会在 X 线检查时偶被发现，一般是在骨盆内或肩胛骨下的深层病损，必须长到一定大小才被识别。如果病损起于中央部分，可出现钝痛，昼夜不停。这可用止痛药来缓解。很少会是间歇性疼痛。由于肿瘤的惰性，症状可持续很久，才开始就医。

外周型软骨肉瘤的 X 线表现往往较典型。单凭 X 线表现就能作出诊断。它有很深的钙化，呈叶状肿块，起于皮质骨缘。早期可在骨上有轻度反应骨，以后会发生渗透性破坏。如小腿的外周型软骨肉瘤，它可向排骨发生压迫而造成排骨畸形。大部分病损侵入软组织，其大小可用 X 线来确认，因为大部分病损均有钙化。外周型软骨肉瘤不会与外生骨瘤混淆，因为前者完全表现为钙化软骨，而后者只包含骨。

外周型软骨肉瘤应与骨旁骨肉瘤作鉴别。前者有较宽的肿块，与骨连接；而后者往往有一薄层软组织，与骨分开。软骨肉瘤可引起下方骨的 X 线透亮性破坏，呈小叶状表现，比骨旁骨肉瘤有更多斑状钙化。外周型软骨肉瘤没有明显的"卫星"结节，而在骨旁骨肉瘤周围则可见很多"卫星"结节。

（二）分期的特殊检查

约 2/3 的原发性软骨肉瘤为低度恶性。最引人困扰的是低度软骨肉瘤和活跃良性软骨病损的鉴别诊断；后者很难用组织学检查，前者用断层摄片可看清钙化细节，可以评估病损的骨内范围。放射性核素扫描可显示病损的侵袭度及其范围。放射性核素在病损内摄取量增多，摄取越多，病损的恶性度也越大。放射性核素一般会在组织活跃矿化区内结合，因此轻度活跃矿化的组织可显示比过去曾有厚的钙化，而摄取的放射性核素要更多。有些高度病损而很少或无钙化者，可以很少摄取放射性核素。这对诊断很有帮助，例如明显的侵袭性病损可以出现扫描图上的冷区。这种病损很可能是中央型软骨肉瘤或骨髓瘤。应注意的是，不可过于信任扫描活动，因为良性与恶性进程往往会重叠。对明显高度恶性的软骨肉瘤，放射性核素摄取量可有不同，但活跃内生软骨瘤和低度软骨肉瘤则很难利用放射性核素扫描来区分。扫描还应根据其他分期探索和检查来评估。

血管造影的意义比放射性核素扫描要差些，特别对中央型病损，因为病损的血管不太丰富，而正常骨皮质常与病变的钙化影重叠，这种阴性表现有时可有助于诊断侵袭性而 X 线表现为高度的中央病损，多数病损显示很多的内在瘤性新生血管形成。在血管造影上很可能为软骨病损。在厚层钙化的外周病损，钙化本身会重叠，使对比造影模糊，对解释发生困难。在病损内部，血管很少表现有血管肿块，与良性病损一样，低度外周型病损会包裹神经血管束而发生临床征象。从手术角度来看，血管造影可以是主要血管重建的唯一指征。

CT 扫描对软骨肉瘤的分期很重要。它不仅能正确反映病损的骨内和软组织内的范围，也可清楚地显示病损钙化的量。它比其他方法更能显示病损和骨的关系，可以确定移除的量，可获得所需的边缘。

为此，临床和 X 线片显示的软骨肉瘤最好用放射性核素扫描和 CT 扫描来进一步探索，然后再确定是否需作血管造影。血管造影只适用于其他研究表明有明显的神经血管被波及。

（三）手术所见

低度外周型软骨肉瘤的外形很典型，可以不作切开活组织检查而确认。切开病损后，病损周围无神经血管反应。外周的软组织仅有一几乎透明的薄层组织，与其下的软骨隔开。这种低度恶性的肿瘤，具有坚韧性。若钙化较厚，病损呈现粉笔白色，质地如砾石。低度中央型软骨肉瘤切开后所见的与低度外周型软骨肉瘤是一样的。若临床与分期检查认为这软骨肉瘤属高度，手术进路应避免经假包囊。若病损性质可以不经过打开包囊而识别，则很少会发生移植的危险。

高度原发性软骨肉瘤的手术所见完全不同。病损内可清楚地看见有新生血管反应。病损无坚实感，而呈软性。若有钙化，可形成沙粒状颗粒。多数情况需作切开活检，以明确诊断而确定手术方法。术中打开包囊后，要十分重视移植问题，病损可有内在压力，会喷出胶冻样物质，流入伤口的裂缝内。高度软骨肉瘤比其他病损更少出血，所以不会因血肿而发生移植，但可因肿瘤的喷出发生局部移植。

（四）病理特征

标本的组织学形态可因其不同的分期而异。低度而有厚钙化病损显示母质比细胞多，并可有大块厚层钙化的少细胞软骨。有些区域可有活跃而不成熟的软骨细胞，并有多核、深染核，及其他细胞的过度活跃性。

中央型低度病损的表面同样有较窄的边缘。若患者先进行四环素标记，就能更容易地认清病损周围的反应骨边缘。这边缘与其后的组织学切片比较，可见肿瘤边缘的微结节几乎不会超出反应区。带有正常骨髓的骨松质与病损反应边缘之间的区分，可用组织学检查清楚地显示出来。这表明使用放射性核素扫描提示的边缘是可靠的。在非反应区，狭窄边缘的扫描活力增多的外周，可以确认对低度软骨肉瘤作广泛界限切除术是有效的。

与低度软骨肉瘤相比，高度病损的表面肉样侵袭性病损的痕迹，可有许多米糊状退变区，边缘不是很清楚。假包囊不容易剥离，可以清楚地看见"卫星"病灶，可浸润至周围反应区之外。

（五）对治疗的反应

在明确诊断和外科分期的基础上，可制订手术方案，同时要根据部位确定相应手术。恶性程度低的软骨肉瘤可作广泛界限切除或根治切除，如脊椎、骨盆。对肢体可作大块或根治切除和假体替代。恶性程度高的病损，应以截肢或关节解脱为主。个别病例可考虑作保肢手术。

化疗和放疗的效果很差，只有短期姑息效果。由于软骨肿瘤容易被移植，应首先确立界限。由于软骨肉瘤的存活率较高，可以考虑保肢手术。只有在个别情况下考虑作界限性切除术。

低度中央型软骨肉瘤可考虑作界限性切除，但界限不是那么容易认清。界限切除的复发率较低，可以加用冷冻外科和填塞丙烯酸甲酯。应尽量做到界限是在包囊外，这可根据四环素标记来确认。肿瘤的切除可在术中进行 X 线检查。边缘的冷冻切片检查更为必要。与外周型病损一样，最好作广泛性界限切除。

低度外周型软骨肉瘤一般不转移。经广泛性界限切除后，复发率极低。对手术困难的区域如脊椎、骨盆，可以考虑作界限切除；而对肢体，一般多考虑作广泛切除。有时也在界限切除后，加用冷冻外科和填塞丙烯酸甲酯。它可使复发率下降。应仔细考虑，不可轻易施行。最好还是作广泛性界限切除。

低度软骨肉瘤的复发是常见的临床问题，主要是诊断有错误。移植较多见，而且较广泛。移植体可以是米粒状不成熟的软骨，包于致密瘢痕组织内。切开后，可见它广泛地弥散于组织内。若不能控制，应考虑截肢。

高度软骨肉瘤对治疗的反应与Ⅱ期病损是一样的。虽然它起于软骨，Ⅱ期病损在广泛切除后，仍有较高的复发率。如作界限手术，更容易复发。化疗、放疗或局部手术辅助并不能有所改善。因此Ⅱ期软骨肉瘤需作根治手术，只有关节解脱或截肢，才有治愈可能。虽然高度软骨肉瘤有时对放疗有反应，采用保守手术和放疗仍有较高复发率，所以放疗只能考虑使用于保留短期功能和患者生命时间不是太长的情况下。

四、继发性软骨肉瘤

（一）临床和 X 线表现

继发性软骨肉瘤可起源于内生软骨瘤或外生骨疣，它占软骨肉瘤总数的 1/3。大多数由来自骨盆或肩胛带的外生骨疣变为恶性而来。相比之下，多数软骨肉瘤的恶变起于长管骨的干髓端区的内生软骨瘤，恶变多见于系统性病变，如多发性遗传性外生骨疣、Ollier 病或 Maffucci 综合征。在生长停止以前几乎无转变，一般在 30 岁以后才开始发生恶变。与原发性软骨肉瘤一样，继发性软骨肉瘤可以是中央型或外周型。中央型多来自内生软骨瘤，而外周型多来自外生骨疣。

继发性软骨肉瘤临床症状与原发性软骨肉瘤基本相同，外周型可有畸形块物，而中央型可有钝性疼痛。X 线表现与原发性软骨肉瘤基本相同，但原来的良性病损仍可在 X 线片上显示出来。外生骨疣的软骨肉瘤变化必然发生于外周。自软骨帽的残留处发生软骨繁殖。这种繁殖往往会延伸至周围软组织内，可以经很长时间不破坏其下外生骨疣的骨部分。由于不成熟软骨繁殖，外生骨疣外周的肉瘤投影可以出现，但原来的骨疣在 X 线上可以很少有变化，这反映继发性软骨肉瘤的临床过程很缓慢。相反，内生软骨瘤引起的继发性变化在 X 线片上可有明显变化，并可较早地出现，恶变可发生在原来的病损内，随处可见，但多发性病损的恶变多见于外周，比中央部分要多。其表现为 X 线透亮区有不清晰的边缘，多向周围的骨松质延伸，较少伸入在内生软骨瘤内的钙化部分。这种恶变将刺激骨内反应，趋向于髓管的封闭，但当肉瘤沿髓管延伸时，在约束处穿破，引起内在的 Codman 三角，或形成反应骨的小三角区。其基底沿骨皮质的骨内面。其尖端指向髓管。在发生肉瘤变化之前，内生软骨瘤邻近的骨皮质出现一条平滑而无破裂的线，在内生软骨瘤内，与骨皮质的近侧与远侧相连。当肉瘤于发展状态时，可在骨内边缘产生扇贝状的破坏区，并逐渐溃损周围的骨皮质。若这现象见于 X 线片上，无疑是恶变信号。起于内生软骨瘤的继发性中央型软骨肉瘤很容易发生病理性骨折，而外生骨疣引起的继发性外周型软骨肉瘤则很少发生病理性骨折。相反，外生骨疣的恶变常预示可能将出现的神经卡压或血供不足的症状，而内生软骨瘤引起的恶变很少会发生神经和血管的症状。

（二）分期的特殊检查

断层摄片常显示恶变的模糊变化，这在系列检查时最为常见，可见小孤立性 X 线透亮区增大和融合。这在传统 X 线片上是看不清楚的。由于病情属惰性，恶变时放射性核素摄取速度缓慢。在恶变早期，放射性核素扫描的意义不大。当恶变使大小和部位改变时，放射性核素摄取远远超过其良性病损。这种显示的逐渐变化有一定诊断价值。同原发病损一样，继发性软骨肉瘤造影很少显示有新生血管形成，但在手术策划时，可确认病损与神经血管的接触性，所以血管造影仍有一定指导意义

CT 扫描对手术策划有意义。它可用于区分其上的滑囊和惰性软骨肉瘤之间的不同。恶性转变常需要拖延时间，需要症状出现后一两年才能确认，但病损进程的惰性很少会因拖延而改变治疗计划，所以谨慎拖延活组织检查和考虑手术，直至分期探索搞清楚。过早地积极

治疗良性软骨病损反而会带来更多的病损。有时恶变表现为疼痛发作，这样最好等待客观的依据进行分期探索，比较可靠，因为在观察期间，几乎不会发生快速扩大或转移。所有继发性软骨肉瘤均属 I 期低度病损。个别可因原来良性病损转变为高度反分化软骨肉瘤或变为间质软骨肉瘤。

（三）手术所见和病理特征

手术所见和组织学形态显示继发性软骨肉瘤与其原发病损无太大差异。无论是中央型或外周型，细胞与母质之比很低，表明只有偶然的细胞变化区显示恶变，往往有大的无细胞钙化母质区。细胞现象的仔细解释应与临床和 X 线现象相结合；特别是内生软骨瘤，肉瘤变化区往往与原来的良性病损密切混合。外生骨疣往往与肉瘤有明显的分界线。

（四）对治疗的反应

治疗反应很像低度原发性软骨肉瘤。广泛性界限手术很少会复发。多数病损可用局部手术来处理。界限手术后如果复发，一般在 24 个月以后发生。虽然广泛手术后很少发生复发，但有的患者可产生其他恶性肿瘤的偏向，如患者可死于第二癌，而不是死于继发性软骨肉瘤。

五、间质软骨肉瘤

间质软骨肉瘤（mesenchymal chondrosarcoma）是恶性肿瘤。其特征为存在散在的不同分化程度的软骨区，同时伴随高度血管的梭形细胞或圆细胞的间质组织，常表现为血管外皮细胞瘤的排列。

（一）临床和 X 线表现

间质软骨肉瘤并不太多见。可见于颅骨、脊椎、肋骨、骨盆，很少涉及肢体骨。多数病例发生于中年人，未见于儿童，很少是内生软骨瘤或外生骨疣的肉瘤恶变，一般无疼痛。由于其特殊的解剖分布，很少发生病理性骨折，或出现明显肿块。

X 线特性为惰性非特异性 X 线透亮。软骨部分是不成熟的，所以点状钙化伴随较成熟的软骨病损不是其明显特征，往往出现厚的反应区边缘。由于它的非特异性表现，一般很少会考虑间质软骨肉瘤。X 线表现有时会被认为是低度肉瘤。它的不寻常特征是在几个骨骼上有偶尔的多中心型分布病损而无肺转移。

（二）分期的特殊检查

一般认为间质软骨肉瘤属 I 期低度病损。分期探索显示其为惰性。断层摄片很难证实这一诊断。放射性核素扫描显示摄取量增多，因为间质软骨肉瘤常在生长期。它表现的范围很像 X 线片所显示的，很少发现有隐匿性延伸。

血管造影无特殊性。虽然它可有更多的内在新生血管形成，但常被上面的覆盖骨所遮没。只有在疑及软组织延伸或认为在神经血管束附近，才有血管造影指征。

CT 扫描是分期探索的最常用方法，因为病损常涉及于 X 线模糊区。CT 扫描可显示病损的破碎反应缘，少见穿透边缘。若 X 线已注意到这些变化，可采用放射性核素和 CT 扫描，以及血管造影来进一步明确其特性。

（三）手术所见

无特异性，往往有中度反应区和分界清晰的包囊，内有软的白色脆性物质。软骨成分往往不太清楚，有时可见个别的透明样软骨。

（四）病理特征

镜下特征比较有独特性。软骨成分常见于成熟软骨的界限清晰的岛内。软骨细胞大而丰满，并有明显晕圈，产生中等量的不成熟母质。软骨内很少有钙化，但岛的特征很容易证实其软骨细胞性来源。其他部位有梭形细胞，产生少量软骨母质，并有低度恶性的细胞变化。病损中有中度血管性，散在的有丝分裂相和中度细胞/母质之比。当病损以软骨组成为主时，可很简易地认清病损。标本的差异不大，所以能肯定诊断。若以非钙化骨的基底成分为主，而软骨细胞的起源模糊，标本诊断的差异可以很宽，需作几个标本检查，否则不能明确诊断。最多见的错误诊断为网状细胞肉瘤，或为低度分化较差的梭形细胞肉瘤。

（五）对治疗的反应

间质软骨肉瘤主要属于Ⅰ期低度病损。采用广泛界限手术时，复发率很低。由于解剖很难确定广泛界限，它比其他相同组织分级的肿瘤有较高的复发率甚至转移率。由于其死亡发生较晚，所以仍属惰性。辅助治疗的效果不能肯定，有时可有一定疗效，所以间质软骨肉瘤比高分化的软骨肉瘤有较好反应，对放疗效果未见报道。

六、反分化软骨肉瘤

反分化软骨肉瘤（dedifferential chondrosarcoma）是恶性肿瘤，并有多形性梭形细胞结构，但缺乏任何组织分化的特殊排列。

（一）临床和 X 线表现

反分化软骨肉瘤是另一种软骨起源的罕见肿瘤，但它肯定与间质软骨肉瘤不同。它主要发生于长骨的干骺端区，多见于中年人。它可有疼痛或病理性骨折，随之而来的是迅速侵袭的临床进程。临床和 X 线表现很像高度中央型软骨肉瘤。软骨部分已很成熟，在 X 线片上可见点斑状钙化，钙化区常与 X 线纯粹透亮区混合，并有不清楚的渗透边缘。不仅在活组织检查前很少会做出反分化软骨肉瘤的诊断，而且在鉴别诊断时，很少会提及此诊断。在 X 线片上，很可能像高度纤维肉瘤或恶性纤维组织细胞瘤，伴有原有的骨梗死。间质软骨肉瘤的组成部分表现有更大的侵袭性行为，比内生软骨瘤的继发性软骨肉瘤转变更为明显。

（二）分期的特殊检查

分期探索反映这种肿瘤为高度恶性。断层摄片显示病损的反应组织内有不明显的侵犯，可见钙化细节。放射性核素扫描显示活跃反应。血管造影和 CT 扫描显示早期延伸至邻近软组织。大多数反分化软骨肉瘤在诊断时属ⅠB 期。从 CT 扫描或血管造影很少确认有软骨特性，因为病损血管很丰富：在血管造影内显示的反应区和 CT 扫描内所见的渗透性破坏，表明其高度恶性。

（三）手术所见

它表现为高度恶性病损，并有厚的新生血管反应区和界限不清的渗透假包囊。病损侵袭邻近组织。通过反复惰性包囊的穿透，使边缘遭破坏。进入病损后，可见软骨结节，与软的红色脆弱易粉碎的部分混杂在一起。反分化软骨肉瘤很像软骨黏液纤维瘤的病损，两者均有坚实闪亮的灰色软骨结节，散布于软而脆弱的肿瘤组织内。在软骨黏液样纤维瘤内，软组织是汁样黏液性和白色原纤维组织的混合体，而反分化软骨肉瘤的软区内血管更丰富，很像高度恶性的纤维组织细胞瘤或纤维肉瘤的软的肉样结构。

（四）病理特征

镜下表现可反映手术所见。结节内含有成熟软骨，似乎无活力。有低细胞/母质之比，类软骨成熟，并见间隙性钙化。软骨部分似乎很少有侵袭性，较间质软骨肉瘤更成熟，很容易被误为内生软骨瘤。而且，反分化部分有高度恶性特征。背景基本为纤维组织。有丝分裂相很显著，血管侵袭很明显，所有细胞变化均为高度恶性。在这两部交界处，出现高度侵袭性软组织肉瘤，破坏邻近非瘤性软骨。有的病损可见少量侵袭性，很可能是由于取材以软骨部分为主。这样就会在恶性程度上发生错误。所以在明确诊断以前，很难作出治疗策划的决定。有时软骨区比骨肉瘤所见的要多，故应与骨肉瘤作鉴别。

（五）对治疗的反应

界限性切除和广泛切除可有较低的复发率。转移区域的淋巴转移很少见。根治手术很少会复发，但可以有一定的转移率。由于多数属ⅡB期病损，有时可考虑作关节解脱术；由于这种病例并不太多见，所以很难明确治疗计划。化疗可以抑制微转移，所以常用于根治切除以后。长期随访显示其很像其他高度肉瘤。一般病死率为20%，超过5年存活率较多。

（王　治）

第三节　纤维肉瘤

一、概述

纤维肉瘤是恶性的成纤维细胞性肿瘤，其特征是瘤细胞形成数量不等的胶原，但没有任何肿瘤性骨样组织和骨组织或软骨形成。可发生于髓腔内或骨外膜。可以是原发性，也可继发生于纤维结构不良、骨梗死、骨髓炎、Paget病等。骨巨细胞瘤放疗后也可衍变为纤维肉瘤。

发病率：纤维肉瘤占骨肿瘤总数的1.82%，占骨恶性肿瘤的6.58%。男女之比为1.8：1。发病年龄多在11~20岁（20.99%）。多见于股骨和胫骨，其次为骨盆、肱骨和颌骨。

二、临床表现

髓内肿瘤的主要症状是疼痛，而骨膜肿瘤为肿块，可伴有压痛。颌骨肿瘤可出现牙齿松动。有时无任何症状，直到发生病理性骨折才发现肿瘤。

三、X线表现

髓内纤维肉瘤主要表现为溶骨性病损，其外方的骨皮质变薄而膨出。它主要为偏心性的骨破坏，呈虫蚀样，很少有骨膜反应。骨皮质破坏后，肿瘤侵及软组织，形成软组织肿块。若发生于骨膜，可向内破坏骨皮质，骨膜可出现反应骨甚至Codman三角，但很少见。若发展迅速，肿瘤边缘模糊，很少有骨膜反应。

四、病理表现

肿瘤呈灰白色，质地坚实。分化较好的肿瘤切面呈漩涡状，而高度恶性者呈均质性鱼肉状。肿瘤可穿破骨皮质而侵入软组织，因此要与原发于软组织而侵袭骨的纤维肉瘤区分开来二两者的镜下图像相同，因此一般认为如肿瘤大部分在软组织内，可视为软组织的纤维肉瘤；若两者波及区域相等，可认为系骨的纤维肉瘤。

五、诊断与鉴别诊断

应与骨恶性纤维组织细胞瘤，骨肉瘤以及其他纤维性良性肿瘤或瘤样病损鉴别

六、治疗

按术前外科分期，确定大块切除或根治性切除（截肢或关节解脱）。有条件者可行保肢手术。肺转移病灶应予以切除。化疗不如骨肉瘤敏感，但术前和术后应进行化疗。放疗无指征。

七、预后

预后较骨肉瘤为好。5 年存活率为 26.8%～33.3%。若分化好，发现早，手术彻底，则预后较好。

（王　治）

第四节　骨髓瘤

一、概述

骨髓瘤是起源于髓腔网状组织的恶性肿瘤，多发性的称为"多发性骨髓瘤"或"骨髓瘤病"。瘤细胞形态似浆细胞，故又称"浆细胞瘤"。单发性骨髓瘤又称孤立性骨髓瘤，临床罕见，有学者认为，这是多发性骨髓瘤的早期表现，但目前大多数学者认为单发性骨髓瘤作为一种独立的临床类型是存在的。故 WHO 强调，单发性骨髓瘤的诊断必须十分谨慎，因为许多单发病例可发展为多发性骨髓瘤。肿瘤的特征是广泛的溶骨性破坏，伴有顽固的贫血、高血钙、肾功能紊乱和抗感染能力降低。其他表现如淀粉样物质沉积、血凝固紊乱、冷球蛋白血症和血清黏稠度升高。

本病多由内科治疗，骨科所见病例均系有骨的并发症，如病理性骨折，故统计数字常不准确。从骨科的分析资料来看，它占瘤总数的 1.7%，占恶性肿瘤的 5.97%，按 Dahlin 的分析，它占恶性骨肿瘤的首位（45%）。从统计资料来看，远东人群的发病率远较欧美人群为低。男女之比为 2.5∶1。多发于 40 岁以上的患者。好发于脊柱、胸骨、颅骨和肋骨，也可发生于股骨和胫骨等长骨。

二、临床表现

主要症状是疼痛，多发生于白天。行走、活动和锻炼均可加重疼痛，故在腰部疼痛会被

误认为腰椎间盘突出、坐骨神经痛等。软组织肿胀较少见。20%患者是因病理性骨折而发现。可早期出现 M 型血清和尿蛋白。由于骨的广泛破坏，可出现高血钙和氮质血症。Bence – Jones 蛋白仅发生于60%的患者，因也可发生于其他许多疾病，不是骨髓瘤的特异表现。

三、X 线表现

骨髓瘤的 X 线特征是"轧孔"状骨缺损。病损大小不等，不规则，多半呈圆形或椭圆形。骨膜反应极少，骨皮质轻度变薄。在椎体上，有时类似严重的骨质疏松。骨吸收可能是由于破骨细胞激活因子即一种动员钙的多肽，能激活骨吸收区的破骨细胞。

四、病理表现

肉眼可见髓腔被胶冻状紫红色或暗红色瘤结节充塞。骨松质破坏后可形成囊腔。骨皮质变薄，也可发生溶骨性破坏，肿瘤组织可延伸至周围软组织。镜下观察：肿瘤组织内细胞很丰富，但细胞间无支持性间质或很少。瘤细胞大小和形状比较一致。形状类似浆细胞，呈圆形或椭圆形，核偏于一侧，胞质丰富，核周围的胞质常淡染。浆细胞可产生免疫球蛋白。半数以上可产生 IgG，其次为 IgA、Bence – Jones 和 IgD。

五、诊断与鉴别诊断

本病的诊断需与老年性骨质疏松症，甲状旁腺功能亢进症，转移性骨肿瘤和骨巨细胞瘤等相鉴别。

六、治疗

骨髓瘤存活率的提高主要是着重于感染和肾衰竭的防治，加上按病理生理机制的认识，采用化疗以改善患者的预后。目前采用的五药常规，即左旋溶肉瘤素、泼尼松、环磷酰胺、长春新碱和卡莫司汀较为有效。此外，配合使用放疗和免疫可进一步改善疗效。

七、预后

分化好者预后较好，分化差者预后不良。一般认为骨髓瘤发病后仅能生存数个月或2～3 年，个别病例可达10～20 年。

（王　治）

现代接骨术

骨折治疗的三大原则是复位、固定、功能锻炼。随着医学水平和临床研究的不断进步，围绕这3个中心的理念环节也不断发生变革，并从治疗方法以及器材上得到发展，逐步构成了完整的骨折治疗发展史，其中，中医学发挥了巨大作用。

第一节 概述

一、内固定技术近代发展简史

近100多年以来，手法复位和夹板、石膏固定，或配合牵引治疗骨折方法，用于多数（70%～80%）四肢较稳定的闭合骨折，这些保守治疗方法沿用至今，并经长期临床实践证明效果满意。

内固定技术至今已有100多年的历史，手术切开复位治疗骨折始于中世纪，我国正骨医师早在公元15世纪便在麻沸散全身麻醉下进行切开复位、银丝缝合治疗骨折。西医在19世纪开始采用切开复位，用牛骨或象牙制成的内固定物治疗四肢骨折。至19世纪晚期，随着冶金工业的发展，1886年Hansmann首先报道应用不锈钢接骨板治疗四肢骨折。接着由于伦琴发现了X线，巴斯德发现细菌，近代诊断、消毒、麻醉和输血技术取得历史性进步，骨折切开复位和内固定技术也得到进一步发展，相继出现了各种金属接骨板和髓内钉，如Sherman和Lane设计的麦穗式钢板、Lilienthal和Schone等设计的髓内钉治疗长骨干骨折。到20世纪30年代至第二次世界大战期间，Kuntscher设计的"V"型髓内钉，用以治疗股骨和胫骨干横断骨折获得成功，这一重大发明很好地在全世界推广应用。内固定最初由于感染率高，使应用曾受到限制，但最后得益于抗生素的出现和手术室无菌条件较快的进步。髓内钉和钢板几乎同时在临床广泛应用，但初期因为材料强度不足，达不到固定要求，对长骨的固定方法也一直未能解决，出现问题较多，推广应用受到限制。50年代末60年代初，尚天裕采用以手法复位小夹板外固定为特色的治疗方法，治疗肱骨干、肱骨外科颈、肱骨髁上、桡骨下端等骨折，并取得很好效果。接着又以必要的牵引结合小夹板固定的中西医结合方法，治疗股骨干、胫腓骨等下肢骨折，提出了骨折治疗动静结合、筋骨并重、内外兼治、医患合作的4个基本原则，经10万例随访结果，骨折不愈合率仅为0.9%，证实治疗效果满意。从50年代至80年代，各种钢板和髓内钉等内固定物相继应用在骨折治疗，经过临床实践总结，发现存在着许多并发症，如内固定并发感染、骨不连和内固定器材断裂，骨折病的发生率也很高。后来，经过改进的髓内钉设计能达到紧贴全髓腔固定，内固定强度得以进一步提高，临床应用也逐步增加。

AO/ASFI 首先提出坚强牢固的固定观点。主要原则包括骨折解剖复位，对所有骨折片进行坚强牢固的固定，达到 X 形成骨痂的一期愈合目的。要达到此目的，需对骨折端行骨膜下较广泛的剥离，然后在直视下进行骨折的复位，应用持骨钳环形夹持骨折端，对所有骨片进行坚强牢固的固定。应用多枚拉力螺钉在力学最佳的位置上，从钢板外对骨折片进行固定，然后再应用较短的加压钢板固定。

AO/ASFI 同时设计了进行这种技术操作的成套工具与器械，例如骨折加压器等。其内固定效果基本达到解剖形状，并允许立即行肢体康复训练。为了达到这种目的，内固定材料的设计要求应有足够的强度；以能够承受肢体进行康复训练，而不发生内固定失败。这种固定方式忽视了邻近钢板区域的生物性反应，在固定钢板下出现骨质松变和哈氏管的数目增加，造成了应力保护，结果导致骨皮质坏死。为了减少这种并发症，又设计出减少与骨接触的固定钢板，例如有限接触或点接触固定钢板，以减少对固定钢板下血管形成的干扰。

内固定钢板逐渐设计成为内固定器，钢板能够将螺母锁定，如点接触内固定器和小侵入内固定系统（LISS），LISS 的特点是加长了内固定钢板，最大限度减少了内固定材料所用螺钉数目，从肌肉下插入内固定钢板。这种操作方法放置钢板切口小，减轻了创伤，采用与组织相容性更好的合金材料，最大限度地保持骨的血供，减少对骨折区血供的干扰，特别适宜治疗严重粉碎性骨折、不稳定性干骺端骨折以及伴骨质疏松的病例，从而替代了直视下解剖复位、应用动力加压钢板行坚强牢固的内固定方式，被视为当今骨折固定的金标准，并普遍得到接受。

二、AO/ASIF 的早期发展过程

1958 年，瑞士 Muller 等倡导组成 AO 学派，并成立了以骨外科医师为主，有工程技术人员参加的内固定研究学会（ASIF）。该组织以加压钢板创始人 Damis 在 20 世纪 40 年代末提出的解剖复位、坚强内固定治疗长骨干骨折，可以获得骨折 I 期愈合的概念为指导，对 Damns 设计的加压钢极和 Kuntscher 设计的扩髓的髓内钉进行了改进，并提出了解剖复位骨折片间加压固定、坚强内固定、无创技术和无痛肌肉关节活动与负重的骨折内固定四大原则。其核心指导是倡导坚强固定，追求骨折一期愈合，甚至提出了绝对固定的模式。AO/ASIF 设计的加压钢板和髓内钉增加了抗弯、抗扭强度和刚度，提高了骨折固定的稳定性，使许多复杂的骨折能够在早期活动，甚至能够使骨折在负重过程中得到愈合，使骨折的治疗取得历史性进展。实践证明，AO 近 40 多年发展迅速，影响极大，为现代骨折治疗做出了巨大贡献。然而，AO 理论仍处于发展的过程，随着时间的推移，临床上发现在 AO/ASIF 倡导的内固定技术和内固定原则的应用过程中，骨折治疗又出现一些新的问题，据资料报道，如采用坚硬的加压钢板固定前臂骨折，可导致严重的骨质疏松和骨萎缩，取出钢板后再骨折的发生率可高达 20%；加压钢板固定股骨干粉碎骨折的骨不连发生率达 14%，钢板弯断占 12.2%。

三、BO 新概念

BO 概念的核心是强调了微创技术和无创技术原则，最大限度地保护骨折局部血供。

20 世纪 90 年代，AO 学者 Ganz R、Gerber C、Palmar RH 提出的生理的、合理的接骨术生物学固定新概念（biological osterosynthenis，BO），成为 BO 新概念的理论基础。1999 年，Palmar 指出，骨折的治疗必须着重于寻求骨折稳定和软组织完整之间的一种平衡，故可认为，凡是能保护骨血供的骨折治疗手段和技术，就符合 BO 新概念范畴。

生物学接骨术的基本含义是治疗骨折符合生物愈合的规律，骨干骨折后骨折周围出血，形成血肿，给予固定后，即使骨折移位，骨折仍能愈合。我国创立的中西结合骨折治疗方法，符合生物学接骨术原则，采用手法复位、夹板固定、早期功能锻炼、不固定关节的方法，取得了骨折愈合快、并发症少的良好效果。生物学接骨术的主要特点如下。

（一）BO 概念的特征

1. 骨折复位　注重正确的长度和轴线，无旋转，除了关节内骨折，并不强求精确的解剖复位。

2. 固定物　BO 采用小巧而理想的固定物的特点，未再强调坚强的固定。

3. 骨折愈合　BO 作用下是典型的骨折二期愈合，保持骨折块间早期足量的骨痂形成。

4. 功能锻炼　BO 不追求早期负重，而强调在严格指导、监督下，循序渐进行早期活动。

（二）间接复位

间接复位强调韧带整复原则，充分发挥骨块附着的软组织骨膜的合叶或铰链作用，手法牵引整复或利用复位器械，使骨折端得以牵开并恢复肢体的长度以及骨折的对位对线，不强求解剖复位，而要求最大限度地保护骨折局部的血供。操作轻柔、合理地进行间接复位，对骨折局部干扰很小，也符合微创或无创技术的原则。

（三）固定物

在 BO 概念的推动下，内固定物的构型、种类、材料也发生改变。从 AO 最初的厚大钢板到后来的动力加压钢板（DCP），目前已发展为有限接触钢板（LC‐DCP）；点状接触钢板（PC‐Fix），螺钉只穿过一层皮质，螺钉帽通过特殊的自锁装置与钢板的钉孔锁定；非接触钢板（NCP），钢板不与骨面直接接触，而是置于骨旁；桥接钢板（BP）以及 LCP、LISS 钢板等。内固定器材采用钛合金等低弹性模量材料，最大限度接近骨质的弹性模量，从而达到弹性固定作用。

（四）微创操作

采用微创方法保护骨折部位血供。手术中，只暴露骨折部位远侧和近侧的正常骨骼，不直接暴露骨折部位，使骨折周围的成骨性组织和软组织的血供得以保留。在 C 臂 X 线机监视下对骨折进行间接复位，在肌层下、骨膜外插入接骨板，越过骨折部位到达远侧骨端，在骨折部位的远、近两侧分别用常规方法完成固定。其最大优点是有效减少了手术过程中从骨折片上剥离骨膜和软组织的范围和程度，减轻或避免对骨折片血液供应的进一步损伤和破坏，取得很好的治疗效果。

（五）康复观念

强调早活动、晚负重，根据影像学资料和临床评估以后，决定负重的时间、负重的重量，在专业人员的指导下进行康复训练，循序渐进，直至完全愈合，是骨折术后的康复训练的基本原则。

四、生物学接骨术

（一）概念

必须辩证理解生物接骨术的真正内涵，充分认识血供是骨折愈合的前提，稳定性是骨折愈合的基础，不合理的肢体功能训练与负重是影响骨折稳定性和骨折愈合的关键因素。

BO 生物接骨术是 AO 生物力学接骨术的发展结果，在骨折治疗中，不能片面地将这两种观点对立起来，片面强调血供在骨愈合中的作用，而忽略了骨折稳定的重要性，是造成骨折治疗失败的主要原因。例如，虽然带锁髓内钉闭合复位穿钉血供破坏小，但由于粉碎骨折片不能复位固定，骨缺损不能修复，在早期功能活动和负重中，由于骨折复位不良、髓针强度低，骨折端稳定性差等因素，容易发生骨不连和髓内钉断裂。

（二）手术复位及固定

切开复位内固定可获得准确的复位，而且依靠内固定较牢固地维持已整复的位置，为骨折愈合和术后早期活动提供了必要条件。对存在急性血管损伤时，固定后也有利于神经与血管的修复。

1. 绝对适应证

（1）移位的关节内骨折。

（2）保守治疗无法复位或稳定性骨折复位后无法维持位置。

（3）经保守治疗失败的不稳定骨折。

（4）已知作保守治疗效果不佳的骨折，如股骨颈骨折等。

（5）有阻碍生长倾向的移位骨骺损伤。

（6）伴有骨筋膜室综合征需行切开减压术的骨折。

（7）非临终患者的移位性病理骨折。

2. 相对适应证

（1）作保守治疗可能会导致全身并发症增加的骨折，如高龄髋部和股骨骨折。

（2）多发性创伤合并有不稳定性脊柱损伤、骨盆骨折、长骨骨折。

（3）合并需要行手术处理血管或神经损伤的骨折。

（4）同一肢体多发性骨折。

（5）有明显骨折倾向的病理性骨折。

（6）经保守治疗后发生的延迟愈合。

（7）经评估手术复位和固定后可显著改善功能的骨折。

3. 禁忌证　骨折手术治疗没有绝对的适应证，同样也没有绝对的禁忌证。禁忌证是作为手术发生并发症和失败率超过了成功的可能性时的一种相对性考虑。

（1）由于高能量暴力发生的关节内骨折，已有严重关节面破坏、缺损，不可能成功地进行重建的粉碎性骨折。

（2）因严重骨质疏松，内固定物失去承载内固定作用。

（3）嵌入、无移位或稳定性骨折。

（4）手术部位有烧伤、贴骨瘢痕、活动性感染或皮炎。

（5）全身情况不能耐受麻醉及手术者。

（三）应用范围

1. 多发伤　对多发伤者行早期内固定，有利于患者护理，可降低创伤后并发症的发生。临床上观察发现，根据患者损伤程度和全身情况，适当延迟数日行内固定治疗，也有其稳妥的优点。

2. 开放性骨折　对开放性骨折清创后，主张早期修复重建软组织缺损，可降低创面感染和减少再手术次数。手术中，尽量减少对骨折部位血供的干扰。手术入路应减轻对骨膜的剥离，避免在广泛显露下的直接复位。应采用间接复位方式，以保持肢体长度无旋转为目的，尽可能保留骨块与周围组织的连接。

3. 关于植骨　正确应用间接复位固定技术，由于保存了骨折部位血供，骨痂形成较早，通常可避免植骨，即使有较大的骨缺损，骨愈合过程多能较顺利地完成。一期或早期植骨会造成骨块附着的软组织剥离增加，反而影响骨愈合过程。开放性骨折伴有节段性骨缺损时，为了降低感染率，不主张清创同时行植骨，而应延迟数日后再考虑植骨。

（四）固定器材

根据患者全身性情况、创伤程度、骨折类型选择合适的内固定器材，采用的固定器材，应能满足肢体早期非负重功能活动的需要。

（五）内固定方式

1. 长骨骨干骨折　首选带锁髓内针、防旋髓内自锁钉治疗，对位于髓腔狭窄部骨折可选用膨胀钉固定，钢板仅适用于髓腔过细、骨骼过短、骨质畸形等特殊情况。

2. 干骺端骨折　髋部骨折，对高龄、高危、全身情况差、骨质疏松症严重的髋部骨折，宜采用加压空心钉固定；对于全身情况尚可，不稳定的顺、逆行股骨转子间骨折以髓内固定较为稳妥，内固定物可选择 PFN、PFNA、短重建钉。

3. 髌骨、尺骨鹰嘴骨折固定　可选用克氏针张力带钢丝或 cable – pin 固定，对关节面严重粉碎的尺骨鹰嘴骨折，可应用支撑钢板固定。

4. 关节及周围骨折固定　股骨髁和胫骨髁、肱骨远近端、桡骨远端、胫骨远端骨折，可采用解剖钢板或锁定钢板固定；膝关节周围复杂骨折分别应用股骨远端或胫骨近端 LISS 接骨板固定。对严重关节面粉碎的桡骨远端、胫骨远端骨折，可采用外固定架加有限内固定治疗。对于高龄、高危的肱骨近端粉碎骨折，骨折块间钢丝缝合，大结节与骨干骨折块克氏针固定。

（六）有限切开操作

治疗全过程中要始终注意保护骨折部位的血供，尽可能应用手法或远离骨折部位的机械牵引复位，应采用有限切开技术，在尽量减少广泛剥离软组织及骨膜的情况下，进行骨折复位与固定，减少手法及手术操作对局部血供和稳定性的破坏。

（七）复位固定技术

1. 间接复位　间接复位骨折片的基本操作技术是通过牵引软组织来完成，也称为软组织整复术。牵引的方法有撑开器或外固定支架，也可用固定板固定一侧骨折端，再联合应用撑开器来达到间接复位。应在 C 臂 X 线机监视下进行，应用牵开的方法，关节面的骨折仍应按传统方式要求解剖对位，以免发生创伤性关节退变。

2. 关节内骨折复位　应用软组织牵引，可使关节内骨折得到初步的复位，然后采用有限切口，使关节面骨块得到解剖复位。干骺部骨折经间接方式复位时，不需强求骨折部环形对位，可通过从钢板降低应力而重建稳定性。骨折采用这种方法处理，其愈合过程均较顺利。经钢板外应用拉力螺钉固定骨块，可因对骨膜加压作用，增加骨膜和软组织的损伤，故最好勿经在钢板外使用拉力螺钉。

3. 严重粉碎性骨折的处理　对严重粉碎性骨折，钢板连接近侧和远侧骨片，可起到支撑固定的作用，将钢板从肌肉下插入，跨越骨折区，避免了对骨折区软组织的剥离，明显提高骨折愈合率。应用桥式钢板或用第 2 块钢板固定，随着骨痂形成，钢板逐渐承担负荷作用。可增加固定的稳定性，有利于早期功能训练。

（八）功能康复

强调早活动、晚负重原则，术后即可行等长肌力活动。定期复查 X 线片，观察骨痂生长情况。如骨折端出现吸收、间隙增大，说明骨折部固定不牢或活动量过大，应及时限制活动，必要时加用外固定。6～8 周后骨折间隙模糊，则可让患者加大训练强度并逐渐负重。待下肢骨折出现连续外骨痂时，方可恢复正常负重活动。

五、生物固定技术与 AO/ASIF

生物固定技术与 AO/ASIF 从手术入路、钢板规格、骨折复位以及固定稳定性要求等方面有如下不同点。

（一）手术入路

生物固定技术不主张显露骨折部位，要求作骨膜外分离；而 AO/ASIF 主张直接显露骨折部位，行骨膜下分离。

（二）骨折复位

生物固定则通过骨两端撑开与接骨板连接，用间接复位技术达到至接骨端解剖对位或对线；而 AO/ASIF 是通过血管钳和持骨钳环形夹持骨折端，用直接复位技术达到骨端解剖复位的目的。

（三）稳定性

生物固定是相对稳定达到生物固定作用下的二期骨愈合过程；而 AO/ASIF 是通过拉力螺钉对骨折端直接加压，绝对稳定下的一期骨愈合过程。

（四）钢板

生物固定是长钢板或桥式钢板，采用少量螺钉固定技术。但对关节面骨折，仍要求直视下解剖复位，采用坚强固定；而 AO/ASIF 采用短钢板和多枚螺钉固定技术。

六、影响内固定效果的因素

（一）骨折部力学稳定

内固定或外固定的机械性稳定性，是保证骨折愈合最基本条件。不稳定可使骨折处产生过度的活动，导致大量的絮样骨痂形成、骨折线增宽、纤维软骨骨化障碍，致使骨折难以愈合，例如髓针过细、钢板过短等。

（二）骨折部血供

骨折部位有足够血供是保证愈合的前提条件。严重损伤和手术剥离都可导致骨折部位血供丢失。如果切开复位时过多地剥离骨膜以及置入器械时损伤骨和软组织，将进一步加重或破坏骨折处的血供。可使骨块断端骨质坏死范围增大，程度变重。妨碍了骨折正常生理过程，常导致骨不连。

（三）骨折部良好接触

骨块间的良好接触，才能保证骨折正常愈合。软组织嵌入，骨折块对位或对线不良，骨缺损或骨块移位，都可以导致骨折部的接触不良，产生机械性不稳定并形成间隙，从而影响骨愈合。随着这些间隙的增大，骨折愈合的可能性会进一步降低。文献报道，胫骨骨折端间距1mm需增加1个月愈合时间，5mm则增加5个月愈合。较大的皮质缺损多数最终可通过编织骨实现桥接获得愈合，但速度缓慢。所以在保护骨折局部血供的前提下，尽可能保证骨折块的接触，减少骨折间隙，才能缩短骨折愈合时间。

（四）早期活动

早期活动有利于功能恢复。早期功能锻炼能使骨折端产生生理性应力刺激，促进骨折愈合。根据文献报道，小缺损可在骨折处产生较高的张力，成骨细胞不耐受高张力环境，因而在数量上成软骨细胞和成纤维细胞占优势，大量成纤维细胞增殖，是导致发生骨不连的主要原因。

（涂应兵）

第二节　骨折内固定的原则

骨折内固定已有100多年的历史。随着金属内固定材料的逐渐发展和组织相容性的不断改善，使某些部位的手术整复和内固定效果有了较大的进步，对骨折内固定的认识也有了许多突破性进展，使患者早期主动活动肢体，尽早恢复功能，防止了"骨折病"的发生。近年来，新型可吸收内固定材料已选择性应用于临床，避免了再次手术，显示出其优越性。骨折内固定在多种骨折的治疗中占有很重要地位。

解剖复位、坚强固定、保护血运及早期活动是现今AO的四大基本原则。不过这些原则的内涵，随着研究的深入已发生改变。通过不懈的实验及临床研究，手术的入路及方法也取得了极大的进步，随着手术设计的改进，也促成了手术器械和内植物的更新换代。

内固定是治疗骨折的重要手段，随着对骨折愈合相关的生物学和生物力学研究的深入，骨折内固定的理念也相应发生了快速变化和发展。临床上，不再是追求骨折端的解剖复位和骨片间加压的坚强固定，而是在于恢复骨干的长度、对线和纠正旋转，在争取得到骨折功能复位的同时，尽量减少对骨折端血液供应的破坏。从强调解剖复位及坚强内固定，演变为兼顾骨折固定的力学稳定性和保护骨折愈合的生物学环境。遵循骨折生物学固定的原理正确治疗骨折，已受到骨科界的广泛认可。

微创是当代外科技术发展的趋势，微创接骨板固定技术和经皮接骨固定技术是近代骨折固定技术发展的集中表现。生物学固定和微创技术成为创伤骨科的重要原则和治疗手段。正成为临床上治疗复杂的骨干，特别是干骺端骨折有效的常用手段。骨折固定的原理、方法及内、外固定技术的发展，必然跟随着时代步伐不断改进。

一、基本要求

（一）骨折内固定目的

（1）有利于骨折愈合。

（2）可减少或减轻骨折并发症和后遗症。

（3）可早期进行关节活动和负重锻炼。

（4）有利于对皮肤缺损、血管及神经损伤的修复。

（二）手术操作要求

应用无创技术，保存骨块和软组织血运，软组织多采用钝性分离，骨折端显露尽量少剥离骨膜，避免过多损害骨折断端血运，粉碎骨折块更应慎重保留其血运。

（三）选用合适内固定

使用简单内固定使骨折获得坚强而稳定的固定是手术成功的关键。临床实践证明，尺骨中段骨折的斯氏针固定，髌骨横形骨折和尺骨鹰嘴骨折的张力带钢丝固定，长管骨干的髓内钉固定等，是目前较为公认的合理治疗方法。

（四）固定与肢体活动协调

骨折在固定稳定后即应早期主动活动，及早做静态肌肉等长收缩锻炼。没有一种内固定能替代牢固的骨骼可使肢体不加限制的活动。因而，内固定术后应视骨折局部的稳定程度，逐步进行锻炼。有时由于粉碎性骨折或其他原因，不能取得牢固的内固定，则需采用一定时间、不同方式的外固定。

（五）手术时机

开放性骨折并发血管损伤，必须急诊手术。但有危及生命的严重损伤，则应先于肢体损伤处理。闭合性骨折可择期手术。皮肤损伤如水泡、挫伤和撕裂伤，在 12 小时以内应按开放性骨折的原则处理，如软组织条件差，可延迟 3~4 日，甚至 2~3 周手术。

二、AO 内固定原则

（一）早期的 AO 概念

（1）骨折的复位与固定，要求恢复解剖学关系。

（2）根据骨折的受伤机制及类型，通过加压或夹板来获得稳定。

（3）通过细致轻柔的复位操作，保护骨与软组织血供。

（4）骨折部位早期同时的功能锻炼。

这些互为一体的 AO 原则至今仍认为适用。在骨折治疗过程中仍然是强调保护骨及软组织的血供。

（二）现时的 AO 原则

（1）无创的复位及固定技术，长骨骨折不需解剖复位，只需纠正短缩及旋转畸形。关节内骨折应解剖复位以恢复关节面的平整。

（2）适当的稳定性，必须保证关节面的解剖复位和绝对稳定性，而骨干骨折只需获得相对的稳定性即可。

（3）适合的手术入路，无创的软组织操作技术。

（4）由于固定的稳定程度足以满足术后功能康复的需要，可以早期主动活动。

三、生物学固定的常规技术

（一）外固定器用作夹板固定

使用外固定器，优点是具有内植物与骨最小的接触面积以及弹性固定的优势；缺点是存在经皮穿针感染的风险。

（二）交锁髓内钉用作髓内夹板固定

优点是髓内钉可以通过经皮微创入路置入；缺点是存在髓内循环广泛的破坏、髓内高压可能引起的脂肪栓塞以及局部或全身血栓形成。

（三）接骨板只用作夹板而不使用拉力螺钉

接骨板用作夹板跨越骨折区，目前具有一定代表性的是微创内固定支架（无触接骨板）技术。无论是以往传统加压技术接骨板固定，还是夹板固定的生物学内固定，选择固定方法时取决于骨折的部位、类型，软组织条件以及骨的质量和血供等具体情况。如果骨折部的血供较好，估计能够较快重新恢复解剖，则可选择夹板固定方法；如果骨折部的血供严重破坏甚至骨折块失活，可能要很长时间才能使骨折愈合，此时，可考虑采用传统的加压固定，以达到较长期间保护骨折部血供和骨折再塑形的过程。但无论如何，同一骨折部位，不能同时采用绝对和相对稳定两种稳定原则，也不能同时采用骨折端加压和夹板固定两种固定方法。

（涂应兵）

第三节　内固定的适应证与禁忌证

一、适应证

（1）手法闭合复位失败的骨折，包括因骨折端之间有软组织嵌入而闭合复位失败者。

（2）有明显移位的关节内骨折，闭合复位失败。

（3）合并有重要血管、神经损伤的骨折。

（4）大块撕脱骨折，例如肱骨大结节骨折、尺骨鹰嘴骨折、髌骨骨折以及胫骨髁间隆起骨折等。

（5）前臂双骨折闭合复位不满意，而外固定不便于前臂旋转功能的恢复。

（6）合并截瘫的脊柱骨折或脱位，需行椎管探查和减压。

（7）延迟愈合的骨折可用内固定加植骨，也可用外固定器加压治疗。

（8）骨不连可用吻合血管的骨瓣移植促进骨愈合或配合外固定器加压固定治疗。

（9）多发性骨折选择合适的内固定，可便于护理，可减少并发症。

（10）开放性骨折应根据骨折类型、部位，伤口污染的程度及范围，慎重选择适当的治疗方法。

二、禁忌证

（1）全身一般情况差，不能承受麻醉或手术创伤。

（2）骨质活动性感染如骨髓炎、骨结核等。对感染性骨折最好运用骨外固定器固定。

（3）长期卧床、体弱多病、营养不良或骨质疏松症等，内固定物因失稳而无法置入。

（4）骨折片较小如髌骨上极星状骨折，难以应用内固定达到坚强固定。

（5）污染严重的开放性骨折，严禁使用任何类型的内固定。

（6）局部软组织血液循环差或有软组织活动性感染。

（涂应兵）

第四节　接骨板与螺钉

接骨板及螺钉一直是最常用的内固定器材，几乎所有类型的骨折，都可通过接骨板及螺钉固定。在合理使用情况下，接骨板及螺钉的固定效果是令人满意的，并发症的发生常常与骨与软组织损伤程度以及手术技巧有关。

一、螺钉

内固定的目的之一就是重建骨的完整性，接骨板的作用是在骨折断端间承担负荷，临时替代骨负责其力学功能。从力学的角度，接骨板起到夹板的作用。当接骨板用皮质骨螺钉固定时，会在骨和接骨板之间产生压力，负荷通过磨擦力从骨传向接骨板。而在使用锁定接骨板时，锁定螺钉锁定在接骨板有螺纹的钉孔中，负荷从骨经锁钉的螺帽传向接骨板，没有出现应力集中现象，术后可很快恢复承载能力及早期功能锻炼。

（一）螺钉的结构

1. 螺钉外径　为螺钉螺纹的直径。

2. 螺钉钉蕊　为螺纹部分的钉杆，螺钉中螺蕊部分极其重要，其横截面积大小与拉弯程度成正比，螺蕊直径越大，其拉弯曲度力越大。另外，螺蕊直径与所应用的钻头直径相关。

3. 螺钉螺距　为螺纹之间的距离。

4. 螺钉螺杆　指螺钉无螺纹部分的螺杆。

（二）螺钉的种类与作用

1. 皮质骨螺钉　皮质骨螺钉为浅螺纹、短螺距的全螺纹非自攻型螺钉，既可与接骨板合用起位置固定作用，也可作加压固定。适用于短管骨螺旋和斜形骨折固定（图 21 - 1）。

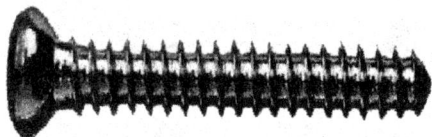

图 21 - 1　皮质骨螺钉

2. 松质骨螺钉　松质骨螺钉为半螺纹，螺纹更深，能抓住较多的海绵状松质骨，起加压作用，常用于干骺端或骨骺骨折。分半螺纹和全螺纹两种，当用做拉力螺钉作用时应选择半螺纹且螺纹要全部位于对侧骨块中，不能位于骨折线，否则影响拉力的加压效果（图21-2）。

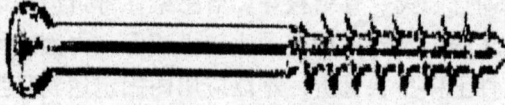

图21-2　松质骨螺钉

3. 非自攻螺钉　非自攻螺钉较普通螺钉稍粗，中心杆较细，螺纹深且水平，螺帽圆球形，上面为六角形凹槽，需配特殊六角形螺丝锥才能旋入，其末端圆钝、无沟槽，需先用螺丝攻出螺纹。非自攻螺钉的优点是：螺钉拧入时扭力很小，且扭入时轴向力度小，不会造成复位后的骨块再移位（图21-3）。

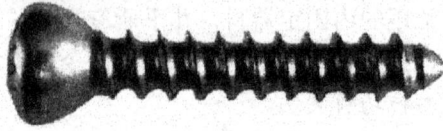

图21-3　非自攻螺钉

4. 自攻螺钉　钉尖部分有切槽，可以切割出骨槽以利螺纹进入，故无须改丝，但因螺丝是以挤压的方式进入骨质中，所以易在螺纹周围造成骨损伤，且拧入时扭力增加，轴向压力大，容易使已复位骨折块发生再移位，故目前已较少使用（图21-4）。

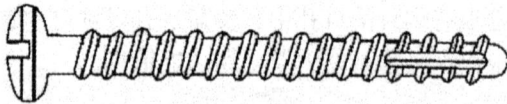

图21-4　自攻螺钉

5. 踝螺钉　踝螺钉末端呈尖形，可以在松质骨内自行攻出螺纹（图21-5）。

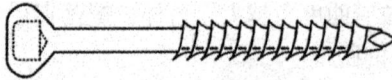

图21-5　踝螺丝钉

6. 空心螺钉　空心螺钉可允许导针从中间通过，如钉的直径较大，在拧入时会损坏较多的骨质，而影响整个结构的强度。空心螺钉多用于松质骨丰富区域（图21-6）。

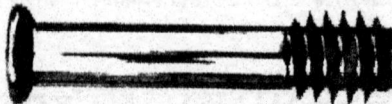

图21-6　空心螺钉

7. 锁定螺钉　因为人体生理学负载与螺钉纵轴垂直，锁钉受到的弯曲力和剪切力主要作用在螺钉颈部。因此，锁定螺钉的螺纹呈对称性且更密集，螺纹直径增大为0.5mm，螺钉直径增加 1.3mm。生物力学测试表明，对称性螺纹无论对皮质骨还是松质骨均十分适用。

（1）锁定螺钉的优点：锁钉在弹性固定及坚强固定中都能提供良好的锚定作用，因此，更适用于骨质疏松骨折。锁钉在干骺端的单皮质固定，即能获得很好稳定性，同时保护了髓腔的血供和对侧皮质骨。单皮质锁钉在微创经皮接骨技术上有独特的优点，骨（干）骺端使用双皮质锁钉稳定性更好。

由于在置入锁钉过程中，不将骨块拉向接骨板，在特殊部位应用解剖锁定接骨板系统时，无需预弯，这也便于微创接骨板接骨术（MIPO）的应用及切开复位的操作。

（2）锁定螺钉的种类和作用：①自钻螺丝钉（SD）（图21-7）。②自攻型带锁定头的螺丝钉（STLHS）（图21-8）。③锁头螺钉（LHS）LHS 是 PC - FIX 系统最主要的特征。PC - FIX 系统的螺钉头呈圆锥形，分为第 1 代不带有双螺纹及第 2 代带有双螺纹的 PC - FIX 钉。其力学特点是可自锁于接骨板后，与接骨板形成一个整体，纵向应力可通过螺钉传导到骨折两端，使接骨板紧贴骨面，即使是单皮质固定也不影响整个结构的强度和稳定性，同时避免了对髓腔血运的损伤（图21-9）。

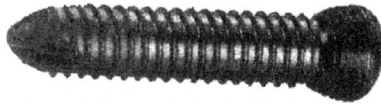

图 21-7　自钻螺丝钉（SD）

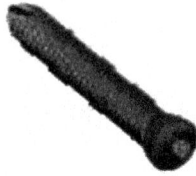

图 21-8　自攻型带锁定头的螺丝钉（STLHS）

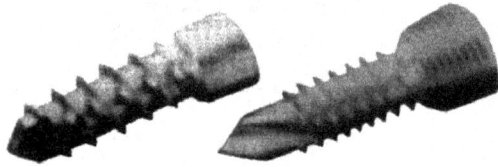

图 21-9　锁头螺钉（LHS）

二、接骨板

接骨板是内固定技术中常用的材料，根据作用机制可分为加压接骨板、中和接骨板、支持接骨板及桥接接骨板等。根据设计形态可分为普通接骨板、加压接骨板、有限接触接骨板、管形接骨板、重建接骨板、点状接触接骨板、滑动螺钉接骨板、角接骨板及锁定接骨板等。

（一）接骨板固定原则

由于骨骼形态不同，在轴向力作用下，凹的一侧受到压力，凸侧受到张力。钢板放置时，必须将其置于张力一侧。对于采用接骨板固定长管状骨时的所需长度，必须是骨干横径的 5 倍以上，才能保证骨折端的固定稳定性。

（二）常用接骨板的种类与应用

1. 普通接骨板　普通接骨板仍具有一定的临床适应证和使用价值，如干骺端简单骨折的加压接骨板或保护接骨板、关节内骨折的支撑接骨板等。解剖学固定和良好骨愈合是普通接骨板的固定技术目标。

（1）应用：①接骨板：普通接骨板固定骨干骨折，长度要求应大于所固定骨干直径的 4~5 倍，骨折线两端至少用 2 枚螺钉固定。螺钉必须垂直钢板长轴，恰好穿过两侧骨皮质。②螺钉：使用常规接骨板螺钉固定时，通过加压螺钉将夹板与接骨板固定在两个主要骨块上，接骨板的形状必须与骨外形相吻合，才能使固定接骨板的螺钉紧贴在骨折块的骨面上。如果接骨板与骨的形状不匹配，则会破坏骨膜的血供，同时丧失骨折复位后的对线关系。在干骺端，尤其是老年骨质疏松者，固定螺钉在此处难以取得很好的固定效果。特别在术中过度拧紧螺钉时，术后会出现螺钉松动及复位丢失。

（2）适应证：①优良的骨质。②简单的骨折类型，附加拉力螺丝钉固定，可达到直接骨折愈合。

（3）限制：①普通接骨板一般不能作为闭合复位，也不能在术中控制力线。②使用时必须依据骨折段的解剖外形精确预弯（图 21 - 10），如塑形与骨的解剖形状不匹配将产生剪切应力而影响固定效果（图 21 - 11）。③一般不适合作为微创固定。

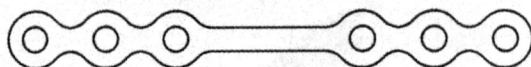

图 21 - 10　普通接骨板

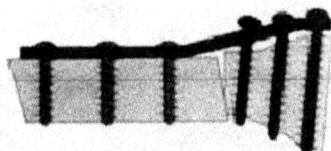

图 21 - 11　普通接骨板塑形与骨的解剖形状不匹配产生剪切应力示意图

（4）注意事项：对骨质疏松，由于骨质不能提供足够的螺丝钉把持力，所以接骨板无法产生足够的应力载荷承受力，在功能恢复过程中，需确保最小的应力载荷，避免术后骨折再移位。对粉碎性骨折，只有进行广泛的软组织暴露、剥离以后才能达到解剖复位的目的。

2. 加压接骨板（DCP）

（1）动力加压接骨板：通过在钉孔边缘置入螺钉以达到加压目的，应先上邻近骨折线的螺钉，以免造成接骨板对侧之骨折处分离。为使邻近骨折线的两枚螺钉都具有加压作用，需用特制的导钻，将两个螺钉孔做偏心位钻孔，且两螺钉须同时逐渐拧紧，其余螺钉则只需要中心位钻孔（图 21 - 12①②）。

（2）加压器加压接骨板：骨折复位后将加压接骨板放妥并以持骨钳固定，选定一端为固定侧，另一端为加压侧。先在固定侧最近骨折部的钉孔旋入第 1 枚螺钉作固定，再在加压侧稍离接骨板末端，将加压器固定于骨干上，加压器钩钩住接骨板末端螺钉孔，稳慢地进行加压后，将固定侧的螺钉全部旋入，使每一个螺钉都在接骨板螺钉孔中央，并垂直长钢板长轴穿过骨皮质。然后进一步加压，使断端相嵌，再将加压侧螺钉旋入，最后去除加压器并旋入接骨板末端的螺钉（图21-13①②③）。

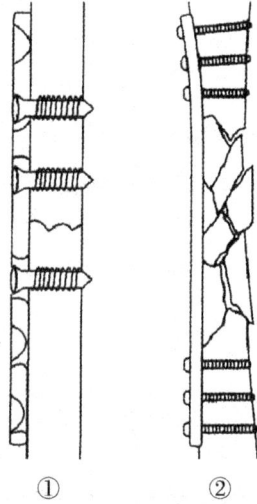

图21-12①② 动力加压接骨板

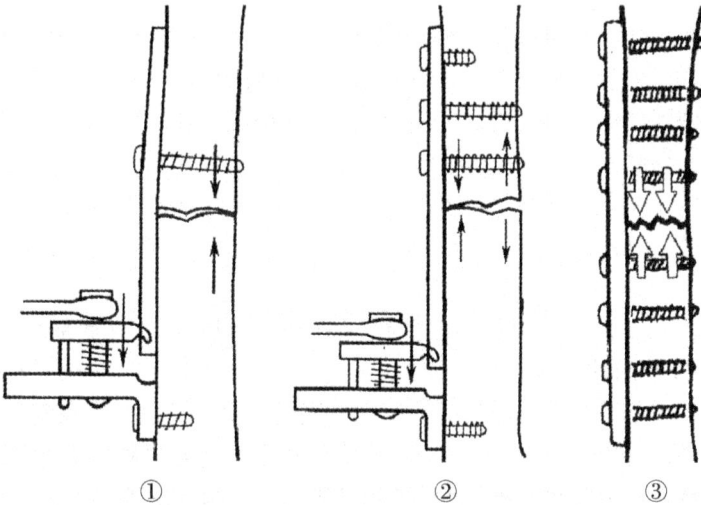

图21-13①②③ 加压器加压接骨板

3. 有限接触动力加压接骨板（LC-DCP） 有限接触接骨板与骨的接触面积较小，即使接骨板较厚、较硬，对骨的血供影响也不大。与那些薄而有弹性但与骨的接触面积较大的接骨板相比，有限接触接骨板不会引起很明显的骨质疏松（图21-14）。

4. 点状接触接骨板（PC-FIX） 点状接触接骨板通过单皮质螺钉与骨连接，接触面积很小。锥形的螺钉头部确保螺钉与接骨板的牢固连接以提供角稳定性。接骨板与骨面最小的接触保持了轴向稳定性。点状接触骨板对接骨板下血运的破坏较动力加压接骨板要减轻许多。从而加速骨折愈合和降低感染发生率（图21-15）。

5. 带锁加压-动力加压接骨板 PC-FIX系统的特点是，与骨接触形成球形切面，从而减轻了对骨膜血运的影响。钢板的联合孔可使用普通骨螺钉，也适用头部带锁螺钉（LHS）。联合孔螺纹可锁住头部带锁螺钉。

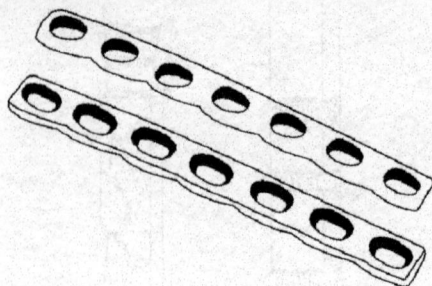

图 21 - 14　有限接触接骨板 LC - DCP

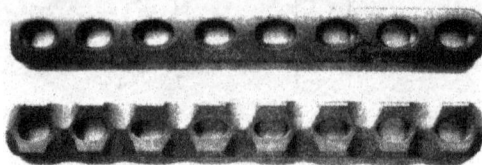

图 21 - 15　点状接触接骨板 PC - FIX

6. 管状接骨板（tubular plate）　管状接骨板是 AO 的最早自加压接骨板，通过将螺钉偏心置入椭圆形螺孔而达到加压作用。1/3 管状接骨板通常用作为中和接骨板用于外踝骨折，1/4 管状接骨板常用于小骨骨折。半管状接骨板厚度仅 1~1.5mm，容易变形甚至疲劳断裂（图 21 - 16①②）。

7. 重建接骨板（reconstruction plate）　重建接骨板侧面有凹槽，可随意作平面塑形，有一定自加压作用，但强度相对较低。多用在骨盆骨折以及锁骨、跟骨和肱骨远端骨折（图 21 - 17）。

8. 动力髋螺钉（DHS）　DHS 系统通常应用于股骨粗隆部、基底部和部分粗隆下骨折。主要结构由具有角度套筒的侧方接骨板和大直径的中空拉力螺钉（Richard）两部分组成，其力学特点是通过动力加压的原理，将肢体负重和外展肌的力量通过螺钉在套筒中的滑动转变为对骨折端的压缩作用。必须强调，只有 Richard 螺纹和角度套筒两者都通过骨折线，并且 Richard 必须在角度套筒内存在活动空间，才能达到骨折端的压缩和加压作用（图 21 - 18①②）。

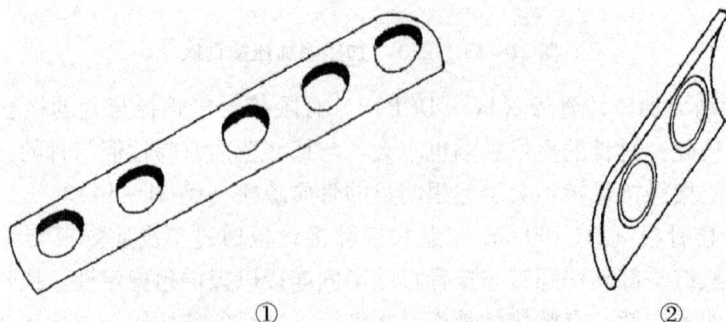

①　　　　　　　　　　②

图 21 - 16①②　管形接骨板

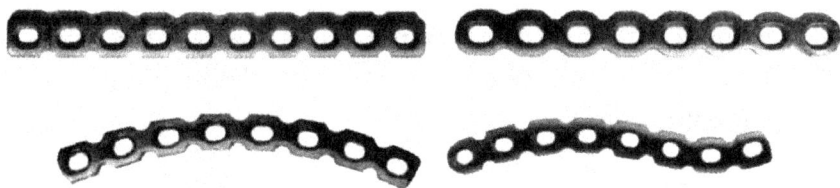

图 21 - 17　重建接骨板

① ②

图 21 - 18①② 　DHS 与 Richard 钉

9. 动力髁螺钉（DCS）　DCS 系统适用在股骨髁上和髁间"T"及"Y"形骨折。钉板角度呈 95°角，接骨板形态与股骨远端解剖匹配，其与角髁部接骨板的不同点在刃部被 Richard 所替代（图 21 - 19①②）。

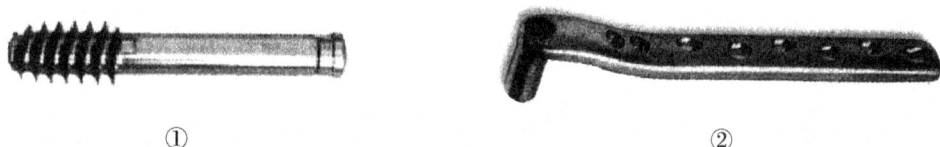

① ②

图 21 - 19①② 　DCS 与 Richard 钉

10. 桥形与波形接骨板（bridging orwave plate）　桥形与波形接骨板都属内固定架方式，也是夹板的一种形式。主要的特点是接骨板跨越骨折粉碎区，不直接碰触骨折块，将接骨板固定于骨折区远、近端的正常骨质，达到维持骨的长度、旋转对位以及对线。从力学角度，波形接骨板弯曲部分减轻了应力集中现象，同时在对侧粉碎皮质处产生张力带加压作用，可防止粉碎性骨折的骨折块坏死，接骨板固定后骨折并没有达到绝对的稳定，骨折通过二期骨愈合。桥形接骨板主要适用于粉碎性骨折的固定，以及骨折不愈合需要植骨后的固定（图 21 - 20①②）。

11. 锁定接骨板（LISS，LCP）　现时使用的微创固定系统（LISS）及锁定加压接骨板（LCP）技术，就是点状接触接骨板（PC - FIX）技术的延伸，设计特点是同时将锁定和加压技术融入接骨板中。

最新研制的由锁定螺钉及接骨板相互锁定的钉板系统包括 LISS、LCP，锁定作用减少了接骨板施加在骨面的压力。钉板的这种锁定固定方式使接骨板无需与骨相接触，尤其适用在进行微创接骨板接骨手术时（MIPO）。有了这些新型螺钉，接骨板无需通过与骨面的紧密接触来获得稳定，也不需要进行精确地解剖塑形，可防止因为塑形不准确而导致的术中发生或初期骨折块移位。LISS 接骨板与相应部位的解剖学参数相匹配，术中无需再调整。弹性固定是锁定内固定技术的生物力学基础，它能诱导骨痂生成并促进骨愈合，临床经验表明，如在间接复位后用锁定接骨板固定简单骨折，通常骨折可间接愈合，但有时会发生骨折延迟愈合。

（1）力学：由接骨板及锁定钉组成内固定结构中，螺钉被锁定在接骨板上，负荷通过螺钉传导，接骨板无需加压固定在骨面上来达到稳定。由于接骨板与骨面不接触或部分接触，接骨板下方骨的血运得以保留。

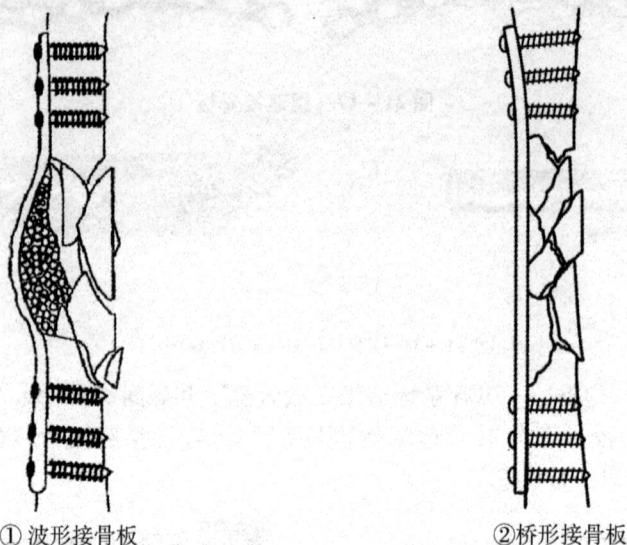

① 波形接骨板   ②桥形接骨板

图 21 - 20①② 桥形与波形接骨板

锁定螺钉头部就像是带螺纹的螺栓，能维持接骨板与骨的相对位置。锁定螺钉在拧紧的过程中能与特定的接骨板钉孔锁定，使锁钉与接骨板间维持稳定的角度关系。由于锁定钢板不是凭借接骨板与骨之间的摩擦力来达到稳定性，因此接骨板与骨的形状无需完全匹配。在螺钉锁紧的过程中，接骨板与骨的位置关系保持不变。当承受患者体重时，应力会通过钉板结构从骨折的一端传向另一端。

夹板固定最佳的状态，取决于骨折两断端接骨板力臂的长度，螺钉的位置比接骨板上螺钉的数目更重要。靠骨折线最近的两枚螺钉之间的距离（接骨板的工作长度），决定了骨折固定的弹性强度，更重要的是决定了负载时接骨板变形力的分布情况，骨折两端最靠近骨折线的2枚螺钉间的距离越大，应力分布就越均衡，接骨板也不容易变形。相反，长度短的接骨板，因应力过分集中而容易变形。临床经验表明，在骨折线附近的3个钉孔不置入螺钉来作为弹性桥接，这样应力会分散到整块接骨板上。

（2）从点状接触接骨板到 LISS、LCP：点状接触接骨板（PC - FIX）是首个将螺钉头部与接骨板螺孔进行锥形的钉板连接而获得角度稳定性的接骨板。然而，锥形的钉板连接并不能提供钉板间的轴向锚定，因此为了获得稳定，点状接触仍然是必要的。新型接骨板螺钉头与钉孔螺纹的连接能获得成角与轴向的稳定，而且无需接触骨面，螺钉仅起 Schanz 钉的作用。

（3）锁定接骨板的种类与应用

1）锁骨 3.5LCP（图 21 - 21）。

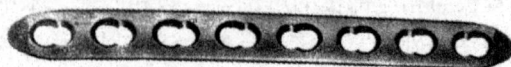

图 21 - 21 锁骨 3.5LCP

2）肱骨3.5LCP（图21-22）。

3）肩胛骨重建3.5LCP（图21-23）。

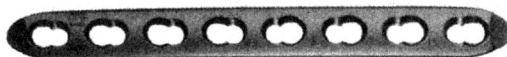 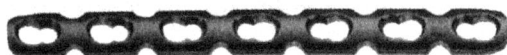

图21-22 肱骨3.5LCP 　　　　　图21-23 肩胛骨重建3.5LCP

4）肱骨近端3.5LCP（DHP）（图21-24①②③）。

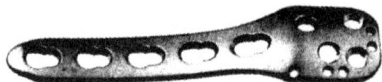 

① 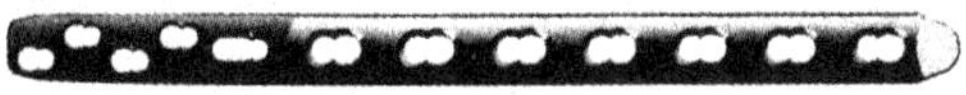　　　　　　　　　　　　　　②

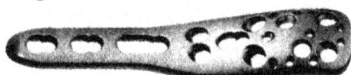

③

图21-24①②③ 肱骨近端3.5LCP（DHP）

5）肱骨干3.5LCP、重建LCP（图21-25①②③）。

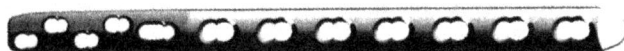

①13.5~4.5~5LCP 肱骨干骺端接骨板

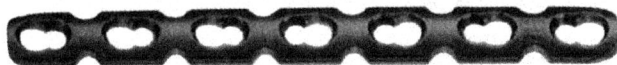

②肱骨干4.5~5LCP接骨板

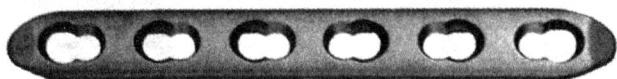

③肱骨干3.5重建LCP

图21-25①②③ 肱骨干重建LCP

6）肱骨远端2.7/3.5DHP（图21-26）。

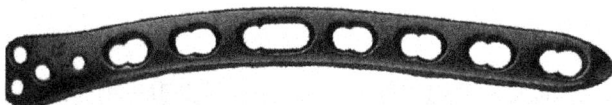

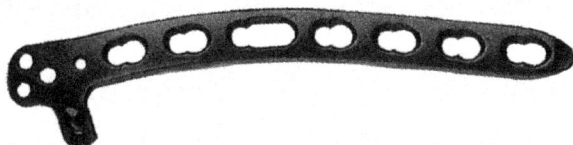

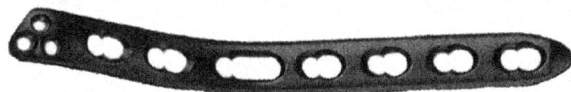

图21-26 肱骨远端2.7/3.5DHP

7）肱骨远端内侧 3. 5LCP（图 21 – 27）。

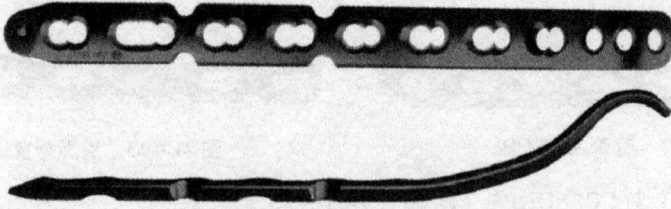

图 21 – 27　肱骨远端内侧 3. 5LCP

8）桡尺骨干 3. 5LCP（图 21 – 28①②）。

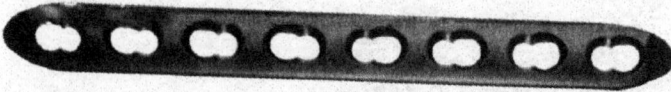

①桡尺骨尺干3.5LCP

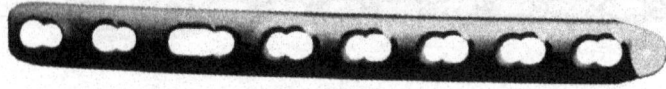

②桡尺骨干骺端3.5LCP

图 21 – 28①②　桡尺骨干 3. 5LCP

9）桡骨远端背侧 2. 4LCP（图 21 – 29）。

10）桡骨远端掌侧 2. 4LCP（图 21 – 30）。

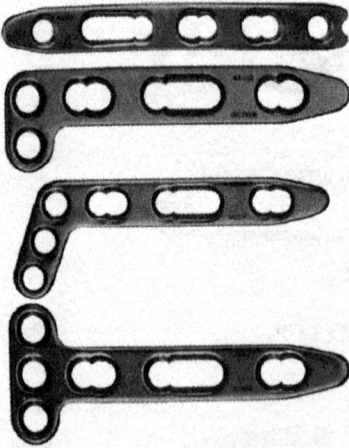

图 21 – 29　桡骨远端背侧 2. 4LCP

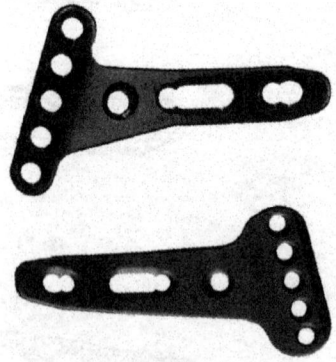

图 21 – 30　桡骨远端掌侧 2. 4LCP

11）股骨近端4.5LCP（图21–31）。

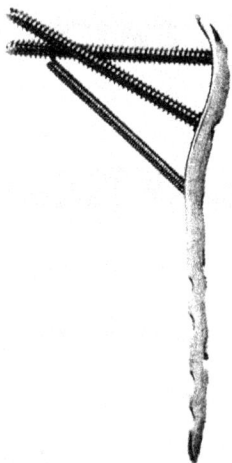

图21–31 股骨近端4.5LCP

12）股骨干宽4.5~5.0LCP、宽带弧度4.5~5.0LCP（图21–32①②）。

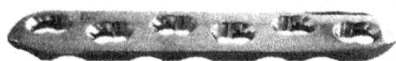

①股骨干宽4.5~5.0LCP

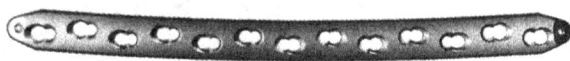

②股骨干宽带弧度4.5~5.0LCP

图21–32①② 股骨干宽、宽带弧度LCP

13）股骨远端4.5LCP（图21–33①②）。

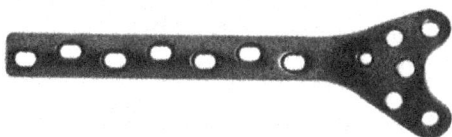

①

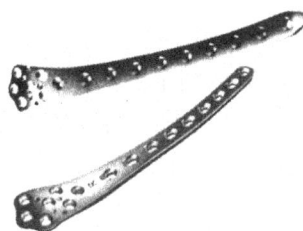

②

图21–33①② 股骨远端远端4.5LCP

14）胫骨近端4.5LCP（图21–34）。

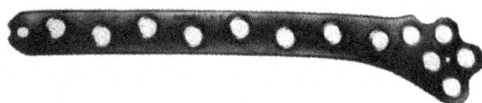

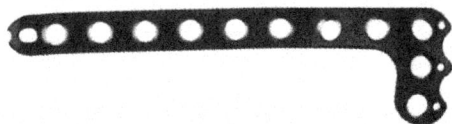

图21–34 胫骨近端4.5LCP

15）胫骨远端4.5LCP（图21-35）。

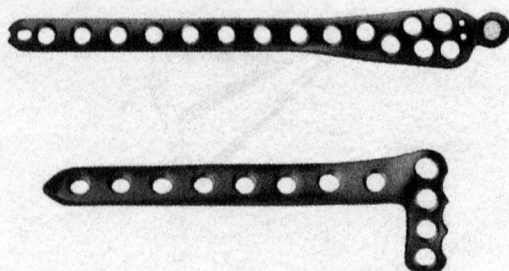

图21-35　胫骨远端4.5LCP

16）跟骨LCP（图21-36）。

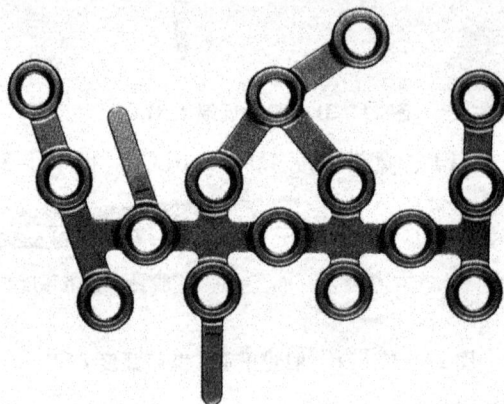

图21-36　跟骨LCP

17）LISS内固定系统（图21-37①②）：股骨远端及胫骨近端，LISS形成了第1代预弯角稳定内固定系统。与该系统配套的瞄准装置可以很方便地在接骨板的全长经皮置入自钻自攻锁定螺钉。自从2000年LCP出现后，肱骨近端、远端，桡骨远端，股骨近端、远端及胫骨近端、远端锁定接骨板相继出现，并在临床上发挥重要作用。

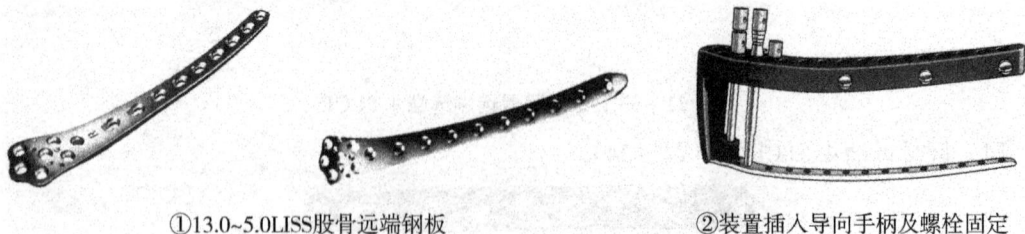

①13.0~5.0LISS股骨远端钢板　　②装置插入导向手柄及螺栓固定

图21-37①②　3.0~5.0LISS股骨远端钢板及装置

18）组合动力固定（图 21 – 38①②③④）。

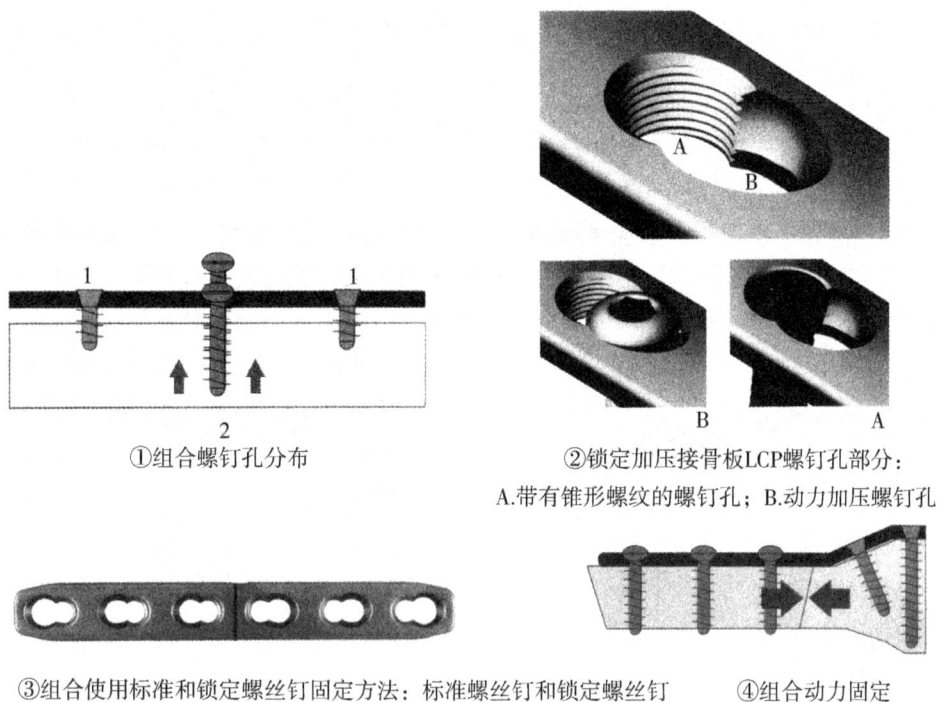

①组合螺钉孔分布

②锁定加压接骨板LCP螺钉孔部分：
A.带有锥形螺纹的螺钉孔；B.动力加压螺钉孔

③组合使用标准和锁定螺丝钉固定方法：标准螺丝钉和锁定螺丝钉

④组合动力固定

图 21 – 38①②③④　组合动力固定

（三）微创接骨板接骨术（MIPO）

1. 概念　微创接骨术（MIO）及微创接骨板接骨术（MI – PO）是骨折治疗中常用的微创手术（MIS）。MIPO 技术的原则是减少在闭合式复位过程中对软组织及骨的创伤，对骨干骨折要求做到长度、力线及旋转的恢复。单个小的骨折片不要求解剖对位，重要的是相邻关节的正确位置。在 MIPO 技术中，使用锁定夹板与单皮质自钻锁钉，比使用普通接骨板与加压螺钉的优势更明显。

在技术应用方面，单皮质螺钉在闭合 MIPO 技术中有优势。带锁定螺钉的锁定内固定支架如 LISS、LCP（图 21 – 39），单皮质螺钉对血运的干扰较少，对侧皮质及邻近软组织免受损害，保护髓内循环，在接骨板和骨面无加压的情况下，钉板的锁定作用保证了成角及轴向稳定性。但对于骨质疏松骨、骨皮质菲薄及高扭转应力的肱骨干骨折治疗，最好使用双皮质固定。临床资料表明，在内固定支架中使用双皮质固定锁钉，骨折愈合快，内固定可更早取出，内固定拔除后再骨折的发生率较低。

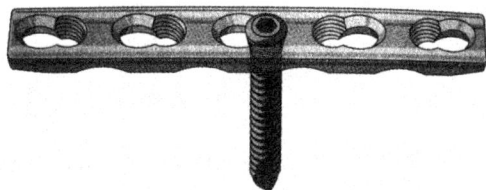

图 21 – 39　内支架接骨板及锁定螺钉

2. 应用（图 21 - 40①②③④⑤⑥）

（1）复位：在骨干骨折中，MIPO 技术包括间接复位或直接复位。一般使用人工牵引、牵引床、大号撑开器、外固定支架及推拉钳等进行间接复位。直接复位时，软组织暴露要远离骨折端，且切口要足以允许内固定物插入，并能较清楚显露骨和接骨板。

关节内骨折的微创接骨术要求良好切口显露，以便进行精确的解剖复位和绝对稳定的原则行加压固定。

（2）固定：骨干及干骺端的简单骨折，可以使用经皮拉力螺钉、无接触接骨板加压固定的方法。对于粉碎性骨折，可用锁定夹板固定法，锁定内固定支架桥接骨折断端。如果操作熟悉，使用专用工具即可将自钻自攻锁钉一次置入，可省去预钻孔及测深。

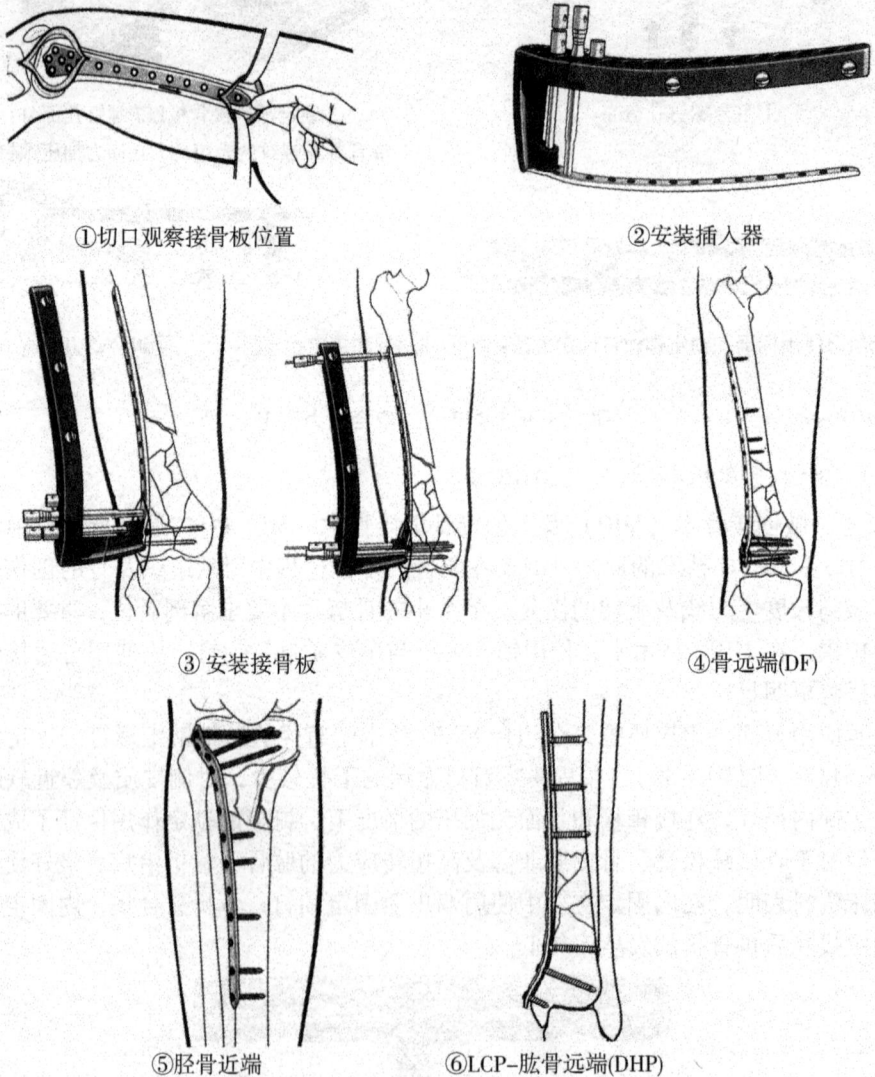

①切口观察接骨板位置　　　　　　　　②安装插入器

③安装接骨板　　　　　　　　④骨远端(DF)

⑤胫骨近端　　　　　　　　⑥LCP–肱骨远端(DHP)

图 21 -40①②③④⑤⑥　微创接骨板接骨术（MIPO）

3. 优点

（1）小切口可减少术后疼痛，更加美观。

（2）较少的软组织创伤，有利于骨折愈合及功能康复。

（3）手术入路需要通过挫伤处皮肤时，微创入路具有更大的优势。

（4）无需或很少需要一期植骨。

4．限制

（1）闭式复位有时会对操作增加难度。

（2）有发生骨折块分离，导致假关节形成或骨折畸形愈合的可能。

（3）简单骨折弹性固定后，有发生骨折延迟愈合可能。

（4）增加"C"形臂机 X 线的暴露时间。

5．适应证

（1）不能够使用髓内钉固定的骨干骨折。

（2）伴有骨质疏松的骨折。

（3）成人骨干、干骺端骨折。

（4）儿童的骨干、干骺端骨折。

（5）截骨术及骨肿瘤手术。

（四）记忆合金器材料

如图 21 – 41①②③。

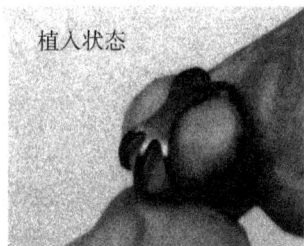

①

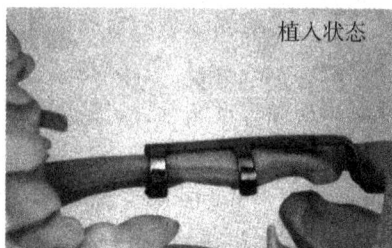

②

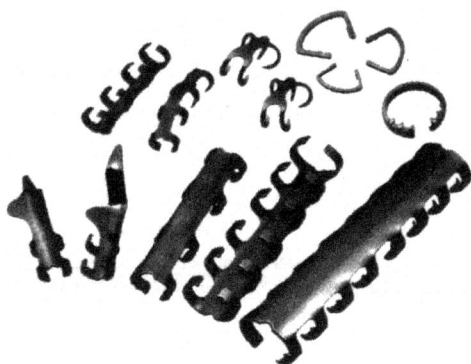

③

图 21 – 41①②③　各种记忆合金器材料

（涂应兵）

第五节　髓内钉

在骨的远端和近端髓腔内，置入一生物相容性好、具有一定强度的内置物，以达到骨折端的连接及固定目的，称为髓内钉固定。髓内钉用于骨折内固定已有100多年历史，这种古老的治疗方法，历经了数次关键性革新，尤其近年来骨微创理论和技术的崛起，更为髓内钉技术的发展奠定了坚实理论基础。回顾历史，作为骨折内固定主要方法之一的髓内钉技术，必将有更为宽广的发展前景。

一、概述

1875年最早有髓内钉构想的当属德国医生Hein，他首先用象牙做成钉，进行了大量的实验性研究。1875—1886年，Bardenheur Socin和Bruns用象牙钉治疗长骨干的假关节，开创了髓内钉应用于临床的先河。1886年，Bircher用同样方法继续进行对早期骨折治疗的临床研究。1880年，美国NicholasSenn采用象牙及钻孔的牛骨，进行动物股骨颈骨折髓内钉固定的实验性并获得成功，1889年，这项技术被推广应用于临床。

随着金属材料技术的不断提高，为髓内钉发展提供了强有力的材料保证。经过对不同材料的研究，认为金属是髓内钉的最佳材料。1937年美国Leslie V Rush和H Lowry Rush兄弟两人成功对一例严重开放的粉碎性骨折脱位采用斯氏钢钉固定。随后又对钉的形状进行改进，并应用在股骨近端骨折。他们的杰出工作成就，为日后髓内钉作为内固定物治疗骨折的发展起到关键性作用。

著名德国医生Kuntscher（1900—1972年），受到Smith用三翼钉治疗股骨颈骨折效果良好的启发，于1940年首先报道了截面为"V"形的第1代髓内钉，应用于髋部骨折、股骨骨折、胫骨骨折和肱骨骨折（图21-42①②），介绍了配套设备，而且提出了一种崭新的观点，认为与长骨髓腔径相当的髓内钉有更好的固定骨折的作用，可免除内固定切口，由于进钉点远离骨折部位，避免了对骨折局部软组织和血供的破坏，有利于骨愈合。这种较为完善的理论，成为后来AO骨折治疗原则主要内容之一。1957年Kuntschen在美国骨外科协会首先介绍了可屈性导向髓腔锉，即扩髓器，这是他对髓内钉技术的又一重大贡献。由于"V"形钉和梅花钉抗骨折端旋转能力不足，以及存在较多并发症等原因，目前临床上已经较少使用。

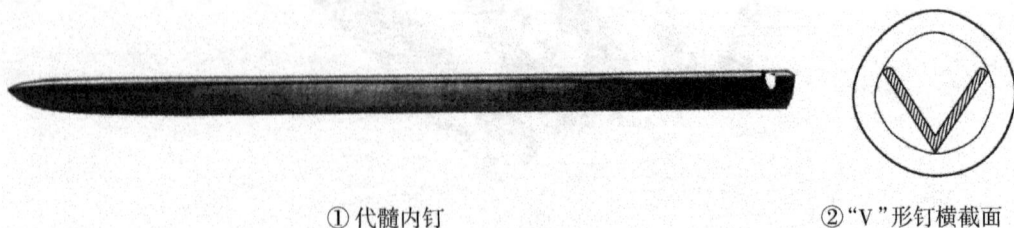

①代髓内钉　　　　　　　　　　　②"V"形钉横截面

图21-42①②　"V"形的第1代髓内钉

1. 第1代带锁髓内钉　第1代带锁髓内钉由Modny于1952年研制成功（图21-43），该钉为直钉、实心，故不适合闭合穿钉。带锁髓内钉真正广泛使用是在由Klemm和Schell-

man 设计的空心、有弧度、具有雄形尖顶、可以闭合的髓内钉。这种髓内钉减少了对骨折区的干扰，扩大了使用范围。

2. 第 2 代带锁髓内钉 经过改进的第 2 代带锁髓内钉，如 Russell – Taylor 钉，近端扩大以容纳两枚更大直径的拉力螺钉。钉近端的直径增大，再加上螺钉设计的改进，近端的拉力螺钉和远端锁钉可有效固定同侧股骨颈、粗隆部和股骨上段粉碎骨折（图 21 – 44）。

3. 第 3 代带锁髓内钉 第 3 代带锁髓内钉的材料是钛合金，包括空心 AM（ace medi – cal）股骨钉和实心不扩髓股骨钉等。

20 世纪 50 年代初期，我国即引进了髓内钉技术，先后在天津和上海生产了不锈钢 "V" 形钉及梅花形钉，并在全国范围内进行了推广和使用，取得良好的治疗效果。从 60～70 年代至今，新型髓内钉设计时，都比较重视对骨折端的加压作用和生物学保护原则，主张应在早期非急诊情况下，尽量采用闭合复位穿钉法，以降低手术并发症的发生率。目前，随着对内固定生物学和生物力学研究的深入，以及影像诊断学和金属材料不断进步的支持下，髓内钉发展尤为迅速，从扩髓到不扩髓，从开放穿钉到闭合穿钉，治疗效果取得了显著进步。

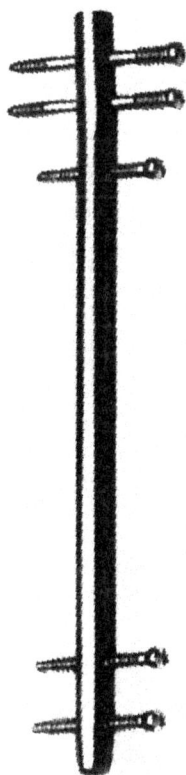

图 21－43 第 1 代带锁髓内钉　　　图 21－44 第 2 代带锁髓内钉

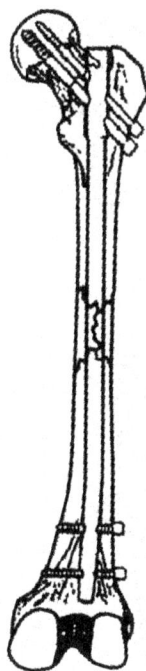

自 70 年代以后，不同类型的新型带锁髓内钉得到进一步发展。带锁髓内钉的突出优点是扩大了原髓内钉手术指证，降低了感染率，提高了骨折愈合率。1972 年 Klemm 报道了他的带锁髓内钉系列，1988 年北京引进了 GK 型髓内钉。1989 年 Grosse 等人设计出 Gamma 钉治疗粗隆间及粗隆下骨折。80 年代后期，带锁髓内钉逐渐取代了其他类型的髓内钉。生物力学研究的发展，X 线影像增强设备的改进和推广，手术器械及骨科手术床的更新，更加突

出了这一治疗方法的优势。

现时临床上使用的各种类型髓内钉，符合 BO 理论的生物学接骨术特点，也是骨微创理念的体现。

二、类型与应用

（一）普通髓内钉

主要有梅花形和"V"形两种，其固定作用与作用面积密切相关。一般认为梅花形髓内钉的作用面积大，其抗弯曲强度比"V"形髓内钉大，因此，前者已逐渐取代了后者。但因其内固定强度较差，适应范围不广，目前已被新型髓内钉取替。

（二）带锁及自锁髓内钉

凡在髓内钉近端或远端附加锁钉的均称为带锁髓内钉。至今已有多种类型，有从最早的 Gross – Kempf 钉、Gamma 钉（图 21 –45）到目前广泛应用的名种顺行和应用在股骨下段骨折的逆行髓内钉（GSH）（图 21 –46）及 PFNA Ⅱ（图 21 –47①②）等。依其作用，带锁髓内钉可分为静力型和动力型。静力型是在骨折远、近端均加锁钉，可控制骨折的长度和防止两主骨块滑动；动力型者则只在骨折远侧端带有锁钉，适用于两主骨块至少有 50% 皮质接触的骨折（图 21 –48①②）。

PFNA Ⅱ的改进主要是主钉前弓半径，钉尾可屈性设计和加压螺钉带螺旋刀片。

20 世纪 90 年代由李健民、胥少汀等研制的髓内扩张自锁钉（IESN），利用多根组合式设计原理，较好解决了带锁髓内钉应力集中的弱点，林允雄等于 2001 年首先报道了这种髓内钉的临床应用研究结果，并取得理想疗效（图 21 –49①②③）。

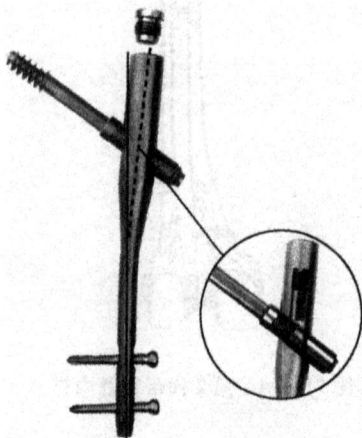

图 21 –45　Gamma 钉　　　　图 21 –46　逆行髓内钉（GSH）

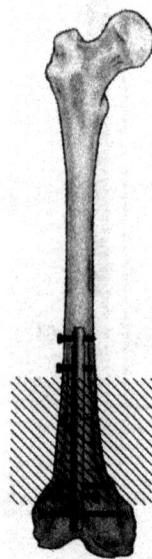

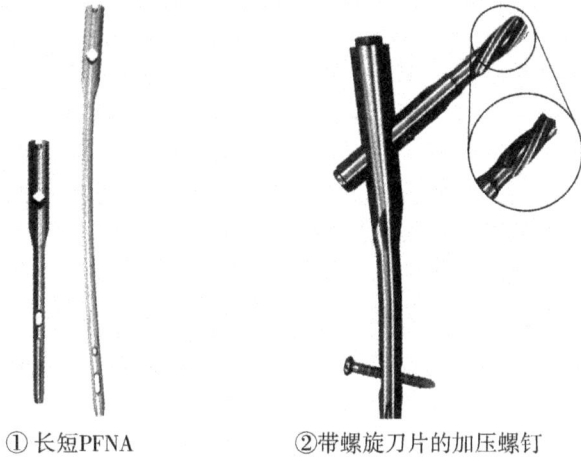

①长短PFNA　　　　　②带螺旋刀片的加压螺钉

图 21 - 47①②　PFNA Ⅱ

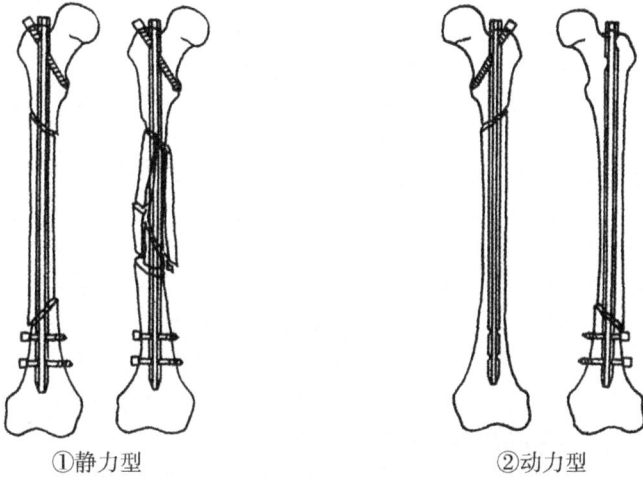

①静力型　　　　　　②动力型

图 21 - 48①②　带锁髓内钉

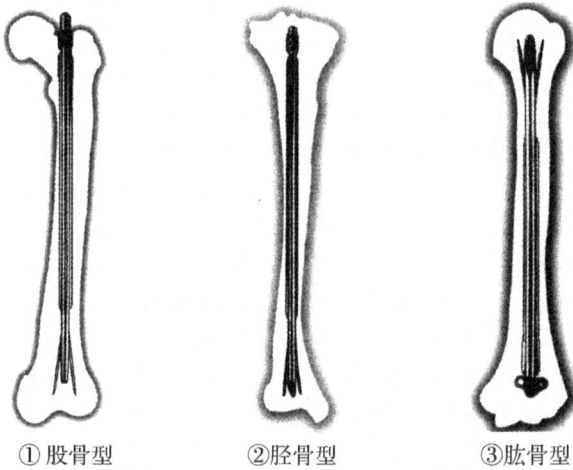

① 股骨型　　　　②胫骨型　　　　③肱骨型

图 21 - 49①②③　髓内扩张自锁钉

（三）可屈性髓内钉

虽然带锁髓内钉出现后，许多非锁式髓内钉已较少使用，但某些组合式髓内钉，由于操作简易，并发症少，仍有其一定的使用价值。

1. Ender 钉　是一种多钉固定，形状呈"C"型，具有可弯曲性能，适用于粗隆部骨折及肱骨干骨折。限制是固定强度和抗旋转能力较差，必须加用外固定。这种多钉、多方向的穿钉形成的固定，在某些情况下仍有其应用价值（图 21 - 50）。

2. 双矩形髓内钉　属弹性髓内钉，呈弧形，扁平矩状，在髓腔内可形成三点固定，这种固定不牢固，但通过肌肉的收缩或早期负重，使骨折端轴向移动而相互嵌插，达到稳定固定的作用。具有操作简单、创伤小等优点。常用于股骨粗隆部和胫腓骨骨折（图 21 - 51），不适用于不稳定型骨折。

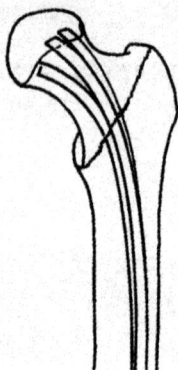

图 21 - 50　Ender 钉固定粗隆部骨折

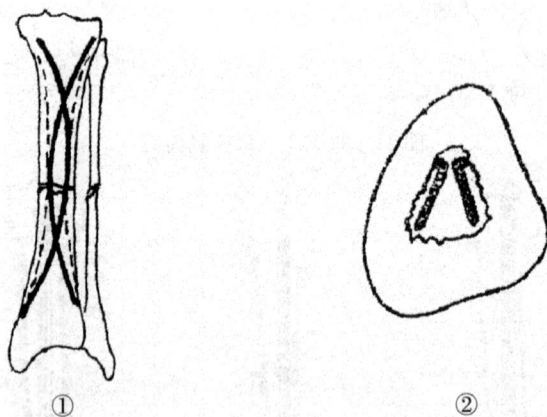

① ②

图 21 - 51①②　双矩形髓内钉

三、适应证

根据骨折类型可分别采用不同类型的髓内钉。

1. 普通髓内钉　最好指征是长管状骨髓腔峡部，常用于股骨中上段横形骨折，既可控制骨折旋转，又能消除剪性应力，稳定性好。

2. 锁式髓内钉　适用于普通髓内钉不能治疗的股骨粉碎性骨折及多段骨折。静态型固定适用于严重粉碎性骨折及骨缺损，动态型固定用于髓腔峡部以外的骨折。

3. 加压髓内钉　适用于股骨骨折延迟愈合、骨不连或骨折畸形愈合截骨矫形等。

4. 骨圆钉　用于前臂中段骨折和腓骨骨折。

5. 其他

（1）长管骨良性骨肿瘤或瘤样病损，在刮除植骨术后可加用髓内钉固定。

（2）转移瘤引起长骨的病理性骨折，可采用骨水泥填充骨缺损处，并用髓内钉固定，效果较好。

（3）对于多发性创伤，立即用髓内钉固定，可起到抢救生命作用，如浮膝、浮髋等均是髓内钉固定适应证。

四、禁忌证

（1）对于开放性骨折，多数人认为不作髓内钉固定。因为开放性骨折发生感染的可能性较大，一旦发生感染将随髓内钉蔓延至髓腔，只有拔除髓内钉后，感染才能得到控制。但也有开放骨折采用不扩髓髓内钉治疗，感染率并不高的报道。目前多主张Ⅰ、Ⅱ型开放骨折在充分清创条件下可考虑一期使用髓内钉固定。

（2）临床上，不少肱骨骨折因为穿钉后导致肩关节或肘关节损伤及活动障碍，故认为不宜首选髓内钉固定。

（3）长骨远端骨折多不采用髓内钉固定，因其下段骨髓腔大，髓内钉易产生摆动影响骨折愈合。

（4）目前虽有使用逆行髓内钉固定股骨下段及简单髁间骨折，但靠近关节端及累及关节面的骨折，不应选用髓内钉固定。

（5）严重骨质疏松因其骨质量较差，不能使用髓内钉固定。

（6）儿童和青春期的骨折，因其骨质未闭合，应用髓内钉会影响骨的生长板并导致发育畸形，因此多不主张应用。

（涂应兵）

第六节　骨替代材料

骨组织是一种以钙磷为主的无机质和以胶原及其他基质构成的有机质的双相组合材料。强而硬的无机质包容于弱而屈的有机质中，使骨具有一定的强度和硬度的生物力学特性和生物学功能，可在人体内担负支持、承重、造血、储钙、代谢等诸多功能。

理想的人工骨替代材料要求达到：

（1）组织相容性好，不产生移植排斥反应和移植物抗宿主反应。

（2）有骨传导性，能以移植骨为支架，使宿主的血管和细胞进入植骨块形成新骨，随后移植骨降解、吸收并逐渐被新骨替代。

（3）手术中易于修整使其轮廓与不同形状的缺损相匹配。

（4）材料本身可提供必要的力学支持。

依据材料属性大类，目前临床上应用的骨替代材料主要有如下 7 种。

一、无机材料

（一）金属类

以钛合金为主的金属类材料骨替代材料已广泛应用于临床，并具有机械强度高、理化性能稳定、生物相容性好、耐磨损、耐疲劳等特点。限制是由于钛合金是一种生物惰性材料，缺乏骨诱导性，与宿主骨组织的化学性结合程度较差，弹性模量偏大，机械力学适应性弱，易因为应力集中而松动、脱落或失败。因此，这种材料很少单独使用，而常与其他材料复合使用。

（二）高分子聚合物

此类材料具有生物性，更加近似骨组织，且生物相容性和机械适应性也较好的特点。限制是可能引起无菌性炎症，机械强度不足，部分材料的降解和残留产物有一定毒性、植入后产生纤维囊，降解速度与成骨速度欠协调等。

（三）生物陶瓷类材料

陶瓷是一种晶体材料，按其生物活性分为生物惰性陶瓷和生物活性陶瓷。生物活性陶瓷以钙磷陶瓷、羟基磷灰石和磷酸三钙最为活跃及代表性。其对骨的修复作用主要体现在骨传导性方面，能在新骨形成过程中提供支架作用。

羟基磷灰石是一种不吸收的生物活性陶瓷，为晶体结构。具有良好的生物相容性和骨引导力，但缺乏骨诱导性。此类材料最大限制是脆性大、抗弯强度低，易于折裂及不易吸收。一般仅用于修复负荷较小的骨缺损，如预防关节面塌陷的支撑植骨或肿瘤切除后空腔的填充。

二、有机材料

主要包括胶原、聚酯及骨生长因子等。胶原与聚酯为骨与软骨组织工程中的两大主要生物材料。目前已有将天然材料的某些重要氨基酸序列接在合成聚合物表面的研究，但对各种生长因子各自的生物学特性，多种生长因子联合应用时的成骨效应和释放规律，骨生长因子的释放方式、应用的安全性、效果及可靠性等，仍有待进一步研究。

三、天然生物材料

自1971年开始使用原始珊瑚碳酸钙作为植骨材料，并认为具有较好的生物相容性、骨引导作用及生物降解性等特性。其多孔结构有利于宿主骨组织和血液、纤维组织的长入，与骨组织有较强的亲和性。原始珊瑚的较多限制是质地脆、吸收快，只具有骨引导支架作用，缺乏骨诱导能力，植入机体后有一定的体积丧失，难以达到完全修复较大的骨质缺损。因此，近年来有将原始珊瑚与其他材料进行复合移植，并制成适合手术中需要的各种形状。

四、复合人工骨材料

制备原理是将具有骨传导能力和骨诱导能力的两种材料复合制成复合人工骨，包括硫酸钙复合人工骨、聚合物复合人工骨及红骨髓复合人工骨等。研究表明，含有定向性的骨细胞和可诱导性的骨细胞，在诱导因子（如 BMP）作用下，其成骨率及成骨量明显高于单纯移植，能直接促进骨折的愈合和骨缺损的修复。

五、组织工程学人工骨

骨组织工程学是一门以细胞生物学、分子生物学、生物材料学和临床医学等学科为基础的交叉学科。研究中所使用的细胞载体，一方面必须满足各种生物相容性、生物可降解性及力学性能要求；另一方面，还必须易于制成各种理想的形状，以适于细胞生长和组织再生。由于各单一材料均存在明显的缺点，因此，近年来组织工程支架材料研制中，产生了应用复合材料的原理，将两种或两种以上具有互补特性的生物材料，按一定比例与方式组合，以期构造出能够满足要求的新型复合材料。

六、基因治疗

随着基因转染技术的发展，利用转基因技术将组织工程与基因工程结合，把生长因子基因作为目的的基因引入种子细胞，再将这些细胞与支架材料移植到骨缺损处，使之成为局部单个生物反应器，从而获得更强和持续分泌骨生长因子的能力，达到加速骨形成和修复。这种研究的最终成功，将为骨缺损的治疗提供强有力的保证。

七、纳米人工骨

从 20 世纪 90 年代初起，纳米科技得到了迅速发展，逐渐已渗透到各个学科的不同领域，被公认为是 21 世纪的关键技术之一。纳米多孔陶瓷的孔隙允许新生骨组织的长入，具有诱导成骨作用和良好的机械力学性，比传统材料有更好的生物学和生物力学性能，能促进和加快骨缺损的修复。

（涂应兵）

第二十二章

脊柱显微与微创手术

第一节　显微手术颈椎间盘髓核摘除术

一、适应证

（1）上肢症状重于颈部症状，且至少经 6 周的非手术治疗无效者。

（2）严重的神经性损害以及进行性或无明显好转的神经性病变。

二、应用解剖

椎间盘是由髓核、纤维环、上下软骨终板构成的。髓核是一团胶冻状的胶原物质，位于椎间盘中间偏后的位置。纤维环的中央和外周的组织化学物质并不相同，中央部分比外周部分含有更多的蛋白多糖和更少的胶原。纤维环的内层主要是Ⅱ型胶原，而外层主要是Ⅰ型胶原。胶原纤维承受了椎间盘组织的张力，而蛋白多糖含水具有弹性和膨胀性，受压可以复原。

成熟的椎间盘外 2/3 的纤维环紧紧与上下椎体的骨板相连。纤维环外层胶原纤维的排列方向呈斜形交叉。在纤维环的后侧，其胶原纤维的排列方向呈现垂直，而不是斜形交叉，这也许可以在临床上解释为什么纤维环的后侧更加薄弱。另外，椎体前后方向上的骨性沉积在前方偏多，这也许能部分解释髓核为什么易向后突出。

三、体位

仰卧位，保持头颈部轻度仰伸（图 22 - 1）。

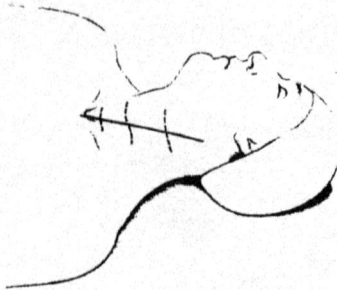

图 22 - 1　颈椎前入路

纵向切口和选择性横切口。仰卧、头偏、颈椎稍过伸位。

四、麻醉

气管内插管麻醉，颈部伸展受限或不稳者，或者伸展时引起严重症状者，可经鼻行纤维支气管镜给药麻醉。

五、切口设计

前路手术既可从左侧进入也可从右侧进入，右侧入路对擅长使右手的医师更加方便，切口平面可通过触摸解剖标志来确定：舌骨为颈$_3$水平，甲状软骨为颈$_{4,5}$水平，会厌软骨及颈动脉结节为颈$_6$平面。

六、手术步骤

1. 椎体及椎间盘暴露与定位 切口平面确定后，自胸锁乳突肌的前缘向内，做一4cm长横行皮肤切口。辨认颈阔肌层次并沿皮肤横向切开，钝性分离颈阔肌层，显露胸锁乳突肌内缘；沿该肌内缘气管前筋膜浅层行钝性分离。触摸颈动脉搏动后沿外侧的胸锁乳突肌及颈动脉鞘与内侧的覆盖肌、气管及食管之间进一步钝性分离。分离处的内外侧可放手动拉钩。触摸颈椎前方，并暴露椎前筋膜，纵向切开椎前筋膜，上下延伸即可暴露相应椎体及椎间盘。于相应间隙小心插入一钝性针头，C形臂X线机透视确定施术椎间隙（图22-2A）。

2. 椎间盘摘除 确定施术椎间隙后，于相邻两椎体上放置Casper撑开器，将纤维环前面切开一个宽约15mm的切口（图22-2B），用髓核钳将椎间盘摘除，用刮匙将上下椎体上的关节软骨刮除，保留骨质。前面较大的骨赘宜切除，椎体边缘骨质不宜切得过多（图22-2C），用Casper撑开器适当扩张椎间隙（图22-2D）。

3. 植骨、内固定 减压过程完成后，检查相邻的椎体，若已失去原来呈平行状的形态，需行融合术。用两脚规或尺子测量所需植骨块的厚度和高度，测量时应维持椎间隙的撑开状态。按常规取一三面为骨皮质的髂骨块，修剪成所需的形状及大小，将植骨块骨松质面向下插入椎间隙（图22-2E），松开Casper撑开器使其嵌紧。植骨块前缘不能超过椎体前缘，若植骨块稳定性不太满意，可用前路钢板加强植骨稳定性（图22-2F）。C形臂X线机透视摄侧位片明确植骨块及内固定位置。

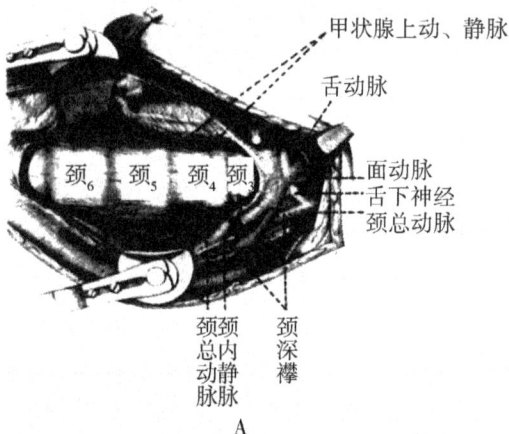

A

甲状腺上动、静脉
舌动脉
颈$_6$ 颈$_5$ 颈$_4$ 颈
面动脉
舌下神经
颈总动脉
颈颈总内动静脉 颈深襻

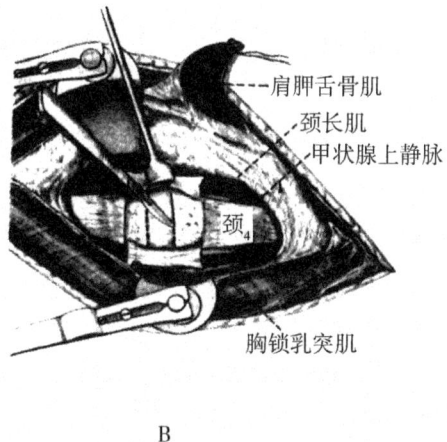

B

肩胛舌骨肌
颈长肌
甲状腺上静脉
颈$_4$
胸锁乳突肌

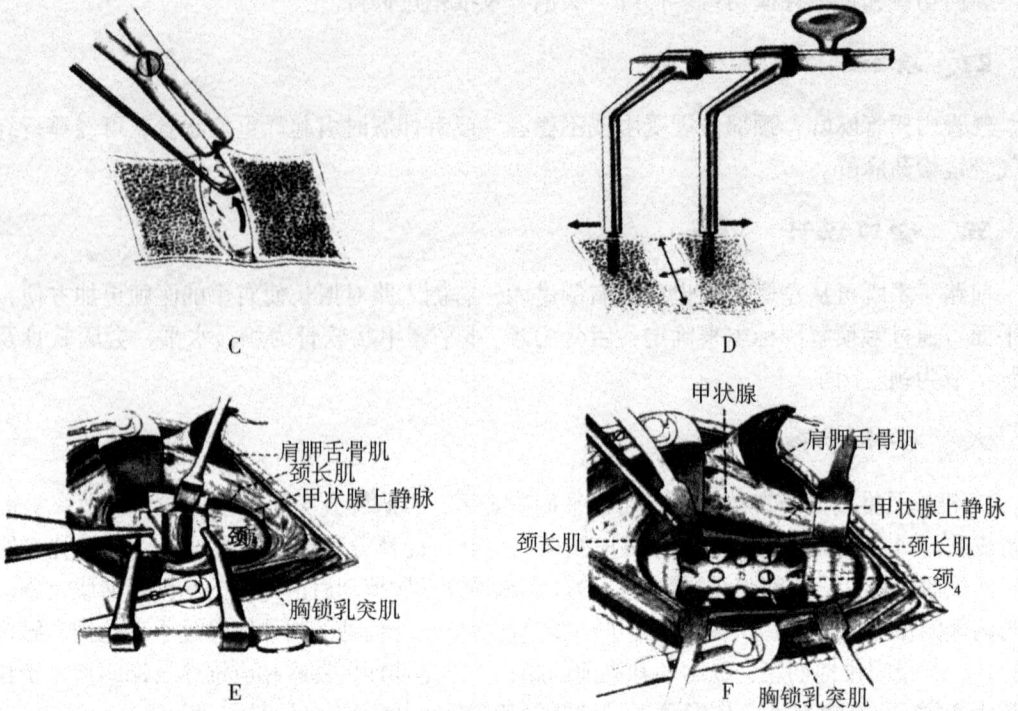

图 22 - 2 手术步骤

A. 颈$_{3、4}$暴露；B. 将纤维环前侧切开至少 15mm；C. 切除终板上关节软骨和前面的骨赘，应保持椎体前壁骨质正常、完整；D. 扩张椎间隙；E. 将骨块置于撑开的椎间隙中；F. 前路钢板加强植骨稳定性

4. 关闭切口 大量水冲洗刀口，拆除牵引器，检查气管、食管及动脉鞘，明确无损伤后，刀口深层放置引流管，逐层缝合颈阔肌、皮下组织及皮肤。

七、注意事项

（1）手术暴露过程中不宜过度牵拉。

（2）椎体边缘骨质不宜切得过多。

（3）植骨时将植骨块骨松质面向下插入椎间隙，植骨块前缘不能超过椎体前缘。

（4）术中重视并使用 C 形臂 X 线机透视定位。

八、术后处理

术后 24~48h 内按手术期常规使用抗生素。术后指导患者 6~8 周内使用颈部支具，限制轻度活动；之后带软质颈围 2 周，患者术后带颈托制动。术后 3~6 个月当 X 线片示融合牢固后去除。

九、并发症

（1）过度牵拉可能引起食管损伤、咽部水肿或可引起喉返神经损伤，出现声带麻痹。

（2）喉上神经损伤出现饮水呛咳、音调低沉。硬脊膜破损及脑脊液漏。

（3）植骨块塌陷、脱落，突入终板，假关节形成。

（4）椎间隙感染。内固定松动、断裂。

十、优缺点

创伤小，术后恢复快。解剖较复杂，手术难度大，若操作不当，并发症较多。

（张　涛）

第二节　齿状突骨折前路经皮中空螺钉内固定术

枢椎齿状突骨折是一种累及寰枢椎区稳定性的严重损伤，其不愈合率较高。如骨折经或未经治疗而未愈合，日后不稳定将持续存在，可能导致急性或迟发性颈髓压迫而危及生命。枢椎齿状突骨折在成人颈椎骨折脱位中占 10%～15%。Bohler 于 20 世纪 80 年代初较早报道经前路螺钉内固定治疗 Anderson - D'Alonzo Ⅱ 型骨折。鉴于切开手术存在创伤大，软组织剥离多，出血多，容易损伤局部血管神经等并发症，20 世纪 90 年代末逐渐有人尝试经皮进行齿状突骨折螺钉内固定术。

一、适应证

（1）Ⅱ型齿突横行骨折或骨折线由前上向后下走行的短斜行骨折。

（2）Ⅲ型齿突骨折，特别是对合并颅脑外伤以及胸部创伤、多发伤，不适用外固定架治疗的患者，以及具有明显不愈合倾向的患者。

（3）齿状突骨折不愈合。

二、禁忌证

（1）齿状突粉碎骨折。

（2）伴有颈$_2$椎体骨折。

（3）斜行骨折（前下到后上）无支撑钢板。

（4）严重骨质疏松者。

（5）短颈畸形者。

（6）颈反曲畸形者。

三、应用解剖

1. 齿状突　枢椎齿状突呈圆锥状，长度为 14～16mm，纵径稍大于横径，纵径约为 11mm，横径 10mm 左右。根部较细，前后各有一卵圆形关节面，分别与寰椎前弓的齿状突关节面和寰椎横韧带相连。齿状突尖端为齿尖韧带附着，两侧各有一翼状韧带附着。齿状突的血供主要有 3 个动脉系统：前升动脉、后升动脉和裂孔支。

2. 骨折类型　Anderson - D'Alonzo（1974）根据骨折线的解剖位置不同，将齿状突骨折分为 3 型。该分型方法对于骨折治疗及预后的判断具有指导意义，最为常用（图 22-3）。

·541·

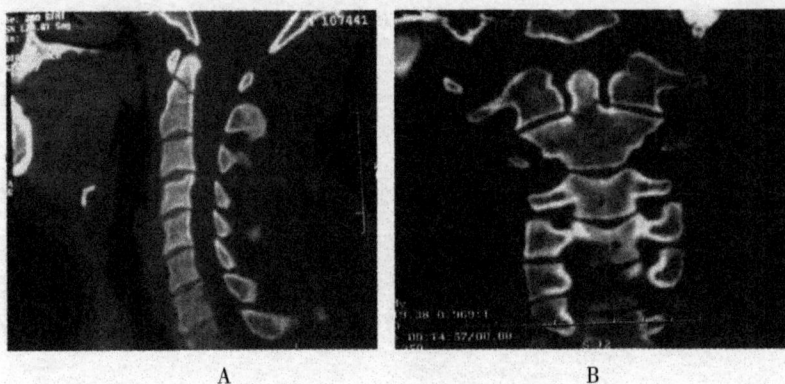

A   B

图 22 - 3　术前 X 线片

（1）Ⅰ型：又称齿突尖骨折。临床较少见，约占4%，主要是翼状韧带传导牵拉外力所引起，通常对寰枢关节的稳定性并无影响。如果伴有齿状突尖韧带及翼状韧带的损伤，则有寰枢关节潜在不稳定的可能。

（2）Ⅱ型：又称齿状突基底部骨折。为齿状突与枢椎椎体连接处的骨折，寰枢关节的稳定性因此遭到破坏。最为常见，约占65%。Ⅱ型骨折韧带附着或绕过近侧骨折段上，寰椎与齿状突二者由韧带联结成一体，故颅骨牵引可导致齿状突折块分离移位。

（3）Ⅲ型：为齿状突骨折线累及枢椎椎体。骨折端下方有一大的骨松质基底，骨折线常涉及一侧或两侧的枢椎上关节面，并破坏了寰枢关节的稳定性，约占31%。Ⅲ型骨折虽同样有韧带牵拉，但骨折的接触面积较大，屈曲外力作用时断面发生嵌压，愈合率较高，非手术治疗效果好。

骨骺分离及Ⅰ型、Ⅲ型齿状突骨折属于稳定性骨折，Ⅱ型骨折是不稳定性骨折。

四、术前准备

术前根据病情行常规颅骨牵引，重量 3～5kg，定时床边拍片，复位后改为3kg左右维持牵引。在平片和三维 CT 上准确测量出枢椎椎体的高度，齿状突的长度，骨折线至齿状突尖的距离，齿状突基底的冠状径和矢状径的大小，并模拟螺钉内固定时的后倾角，测量枢椎可供固定的实际长度。

五、体位

仰卧位，双肩垫以软枕，后颈部垫高，使颈部后伸，并保持颅骨牵引。将一团纱布球塞入患者口中，保持张口位，便于术中透视。

六、麻醉

清醒经鼻腔插管全麻。

七、切口设计

颈前右侧切口，在胸锁乳突肌内缘，相当于甲状软骨上缘水平，切口 1cm。

八、手术步骤

（1）用尖刀片切开皮肤，切开皮肤全层及颈阔肌，仔细止血，钝性分离深部组织，沿颈动脉鞘内侧直达颈$_{4,5}$椎体前外侧缘。

（2）在 C 形臂 X 线机监视下，将中空扩大管沿颈动脉内侧间隙插入，到达枢椎下缘，使其正位居中、侧位居齿状突轴心线上。用电钻将克氏针沿中空管打入齿状突。理想的进针角度为：冠状位居于齿状突正中，矢状位向后 15°。反复透视，确认进针角度及深度，使克氏针贯穿骨折线至齿状突尖部。

（3）克氏针到达满意位置后，沿扩大管送入保护套管，退出扩大管。用外径 3mm 的中空钻头扩大螺钉钉道，在保护套管内将直径 3.5mm 中空螺钉通过克氏针拧入齿突。经正侧位 X 线透视确认螺钉位置良好后，退出克氏针。创口缝合 1 针，一般不需放置引流。

九、术后处理

术后禁食 1d，预防感染，保持呼吸道通畅，2d 后可以在床上活动或离床行走。颈托外固定至术后 12 周。

十、注意事项

（1）术前必须进行详细的影像学检查，包括张口正侧位片，上颈椎 CT 扫描，并进行三维 CT 重建，以测量各个解剖数据，选择合适的内固定材料。

（2）术前良好的复位是手术成功的关键。

（3）从生物力学来看，齿状突前路螺钉固定后所获得的稳定性只是正常生理状态下的一半，应用两枚螺钉固定更为牢固，但国人齿状突直径较小，无法容纳两枚螺钉，因此多主张用一枚。从实验和临床来看，一枚与两枚螺钉固定在稳定性和骨愈合方面无差异。

（4）在置入克氏针及螺钉的过程中，要时刻注意骨折断端的接触情况，避免间隙的存在，防止骨折不愈合。

（5）枢椎椎体下方的进针点和进针角度要选择合适，一定要在透视下确定好最佳角度后才可以进针。如果第 1 次进针的位置不满意，以后的调整会很困难，甚至会造成针道松动或者枢椎椎体劈裂。

（6）必须用固定螺钉对骨折加压，以达到愈合。最理想的结果是钉尖冒出齿状突顶部皮质一点，钉帽（钉尾）被枢椎体的前下缘阻挡，这样才能对骨折端加压。一旦螺钉没有对骨折端加压，就会影响骨折愈合，得不偿失。因为不做手术，在外固定的保护下，骨折还有自然愈合的可能（很可能是畸形愈合），但若有枚螺钉顶着齿状突，使断面不能对合，骨折愈合的可能性就很小了。骨折是否确实愈合了，应以重建 CT 影像为证，X 线片不能证明骨折的愈合，只提示螺钉没有断裂、松动。

十一、并发症

1. 颈动脉穿刺伤　如穿刺误伤颈动脉，应立刻退出穿刺针，手指压迫数分钟，见无出血，再行穿刺。

2. 食管穿刺伤　穿刺针偏内，易损伤食管，如果发生食管损伤，术后应禁食 1 周。

3. 椎体前部劈裂　螺钉拧入时出现枢椎椎体前部皮质劈裂，应退出螺钉，停止前路固定手术，改为后路融合术。

4. 中空螺钉折断　术后未行颈托固定、过度过早的颈部功能锻炼，易导致螺钉折断。所以术后需颈托外固定1周左右，功能锻炼时活动度不能过大。

5. 脊髓神经损伤　在术前或术中整复时，过伸颈部或操作时用力过猛，导致齿状突移位损伤脊髓。有条件的，最好术中以脊髓神经诱发电位监测脊髓功能，一旦发现波形改变，立即停止手术，波形回复正常后再手术。

6. 脑脊液漏　克氏针、螺钉穿透齿状突尖部时，如果方向掌握不好，或者深度过深，易损伤硬脊膜导致脑脊液漏，所以术中要在C形臂X线机监测下操作，以防损伤硬脊膜。

十二、优缺点

1. 优点

（1）最大限度地保留寰枢椎之间正常的生理活动范围。

（2）愈合率明显提高。

（3）不需要植骨。

（4）术后可以达到即刻稳定，不需要额外的外固定。

（5）操作简单，创伤小，术后回复快。

2. 缺点　齿状突骨折前路经皮中空螺钉内固定技术难度较大，对技术条件和设备要求较高，具有一定的危险性。

（张　涛）

第三节　显微手术治疗腰椎管狭窄症

一、适应证

（1）经过正规的非手术治疗症状不缓解者。

（2）疼痛症状明显，行走距离和站立时间明显缩短，不论有无神经体征及病程长短者。

（3）明显的肌力减退，不论持续时间长短或是进行过非手术治疗者。

二、应用解剖

腰$_{1,5}$借助前方的椎体、后方的椎弓、棘突及侧方横突组成的椎体与椎间盘、关节囊以及不同韧带联结起来，各节腰椎的椎孔互相叠加起来而形成椎管。在临床上，椎管分为中央管和神经根管（侧管）两部分。中央管的前壁为椎体后面、椎间盘后缘以及后纵韧带。两侧为椎弓根，后方为椎板、后关节和黄韧带。椎管内有硬膜囊、硬膜外脂肪、血管及从硬膜囊穿出的神经根。腰椎管的前后径约为12cm。神经根管是一种类似于腹股沟管的人们遐想的管道，实际上它是位于中央管两侧的间隙。它起自神经根穿出硬膜囊的起始部，止于神经根穿出椎间孔的部位。为神经根穿出的骨纤维性管道，其前壁为上一椎体后面和下方椎间盘的后缘及后纵韧带，上壁为上位椎管的椎弓根下切迹，下壁为下位椎管的椎弓根上切迹，后壁为后关节和黄韧带。

三、体位

俯卧位。

四、麻醉

全身麻醉或连续硬膜外麻醉。

五、切口设计

在椎管狭窄节段中线旁做3cm长的切口，如伴有侧隐窝狭窄，则位于有侧隐窝狭窄症状的一侧做切口，如伴有椎间孔或椎间孔外狭窄，则在有症状的对侧做切口（图22-4）。

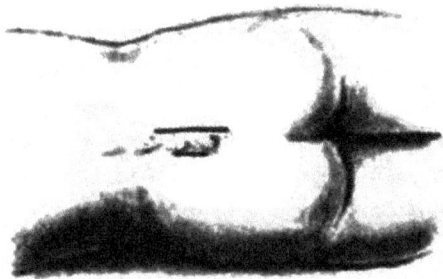

图22-4 皮肤切口

六、手术步骤

1. 暴露黄韧带及椎板 切开皮肤及皮下组织，用双极电凝皮下止血，用自动拉钩将切口拉开。如果需要在硬膜外移植脂肪组织，则可切取脂肪组织放在生理盐水中备用。在中线旁1cm处作旁正中弧形切口切开深筋膜，以正中线为基底游离深筋膜瓣，这样可保护棘间及棘上韧带不受损，有时皮瓣的长度还可超过皮肤切口。应用电凝结合骨膜起子在骨膜下剥离棘突旁肌肉，剥离过程中要轻柔，以免损伤关节突及关节突关节囊或误入椎板间隙。剥离完成后用专用的深部自动拉钩将剥离的肌肉牵开，其中内侧的拉钩要放置适当，应在棘间韧带的中部，以免损伤棘间及棘上韧带，外侧拉钩叶片应宽度适中，尽量拉开棘突旁肌肉。术中要注意，应用自动拉钩应避免引起周围皮肤及肌肉坏死，可每30min放松拉钩几分钟。棘突、黄韧带及椎板上的残余组织可用电刀切除，术野要暴露手术间隙的黄韧带及上下椎板（图22-5）。

2. 切除椎板 应用手术显微镜，暴露病变椎间盘，应弄清楚该节段椎间盘与后侧的椎板间隙之间的关系，如要暴露腰$_{4,5}$椎间隙的椎管，需切除腰$_4$椎板下半部分。随着节段上移，需切除更多的椎板才能充分暴露相应椎间盘间隙水平的椎管。首先应用高速磨钻磨除上位椎板的下缘，磨椎板的过程是由下向上的顺序进行，内侧由棘突基底部开始，向外至下关节突，磨除椎板的下半部分。上位椎板磨除完毕后，再磨除下位椎板上缘，磨下位椎板应由上向下进行，同样内侧由棘突基底部开始，外侧至上关节突，约磨除下位椎板的1/3。在磨的过程中要注意，部分黄韧带被磨薄后，可显露出硬膜外脂肪或蓝色的硬脊膜，切勿损伤硬脊膜。也可在磨至椎板内板后，留一薄层骨皮质，用咬骨钳将骨皮质与黄韧带一并咬出，这样相对较安全。如同时有侧隐窝狭窄，应将关节突间关节内侧切除一部分，已达到充分减压（图22-6A）。

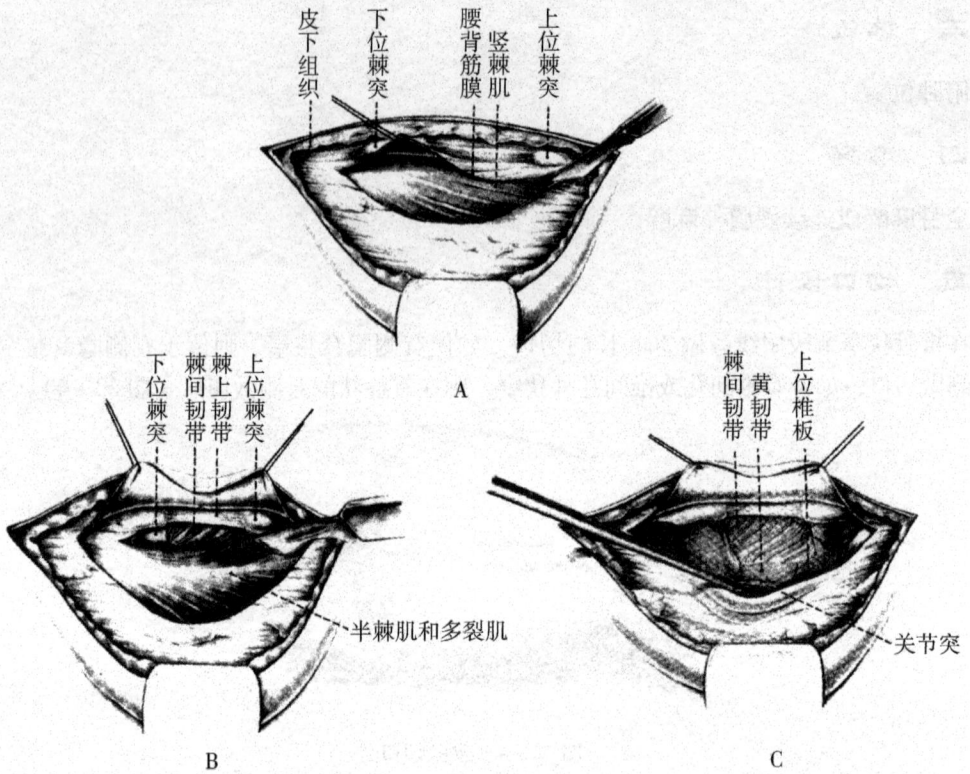

图 22 -5　暴露黄韧带及椎板

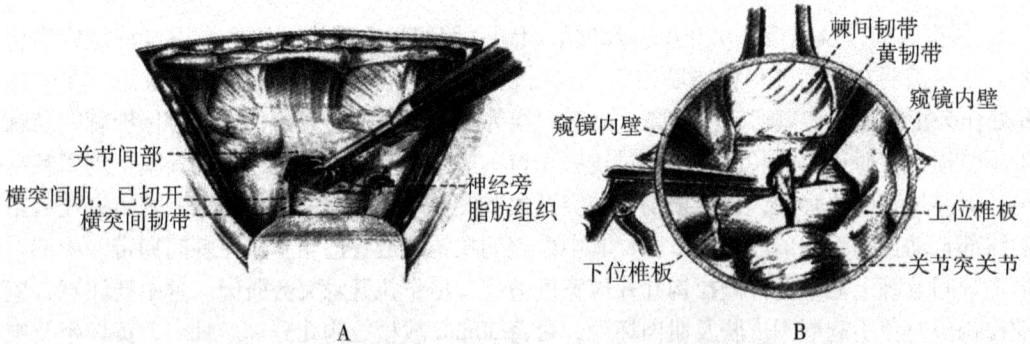

图 22 -6　切除椎板（A）和黄韧带（B）

3. 切除黄韧带　椎管狭窄的患者通常黄韧带增厚，这也是导致椎管狭窄的重要原因之一。椎板切除后，用咬骨钳将增厚的黄韧带咬除或用刀片切除。在显微镜下，充分咬除一侧黄韧带后，即可显露椎管内的硬膜囊及其表面的脂肪组织和静脉。如果可牵动神经根，则表示已充分减压（图 22 -6B）。

4. 对侧椎管减压　手术侧椎板和黄韧带充分切除减压后，可将显微镜倾斜，用神经剥离器钝性分离对侧硬脊膜和椎板及黄韧带的间隙，通过硬脊膜背侧观察到对侧的椎板和黄韧带。用高速磨钻切除对侧下位椎板的上缘以及上位椎板的下缘，自椎板内侧棘突基底部开始，磨除一部分上下椎板后，利用刮匙刮除或咬骨钳咬除相连的黄韧带，如此一步一步地由内向外进行，外侧到椎弓根。椎板和黄韧带切除的范围根据椎管狭窄情况而定，以恢复正常的椎管横径和矢状径为准。必要时可切除整个黄韧带，暴露出韧带背侧的软组织，此时可用双极电凝进行止血。椎管充分减压后，可看见硬脊膜的搏动。如果硬脊膜与黄韧带粘连紧密，或同时存在退行性腰椎滑脱，则须在对侧开窗进行减压。中央椎管狭窄常同时伴有侧隐窝狭窄，对伴有侧隐窝狭窄和椎间孔狭窄必须同时减压。

5. 关闭切口 在关闭切口前，需检查椎板切除边缘是否有突出的骨嵴或骨刺，用磨钻磨平或用咬骨钳咬平，以免刺伤硬脊膜导致脑脊液漏。刀口内须彻底止血，骨创面渗血用骨蜡止血。依次缝合深筋膜、浅筋膜及皮肤。

七、注意事项

（1）术中要注意应用自动拉钩，应避免引起周围皮肤及肌肉坏死，可每 0.5h 放松拉钩几分钟。

（2）应用电凝结合骨膜起子在骨膜下剥离棘突旁肌肉时，剥离过程中要轻柔，以免损伤关节突及关节突关节囊或误入椎板间隙。

（3）在磨的过程中要注意，部分黄韧带被磨薄后，可显露出硬膜外脂肪或蓝色的硬脊膜，切勿损伤硬脊膜。

（4）在关闭切口前，需检查椎板切除边缘是否有突出的骨嵴或骨刺，用磨钻磨平或用咬骨钳咬平，以免刺伤硬脊膜导致脑脊液漏。

八、术后处理

术后密切观察引流是否通畅，避免伤口内积血和感染。术后 1 周内酌情使用脱水、激素和神经营养药，以减轻术后神经水肿和加速神经功能的恢复。术后 5 ~ 7d 内常规使用抗生素。卧床 3 ~ 5d 带腰围下床活动，3 个月内应限制其过度活动和剧烈活动。

九、并发症

主要有大血管或内脏损伤、马尾神经损伤，术中局部受压引起的并发症有脊髓受压、臂丛牵拉伤、尺神经麻痹、腓总神经麻痹及视力障碍等；其他并发症如手术定位错误、硬脊膜损伤、神经根损伤、椎间隙感染等。

十、优缺点

创伤小，但费用比普通手术高，对手术者的技术要求高。

（张　涛）

第四节　脊髓与马尾神经损伤松解与吻合术

脊髓损伤发生率以发达国家统计，每年每 100 万人发生脊髓损伤在 13.3 ~ 45.9 人，发生率呈上升趋势，日本新官报道 1990 年日本发生脊髓损伤 4 876 例，即每年 50 人/100 万。在我国尚无全国性统计，上海市 1991 年统计的脊髓损伤发生率为每年 34.3 人/100 万，粗略估计我国每年发生脊髓损伤约 1 万人。以胸腰段为最多，近些年颈脊髓损伤有增多趋势，日本大谷之统计 1970—1980 年，颈脊髓损伤占 37.1%，到 1991—1993 年增至 48.2%。损伤原因大致有①交通意外事故；②工伤事故；③运动失误；④其他如生活中的损伤、训练损伤、火器伤、锐器伤等。

腰₂以下的腰椎骨折、脱位常合并马尾神经损伤，有些病例可因蛛网膜下腔粘连或马尾间粘连而出现难以忍受的下肢灼性痛。以前由于常规手术方法视力受限、手术器械粗大，不能准确、彻底地松解粘连，手术的损伤较大，因而手术效果不佳，故常放弃手术治疗。近年来，由于显微外科技术的发展，在显微镜下进行马尾神经松解术，能准确而精细地彻底松解粘连，并减少马尾神经的损伤，从而使手术效果显著提高。

一、适应证

腰₂以下腰椎骨折、脱位合并马尾神经损伤致蛛网膜下腔粘连或马尾间粘连而出现的难以忍受的下肢灼性痛。

二、应用解剖

脊髓位于椎管的中央，呈扁圆柱状，全长 40~45cm。可分为颈脊髓、胸脊髓、腰脊髓、骶髓和尾髓五部分。上端较大与延髓相续，下端变尖形成脊髓圆锥，自脊髓圆锥以下形成的条索，称为终丝，终丝下行经骶管止于第 2 骶椎的背面。成年人脊髓末端的位置相当于腰₁椎体的下缘或腰₂椎体的上缘。脊髓全长粗细不等，有两个膨大，即颈膨大和腰膨大。颈膨大位于颈₄~胸₁节段，以颈₆节段最粗。腰膨大位于胸₁₁~腰₁节段，于胸₁₂椎体处最粗。脊髓发出 31 对脊神经，包括 8 对颈神经、12 对胸神经、5 对腰神经、5 对骶神经和 1 对尾神经。

马尾约计 40 条，每条约为 2 束，彼此由疏松结缔组织相连，外有疏松的被膜。马尾有前后根之分，前根发自脊髓腰骶段腹侧前外侧沟，为运动性；后根发自其背侧后外侧沟，属感觉性。前后根马尾均在蛛网膜下腔中平行垂直下降，穿越蛛网膜时合并为一束，稍显斜行。马尾在蛛网膜下腔中彼此无相连纤维。马尾被膜为软脊膜。马尾上述解剖特点，有利于显微松解术。

三、体位

俯卧位。

四、麻醉

硬脊膜外麻醉或局部麻醉。

五、切口设计

以病变部位为中心的后正中纵向切口。

六、手术步骤

（1）以病变部位为中心纵向切开，沿棘突两侧骨膜下剥离暴露至椎板，切除 1~2 个椎板，切开硬脊膜达蛛网膜下腔，用细导尿管探测椎管的通畅情况。

（2）用放大 15~20 倍的手术显微镜和长柄的脊髓显微器械，细致地将马尾间和马尾与蛛网膜间粘连剪断或剪除，达到完全松解。

（3）对挫伤未断裂、形成局部膨大或呈硬索状的马尾，切开增厚的马尾被膜，松解减压。

（4）经对感应电刺激证实为感觉根的马尾断端，能够对端吻合的，在手术显微镜下进行缝合，不能对端吻合的，可行闭锁缝合。

（5）对断离的运动神经纤维，能采用对端或行神经移植修复者，尽量在显微镜下用11－0或12－0无损伤尼龙连针线缝合修复。

七、注意事项

（1）采用局麻时，当触到感觉根马尾时，患者常诉说有向足跟部的放射痛，此时在分离粘连时应特别注意细致轻柔的操作，避免损伤正常马尾神经。

（2）手术需行镜下操作，小心切开硬脊膜，仔细观察马尾神经的病变情况及与周围组织结构的关系，以此选择手术方式和操作重点。

（3）手术结束后闭合硬脊膜及皮肤。

（4）术中做到耐心细致，观察清楚，清除压迫，扩大椎管，避开血管，分离粘连，理顺神经，减压神经。

八、术后处理

肌内注射抗生素预防感染，给予少量激素减轻创伤性反应。肌内注射罂粟碱50mg，1次/6h，妥拉唑啉25mg，1次/8h，以利于血管扩张，保持神经血供。术后3～4周即可开始体疗，给予维生素等神经营养药物，以利于神经功能恢复。

九、并发症

（1）硬脊膜损伤，脑脊液漏。

（2）神经根损伤，影响下肢感觉、运动功能。

（3）马尾神经损伤，致马鞍区感觉减退及大小便功能障碍。

十、优缺点

术后患者功能可部分恢复，下肢灼痛症状减轻或消失。手术时间长，出血较多。

（张　涛）

第五节　大网膜脊髓外移植术治疗外伤性截瘫

脊髓遭受损伤后常出现中央灰质出血、坏死、白质水肿和长束退行性改变等一系列的病理变化。这些变化并不都是损伤直接造成的，而有些是继发性损伤所致。其中，脊髓局部循环障碍是造成脊髓神经继发性缺血坏死的重要原因之一。因此，近年来，许多医师应用显微外科技术将带血管蒂的大网膜移植于损伤脊髓表面。曾有报道1组44例不同程度外伤性截瘫患者采用大网膜移植，改善脊髓血供，获得了一定疗效。也有人采用显微外科技术将带血管蒂的背阔肌移植于损伤脊髓表面，亦获得了一定效果。

一、适应证

1. **脊髓神经损伤早期** 脊柱外伤合并有截瘫症状者，应尽早行切除椎板脊髓探查术。手术中发现脊髓没有完全断裂，而是呈现受压损伤者，可考虑带血管蒂的大网膜或背阔肌瓣移植术，以求达到改善脊髓血管血供、减轻水肿、消除代谢产物、减少脊髓继发性损害，促进恢复其功能，实验证明，越早做效果越好。

2. **脊髓神经损伤晚期** 脊柱损伤合并有不全瘫者，不论早期是否施行椎板切除减压和脊髓探查术，观察一定时间（一般2～3个月），截瘫症状恢复不太理想，或恢复到一定程度不再恢复，可考虑行大网膜脊髓移植术。但脊髓完全横断者，此种手术无效。

3. **其他** 脊髓损伤在腰$_2$以上，病程在3年以内不完全横断伤，亦可考虑施行此种手术。

二、应用解剖

大网膜的血供来源于胃网膜左右动脉。沿胃大弯连接而构成胃网膜血管弓，动、静脉伴行。从胃网膜血管弓向大网膜发出血管分支，主要为大网膜右动脉、大网膜中动脉和大网膜左动脉。次要的分支为：大网膜副动脉和大网膜短动脉。大网膜中动脉向左右分支连接大网膜左右动脉，形成与该二动脉的交通支，从而构成大网膜远端血管弓。该动脉弓位大网膜前层接近游离缘称前弓。大网膜后层具大网膜后弓（Barkow弓），后弓血管管径通常为2～2.5mm，动、静脉伴行。常见右侧起源于胃十二指动脉或肠系膜上动脉，左侧起源于脾动脉。该动脉弓之位置解剖变异较大。其与前弓动脉间有交通吻合支（图22－7）。

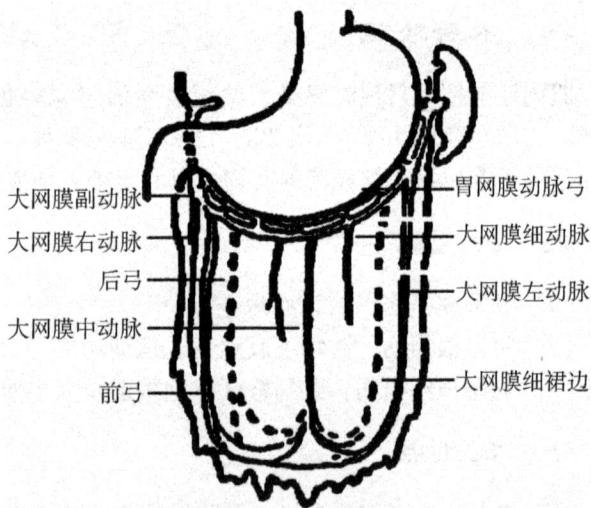

图22－7 大网膜解剖

三、体位

先仰卧位，后俯卧位。

四、麻醉

全身麻醉。

五、切口设计

仰卧位时，上腹正中切口，上达剑突，下至脐部；俯卧位时，以病损棘突为中心，行脊柱正中切口，长达上下各一个正常的棘突。

六、手术步骤

（1）患者仰卧位，腹部消毒盖手术巾，上腹正中切口，上达剑突，下至脐部（图

22 - 8 A）。

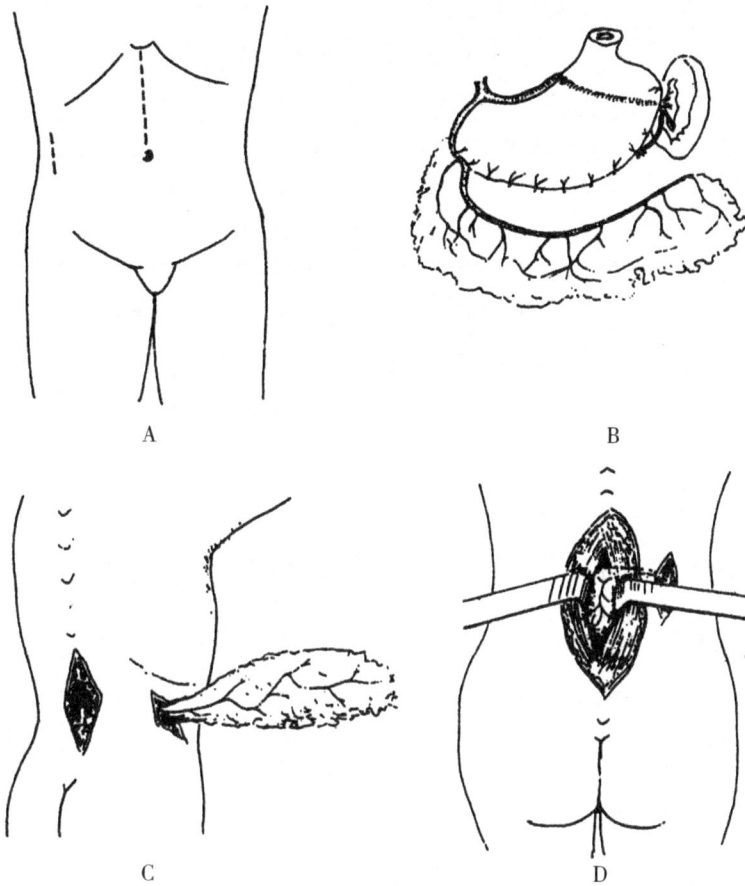

图 22 - 8　大网膜 - 脊髓移植

A. 切口；B. 切取大网膜；C. 大网膜从腹壁皮下隧道引至背部；D. 大网膜移植于脊髓表面

（2）切开腹膜，保护腹腔，将大网膜暴露于手术视野中，沿胃大弯游离大网膜。

（3）切断胃网膜右动脉至胃壁的分支，保护胃右血管弓。至胃网膜的左、右血管分界处，切断胃网膜右血管左侧端，保留胃网膜右动脉静脉血管的右侧端为蒂。再按大网膜分型进行截剪，延长至预测的长度（40 ~ 60cm）（图 22 - 8B）。

（4）于腹部右侧壁切一皮口，扩大适于网膜通过的隧道，将大网膜包于橡皮手套中，从隧道中引过。注意隧道要够宽大，避免大网膜的血管蒂扭转和受压（图 22 - 8C）。

（5）将大网膜用丝线缝合几针，固定于腹壁的腹膜上，然后分层关闭腹腔；将引出的大网膜用无菌敷料保护好备用。

（6）患者改换为俯卧位，背部消毒铺手术巾，以病损棘突为中心，行脊柱正中切口，长达上下各一个正常的棘突。

（7）沿棘突两侧骨膜下剥离暴露至椎板，切除椎板，椎板切除范围要够大，包括病变椎板的上下各一个正常椎板。

（8）用细导尿管行硬脊膜外插试通畅良好为止，然后行脊髓周围瘢痕组织切除，切至硬脊膜附近时应在手术显微镜下进行细致的分离和切除，以免损伤硬脊膜和脊髓，彻底切除脊髓周围的瘢痕组织，双极电凝彻底止血。

（9）将大网膜通过宽度适当的皮下隧道引至背部，覆盖子脊髓表面，适当地向脊髓两侧包绕，用9－0～11－0连针尼龙线在显微镜下缝合数针固定于硬脊膜上（图22－8D）。

（10）冲洗创口，局部滴注适量抗生素分层缝合切口。

七、注意事项

（1）术中要注意无菌操作，尤其改变体位时，要用多层无菌巾包好游离备用的大网膜，同时注意大网膜的血供情况，避免血管蒂扭曲。皮下隧道要宽，避免受压。

（2）大网膜剪裁要达到预定的长度，不可过于紧张，剪裁时一定要注意保持大网膜的良好血供。脊髓附近的手术一定要在手术显微镜下进行，操作必须稳、准，轻巧，耐心、细致，止血要彻底。

八、术后处理

（1）术后注意患者的体位，以左侧卧位或俯卧位为宜，以免大网膜血管蒂受压，影响血供。

（2）肌肉注射抗生素，预防感染：给予少量激素（如地塞米松）和脱水剂（如高渗葡萄糖）等，以减轻脊髓的创伤性反应及水肿。给予维生素等神经营养药物，以促进神经功能恢复。

（3）肌肉注射罂粟碱50mg，1次/6h；妥拉唑啉25mg，1次/8h；以及山莨菪碱等以利于扩张血管改善血液循环。手术后早期配合体疗、理疗。

九、并发症

1. 皮下隧道瘀血　皮下隧道瘀血主要是隧道钝性分离止血不完善或大网膜裁剪边缘止血不够所致。一般情况下可作温热敷，如不见好转，皮肤着色加深、局部发硬，疼痛，应果断进行手术清除血肿，防止大网膜受压影响血液循环和导致继发感染。

2. 皮下积液　因各层组织缝合不严密，愈合不良或翻身不慎所致。对皮下积液的处理一般先采取头高足低俯卧位，局部反复抽液，用沙袋加压7～10d。

3. 腹痛　术后患者发生腹痛一般是手术牵拉的原因引起的，表现为持续性隐痛，一般2～3d可自行缓解，如腹痛阵发性加剧，需警惕腹内疝的发生，应及时处理。

4. 脑脊液漏　此手术不缝合硬脊膜，故术后易发生脑脊液漏。术后要严密观察切口敷料有无渗血渗液，若在术后1周内切口敷料不断被浸湿，而不是切口渗血之故，说明有脑脊液漏，应立即根据情况打开切口重新缝合或进行皮肤缝合局部加压，经上述处理可治愈。

5. 顽固性呃逆　这一般是由大网膜在腹腔松紧度不适所致，术后大网膜水肿，张力增加，牵引胃和膈肌引起顽固性呃逆。采用胃肠减压非手术治疗可减轻大网膜水肿所致的张力增加，治疗呃逆。对不能纠正者应打开腹腔，重新将大网膜分离或松解，以控制临床症状。

十、优缺点

1. 优点

（1）大网膜脊髓间有可能建立侧支循环，以改善损伤脊髓的血液供应。

（2）大网膜的吸收功能可消除脊髓的水肿和清除损伤脊髓的代谢产物。

（3）大网膜移植改变了损伤脊髓的内外环境，有"激活"受伤脊髓的作用。

（4）硬脊膜外翻缝扎固定减压彻底。

2. 缺点　手术创伤大、操作复杂、难度大。不缝合硬脊膜，易发生脑脊液漏。

十一、典型病例

杜某，男，38岁，诊断为：①胸$_{5,6}$骨折脱位；②脊髓损伤伴截瘫。行大网膜－胸$_{5,6}$脊髓移植术（图22－9）

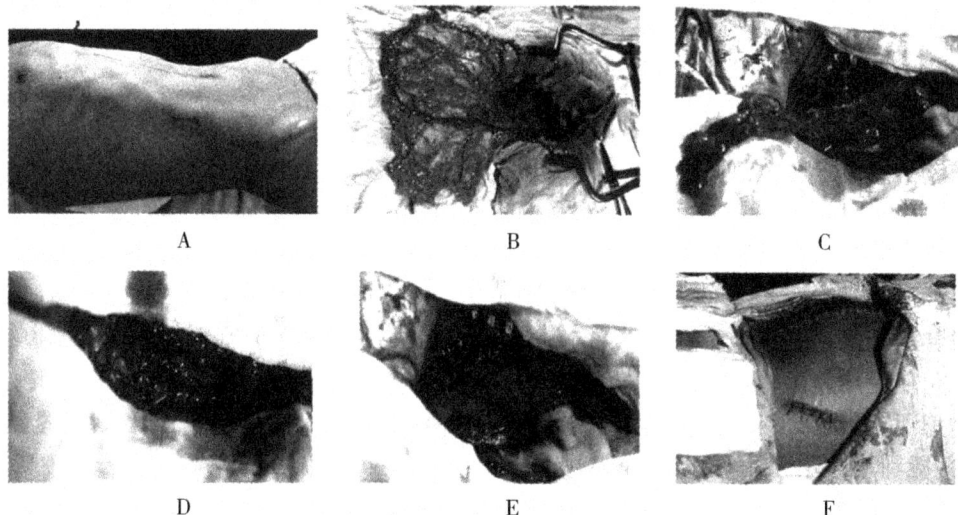

图22－9　大网膜－胸$_{5,6}$脊髓移植术

A. 上腹及腹壁切口；B. 游离大网膜；C. 按大网膜分型裁剪、延长至预测长度；D. 将大网膜用无菌敷料保护好备用；E. 显微镜下将大网膜固定于硬脊膜上；F. 关闭切口

（张　涛）

第六节　脊髓损伤后重建人工膀胱反射弧

陈旧性完全性高位脊髓损伤导致的肢体痉挛性瘫痪和大小便功能障碍，仅通过现有的药物或物理方法进行非手术治疗，尚难以恢复有效的神经功能。

将正常的周围神经移位与根性撕脱的无法修复的臂丛神经相吻接，可以重建其部分神经功能已得到数十国、数十年大量的临床实践所证实。将这一十分成熟的技术应用于陈旧性完全性高位脊髓损伤患者的神经功能重建，即将瘫痪平面以上的正常周围神经移位与瘫痪部位的周围神经相吻接。因为高位截瘫患者肢体为痉挛性瘫痪，周围神经及其支配的效应器溃变较臂丛损伤者发生晚且程度轻，所以在伤后较长时间手术其优良率仍高于同类手术应用于臂丛神经根性损伤者。再者，在供体神经生长至受体神经支配的肌肉后，当神经冲动引起该肌肉收缩时，可刺激引发高肌张力的协同肌的同步收缩，经康复训练后此种协同动作可辅助功能完成。但由于截瘫和四肢瘫患者所需要重建的神经功能量远大于臂丛神经损伤者，供体神经纤维数量相对更少，所以能重建的神经功能也是有限的。如何比较准确地将被移位的有限的供体神经纤维与支配瘫痪部位所需重建的关键功能的神经纤维相吻接是关键问题之一。其二是如何使受体神经支配肌群在术后不会转变为软瘫而在新生神经纤维张入前严重萎缩溃变，并能利用痉挛性瘫痪肌肉的非随意性收缩和适当的肌张力，经术后康复训练使病理反射性收缩与重建的主动收缩同步，增强重建神经功能所支配肌群的运动功能。针对上述两个难题，将受体神经被选定点之侧方外膜和部分束膜楔形切开，依据痉挛程度在保留术后适当肌张力的前提下选择性地切断部分神经纤维，将供体神经嵌入切口行束外膜联合缝合即"神经嫁接术"，解决上述两个关键问题，并创新术式取得较好的临床效果。

一、颈$_4$以上平面脊髓损伤

（一）适应证

颈$_{2\sim4}$节段脊髓损伤，无自主呼吸而需呼吸机支持治疗，斜方肌肌力可达到3级者，重建部分膈肌自主呼吸功能。

（二）应用解剖

副神经由颅根和脊髓根（主要是颈$_{1\sim4}$）组成，颈丛由第1~4颈神经前支组成，故颈髓颈$_5$以下损伤副神经功能基本完好。副神经主要支配胸锁乳突肌和斜方肌，但肌支大部分在走行中陆续分出，于低位锁骨上平面切断后只影响部分斜方肌肌力，无其他重要功能丧失。

（三）体位

平卧位，肩胛后垫小薄枕。

（四）麻醉

全麻。

（五）切口设计

沿锁骨上2指做自胸锁乳突肌后缘至斜方肌前上缘长约10cm的横切口。

（六）手术步骤

向内拉开胸锁乳突肌，于前斜角肌的前外侧寻找并分离出膈神经，再自斜方肌边缘内找出副神经支切断。将副神经近断端转位至膈神经处松弛状态下与其行端侧嫁接缝合。

二、颈$_{5\sim8}$平面脊髓损伤

（一）副神经和颈丛移位吻接肌皮神经

1. 适应证 颈髓颈$_5$平面损伤四肢瘫1年以上，无屈肘功能恢复，斜方肌功能良好，年龄<50岁的患者，重建肱二头肌屈肘功能。

2. 体位 平卧位，肩胛后垫小薄枕。

3. 麻醉 全麻。

4. 切口设计 锁骨上一横指斜方肌前缘横切口长约3cm。

5. 手术步骤　显露斜方肌前外侧缘后向内侧分离显露副神经主支并切断。于锁骨下5cm沿头静脉走行内侧向下做一纵向切口长约6cm，分开头静脉和三角肌胸大肌间隙找出肌皮神经起始部选择性切断部分神经束。将两切口间打通皮下隧道。测量两神经间距离后切取相应长度的臂内侧、前臂内侧皮神经或腓肠神经，自隧道内引出桥接于副神经和肌皮神经之间，近端与副神经端缝合远端则与肌皮神经行嫁接缝合。

（二）颈$_6$平面颈髓损伤——颈丛神经、副神经移位嫁接正中神经内侧根

1. 适应证　手或腕功能无恢复者，重建部分手功能。

2. 体位　平卧位，肩胛后垫小薄枕。

3. 麻醉　全麻。

4. 手术步骤　将副神经支、颈丛神经支于其远端切断后移位汇合于锁骨上方，将臂内侧、前臂内侧皮神经或腓肠神经自隧道内引出与切断部分神经纤维的正中神经内侧根用上述相同方法桥接缝合，副神经支、颈丛神经支移位嫁接正中神经内侧根。

（三）颈$_8$平面颈髓损伤——骨间前神经旋前方肌支和桡神经浅支移位分别

吻接尺神经深支与尺神经浅支

1. 适应证　手内在肌功能丧失，小指和环指尺侧半感觉丧失。旋前方肌肌力3级以上者。手术目的：重建尺神经支配的手部部分运动和感觉功能。

2. 应用解剖　骨间前神经主要来源于颈$_{6,7}$，仅切断旋前方肌支后对供区功能无明显影响。

3. 体位　平卧位，手术侧肢体外展置于手术桌上。

4. 麻醉　全麻。

5. 手术步骤　在前臂远端掌侧做一纵向切口，在显露旋前方肌支后于其近侧缘找出肌支，远端切断后与尺神经深支选择性束间吻接；桡神经浅支与尺神经浅支常规方法端端缝接。

（四）吻合血管的尺神经移位嫁接股神经

1. 适应证　脊髓胸$_{2~7}$损伤，年龄<40岁，强烈要求手术重建部分股四头肌、髂腰肌之屈髋伸膝——支具辅助迈步功能。

2. 应用解剖　尺神经主要由颈$_7$～胸$_1$组成，尺侧上副动脉与尺神经伴行行程长，口径大（1.4±0.3mm），蒂长［由肱动脉起始处至发出第1支营养动脉为（61.2±5.7）mm］，恒定地发出营养动脉，又有同名静脉伴行，是理想的吻合血管的神经移植体。股神经由腰$_{2~4}$发出，主要支配股四头肌和髂腰肌。

3. 体位　平卧位，手术侧肢体外展置于手术桌上。

4. 麻醉　全麻。

5. 手术步骤　自腕部开始分离出尺神经切断，将尺神经远断端与正中神经行常规端侧缝合。然后将尺神经经节段性切口分离至上臂部，显露尺侧上副动、静脉，无创性分离至其起始部切断，近端结扎。将尺神经游离至腋部尺神经起始处后再通过侧胸部皮下隧道引至腹股部或臀部。中途于侧胸壁切口内，背阔肌内面处分离出胸背动、静脉，将尺侧上副动、静脉与其相吻合。然后将尺神经主干和手背支分别与股神经前后支嫁接，尺侧腕屈肌支与肋间神经端端常规缝合（图22-10）。

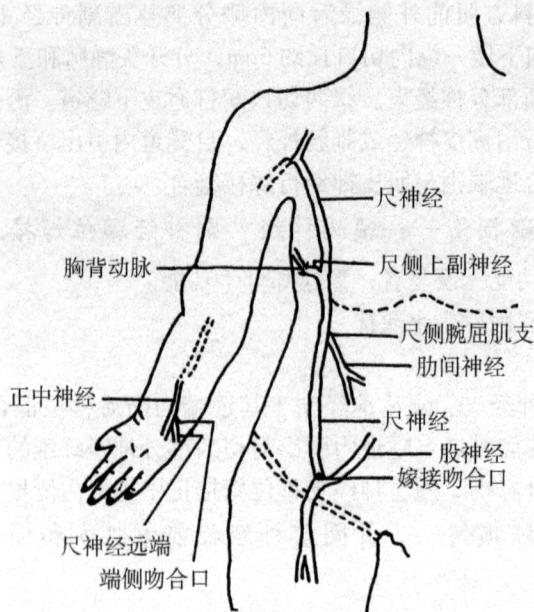

图 22 - 10　带血管尺神经移位嫁接股神经

（五）胸$_{8～11}$节段脊髓损伤——带血管的肋间神经移位吻接股外侧皮神经和髂腹股沟神经

1. 适应证　胸$_{8～11}$节段脊髓完全性损伤，截瘫平面以下感觉运动无恢复，但阴茎可以勃起，强烈要求改善阴部感觉功能的年轻患者，重建臀、股外侧和外阴区感觉功能。

2. 应用解剖　肋间神经由胸神经前支组成，走行于肋间内肌和肋间外肌之间，每根肋间神经在腋中线附近发出外侧皮支；股外侧皮神经由腰$_{2,3}$发出，在髂前上棘内侧缘穿出腹股沟韧带深面至股部，分为前后两支。前支分布于大腿前外侧的皮肤，后支分布于大腿外侧的皮肤；髂腹股沟神经由胸$_{12}$～腰$_1$发出，分布于股上内侧和阴茎根部及阴囊或阴唇的皮肤。

3. 体位　侧卧位。

4. 麻醉　全麻。

5. 手术步骤　以取第8、9肋间神经为例。

（1）第8、9肋间切口，沿第8、9肋间，自肩胛线至锁骨中线切开，逐层切开后显露肋弓部肋骨，推开骨膜，咬除肋骨下缘，分离出肋间神经外侧皮支和伴行的肋间动、静脉，分别向远端和近端分离肋间神经，并将肋间动、静脉切断结扎后一同游离，使呈近端带血管神经供体，进行转位。

（2）以腋中线为中心沿髂腹股沟神经走行做斜切口，游离合适长度的髂腹股沟神经后将其于穿出腹横肌之前切断，再将切口向深层分离至腹膜，将腹膜向内侧推开即可暴露股外侧皮神经，将其切断待吻合。打通两切口之间的皮下隧道，将中间已用6～10cm的腓肠神经移植桥接后的肋间神经断端，拉至髂腹股部斜切口处将两条肋间神经分别与髂腹股沟神经和股外侧皮神经远端缝接（图22－11）。

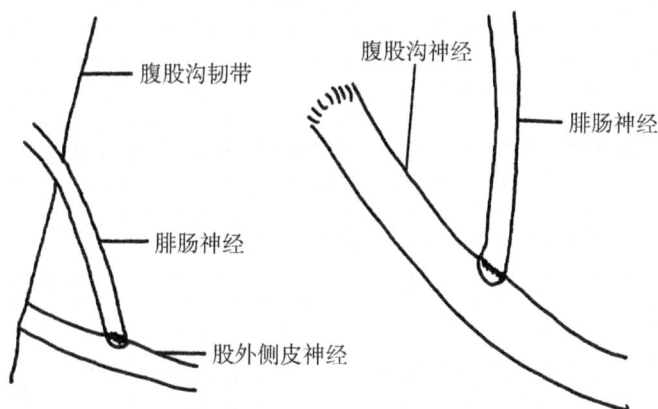

图 22-11 带血管肋间神经与髂腹股沟神经和股外侧皮神经远端缝接

（六）胸$_{8~11}$节段脊髓完全性损伤——带血管肋间神经移位与腰$_{1、2}$神经根选择性束间嫁接术

1. 适应证 双下肢呈痉挛性瘫痪的患者重建髂腰肌功能，支具辅助迈步功能。

2. 应用解剖 腰$_{2~4}$神经根发出的神经纤维支配髂腰肌，股四头肌和股内侧肌。髂腰肌功能恢复患者可完成屈髋功能。

3. 体位 仰卧位。

4. 麻醉 全麻。

5. 手术步骤

（1）切取截瘫平面以上的 2 条正常肋间神经及伴行的肋间动、静脉，切断其远端，将近端游离至肋间肌外缘处后经肌下隧道转移至椎管。

（2）选择与腰$_{1、2}$或腰$_{2、3}$神经根支配上述肌肉的神经束或束组外膜，用 8-0~9-0 无损伤缝合线相吻接。如果肋间神经长度不够，则取相应长度的腓肠神经剪成 2 段后一端与肋间神经端端束外膜联合缝合，另一端分开束组后与切断的腰$_{1、2}$或腰$_{3、4}$神经根行束间缝合，受体神经根选切的神经纤维数量依髂腰肌痉挛的严重程度而定。

（七）带血管肋间神经移位与骶神经根嫁接术

1. 适应证 胸$_{8~11}$节段脊髓损伤重建部分大小便功能。

2. 应用解剖 骶$_{2~4}$神经根发出的纤维支配肛门括约肌和尿道括约肌。胸$_{12}$以上脊髓节段损伤截瘫，排尿排便低级中枢基本保存，其低级反射弧的组织结构存在，但由于失去了与高级中枢的联系而无自主排尿、排便功能。所以，只要建立这种神经传导通路即可改善排尿、排便功能，而其中反射的建立只需要很少的神经纤维。本方法使部分正常的混合神经（肋间神经）纤维通过骶神经根、盆神经丛到达支配膀胱的自主神经建立反射，在完成这一神经传导功能的同时，由混合神经纤维重建了部分括约肌功能和感觉功能。

3. 手术步骤 除被吻接的神经根为骶$_{2~4}$外其余步骤与嫁接腰神经根基本相同，受体神经根选切的神经纤维数量依膀胱和括约肌痉挛的严重程度而定。

（八）骶$_1$平面脊髓损伤——带血管肋间神经吻接阴部神经

1. 适应证 上述损伤后大小便失禁，伤后时间<6 个月，重建尿道、肛门外括约肌功

能，改善二便失禁。

2. 体位　侧卧位。

3. 麻醉　全麻。

4. 手术步骤　切取肋间神经方法同上。在臀部切口，于阴部神经出骨盆 1~2cm 处找出，用腓肠神经移植经皮下隧道将其与肋间神经相桥接。

（九）骶$_2$以下脊髓损伤——臀上/下神经移位吻接阴部神经

1. 适应证　6个月后患者大小便失禁无恢复，臀肌肌力 >3 级者，重建部分尿道、肛门外括肌功能改善尿失禁。

2. 应用解剖　臀上/下神经主要来源于腰$_4$~骶$_1$，经长约 2cm 的主干后即分成多个肌支进入臀肌，只切取其一根肌支不会造成明显的臀肌功能障碍；而阴部神经来源于骶$_{2~4}$，两神经出盆位置处接近，臀上/下神经肌支的长度足以和阴部神经直接缝接。

3. 体位　侧卧位。

4. 麻醉　全麻。

5. 手术步骤

（1）在臀部做切口，于梨状肌出口分离出臀上或下神经，在其内侧近骶骨外缘找出阴部神经。

（2）切断臀上/下神经的一个肌支后与阴部神经端侧吻接。

（十）腰$_5$以下脊髓损伤——腓肠神经移位吻接胫神经

1. 适应证　恢复行走能力，但足底足趾无感觉而外踝/足背/外侧感觉良好者。手术目的：重建足底、足趾痛、温觉。

2. 应用解剖　腓肠神经于外踝以远端切断后口径和长度均可供与胫神经相缝接。

3. 体位　仰卧位。

4. 麻醉　全麻或腰麻。

5. 手术步骤

（1）于外踝后缘向远端行纵向切口长约 5cm，游离出腓肠神经切断。

（2）内踝后方做长约 5cm 弧形切口，显露胫神经，切开神经外膜并切断部分神经纤维。

（3）于跟腱前方间隙打通隧道，将腓肠神经经隧道引至胫神经切开处植入，行束外膜联合缝合。

（张　涛）

第二十三章

髋关节微创手术

第一节 髋关节镜手术

1931 年，Burman 首先介绍了髋关节镜的概念；1971 年，Gross 报道了应用关节镜治疗先天性髋关节脱位；1980 年，Vakliff 和 Warren 报道了关节镜下取出全髋关节置换术遗留的骨水泥块；1981 年，Holgersson 等报道了用髋关节镜诊断和治疗青少年型慢性髋关节炎。髋关节镜的发展相对滞后，其主要原因是由于髋关节镜的发展与膝关节镜相比有很大不同。在过去的 10 年间，随着微创技术的进展，关节镜技术在骨科领域发展迅速，髋关节镜诊断和治疗髋关节疾患得到了快速发展。髋关节镜为进一步探讨和认识髋关节疾病，提供了有效空间。对以前需要切开手术的髋关节疾病，如关节内游离体、骨赘等疾患，都可以在髋关节镜下完成。采用关节镜微创手术，可大大加快康复时间，是开放手术无法比拟的。以前一些不经关节切开难以确诊而束手无策的病变，可在关节镜下进行直观手术。随着对髋关节解剖的认识，对于髋关节内病变的形态学、病因学将会大大地加深理解。关节镜手术为我们提供了一套全新的诊治手段，该技术将会对未来的治疗产生巨大影响。

一、适应证

（1）适应证尽管很多，但具备绝对适应证的患者却很少。一般来说，游离体、盂唇撕裂、髋臼或股骨头软骨病变、股骨头缺血性坏死、圆韧带断裂或撞击、髋臼发育不良、滑膜疾病、胶原病（如类风湿关节炎或系统性红斑狼疮伴撞击性滑膜炎）、结晶性髋关节病（如痛风、假性痛风）、关节囊挛缩症（如 Ehers – Danlos 综合征）、滑膜软骨瘤病、血液疾病、感染、全髋关节成形术后异物取出（隐性感染的诊断，关节内钢丝或骨水泥异物的取出）、创伤后疾病（脱位，Pipkin 骨折）、骨性关节炎、关节外疾病和顽固性髋关节痛，均可进行关节镜手术检查和治疗。有外伤史的患者更适合于关节镜诊治，无外伤史或仅受到轻度外伤的患者的症状可能预示着关节更容易受到损伤或产生退变过程，这种情况作关节镜的效果可能不很理想。

（2）伴有绞锁、刺痛等症状的患者，较单纯关节疼痛或因疼痛而活动受限的患者更适合于做髋关节镜下关节清理术。长期反复发作、症状持续不能缓解的髋关节痛，查体有阳性体征但不能明确诊断的患者也可采用髋关节镜的诊治。

（3）通常患者的症状由明确的外伤引起的更适合关节镜手术治疗；如果患者的症状不

明显，关节镜手术的疗效则很难预测。因为，如果没有明确的致伤因素，则常常是由一些潜在的致病因素或退行性病变引起的，关节镜手术则很难完全逆转这些病程。

（4）对于关节活动时发生绞锁、尖锐的刺痛等症状，可以行关节镜手术缓解症状。对于仅仅是运动时疼痛，甚至症状与运动无关，行关节镜手术要慎重，术后不一定能够达到预期的疗效。年轻人的髋关节痛，常常是功能性的，可能源于髋内和髋周软组织病变，多数患者非手术治疗可以改善功能和减轻髋痛。如果持续性髋关节疼痛，通过休息、非甾体类抗炎药或理疗等系统的非手术治疗无效，行髋关节镜检查具有重要价值。

二、禁忌证

（1）髋关节强直、僵硬者或关节囊挛缩，关节牵开受限的疾病者。
（2）异位骨化关节无法牵开或充盈，关节镜器械无法进入者。
（3）股骨颈应力骨折、坐骨支和耻骨支不全骨折及严重骨质疏松者。
（4）创伤或手术造成的髋关节骨与软组织明显的解剖异常者。
（5）髋关节进行性破坏、骨髓炎、脓肿形成或败血症患者。
（6）邻近切口处皮肤病或溃疡病者。
（7）病态肥胖，器械难以达到关节内，手术操作困难者。

三、设备与器械

（1）常规备用 C 形或 G 形臂 X 线影像增强器，对确保准确无误的进入髋关节腔隙是十分必要的。

（2）30°和70°的关节镜、冷光源、摄像成像系统、监视器关节镜，手动器械和电动切割刨削系统、射频是必备的器材。一般 30°的关节镜观察髋臼中心部分和股骨头及髋臼窝的上部效果最好。70°的关节镜观察关节外周部分、髋臼盂唇和髋臼窝的下部效果最好。交替使用可获得最佳图像。

（3）机械液体压力泵对维持水流量方面颇有优点，如果水压过大可能导致灌洗液渗漏，无须过高的压力即可产生足够的水流量。

（4）分类齐全地加长关节镜套管，直径为 4.5mm、5.0mm 和 5.5mm，是为髋关节周围致密而又丰厚的软组织专门设计制作的，可以在这些套管上使用标准的关节镜。

（5）套管、穿刺锥关节镜与导丝配套器械，导丝通过特殊 17 号 6 英寸穿刺针进入关节内。

（6）圆锥形套管穿刺锥在防止损伤方面较尖端三刃形套管针更加安全，避免因穿刺关节囊时造成严重的关节软骨面损伤。

（7）为适应股骨头球形曲面，加长弧形刨削刀具和加长的带槽套管，专为弧形刀具建立通道，使操作更加方便。

（8）特殊设计的加长手术器械和专门加长的等离子刀，有助于关节镜下手术操作。

四、体位

髋关节镜多采用仰卧位牵引（图 23－1），优点是摆体位比侧卧位方便且容易得多，仰卧位时做前方入路比较容易。仰卧位一个重要的优势可避免液体渗漏。体位不合适会使手术难以进行，不管是采取仰卧位还是侧卧位，体位必须合适，体位的选择取决于医师的习惯。

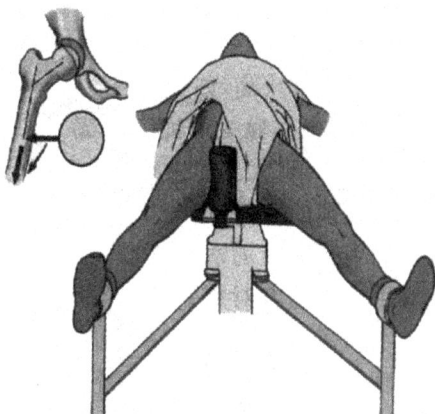

图23－1　仰卧位髋关节牵引

五、麻醉

全麻或硬膜外麻醉。

六、牵引

（1）由于牵引对横跨坐骨的阴部神经分支的压迫和对坐骨神经的牵拉。有人术中用诱发电位监测坐骨神经，确定牵拉力量不应 >75 磅，牵引时间不应超过 2h。

（2）垂直会阴柱屈髋可大大增加牵引力，同时对坐骨神经牵拉，有可能造成坐骨神经失用。

（3）为保护阴部神经免受损伤，包裹好会阴柱（直径至少 9 ~ 12cm），使手术侧髋关节偏向一侧，可有效分散对会阴部的压力。会阴柱的摆放可以最大限度地减小压迫性会阴神经麻痹的危险。

（4）通过牵引产生一个轻度向外的分力，从而拉开了接触点与阴部神经之间的距离，分散作用在坐骨上的外力，掌握好时间，减少暂时性神经麻痹。

（5）患者仰卧牵引床上，屈曲位可以使关节囊松弛，但可能使坐骨神经受到牵拉或者使坐骨神经太靠近关节囊。因此，关节镜手术时应避免髋关节屈曲。

（6）术中下肢必须旋转至中立位，但足板应可以自由旋转，以确保能够看到股骨头。

（7）对侧肢体应尽量外展，在两腿之间可以放进影像增强器。在固定对侧足时应施以轻度的牵引以产生一个反牵引力，这样可以维持骨盆在手术床上的位置，使其不致因患侧的牵引而移位。

（8）通过透视可进一步确定施加在肢体上牵引力的大小以及髋关节牵开的程度。

（9）牵开髋关节的力量需要 25 ~ 50 磅的牵引力。如果关节太紧，可以再加大些力量，但增加牵引力必须小心谨慎。

（10）如果还不能顺利地牵开关节，可持续牵引几分钟，让关节囊对张力有所适应，以便使关节囊松弛，这样不需要过多的牵引力也能够使关节牵开。确认髋关节已经牵开后，应减少牵引重量。

(11) 荧光屏上显示的真空现象，是由于关节牵开后的囊内负压造成的。术中向关节内注入液体扩张关节，使关节的密封腔被打开后，就可牵开关节腔。

七、体表定位

将股骨大粗隆画出，标记髋关节周围的骨性标志、血管神经走行、关节镜和器械入口。髋关节周围可触及骨性标志有大粗隆、髂前上棘。深部骨性标志有股骨头颈和髋臼。进入髋关节后，这些深层的骨性标志用穿刺针和套管针均可探及。

八、手术入路

一般为 3 个手术入路，即前方、前外侧和后外侧入路（图 23 - 2）。股动脉和股神经在前方入路的内侧，股外侧皮神经与前方入路的位置接近，坐骨神经位于后外侧入路的后方。确定入路时，应考虑到神经血管的走行。外侧入路附近重要的解剖结构包括后方的坐骨神经和前方的股外侧皮神经。前方有股动脉、股神经以及臀上神经远离入口，要注意其位置以免损伤。

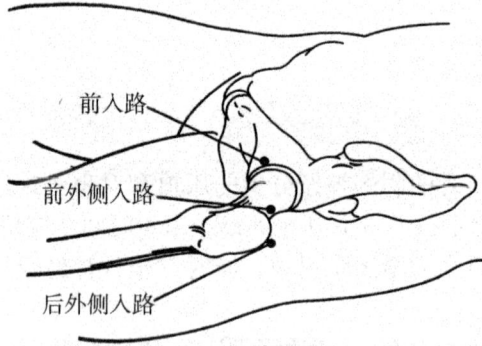

图 23 - 2 髋关节镜入路

1. 前方入路 在髂前上棘以远平均 6.3cm 处，进入前关节囊之前，先穿过缝匠肌和股直肌的肌腹。股外侧皮神经在前方入路水平，分成三到四个分支。前方入路与这些分支的距离通常在几个毫米之内。由于神经有多个分支，所以在改变入路位置时难免碰到神经；不过通过仔细的操作可以避免神经损伤。特别需要注意的是，如果皮肤切口过深，很容易伤及皮神经分支。前方入路在从皮肤到关节囊的行进中，几乎垂直于股神经轴线，在关节囊水平则更为接近，平均距离为 3.2cm。旋股外侧动脉的升支与前方入路的关系有一定变异，但一般都位于前方入路以下大约 3.7cm 处。通过一些尸体标本确认，在关节囊水平，入口周边几个毫米处有该动脉的一支终末动脉。注意防止前方入路造成血管损伤。

2. 前外侧入路 首先建立前外侧入路，此入路比较安全。前外侧入路在关节囊外侧面的前缘穿过臀中肌。在此部位，与前外侧入路关系比较密切的唯一结构就是臀上皮神经出坐骨窝后，由后向前横向走行，经过臀中肌的深面。该神经与前后两个外侧入路的位置差不多，平均距离为 4.4cm。在 X 透视引导下，用 6 英寸长的 17 号穿刺针做前外侧穿刺，当穿刺针刺入关节腔内时，由于髋关节牵开后，通常会出现一种真空现象，液体可被主动吸入关节腔内，确认穿刺针已在关节囊内，注入 40ml 液体扩充关节腔。穿刺针经前外侧入路进入关节腔时常常会穿透髋臼盂唇，进针时可以体会到穿透盂唇比穿透关节囊的阻力更大，如果穿刺针穿透盂唇，简单的处理方法是在关节扩充后将针退出，然后在盂唇水平之下重新进入关节囊。如果不认识到这一点，套管会造成盂唇损伤。手术器械穿入髋关节时，需要穿过臀中、小肌，一旦穿入关节囊，即可感到明确的"落空感"。如果在穿入关节囊前碰到骨质，说明器械太靠上碰到了髋臼的外壁，太靠下而碰到股骨头。连接关节镜和进水管，在关节镜直视下置入关节镜工作套管和刨削或射频汽化清理增生肥厚、充血水肿的滑膜组织，剥脱浮起的软骨碎屑，修整股骨头和髋臼的软骨创面。前后位 X 线透视确定入路的位置，当下肢旋转至中立位时，股骨头前倾使得关节的中心位于大转子中心的前面。前外侧入路位于大转子前缘的位置，应该从关节中部进入前方。

由于髋关节解剖结构的局限性，而且有丰厚而又致密的软组织包绕，不小心可引起医源性的关节软骨损伤。只要熟悉髋关节周围的局部解剖，就不会损伤到附近的股神经。不过，股外侧皮神经的走行与该入路十分接近。做切口时千万小心，运用正确的手术技巧是可以避免该神经损伤的。如果皮肤切口太深也很容易伤及该神经。必要时仅用外侧两个人路就能顺利完成关节镜手术。

3. 后外侧入路 建立后外侧入路时，穿刺针在到达外侧关节囊后缘之前要穿过臀中肌和臀小肌，走行于梨状肌的前上方，在关节囊水平与坐骨神经毗邻紧密，与神经外侧缘 的距离平均为 2.9cm。将关节镜的镜头向后旋转，就可以看到后盂唇下方的进入部位。在关节镜监控下建立入路，可以确保器械不会偏离方向或进入到后方，从而保护坐骨神经免受伤害。同样，做后外侧入路时，要保证髋关节处于中立位。髋关节外旋会使大转子向后移位。大转子是主要的解剖标记，如果后移会增大坐骨神经受损伤的危险。

4. 髋关节外侧入路 将足固定在牵引架上。髋关节处于轻度的外展、屈曲和外旋位以便关节囊松弛。会阴柱抵于两腿中间会阴区，抵住患侧大腿的内侧面并向外推，产生一个轻度向外的对抗牵引力，并使会阴柱远离横跨坐骨的阴部神经分支。在大转子附近将长穿刺针在预定的切口部位穿入以保证切口位置准确，切口远离重要血管神经比较安全（图 23 - 3）。股外侧皮神经的分支与前方切口的距离相对较近，但对神经并不构成

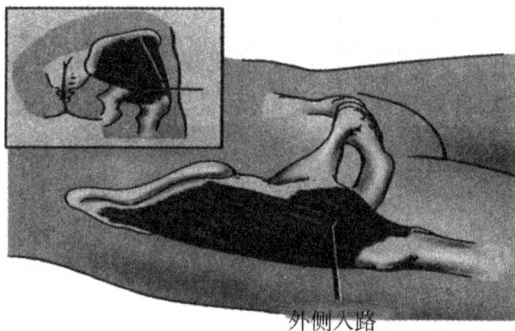

外侧入路

图 23 - 3 外侧入路在股骨大粗隆顶端

危险。施加足够的牵引力，至少牵开髋关节 12mm，并由 X 线透视确认，必要时可增加牵引力量。髋关节牵开后，将长穿刺针经大转子前缘插入，经股骨颈上方进入关节腔。穿透关节囊时会有明显的突破感，之后髋臼会阻挡穿刺针的进入。此时需要用 X 线影像增强器来确认穿刺针的位置。如果还没有进入关节内，应在 X 线透视下进入关节。术者应调整视频摄像系统，使荧光屏上出现的关节镜图像与患者解剖位置的图像相对应，经外侧入口可直接见到髋臼。待手术器械插入到关节后，将牵引力减小至 50 ~ 75 磅。当牵引力达到更安全的水平后，关节依然保持牵开状态，这是因为肌肉已经处于松弛状态。

九、穿刺步骤

（1）用 18 号 25cm 长的专用穿刺针进行髋关节穿刺，将穿刺针沿股骨大粗隆的顶点穿入，沿髋白缘刺入髋关节内。

（2）髋关节穿刺成功后，连接穿刺针的注射器内的生理盐水会自动吸入髋关节腔内 10~15ml。液体注入髋关节腔内会自动反流，说明穿刺针已在髋关节腔内。用注射器向关节内注射 10~15ml 的水，用以打破关节内的负压抽吸密封状态，髋关节会松弛下来，并可进一步牵开。

（3）导丝插入穿刺针内，拔出穿刺针，导针置于原位。

（4）用直径 5mm 的空心状导向棒沿导针插入关节腔，关节镜穿刺锥套管沿导向棒穿关节腔。

（5）置镜后，在关节镜和 X 线的监视下完成前方入路。用 70°的关节镜直接观察髋关节囊的穿刺部位。在前方盂唇游离缘之下，先将 17 号腰穿针刺入关节腔以便探路，再将穿刺套管刺入并远离股骨头的关节面。关节镜通道已经建好之后，在大转子尖端的上方建立工作通道，直接达股骨头前上方，器械与股骨头要保持一定的距离，以免造成关节面磨损。

十、并发症

髋关节镜并发症，通常由关节镜手术方面经验比较丰富的医师报道，而许多初学者所发生的严重问题并没有报道。髋关节镜检查无论入路还是技术操作都比膝关节镜困难得多，要注意手术并发症的预防。

1. 神经血管牵拉伤　Glick 报道在他的早期病例中，曾在牵引后出现暂时性的坐骨神经麻痹。如果选择常规入路且操作正确的话，不会损伤血管神经，因为这些结构与切口的距离相当远，从解剖角度也证实了这一点。髋关节牵开时，一般不主张屈曲髋关节。屈髋可以部分松弛关节囊，但会给坐骨神经以更大的牵拉力。外侧入路可能出现的并发症是由于牵引对横跨坐骨的阴部神经支的压迫和对坐骨神经的牵拉。股外侧皮神经在关节镜前入口就分成三支或更多分支，其中一支紧邻入口。因此，切开皮肤时应注意避免伤及该神经。当从该出口取出较大的游离体时，需扩大切口可能会造成神经损伤，有的为一过性的某一分支麻痹，因此应特别注意。

2. 会阴部挤压伤　Eriksson 等报道了 1 例因为挤压导致会阴部软组织坏死的病例。我们曾遇到 2 例一过性阴部神经麻痹的患者，其原因是骨科手术床会阴柱顶压所致。正确使用牵引设备十分重要。当髋关节牵开后，应尽量减少牵引重量和时间。

3. 股骨头和盂唇损伤　髋关节周围有丰厚的软组织，关节腔限制了术者使用手术器械。穿刺时股骨头软骨面特别容易受到损伤。在建立入路或操作过程中，可能会发生盂唇或软骨损伤。在建立入路时，穿刺点最好要低于盂唇，远离股骨头关节面。

4. 液体渗漏到关节囊之外组织　有人报道了侧卧位液体大量积聚在腹腔和后腹膜，并短暂影响下肢血供，甚至有的造成了心衰。可能是因为重力的作用下，腹腔和盆腔液体聚集，液体渗漏具有潜在的危险性。

5. 关节镜手术对股骨头血供的影响　影响尚不清楚，目前尚无关节镜造成股骨头缺血坏死的报道，也没有人报道髋关节镜术后感染和静脉血栓。虽然如此，这些并发症仍然可能会发生。另一常见现象是在外侧入口附近发生大转子滑囊炎，较难治愈。由于髋关节软组织厚，限制手术器械操作，造成器械断裂的情况时有发生。

（栾宏佳）

第二节　髋关节骨关节炎与滑膜炎

髋关节疼痛可能源于滑膜病变、结晶体、肿瘤、血液病、结缔组织病，但以滑膜的炎性病变和骨关节炎多见。游离体常见于关节退变、创伤、滑膜软骨瘤病和白塞病引起的关节软骨炎。也可发生于青少年型类风湿关节炎、风湿性关节炎、红斑狼疮和 Ehlers – Danlos 综合征等胶原系统疾病造成的髋关节滑膜组织水肿。Dorfmann 报道了在 12 年中行髋关节镜手术413 例的经验，其中 68% 为不明原因髋关节疼痛，髋关节镜诊断性检查、游离体取出和髋关节清理术后取得满意的结果。

一、临床特点

1. 髋关节骨性关节炎　影像学显示关节间隙变窄，预示着关节软骨退变后关节间隙狭窄。骨赘形成、游离体形成、软骨下骨硬化或囊性变，是骨关节炎出现临床症状的常见原因。成年人髋臼发育不良可导致髋臼盂唇损伤，也表现为髋关节疼痛、反复绞锁症状，关节镜清理后症状可明显缓解。Santori 和 Villar 发现 X 平片诊断早期骨性关节炎的阳性率较低，当疾病发展到 X 线片有所表现时，则关节镜下通常已经有明显的病变。如果放射学表现出典型的骨性关节炎改变，则意味着病变较重，已经不太适合于关节镜手术。髋关节 MRI 扫描 T_2 加权可以清楚地显示关节腔内积液和软骨破坏情况。Dienst 对髋关节骨性关节炎非手术治疗无效的 17 例，行髋关节镜检查发现髋关节滑膜水肿、盂唇和关节软骨退变，关节内游离体和骨赘形成。

2. 滑膜软骨瘤病　为滑膜化生性疾病，是导致游离体的主要原因。文献报道术前通过影像学检查诊断率为 50%。McCarthy 和 Buaconi 报道 67% 的游离体在普通放射学检查时不显影。髋关节滑膜软骨瘤病，术前正确诊断率只占 40%，如果游离体发生钙化，在放射片或 CT 上均可以显示。如果没有骨化的游离体，X 线检查难以明确诊断，对 X 线片不显影的游离体则可行 CT 或 MRI 检查。关节镜检查可以发现大量的米粒状颗粒。

由于髋关节位置深在，周围有丰厚的肌群和软组织包绕，因此，髋关节疾病诊断治疗比较困难。传统的开放手术进行滑膜病变切除术，要求把股骨头从髋臼脱出，本身就存在股骨头缺血性坏死的危险性。关节镜下清理包括清除滑膜组织与粘连束带，关节镜下滑膜切除作为色素沉着绒毛结节性滑膜炎的辅助诊断和治疗方法，已经发挥了良好的治疗效果。关节镜手术与开放关节手术相比，虽然不可能取出所有的滑膜组织和游离体，但可清除增生的滑膜组织和引起症状的软骨碎片。关节镜与开放手术相比已经大大降低了手术的风险性。

二、适应证

（1）非手术治疗无效的髋关节类风湿关节炎、滑膜增生、关节腔大量积液和关节软骨损伤，应行关节镜下滑膜清理术，以便确定诊断和治疗。

（2）滑膜软骨瘤病和色素沉着绒毛结节性滑膜炎是关节镜手术处理的良好指征，术后能够达到缓解症状的目的。

（3）类风湿滑膜炎行滑膜切除可以缓解症状，关节镜下将滑膜完全切除几乎是不可能的，滑膜切除后的效果取决于软骨损伤的程度。

（4）髋关节游离体可引起绞锁症状并损伤关节软骨，如果关节间隙尚好、髋关节活动度正常，首先选择关节镜清理术。

（5）髋关节退行性骨关节炎、先天性髋臼发育不良或创伤性骨关节炎，非手术治疗效果不理想，行人工关节置换受年龄、病情和人工关节使用寿命等因素的制约，关节镜清理可减轻疼痛、推迟全髋关节成形术的时间。

（6）髋臼周围创伤畸形愈合或骨赘发生髋关节撞击，致髋关节疼痛活动受限，切除骨赘可能消除症状，但需要良好的视野和局部解剖知识。

（7）先天性髋臼发育不良合并骨关节炎，股骨头与髋臼受力区软骨磨损，发生关节软骨退变，产生大量碎屑、微结晶、软骨降解微粒和大分子炎性致痛因子滞留在关节腔内，出现髋关节疼痛、活动受限，MRI 显示滑膜组织充血水肿者。

三、手术步骤

（1）下肢牵引，备用 G 形臂或 C 形臂 X 线透视机。

（2）一般选择髋关节外侧和后外侧入路，在股骨大转子上方首先用特殊专用髋关节穿刺针，刺入髋关节腔后，注入的生理盐水则从针头返出，证实已经刺入关节腔内。

（3）沿穿刺针插入导针，拔出穿刺针头，再沿导针插入空心交换棒，并将穿刺锥沿交换棒插入髋关节腔。

（4）关节镜下检查与清理：关节镜下发现关节内浑浊的关节液、漂浮的软骨碎屑。股骨头或髋臼负重区的软骨磨损，有的软骨呈斑片状剥脱，软骨下骨裸露。

（5）关节囊内滑膜组织增生肥厚、充血水肿，有可见盂唇组织磨损。关节镜下刨削刀或等离子刀清理增生肥厚的滑膜组织和剥离的软骨碎片。等离子刀冷凝损伤的软骨创面和滑膜组织。

四、疗效评定

关节镜检查可明确软骨退变的程度和部位，可排除其他病变，术后有助于清除关节内微结晶和磨损的软骨等致痛物质，阻断炎症过程的恶性循环，减轻疼痛、改善功能、延缓病情的发展。多数患者经关节镜清理术后临床症状和功能较前改善。但是退行性髋关节疾病进行关节镜清理的疗效并不十分确切。髋关节镜清理术的效果不如其他关节骨性关节炎的疗效好。髋关节属于单间室关节，不可能有效地避免负重，这就可以解释为什么有的患者术后效果不佳。文献报道有 34% 的患者感到十分满意，即使是经过仔细筛选过的患者，最乐观的报道 60% 的症状能够得到缓解。

（栾宏佳）

第三节 髋关节撞击综合征与盂唇损伤

髋臼盂唇沿髋臼的周围呈环形，前后与髋臼横韧带相连，由于盂唇的存在才扩大了股骨头的覆盖面积。髋臼盂唇由纤维软骨构成，通过髋关节内负压来增强其稳定性。盂唇有神经末梢，包括本体感受器和痛觉感受器，这就解释了髋臼盂唇撕裂后为何出现本体感觉减退和疼痛。盂唇的血供来自于关节囊最外层，大部分盂唇缺乏血供，损伤后难以愈合。

一、损伤原因

髋臼盂唇损伤可能与外伤有关，但有的并无外伤史，有人认为是先天性的髋臼发育不良、髋臼覆盖失衡，造成股骨头与髋臼和盂唇的负重区磨损，有的为股骨头骨骺滑移和 Legg – Calve – Perthes 病，股骨头与髋臼负重区力学改变有关，还有的是运动损伤股骨头与髋臼撞击，造成髋关节盂唇撞击。Altenburg 提出髋臼盂唇撕裂患者可能更容易继发髋关节退行性变。Harris 等报道了对髋关节晚期退行性变的患者行全髋关节成形术时发现髋关节盂唇有退变的情况。Fitzgerald 报道了 49 例盂唇损伤中有 45 例（92%）发生髋臼前缘附着区撞击。McCarthy 等报道 58 例盂唇明显撕裂的患者中，96% 发生在前 1/4 处损伤。然而，Ikeda 观察发现年轻患者中 86% 的盂唇撕裂和损伤发生在后上象限。正常的盂唇也可以出现急性损伤，一般来说盂唇组织都存在一些致病因素或退行性变的情况，轻度的创伤也会造成盂唇撕裂。盂唇撕裂可能伴有更为广泛的关节面磨损和退行性变。本病多发生于运动伤和训练伤时，当髋关节内收内旋屈曲，再突然伸直的情况下，髋臼盂唇组织受到突然的牵拉造成撕裂伤。另外，髋臼发育不良合并髋关节退行性关节炎，磨损后可造成盂唇磨损，损伤的盂唇组织，可嵌入髋臼内出现绞锁症状。

二、临床诊断

由于本病少见，对其了解甚少，不易引起注意，容易发生漏诊。由于髋关节位置深在，周围组织丰厚，临床诊断相对比较困难。临床查体髋关节旋转活动或 "4" 字实验为阳性表现。关节盂唇撕裂嵌入关节内，可引起髋关节绞锁、疼痛或弹响，临床症状与游离体类似。虽然骨科文献中很早就有盂唇撕裂的报道，但人们直到最近几年才对该病的临床意义加以重视。髋臼盂唇与膝关节半月板有一定的相似性，都存在伤后影响愈合的问题。关节活动时，由于股骨头活动和反复的应力刺激，可造成髋臼盂唇微小的创伤。盂唇损伤后股骨头软骨面也会发生相应的损伤。症状的轻重与关节镜下发现的盂唇损伤程度和统计学呈正相关。

X 线片和 CT 扫描等影像学检查也难以显示病变。高分辨率 MRI 和增强 MRA 的临床应用，提高了对盂唇病变的认识。MRI 可以显示关节内积液和软组织的异常改变，有助于明确诊断。但受病变和扫描层面的影响，有时难以发现病损。正常的盂唇在形态上有很多变异，常见的变异有盂唇和髋臼关节缘之间有一裂缝，其边缘光滑，无纤维愈合征象或创伤后反应，注意不要将这种变异误认为是盂唇损伤。

三、手术步骤

1. 关节镜入路　同本章第二节。

2. 关节镜检查

（1）关节内滑膜组织充血水肿，可有陈旧性出血。髋臼盂唇撕裂的瓣可游离并嵌夹于关节腔内，呈现绞锁改变。

（2）髋臼缘或股骨头撞击，可发现髋臼缘和股骨头前外侧有骨赘形成。

3. 选择性清理　发育不良伴有盂唇损伤进行选择性的清理，并尽可能地保留健康的组织，盂唇清理范围过大会加重关节不稳。关节镜不能替代截骨术。在明确诊断的同时关节镜直视下用电动刨削清除关节内陈旧血肿、破碎的盂唇及滑膜组织，进行关节镜下手术，清除关节内陈旧性血肿和瘢痕组织，将损伤的盂唇组织镜下切除，解除绞锁因素，修整软骨面。

四、疗效评定

关节镜术后的疗效如何，更多地取决于关节内的退变程度。术后应严格避免关节负重，维持关节于中立位，以便组织纤维软骨愈合。

盂唇撕裂伤清理术固然可以缓解症状，但由于受诸多因素的影响，如撕裂原因、伴发伤和不确定因素的影响，其疗效较难预测。盂唇撕裂关节镜清理术后的疗效，更多地取决于伴发关节损害的程度。盂唇撕裂清理术可能效果不理想，会不会加重髋关节的退变则更难以预测。髋臼发育不良伴盂唇撕裂，有人认为术后疗效更多地取决于关节内病变的程度。Santori 和 Villar 报道不论有没有关节软骨面的损伤，仅有 67% 的盂唇损伤患者，对外科治疗效果表示满意。所以，术后的症状不一定缓解得十分明显，疗效可能不会像预期的那样显而易见，术前应该向患者讲明确。

（栾宏佳）

第四节　全髋关节置换术

随着人工全髋关节置换术（total hip arthroplasty，THA）的发展，代表了 THA 最新技术的微创全髋关节置换术（minimally invasive surgery total hip arthroplasty，MISTHA）应运而生，成为国际上关节外科发展的新技术。目前 MISTHA 可归结为两大类：①小切口技术（mini – incision technique），除切口小外，手术操作与普通 THA 无本质差别；②微创技术（minimally invasive technique），该术式以减少对周围组织的创伤和对生理功能的干扰为出发点，具有损伤小、出血少、疼痛轻、瘢痕小、康复快以及费用节省等潜在优点，已经发展为关节置换中的热门研究方向。

一、适应证

（1）骨关节炎、类风湿关节炎及无畸形或强直的创伤性关节炎。

（2）无菌性股骨头坏死。

（3）轻度髋臼发育不良。

（4）有快速出院动机或对手术切口有美容要求。

（5）初次 THA。

（6）对于肥胖、先天性髋臼发育不良、严重髋臼骨折及有内固定要取出、翻修或因关节屈曲挛缩需作软组织松解，以及需用骨水泥假体的人群则不建议做该手术。然而随着医师经验的积累以及技术的熟练，适应证可适当放宽。

二、体位

根据不同术式选择仰卧位或侧卧位。

三、麻醉

硬膜外麻醉或全麻。

四、切口设计

根据不同术式选择不同手术切口。

1. 小切口技术 切口长度为 5.0～6.0cm, 手术入路有后外侧入路、前外侧入路和正前方入路, 双切口入路等。

（1）后外侧入路切口：是对传统 Gibson 入路的改良, 也是 MISTHA 最常用的一个手术入路, 切口以大粗隆后侧顶点为中心, 轻度倾斜, 方向从后上向前下, 远近端比例为 2 ∶ 1（图 23 - 4）。

以大粗隆顶点下方 2cm 为中心与股骨长轴成 30° 做 8cm 长切口, 切口由前下方向后外上方延长。

（2）前外侧入路切口：是对 Hardinge 入路的改进。在与股骨长轴平行的大转子中轴线上标出距大转子尖端 2cm 的位置, 手术切口以该点为中心, 与股骨长轴成 45°, 由前下方向后上方的方向做长 7～9cm 切口。

（3）正前方入路切口：是对 Smith - Peterson 入路的改良。在髂前上棘外侧与股骨大转子前缘做一长 5～8cm 向前弯曲的切口, 利用了缝匠肌和阔筋膜张肌间隙。若术中髋臼操作困难, 可在股骨近端加做切口。而由 Watson - Jones 入路近侧进入则可通过利用阔筋膜张肌和臀中肌间隙来进行操作。另外, Siguier 等还报道了单切口正前方入路, 切口平行髂前上棘和腓骨头连线下方 2cm, 近远端比例为 2 ∶ 1。

2. 微创技术 微创技术指通过一个或两个 <10cm, 甚至更短的切口进行肌肉间分离, 被认为是真正意义上的 MISTHA, 手术入路有双切口入路和改良 Watson - Jones 入路, 也称之为改良前外侧入路。

（1）双切口入路切口：由 Berger 首创, 是对 Smith - Peterson 入路的改良, 前侧切口从股骨头基部沿股骨颈纵轴指向粗隆间线, 约 5cm 长, 用来切除股骨头和安放髋臼假体。在臀部后外侧加做一长约 2.5cm 后侧切口用来进行股骨准备及安放假体（图 23 - 5A）。

（2）改良 Watson - Jones 入路切口：由德国 OCM（Orthopadische Chirurgie Munchen）医院 Rottinger 和 Hube 医师设计完成的。切口选自 Watson - Jones 入路的一段。切口自大转子前缘向髂前上棘后 7cm, 2/3 位于大转子顶点以上, 1/3 位于转子下, 且与股骨轴线成 20°～30° 角, 利用臀中肌和阔筋膜张肌间隙进入。为便于文字表达, 故也称该入路为 OCM 入路（图 23 - 5B）。切开皮肤游离皮下, 自阔筋膜张肌与臀中肌间隙入内, 显露前方关节囊。

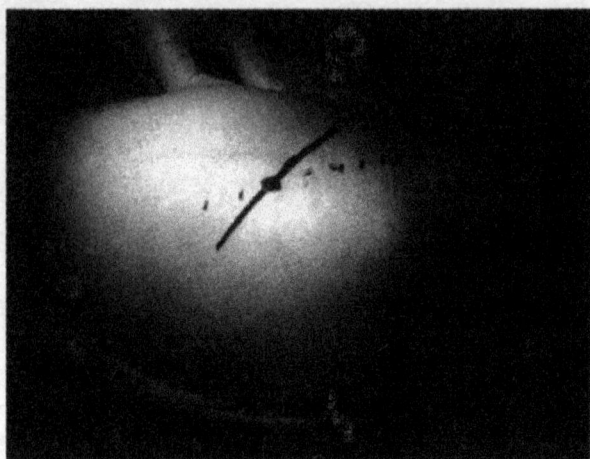

图 23 - 4　切口设计一

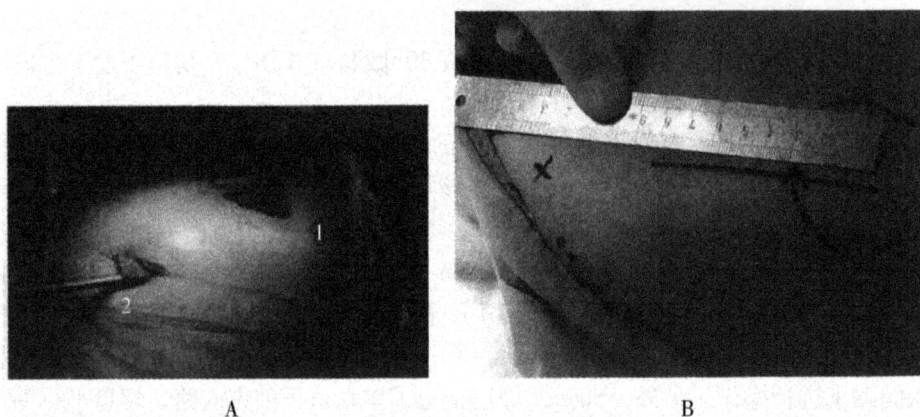

A

B

图 23 - 5　切口设计二

A. 双切口微创全髋置换（1. 前方入路安放髋臼假体；2. 安放股骨假体）；B. 以大粗隆
顶点前方 1/3 至髂前上棘连线做切口

五、手术步骤

1. 后外侧入路

（1）患者侧卧位。自切口进入后，沿肌纤维方向切开臀大肌和阔筋膜，显露梨状肌窝
和外旋肌群。

（2）剥离外旋肌群后切开关节囊。

（3）股骨颈截骨后取出股骨头。

（4）显露髋臼后刨削髋臼，并将患肢置于屈髋、屈膝、内收、内旋位，进行股骨端
扩髓。

（5）置入股骨侧和髋臼侧假体，复位髋关节。

（6）修补后外侧关节囊及外旋肌群后逐层缝合皮肤。

2. 前外侧入路

（1）患者仰卧位。自切口进入后显露深部的臀中肌和股外侧肌，切断臀中肌大转子止点前1/3部分。

（2）沿股外侧肌外缘向远端解剖，外旋患肢，显露臀小肌。

（3）L形切开臀小肌，切除前方关节囊。

（4）内旋患肢，股骨颈截骨后取出股骨头。

（5）显露髋臼后刨削髋臼，并将患肢置于屈曲、内收、外旋位，进行股骨端扩髓。

（6）置入股骨侧和髋臼侧假体，复位髋关节。

（7）修补臀中肌、臀小肌和关节囊后逐层缝合皮肤。

3. 正前方入路

（1）患者仰卧位。自切口进入后切开阔筋膜张肌和缝匠肌，切断股直肌后半和臀中肌。

（2）显露并切开前方关节囊。

（3）股骨颈截骨后取出股骨头。

（4）显露髋臼后刨削髋臼，若髋臼操作困难，可在股骨远端加做切口，进行股骨端扩髓。

（5）置入股骨侧和髋臼侧假体，复位髋关节。

（6）修补后臀中肌和关节囊后逐层缝合皮肤。

4. 双切口入路

（1）患者仰卧位：自前侧切口进入后于深筋膜浅层找到股外侧皮神经予以保护。

（2）切开深筋膜，浅层利用阔筋膜张肌和缝匠肌间隙，深层利用阔筋膜张肌和股直肌间隙进入，显露前方关节囊。

（3）"工"字形切开关节囊后显露股骨颈。

（4）在X线透视下进行股骨颈截骨，取出股骨头。

（5）显露并清除髋臼盂唇和骨赘，刨削髋臼。

（6）自后方切口进入后，利用臀大肌和臀中肌间隙进入，并于臀中肌和梨状肌间做一软组织隧道，插入皮肤保护套管。

（7）扩髓后分别置入股骨侧和髋臼侧假体，复位髋关节。

（8）T形缝合前关节囊，逐层缝合皮肤。

5. OCM入路

（1）患者侧卧位，固定于Trumpf-Jupiter牵引床。自切口进入后钝性分离臀中肌和阔筋膜张肌，显露臀小肌。

（2）将关节囊表面臀小肌轻轻牵开，助手将患肢充分外展外旋使臀中肌放松，显露关节囊。

（3）Z形切开关节囊前外侧，牵开关节囊后显露股骨颈。

（4）患肢适当外展、外旋、后伸并屈曲膝关节，暴露股骨颈后截骨。

（5）患肢置于正常位，暴露髋臼后清理、刨削髋臼。

（6）安装股骨侧和髋臼侧假体，复位髋关节。

（7）缝合前关节囊，逐层缝合皮肤。

六、注意事项

（1）由于微创手术的切口小，为了做到不损伤周围软组织，需要根据不同的术式使用特殊器械保护周围软组织。

（2）由于视野的减小，术中一方面需要通过借助特殊器械或者参考小转子位置来确定股骨颈截骨位置，另一方面可分次截骨以便于股骨头的取出。

（3）为了使假体安装合适，在假体放置过程中根据需要用 C 形臂 X 线机进行辅助定位。

（4）如果术中切断了部分肌肉、肌腱，在人工关节复位后应当进行缝补，避免发生术后跛行，并根据需要缝合关节囊。

（5）不同的术式学习曲线长短不一，随着医师熟练程度的增加，可适当放宽适应证。

（6）后外侧入路的髋臼暴露不充分，同时应避免损伤坐骨神经。

（7）正前方入路的股管暴露不充分，但当髋关节极度外旋，用拉钩在小转子位置牵开股骨至切口时即可充分暴露。

（8）对于 OCM 入路来说，手术显露需要下方一半可拆卸的手术床，并且切口位置很重要，偏前、偏下不利于柄的安放，偏上不利于臼的安放。

七、术后处理

（1）术后使用抗生素和抗凝药。若放置引流管，当24h引流量＜50ml时，即可拔除。

（2）体位为平卧或半卧位，患肢外展30°，穿"丁"字鞋使踝关节处于中立位。平时翻身时以健侧为主，患侧在上。术后第2～3天患者可以扶双拐在床边练习站立。

（3）术后1d患者清醒后开始行股四头肌等收缩活动及踝关节背伸、跖屈和旋转活动。术后第2天行患肢直腿抬高训练。

八、并发症

1. 感染　除了传统 THA 中造成感染的原因外，MISTHA 由于切口小，会增加对切口周围皮肤、深部软组织的摩擦，从而造成软组织损伤，增加了感染的概率。预防及处理方法如下。

（1）切口位置准确。严格按照 MISTHA 操作程序进行，合理运用特殊器械显露，注意术中对软组织的保护。

（2）术后全身使用抗生素。已发生深部感染的患者，应及时将人工假体取出，彻底清除病灶，行人工关节旷置术，待后期翻修。

2. 神经血管损伤　MISTHA 由于切口小，同样会增加对神经血管的损伤，其中不同的术式有不同的注意点。尤其后外侧入路，坐骨神经的保护显得尤为重要。避免血管神经损伤的主要方法是解剖层次清晰，手术操作轻柔，合理运用特殊器械进行有效的术野显露。

3. 人工关节脱位　一方面是由于切口小，操作空间小，造成的假体安放位置不合适；另一方面是由于对于关节囊等软组织修补不足造成的。其中后外侧入路造成的后脱位最为常见。预防及处理方法如下。

（1）切口位置准确，合理运用特殊器械充分显露，必要时借助术中 X 线确定假体位置。

（2）术中加强对软组织的保护，做到从肌间隙进入，避免对软组织的剥离，假体复位后及时缝合关节囊。

（3）术后患肢保持外展中立位。

4. 假体位置不佳、假体松动、假体周围骨折 除了常规 THA 存在的原因外，均是由于切口小，术野暴露不充分造成，所以掌握正确的切口位置，合理运用特殊器械充分显露，必要时借助术中 X 线确定假体位置显得尤为重要。

九、优缺点

1. 优点

（1）切口小，瘢痕小，可满足美容需要。术中失血少，术后疼痛少。切口可扩展性好。

（2）软组织损伤小，可不需切断肌肉，而由肌间隙进入。关节稳定性好，功能恢复快。

（3）减轻全身各系统应激反应，减轻手术打击。住院时间短，康复快，降低医护费用。

（4）先进的导航技术及特殊器械的使用，使切口更小、软组织损害更小，手术更加容易和精确。可早期下床活动，减少下肢深静脉血栓形成等并发症发生率。

2. 缺点

（1）视野暴露有限，操作困难。学习曲线较长，对于术者技术要求高。

（2）适应证的选择较严格，需要翻修或松解软组织的患者不推荐该术式。

（3）重复性差，假体位置不合适需要调整时非常困难。常需要特殊手术器械和辅助设备。

（4）存在潜在并发症，严重的如假体位置欠佳，神经、血管的损伤等。

（5）作为一项新技术，MISTHA 仍然需要不断地发展和丰富，包括特殊假体的设计、术中精确的假体定位、精确的导航技术应用、术中及术后麻醉的实施、术后康复护理等。随着 MISTHA 技术逐步成熟，骨科医师培训的规范化，麻醉方法的改进，假体设计的不断完善，手术操作过程和手术工具的标准化，MISTHA 在计算机辅助下，其优势将日益突出。

十、典型病例

许某，女性，67 岁，微创全髋关节置换术（图 23 - 6）。

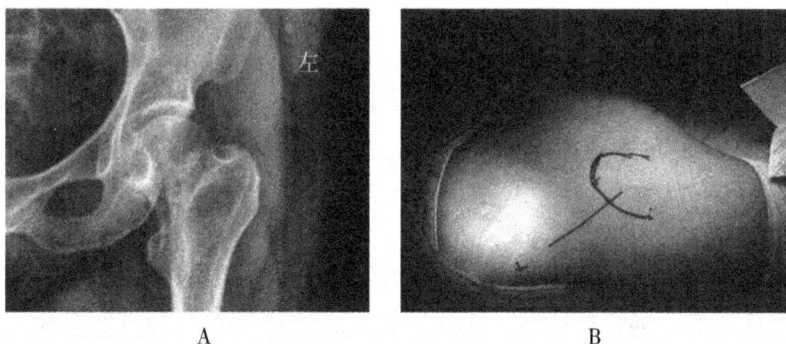

A　　　　　　　　B

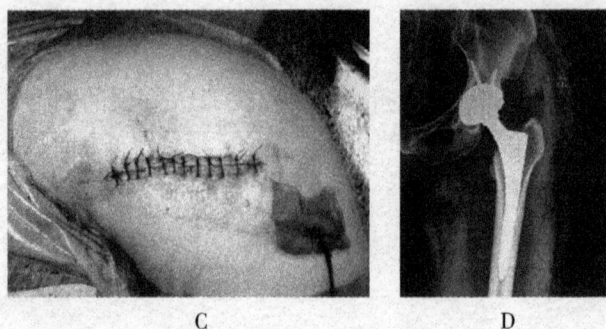

图 23 - 6　微创全髋关节置换术
A. 左股骨颈骨折，头下型；B. 采用 OCM 入路（手术切口）；C. 术后伤口；D. 术后 X 线片

（郑云龙）

第五节　髋关节表面置换术

金属 - 金属承重面髋关节表面置换的出现是人类进入 21 世纪以来，人工髋关节置换领域的重要进展。这种术式在欧洲和澳洲已经得到广泛应用，在美国也将得到广泛开展。在 2007 年美国骨科医师协会年会上，至少有 15 篇大会发言和 1 个专题讲座涉及髋关节表面置换，并有多种相关展品和壁报交流，可见该术式已成为当前骨科医师关心的热点。近年来，我单位关节外科在表面置换领域积累了一定的经验，结合目前国内外最先进的表面置换技术，将表面置换的手术技术介绍如下。

一、模板测量

术前通过模板测量作准备是必要的。医师应该选用自己惯用的相同放大倍率的模板。对正常体形的患者（体重指数，body mass index，BMI < 30），前后位的骨盆平片，20% 的放大率是最佳的。当患者的 BMI 发生变化时（高或低 BMI），放大率会出现上下 6% 的差异（一个标准差）。15% 的模板可直接采用，并适合于体形瘦的患者（低 BMI）。拍摄 X 线片时，球管与 X 线片距离为 1m。除了常规 X 线片外，也可使用数字输出格式打印在纸上或者胶片上的图像进行术前模板测量。前后位 X 线模板测量将柄 - 干角定在约 140°。注意在模板上从股骨头中心发出的呈放射状的标记线，每条线的距离约为 5mm，这些线的作用是帮助确定导针的最佳位置，从模板上可判断其与上方圆韧带位置的距离（图 23 - 7）。

在图 23 - 7A 中，导针位于圆韧带上方约 15mm 处。与股骨颈平行的标记线指示了这一模板测量出的尺寸锉磨骨质时，应去除的厚度，骨锉应锉到股骨颈的相应位置，以获得 1mm 厚的骨水泥幔。推荐稍微偏上置入导针，这样锉磨时更贴近股骨颈。侧位片的模板测量确定股骨柄的位置，其必须向前移，并指向颈轴线的中立位，除非在颈的前方有巨大骨赘。而在这一情况下，应稍稍从后指向前，以避免锉入到骨赘里。当骨赘长到一定大小时，其所覆盖的前方骨皮质可能已经部分或被全部替代。在这种情况下，这些骨赘具有加强骨结构的作用。髋臼的大小也通过模板来测量，应当恢复解剖偏心距并且仅去除炎性关节面。对于大约97%的患者，均可使用薄的臼杯。而如果有髋臼内陷（pro-trusio）或较广泛的髋臼骨质侵蚀，可以采用5.5mm厚的臼杯。如果仍存在更广泛的骨质破坏，或需纠正下肢的不等长，则可以考虑使用superfix臼杯，以填补1cm的缺损。

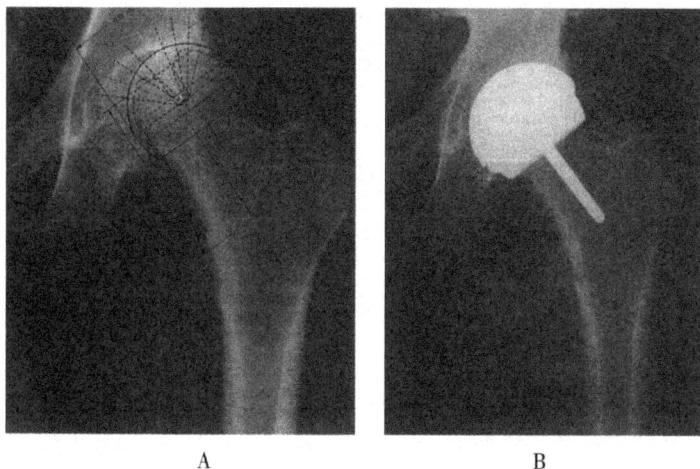

A   B

图 23 - 7　正位片模板测量

A. 测量模板置于前后位的 X 线片上，柄－干角呈140°，观察导针的入点相对于圆韧带位置的关系，注意股骨柄基本平行于股骨颈下方的皮质；B. 术后前后位的 X 线片显示股骨侧假体的位置

二、体位

取侧卧位，通过在耻骨、骶骨、前后胸部用衬垫，将骨盆稳定，手术台轻度前倾，患者身体与地面垂直（图 23 - 8）。这样的体位能够最大限度地将患者往后转动，而便于髋臼更直接地锉磨和定位。耻骨处的支持固定对髋臼的定位和假体固定，均非常关键。手术时，下肢必须能够屈曲90°，并最好能内收45°，以使股骨头在脱位后容易与臀大肌分开。

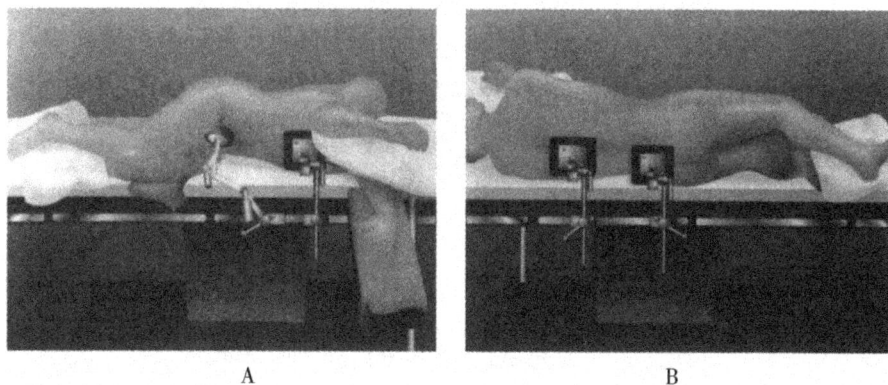

A   B

图 23 - 8　手术台患者的姿势摆放

A. 注意在耻骨处的固定。手术床前倾，患者垂直；B. 注意患者后侧在骨盆和胸椎部位的固定

三、麻醉

推荐手术应在采用高换气流手术室进行，或者手术人员穿戴排气的头盔系统手术衣。大多数的金属对金属表面置换手术宜选用持续硬膜外麻醉，或脊椎麻醉结合控制性低血压全麻。硬膜外导管作为镇痛留置过夜，可以非常好地缓解疼痛。预防性的抗生素一直使用到术后第1天拔出导尿管。

四、手术入路

虽然其他入路也是可行的，但我们基于以下理由推荐后外侧入路。

（1）重要的肌群不需切断。

（2）外展肌群不需分离或切断，其在行走和其他活动中，对髋关节的稳定起最重要的作用。

（3）臀中肌及臀小肌仍保持完整，也不需切断。而唯一需松解或切断的肌群为外旋短肌群，其在手术结束时被修复。然而，由于可以通过其他的肌群完成外旋，即使不修复，对术后步态等无明显影响。

五、切口设计

从大粗隆顶点的远端6~8cm开始，沿股骨干中线的略后方，越过大粗隆尖端时拐向后方4~6cm（图23-9）。这样当髋关节屈曲90°时，切口几乎是直的。

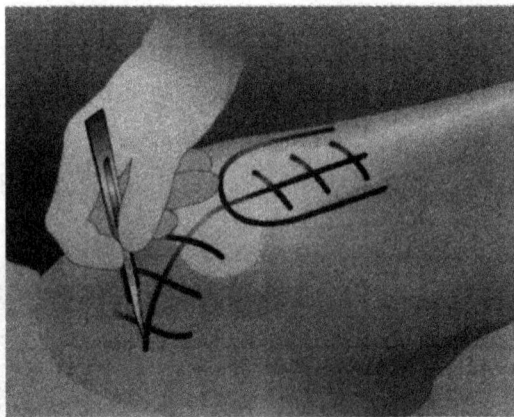

图23-9　后入路时的皮肤切口

六、手术步骤

1. 显露术野　切开外侧筋膜（阔筋膜），然后分离臀大肌纤维。

2. T形切开关节囊　由于臀大肌肌腱附着于股骨嵴，对于刚开始做该手术的医师，建议将其附着点完全切断。当一定经验积累后，特别是对于瘦的患者，以及那些股骨头直径小的患者（<48mm），这步可以不需要。如果手术时遇到困难，将下肢回到外侧位，而将臀大肌肌腱止点切断。置入Charnley自持型拉钩。分离并切断外旋肌群，可以做标记以术后原位修复。从粗隆间嵴到髋臼，向后切开关节囊，并分别向上的髋臼圆顶及向下股骨颈的基底

部，T 形切开关节囊。

3. 松解关节囊　屈曲、内收并内旋下肢，使髋关节脱位。与全髋关节置换的最主要技术不同是，需要将股骨头移动、牵开，而做股骨头和髋臼的准备，所以需松解整个关节囊。首先做上方关节囊的切开，接下来松解下方的关节囊。内收、内旋下肢至 90° ~ 100°，或 110°后，股骨头颈和髋臼之间的间隙增宽，然后切断并松解前方的关节囊（图 23 - 10）。用手术刀沿前方的股骨颈作关节囊的松解，以增加股骨颈与髋臼之间的间隙，以便于插入将股骨颈向上撬的拉钩放置股骨颈的中心定位针导向器。后侧的关节囊不必切除，将一针置入坐骨后，即可将后关节囊牵开，而方便髋臼的准备。接着如下文所述锉磨缩小股骨头体积，以便切除关节囊，或将股骨头向上、向前移动，以做髋臼准备和假体置入。

4. 导针中心定位　使用范围 135° ~ 145°的分度器，置于股骨外侧，这样使得中心定位导针与股骨干呈约 140°。导针的入点与术前模板测量时的位置一致。通过分度器确认合适的角度后，在股骨头的导针进针点用电刀做标记（图 23 - 11）。导针应位于颈的中央。如果头 - 颈比例 >1.2，则入点可以在额状位（前后位）中点的偏上方，以增加外侧偏距（图 23 - 12）。由于头偏心置于颈上，所以从后方去除的骨量较前方多，同样从下方去除的骨量较上方多。在冠状面上，导针应指向股骨颈中央的前方，并稍稍从后指向前，以避免锉磨时切入前方的骨赘。然后，在导引器下将一枚 3.2mm 的斯氏针置入 3 ~ 5cm 深，用导引器的目的是防止钻入时，脱离预定的路径。然后用筒锉量规（测量切迹）测量预计最小的型号（图 23 - 13），并确认进针点是否合适。量规应紧贴下方的骨皮质，而给上方留出更多空间。测量时，量规应该能够绕股骨颈自由旋转，并有足够的间隙，保证做圆柱形锉磨时不发生股骨颈切迹。这样股骨头前方的骨质被最小量地去除。如果量规在任何部位与股骨颈擦碰，则导针需采用微调定位器重新定位（图 23 - 14）。在微调定位器的引导下，可以重新定位导针，可以隔一根针的宽度（相差一号筒锉大小，新导针通过槽口平行于初始的导针）；也可以隔两根针的宽度，通过微调定位器上的引导孔和槽口进入（图 23 - 15）；甚至也可以在矢状面（内翻或外翻）或冠状面（从前到后，或者从后到前）调节角度。如果觉得三维定位一次完成很困难，或不可行，则可以连续作两次导针的微调定位，而选择最佳的导针。采用导针与动力系统快速分离接口的动力工具，则非常方便导针的重新定位，以及接下来的锉磨。细心地检查调整后导针的位置，并再次用筒锉量规作确认。由于上方和外侧的骨皮质较下方的薄，并且承受抗张的应力，以减少股骨颈骨折的危险，所以保护上方和外侧的骨皮质显得尤其重要。最后锉磨时，前方仅去除少量的骨量，这样使得假体能够稍稍前置，而有利于最大屈曲时，前方不发生碰撞。当然，导针置入的方法还有其他多种方法。其中一种有用的方法是所谓的"棒棒糖"（lollypop）法。使用游标卡尺或切迹标尺测量股骨颈的最大宽度（图 23 - 15），然后选择一"棒棒糖"（lollypop），其能非常好地抱住股骨颈。调整器具，使角度呈 140°，并用电刀在股骨头上做标记（图 23 - 16）。在另一平面，旋转髋关节 90°，做同样的标记。置入导针，如前叙述一样，检查对线和方位（使用角度计和筒锉量规）。这一器具在有巨大骨赘，或患者非常肥胖，或肌肉特别发达，或采用非常小的切口时，很有用。

用电刀作柄 - 杆角标记，并与冠状面的标记相交，后者平行于股骨颈的轴线，这样从后侧及下方去除的骨量更多。

A   B

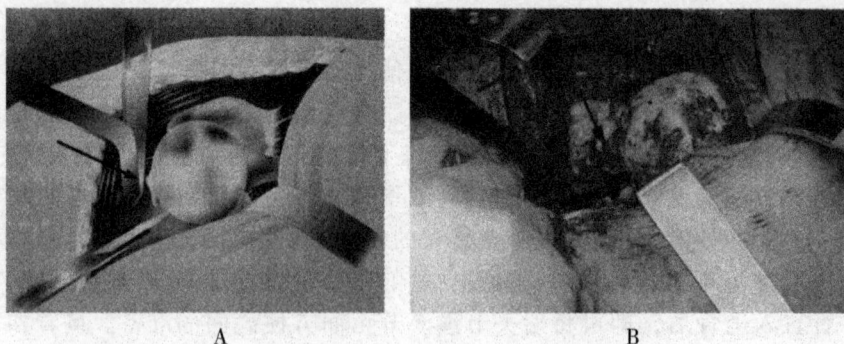

图 23 – 10 松解前方的关节囊

A. 将髋关节更多地内旋后，增加股骨头颈部与髋臼之间的间隙，以从前方股骨颈上松解前侧关节囊；B. 注意图 23 – 10A 中上方弧形的 Homan 拉钩，置于外展肌的下方，以及股骨颈前侧的骨赘（箭头所示）

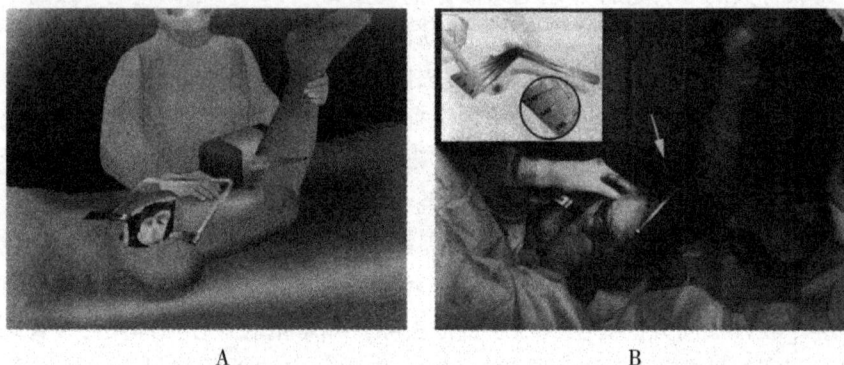

A   B

图 23 – 11 颈干角测量

A. 下肢应垂直于手术床。注意助手身前的毛巾垫，其有助于助手维持下肢直立的位置，以让术者清楚地观察颈干角；B. 将角度计对准颈干角，槽口分别为 135°、140°、145°。插入电刀，并做标记。通常柄杆角设置为 140°

A   B

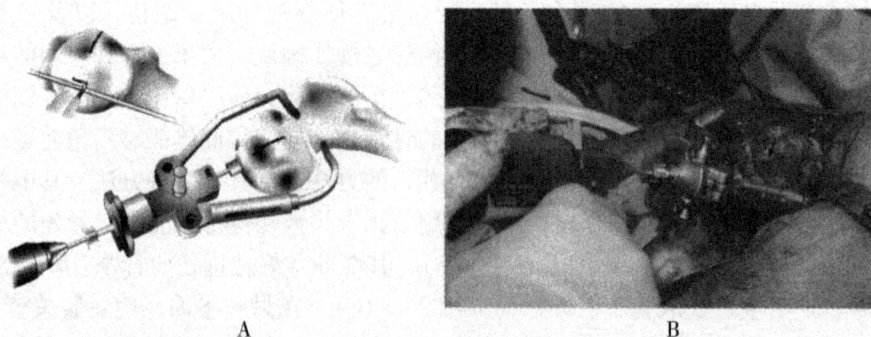

图 23 – 12 导针位于颈的中央

A. 显示用电刀在股骨头矢状面做标记，则斯氏针上方去除的骨量更多。放置导针中心定位器，套臂置于骨赘上；B. 从股骨头后侧去除的骨量较前侧多。圆韧带的止点在照片上显示不清，用箭头所指高亮区域表示

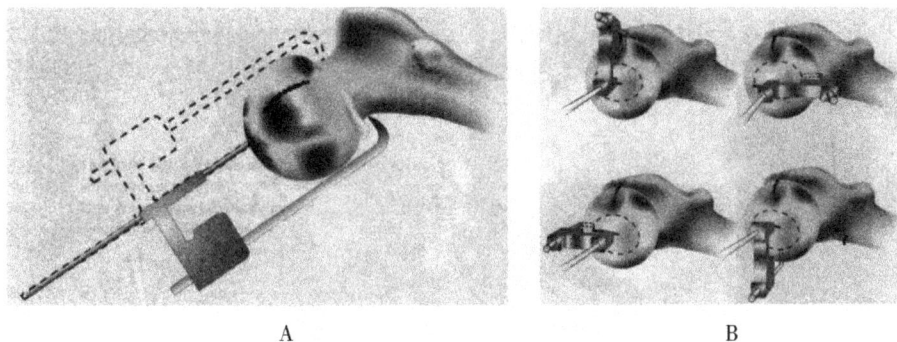

图 23 - 13　筒锉量规（测量切迹）测量预计最小的型号

A. 用柱形锉磨量规作测量，以确定相匹配型号筒锉锉磨股骨颈时，与颈的距离；

B. 虚线显示股骨颈的大致外形。后侧和下方将被锉去更多的骨量

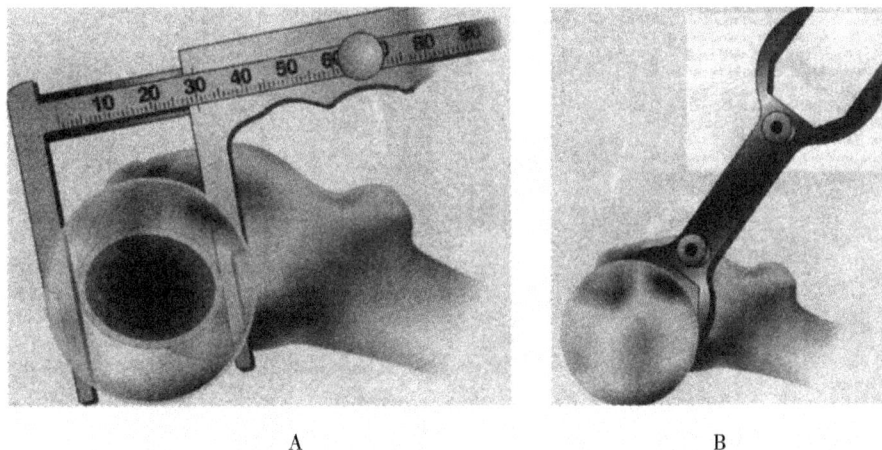

图 23 - 14　微调定位器重新定位

A. 导针重新定位器使得医师能在任何方向修正导针的位置，向后调整 2 根导针的宽度（每根导针的宽度相当于增加一个型号，所以相当于增加 2 个型号）；B. 使用槽口，将导针上移呈外翻

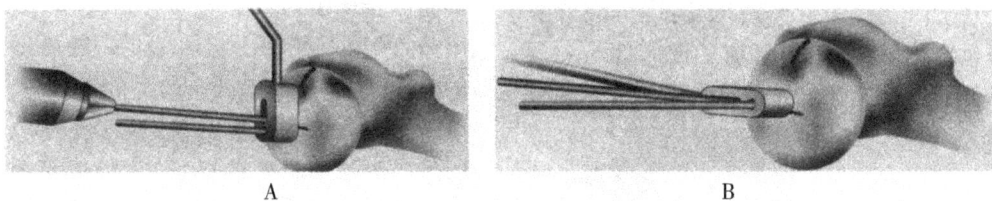

图 23 - 15　为预估最小的筒锉型号，可使用图 23 - 14A 的卡尺，或图 23 - 14B 的"切迹导板"

　　5. 圆柱状锉（筒锉）锉磨　开始锉磨时，通常使用比最终预期的型号大两到三号的筒锉锉磨，并彻底冲洗骨屑，以防影响锉磨的准确性。对于新设计的锉磨工具，导针上增加了一个中空套管，以增加锉磨时的稳定性（图 23 - 17）。锉磨时，筒锉的齿与股骨头呈非对称的接合，所以如果锉磨时仅仅通过导针，开始锉磨时应平行于导针的轴线，呈间隙性的反复用力边压边锉，这样不至于导致导针弯曲，这一点很重要（图 23 - 18）。由于套管提供了锉磨时更好

的稳定性，所以导针几乎不会弯曲。用筒锉锉磨时应非常小心，避免造成股骨颈的切迹。由套管引导的筒锉内有一根据人体解剖测量设计的阻止装置，以防锉到股骨颈的基底部。

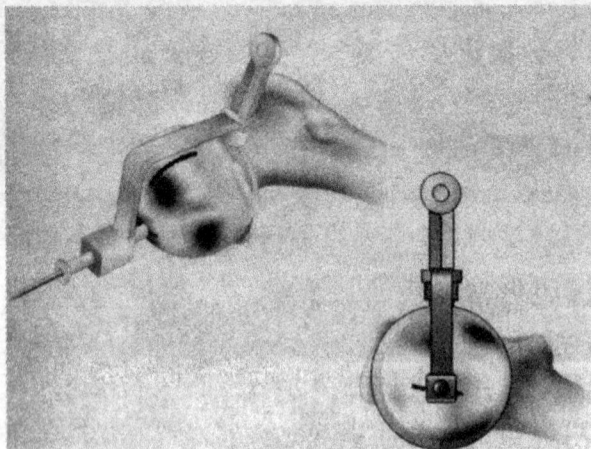

图 23 – 16　使用"棒棒糖"（lollypop）法

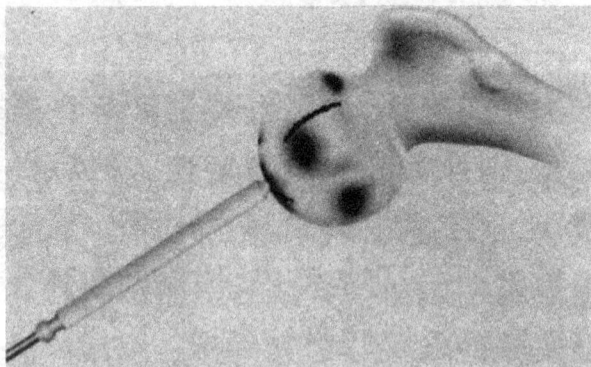

图 23 – 17　将中空的套管置入导针

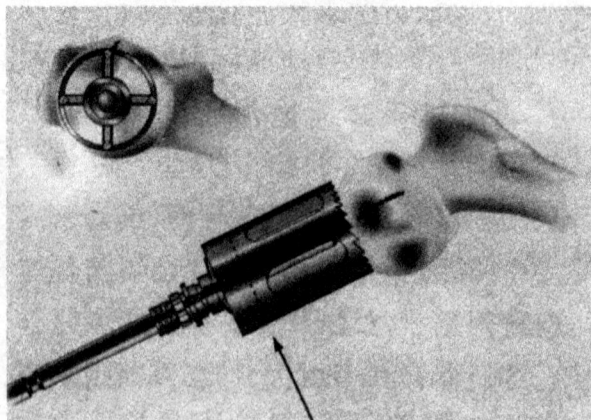

图 23 – 18　筒锉锉磨

对于严重骨关节炎的患者，巨大的骨赘可能包绕整个股骨颈，阻塞了任何进入头颈交界部的正常血管。如果有大量的骨质和骨赘需去除，或者担心筒锉过于贴近股骨颈，或者股骨颈相对比较短而担心筒锉锉入股骨颈的基底部，如有以上这些情况，可以不再锉磨，而改用弯的骨刀，将剩余的骨质或骨赘去除。对于新的筒锉，使用时在导针上套入套筒，并且在筒锉上设有阻止装置，以防锉磨时切入股骨颈的基底部。在每用一把筒锉锉好后，我们建议，通过围绕股骨颈触摸剩余股骨头至股骨颈的距离，仔细评估头颈交界部。看看有否位于上方或下方包含软组织的陷窝。如果发现这种情况，导针应重新定位，将筒锉更靠近有陷窝颈的一侧。然后，使用分度器和筒锉量规重新评估导针的定位。通过基本上已准备好的股骨头，其上方有一隐窝（止血钳所指），相对于周围锉磨成形的股骨头呈现为一个凹陷。在这种情况下，就不需进一步锉磨到股骨颈。

评估股骨头的实际病理改变和筒锉量规的再次仔细确认，如果发现导针不在最理想的位置，则导针必须重新定位。然后再开始锉磨，选用较模板测量和术中估计预计的最终型号大1～2号的筒锉，依次做股骨头的圆柱形锉磨。当做髋臼锉磨时，由于股骨头位于外展肌下，如果股骨头骨质较软，其会被髋臼边缘压迫造成凹陷。为了避免这一问题，或考虑到股骨头发生凹陷的结果，开始时只锉磨少量的骨质，这样一些硬的骨质，甚至硬化骨暂时仍保留，而这样在做髋臼准备时，即使发生股骨头的凹陷等破坏，最后的筒锉可以将其去除，这样可获得较完整的柱状外形。锉磨时需非常谨慎，不能锉入头颈接合部，以避免造成颈上方的切迹。这一点需切记，因为锉磨时呈140°，通常大于颈干角。作初始的锉磨后缩小了股骨头的体积，然后屈曲、内收、内旋后，股骨颈前方和髋臼的间隙增大，则剩余的前方关节囊可以较为容易地切断或切除。在助手的大腿和患者腿之间，放一毛巾垫，使得下肢能内旋达120°。然后做最后的检查，去除髋臼上残余的关节囊，以及有的患者髋臼边缘突出的骨赘，或不规则的髋臼边缘。松解股直肌的反折头，用骨膜剥离器从髂骨上将臀小肌推开，为股骨头腾出空间。为了把股骨头置于前上方的外展肌下"袋子"（空隙）里，助手用一把钩子拉住股骨颈，把股骨近端拉向上外方，同时将下肢置于伸展位，再置于中立位。主刀和助手共同用力将股骨头推向前上方。一把直角的Hohman拉钩（Innomed Inc，Savannah，GA）置于髋臼前壁，以向前阻挡股骨（见图23-21）。下肢可以轻度内旋，使进入髋臼的空间增宽。髋臼下方的关节囊切除时应小心，使用一把弹性的拉钩保护并牵开软组织，就在其下方包含有血管。关节囊和下方的脂肪及肌肉的间隙可以保护下方的血管。我们常将一把双尖头的髋臼下方拉钩（Innomed Inc，Savannah，GA）置于该处，则可以显露整个髋臼（图23-19）。

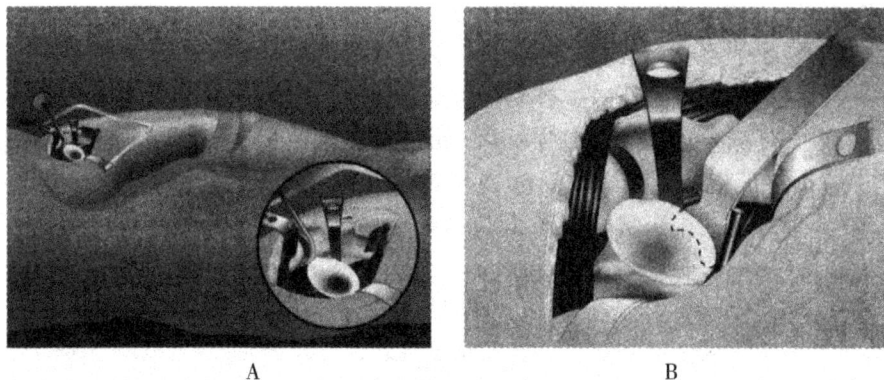

A　　　　　　　　　　　　　　　　B

图23-19　显示整个髋臼

A. 将股骨头置于外展肌群的下方，以显露髋臼；B. 直角的Hohman拉钩置于髋臼前壁，以牵股骨向前。Charnley针固定住后侧关节囊。双齿的拉钩置于下方，其有助于显示整个髋臼

6. 髋臼准备　开始做髋臼准备前，首先需对髋臼的前后壁及髋臼方位做仔细的评估。去除髋臼卵圆窝顶部的软组织。如果髋臼呈正常结构，则最好就按解剖方位做锉磨，在这种情况下，髋臼卵圆窝的软组织并不一定要全部去除。和全髋置换一样，依次使用大一号的半球形锉，做髋臼锉磨，直到有些骨松质被显露出来。评估髋臼前后壁的厚度。对于骨质硬、密度高的年轻活跃患者，作者喜欢采用一种"熊爪"式的髋臼锉（图23－20），而不是"乳酪摩擦"式髋臼锉。开始锉磨时，以与股骨头外径一致大小的锉开始，这样髋臼锉可获得较好的稳定性，而避免髋臼锉的抖动，而导致偏心的锉磨。而当髋臼锉锋利时，锉起来会很厉害，尽管非常有效率，但使用时应小心。髋臼锉指向外展42°，前倾20°~25°。对大多数患者而言，不必锉到髋臼底部。最后将"熊爪"式髋臼锉（较完全匹配的尺寸小一号）置入，去除任何髋臼后方边缘的突起。最后采用完全匹配的"乳酪摩擦"式髋臼锉，直径大小与列出的要置入假体的大小一致。准备后的髋臼较髋臼假体的外直径小约1.5mm，以获得髋臼假体置入后的压配固定。

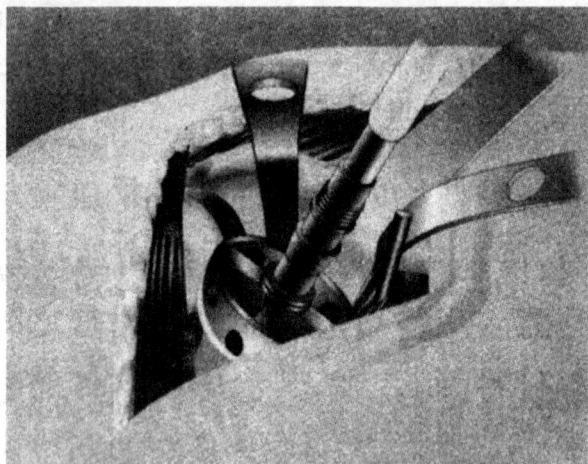

图23－20　"熊爪"式髋臼锉锉磨

髋臼假体有5种类型：薄髋臼杯（3.5mm）、厚髋臼杯（5.5mm）、带侧翼固定的髋臼杯、上缘固定的髋臼杯、带钉刺的髋臼杯。

将髋臼囊性变病灶刮除，用高速钻去除其他的软组织，脉冲冲洗，然后用从股骨头上锉下的骨做植骨。使用半透明的髋臼试模和止血海绵压实植骨组织，但是植骨材料不应放在髋臼的前后柱之间。使用半透明的髋臼试模确认最终的尺寸、球形度，特别是髋臼锉磨后的深度。假体的后缘可以突出几个毫米，这样增加了约10°的前倾，到20°~30°，并避免完全锉磨到髋臼底部。然后，使用坚硬的金属环状试模，在3个平面上作最终确认（图23－21）。对于薄的髋臼假体，锉磨的原则是"一对一"。例如，锉58号，则使用直径58mm、3.5mm厚的薄壁假体，而真正的髋臼杯外直径为59.3mm。58mm的环状试模应使所有平面都完全坐落于髋臼底部。如果其不能到达底部，或难以置入，可能是髋臼后侧或前侧入口处的骨嵴边缘阻挡所致。其原因是锉磨的齿在半球形以下。而如果用59mm的试模能贴到髋臼底部，使用58号的髋臼假体则不能获得1.3mm的压配。压配主要是在前后方向上的髋臼前后柱之间获得。对于一些骨质较松软的患者，将59mm的环形试模推入到髋臼底部是可能的，而且感觉仍满意，那是因为，对于Conserve Plus多孔微珠涂层的髋臼杯，仅仅0.5mm的过盈配合，即足够获得初始的稳定性。如果血液从骨松质渗出，可以将凝胶用透明的塑料试模压入骨的间隙。用纱布清除髋臼前后柱之间的任何植骨材料等，否则，其会影响假体的初始稳定性。

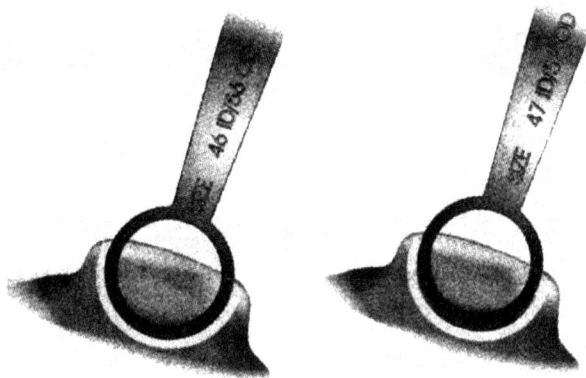

图 23 – 21　环形测量器

7. 髋臼植入　在作脉冲冲洗及抗生素液的冲洗后，植入髋臼假体。将假体打入手柄装置设置在假体外展 42°（患者侧卧、导杆垂直于地面即可获得），同时前倾 15°。我们建议前倾可以增加到 20°~25°。术者维持打入器在最佳位置，助手使用非常重的 10 磅锤子将其锤至髋臼底部。然后仔细检查髋臼杯的方向。在完全击入到底部后，不卸下打入器，摇动骨盆检查假体的初始稳定性。如果假体固定欠牢靠，或者骨盆摇晃后产生任何的假体移动，则必须取出假体，将髋臼再锉磨得深些。重复上述的步骤，确保髋臼准备的精确性。假体重新置入前，使用脉冲冲洗作彻底清洗，用纱布去除任何残留的软组织。为松开打入器，术者只要握住释放的部位，叫助手逆时针方向旋转几度，术者拉住手柄向头侧，即可取出打入器。如果假体位置不正确，并只需作轻微的调整，可以将一打击器置于假体的边缘，用锤子轻击，慢慢重新定位于预定方向。然后再将假体打实。如果不可能作这样的纠正，并且位置不满意，则用打入器取出假体，彻底用脉冲冲洗，用棉垫去除软组织。同样，在调整髋臼假体位置时，也可用锤子敲击髋臼假体边缘上的打击器，以微微调整髋臼假体的倾斜。然后，使用球状的嵌击器作最后打压，确保假体完全坐落于髋臼底部。去除髋臼后侧，特别是前壁的突出骨赘，直到露出髋臼假体边缘 1~2mm，对其可用高速磨锉等予以修成斜面。对于其他的髋臼假体，置入时同样采用以上的步骤，用透明的量规、环形的量规作测量确认，最后将最终选择型号的假体置入。

8. 股骨头最终准备　再次脱位股骨头，在助手的大腿及患者下肢之间垫一毛巾垫，以增加下肢内旋（见图 23 – 11）。将撬起股骨颈的拉钩置于股骨颈底下，通过最后筒锉的导针孔重新插入导针。对导针方向做最后的检查，如有必要，在继续做圆柱形锉磨前，用微调定位器再作适当调整。在做最终的圆柱形锉磨前，对柱形的截骨面做 360°完整的检查，确定隐窝或凹陷的位置。通常在圆柱形截骨面的上方或下方，偶尔在上下部位都有隐窝。去除隐窝内的软组织，以确认股骨头和颈的最终轮廓，如果需要，也便于在做最后的锉磨前，对导针作精细的微调。最后锉磨时，筒锉一次性进入，这样锉磨精确度高，保证了近端截骨板贴合安放。近端截骨板与塔式力线导杆组合后置入（图 23 – 22）。取下塔式导杆，确认近端截骨板的下缘覆盖头颈。

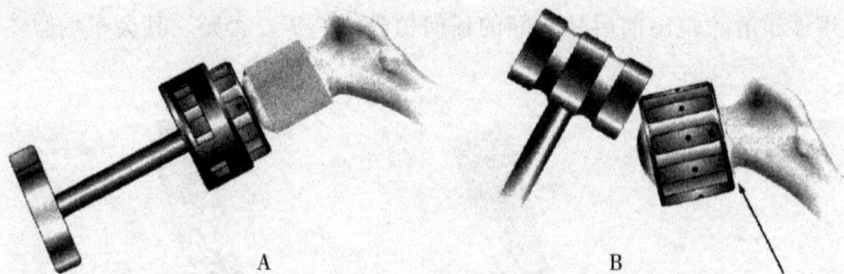

图 23 - 22 近端截骨板与塔式力线导杆组合后置入

A. 放置切骨导向器；B. 移去塔式对线导杆，如有必要，用锤子轻击，以使切骨
导向板覆盖柱形锉磨股骨头的所有下缘

交界部锉磨的柱形头部。如果没有，可用锤子轻轻往下叩击。用 2～3 枚（一般两枚，如有截骨板的任何移动则用三枚）固定钉，置入截骨板的钉孔（图 23 - 23A），以维持用摆锯做股骨头穹顶部截骨时截骨板位置的稳定（图 23 - 23B）。穹顶部必须切得非常平齐，并且去除所有的碎屑，否则塔式导杆不能坐落在截骨板上，则不能做旋转贴合锁定。用启动钻头确定逐渐变细的干骺端柄锉的中心，以及用来在小粗隆钻孔，以接锥形的骨内吸引头（图 23 - 23C），该吸引头与墙壁的吸引装置连接。柄锉磨的深度依据于选用的柄固定方式。如果柄做骨水泥固定，则深度要超过一到两个型号；如果作压配固定，则深度要小一号（图 23 - 23D）。我们建议，如果有 >1cm 的囊肿，或假体直径 <48mm，则柄做骨水泥固定。取出塔式对线和近端截骨导杆后，将适合的斜面定位杆插入钻孔中。将斜面锉插入定位杆中，做斜面锉磨，获得股骨头的最终外形。我们建议，用斜面骨锉去除上方的硬化骨。如果不能去除这些硬化骨，则可以用小一号的斜面骨锉，锉到相应小一号的筒锉位置，也可以用高速磨钻打磨硬化骨表面。对于老式的 160° 斜面骨锉，可能会不必要地去除较多骨量，尤其在骨量较好的情况下，特别明显。在那些情况下，可以使用较大型号的斜面骨锉，可以较筒锉的型号大 3 号之多，从而去除较少的骨量，而仍然能将假体坐落到底。对于新的 170° 的斜面骨锉，在定位杆上做锉磨。这样的锉磨保留了更多的骨量，如果残留硬化骨，可以用接着的小一号骨锉来去除硬化骨。这样的操作使得医师在骨量较好的情况下，去除较少的骨质。在做斜面锉磨前，可用一张中间有小孔的"眼科视力检查样纸"套在股骨头上，以收集斜面骨锉锉磨时的骨屑。然后套上塑料试模，对已准备好的表面作最后的确认检查，并在头颈交界部用电刀做标记，以确保假体的完全坐落到底。如果需要检查活动度和碰撞的可能，则作试验性的复位。

对于老式的开口型金属试模，最终的股骨头外形确认是通过旋转股骨头的试模，来确保股骨头周围完整的，1mm 骨水泥层。对已准备好的股骨头，一定要用锋利的刮匙，特别是高速磨钻，去除所有的囊肿和软组织。在股骨头的穹顶和没有多孔的斜面部位（即骨质硬化处），用 1/8 英寸或 3.2mm 的钻头，作另外的固定孔（图 23 - 24）。小的孔比大的孔可获得的更大的固定总面积，从取出的假体分析也得知，前者假体生存时间更长。通常在股骨头的穹顶部钻 8～10 个孔，而在斜面钻 12～20 个孔。当骨质致密或硬化，钻孔尤为重要。

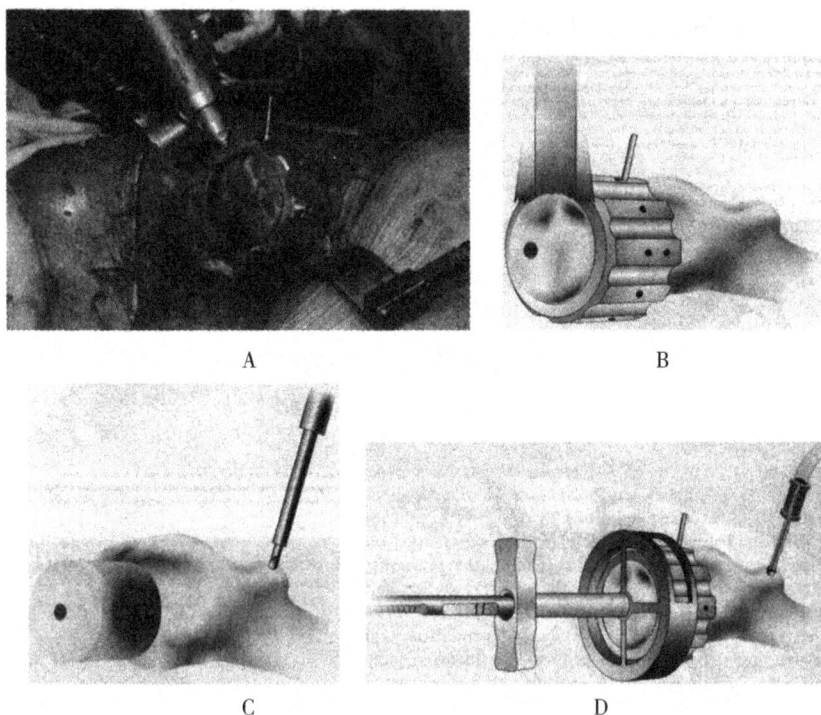

图 23 – 23　股骨头最终准备

A. 将 2～3 枚短钉通过导孔打入，确保切骨导向板位置在切骨时的稳定；B. 用摆锯作穹顶部截骨；C. 用启动钻作干骺端柄锉的锥形中心孔的定形，以及在小粗隆处开孔以插入吸引套管；D. 干骺端柄锉的钻孔深度取决于柄做骨水泥固定还是压配固定

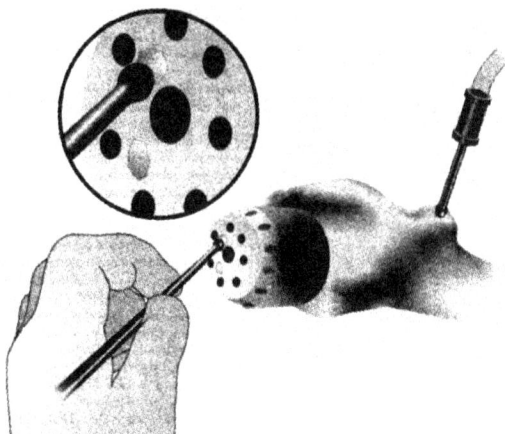

图 23 – 24　在已准备好的股骨头的穹顶及斜面做骨水泥固定孔

9. 股骨头的骨水泥固定　在用骨水泥固定前，用脉冲冲洗以清除股骨头表面的任何脂肪或碎屑，并用抗生素液冲洗。将连到墙壁的吸引装置的吸引头插入股骨柄孔。而将另一个锥形的吸引套管插入用启动钻在小粗隆钻的 3.2mm 的孔内。轻击锥形的吸引套管，使之紧密插入。这样就需要两路吸引管。清理并使股骨头表面干燥十分重要。一种碳吹干喷射装置

（Kinamed Inc，Camarillo，CA）非常有用，不但可以干燥骨的外表面，也可以干燥股骨柄孔的内部，并且能区分任何软的或硬的组织，这些组织影响骨水泥渗入骨质内。把股骨头当做一个牙齿的空洞，这样就像牙医一样，在充填丙烯酸树脂之前，对股骨头作准备。必须使股骨头绝对干净和干燥。

推荐使用普通的 Surgical Simplex P 骨水泥（Howmedica Inc，Rutherford，NJ），因其极佳的操控性能。将一包骨水泥混合，约两分钟后倒入股骨假体中，用手指将假体的内侧面均匀涂平。大约4min时，当骨水泥进入面团期早期，用手压入锉磨的柱形股骨头表面。如果股骨柄也做骨水泥固定，则将股骨柄插入孔清理干净并干燥，再把骨水泥压入然后将股骨假体安于股骨头上，用手压住打入器，以确保假体完全坐落到底。如果有需要，轻轻反复锤击打入器。持续加压直到骨水泥已硬化。为了缩短工作和凝固时间到约10min，将单体在电热加温器上加热到人体温度以上，但是应在凝固前有足够的时间，确保让多余的骨水泥溢出及假体完全到底。应将所有溢出的骨水泥小心地用手术刀切除，注意后侧、下方和上方，切割时刀与股骨假体表面呈直角，这样不会把骨水泥从杯内拉出。在清理前方杯与骨交界处溢出的骨水泥，用带有反光镜的齿科器械非常有用。在反光镜的帮助下，可看清局部多余的骨水泥，并予以切割后取出。接着，用湿的棉垫清洁假体表面。通常，需使用数千毫升的水来冲洗手术区，同时使骨水泥在凝固过程中的最大温度降低。注意这种骨水泥技术，旨在提供柱形锉骨面最大的骨水泥固定面积，并防止骨水泥过度渗透。其他的骨水泥技术必须与其他的器械相配套，假体与骨＜1mm 的间隙，则需使用低黏度的骨水泥，更多的水泥压向上方，而可能较少的骨水泥压入柱形锉骨面，其原因是存在较多的剪力。我们的目标是获得几乎环状的1mm 骨水泥层，而渗入深度不超过 2～3mm。

10. 髋关节复位和切口的闭合　在仔细去除所有可见或可触及的骨水泥碎片和骨屑后，将髋关节复位，作关节的充分活动。最好能屈曲髋关节到120°，尤其对于那些术前非常僵硬的患者。这种术中大范围的屈曲，有利于术后功能锻炼的起始阶段。髋关节屈曲90°并内旋，检查前方是否有撞击。最好能达到至少40°内旋。如果不能，可确认前方的骨赘是撞击的原因，则予以清除。同样，也必须至少伸直位40°的外旋。在髋膝关节伸直时，向前推髋关节，以确认髋关节稳定。如果发现不稳定，可能是髋臼前倾过大，表明需要重新置放。由于关节囊已松解并至少部分被切除，所以可以容易地把髋关节从髋臼中拉出，即所谓的"Shuck test"，但这是在预料中的，只要术后作适当的预防措施，是不成问题的。再用2 000ml 或 3 000ml 的盐水、1 000ml 的抗生素溶液，作最后的冲洗。用 1 号抗菌薇乔缝线修复外旋短肌群，如需要还需修复臀大肌肌腱，伤口置小号的1/8 英寸的 Hemovac 引流，然后关闭切口。对于大多数切口，可以做皮下缝合后，再用多抹棒涂抹（Dermabond，Ethicon，Somerville，NJ），可以安全愈合。

七、术后处理

1. 预防髋关节脱位　一旦麻醉消退，髋关节即获得稳定，不需要特殊的外展枕。然而，在患者安全地转送到苏醒病房之前，保持对已复位髋关节的压力很重要，以避免发生髋关节脱位。将足用带子绑好内旋，拍片。如果不这样做，在偶尔的情况下，通常是在外旋位发生脱位。对于那些脱位的患者，只要牵引并内旋，即可以成功地复位，而不再发生。

2. 抗感染及抗凝治疗　使用预防性的广谱抗生素2d，3 周低剂量的华法林，然后改用3

周的阿司匹林。术前及术后给予吲哚美辛 50mg。继续使用吲哚美辛 25mg，3 次/d 口服，或 75mg，纳肛，5d。所有同时双侧亏术者，术前作 7Gy 的单剂量照射及给予吲哚美辛。

3. 功能康复　术后第 1 天开始行走，扶拐下至少 50% 负重，或到能忍受程度。患者通常术后 2～3d 出院。如果是一期双侧手术者，则通常推迟 1d 出院。使用拐杖 3～4 周，有利于软组织的愈合，也有利于人工关节恢复更为正常的润滑。偶尔再继续使用手杖 1～2 周。当患者能控制其下肢时，即可恢复驾车。大多数患者在术后 2～4 周恢复工作。术后 4～5 个月，通常可允许做低碰撞性的运动。肢体接触性或撞击性运动应该予以禁止 10～12 个月。对于髋关节有 >1cm 囊肿的患者，不建议做躯体接触性运动。

八、并发症

（1）在做股骨头柱形锉磨时，造成股骨颈上方皮质的切迹，其减弱了股骨颈，并且可能导致将来的股骨颈骨折。在开始锉磨前，必须尽可能地精确放置导针。在股骨头准备过程中，随时调整导针，以确保最终的锉磨获得假体最佳的位置。

（2）如果锉磨时进入前方的骨赘，则明确骨赘下方没有正常结构的骨皮质。否则，减弱了股骨颈，因为在这种情况下骨赘已经成了股骨颈正常结构的一部分。我们建议，只要屈曲位有足够的内旋，可稍稍将股骨假体向前安放，同时少许呈从后向前，以保护骨赘。

（3）在骨水泥固定前，股骨头表面有残留的骨屑，并且股骨头没有作适当的干燥处理。这是一个关键的手术步骤，其决定股骨假体初始固定的质量，以及最终假体的长期生存率。必须记住，与全髋置换时股骨柄假体固定的面积相比，表面置换时股骨假体的固定面积明显减少。

（栾宏佳）

第二十四章

人工膝关节置换术

第一节 人工膝关节置换术发展历史

膝关节成形术（arthroplasty）一词，最初仅指切除关节病变。1831年，Syme描述了关节切除的一般原则。1860年，Textor报道了膝关节切除的技术。1861年，Ferguson报道切除膝关节后形成一个活动的假关节，术后形成关节强直。为了在一定程度上恢复关节面。1860年，Verneil提出了插入物关节成形术（interposition arthroplasty），切除的两端骨间插入软组织，以期恢复活动并减轻疼痛。1883年，他报道以关节囊为膝关节插入物。至20世纪30年代，有文献报道使用的插入物有肌肉、筋膜、皮肤、脂肪组织、猪膀胱，甚至卵巢囊肿壁等。1950年，Kuhns等以尼龙膜为插入物。但这些方法均因为较高的失败率而被放弃使用。虽然直到1991年Murry等仍有插入物应用的报道，但总体结果均不满意。

1940年，Campbell以钴铬合金代替股骨远端，因效果不佳而放弃。之后，又有多位学者使用不同的设计代替股骨或胫骨，但无论是单独置换股骨还是胫骨，都存在植入物沉入骨质，并导致相对应关节面的软骨破坏，从而使人们考虑全关节置换的必要性。

最初考虑同时置换股骨和胫骨关节面的设想出现在20世纪50年代，有Walldius、Sheir等学者设计了带髓内柄的铰链式假体。但这些简单的铰链式膝关节无法实现复杂的膝关节活动。并且，因为其金属-金属的接触面导致其无法接受的高失败率和感染率。70年代，法国医师Deburge设计的Guepar型铰链式膝关节作出了改良，将铰链的旋转轴向后上方移动，以接近生理旋转中心，股骨假体增加了髌骨轨道并且有外翻7°的髓内柄，重建正常的力线。但由于全限制铰链膝缺乏生理膝关节的运动学机制，所有负荷的传导、运动过程的调节以及单轴屈伸运动均通过铰链机制，因此，骨-骨水泥或骨-骨界面的负荷增加，故松动率高。因此，一般学者认为，无论旋转轴位置、活动范围或植入物的固定方式如何，铰链膝由于不能转化生理轴向旋转负荷，必然导致固定部位负荷的增加，原则上终会导致松动、部件断裂而失败。由此，出现了新型的铰链型膝关节，即旋转铰链膝关节。代表产品有ENDO型旋转铰链膝（Fa. Waldemar Link）、Kinematic Ⅱ旋转铰链膝（countesy howmedica），除了可以模拟膝关节生理屈伸运动，还可有一定程度的旋转运动。这些假体在感染、松动和髌骨并发症方面较早期的Guepar铰链膝有很大程度的改善。在一些肌肉、韧带功能不全，膝关节严重不稳定的患者中，以及肿瘤患者保肢手术中仍然被很多医师采用。

1971年，Gunston接受了Charnley低摩擦髋关节的理念，提出了多中心人工膝关节设计理念，成为人工膝关节向现代新型人工膝关节过渡的雏形。他提出使用假体的设计模拟生理膝关节多中心旋转功能，使步态正常，减少松动率。由于其改良的动力学，获得了较好的早期疗效，但中远期失败率仍然很高。

1970 年，Mark、Converty 等（Mayo 诊所）认为，理想的人工膝关节应该是非铰链型，但具有内在稳定性，膝关节屈曲至少 90°，截骨量少，可纠正畸形，应用生物相容性好的材料，可避免使用粗大的髓内固定，保留髌骨。为此设计了 Mark Ⅰ型几何型人工膝关节，并于 1971 年植入第 1 例，虽经过多次改进，其远期存活率仍然不尽如人意。但在几何型人工膝关节应用的经验中，提出了一条重要的经验，即准确的软组织平衡是非限制型人工膝关节远期疗效的重要条件。

现代全髁型人工膝关节主要由美国纽约特种外科医院（HSS）的 Insall、Ranawat 与波士顿的 Scott、Thornhill 医学研究机构设计研发。前者倾向不保留后交叉韧带，后者倾向保留交叉韧带。1970 年，上述两个研究组均从代表新型表面全髁型膝关节 - 双髁人工膝关节（duocondylar）基础上分别进行了侧重点不同的研究。

在双髁人工膝关节基础上出现两个设计模式，即：①HSS 组保留后交叉韧带的双髁人工关节膝。②切除后交叉韧带的全髁人工膝关节，股骨髁假体上均有髌骨轨道的设计。波士顿组则在双髁人工膝关节的基础上发展了保留后交叉韧带的 Kinamatic 型和 Robert - Brigham 型假体。HSS 组于 20 世纪 70 年代中期在双髁基础上设计出 Insall - Burstein 后交叉韧带替代型膝关节。之后，各个公司在此基础上对人工膝关节假体的设计进行进一步的改善，现代人工膝关节设计拉开了崭新的一幕。

（郭马珑）

第二节　手术适应证和禁忌证

（一）全膝关节置换术

1. 适应证　全膝关节置换（TKA）适用于因类风湿关节炎（RA）、骨关节炎、原发和继发性创伤性关节炎、多关节炎、胶原病、股骨髁缺血性坏死，或假性痛风、创伤后关节形态丢失（尤其是有髌股关节侵蚀，功能障碍，或以前行髌骨切除）、中度外翻、内翻或屈曲畸形等有膝关节严重疼痛和功能障碍的患者。全膝关节置换还可用于以前手术失败、手术时膝关节还有满意的平衡和稳定性的情况，用于拯救膝关节。

2. 禁忌证　受累关节以前有感染病史；胫骨、股骨、或髌骨表面骨量不够、骨骼不成熟和（或）神经性关节病。

明显的感染是绝对禁忌证。有以下异常的患者必须尽全力排除术前感染的可能性：发热和（或）局部炎症征象；X 线片上快速关节破坏或骨吸收表现和无法用其他疾病解释的红细胞沉降率（血沉）增快，白细胞数增高或明显的白细胞分类偏移。另外，远处感染病灶，如泌尿生殖系统、肺、皮肤（慢性病灶或溃疡）和其他部位，为相对禁忌证，因为可能发生植入物部位的血源性播散。在植入前、中、后必须治疗感染灶。

患肢有骨质疏松、失去肌肉或神经肌肉疾病影响［如无肌肉韧带支持结构和（或）关节神经病］的情况，是使用假体的禁忌证。稳定的无痛的功能位关节融合可能是全膝关节置换的相对禁忌证。继发于侧副韧带缺损的严重不稳定是使用非限制型假体的禁忌证。

（二）单髁置换

1. 适应证　患者的选择是手术成功的关键，尤其是单髁置换术。Kozinn 和 Scott 等认为单髁置换术的患者应该是单髁的骨关节炎或骨坏死；影像学检查提示没有对侧间室的病变，髌股关节不受累或只是轻度退变；术前膝关节屈曲至少 90°；屈曲挛缩小于 5°，内翻畸形小于 10°，外翻畸形小于 15°；患者休息时疼痛轻微；活动量小，年龄最好在 60 岁以上。

2. 禁忌证　对于肥胖患者、活动量大的年轻患者以及有炎症性关节炎、血色素沉着病、软骨钙化、血友病、严重髌骨关节炎、髌旁软组织疼痛以及膝关节不稳者一般不考虑行单髁置换术。同时在手术中应检查对侧间室的关节软骨，如有软骨钙化或剥脱者，也不宜行单髁置换术。另外，如患者前交叉韧带不完整也不宜行单髁置换。

（郭马珑）

第三节　术前评估

全膝关节置换术前对患者的详细正确评估可直接影响手术的过程和术后的效果。除了常规对患者一般情况和手术难度的评估外，对患者的原发病、疾病严重程度的评估，各种畸形、骨质疏松的程度、骨缺损的情况、关节活动度以及肌肉萎缩情况的评估都是至关重要的。因此在全膝关节置换前，必须对以下各个方面进行正确的评估。

（一）膝关节活动范围

无论是屈曲受限，还是屈曲挛缩，都会不同程度影响手术操作。膝关节屈曲受限将影响手术中的显露、定位装置的安装以及胫骨平台和股骨后髁的截骨，膝关节后方的骨赘清除也会相当困难。小于 30° 的轻度屈曲挛缩较常见，一般不会影响手术的操作，但严重屈曲挛缩，尤其是长期不能行走，需卧床或依靠轮椅 RA 患者，固定膝关节屈曲挛缩甚至超过 90°，往往还伴随内、外翻或旋转畸形。单纯采取多切除胫骨、股骨并不能完全解决屈膝挛缩畸形，往往需要依靠后关节囊松解手术，甚至需要松解腓肠肌、腘绳肌等结构，术后发生神经、血管牵拉伤和屈曲挛缩复发等并发症的可能性也大大增加，必须在术前有正确的认识。

（二）下肢力线与畸形

主要指膝内外翻畸形。人工膝关节置换旨在恢复下肢力线，平衡软组织，重建关节稳定性。下肢力线的异常必然伴随关节周围软组织的挛缩和拉伸。对于严重的内外翻畸形，影响膝关节韧带平衡的情况，必须增加假体的限制性以获得稳定性。必要时，应选择具有内在稳定性的旋转铰链型假体。

（三）骨质缺损

是人工膝关节置换术中经常遇到的棘手问题之一。如膝内外翻股骨髁破坏缺损、囊性变、髁发育不良、平台塌陷等，往往导致假体支撑的减弱、应力集中、假体早期松动等后果。根据骨缺损的程度不同，可采用骨水泥填充、植骨、金属垫片和定制假体等方法。术前作出合理的评估，准备必要的手术器械和假体。

（四）骨骼质量

骨质疏松对全膝关节置换患者是影响其疗效的一个危险因素。对手术的要求也较一般骨关节炎患者高，必须避免因为操作不当造成的骨质缺损、骨折等并发症。同时，骨质疏松还影响膝关节周围软组织重建时韧带附着点的结构强度。严重的骨质疏松可能影响对假体的支撑，必要时需要考虑带柄的假体，以增加假体的稳定性。

（五）局部软组织及血循环

在 RA 病中尤其重要。这些患者往往皮肤抵抗力低，愈合能力差。血管炎引起皮肤缺血、贫血。低蛋白血症造成局部软组织营养不良、静脉壁脆弱。长期使用激素和免疫抑制剂可使术后感染率明显升高。据统计，RA 患者的术后感染率约为骨性关节炎的 2.7 倍。另外，术前长期使用 NSAID 药物，可能降低血小板功能，增加术中、术后出血，并增加术后应激性溃疡的危险。

（六）术前 X 线评估

如上所述，膝关节周围骨质疏松、骨缺损情况是影响全膝关节成形术难易程度的重要因素之一。术者应根据膝关节正侧位 X 线片，进行认真地术前评估。此外，还必须仔细观察关节缘骨赘和后关节囊游离体的生长情况，前者能影响术中膝关节内外侧韧带的平衡，有时也会让术者对截骨面的真实大小产生错觉。关节囊后方骨赘、游离体则能影响术后伸膝功能。在所有术前 X 线评估的内容中，对患侧下肢力线评估是最为重要的内容之一。

和人工全髋关节置换术不同，全膝关节置换术对下肢的力线要求很高。目前一致认为，全膝关节置换术术后膝关节应外翻 $5° \sim 7°$，误差不超过 $2°$，股胫角（FTA）应为 $174°$ 左右。以前，全膝关节置换术术后下肢力线的测量均采用卧位 X 线片，不能正确反映某些膝关节的力线异常，特别是术后软组织不平衡的膝关节。从 1985 年开始，Scott 首先认识到站立位 X 线片对评价全膝关节置换术术后关节力线的重要性，而且主张尽可能包括髋关节和踝关节，以正确测量出下肢力线。因此笔者建议采用负重位全下肢 X 线检查。

根据全下肢 X 线片，术前可以比较准确地计算出股骨髁远端截骨平面与股骨解剖轴线间夹角。方法如下：首先在 X 线片上画出下肢机械轴线 M（股骨头中心、膝关节中心连线）和股骨解剖轴线 A（股骨干中点的髓腔中心与膝关节线上 10 cm 处股骨髓腔中心连线），可测得下肢力线轴和股骨解剖轴之间的夹角。采用上述方法术前可以利用 X 线片比较准确地计算出每一个体实际的股骨髁远端截骨面角度。

上述方法适用于目前绝大部分人工膝关节置换术手术器械，这些器械的特点是要求胫骨平台近端截骨面与下肢机械轴线垂直。但也有个别器械要求胫骨平台截骨面与下肢轴线有 $3°$ 内翻，与正常解剖相似，需要引起注意。

通过术前 X 线片上绘制股骨髁远端截骨线可帮助我们事先了解术中股骨内外髁远端骨组织的切除情况。

分析术前全下肢 X 线片，还能帮助术者判断导向杆在股骨髁间窝处的入点。正常股骨干有一向前外侧方的弧度。术者可根据此弧度的大小，相应地将进杆点适当向股骨髁间窝前外侧移动。

胫骨近端截骨面与胫骨力线垂直或内翻 $3°$，虽然术中胫骨、内外踝等位置明显，但是由于胫骨上端有时存在膝内翻畸形，长期出现踝关节代偿性外翻改变，这使得术中定位和术中胫骨近端截骨面位置有时并不容易掌握，甚至有经验的医师也会有误差。术前对膝关节 X 线片胫骨平台侧的分析，不仅在于分析截骨平面位置高低，还要注意一般髓外定位是否可靠，必要时，还要进行胫骨的髓内矫正。

（郭马珑）

第四节　膝关节置换术操作技术

术前严格的皮肤准备、麻醉诱导前 30min 给予一定剂量的静脉抗生素、严格的无菌操作等对防止术后感染十分重要。膝关节置换术应该在层流手术室内进行，并且应当尽量减少室内人员的走动。

（一）手术切口

手术切口的选择根据医师的喜好选择膝前正中切口、内侧髌骨旁切口以及近来比较流行的内侧小切口。膝关节正中切口仍然是最常用的切口。切口自髌骨上缘约一个髌骨高度起，至胫骨结节内侧缘。因为皮肤切口与关节囊切口不在一个水平，即使有伤口愈合问题也不易直接影响到关节内。如原有膝关节纵行手术瘢痕，宜采用原切口；如有多个纵行手术切口，宜采用较外侧的切口以减少对皮肤血供的影响；如原有横行切口瘢痕，仍应采用正中切口。由于膝关节表层只覆盖皮肤和少量软组织，手术中操作皮肤及皮下组织时应轻柔，避免人为造成皮瓣缺血损伤。

（二）手术入路

切开皮肤、皮下组织及深筋膜浅层，向内侧作分离至髌骨内侧缘约 1cm。一般不作外侧皮肤的分离，以免影响皮瓣的血供造成术后皮瓣坏死及感染，影响伤口愈合及术后功能锻炼，对 RA 患者尤其重要。沿股四头肌肌腱中内 1/3 劈开，绕过髌骨内侧缘向下至胫骨结节内侧缘。髌骨内侧缘应保留 1～1.5cm 的软组织以方便关节囊缝合。将髌骨向外侧翻转前，应切断髌骨外缘至股骨髁的皱襞（髌股韧带），可减少髌韧带上的张力，减少髌韧带撕脱的机会。翻转髌骨显露整个膝关节前部，必要时可切除部分脂肪垫。屈膝 90°，松解内侧关节囊胫骨附着部至内后角。切除前交叉韧带，对骨关节炎的患者，如果滑膜增生不严重，可不行滑膜切除，但对 RA 患者，应尽量做完整的滑膜切除，以免影响术后的疗效。

Insall 提倡使用关节囊正中入路。切口自股四头肌腱顶部，经股内侧肌髌骨止点的边缘跨过髌骨，至胫骨结节内侧 1cm 处，然后自髌前将其内侧附着的骨膜剥离，并将胫骨结节的部分骨膜剥离。Insall 认为，这一入路的优点在于：对于膝关节近乎强直的患者，可以避免胫骨结节撕脱骨折，即使发生撕脱，由于髌韧带仍和部分胫骨骨膜相延续，可重新固定；其次，缝合关节囊时，由于骨膜上附有鹅足纤维，可免于缝线撕脱，而且，由于胫骨骨膜、髌韧带、鹅足相互连续，可保证内侧的稳定性，关节囊愈合较快。

近来，随着微创关节置换技术的开展，许多医师选择使用股内侧肌下入路或经股内侧肌入路进入关节。这些入路的优点是不干扰股四头肌，关节入路完全是关节囊切开，对于患者的术后近期恢复是十分有利的。但缺点是不能翻转髌骨，关节的显露不充分，对于没有经验的医师，容易发生假体定位的误差。

对于屈曲度很小，股四头肌严重挛缩的膝关节，特别是翻修手术的患者，可使用股四头肌"V"～"Y"成形入路，避免髌韧带胫骨止点撕脱和伸膝装置的失败。但此方法术后早期由于股四头肌乏力会出现伸展滞缺，影响术后功能锻炼，一般术后经过专门训练可在6个月后恢复正常。

对于翻修全膝关节置换，股四头肌肌腱或软组织纤维化严重，术中髌骨翻转困难，无法充分显露关节，估计或已经通过股四头肌肌腱部分切断术不能充分显露者。有学者主张采用胫骨结节截骨进行关节显露。截骨方法：截骨近端始于胫骨平台下1cm，作宽2cm、厚1cm阶梯截骨，然后沿胫骨内侧向远端作长8cm截骨，逐渐变薄。保留外侧骨膜及软组织瓣。手术后，将截骨片复位，用钢丝环扎或螺丝钉固定截骨块。采用这一方法不破坏股四头肌的连续性，允许早期膝关节功能锻炼，对于患者膝关节功能的恢复十分有利。同时，由于截骨后骨性愈合，不造成股四头肌瘢痕，以及手术后患者大腿部不适。

（三）关节表面切除截骨

关节表面的切除截骨是膝关节置换手术的主要环节，决定了关节假体的安放位置。手术的操作细节，根据所使用假体的各不相同。现以 Zimmer NexGen 人工膝关节为例，简述截骨操作过程。

在股骨远端的髌骨沟中心钻一个孔。此孔在前后位及侧位方向都平行股骨干。孔约位于后交叉韧带附着点前方1cm处。用扩孔钻扩孔至12mm，这样可减少在插入髓腔导引器时的髓内压力，再把髓内物吸出。把髓内导引器按术前 X 线测量，调节到正确的外翻角度，并算好左右方向，然后把方位固定。把标准型切割指示块连接到导引器上，将髓内导引器插入股骨。以内外上髁轴线作导向，旋转导引器柄，使之方向与上髁轴线平行，打紧，并与股骨髁紧贴。将股骨远端截骨模块安装于导引器上并固定于股骨前方。拆卸导引器连接。沿股骨远端截骨模块的截骨槽进行股骨远端截骨。在此截骨模块上有增加或减少截骨量的选项，医师可根据患者的需要，选择增加或减少截骨量。完成股骨远端截骨后，使用股骨前后径测量器测量股骨前后径大小，以选择正确大小的股骨截骨板进行股骨的前后和倒角截骨。测量器上有股骨截骨模块的旋转定位孔，对于没有严重骨缺损的骨关节炎患者，可参照后髁连线，进行外旋3°的定位。如果有股骨髁发育不良，或有较严重骨缺损的情况，应参照 Whiteside 线（股骨髁的前后截骨垂直于该线）或上髁轴线（股骨髁的前后截骨平行于该线）进行旋转定位。安装正确大小的股骨截骨模块，依次完成前方、内外后髁以及前后倒角截骨。在 NexGen 全膝系统中，还有滑车部分的截骨，也可在此时完成。对于不保留后交叉韧带的后稳定型假体，安装股骨髁间窝截骨模块，完成股骨髁间窝截骨。这样，股骨部分的截骨就基本完成。

将膝关节极度屈曲，胫骨向前半脱位，显露胫骨关节面，切除内外侧半月板。胫骨近端截骨的定位可采用髓外定位和髓内定位，对于胫骨没有严重畸形的患者，可采用髓内或髓外定位，但对于胫骨有明显畸形患者，髓外定位是较好的选择。这里以髓外定位为例，将胫骨髓外定位装置固定于小腿前面，远端对准踝关节中点（距骨中点，内外踝最高点中点内侧约0.5cm处），近端对准胫骨结节中内1/3交界处。以受累间室关节面为参照，作2mm截骨，也可参照未受累间室关节面进行截骨。使用胫骨截骨模板测量胫骨大小，以最大限度覆盖截骨面，但不超出截骨面为标准。截骨板旋转定位标准一般将中心对准胫骨结节中内1/3交界，也有医师主张安装股骨和胫骨试装假体，活动膝关节，让胫骨自行定位。固定胫骨截骨板，使用粗钻头反向开中央孔（可最大限度保留骨量），然后用打击器作两翼开槽。取下截骨板，完成胫骨截骨。伸直膝关节，将髌骨翻转，仔细行髌骨周围软组织环切，使用髌骨测量卡尺测量髌骨厚度。如果去除髌骨截骨厚度（即髌骨假体厚度）后的厚度 <10 mm，髌骨骨折的危险性较大，不宜行髌骨置换。髌骨截骨有全面积截骨和嵌入截骨两种方法。

使用髌骨表面锉磨导引器测量髌骨大小，尽可能使用最小量尺圈量髌骨，与之匹配。根据测量的髌骨厚度，选择保留髌骨的厚度，使用相应大小的髌骨锉磨进行髌骨表面的锉磨。再次测量髌骨厚度，确认截骨的厚度。测量髌骨大小，选择相应的髌骨定位钻孔板进行髌骨定位钻孔。髌骨安放的位置应当尽可能靠内侧，这样可有较好的髌股轨迹。

（四）假体试装

当完成股骨、胫骨和髌骨截骨后，选择相应的股骨、胫骨和髌骨假体试装件，安装于截骨表面，进行力线、软组织平衡和假体大小以及关节活动度和髌股轨迹的评估。关节活动度的评估必须在髌骨复位后进行。此时，应当伸直屈曲膝关节，检查其活动范围。值得一提的是，关节活动度不会在手术后得到进一步的改善，手术中应当尽可能达到最大的关节活动度。髌骨轨迹的检查一般建议使用"无拇指"技术，即在没有任何外力的情况下，髌骨复位后能在关节活动的整个范围内，不出现脱位或半脱位的情况。如果出现髌骨脱位或半脱位的情况，必须检查股骨假体的旋转定位以及髌骨假体的厚度和安放位置，并确认无误。必要时需作外侧支持带的松解。

（五）软组织平衡

1. 内翻矫正　韧带的平衡包括松解紧的韧带或收紧松弛的韧带。松解是处理畸形较常用的手段，但是，Krackow 提供了一种采用骑缝钉收紧韧带的技术。该技术在外翻膝中收紧内侧副韧带（MCL）的效果较在内翻膝中收紧外侧副韧带（LCL）的效果好。总的来说，最好开始采用松解的技术逐渐延长 MCL 和内侧相关结构矫正内翻畸形至外翻。标准的内侧髌旁关节切开术包括了胫骨侧半膜肌止点附近 MCL 深部的松解。随着畸形的加重，下一步松解半膜肌止点。松解 MCL 浅部是第三步。MCL 浅部的松解一般使用骨膜剥离器从鹅足下方开始。下一步是沿胫骨干内侧松解 MCL/骨膜结合部 4~5in（1in = 2.54cm）。同样，这可以使用骨膜剥离器完成。最后的松解包括关节线以远 2~3in 的胫骨干骺端 MCL 反折。这时通常使用刀片，并显露下方的比目鱼肌肌腹。松解所谓 MCL 反折部只在极度严重的畸形矫正中使用，并且必须有限制性较高的胫骨假体和聚乙烯垫片。

在适当的韧带平衡完成后，必须处理存在的骨畸形。如果残留的缺损 <5mm，可用骨水泥或植骨填充。如果缺损 >5mm 并累及皮质骨，必须事先用大块植骨、加强的骨水泥或金属楔形垫片修补。

2. 外翻矫正　外翻畸形包括了韧带的不平衡和股骨外侧髁的缺损。偶尔，胫骨平台外侧可有塌陷，但股骨缺损通常是主要的问题。外翻的韧带不平衡可通过收紧 MCL 和延长 LCL 纠正。Krackow 的技术最适用于 MCL，但是，严重的外翻畸形，除了收紧内侧，外侧结构仍然需要松解。外翻畸形的松解曾被描述为"由内向外"和"由外向内"两种。外侧最主要的 3 个变形结构为 LCL、髂胫束和腘肌腱。次要结构为后外侧关解囊和股二头肌肌腱。"由内向外"的方法从股骨侧的 LCL - 腘肌腱复合体开始，向关节囊和髂胫束松解。"由外向内"则从髂胫束开始。先松解 LCL（股骨侧），再松解至胫骨侧的后外侧关解囊和髂胫束，然后是腘肌腱，最后是股二头肌肌腱在腓骨头上的止点处的松解。在松解的顺序中将腘肌腱保留至最后，保持了屈曲间隙平衡，从而允许完全伸直时的外翻畸形的矫正。屈曲和完全伸直下腘肌腱的张力不平衡可能反映股骨外侧髁的畸形后方较远端严重。在韧带平衡后，如内翻膝一样，需要处理骨缺损。

3. 屈曲挛缩　膝关节的屈曲挛缩可以是腓肠肌和腘绳肌过紧和与骨赘增生相关的关节囊挛缩的结果。标准的初次膝关节置换技术要求屈曲间隙和伸直间隙相等。一旦决定了屈曲间隙，就可通过处理软组织和骨获得相应的伸直间隙。引起畸形的原始因素通常是软组织挛缩。因此，必须先处理软组织。MCL 深部的胫骨侧在标准的膝关节显露时已经得到松解。半膜肌在胫骨近端后内侧的止点通常在膝关节内侧关节切开时常规可以看到。松解其止点是处理屈曲挛缩的下一步骤。在松解半膜肌止点后，继续在腓肠肌内外侧头止点附近的股骨后方松解关节囊。除非切除后交叉韧带，否则很难在中线松解后关节囊。随着畸形的增加，就必须松解后交叉韧带而使用后交叉韧带替代型假体。

松解股骨关节囊后，必须重新评估伸直间隙。如果需要进一步松解，可能需要切除股骨远端。虽然这有助于纠正屈曲挛缩，但过多的截骨可导致关节线的上移，改变髌骨的力学，损伤侧副韧带的止点。因此，在作股骨远端额外 5mm 的截骨前，建议先松解胫骨后方的关节囊。在一些屈曲挛缩 >90° 的极端严重的病例，腓肠肌在股骨后方的止点也可松解。

医师一般会忽略 5°～15° 的轻微挛缩。随着全膝关节置换患者年龄逐渐年轻化，患者的要求越来越高，会注意到膝关节不能完全伸直。如果膝关节存在 45°～90° 的屈曲挛缩畸形，医师可以在手术台上完全矫正畸形，但患者在手术后一年通常不能保持完全的矫正。因为软组织松解的限度以及截骨水平受侧副韧带水平的限制，90° 以上的挛缩一般不能完全矫正至完全伸直。尽管存在这些限制，医师必须尽可能纠正所有的畸形至完全伸直。

4. 伸直挛缩　伸直挛缩可能是最难矫正的畸形之一。畸形包括伸膝装置的过紧，骨骼的畸形和膝关节侧副韧带周围关节囊的过紧。膝关节置换不是主要为了改善关节活动。关节置换可缓解疼痛，通常保持原来的活动度。关节置换不能显著增加关节活动度。所以，伸直挛缩的松解可能增加活动度，但一般效果有限。如果畸形是继发于股骨和（或）胫骨后方的骨赘，切除骨赘当然可有助于增加活动度。这必须在软组织松解前进行。伸膝装置过紧可从髌骨的近端至远端进行处理。股四头肌肌腱可用几种方法处理，包括 "V"～"Y" 成形术、股四头肌部分切断、"Z" 形延长，或外侧支持带松解。在远端，由于胫骨结节截骨允许很好的显露，而胫骨结节可向近端轻微移位以增加屈曲。所有的技术均可在手术台上增加膝关节的屈曲度数。手术后，活动度只可能减小，并且可能需要数月来改善。

松解顺序如下。①内翻松解的顺序：MCL 深部、后内侧关节囊、半膜肌、MCL 浅部、胫骨内侧骨赘、比目鱼肌上的 MCL 反折（可能需要增加限制性）。②外翻松解的顺序：LCL、后外侧关节囊、髂胫束、腘肌腱（可能需要增加限制性）、股二头肌。③屈曲松解的顺序：MCL 深部、股骨后方关节囊、后交叉韧带（增加限制性）、股骨远端截骨、胫骨后方关节囊、腓肠肌止点。

（六）假体安装前骨表面的清洗和干燥

取下所有试装部件，使用脉冲冲洗枪对截骨表面的松质骨面进行脉冲冲洗，清除截骨面上所有的骨碎屑、软组织以及血块。这对于骨水泥的渗透具有相当重要的意义，将直接影响到假体的固定及寿命。冲洗完毕后，使用干纱布或纱垫干燥截骨表面。

（七）假体的固定

和全髋关节骨水泥固定有所不同的是，全膝关节假体的骨水泥固定一般在骨水泥进入面团期才和假体一起安装至骨面，这样可减少骨水泥单体的吸收。并且，许多医师建议使用高黏度骨水泥，这样可以有更多的操作时间。假体固定的顺序一般为：髌骨→胫骨→股骨。安装假体完毕后，可使用试装垫片放入胫骨和股骨假体间，将膝关节复位并放于伸直位进行假体的加压，待骨水泥固化后，取出试装垫片，清理假体表面残留的骨水泥碎屑，也可用脉冲冲洗枪进行冲洗。最后，安装胫骨聚乙烯垫片。关节假体安装完毕，将膝关节复位。

（八）切口的关闭

常规的全膝关节置换手术切口关闭包括置放引流、关节囊的缝合、皮下层缝合和皮肤缝合。关节囊的缝合是切口关闭的关键，一般要求能够做到关节囊的密闭缝合，采用不可吸收线间断缝合。既可防止术后关节内出血渗漏至皮下形成大面积瘀斑，更重要的是当出现术后伤口愈合问题，浅表的感染不容易进入关节腔形成深部感染。也有学者建议使用带抗生素缝线进行切口的缝合，从而在一定的时间范围内给切口以额外的保护。对于软组织覆盖有困难的患者，应当选择合适的旋转皮瓣或肌瓣进行关节的覆盖，具有良好血供的软组织覆盖，是关节感染的最好防御。切口关闭完成后，关节部分应使用无菌敷料覆盖，为防止术后的下肢肿胀，有学者建议使用弹力袜或弹力绷带。

（郭马珑）

第五节　微创膝关节置换术

1974 年，纽约特种外科医院（hospital for special surgery）的 Insall 等人设计了第 1 个现代意义的全膝关节假体，伴随假体设计的改进，在 30 年的发展中，全膝关节置换（total knee arthroplasty，TKA）技术得到了很大的发展。由于韧带平衡、屈曲伸直间隙平衡以及整体力线的调整技术日趋完善，远期疗效日臻完善。2001 年，Pavone 总结该院 1977—1983 年 80 例患者，120 膝关节病例中可追踪的 26 例患者 34 膝的随访结果显示：平均 19 年随访中 88% 的患者对手术满意，通过 Kaplan - Meier 统计方法统计后显示术后 23 年 91% 的假体存留。

（一）微创膝关节置换术发展史

膝关节置换的微创手术（MIS）始于 20 世纪 90 年代，Repicci 等在现代膝关节单髁置换方面的工作激起了人们对 MIS 和膝关节部分置换的兴趣。单髁关节置换（UKA）保留了十字交叉韧带、对侧股骨胫骨间室及髌股关节。其目的在于达到更接近于正常膝关节的运动学关系，易于后期全膝翻修术。与传统 TKA 手术相比，UKA 手术具有创伤小、术中出血少、住院时间少、康复快的明显特点。O'Rourke 对 103 例患者 136 膝行 UKA 术后 21 年的随访显示，以翻修为随访终点，5 年、15 年、25 年的假体存活率分别为 96%、85% 和 72%，该结果显示其远期效果比 TKA 差。同时 UKA 置换术不会危及将来 TKA 手术，保存了部分骨量，有利于年轻患者的选择。

MIS 成功导入 UKA 以及其出色的表现，近几年引起医学界对于将该手术方法运用在全膝关节置换术的兴趣。MIS - TKA 可说是从典型、需要大量暴露手术形态转换到初期的缩小切口的手术方式，进而至真正不伤害股四头肌 MIS – TKA。此项技术的主要要求：在不影响整体术程进行与成果的前提下，尽量减少需要切开的伤口长度和软组织损伤。主要优点包含较低的术后并发症、术中出血少、术后的疼痛减轻、术后康复快速。

目前，MIS – TKA 尚处于发展的初期阶段，长期临床效果尚待进一步随访，但一些早期的随访和对照研究显示，MIS 的效果在早期（3 ~ 6 个月）的随访中，优于标准的 TKA 手术。

（二）适应证与禁忌证

1. TKA 并非所有需做 TKA 手术的患者均适用微创技术，也不是所有的医师都能熟练掌握该项技术。正确选择适应证、丰富的 TKA 手术经验是取得预期效果的前提。

（1）手术适应证：①膝关节内翻的角度 < 15°、外翻角度 < 20°、弯曲挛缩 < 10°、活动度则 > 90°。②适中的股骨髁宽度和较长的髌韧带长度，因为越宽的股骨髁需要安装越大的假体，髌韧带过短难以外翻髌骨，需要作更多的松解。

（2）手术相对禁忌证：①肥胖患者。②需对髋关节周围进行一些其他辅助操作。③有骨质疏松的患者。

（3）手术绝对禁忌证：①风湿或感染性关节炎、糖尿病以及长期使用类固醇的患者。②翻修术。③既往有膝部手术史。

2. UKA LTKA 手术适应证要求严格，否则达不到良好的治疗效果。

（1）手术适应证：①局限于膝关节单个间室的轻度或中度关节炎或局灶性骨缺血坏死。②膝关节的伸屈活动度 > 90°，屈曲挛缩 < 5°，内翻畸形 < 10°，外翻畸形 < 15°。③最佳的置换年龄 > 65 岁，活动量较小的患者。

（2）相对手术禁忌证：年龄 < 60 岁的患者同时日常活动量大者。

（3）手术绝对禁忌证：①较大角度的膝关节畸形。②术中观察到手术其他间室有明显的骨质裸露和骨赘形成。③交叉韧带和髌股关节的炎症、胫骨半脱位的患者。④全身性炎症性疾病引起的关节炎，如类风湿关节炎、软骨石灰沉着病和焦磷酸钙沉着症等。

（三）微创膝关节置换术特点

MIS – TKA 和 UKA 在操作技术上有下列要求和特点。

1. 手术器械

（1）缩小和改良的手术器械：实现在较小的操作空间完成手术操作，标准的手术器械的尺寸被缩小到原来的一半以下，同时将有些器械的手柄设计成带有偏距的式样。Zimmer 公司更设计了从侧行 TKA 的手术器械，较标准器械有了较大的改良。

（2）CAOS 系统：MIS – TKA 手术中因手术操作空间小，影响正确截骨和实施软组织平衡，CAOS 系统的使用可以明显提高下肢力线的纠正。

2. 手术技术

（1）手术切口缩小：在 MIS – TKA 中，皮肤切口从原来的 20cm 缩小到 14cm 以下。但切口是随手术医师经验积累而逐步缩小的，切口缩小是以不牺牲手术疗效为前提的。

（2）通过屈伸膝关节帮助显露：MIS – TKA 术中借助膝关节的逐步屈伸依次显露手术部位，而不是通过一个大切口一次性地暴露膝关节。膝关节在 0° ~ 90°屈曲的过程中，切口长度可增加近 30%。

（3）移动窗口技术：参见 MIS – THA。

（4）股内侧肌肉的保护：经股内侧肌和股内侧肌下切口，可较大程度地保护股内侧肌的功能，减少手术对伸膝装置的损伤，加快患者术后功能恢复的过程。

（5）髌上囊的保护和不翻转髌骨：标准的 TKA 手术中需要松解髌上囊和翻转髌骨，但是有资料显示，屈膝时牵拉髌骨可增加伸膝装置8％的额外压力；术后3个月能独立从40cm高的椅子上站立起来而不需要辅助支撑的患者只占40％，术后6个月只占61％。但是MIS – TKA 患者在术后25天有91％的患者可以完成上述动作。尽量避免对髌上囊和伸膝装置的干扰，即所谓的"股四头肌不受损（OS）"是 MIS – TKA 的基本理念。

（6）特定的截骨顺序：为增加显露和操作空间，避免因对软组织的过度牵拉造成的损伤，需要有别于标准 TKA 的操作顺序。如果需作髌骨置换，应先行髌骨面截骨，再将髌骨向外侧牵开，可增加手术操作空间。然后行股骨远端截骨，后行胫骨平台截骨。因胫骨截骨后，操作空间增大有助于完成股骨侧的其余截骨操作。

（7）更小关节囊的损伤：胫骨和股骨截骨时在原位进行，避免膝关节脱位。因为一旦先行膝关节脱位后再截骨，会增大关节囊的切开和周围的松解，增加对关节囊的损伤，增加术后疼痛和康复时间。按照上述截骨顺序，减小关节囊的损伤。

（8）分次截骨：依照标准式样的模板进行截骨，往往难以完成，可借助改良的器械和移动窗口技术，借助初次截骨的平面，分次截骨达到目的。

3. 疼痛管理　术中麻醉方式和术后的疼痛管理类似于 MIS – THA。在术后护理中有膝关节周围的冰块冷敷，有助于镇痛、减少出血和早期康复训练。Tria 的早期研究显示，患者在术后2～4天后可以进行完全负重步行练习或 CPM 机辅助下的关节活动范围的康复训练。

（四）微创全膝关节置换术入路

1. 髌旁内侧入路　此入路取膝前正中切开皮肤，长 10～14cm，自髌骨上极近端2～4cm至胫骨结节内侧，依次切开皮肤、皮下组织和深筋膜，在深筋膜深层向两侧分离显露伸膝装置。关节囊的切开始于髌骨上方2～4cm，股四头肌腱沿着内侧 1/3 处分离，沿髌骨内侧缘至髌韧带止点内侧。伤口依解剖位置以斜向缝合，以配合股内肌张力方向（图 24 – 1）。

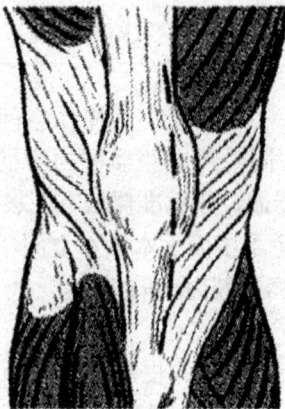

图 24 – 1　髌旁内侧入路

该入路的特点是其高熟悉度、简单性及膝关节良好的整体暴露状况。切口与神经血管保持最远的距离。手术困难时，手术切口有较好的延展性。但该入路仍然在一定程度上干扰了伸膝装置，损伤了股四头肌和髌上囊，术后疼痛较其他微创入路明显，康复较慢。

2. 股内侧肌下入路 该入路切口起始于髌骨上缘，沿正中线划开约8cm，向胫骨结节内侧末端2cm作笔直切口。沿皮肤切口内侧切开深肌膜，术中观察膝关节的伸膝装置，并自髌骨内侧边缘沿着髌骨韧带内缘到胫骨结节末梢切开内侧关节囊。股四头肌、四头肌肌腱及髌上囊保持原状。小腿内旋，股内斜肌肌腹将被拉紧，以顺利创造手术进行所需要的横向空间，沿髌骨内缘中点向内侧切开 2～3cm，然后用手指钝性分离股内侧肌和股内斜肌间隙。松解髌上囊周围的滑膜，促使髌骨外翻或半脱位（图24-2）。

股内侧肌下入路主要的优点在于：手术方式最符合人体生理解剖状况，这是唯一可以保留完整膝关节伸膝装置的手术方法，可将髌股关节不稳定与髌股轨道不正的可能性降到最低。即使施行外侧松解术，因保留膝降动脉也可使髌骨的血管密度与伸膝装置不受破坏与影响。术后切口依解剖位置自"L"形切口顶开始缝合，可避免内侧软组织的过度收缩。除了术后疼痛较轻微、伸膝装置可获得较佳的保留之外，也可有效避免股内斜肌肌腹撕裂问题，这些都促使膝关节的早期康复，避免卧床带来的并发症。

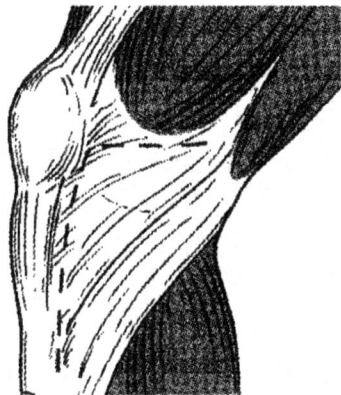

图24-2 股内侧肌下入路

股内侧肌下入路最主要的问题为暴露不足、无法预料暴露程度、髌骨外翻亦有困难。不适合进行此项手术包括肥胖症患者，尤其同时具有股骨较短、大腿肌肉发达或较为粗壮的情况；或患有骨质增生变化及继发性膝僵直、大范围的关节弯曲性挛缩、曾接受重建的全膝关节置换术、曾接受高位胫骨切开术（high tibial osteotomjyr，HTO）、低位髌骨、膝关节过度外翻、有缺血性并发症的可能等。同时手术切口靠近股内侧血管和神经，该入路的手术切口的延伸性受到了一定程度的限制。

3. 经股内侧肌入路 髌旁内侧入路可获得膝关节部位良好的暴露，股内侧肌下入路可保留较佳的膝关节伸膝装置，经股内侧肌入路则是取两者优点的折中办法。该入路同样采用膝前正中皮肤切口，长 10～14cm，切开深筋膜并在其下分离后，在膝关节屈曲状态下自髌骨内上极向下前开髌旁支撑带及关节囊至胫骨结节上方，向内上方斜形全层分开股内侧肌肌腹 2～3cm（图24-3）。

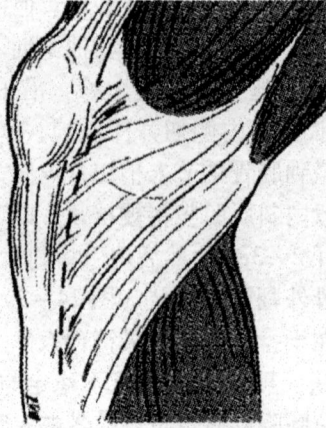

图 24 - 3　经股内侧肌入路

经股内侧肌入路的好处与股内侧肌下入路类似：可减少术后疼痛，通过回避膝降动脉保留髌骨血管分布状况，通过保留部分股肌附着改善髌股轨道及稳定性，术后有较佳的股四头肌控制性与强度，减少股四头肌的损伤，降低失血量，促进恢复能力，以及较短的住院医疗时间等。经股内侧肌入路可用于体形不适合进行下股肌切开术，或术前膝关节僵直的患者，而这些判定基本上皆源于医师自身的经验与观点。

术后肌电图显示股内斜肌（VMO）的肌动电流有被阻断的现象，不过此现象在长期临床上的意义仍未知。其他手术方法并无法显示出肌动电流有任何的改变。

4.“不干扰股四头肌”的入路　2004 年，Tria 发表了首次采用 Quad – Sparing（QS）侧方截骨模式行 TKA 的早期经验。其 MIS 的基本概念，主要包括：①不破坏股四头肌的活动机制。②不破坏髌上囊。③不翻转髌骨。

皮肤切口自髌骨尖向下，稍稍偏斜至胫骨结节内缘。长度平均在 8～10cm。在皮肤深层，关节囊切口远端沿髌腱内侧缘，经髌骨内侧缘，达股四头肌腱在髌骨上缘的附着处。潜行松解滑膜囊带使髌骨能够外移，有足够的空间放置切骨导向器。术中股骨和胫骨采用特殊的侧方导向器截骨。

该入路的优势在于不损伤股四头肌，保护伸膝装置，但对病例选择的要求比较严格，在部分患者中因外侧暴露困难需要适时的延长切口。术中需要不断变换关节位置和角度适应器械的使用和操作，手术学习曲线较长。

（五）单髁膝关节置换术入路

在 UKA 手术中，不论内侧或外侧髁置换，多选择髌骨旁内侧入路。在显露内侧间室后，在内侧半月板前角切开冠状韧带，掀起胫骨前内侧的组织骨膜袖。向外侧分离至髌下囊，同时小心保护冠状韧带，避免伤及外侧半月板前角。同样，在行外侧髁置换时，保留冠状韧带的内侧部分，并自胫骨平台外掀起前外侧骨膜袖，分离至 Gerdy 结节。在 UKA 手术中，适应证的严格选择和合适关节假体大小的选择对术后效果有着重要的影响。

（郭马珑）

第六节 术后并发症

（一）感染

尽管感染不是全膝关节置换中最常见的并发症，但其所造成的后果是十分严重的。对于患者，感染可造成疼痛、功能受限、住院天数的延长以及再次手术的可能性。对于医师，感染是手术失败的象征，医师处于诊断和治疗的矛盾中，并且往往需要大大增加医疗费用，导致医患矛盾。随着人们生活水平的提高，患者对生活质量的要求提高，越来越多的患者开始接受全膝关节置换，据保守的估计，感染的发生率约1%，而每个感染的患者将增加治疗的费用平均为60 000美元。

由于任何手术都存在感染的可能，对于感染的及时诊断、规范治疗以及积极的手术治疗是获得满意效果的关键。以下着重讨论全膝关节置换后深部感染。根据感染发生的时间，可分为围术期感染或早期感染，以及血源性或晚期感染。早期感染为手术后3个月以内的感染，而晚期感染为手术后3个月以后的感染。也有作者将术后6周作为划分早期感染和晚期感染的时间。早期感染多由手术污染造成，而晚期感染多为血源性感染。

1. 感染发生率　对于全膝关节置换后感染发生率的报道差异很大，从0.5%～12%。当然较高的感染率发生在早年，当时还没有预防性使用抗生素，通常植入的假体为铰链型膝关节假体，不能代表目前的状况。最近的研究显示，初次全膝关节置换术的感染发生率为1%～2%，而翻修的全膝关节置换术的感染发生率为2%～4%。而且，这些感染大多数为晚期血源性感染。对于感染相关因素的研究显示，RA、相关皮肤破损、以前做过手术的骨关节炎，以及男性RA患者具有较高的感染发生率。另外，患者的肥胖、泌尿系统感染以及使用激素的RA患者也被列为感染的高危因素。理论上讲，肾功能不全、恶性肿瘤和糖尿病也会增加感染的发生率，但目前尚无足够的资料证实。与早期感染相关的主要为伤口问题，包括引流时间的延长、伤口裂开和皮肤坏死等，皮肤坏死多见于翻修手术。当以前的手术切口位于外侧时，使用前正中切口可能因破坏了膝内上血管以及外侧的侧支循环导致皮肤缺血。

2. 感染的预防　预防感染的方法包括系统使用抗生素、晚期抗生素预防、手术室的无菌、仔细的手术操作、抗生素冲洗和采用抗生素骨水泥等。感染的致病菌据时间和地域的不同而有差异。最常见的致病菌仍然是金黄色葡萄球菌、表皮葡萄球菌和各种链球菌。近年来，耐甲氧西林的金黄色葡萄球菌、表皮葡萄球菌和肠球菌，甚至耐万古霉素的粪肠球菌感染增多。这些耐药菌株对常规使用的预防性抗生素耐药是值得注意的。

3. 全身抗生素的使用　在关节置换术围术期使用预防性抗生素已经为大多数医师所接受。根据个人不同的经验，使用的药物可能有所不同，但大多集中于第1代头孢类抗生素。对于关节置换术后口腔手术、胃肠道以及泌尿生殖系统等的侵袭性操作，目前大多数学者认为需要常规使用预防性抗生素。

4. 手术室环境　为了进一步改善手术室的无菌条件，对人工关节置换的手术室有了一些改进。包括紫外线2537A、垂直层流、水平层流、"太空服"等。除了水平层流会增加全膝关节置换的感染外，其余的设施都被证明能降低手术的感染发生率。但是，手术室环境的改善，并不能代替预防性抗生素的使用。

精细的手术、抗生素冲洗、抗生素骨水泥、正规的手术技术和常规使用抗生素冲洗对预防手术后感染具有十分重要的意义。而抗生素骨水泥通常使用在翻修的全膝关节置换以及高危的初次全膝关节置换中。使用抗生素骨水泥的适应证包括免疫抑制的患者、有系统感染的患者、有前面提及的高危因素的患者和翻修手术。一般使用药物和剂量为庆大霉素 0.5 ~ 1.0g/40g 骨水泥；头孢孟多 1.0g/40g 骨水泥；妥布霉素 600mg/40g 骨水泥。

5. 治疗　全膝关节置换术后感染分为浅表感染和深部感染。术后的浅表伤口感染或蜂窝织炎，不与关节假体相通者，需要积极的手术治疗并使用静脉抗生素，但其预后较深部感染好。全膝关节置换感染的处理选择包括保留假体、更换假体以及补救措施。保留假体的方法包括了穿刺冲洗，关节镜下关节冲洗清创和关节切开清创术。更换假体的方法包括一期更换假体翻修和二期更换假体翻修。补救措施包括关节融合、关节切除成形术以及截肢术等。

保留假体对于已经形成的深部感染很少使用。如果致病菌为对青霉素敏感的葡萄球菌，发病后 48h 发现，反复关节冲洗和抗生素治疗可能有效。单独使用冲洗和抗生素治疗的疗效较差，据瑞典的一项研究报道，成功率仅为 15%。

使用关节镜冲洗的疗效目前不清楚。使用关节镜可以作出更准确的组织学诊断，同时较穿刺冲洗更彻底。但关节镜下滑膜切除没有关节切开彻底，同时也无法在关节镜下更换聚乙烯垫片和作组件界面间的冲洗。

对于一些特殊的深部感染，可采用关节切开滑膜切除、冲洗、更换胫骨聚乙烯垫片的方法治疗。但保留假体必须符合下列条件，即在感染发生前、假体固定稳定、对线正确、关节功能良好；X 线片上无假体松动、骨溶解和骨膜反应的证据；感染致病菌必须对治疗的抗生素敏感；患者的免疫功能正常。但采用该治疗方法必须十分谨慎。一项对 42 例全膝关节感染采用该方法治疗后 43 个月的随访研究显示，其失败率为 45%，其中金黄色葡萄球菌感染的预后较差。另一项研究显示，31 例全膝关节置换后感染治疗后随访 8.8 年，复发率为 77%。

(二) 骨折

1. 股骨髁上骨折　尽管全膝关节置换后可能出现膝关节周围任何骨折，但股骨髁上骨折是最常见的部位。股骨前方皮质的切迹、骨溶解、屈曲障碍、翻修术和神经障碍等是骨折发生的危险因素。骨折的部位与假体的类型相关，不带柄的股骨部分假体较易发生髁上骨折，而带柄的假体由于应力传递至骨干部分，较易发生股骨干骨折。髋关节置换假体与全膝关节置换假体间的骨折，由于应力集中，股骨血供的破坏以及过度的限制，其处理相当棘手。处理骨折的方法很多，应根据患者的情况而定。早期的报道提倡闭合复位保守治疗，认为手术的风险较大，且获得坚强内固定的难度较大。但结果显示，骨折对线不佳、肢体短缩、关节僵硬和假体的松动发生率较高。

研究显示，稳定的内固定优于保守治疗。内固定的方法包括髁钢板、DCS 钢板、支持钢板等。最近的研究显示，逆行髓内钉固定能获得很好的疗效。手术通过一个小的关节切口，于股骨髁间窝逆行插入股骨髓内钉，通过骨折线，然后用交锁螺钉锁定。由于具有手术创伤小，不暴露骨折端，尤其是在处理严重粉碎骨折病例，髓内钉具有较大的优势。更积极的治疗包括立即翻修为带柄的股骨假体、定制的肿瘤型假体翻修以及异体股骨髁移植等。

2. 胫骨骨折　①全膝关节假体下的胫骨骨折不常见。胫骨近端的应力骨折可能与假体的对线不佳和松动有关。带柄的胫骨假体在处理这一问题时是十分有用的。②同侧的股骨颈骨折和耻骨支应力骨折在全膝关节置换术后的数周至 1 年内均有报道。所有的患者在关节置换前均有较严重的残疾、严重的骨质疏松、往往接受激素的治疗。这类骨折的治疗较简单，耻骨支骨折卧床休息一段时间后保护下负重，股骨颈骨折多根钉固定或关节置换。

（三）神经血管损伤

血管损伤尽管十分罕见，一旦发生就是灾难性的。直接损伤和血栓并发症均有报道。腓总神经损伤是全膝关节置换术后最常发生的。在几乎所有的报道中均提到严重外翻膝及固定的屈曲挛缩纠正后可能出现腓总神经麻痹。发生率从 0.002% ~9.5% 不等。

处理这一问题的方法可在术前告诉患者神经损伤的风险，尤其是准备纠正严重的外翻和屈曲挛缩畸形的患者。一旦发现腓总神经麻痹，应立即松开过紧的包扎，屈曲膝关节。膝关节置换后采用保守治疗的神经恢复，报道不一，目前仍有争论。最近的研究显示，手术探查腓总神经并减压麻痹的神经是十分有效的，即使在手术后的几个月后仍然有效。

（四）伤口愈合

伤口问题往往与深部感染有关。伤口的延迟愈合的处理必须积极。关节穿刺能帮助我们判断是否存在关节感染，并决定如何处理。关节液须送实验室做细胞计数、细胞分类计数、培养和药物敏感试验。在确定存在深部感染前，不可使用抗生素。尽管许多因素可能影响伤口的愈合，包括手术技术和患者的健康状况等。手术切口的选择对伤口愈合的影响可能是一个重要的因素。目前比较公认的是膝关节的手术切口应尽可能采用原来的手术切口。在两条手术切口间的皮瓣分离将导致皮肤坏死从而引起感染。一旦发生了伤口愈合的问题，如皮肤坏死和引流增多等，手术治疗是重要的选择。文献报道，8 例患者在全膝关节置换后平均12.5 天因伤口引流增多进行清创术，其中 2 例细菌培养阳性，术后没有 1 例出现感染。目前比较一致的意见是，早期手术干预可以避免深部感染的发生，意义高于因清创手术导致的关节深部感染的危险性。

当人工关节因为全层软组织缺损而暴露时，一般考虑取出假体，进行清创、抗感染治疗，二期再植手术。也有报道使用腓肠肌肌瓣覆盖软组织缺损，保留假体获得成功的方法。肌瓣移植，以前仅用于处理难以控制的局面。事实证明，在软组织问题尚未发展至难以控制的局面时，肌瓣移植能够有效地解决问题。对于浅层皮肤坏死、患者情况差、软组织条件不好的膝关节感染，清创术后患者伤口持续渗液而关节培养阴性，以及手术中筋膜层关闭困难的情况，肌瓣移植这一方法均是不错的选择。

（五）出　血

如果使用止血带，在手术过程中是几乎没有出血的，因此，全膝关节置换手术是一个出血很少的手术，平均术中出血量为 100ml。然而，许多学者报道，骨水泥固定的全膝关节置换术后，引流量为 500 ~1 000ml。如果采用手术前后的血细胞比容估计出血量，平均出血量为 1 500ml，为引流量的 3 倍。研究还发现，使用非骨水泥固定的膝关节假体，出血量显著高于骨水泥假体。骨水泥能有效地减少骨面出血。研究显示，单侧非骨水泥全膝关节置换手术平均估计出血量为 2 000ml。因此，进行全膝关节置换的患者，其平均出血量达到了人体总血量的 30% 以上，所造成的急性贫血和低血容量血症对老年患者的心血管储备有较大压力，一般需要手术后输血防止并发症的发生。因此在手术前做好备血工作，尤其是对双侧膝关节置换的患者，就显得十分的重要。

近年来，随着手术技术的改进以及微创手术的开展，手术的时间和创伤均有不同程度的减少，配合血液稀释、自体血回输等技术的开展，减少了术中和术后的输血和危险性，但对于年龄较大、心功能较差的患者，治疗仍以补足患者的血容量为主。

（六）伸膝装置断裂

股四头肌或髌韧带断裂是全膝关节置换中较少的并发症，发生率为1%～2.5%。股四头肌断裂较多发生于外侧支持带松解的病例，这可能是由于血供破坏或松解过靠前方所致。手术修补的效果一般不尽如人意，常造成伸膝装置松弛、无力、再断裂或关节活动度受限。

髌韧带断裂常见于以前有膝关节手术史或为增加显露做部分髌韧带松解的病例。另外，做膝关节手法或进行胫骨结节截骨的病例髌韧带断裂的危险性会增加。治疗的方法很多，包括石膏固定，肌腱缝合，钢丝、骑缝钉或螺钉固定，肌腱加强以及伸膝装置移植等，但没有一种方法效果肯定。

伸膝装置断裂仍然是全膝关节置换术中最棘手的并发症，除了手术中仔细操作以防止其发生外，尚无很好的治疗方法。

（七）髌骨骨折

髌骨骨折是全膝关节置换术较少发生的并发症。造成髌骨骨折的病因很多，如创伤、髌骨半脱位、髌骨截骨不当、血供破坏、假体设计问题、假体位置不佳、过度屈曲、热坏死、翻修全膝关节置换术等。生物力学研究提示，髌骨股骨对线不良是造成髌骨骨折的主要因素。

过多的髌骨截骨，减弱了髌骨的强度，导致髌骨骨折。不对称截骨，影响髌骨的作用力，也会导致髌骨的骨折。相反，残留髌骨过厚，或使用过厚的髌骨假体，会增加伸膝装置和髌股关节的作用力，增加髌骨骨折的机会。

手术中破坏髌骨的血供，可导致髌骨骨折。常规的全膝关节置换术中，内侧髌骨旁关节切开可损伤内侧膝上、膝下动脉，外侧支持带松解可能损伤外侧膝上动脉。髌骨钻孔可能进一步破坏髌骨骨内血供。

假体安放位置不佳可影响髌骨骨折的类型、严重程度和预后。关节线的位置、假体位置和对线的不当，以及髌骨覆盖不当均可导致髌骨骨折。越严重的位置不良可导致越复杂的骨折，也就产生越差的预后。

其他如全膝关节置换后过度屈曲、使用骨水泥造成热坏死以及翻修全膝关节置换术也是造成髌骨骨折的危险因素。

（八）血栓性疾病

静脉血栓性疾病（TED）仍然是关节置换患者致残和致死主要的原因。TED的发生率很难估计，因为它由一系列临床表现组成：致死性肺栓塞（PE）、非致死性有症状PE、无症状PE、近端深静脉血栓（DVT）形成、远端DVT等等，而其中的一些情况只能估计其发生率。全膝关节置换术后TED的发病率见表24-1。

1. 静脉TED的危险期　发生DVT的危险期始于手术或受伤的即刻。在没有预防措施的条件下，全髋关节置换患者在手术后24～48h可检测到近端血栓形成，高峰为术后5～7d，10d后消退，尤其在卧床患者。当然，也有证据证实，有些患者在手术后2个月仍有发生DVT的危险。

表 24 - 1　无预防下全膝关节置换术后 TED 的发病情况

发病情况	发病率（%）
致死性肺栓塞	<1
有症状非致死性肺栓塞	<5
DVT	50 ~ 70
近端 DVT	10 ~ 15
远端 DVT	30 ~ 60

2. 静脉 TED 的诊断　静脉血栓的临床诊断十分困难，尤其是在关节置换术后的患者，因为临床表现，如水肿、疼痛、Homan 征、血栓处的压痛，或静脉扩张均为非特异性表现，而很多的患者并无任何临床症状。

DVT 诊断的最佳方法仍然是静脉造影。但静脉造影有很明显的缺点，首先这是一种侵入性检查，其次 3% 的患者会引起造影剂所致血栓。另外，造影剂仍然较昂贵，不利于动态观察。彩色血供超声波检查日益成为检查 DVT 的主要手段，因为它是一种非侵袭性检查，可重复，并相对便宜。但是，这一检查的可靠性在很大程度上依赖于操作者的技术和经验。尽管该检查的敏感度为 60% ~98% 不等，但其特异性均高于 95%。

对于肺栓塞的临床检查手段目前仍只能靠通气/灌注扫描和肺血供造影。普通的 X 线胸片、心电图和血气分析对诊断 PE 的敏感性和特异性均太低。

3. TED 的治疗　DVT 治疗的目的是防止致死性 PE、反复静脉血栓形成和阻塞性血栓形成。目前规范的治疗为静脉使用肝素治疗 5 天后，口服华法林 3 个月。对于急性髂股血管阻塞威胁肢体的患者，必须准备静脉血栓取出术。对于联合使用溶栓抗凝药物治疗有症状的患者，目前仍有争议。

在治疗远端 DVT 方面，也存在不同的意见。目前大多数专家建议口服抗凝治疗 3 个月或对有出血倾向的患者做动态彩色超声波检测。

4. 预防　在关节置换术中的患者中采取预防措施是为了防止 DVT 及其并发症、PE 和静脉炎后综合征的发生。患者在进行全髋关节或全膝关节置换后一般没有 DVT 的症状和特殊体征，初始表现就可能是致死性 PE 或严重的静脉炎后综合征。髋关节或膝关节置换的患者是 DVT 的高危人群，对于这些患者的预防较待出现并发症时再进行治疗所需的花费要低得多。

（郭马珑）

第七节　人工全膝关节置换术后的康复

康复治疗在人工全膝关节置换术后的功能恢复中，占有非常重要的作用。人工全膝关节置换术后必须做康复训练，才能确保手术后治疗效果。在我国早期置换手术后缺少康复治疗的配合，使术后膝关节功能恢复有明显负性影响。随着手术技术、假体材料与结构改进、手术器械的进步、康复技术和规范治疗操作的实施，使我国人工全膝关节置换的相关技术获得较快的发展。

一、康复评定

1. 膝关节活动范围、周径、肌力评定

（1）正常膝关节活动范围 0°~145°：术前测定双下肢，如髋、膝、踝及双足的活动范围。观察术膝有无关节畸形、力线异常、屈曲挛缩，手术中会通过后关节囊松解，甚至腓肠肌、腘绳肌、腘窝筋膜的彻底松解，就要注意术后发生神经、血管牵拉伤，康复治疗时要综合考虑具体情况。

（2）术前与术后在恢复各阶段应记录下肢周径测量数据。

（3）采用徒手肌力检查法，术前与术后记录肌力情况。

2. 手术情况

（1）了解膝关节手术入路、骨质切除量、软组织情况、假体位置、假体类型、是否使用骨水泥、假体固定方式、关节对合情况、术中关节活动范围及关节稳定性等。

（2）局部软组织情况评定：类风湿关节炎、骨关节炎的患者多伴有皮肤抵抗力低，愈合能力差，皮肤与关节周围组织血管炎。长期使用非甾体类抗炎药物的患者可能增加术中、术后出血。

（3）手术并发症：血栓形成、伤口感染、关节不稳定、神经损伤、假体松动、磨损、变形及断裂等。

（4）原发疾病的诊断、病程、发展经过、治疗及效果等。

3. 评定量表　通用膝关节评分体系。美国纽约特种外科医院（HSS）Insall 和 Ranawat 提出总分为 100 分的膝关节评分量表。其中 6 项为得分项目，1 项为减分项目，共分为 7 个项目：①疾病 30 分。②功能 22 分。③活动度 18 分。④肌力 10 分。⑤屈膝畸形 10 分。⑥稳定性 10 分。⑦减分项目，是否需要支具、内外翻畸形和伸直滞缺程度。将临床疗效分成：优（>85 分）、良（70~85 分）、中（60~69 分）和差（<59 分）。

4. X 线片评定　X 线片包括：①常规膝关节正位、侧位和髌骨轴位相 X 线片。②正位相包括负重位和非负重位。③髋关节和踝关节负重正位 X 线片。④屈膝 30°侧位 X 线片。X 线片重点了解局部骨质情况及假体位置，包括平台假体的倾斜、髌股关节及胫股关节对合情况。

二、康复治疗

教育患者了解自身情况和康复治疗的重要性：要求患者了解术后康复基本程序、注意事项、正确预计康复治疗目标，正确对待康复过程中可能遇到的问题，缓解心理压力，建立较好的依从性。监测术后全身和局部伤口情况、关节引流物的颜色和流出量，进一步修订康复程序，增减训练项目。术后第 1 天即可在医生及康复师的指导下开始进行康复锻炼，包括关节活动度、肌力的早期训练。通常康复程序分为 4 个阶段，直至出院后，要求坚持有规律的完成家庭康复训练计划。

（一）康复原则

（1）因人而异：根据每个患者的全身情况、关节病变程度、主观要求、手术操作、假体类型、固定方式等情况，采用不同方式，适量训练。

（2）全面训练：患者大多数为高龄体弱者，全面评估身体状况，关注心肺功能。

（3）循序渐进：要考虑膝关节本身及周围组织病变的关系，不能急于求成，避免治疗不当发生再损伤。

（二）康复目标

根据患者个体情况制定，力求客观，最终努力恢复正常日常生活活动，最大限度地减轻疼痛症状。

（三）术前康复训练

多数全膝关节置换者为高龄患者，多有骨关节炎或有不同程度的膝关节运动功能障碍，故康复计划的实施应从术前就开始。术前详细询问病情，全面查体，特别注意患者心肺功能、感染、对高龄有严重并发症的患者要注意观察。术前尽可能将关节活动度获得最大程度改善，指导患者使用步行器或拐杖；进行深呼吸和咳嗽技巧的训练；指导患肢肌力训练；指导肥胖患者减肥。

（四）术后康复训练

1. 术后 1～7d

（1）康复目标：控制疼痛、肿胀、预防血栓形成、防止感染。

（2）基本治疗：①日常生活活动指导：呼吸道护理，做深呼吸和咳痰训练。下肢穿弹力袜，抬高患肢，冰敷，控制出血，减轻水肿。②踝泵运动：即踝关节背屈—跖屈每小时15次，踝关节和足趾关节主动屈伸活动。③使用下肢肢体循环治疗仪，循环充气与放气，通过压力促进下肢肌肉收缩的挤压作用，预防下肢深静脉血栓。④采用有效的镇痛措施：镇痛泵或非甾体类药物，减轻疼痛及炎症反应。必要时佩戴膝关节支具。

（3）关节活动度训练：术后立即固定在完全伸直位。术后第2d开始缓慢膝部屈曲训练：①滑板训练患者仰卧位，患侧下肢顺墙面或木板向下滑行，逐渐增加膝部屈曲度。②膝屈曲/伸展训练：仰卧位，患侧足由床面向臀部缓慢滑行屈曲。再主动活动髌股关节。③使用CPM治疗，术后2周膝关节活动度达到90°。

（4）负重训练：要根据具体情况控制性负重。术后第2d开始下地扶助行器站立，部分负重。骨水泥性假体可以术后2～4d下地，非骨水泥性假体的负荷时间不同，通常要6周后才可负重；也有人认为改良的假体术后可以尽早负重，我们主张要与手术医生讨论具体下地负荷行走的时间。

（5）肌力训练：被动或者鼓励主动作直腿抬高，多角度的下肢直腿抬高10～15次，2～3次/d。股四头肌和腘绳肌的等长收缩运动，维持肌纤维之间的活动度及减轻肌肉痉挛和疼痛。

2. 术后 1～2 周

（1）康复目标：膝关节活动范围达到0°～90°。促进体能恢复。消除疼痛、减轻炎症，防止血栓。能独立完成日常生活活动。

（2）基本治疗：继续上述运动训练项目。采用各种物理治疗控制疼痛和肿胀。运动训练后冷敷。采用电刺激肌肉或生物反馈治疗，减缓肌肉萎缩。开始本体感觉训练。

（3）关节活动度训练：①主动、被动活动髌股关节，膝关节主、被动屈伸，ROM训练。膝屈曲挛缩的患者，注意加强关节活动度的训练。②膝关节连续被动活动（CPM）使用：每次连续活动30min或1h，每天2～3次。每天增加屈曲活动范围10°，1～2周后达到90°膝关节屈曲。CPM可有效地增加膝关节屈曲度，减轻疼痛，减少深静脉血栓。

（4）负重训练：扶助行器站立，逐渐增加行走距离，鼓励患者使用双拐行走。年龄过高，步态不稳者可用助行器。

（5）肌力训练：继续股四头肌、腘绳肌等长收缩，直腿抬高训练。患者坐于床边，将膝部屈曲，保持 3 ~ 5s，然后再将小腿伸直抬高，保持 3 ~ 5s，重复 10 ~ 15 次。

（6）本体感觉训练：开始本体感觉训练。盲视下关节角度重复训练，各种平衡训练，双侧关节感知训练。

3. 术后 2 ~ 4 周

（1）康复目标：控制肿胀，增加关节活动范围，增加肌力，注意膝关节本体感觉训练。

（2）基本治疗：ROM 和肌力练习，继续上述运动训练项目。采用各种物理治疗如磁疗、脉冲短波、激光、低频调制中频电和超声波等，继续控制肿胀，减轻疼痛。采用电刺激肌肉或生物反馈治疗，减缓肌肉萎缩。

（3）关节活动度训练：①坐于轮椅内，术侧足触地，将双手轻轻地向前方推动轮椅，使膝关节被动屈曲，保持 5 ~ 10s，也可以是患者能够耐受的更长时间，然后恢复原位置，再重复。②卧俯位，膝关节主动屈曲训练。③屈膝训练：患者坐在床边，主动屈膝，健侧足帮助患肢下压屈曲，保持 5 ~ 10s，或者更长时间，然后放松，再重复以上动作。

（4）负重训练：扶拐或助行器行走，部分或完全负重。增加步行活动及上下楼梯的训练。

（5）肌力训练：①下肢进行多角度（15°、60°、90°）的直腿抬高训练，增加渐进性抗阻训练、主动辅助和主动关节屈伸运动。②进行终末伸膝训练，加强腘绳肌肌力训练。③股四头肌训练：坐在床边，主动伸膝，健侧足帮助患肢上抬尽量完全伸直膝部，保持 5 ~ 10s，然后放松，重复以上动作。

（6）本体感觉训练：盲视下关节角度重复训练，在各种平衡训练用具下训练，双侧关节感知训练。

4. 术后 4 ~ 6 周

（1）康复目标：恢复正常关节活动度，注意负重能力、行走步态、平衡能力训练。

（2）基本治疗：采用各种物理治疗如磁疗、脉冲短波、激光、低频调制中频电和超声波等控制水肿和瘢痕。增加器械训练。采用电刺激肌肉或生物反馈治疗，减缓肌肉萎缩。训练后局部肿痛者给以冷敷。

（3）关节活动度训练：①采用低强度的长时间牵张或收缩 – 放松运动方式，以持续增加膝关节 ROM。②固定式自行车练习，开始时坐垫抬高，逐渐降低坐垫高度，以增加膝关节屈曲角度。

（4）负重训练：术后第 3 ~ 4 周开始在固定功率自行车上，增加脚踏阻力训练。术后 3 周在步行器上进行训练，纠正异常步态。最初的步态训练及平衡训练，先在平行杠内进行，将重心逐渐完全转移到术膝，逐渐过渡到扶拐行走。3 周后去助行器，使用拐杖行走。

（5）肌力训练：股四头肌和腘绳肌的多角度等长运动，轻度的负荷训练，改善患肢的功能，其他关节及肌群的关节肌力训练；仰卧位直腿抬高练习，过渡到训练设备上作腘绳肌、股四头肌肌力训练。如专用肌肉训练仪，或固定式自行车训练。

（6）本体感觉训练：盲视下关节角度重复训练，踏板训练、平行木训练、各种平衡板训练等。

5. 术后6～12周

（1）康复目标：关节活动范围基本正常，保持正常步态，继续增强膝关节周围肌力、膝部稳定性和功能控制能力。

（2）基本治疗：有针对性地适当选用物理治疗项目，纠正不良姿势。

（3）关节活动度训练：关节活动度终末端训练，保持完全关节活动度。如果12周仍不能完全达到康复计划的ROM标准，将要采用绷带牵拉帮助完成达到ROM，每次15～30min，每天2～3次。

（4）负重训练：增加步行活动距离和上下阶梯。进行膝关节微蹲。患者站立位，背靠墙，缓慢屈曲膝关节，屈曲控制在30°～45°范围，保持10s，然后再向上移动使身体抬高，恢复站立位，重复以上动作。

（5）肌力训练：①微蹲训练：双足站立，膝关节微屈，保持5～10s，回到原位。或者术侧下肢向前半步，小弓箭步，使膝关节微屈，保持5～10s，术侧足收回置于原开始位。训练膝关节周围肌肉的控制能力。②仰卧位、俯卧位、侧卧位下的直腿抬高练习，以增强下肢肌力。骑固定式功率自行车及水中运动。

（6）维持性康复训练：患者出院后继续督促进行康复训练，定期复查，直至获得较满意的效果，使患者的肌力及ROM均达到最大恢复水平。通常需要终生维持康复锻炼，保持膝关节功能不减退，延长假体使用年限。

三、注意事项

1. 引流问题　膝关节置换术后，如果放置了引流管，通常在24h内拔出。注意引流液性质、颜色、亮度和引流量，如液性混浊或脓性分泌物，应作细菌培养和药物敏感测试，立即报告手术医师，及时处理。

2. 伤口情况　伤口不愈合的常见原因是局部继发感染。术后早期伤口的无菌消毒，及时更换敷料，保持干燥很重要。若有感染征兆，应及时处理。

3. 负重问题　负重的时间和负重的量多少，应该与外科医生商议后确定。术后允许立即负重，也可以选择保护性负重，即术后6～12周渐进阶梯性负重，以保护骨折处的愈合或非骨水泥固定假体的骨质等组织长入。

4. 防止深静脉血栓　术后穿戴加压弹力长裤，早期就开始下肢肌肉等长收缩训练，按照医嘱要求做踝泵运动，是防止深静脉血栓的有效方法，必要时应用肝素等抗凝药物预防深静脉血栓形成。一旦发生深静脉血栓，请血管外科医生协助处理。

5. 假体松动　TKR术后无菌性假体松动发生率为3%～5%。导致假体松动的主要原因是感染、肢体对线不佳、股骨和胫骨平台假体对线不良、一侧胫骨平台松动下沉所致。康复治疗中注意加强肌力强度训练，保持膝关节稳定性。要避免跑、跳、背重物等，对骨质缺损和骨质疏松患者更应注意。关节不稳在全膝关节置换术后发生率7%～20%，除假体问题外，通常由于膝关节周围韧带功能不全和肌力不足造成。因此修复和保存重要韧带，会弥补韧带功能不足造成的不稳定。此外，每种假体都有屈曲限值，在关节活动度训练时如超过该限值会有关节不稳定的不良结果。

（郭马珑）

第二十五章

膝关节镜技术

第一节　关节镜外科概述

关节镜外科是一门既古老又年轻的科学。其历史可以追溯到 19 世纪初叶，但真正成为现代关节镜外科则是最近 40 年来的发展结果。目前，关节镜已成为骨科及运动医学领域中微创外科技术的典型代表，已应用于全身多个关节，成为骨骼肌肉系统最常用的手术方式；作为骨科学的一个重要分支，它充满朝气，并将持续快速发展。

关节镜作为一种内镜并非新的发明。1805 年，德国人 Philip Bozzini 以蜡烛为光源，用"光梯"作为内镜，通过烛光的反射观察阴道和直肠。直到 1918 年日本的 Tagaki 首先应用 7.3mm 膀胱镜对尸体膝关节进行检查，因而 Tagaki 也被公认为是关节镜历史的开山第 1 人。1931 年，Tagaki 教授用 3.5mm 内镜以液体扩张的方法对膝关节进行了检查，才使得关节镜真正用于临床诊断。同年，Burman 等报道了采用关节镜在膝关节内进行观察和活检的经验，并且描述了关节镜检查在其他关节上的操作经验和步骤。关节镜发展史中最重要的人物之一是日本的 Watanabe，他继承和发展了 Tagaki 的关节镜理论和技术，并且改进了关节镜及操作系统，积累了一定的关节镜检查的经验，从而使在关节镜下施行手术成为可能。1957 年，Watanabe 出版了第 1 部《关节镜图谱》。1968 年，加拿大医师 Robert Jackson 和美国医师 Richard O'Corner 将 Watanabe 的关节镜技术从日本传入北美，并将关节镜技术运用于膝关节手术，自此，关节镜手术在北美得到了发展。关节镜手术这一新技术以其独有的优势迅速为广大的患者和骨科医师所接受。因而，可以说现代关节镜外科的发展开始于 20 世纪 70 年代。1971 年，Casscells 在美国首先发表了 150 例膝关节镜检查与手术的分析论文。与此同时，O'Corner、Jackson、Johnson、McGinty 等一大批关节镜外科的先驱者通过大量的创造性的临床实践，奠定了从关节镜检查到关节镜手术并最终形成关节镜外科体系的坚实基础。

20 世纪 70 年代末，关节镜外科技术被介绍到国内。但受到关节镜设备性能和配套器械的限制，当时的关节镜应用较多地局限于膝关节检查。1983 年，第 1 次全国关节镜学习班在沈阳举办。此后，全国各地许多医院都相继开展了关节镜手术。20 世纪 80 年代末，全国已有百余所医院开展了关节镜外科，1982—1990 年，共有约 80 篇关节镜外科论文在各类杂志发表。20 世纪 90 年代以来，通过老一辈和一批在国内外进修学习关节镜外科的专业医师的不懈努力，关节镜外科在我国获得了进一步的发展。1991 年，中华医学会骨科学会关节镜外科学组正式成立，它是我国关节镜外科工作的一个里程碑。

今天，关节镜已不再仅仅是一种辅助的关节检查手段，而是关节外科和运动医学领域中一个不可或缺的重要组成部分。关节镜术或关节镜辅助下的关节手术不仅可以用于大多数的膝关节内紊乱的诊治，而且已越来越多地应用于肩、肘、腕、踝、椎间盘等关节疾患的诊治。随着关节镜外科临床与实验研究的深入以及关节镜技术的发展，可以预言关节镜外科作为微创骨科的代表必然会继续得到重视和发展。

（郭马珑）

第二节 设备与器械

（一）关节镜

关节镜根据内部透镜系统结构的不同，可分为以下 3 种基本光学系统。

1. 经典薄片状透镜系统 该系统如同传统的照相机镜头，由数片透镜组成，目前已很少用。

2. Hopkins 棒状透镜系统（Hopkins rod lenssystem） 这是一种先进的透镜系统结构，由于 Hopkins 系统透镜间隙小，光通性强，能获得更清晰的图像。目前多数牌号的关节镜都是基于这一光学系统。

3. 分级指数（GRIN）系统 该系统由微细玻璃棒构成，较小口径的针状镜多基于此系统。

关节镜的光学特性，最为重要的是视向与视角。视向即关节镜观察的方向，由镜头前端的斜面决定，关节镜前端的镜片斜面通常有 0°、10°、25°、30°、70°等，其中以 30°镜使用最多；因为当旋转 30°镜时可明显扩大视野（是一种聚合的视野），并且不出现盲区。但在某些特殊场合，70°镜亦有其不可替代的作用。因而，关节镜医师最常选用 30°镜和 70°镜。

关节镜鞘管与穿刺器是与关节镜配套的部件，鞘管既作为关节镜保护鞘，又作为关节灌注系统的进水、出水装置，通过鞘管与镜头之间的环形空隙注入或引流关节灌注液。钝性和锐性穿刺器作为鞘管的管芯用于关节穿刺，一般以锐性穿刺器穿破皮肤或皮下组织，再以钝性穿刺器穿透滑膜以免损伤关节内结构。多数医师主张以尖刀做皮肤切口，穿透皮下及关节囊后直接用钝性穿刺器作关节穿刺，而不使用锐性关节穿刺器以免伤及软骨、半月板等关节内结构。

（二）光源系统

光源系统是关节镜系统中最基本的组成部分。冷光源与光导索的出现，较为成功地解决了关节镜的光源问题。光源通过光导索与关节镜连接，再通过与镜头平行走向的光导纤维导向镜头前方，照亮视野。

（三）摄录及监视系统

一套完整的摄录监视系统应包括摄像头、摄像主机、监视器及可选配的录像机、图像打印机、视频照相机、字幕机、多媒体电脑等附属设备。其中摄像头，摄像主机及监视器是摄像系统最基本的配置。如果把光源和镜头系统称为光学图像系统的话，摄像系统就是电子图像系统。当关节内的图像通过关节镜的透镜系统再经摄像头接口后方的透镜成像于摄像头内的光感元体后，光能被转化为电能，其电信号传入摄像机主体，经分析处理后经监视器转化为可视的电视图像。

（四）关节镜手工器械

关节镜手工器械大致可分为 5 类。第 1 类是穿刺器械，用于关节穿刺以导入镜头或器械；第 2 类是探针，用于探查关节内结构；第 3 类是切割器械，包括手术剪、篮钳以及各种手术用切割刀具，是关节镜手术操作中最重要的手工器械；第 4 类是持物钳，用于夹持关节内组织和取出游离体；第 5 类是各种专用特殊器械如瞄准器、缝合针等用于关节镜下 ACL 重建、半月板缝合等特殊手术操作。

（五）电动刨削、电切割及激光操作系统

1. 切削系统　关节内动力切削系统由主机、操作手柄、可替换工作刀头、脚踏控制器并配合吸引系统所组成。其工作刀具分为重复使用与一次性使用两种类型。根据其工作刀具的功能又可分为关节内刨削切割系列和关节磨削成形系列。一般说来，越是坚韧的组织，如半月板、软骨，越需要较低的转速，以使窗口打开的时间足以使组织进入，但磨削硬化骨则需要较高的转速，滑膜的切割也可使用较高的转速。但 2 000r/min 以上的转速并无实际意义。此外，其可折弯刀具也为手术者在空间受限的情况下使用动力切削系统提供了方便。同时，也应该看到，动力切削系统的使用增加了关节内组织创伤和关节镜头受损的机会。因而，强调轻柔的、准确的手术操作，在直视下使用刨削器是非常重要的。应该指出的是，更强的动力、更锐利的刀具以及更高的转速并不一定能更快地完成手术，切削器的效果好坏更多地决定于操作者的使用经验。动力切削系统的使用给关节镜医师带来了极大的便利，也提高了关节镜手术的效率和手术效果。

2. 高频电刀　高频电刀在关节镜外科中的应用有其特殊性。由于关节镜手术时大多使用导电的生理盐水或复方氯化钠注射液（林格液）作为关节扩张灌注液，通常使用的高频电刀不能在此液体环境中使用。因而，电刀头必须重新设计。一些专业厂家为关节镜外科专门设计了高频电刀系统，它不仅可以在蒸馏水或甘氨酸等非离子环境中工作，而且同样可以在生理盐水和林格液环境中安全地使用。各种不同设计的专业化电刀头适应了关节镜下各种手术操作的需要，与手工切割与动力切削相比，电外科操作在易出血的部位更显示其优越性。

3. 激光系统　激光系统在关节镜外科的应用使关节镜外科迈上了一个新台阶。从 CO_2 激光、Nd－YAG 激光直至今天的钬激光外科操作系统，激光关节镜外科系统从理论到临床实践都得到了很大的发展。与传统的手术操作相比，激光可以通过能量释放和频率的控制达到手术者所期望的切割、凝血或气化的目的。由于专业化设计的各种纤细的光导纤维探头较常规的手术器械更容易进入关节的各个部位，从而使激光外科操作比传统的手术操作更简单和更准确。新一代的钬激光系统在组织的损伤效应方面较早期的激光系统是极其微小的，因而，只要谨慎地控制激光的能量释放，激光外科操作仍是安全可靠的。除了经济上的因素，激光技术在关节镜外科中的应用具有广阔的前景。

（六）关节镜手术的配套设施

尽管从一般意义上说，在任何一所医院或是具备一定条件的骨科诊所都可以开展关节镜外科。但严格说来，建立关节镜外科应该看做是一个系统工程。因为拥有一套关节镜系统并不等于建立了关节镜外科。关节镜外科作为现代骨科的一个亚专业，首先应该依附于骨科或

关节外科。从事关节镜专业的医师也同样首先应该是骨科医师，并且应该具备较全面的骨科知识与技术，尤其必须具备关节外科的基本知识和基本操作技能。同时，开展关节镜外科的医院或诊所至少应该具备开展关节手术的基本设施以及放射和影像诊断、必要的实验室检查和病理诊断及康复性理疗的条件。

1. 稳压电源与多用插座　1 000W 功率的稳压电源足以保证提供关节镜系统的供电且可避免高压和欠压对昂贵设备可能造成的损害。由于关节镜系统的电源电缆多数是美国或德国等不同标准的三相或二相插头，因而配备一个带有保险丝的多用插座是必需的。此外，整个系统应有妥善的接地，以防操作过程中的漏电。

2. 关节扩张灌注系统　施行关节镜术必须使关节囊扩张。而扩张的方法主要是灌注冲洗法。此法不仅能扩张关节腔，更重要的是能够将手术中切割的碎片通过引流管排出关节腔。多数术者均采用重力灌注法。常用的灌注液为复方氯化钠注射液或生理盐水。在使用高频电刀（电凝）进行手术操作时，应使用非离子灌注液。为达到足够的压力使关节囊充分扩张，必须保证 3 000ml 以上的容量且液体应悬挂在手术台平面以上至少 1m。此外，进水、出水软管应有足够的口径，一般使用 5~7mm 内径的硅胶管。

3. 收集瓶　在吸引瓶和引流瓶中放置一张滤网或纱布以收集切削的组织碎片和小游离体等做病理检查。

4. 止血带　对于止血带的应用适应证由关节镜医师根据手术需要及患者具体情况酌情选择。并非所有的膝关节镜手术都必须在止血带下操作，半月板以及软骨的手术很少出血，而滑膜切除、关节面成形等操作则有较明显的关节内出血。通常于术前在股部绑扎气囊止血带而暂不充气，在作诸如外侧支持带切开或滑膜切除等手术时抬高患肢后充气止血。

5. 固定器　在进行关节镜手术时术腿固定器是非常有用的，当固定器与气囊止血带联合使用时可以获得更好的效果。在没有固定器的情况下，一个置于关节两侧的阻挡装置也可起到相似的作用。

6. 图像记录设备　为了保存关节镜手术资料，录像机可以和摄录系统相连接记录动态图像资料，视频图像打印机或视频照相机可以记录电视监视器上显现的任何静态画面。带有专门设计的闪光灯的光学照相机与专用的镜头匹配，可以通过关节镜目镜拍摄到更清晰的光学照片。图像资料的记录有助于更进一步的研究、总结并适应循证医学的要求，有条件的单位应该作为常规配备。此外，计算机多媒体系统在关节镜手术资料的保存与分析中的应用是未来关节镜外科资料管理的方向，利用微机将动态图像资料、文字与绘图资料、录音资料等信息以计算机数字化存储，将极大地方便关节镜资料的自动化管理。对临床科研、随访以及资料复习与交流将是大有裨益的。

7. 关节镜手术的特殊设备　有条件的单位可以配备电切割系统和激光操作系统。手术室如能具备 C 臂机，对于某些膝关节镜的特殊手术的定位会很有帮助。下肢持续被动活动（CPM）装置是许多膝关节手术后早期康复的重要手段，应作为常规配备。

（郭马珑）

第三节 关节镜手术室环境与操作原则

(一) 手术室环境

尽管关节镜手术能以门诊手术开展,国外也有相当数量的门诊关节镜术 (office arthroscopy) 的经验,但我们建议开展关节镜外科的初期最好将患者收住入院,且无论是住院患者或是门诊患者,其手术均应在正规手术室施行。

一个高净化度适于无菌手术的手术室是开展关节镜手术的基本条件。此外,还应根据关节镜手术的特点设计和配置手术室环境。由于关节镜及其附属设备需要占据较大空间,笔者建议手术室面积至少应该 $> 20m^2$。门窗有遮光板以避免强光直射电视监视器而影响图像观察。手术室应配置有多用电源插孔,最好能够配备两套独立的电源系统,以保证在一条线路中断的情况下不至中断手术。此外,壁式或电动吸引系统、给氧系统、高频电切电凝系统及气囊止血带等也是手术室必备的条件。手术台一般置于手术室中央,其旁应有地漏以免关节灌注液流出淤积。由于关节镜手术需要大量的液体作灌注和关节扩张,液体从关节穿刺口溢出极易浸湿无菌敷料,因而我们建议关节镜手术应采用防水铺巾。

关节镜手术以术者一人操作为主,台上配备一名助手协助操作和管理器械,台下巡回护士则负责各种管线与设备的连接和管理。室内尽量减少参观人数并避免走动,以防碰落连结管线。

(二) 操作技术与原则

首先应该明确的是关节镜外科绝不等同于关节镜技术。一个优秀的关节镜外科医师应该把关节外科知识与关节外科技术包括关节镜技术放在同等重要的位置。这是我们提高关节镜外科水平的关键所在。尽管不能要求所有的骨科医师都通晓关节镜技术,但关节镜医师必须非常熟悉骨科专业知识尤其是关节外科知识,包括运动医学知识。否则,关节镜技术将成为无本之木。

尽管关节镜技术是与开放手术技术完全不同的操作模式,但其理论基础则是一致的。对膝关节外科解剖学、膝关节生物力学、膝关节诊断学知识的掌握是进一步学习膝关节镜外科学的基础。在具备关节外科的基础知识之后,就应该进一步掌握关节镜外科本身的原理和特点。只有在真正了解所从事的专业和使用的关节镜系统的原理和特点之后,才可能做到得心应手。所以建议初学者在购置关节镜设备之前先进行一些简单的关节镜原理学习和基本操作技术训练,阅读一些关节镜外科的入门教材,参加短期培训或进修,参观关节镜手术操作,向专家请教各种关节镜设备的性能特点等能有助于用有限的投资,购置最需要的设备和器械。跟从本科室的熟悉关节镜操作技术的老师学习自然是最简捷的途径,但关节镜技术的提高只能是来自于自己的反复的操作训练与经验积累。

关节镜技术的训练应该是循序渐进的过程。几乎所有的关节镜外科专家都认为,关节镜外科的实践应该从膝关节镜检查开始,只有熟练掌握了关节镜的检查并对关节内生理与病理改变有了充分的认识,才有可能正确地处理关节内病变。因此,学习关节镜需要耐心和具有持久的精神,这是一种不同于其他矫形外科手术的技巧。

对于已经开展关节镜手术并具备一定经验的医师而言,总结自己的手术经验,定期复习所处理的病例并分析术前、术后的诊断与手术疗效，对提高自己的关节镜外科水平将是大有益处的。同时，无论是初学者还是关节镜外科专家，继续训练和接受再教育也是至关重要的。同行之间的交流、观摩关节镜外科专家的手术、专门进修和参加培训班与关节镜学术会议，以及参考最新的关节镜外科文献等都是继续学习的必要途径。

（郭马珑）

第四节　关节镜下膝关节正常与病理表现

关节镜技术已成为诊断和治疗膝关节内疾病的黄金标准。已有研究经证实，在膝关节运动损伤的诊断中，关节镜检查比 MRI 更敏感和有效。如果具备良好的关节镜操作技术，无论是使用前外侧入路或正中入路，都能对膝关节进行系统地检查。本节通过介绍膝关节镜下的正常和病理性异常表现，以促进对关节镜这项新技术的了解。

一、髌上囊

（一）正常表现

常规的膝关节镜检查即从髌上囊开始。髌上囊可以看做是膝关节向近侧的囊性扩张，镜下可发现4种滑膜皱襞：髌骨上、髌骨下、外侧和内侧滑膜皱襞。髌上囊顶部（前侧）为白色的股四头肌腱和深红色的股四头肌，与滑膜相连。如果镜下不能发现此两种结构，则提示存在一个完全封闭的髌上滑膜皱襞，将髌上囊与关节腔分开。一般情况下，髌上滑膜是不完整的，镜下仅能见到上内侧或上外侧部分，在水平方向上沿髌骨近侧缘走行。髌上囊底部为含有脂肪的白色滑膜组织，覆盖于股骨远段前半部分。在有陈旧性关节内刺激如半月板损伤时，髌上囊底部滑膜常有肥厚增生。

在髌上囊扩张良好的情况下，医师能直观地检查滑膜组织。滑膜组织异常最常出现于风湿性关节炎，其次是反应性滑膜炎。通过镜下仔细检查滑膜绒毛的特征、血管分布和炎症表现，能确诊这两种疾病。此外，任何关节内晶体沉积或粘连征象都能通过关节镜证实。

（二）病理表现

髌上囊的内容物以及髌上囊的扩张程度具有重要的临床意义。膝关节创伤是进行膝关节镜手术最常见的原因，镜下检查可发现关节内血肿在髌上囊内聚集并机化，有凝血块或纤维蛋白凝块；髌上滑膜皱襞出现纤维化增厚并破裂；陈旧性损伤时反应性关节炎症表现为充斥整个髌上囊，滑膜绒毛增生肥大。这些镜下表现应与炎症性疾病如风湿性关节炎的滑膜表现相鉴别。

如果关节腔终止于髌骨上缘，说明髌上皱襞完全闭合形成髌上间隔，或者先天性髌上囊缺失。髌上皱襞将膝关节腔和髌上囊分开，在20%的成年人中这层膜是完整闭合的，但大多数情况下仅保留不同程度的残迹。正确的治疗方案取决于髌上滑膜皱襞是否引起症状。镜下正常的皱襞内缘呈光滑的弧形、圆顶形或新月形，连续无中断。膝关节损伤后皱襞可出现增厚、炎症和纤维化表现。这些创伤后表现改变了皱襞的生理特性，镜下变得僵硬，缺乏弹性。值得注意的是，有些引起明显症状的游离体被完整的髌上皱襞遮挡，难以在镜下发现，此时应打开皱襞彻底检查髌上囊。

关节内血肿或关节内手术后过长时间制动可引起髌上囊部分或完全粘连封闭，此时常发现单个或多个粘连索带，提示髌股关节的生物力学结构完整性被破坏。

膝关节镜手术的另一项显著的优势就是可在镜下方便地切取组织进行活检。术中如果发现组织异常增生，应进行活检。色素沉着性绒毛结节性滑膜炎是一种以含铁血黄素沉积的绒毛异常增生为特征的疾病，可局限于单个结节或关节内弥漫性分布。局限性色素沉着性绒毛结节性滑膜炎引起的症状和体征与游离体相似。滑膜软骨瘤病是一种以软骨性或骨软骨性化生和关节内游离体形成为特征的滑膜疾病。滑膜软骨瘤病有三种表现：①软骨化生无游离体。②滑膜过度增生合并游离体。③正常滑膜合并游离体。

二、髌股关节

（一）正常表现

髌骨的最重要功能是作为股四头肌收缩时伸直小腿的支点，增加伸膝装置的功效。髌股关节面被一条中间嵴分为外侧和内侧两个关节面。正常的股骨滑车沟宽度存在一定的变异。股骨颈的前倾决定了滑车的方向，并影响髌股关节的轨迹。轴线位屈膝 45°观察显示股骨外侧髁比内侧髁高 1cm 左右。

当需要完全显露髌股关节面时，须作髌上入路，彻底的髌股关节检查还包括通过上外侧或上内侧入路评价髌骨滑行的轨迹。在膝关节完全伸屈活动中检查髌股关节运动轨迹，观察关节面之间的吻合关系。正常情况下，伸膝位时髌骨存在轻度外偏；逐渐屈曲膝关节，可见髌骨向远侧和内侧滑动，屈膝 45°时髌骨位于滑车沟正中。

伸膝装置和髌股关节的变异很大。二分髌骨就是一种由于髌骨骨化中心融合出现问题而形成的解剖变异。Saupe 根据二连髌骨的连接位置进行分型：Ⅰ型：位于下极；Ⅱ型：位于外侧缘；Ⅲ型：最为常见，位于外上极。对于膝前疼痛伴有髌骨外上部持续压痛的病例，切除二连髌骨外上部多余的部分能有效缓解疼痛并恢复膝关节功能。

（二）病理表现

对于急性高能量膝前创伤而影像学检查未发现骨折的病例，关节镜有助于评价软骨或骨软骨损伤。如果没有髌骨半脱位或不稳定的表现，则可单纯清除损伤软骨。但多数情况下髌股关节紊乱比髌股关节软骨损伤更常见。

髌下和髌前皱襞向前方延伸至前十字韧带，可与韧带连接、部分相连或完全分开。它们是最常见的膝关节皱襞，但并非膝关节疼痛的主要原因。镜下可发现起源于髌下脂肪垫的绒毛或内侧滑膜皱襞嵌夹于髌股关节中，是髌股关节疼痛的潜在病因，最终导致髌股关节软骨软化。为更明确检查，应当关闭冲洗管，在无灌注压的情况下进行伸屈膝活动，易于发现髌股关节内的嵌夹征象。

髌骨半脱位和髌骨不稳定主要通过体格检查和影像学检查诊断。关节镜检查可发现此类患者髁间凹狭窄，或者髌股关节吻合不良；髌骨处于向外侧半脱位的位置，以及髌骨和股骨外侧髁关节面存在损伤。如果存在髌股关节半脱位，屈膝 45°时髌骨并不位于滑车凹正中，只有在更大屈膝位时才处于正中位置，有时可见明显的髌骨外侧偏移和倾斜。

Fulkerson 根据髌股关节软骨损伤的位置象限分型：Ⅰ型：髌骨中线远侧或内侧；Ⅱ型：外侧关节面；Ⅲ型：内侧关节面切线骨折；Ⅳ型：上内和上外部关节面。Outerbridge 根据关节软骨损伤的程度分类：Ⅰ度：单纯软骨软化；Ⅱ度：软骨病损直径 < 1.27cm（0.5in）；Ⅲ度：软骨病损直径 > 1.27cm（0.5in）；Ⅳ度：骨质裸露。具体损伤程度的检查须使用探钩进行。

股骨滑车部位的软骨退行性改变也是关节镜检查的最常发现，此处的软骨退变与髌骨软骨退变并不一定相对应，有时此处软骨退变是引起膝关节症状的唯一原因。软骨损伤部位透明软骨消失，机体通过纤维软骨的增生进行修复，纤维软骨的生物力学性能低于透明软骨，致早期出现磨损和退行性改变。

三、内侧沟

（一）正常表现

股骨内侧髁被一层滑膜覆盖直至关节软骨边缘，沟的内侧壁延伸至半月板滑膜边缘。检查从内侧沟的最后部分开始，然后慢慢撤回镜头，观察整个内侧沟，可见到内侧滑膜半月板结合部的前部。

镜头从髌上囊移至内侧沟的过程中有时可见内侧滑膜皱襞。一般情况下这一皱襞并非异常，但当此结构很大时，如果膝关节未处于完全伸直位，皱襞会阻止镜头轻松进入内侧沟。不引起症状的皱襞边缘较薄且光滑柔软，无炎症表现或增厚。直视下屈曲膝关节时可见皱襞绷紧，紧贴于股骨内侧髁上。

半月板滑膜边缘有时可发现显著的变异。如果不用探钩将滑膜半月板结合部充分拉开，滑膜内深深的褶皱很容易被误认为半月板外周撕裂，这一点值得注意。在膝关节急性和亚急性创伤后，滑膜增生和炎症可蔓延至内侧沟。

（二）病理表现

在治疗内侧副韧带完全撕裂的病例时，可用关节镜排除其他关节内损伤，评估撕裂的韧带。内侧半月板或半月板滑膜结合部损伤也可在关节镜下修补；严重的损伤可引起内侧副韧带以及内侧关节囊断裂。在个别情况下，在内侧沟里能看到移位的内侧副韧带。

内侧沟内常能发现游离体隐匿其中。无论对于术前已诊断游离体，还是术中偶然发现游离体的病例，对内侧沟进行详细的检查都是非常必要的。当镜头从髌上囊进入内侧沟的过程中可同时观察股骨内侧髁，可见退变性骨赘突起，提示关节面明显破坏。

内侧沟内还可发现病理性内侧滑膜皱襞。尽管皱襞可从许多方面引起症状，但内侧膝关节疼痛通常是由其他的损伤引起。此外，皱襞的弹性随着年龄的增长而逐渐下降，因此改变了皱襞和内侧髁之间的关系。

四、内侧间室

（一）内侧半月板

1. 正常表现　屈膝外旋胫骨，镜头从内侧沟进入内侧间室，同时对膝关节施加外翻应力，显露内侧半月板。正常半月板呈黄白色，光滑有弹性，游离缘较锐。根据血供不同可分为内、中、外 3 区。从前外侧入路观察，半月板分为 3 个部分：前角、体部、后角。从前内侧入路插入探钩，轻柔地抬起半月板显露其下表面以及组成半月板胫骨结合部的冠状韧带。使用探钩轻柔牵拉半月板，这样可以发现已复位和未达全层的半月板撕裂。在屈伸膝关节的过程中，结合直视和探钩可动态评价半月板的活动性。将镜头插入后内侧间室可观察半月板后角在胫骨上的附着部，以及内侧半月板后角周缘的附着情况。内侧和外侧半月板前角之间有膝横韧带连接。

当对膝关节施以外翻应力时，正常的半月板游离缘会出现小的皱褶，注意不要和半月板撕裂混淆。正常半月板的活动范围有限，异常的活动提示外周性半月板撕裂。正常半月板在前后向平均可移动 5 mm，而前角活动范围相对更大一些。半月板和股骨髁的生理特性随年龄变化，半月板游离缘磨损，但只要不出现游离的碎片即不应视为异常。

2. 病理表现　半月板撕裂分为创伤性和退变性两种。创伤性半月板撕裂可根据位置、方向和形状分型。根据位置的分型揭示了撕裂部位与其血供的关系，提示愈合潜力。在内侧间室可观察内 1/3 和中 1/3 的撕裂，外 1/3 撕裂需探钩协助或从后内侧间室进行观察。在半月板体部，内侧副韧带的斜行纤维撕裂容易和半月板外周撕裂相混淆。

对于半月板损伤除了应观察损伤形态和部位外，更应区分新鲜和陈旧性损伤。血性关节积液、半月板基底部及邻近关节囊部位的瘀血、锐利而有弹性的半月板撕裂缘，以及伴发的新鲜韧带损伤均提示新鲜半月板损伤；浆液性关节积液、半月板撕裂部圆钝或毛边样改变，以及伴发的陈旧性损伤均提示陈旧性半月板损伤。半月板连接部位滑膜的隆起或翻起、滑膜的铁锈色改变、关节囊的增厚、受检查部位关节软骨损伤也是陈旧性半月板损伤的继发改变。半月板损伤根据位置和形态分为以下类型。①纵形撕裂：常出现于后角，往往需通过探钩才能检查其存在以及大小范围。局限于后角的 4 周内损伤通过制动常能自行愈合，如果损伤延伸至半月板中部，应行半月板修补；如果前十字韧带（ACL）断裂则应保留半月板；如果为陈旧性损伤应行半月板修整性切除。②放射状撕裂：常出现于体部，需行修整性切除。③桶柄样撕裂：复位状态的桶柄样撕裂很容易诊断，如果桶柄脱位至股骨髁间凹，在内侧关节间室可能仅发现很小的半月板残端，回抽镜头就能看到脱位部分。如果桶柄于半月板前角断裂，则可能脱位至后内侧室，应对半月板后角以及后内侧室进行详细检查。④水平撕裂：常为半月板退变的一种表现，往往不是膝关节症状产生的原因，对其切除应谨慎。⑤舌瓣形撕裂：又称鸟喙状撕裂，是桶柄样损伤的进展，当蒂在后角时，整个舌瓣可能隐匿于后内侧室，如果通过探钩或关节囊挤压不能脱出，应行后内侧室检查。

（二）内侧胫股关节

1. 正常表现　对股骨髁和胫骨平台关节面系统的检查是非常必要的，可发现软骨软化和骨软骨损伤。正常的关节软骨呈黄白色，光滑有弹性。磨损最常见的部位是屈膝 30°～45°。用探钩轻柔地检查关节面，正常情况下关节软骨应和软骨下骨贴合牢固。

2. 病理表现　关节面的非炎症性损伤存在以下病因：①骨关节炎。②骨软骨和软骨性骨折。③剥脱性骨软骨炎：骨软骨炎或退变性关节炎是老年患者关节损伤的最常见原因。而很多陈旧性膝关节不稳的年轻患者也可出现加速的骨关节炎，如陈旧性 ACL 损伤的年轻患者可出现后内侧胫骨髁磨损，深至骨质。胫股关节的横形损伤条纹提示 ACL 功能不全，是由于胫股关节滚动滑动机制异常引起。损伤条纹间隔 2～3 mm，位于胫股关节后 1/3 部分。ACL 断裂所致损伤条纹多位于股骨内髁外侧半，常伴有软骨的局限性剥脱。内侧胫股关节的退变应与膝关节力线联合起来分析，有明显膝内翻者应行力线矫正。

骨软骨和软骨性损伤由撞击、撕脱或剪切力引起，常见于髌骨和股骨髁。用探钩探查关节面与镜下观察同样重要，尤其对于症状延续时间较长的患者，因为关节面的纤维性愈合可能掩盖其下面的异常情况。

剥脱性软骨炎是一种局限性的软骨或骨软骨分离，可伴有或不伴有坏死的骨碎片，股骨内侧髁外表面是最多发的部位。

五、髁间凹

（一）内侧半月板后角、后十字韧带

1. 正常表现　镜头从内侧间室移至髁间凹，其间可通过摆动镜头将脂肪垫挡在镜头侧面的前方，以免妨碍视野。导光索接头 11 点钟处可观察内侧半月板后角和后内侧结合部，在 2~4 点钟处可观察后十字韧带（PCL）内侧部分纤维。PCL 的股骨附着点位于 ACL 后内侧，常被滑膜覆盖。

2. 病理表现　内侧半月板后角的撕裂常位于半月板滑膜结合部，呈放射状撕裂。

（二）髌下滑膜皱襞

1. 正常表现　髌下滑膜皱襞（又称黏膜韧带）一般分为三种类型：独立的条索型、与 ACL 相连的条索型、隔膜型。不同类型临床意义不大。

2. 病理表现　髌下滑膜皱襞瘀血、断裂，或嵌夹于胫股关节之间引起伸膝障碍。髌下脂肪垫的撞击和纤维化也可引起膝前疼痛。镜下可见一块白色纤维化滑膜在关节屈伸过程中与髁间凹发生撞击，从髌上入路最易观察。这种情况下切除纤维化脂肪垫效果显著。

（三）ACL

1. 正常表现　ACL 是一种关节囊内滑膜外结构，属于关节腔外结构，表面可见滑膜血管。前内侧束在整个伸屈过程中几乎保持等长状态，而后外侧束于伸膝时紧张。ACL 也会慢慢随年龄退化。ACL 常常被髌下皱襞覆盖，为了显露髁间凹可将其切除。ACL 前方可见半月板间横韧带。

镜下直视 ACL 时作前抽屉试验，拉紧 ACL，纤维，然后用探钩从 ACL 股骨附着点至胫骨止点探查 ACL 纤维，这样能够发现隐匿的韧带部分损伤。将镜头插入股骨外侧髁内侧面和 ACL 之间可观察 ACL 的股骨附着点，这里是 ACL 断裂最多发的部位。韧带纤维的渗血也提示撕裂。

ACL 的股骨附着点是外侧髁最后内侧部分的一个半圆形区域，其长轴向前方稍倾斜，后方凸面与股骨髁后关节面平行。这一位置的精确定位对于 ACL 重建中移植物的等长植入是非常重要的。在髁间凹范围内，外侧髁解剖变异会导致移植物定位不良。髁后缘前方的髁间凹壁上有一个突起，称为"住院医师嵴"，只有在髁间凹成形术中切除这一突起，才能显露真正的后缘。

少数情况下，ACL 内部的韧带囊肿也会引起膝关节疼痛。术前 MRI 有助于诊断和定位韧带囊肿。

2. 病理表现　急性 ACL 损伤时，滑膜组织和韧带纤维之间的出血有助于诊断。探查 ACL 可发现完全断裂的纤维、被拉长却连续的纤维和正常纤维。

陈旧性 ACL 断裂的表现和急性损伤者不同，更容易混淆。最典型的病例是更靠近侧部位的断裂，ACL 从其股骨附着点处移位，其残端在髁间凹深部与 PCL 发生瘢痕连接。这就可能出现体检和关节镜检查上的矛盾。Lachman 试验显示硬性终止点，前向移位增大，而轴

移试验阳性。镜下检查，韧带前部表现正常，韧带纤维延伸至胫骨止点，前抽屉试验时紧张。只有沿着外侧髁内壁深入镜头观察，直至发现韧带未终止于正常股骨附着点，方能作出正确的诊断。

单纯 PCL 断裂从后内侧或后外侧入路更易发现，尤其对于 PCL 陈旧性损伤或部分损伤的病例，因为从前侧入路观察时完整的 ACL 会遮挡大部分 PCL。

六、外侧间室

(一) 正常表现

镜头从髁间凹进入外侧间室。当镜头到达外侧半月板最内侧缘，屈膝并施以外翻应力（"4"字位），即打开外侧间室，使镜头能够越过外侧半月板前角，进入外侧胫股关节之间。由于外侧半月板比内侧半月板更接近圆形且更小，通常能看到其整体。使用探钩检查半月板下表面，可观察腘肌腱裂隙。腘肌腱裂隙位于半月板的后外侧约 1cm 宽，可由于创伤原因延长，或成为半月板纵形撕裂的组成部分。外侧半月板前角和胫骨的附着部位于髁间隆突前方，ACL 胫骨止点后方，两者的纤维部分融合。

由于外侧半月板不与外侧副韧带相连，故比内侧半月板活动度更大，膝关节屈伸过程中可在胫骨平台上移动 10mm 左右。探钩能轻易地进入腘肌腱裂隙，将外侧半月板向前方牵拉，注意不要将此现象误认为半月板撕裂。外侧半月板会随年龄退变，出现不同程度的钙化，内缘磨损。虽然这并非膝关节疼痛的常见原因，但使半月板易于出现退变性撕裂。

外侧盘状半月板是一种较常见的变异，可分为三型：①不完全型。②完全型。③Wrisberg 韧带型。膝关节弹响综合征即与 Wrisberg 型盘状半月板密切相关。这种类型的盘状半月板失去外周附着，仅保留后板股韧带（wrisberg 韧带）与股骨的连接。

(二) 病理表现

内侧半月板的分型也适用于外侧半月板。一般来说，外侧半月板更小，更易于切除，所以应在切除撕裂前检查整个半月板的上下表面。外侧半月板囊肿比内侧半月板多发，通常位于外侧副韧带前方的关节线上，体检时伸膝位易于触及。囊肿常发生于半月板撕裂处，呈水平走向，深入关节囊。

外侧胫股关节软骨退变较内侧少，且罕见剥脱性软骨炎。股骨外侧髁软骨损伤的发生概率较胫骨外侧平台高，主要由髌骨脱位引起。外侧间室还可发现游离体。

七、外侧沟

(一) 正常表现

镜头从外侧间室越过外侧半月板外侧缘进入外侧沟，同时对膝关节施以内翻应力。外侧髌股韧带附着于外侧髁，尺寸和紧张度各异。镜头在沟内从下向上可观察半月板滑膜结合部，有时可见沿结合部有一条较宽的裂隙，属正常变异。深入镜头可见腘肌腱以及腘肌腱裂隙。外侧沟的髌外侧滑膜皱襞比内侧沟少见，当镜下发现炎症和纤维化表现时视为异常。

(二) 病理表现

外侧沟病理性皱襞的诊断方法和内侧间室相同。外侧沟外侧壁的出血提示外侧副韧带撕裂，Ⅲ度撕裂时可见外侧关节囊壁的裂口。必须对外侧沟及外侧间室进行详细的检查，以排除隐匿于滑膜褶皱内的游离体。

八、后内侧间室和后外侧间室

（一）正常表现

完整的关节镜检查包括后内侧间室和后外侧间室。后内侧室内可观察股骨内侧髁后部、内侧半月板后角、PCL 后部和半月板滑膜皱襞后部。

膝关节后外侧角的解剖结构较复杂。在关节囊组织和外侧半月板外缘下方，腘肌腱分为相同尺寸的两束：一束（腘肌腱）延续至腘肌肌腹附着；另一束（腘腓韧带）直接附着于腓骨头最靠近端和后侧的突起。屈膝过程中板股韧带向前方牵拉外侧半月板后角。板股韧带从外侧半月板后角延伸至股骨内侧髁外表面，被分为两束，走行于 PCL 前的 Humphrey 韧带和走行于 PCL 后的 Wrisberg 韧带。韧带的粗细变异较大，直径通常为 PCL 的 1/3。这两种板股韧带并不一定同时存在。后外侧室常隐匿游离体，可用手挤出，也可通过后外侧入路取出。

（二）病理表现

在诊断内侧半月板撕裂时，观察半月板后角附着部非常重要，因为撕裂经常发生于半月板滑膜结合部，尤其伴发 ACL 断裂时。一项研究显示，仅进行常规前路关节镜检查会漏诊63% 的此类损伤。过伸损伤的患者中可发现后侧关节囊的撕裂。

（郭马珑）

第五节　膝关节镜手术麻醉与体位

一、麻醉

膝关节镜手术的麻醉分为术前、术中、术后 3 期。本节主要介绍术前和术中的麻醉原则。术前准备与一般常规手术相同。

（一）局部麻醉

局部麻醉需在入路部位和关节腔内先后注射麻醉剂。早期使用局部麻醉手术失败的原因主要是利多卡因和丁哌卡因等局部麻醉药的用量和浓度不足。目前使用 0.5% 丁哌卡因 30～50ml 或 1% 利多卡因 20～30ml，效果较好。

局部麻醉适用于诊断性关节镜检查、游离体取出、半月板切除、滑膜皱襞切除、外侧支持带松解或软骨成形术。而对于需要长时间使用止血带或需要建立骨隧道重建关节内结构的手术不适用。仅使用局部麻醉的患者至多能耐受充气止血带阻断血流 30min。局部麻醉在关节镜手术中的使用需要患者的配合。

利多卡因、丁哌卡因，或两者联用是膝关节镜局部麻醉最常用的麻醉剂。0.25% 丁哌卡因和 1.0% 利多卡因加肾上腺素联用，总量 30～50ml 行关节内注射效果较满意。另取 5～7ml 行入路局部麻醉。建议丁哌卡因总剂量不应超过 3mg/kg，联用肾上腺素。关节内注射后20min 达到最大麻醉效应。由于局部麻醉和区域麻醉剂的毒性效应有蓄积作用，医师应及时与麻醉师沟通，以控制麻醉剂总量。然而在关节镜手术开始的 10min 内至少 50% 的麻醉剂被灌注液冲出，所以更大的麻醉剂量也在安全范围内。有鉴于此，在联用肾上腺素的情况下，1%利多卡因最大剂量为7mg/kg，0.25%丁哌卡因最大剂量为3mg/kg。应额外使用静脉内镇静剂协助镇痛并缓解焦虑。如果在关节镜手术过程中发现局部麻醉效果不理想，应立即使用全身麻醉。未有报道显示膝关节镜手术中使用局部麻醉存在明显的并发症。关节镜手术中局部麻醉患者所需术后观察时间也明显少于区域麻醉或全身麻醉的患者。

（二）区域麻醉

区域麻醉适用于存在全身麻醉禁忌证的患者，包括蛛网膜下隙麻醉（简称腰麻）和硬膜外麻醉，通常联用静脉内镇静剂。区域麻醉的禁忌证包括变态反应、凝血紊乱、局部或全身性感染和神经系统异常。

当预计术后疼痛持续时间较长时，可在全身麻醉后立即通过导管加用连续硬膜外麻醉，有助于术后立即恢复膝关节活动。连续蛛网膜下隙麻醉由于可能引起马尾综合征已很少使用。全身麻醉并发症包括深静脉血栓形成、肺栓塞、心肌梗死、心律失常、充血性心衰、呼吸衰竭等。相比之下区域麻醉此类并发症的发生率较低。区域麻醉可能引起的并发症包括感染、神经系统后遗症、中枢神经系统或心血管系统毒性。

硬膜外麻醉需要将麻醉剂穿过黄韧带注入硬膜外腔，而腰麻将麻醉剂穿过硬脑膜注入蛛网膜下隙。麻醉时患者取坐位或侧卧位，$L_2 \sim L_3$或$L_3 \sim L_4$椎间隙为常用穿刺点。腰麻常用利多卡因、丁哌卡因和丁卡因，硬膜外麻醉常用利多卡因、丁哌卡因、氯普鲁卡因和依替卡因。两种麻醉方法中，腰麻的运动阻滞效果更好，较少引起止血带疼痛，但头痛的发生率较高，尤其多发于女性患者和年轻患者以及使用大号穿刺针的病例。局部麻醉和区域麻醉使患者在手术过程中保持清醒状态，相比全身麻醉全身性并发症发生率显著降低。

（三）全身麻醉

全身麻醉的指征是需长时间使用止血带，需建立骨隧道，对局部麻醉药过敏，以及关节内结构的重建手术。全身麻醉时肌肉松弛，便于关节镜下观察膝关节间室。全身麻醉技术的发展已经降低了术后不良反应以及门诊手术后的不适，使用丙泊酚（异丙酚）代替巴比妥酸、硫喷妥钠作为诱导剂就是一个很好的例子。硫喷妥钠的半衰期为$5 \sim 12h$，而丙泊酚的半衰期仅为55min。如此迅速的消除使麻醉不良反应甚为轻微。

周围神经如股神经、闭孔神经、股外侧皮神经、坐骨神经以及腰丛的神经阻滞也可用于膝关节镜手术，但相对硬膜外麻醉和腰麻而言可行性不大。

二、体位

膝关节镜手术的患者一般都取仰卧位，患肢可固定于伸膝位或屈膝90°位，医师使用大腿固定器或外侧挡板固定患肢。对侧下肢的体位可自然下垂于手术台末端，平放于手术台上或外展抬高。自然下垂于手术台末端可能引起静脉血淤滞，增加下肢深静脉血栓形成的风险，也可影响患肢内侧或后内侧入路的操作。

通常于大腿近中1/3交界处放置止血带。如果需要在屈膝位进行手术，应使患膝在手术台远端缺口处下垂，使膝关节屈曲>90°，大腿固定器放置于靠近缺口处，便于操作。腓总神经是麻醉过程中下肢最容易损伤的神经，所以可使用一条无菌巾将对侧下肢固定于微屈曲位，髋关节微屈曲可缓解股神经张力；膝关节微屈曲可缓解关节后侧神经血管结构张力，使其更靠后侧，进入安全区域。使用支架将对侧下肢外展抬高也能有效缓解上述结构的张力，同时也便于内侧和后内侧入路的操作。无论使用何种体位，消毒范围都应包括从足部至大腿近侧的所有皮肤，并用无菌巾包扎足部。聚伏酮碘（碘伏）或碘溶液是常用的皮肤消毒剂，碘过敏者可使用其他消毒剂。

医师可选择坐位进行手术，也可站立位进行手术。

（郭马珑）

第六节 膝关节镜检查指征

一般而言，膝关节镜检查指征是：通过病史采集、体格检查及影像学检查不能或者不足以进行明确诊断者。具体包括以下方面。

1. 膝关节损伤 可能涉及多种关节内损伤，如交叉韧带断裂、髌骨脱位、半月板损伤、滑膜撕裂、骨软骨骨折、腘肌腱断裂等。但并非任何膝关节急性损伤都需要做关节镜检查。分述如下：

急性前交叉韧带实质部断裂，由于其没有修复和急诊重建的指征，因此不具备急诊关节镜检查的指征，但带有髁间棘骨块撕脱者可急诊行关节镜检查和修复。后交叉韧带断裂在急性期由于存在关节血肿，通过关节镜检难以判断后交叉韧带损伤与否，亦难以判断其损伤部位，因此怀疑急性后交叉韧带断裂也不是急诊膝关节镜检查的指征。后期的前后交叉韧带损伤有必要进行关节镜检查，并可在关节镜下进行交叉韧带重建。

如果怀疑有半月板损伤，无论是急性损伤还是陈旧性破裂，都应当行关节镜检查。关节镜检查能够断定半月板损伤的部位、程度，能够确定应当采用修补或是切除的方法进行进一步治疗。

急性腘肌腱断裂常意味着较为严重的后外侧角损伤，而陈旧性后外侧角损伤是必须治疗而又最难治疗的损伤之一，所以在急性期对腘肌腱断裂进行明确的诊断及治疗非常重要。因此对腘肌腱断裂的急诊关节镜检查是必要的。

2. 反复发作的关节积液 关节积液往往是膝关节最常出现的症状，常由关节软骨和半月板的退行性变引起，也可因滑膜的各类炎症所引起。关节镜检查对明确关节积液的病因很有帮助。

3. 不明原因的关节痛 对于严重的、持续的、不明原因的关节痛，具有关节镜检查的指征。但对于与年龄在 20 岁以下患者应慎重使用关节镜，此类患者一般在 20 岁以后疼痛可能自行消退。

4. 关节软骨损伤 关节镜检查不但能够确定是否有关节软骨损伤，还能详细确定关节软骨损伤的程度、范围和性质等，从而确定应当采取何种治疗手段。

5. 膝关节性关节炎 骨性关节炎最先累及关节软骨，以后关节滑膜、软骨下骨等都会发生相应病理改变。膝关节镜检查可以明确骨性关节炎的病理改变程度和部位，并能够通过冲洗和清理进行相应治疗。

6. 关节内手术前评估病变和确定手术方案 在一些手术前行关节镜检查，如前交叉韧带重建、胫骨高位截骨、骨窝囊肿切除等，可以明确病变的程度，进一步确定详细的治疗方案，树立手术人员的信心。

（郭马珑）

第七节　膝关节镜检查术

（一）麻醉的选择

关节镜检查需在麻醉下进行。国外多数选用全麻或局麻，而国内在做膝关节镜检查时大多选用硬膜外麻醉，也有应用局麻、神经阻滞麻醉等，各有利弊。

（二）体位

膝关节镜检查一般两种体位：

1. 仰卧位　检查时可将患者膝关节屈曲内翻或屈曲外翻，使关节间隙加大。

2. 小腿下垂屈膝位　即患者仰卧于手术台上，检查时将手术台尾部放下，使小腿下垂，膝关节屈曲，这样术者坐位时眼睛与患者膝部相平，有利检查。

（三）充盈和扩张关节腔

麻醉后进行关节镜检查及镜视下手术前需将关节腔充盈扩张。用来充盈扩张关节腔的物质有液体和气体两种，各有优缺点。

1. 液体　应用较普遍，通常用来充盈和扩张的液体有生理盐水及林格液，采用前者较多。其优点是：①操作简单，将液体通过一事先插入关节内的穿刺针注入关节内，无须特殊设备。②可保持连续的关节冲洗，从而获得清晰的视野。缺点为液体对光有折射作用，另外生理盐水为一种电解质，不宜在关节内应用带电器械。

2. 气体　通常应用二氧化碳或氮气等，其优点是避免了液体对光的折射，对软骨面的细小变化易于观察，同时也避免了绒毛漂浮水中，阻挡视野，影响观察。缺点则是易漏气，气体易从穿刺孔泄漏，如果关节囊有损伤，则气体还可进入组织内产生气肿；若关节腔内气体压力过高，气体还可通过破裂的微血管进入心血管系统产生气栓，危及生命；其次需有特殊的自动调节器来维持，使关节腔保持在扩张状态。

（四）膝关节镜的入路及检查顺序

关节腔为密闭腔，关节镜检查时需在严格的无菌情况下，在关节周围进行穿刺，然后将关节镜插入关节腔内。膝关节周围的穿刺点很多，但常见的有髌上内外侧及髌下内、外侧膝眼入路，即所谓标准入路（图 25-1）。

关节镜检查应按一定顺序进行观察，以免遗漏诊断或损伤组织。以髌下外侧入路为例，其检查顺序为：髌上关节囊（观察有无游离体留宿，滑膜有无炎症、充血、肿块，有无髌上皱襞及纤维索带等）→髌股关节（观察软骨面有无病损，髌股关节排列是否正常）→膝内侧囊及内侧股胫关节间隙（观察半月板有无损伤，内侧滑膜皱襞、股胫关节软骨面是否正常）→髁间窝（观察交叉韧带是否正常，有无游离体留宿，有无髌下皱襞等）→膝外侧关节囊及外侧关节间隙（观察外侧半月板是否完整，有无盘状半月板、关节软骨面是否正常等）。

许多经验表明，与病变同侧入路，观察病变往往较难，而采用对侧入路，观察病变较容易。

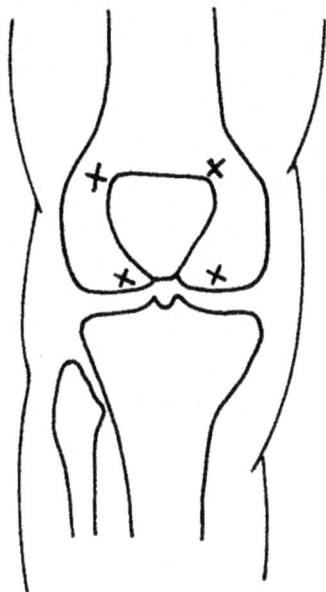

图 25 -1　膝关节镜入路

×记号处示入路部位

（郭马珑）

第八节　膝关节镜手术适应证

（一）半月板修补的适应证

半月板撕裂是否适合修补取决于多个因素。撕裂部位的血供情况是首先需要考虑的因素。Arnoczky 及 Warren 证实了半月板的外 1/3 部分存在血管网。这个解剖发现，引出将半月板撕裂分为 3 个区的概念：①位于血管区的红 - 红撕裂，修补后愈合率很高。②位于血管区与非血管区连接处的红 - 白撕裂，修补后有一定的愈合率。③位于血管区中心的白 - 白撕裂，修补后一般不能愈合，部分切除是最好的手术方法。

撕裂的类型是考虑是否进行修补的另一个重要因素。桶柄样撕裂及垂直纵向的撕裂自身有趋向稳定的复位及固定的趋势。水平撕裂，放射状、片状、复杂及退行性撕裂难以愈合，部分切除是最常见的治疗方法。在放射状撕裂的病例中，周围的环状纤维断裂，所以即使愈合后半月板仍没有功能。

虽然年龄较大不是绝对的禁忌证，但对于修补手术来说，年龄因素是必须予以考虑的。通常多数老年患者的退行性撕裂不适合手术治疗。关节表面的情况、个人的活动能力及关节的其他合并损伤都必须予以考虑。一系列新材料和新技术的出现扩大了半月板修补术的适应证。

半月板缺失对膝关节退行性改变的影响相比十字韧带损伤更为显著。当半月板损伤合并 ACL 时，如果半月板有中等程度的愈合可能性，就应该进行半月板修补术。关节镜下半月板切除术仅适用于半月板愈合可能性很小的病例。

根据文献报道，具有以下特点的半月板撕裂修补愈合率较高：①同时伴有 ACL 损伤，尤其当半月板修补术和 ACL 重建术同时进行时。②撕裂部位于半月板周缘。③长度较短的撕裂。④年轻患者。⑤新鲜损伤。

（二）前十字韧带重建的适应证

治疗 ACL 功能不全的目的在于恢复膝关节稳定性，避免损伤复发及预防半月板和关节软骨等的继发性损伤。任何年龄希望恢复运动功能的和对生活质量要求较高的患者都适合做 ACL 重建手术。此外，决定是否须手术治疗 ACL 损伤不应仅仅建立在出现膝关节不稳定的基础上，还取决于患者的生活方式及运动水平。不应简单地把年龄作为衡量标准，因为总体水平才是更为重要的因素。通常认为更年轻的个体的运动水平也更高，更依靠膝关节。然而，很多老年的个体正参与高运动量的娱乐活动，并且持续较长时间。所以年龄不应成为 ACL 重建术的禁忌证。重建手术的成功取决于严格遵守手术原则，包括具有足够强度和刚度的移植物的选择、移植物的准确定位以避免张力过大和髁间凹撞击、移植物的坚强固定为早期康复提供足够的强度和刚度等。

很多组织曾被用来做 ACL 的替代品，包括自体移植物、同种异体移植物和人工合成材料。目前，最流行的移植物是自体骨—髌韧带—骨和四股腘绳肌腱。

无使用髌韧带作为移植物禁忌的患者都可以采用髌韧带进行韧带重建。采用髌韧带重建 ACL 有一些特殊的适应证：全身性韧带松弛的患者相对禁忌采用腘绳肌肌腱，而髌韧带刚度较大，是这类患者使用自体移植物重建的最佳选择；对于合并有膝关节后内侧韧带复合结构损伤的患者，也不宜采用腘绳肌肌腱进行 ACL 重建，因为此方法会进一步损伤膝关节后内侧的稳定性，所以也特别适合采用髌韧带进行重建。对于经常跪地工作（如地毯工、木匠等）要避免膝前痛和跪地痛，髌韧带短小、有损伤或有病变，患髌股关节疾病的患者禁忌采用髌韧带重建。

采用腘绳肌腱的优势在于不损伤伸膝装置，这对有髌股关节紊乱史和曾使用髌韧带重建后翻修的患者尤其重要，同时也更美观。排除腘绳肌腱已被切除的患者，采用腘绳肌腱重建 ACL 没有绝对的禁忌证。全身性韧带松弛的患者相对禁忌采用腘绳肌肌腱，这些患者可能更适合采用最终刚度较大的髌韧带。而对于合并有膝关节后内侧韧带复合结构损伤的患者，也不适合采用腘绳肌肌腱进行 ACL，重建，因为此方法会进一步损伤膝关节后内侧的稳定性。如果术前通过 MRI 检查，或者术中取半腱肌肌腱时发现肌腱直径 < 3mm，则四股半腱肌肌腱也难以保证强度，应当改用其他材料。

（三）后十字韧带重建的适应证

通过患者的病史、体检和影像结果诊断后 PCL 的损伤，根据 PCL 损伤的程度选择适当的患者。一般习惯把后抽屉试验中胫骨结节的后移范围作为 PCL 损伤程度的分级标准。正常膝关节屈曲 90°时胫骨结节位于股骨髁前 1cm，与正常侧对比，如果胫骨结节后移 3～5mm，PCL 损伤为Ⅰ度；胫骨结节后移 6～10mm 为Ⅱ度；后移 11mm 以上为Ⅲ度。PCL 损伤后，膝关节的向后松弛是一个进行性过程，在伤后关节周围纤维化期，后抽屉试验可能阴性；进行到纤维化消退期时，此时胫骨结节后移达到Ⅱ度；如果辅助稳定结构松弛时，在关节向后位移达到Ⅲ度。目前根据韧带的损伤程度，把 PCL 损伤分为部分损伤和完全断裂。对于高龄或者活动较少陈旧性 PCL 完全断裂的患者以及 PCL 部分损伤的患者，可以采取非手术治疗的方法。尽管近期效果尚可，但远期有诱发髌股关节炎的可能。

急性损伤、单纯 PCL，损伤、撕脱骨折并且向后移位 >10mm，即Ⅲ度损伤的患者必须手术治疗。合并后外侧角损伤的 PCL，损伤患者应该尽早行重建术，合并有内侧副韧带损伤的患者首先制动，内侧副韧带和关节囊愈合后，方可行 PCL 重建术。

对于陈旧性损伤的单纯 PCL 损伤，胫骨后移位 >10mm 者考虑手术治疗。关节损伤引起胫骨后移 >10mm 者考虑关节韧带复合伤，合并有后外侧韧带结构损伤比较常见，需要一期手术重建所有的韧带，后外侧的韧带结构是 PCL，修复重建的基础。

对于Ⅱ度以内的 PCL 损伤，传统的观点认为，通过股四头肌功能操练，可以恢复关节的稳定性。等到出现髌股关节炎或者内侧膝关节炎时，才予以择期行 PCL 重建。现在则认为韧带损伤应该积极治疗，对于韧带损伤 <50% 的患者，采取刺激增强技术；>50% 的患者，则采取 PCL 重建。因为股四头肌是动力性稳定结构，它是在膝关节产生不稳后，通过本体感受器产生的调节反应，其反应是滞后的，不能提供即时的稳定性；而 PCL 是静力性稳定结构，在膝关节的活动中提供即时稳定性。尽管增加股四头肌力能增加髌腱对胫骨结节向前的提升力，但引起的代价是髌股关节和胫股关节的压力增加，导致关节的退行性改变。

（四）滑膜切除的适应证

膝关节出现持续性反复发作的关节肿胀、疼痛，如果明确诊断为弥漫性色素沉着绒毛结节性滑膜炎，应当尽早进行治疗，这样才能够保证膝关节功能。因为前后十字韧带都在滑膜包绕之内，滑膜炎拖延不治会造成十字韧带侵蚀，严重影响膝关节稳定性，最终影响膝关节整体功能。

经过适当治疗后不愈的顽固性滑膜炎和经化疗或放疗的滑膜炎需要作滑膜切除术。滑膜的化疗或放疗方法仅在欧洲施行，对于其治疗的效果和引起的不良反应仍有争议。关节镜下滑膜切除术的优点就是可以在滑膜炎的早期手术治疗，不影响半月板的完整性，不用限制活动，对关节的稳定性没有影响，无畸形情况发生，不会引起诸如关节间隙狭窄、骨赘发生等影像学的改变，其手术效果良好。

关节镜下滑膜切除术的禁忌证主要包括出血性疾病。既往认为化脓性关节炎也是禁忌证。现在则认为，随着医疗技术的提高，这两种疾病为相对禁忌证，尤其是化脓性关节炎，在关节镜下清理灌洗化脓性关节炎也取得良好的效果。因此，如果具备足够的技术条件仍可以切除。

（郭马珑）

第九节　膝关节镜手术入路

膝关节镜手术成功的前提条件就是要有精确的入路定位，入路不当可引起关节面损伤、手术器械断裂、视野观察受限和手术操作困难。膝关节入路方法很多，但是入路的选择必须遵守以下原则：不能损伤重要的解剖结构；创伤要小；定位要简单。

根据这条原则，膝关节镜的前外侧、前内侧入路是非常理想的入路方法，也便于掌握，是目前最为常用的入路。但有时常规入路难以观察到所用的关节内结构，或不利于镜下操作，此时可能需要应用一些非常规入路，如后侧入路。对于膝关节来讲，重要的神经血管都位于膝关节后方，因此作后内侧和后外侧入路时要特别小心，一定要避免这些结构。

（一）关节镜入路

1. 前内外侧入路　该入路是关节镜的经典入路，也是最常规使用的入路，可以看到膝关节内几乎所有的结构。以前外侧入路为例说明。

（1）定位：前外侧入路位于髌腱外缘外侧 0.5cm，胫骨平台上缘上方 1.0cm 处，即位于髌腱外缘、股骨外侧髁缘和胫骨外侧平台缘 3 条边所构成的三角形之中心点附近。该入路被认为是膝关节镜手术中关节镜的常规入路，因此也称为标准前外侧入路。

（2）操作方法：将患肢下垂，屈膝90°左右（或患者平卧，屈髋45°，屈膝90°），使髌腱轮廓清楚。准确定位后作 6mm 横行切口，然后按照上述定位方法进行操作。

2. 高位前内外侧入路

（1）定位：屈膝，平髌骨尖作横线，与髌韧带内、外缘交点。

（2）操作方法：屈膝70°，平髌骨尖，紧贴髌韧带内、外侧缘，用 11 号刀片作约 8mm 长横行皮肤切口，切开皮肤后将刀片转成纵行，向股骨髁间窝方向，切开关节囊。切口过小会造成镜头转移困难，切口过大会造成关节液的大量外溢，从而造成关节囊不能充分扩张。

3. 经髌韧带入路　该入路有利于对髁间凹区域和关节后室的观察，但对于外侧间沟和腘肌间裂隙部位的观察较为困难。

（1）定位：屈膝70°，髌骨尖下约 1cm 处。

（2）操作方法：定位后，在髌骨尖下，用尖刀片垂直于髌韧带作 8cm 纵行皮肤切口，切穿髌韧带后，可换穿刺针带套筒向着髁间凹插入。

4. 平髌骨中部内、外侧入路　该入路适应证有限，对关节前室，包括内外侧半月板前角和交叉韧带止点区域的观察非常有利。

（二）器械入路

1. 髌上外侧入路

（1）定位：在髌骨上缘上方 1cm，水平向外至股四头肌联合腱外缘线交叉点。

（2）操作方法：膝关节伸直位，按照上述方法定位后，在定位点用尖刀片作纵行切口约 5mm，切开皮肤及皮下组织即可。然后用穿刺针朝着内下方向穿刺，注意不要损伤髌股关节面。关节囊穿破后会有关节内液体流出，此时即可进入探针或镜下手术器械进行操作。通过该入路可以更好地达到髌骨后部位，也可以用于髌上囊部位的游离体取出或滑膜刨削、滑膜皱襞切除、髌骨软骨软化症的处理、髌骨外侧支持带松解的定位标志等。

2. 髌上内侧入路

（1）定位：在髌骨上缘上方 1cm，水平向内至股四头肌联合腱内缘线交叉点。

（2）操作方法：膝关节伸直位，按照上述方法定位后，在定位点用尖刀片作纵行切口约 5mm，切开皮肤及皮下组织即可。然后用穿刺针朝着外下方向穿刺。髌上内侧入路对股内侧肌本体感受功能的影响较大，因此应尽可能采用髌上外侧入路，必须使用该入路时，应当在骨内侧肌腱行部分选择入口。髌上内侧入路通常用于髌骨外侧支持带的松解。

3. 内侧半月板上入路　是最常见的器械入路。该入路紧贴半月板基部上缘，但应当避免损伤半月板。该入路专门为内侧半月板后半部和后角手术设置，如果内侧关节间隙很难张开，可紧贴内侧副韧带前缘选择该入路，绕过股骨髁达到手术区域。如果内侧关节间隙张开很好，可以在内侧副韧带前缘与髌韧带内侧缘之间的任何区域选择。一般来讲，通过内侧半月板上入路较难触及外侧半月板。

4. 高位内侧入路　如果内侧关节间隙很小，通过非常靠后的内侧半月板上入路也难以达到内侧半月板后角，建议使用高位内侧入路。该入路切口平髌骨尖水平，紧贴髌韧带内侧缘，一般采用针头定位。通过该入路，经内侧副韧带前缘和股骨内髁之间的间隙可以直达内侧半月板后角。如果股骨内可有明显的骨质增生，会对该入路的使用造成影响，可以通过多次针头插入选择最佳位置。通过该入路，很容易到达外侧半月板。

5. 后外侧入路　切口在（内）外侧副韧带相当于膝关节间隙处，当关节游离体位于后关节囊难以通过常规入路取出时，可考虑采用此入路。因该入路容易损伤血管神经而较少应用。

（郭马珑）

第十节　膝关节镜手术的并发症

（一）关节软骨损伤

由于器械使用不当，关节软骨损伤是最常见的并发症。常由于入路不当、插入套管及穿刺针粗暴、关节镜镜头摆动粗暴、视野不清时器械操作造成损伤、对关节镜下解剖结构不熟悉、特殊器械缺乏、器械操作粗心引起。

（二）神经损伤

神经损伤可能涉及腓总神经、股神经、坐骨神经和隐神经，常好发于隐神经的髌下支。因为隐神经髌下支一般与静脉伴行，选择切口时避开静脉就可将其避开。

（三）血管损伤

血管损伤在关节镜手术中较常见，一旦损伤后果则比较严重。多为锐性切割伤。此外，还有止血带或驱血造成的损伤，尤其是多见于下肢动脉病变的患者。锐性血管损伤常见于腘血管损伤，常发生于切除内侧半月板后角时。操作时应仔细认真，熟悉局部的解剖结构。

（四）韧带损伤

一般较少见，常发生于韧带薄弱松弛的老年患者和已存在关节囊韧带损伤的患者。在关节镜手术过程中，有时需要内外翻关节以打开关节间隙，如用力过大会导致关节囊韧带破裂。切除髌前滑膜时应避免损伤前交叉韧带。在外侧半月板全切时，应注意保护腘肌腱。

（五）器械断裂

如果手术过程中出现了器械断裂，首先立即关闭进出水管并维持膝关节位置不变以防止断裂的器械在关节内到处游走。缓慢小心移动镜头，将断裂的器械置于视野中心，以多枚针头经皮穿刺固定，然后取出。如果脱落物转移至膝关节后室，将非常难以寻找和取出，但尽量不要切开膝关节寻找异物，可联合使用 X 线透视进行。

（六）感染

同其他手术操作一样，严格的无菌操作是预防感染的最重要措施。主要的致病菌为金黄色葡萄球菌。一旦发现感染，应当及时行关节引流和冲洗，可在关节镜下进行。

（七）膝关节血肿

膝关节镜术后引起的关节肿胀或血肿是比较常见的，镜下仔细点凝止血可以降低其发生率，近年来出现的冷激光和冷融切等器械能够在切割时无出血或很少出血。如果术后反复出现关节内血肿，常意味着血管损伤或者凝血功能障碍，应行血管造影或凝血功能检查进一步明确诊断。

（八）滑膜瘘和滑膜疝

一般由于引流管放置时间过长、切口过大、器械经过手术入路次数过多等引起。滑膜瘘容易造成关节内感染，一旦发生，须立即患肢制动并减少负重，并进行抗菌治疗；如果瘘管长期不闭合，说明瘘管已经上皮化，需行瘘管切除。滑膜疝是滑膜从切开的关节囊向皮下膨出，形成一个局限性囊肿。治疗需手术切除。

（九）深静脉血栓

术后尽早让患者进行功能锻炼就可以预防深静脉血栓等形成，对于有高凝状态的人群预防应用抗栓剂可能有所帮助，但时间不宜过久。

（郭马珑）

第二十六章

手显微外科

第一节　显微手外科基本技术

显微外科是当代外科一项新技术，显微外科手术是借助光学放大设备，采用精细的手术器械和无损伤缝合材料进行手术操作的一种微观微动手术。在手术野组织放大下进行外科手术操作，可以超越人类原来视力的自然限制，从宏观进入微观，大大提高了对细微解剖结构的辨认能力及对各种正常组织与病理组织的鉴别水平，不但拓宽了手术范围和手术种类，同时可降低对组织的创伤，利于组织愈合，提高手术质量及修复效果。

显微外科基本技术除了显微吻合技术以外，还应包括在显微外科概念指导下的不同于一般外科技术的组织的切开、分离、止血、结扎及切除、修复等项基本手术操作。显微外科基本技术与一般外科技术相比，有许多类同之处，所不同的是前者由于显微手术的性质及特点的需要，强调与突出高度无创、高度精细、高度准确的手术操作为其主要技术特点。

一、显微手外科手术基本操作

由于手部解剖结构及功能的精细、复杂，手部显微手术的基本技术操作又有别于一般显微外科操作技术之处，手术区域局限、血管神经细小、对组织的修复质量要求更高为其特点，更为需要高度精细、准确及无创的操作技术。

显微手外科手术的具体操作大多只需要拇、示、中指的参与，以及通过拇、示、中指的掌指关节、指间关节的活动和腕关节的微量运动、拇指的外展内收等相互间的系列协调配合来完成。显微手术器械的动作通常是通过在拇、示、中指之间的旋转而完成的。与此同时，术者的肘部、腕部、手掌尺侧及小指尺侧要有稳固的支撑，这样方能保证显微镜下手术操作的稳定与准确。

（一）显微切开分离技术

手外科显微手术的切开多在低倍显微镜下操作，尤其是在手指部解剖指动脉及指静脉时更宜在显微镜下进行，以避免伤及细小薄嫩的血管及过多损伤周围组织。为使组织切开准确、损伤小，一般使用 7 号刀柄，11 号尖头刀片或 15 号圆头刀片，绝不能使用普通的宽刃刀片，否则难以准确切割且易于误伤。

手部显微手术时对于软组织、血管、神经、肌腱的分离，均需采用显微分离技术，必要时还应在显微镜下进行。分离时多以锐性分离为主，可采用尖头刀片及显微剪刀配合分离。

需做钝性分离时，可采用显微血管钳、显微镊做轻微的小幅度分离，必要时可与锐性分离交替配合，切忌粗暴、大幅度的钝性分离，以免伤及需吻合的血管及神经。

（二）显微无创提夹技术

从显微组织的概念出发，一般外科手术时采用的外科有齿镊、血管钳提夹组织的常规方法，均可招致显微组织严重的损伤。即使采用无齿镊、眼科镊行一般的提夹，也常引起一定程度的组织损伤。这些器械及操作方法对于显微外科技术镜下操作来说均是严禁的。显微手术时，应使用尖头、无齿的整形镊，在显微镜下时只能使用显微镊提夹组织。对需吻合修复的血管、神经的提夹，尤其应做到准确、轻柔及少夹。提夹时只夹捏其外膜或附带的结缔组织，避免夹捏全层组织及血管内膜或神经束，以免损伤。

（三）显微显露技术

显微组织的显露在显微手外科手术中是一个非常重要的环节。因整个显微手术大多在显微镜下进行，手术野狭小，若再不予良好的牵开及显露，则显微镜下的手术操作将难以完成。皮肤及皮下组织的牵开，常采用手外科小拉钩，有时亦采用缝线贯穿创缘皮肤及皮下组织与周围皮肤缝合作牵开。在手部多采用小型自动撑开器显露手术野，以便于血管、神经及肌腱的修复。对血管、神经的牵开，有时需采用橡皮或橡皮片牵引，严禁使用器械做长时间的牵引。

（四）显微止血结扎技术

显微组织的止血是显微外科手术至关重要的一个步骤，直接影响着手术操作的进程及手术修复的质量。对远离血管、神经部位的活跃出血，可采用细丝线结扎；对较大范围的出血，可采用双极电凝止血，它具有止血可靠，损伤范围小的优点。对需吻合修复的血管、神经附近的出血点，宜在显微镜下采用 9-0～10-0 尼龙线结扎止血。对于无明显活跃出血点的弥漫性渗血，宜采用温热生理盐水湿热敷的方法止血，尤其对显微镜下术野的止血更为适用。由于热凝的效应，止血效果多较满意，是显微外科手术中常用的创面止血方法。使用时应注意保护自己暴露的血管、神经，防止热损伤。

（五）显做手外科清创技术

显微外科清创的目的、方法、步骤基本上同一般外科清创术，不同之处在于涉及到血管神经等重要组织的清创需在手术显微镜下进行。而显微手外科的清创又强调对于重要部位的失活、坏死组织的切除，血管、神经的修复全过程均应在手术显微镜下进行。

清创的目的在于最大限度地清除一切无生机、污染的组织及异物，使已污染的伤口变为相对清洁的创面，为组织的修复创造一个良好的条件。大量的外科实践证明：清创时仅仅彻底清除坏死及无生机组织是远远不够的，必须结合采用有效抗生素液彻底地清洗创面方能收到综合的效果。王成琪通过动物实验研究及大量临床实践证实：1：2 000 洗必泰液是清创时较为有效的抗生素清洗液。该清洗液具有效果显著、不刺激创面及保持创面新鲜的优点。而临床常用的 1：2 000 新洁尔灭液清洗创面时，除作用不及洗必泰外，具有使创面灰暗、色泽不新鲜的缺陷。作者在清创时，在彻底清除失活组织后常规使用 1：2 000 洗必泰液清洗创面 3 次，每次 5～10 分钟，有效地控制了显微外科手术创面感染的发生，使开放性创伤的感染率始终控制在 1% 以下。

手部组织缺乏丰富的皮下组织及肌肉，尤其手指部系"皮包骨"，且皮肤缺乏伸缩力，故显微手术外科清创时，组织的去留应以毫米计算，既要做到清创彻底又不要轻易去除毫米健康的组织，否则，将给创面的覆盖带来困难。对于断指的血管、神经及作为受区备吻合的血管、神经清创时，应分别在显微镜下予以标记，以便于修复时寻找。

对于手部显微清创术，着重强调稳、准、轻、巧的无创操作技术，一刀一剪，任一环节均应从珍惜健康组织，保持血管、神经的角度出发，稍有不慎就有可能导致血管、神经的损伤，影响手术的操作及功能的恢复。

二、显微血管吻合技术

显微血管吻合技术是显微外科最基本的技术，是显微外科技术的核心。自从 1960 年 Jacobson 和 Suarez 采用显微镜吻合直径为 1.6～3.2mm 的血管获得成功以来，人们把直径为 3mm 以下的血管称之为显微吻合的血管。为便于临床统一，王成琪依据血管的直径把显微吻合的血管分为下列三类，并冠以"显微"二字，以示显微镜下吻合的范畴，也便于区别于宏观解剖学的命名：①显微小血管：血管直径为 1.1～3.0mm。②显微细小血管：血管直径为 0.6～1.0mm。③显微微小血管：血管直径为 0.15～0.5mm。

显微血管基本吻合方法可分为两大类

1. 显微血管基本吻合方法　①端端吻合。②端侧吻合。③套叠吻合。此类是临床最为常用的手工血管吻合方法。

2. 显微血管其他吻合方法　①机械吻合。②套管吻合。③黏合吻合。④高频电凝吻合。⑤激光吻合。⑥可溶性材料支撑下吻合。此类吻合方法由于各自使用的局限性，目前并不常用，有的还处于实验阶段。

（一）显微血管吻合术的基本要求

1. 良好的显露血管　良好的血管显露是显微血管吻合术的首要环节。在显微镜下以显微剪刀沿血管纵轴适当分离 1～2cm，并用缝线向两侧缝合，牵开皮肤、皮下组织及肌肉。手术野创面要彻底止血，可采用湿热盐水纱布或棉球热敷止血，效果常较理想。有活跃出血点时应予结扎或用双极电凝止血。采用带有颜色的硅胶薄膜片衬垫在需吻合的血管、神经下面，以使血管显得清晰易辨，利于缝合。用白色丝绸布或白色湿纱布覆盖血管周围组织，使术野更清晰，便于血管吻合及缝合针线的辨别和夹持。

2. 吻合的血管组织应无损　于正常健康的血管部位吻合，这是保证术后血循环通畅的最基本条件。在显微镜下应注意血管断端有无挫伤、内膜粗糙、内膜分离、管壁暗斑、松软无弹性等征象。必须将这些有损的部位彻底切除后方能进行吻合，不然极易引起血栓形成。血管内膜必须完整、光滑、无血凝块，即使血管外观正常，但断端以肝素生理盐水冲洗腔内，若有絮状漂浮物或有难以冲洗掉的附壁血栓时，证明此处血管内膜仍有损伤，应予重新切除。在碾轧伤中应特别注意血管有无节段性损伤。

3. 端端吻合的血管口径应相近　血管端端吻合时两口径相差不宜超过 1：1.5，否则，吻合后的两端口径粗细悬殊，管壁不平整，血流通过时形成湍流，容易形成血栓。若两口径相差不大时，则可将口径较小的血管断端轻度扩张后再行吻合。若两血管口径相差大于 1：1.5 时，则应将小口径端剪成斜面或鱼嘴状，以增大血管口径。

4. 吻合血管的张力要适宜　血管吻合时若有轻度的张力，可通过血管的稍微分离而克服，若实际缺损超过 2cm 时，应当采用血管移植的方法解决，不可在张力下直接吻合。超过血管壁生理允许的张力，可使血管腔变小，缝合线孔扩大，容易漏血、吻合处内膜撕裂，以至血栓形成。但亦应防止血管过长，张力不足而导致血管迂曲、血流不畅致血管血栓形成。

5. 血管吻合前血流应正常　在吻合动脉时，应常规放松近端血管夹检查动脉血流，只有在搏动性喷射状出血时才能予以吻合。若动脉发生痉挛或血管内膜不健康并已有附壁血栓时，常常出现不喷血或仅有少量出血，此时应查明原因予以纠正后方能吻合动脉。同样静脉吻合前，除断肢（指）再植及皮瓣等组织移植之外，其远端亦应有静脉血回流。

6. 血管断端外膜要去除　血管两断端外膜的适宜修剪，有利于血管吻合的手术操作及防止血管吻合时将外膜带入管腔内。去除外膜时，可先用显微镊子提起血管断端周围的外膜，向血管断面方向牵拉出后予以剪除，使血管断口光滑。对于静脉血管及直径较小的动脉血管，其外膜很薄，只将断口周围过长和不整的外膜做适当修剪即可。

7. 血管断面的湿润技术　血管断面干燥易于引起不同程度的血管损伤，特别是血管内膜，表面有一薄层内皮细胞，更易于遭受干燥等物理因素的损伤而形成血栓。因此，湿润技术是显微外科技术中重要的一环，是显微外科技术的特征之一。在血管吻合过程中应由助手不断地于局部滴注肝素盐水（每100ml生理盐水内含12.5mg肝素），以保持血管吻合口处的湿润，同时也可起到防止血管吻合口微小血栓形成及清洁视野的作用。尤其微小静脉管壁薄，吻合时不易看清管腔，滴注适量的肝素盐水后，血管口浸于水中会自然张开，易于吻合操作。滴注时液体不易过多，液体过多时纤细的无损伤尼龙线易于粘贴而影响打结，以吻合口湿润或液体浸过吻合口即可。

8. 准确进针及保持针距边距均匀　显微吻合的准确进针只有在显微镜下严格的训练才能掌握。血管吻合时根据血管的直径其缝合针数及进针点应做到心中有数，以便进针时准确无误，一次完成。切忌反复穿刺，增加血管壁的损伤。

吻合血管的针距及边距应视血管直径、管壁的厚度及动脉或静脉的不同而异。一般针距为0.3~0.5mm，边距为0.2~0.4mm。血管直径大于1mm时，针距边距可大一些。管壁厚的血管，边距亦可大一些。静脉因管壁较薄且血液压力低，针距及边距可比动脉大一些。通常以为，血管直径为2mm时，用无损伤尼龙线缝合12~14针，其针距边距大约为0.3~0.4mm；血管直径为0.5mm时，用针缝6~8针，其针距边距约为0.2~0.3mm为宜。

9. 稳准轻巧的"无创"操作技术　显微外科手术的性质决定了显微外科技术的操作务必做到精细准确及微动灵巧。显微镜下的吻合技术必须强调"无创操作"，即稳、准、轻、巧，这是显微外科手术成败的重要环节。同时还应做到在显微镜下的每一动作必须敏捷、轻快、灵巧及艺术。手术者手的轻微颤抖，亦有可能导致血管，尤其是微小血管的损伤，易于形成血栓。若系缝合神经，则易撕裂神经外膜或伤及神经纤维。

显微镜下操作时，不但术者本身要做到稳准轻巧，同时助手、护士、麻醉医师及病人均应保持手术台面的平稳，稍有牵拉、振动都将影响手术的操作及吻合的质量。对此，手术助手在整个手术过程中精神应高度集中，整个手术操作必须在显微镜下与术者同步操作。麻醉医师应根据手术进程，始终应使病人处于良好的麻醉状态。麻醉医师与护士的一切操作应轻柔，不应影响手术的操作，必要的操作需配合时，应提前告知手术者。

（二）显微血管基本吻合方法

1. 端端吻合法　端端吻合法是血管两断端的端对端直接吻合，在显微血管吻合中使用机会最多，是最常用的一种血管吻合方法。血管端对端吻合符合生理血流方向，能保持血液的最大流速和流量。

血管端端吻合的具体方法包括一些派生的类同方法，若单从端对端这一吻合方式计算，目前不下 10 种，但其最基本的吻合原理、方法是一致的。此节仅介绍目前临床最常用的几种端端吻合方法。血管的端对端吻合，由于医生的习惯、最初接受的显微外科技术训练的影响不同，所热衷的血管吻合方法亦各不相同。

（1）二定点端端吻合法：即 180°等距二定点牵引吻合法。第 1、2 针分别于 0°、180°方位定点吻合，将此二线做牵引，以利于其余几针的吻合。在第 1、2 针之间的中点吻合第 3 针，再在第 3 针两侧对等加针吻合完一侧。然后牵引第 1 和第 2 针的牵引线，使血管翻转 160°～180°，再以同样方法吻合对侧壁。此吻合方法显露较清楚，吻合较方便，针距边距容易掌握。但缺点是提起两针牵引线时，管腔变细，管壁贴合较紧，尤其是静脉，很容易缝到对侧壁。同时在缝合对侧时血管还需翻转 160°～180°，术野狭小时操作很不方便。

（2）三定点端端吻合法：即 120°等距三定点牵引吻合法。在血管吻合口 0°、120°及 240°三个方位各缝一针打结做牵引，然后再在第 1、2 针间，第 2、3 针间及第 3、1 针间，视血管直径对等加针吻合。此吻合方法有三个方向的牵引线，可防止缝合到对侧管壁上，特别适用于静脉的吻合，血管翻转度数亦较小。但其缺点为 120°等距三定点不容易准确掌握，针距边距难以达到均匀一致。

（3）四定点端端吻合法：即 90°等距四定点牵引吻合法。在血管吻合口 0°、180°方位各缝合一针，第 3 针位于第 1、2 针之间（即 90°方位），然后于第 1、3 针间和 2、3 针间对等加针即吻合完一侧。翻转血管 180°，于另一侧中点（即第 1、2 针间）吻合第 4 针，再于第 1、4 针间和 2、4 针间对等加针即吻合完毕。此种吻合方法显露较清楚，操作较方便，针距、边距和针数较易掌握。但其缺点为吻合完一侧后必须翻转血管 180°而使第 1、2 针两牵引线处张力较大。

（4）由后向前端端吻合法：是用于手术视野狭小，血管难以翻转时的一种血管吻合方法。先在血管后壁中点吻合第 1 针，再在第 1 针两侧分别吻合第 2、3 针和 4、5 针。血管后壁吻合完成后，再吻合前壁，方法同前。此种吻合方法的优点在于每针的吻合都能看清管腔，可避免缝合到对侧壁。但其缺点为针数不容易掌握，针距边距也难以均匀一致。

（5）四定点 90°翻转端端吻合法：这是王成琪针对血管吻合需翻转 180°的缺陷创用的一种仅需翻转 90°就能完成血管前后壁吻合的一种方法。

操作时可将血管的右手侧断面视为一个钟面，且 12 点在上。第 1 针先吻合血管后壁（6 点方位），第 2 针吻合血管的前壁（12 点方位），第 3 针吻合助手侧壁的第 1、2 针中间（9 点方位），然后于第 1、3 针间和第 2、3 针间加针即吻合完一侧壁。将第 1 针定点牵引线从血管下引到手术者侧，提起此线，再于第 1、2 针中间（3 点方位）吻合第 4 针，最后于第 1、4 针间和第 2、4 针间加针即吻合完毕。

此种吻合方法最大优点是第 1 针先吻合血管后壁，除具有等距四定点吻合能较好掌握针数、针距、边距、保持吻合口平整的优点外，最大优点在于提起第 1 针定点牵引线，再吻合两侧壁时，血管只需翻转 90°，避免了因翻转 180°而过度牵拉损伤血管的缺陷。同时因翻转度数小，可不需要助手配合，一人提起牵引线即可加针完成血管的全部吻合。

2. 端侧吻合法　在两端血管直径相差悬殊或受区血管不宜被切断做端端吻合时，宜采用端侧吻合法。

(1) 血管侧口的制备：用显微镊提起血管壁，在剪除外膜后用显微剪刀在侧壁上剪去一小片血管壁，形成椭圆形侧口。也可采用无损伤缝针在血管侧壁上缝合一针作为牵引提起血管壁，再用显微剪刀在侧壁上剪出椭圆形侧口。侧口应稍大于与其相吻合的血管口径，以防吻合口狭窄。

(2) 端侧吻合方法：血管游离段有一定长度时其端侧吻合可采用二定点吻合法。如果血管游离段较短，血管后壁难以翻转吻合时，宜采用由后向前的吻合方法，即为先吻合血管后壁，后吻合血管前壁。实验证明：血管端侧吻合时，吻合口角度和吻合口大小形状均会影响血流状态。当侧支与主干呈 45°时，则不会影响血流的层流方式，而角度为 90°时则可发生湍流。因此，端侧吻合的血管夹角应尽量小些。

(3) 套叠吻合法：此方法是将一端血管的吻合口套入到另一端血管腔内完成血管的吻合，即动脉将近侧端套入远侧端，静脉将远侧端套入近侧端。套入血管的长度应为血管直径的长度。此法的优点是简单省时，血管腔内无缝线显露，缝合针数少，相对吻合速度较快。但此法在血管较短、血管直径相差悬殊时、血管直径小于 0.5mm 或大于 3mm 时，通畅率不如端端吻合法高。因此，目前临床采用此方法者不多。

套叠吻合操作时，在动脉近侧端距血管口相当于血管直径长度处，将缝针平行血管于血管壁中层（不穿过血管内膜）向外穿针，线尾留出备结扎。采用同一缝针再在动脉远侧端与其相对应的方位，在边距约为 0.3mm 处，由管腔内向外穿过血管管壁全层，出针与近侧端线尾打结。以同法于第 1 针相距 120°方位处缝合第 2 针。再按上述方法与第 1 针及第 2 针均相距 120°方位处缝合第 3 针。然后用血管镊将近端血管段轻柔套入远侧血管腔中，并使套入的血管段平展后打结，即缝合完毕。

(三) 显微血管其他吻合方法

上述采用人工吻合的方法是目前临床最为常用和实用的血管吻合方法，具有操作相对简便、效果可靠、易于掌握和普及的优点。本专题介绍的血管吻合方法需借助专用的仪器或必备的用品方能完成，有的目前仍处于实验阶段，尚不能在临床实际推广应用。然而，将当今高技术手段引入显微外科，进行有关血管吻合方法的实验研究，是显微外科今后努力的方向之一。

1. 机械吻合法　机械吻合法是应用特制的血管吻合器进行血管的端端吻合。苏联、日本、瑞典以及我国第三军医大学野战外科研究所均有成品的血管吻合器问世，并进行了实验及临床的实际应用。吻合器械的基本结构包括精制的血管套环及可离合的吻合器。吻合血管时，将血管套环安放在吻合口上，使吻合的血管翻套在血管套环上，吻合器的两半结合、加压，即完成血管的吻合，然后去掉血管吻合器。

应用吻合器械做血管吻合，虽然吻合速度较快，仅有 2～3 分钟。但由于器械结构复杂，操作准备时间较长，而且吻合口只能用于直径 1.5mm 以上的血管，因此，难以在显微外科临床推广应用。

2. 套管吻合法　套管吻合法是借助有齿或无齿的金属套管来衔接两血管断端，并支撑吻合口的一种血管端端吻合法。操作时先将血管断端伸入套管内，将血管内膜翻转套在套管外，然后再将另一血管端套在已翻转的血管壁上，并用细丝线结扎。近年来已有可吸收材料制作的套管实验研究与临床应用的报道。

此种方法可使吻合处血管管腔内壁光滑，无缝线暴露，因此吻合口通畅率较高。但对于直径在1.5mm以下的斑管，管壁不易翻转，吻合较为困难，且金属套管作为一种异物永久留入细小的血管内更为其不足。故目前对于显微外科临床来讲，很难想象一个医生在对直径2mm左右的血管吻合时，会舍弃简便易行的手工吻合方法而去首先采用套管吻合的方法。

3. 黏合吻合法　黏合吻合法是采用生物黏合剂进行套叠粘接的一种血管吻合方法。生物黏合剂国内多采用国产ZT快速医用黏合剂，属于α-氰基丙烯酸脂类黏合剂，大量临床和动物实验证实，其黏合力强，止血效果明显，有一定抗菌能力，无致癌副作用。

黏合血管时先将血管近端轻轻套入远端管腔内，套入长度为血管的直径值。用棉片轻轻拭去套叠口周围的液体，蘸少许黏合剂涂抹套口一周，5秒后黏合剂即凝结成白色半透明膜状物而封闭套口。然后放开两血管夹，即见动脉充盈搏动。有少量渗血时，可用盐水棉片轻压，15秒后可自止。

血管黏合法具有操作过程无缝线，不损伤血管内膜的优点。但α-氰基丙烯酸酯类黏合剂仍具有一定的毒性，对血管有一定的刺激，血管直径较小时操作困难且通畅率不高等为其不足。本方法目前仍在实验研究阶段。

4. 高频电凝吻合法　采用电热凝固完成血管吻合的方法，国内外已均有成功的实验报道。这一方法主要是通过将高频电流转变成热能，作用于血管使血管外膜和中层的蛋白质受热凝固，从而达到吻合血管的目的。热量适宜时，这种凝固的组织可保持血管的连续性，并可保留组织生物学的特性。否则若电流过大、持续时间过长时，黏合处将包含多量的凝固组织，使黏合不牢固；而热量不足时则又难以黏合。因此，严格掌握电流的大小和时间是此种吻合方法能否成功的关键。

电热凝固方法为：在两血管断端0°、180°方位各缝合一针打结后留做牵引线，然后在前壁用高频双极微型电凝镊子夹持两侧血管行等距焊接三点，翻转血管再在后壁等距焊接三点，放松止血夹，检查吻合口的通畅情况及有无渗血。

采用高频电凝吻合血管的方法与缝线吻合的方法相比，电凝吻合小血管在时间上明显优于缝线吻合法。但需要电凝仪器、所吻合的血管必须要先缝2针牵引线、不适于较小血管、较大血管电凝吻合后有导致动脉瘤发生的可能等为其不足，目前仍处在实验阶段。

5. 激光吻合法　采用激光焊接吻合血管，亦是利用激光转变成的热能，使两层血管壁之间的蛋白质经过微弱的激光照射后凝固，从而达到吻合血管的目的。激光的种类有Nd-YAG、Co及氩激光三种，近几年俄罗斯、日本、美国等均有实验研究及初步应用于临床的报道。吻接的形式有端端吻合，亦有端侧吻合。国内张玲（1986）首先采用YAG激光进行犬股动脉移植吻接的实验研究。术后定期经超声波、血管造影证实，吻合口无狭窄，血管壁弹性正常，扫描电镜提示血管内皮细胞生长良好。

激光吻合血管的疗法为：在两断端血管吻合口0°、180°方位做2针牵引缝线或相距120°方位做3针牵引缝线，保持两断口满意对合，然后在显微镊及牵引线支持下行激光光导纤维连续点焊吻接。焊接时输出功率及时间依激光的种类不同而异，需良好掌握，方能焊接成功。

激光吻接血管的方法较简便，速度较快，是当代高新技术手段在显微血管修复中具体应用的一种良好体现，应该说这是一项很有希望的血管吻合方法。但目前激光仪或输出功率、时间的非标准化、焊接手段的不完善等因素，尚难以在临床得到实际的推广应用，仍需进一步开发研究。

6. 可溶性材料支撑吻合法　采用此吻合方法是出于血管吻合时易于缝到对侧壁或招致吻合口狭窄及前后壁粘连这一基点，采用生物性的支撑材料置于吻合口处的管腔内，然后再进行吻合的一种方法，目前已应用于临床。近年，亦有采用此方法进行激光吻接小动脉的实验研究。

具体方法为：采用血管合拢器接拢两断端血管使吻合口处无张力，取一小块生物支撑材料（甘油脂与锌的复合物），置于吻合口内以支撑起两断端管腔，然后以缝合针线间断吻合血管。吻合完毕后用40℃生理盐水在吻合口处加温以使支撑体液化，松血管夹通血。

采用可溶性生物材料作为支撑体吻合血管的方法，可有效避免误伤对侧血管壁，针距边距易于掌握，吻合口不内翻，光滑平整，支撑体可抗血管痉挛为其优点。但对于显微外科技术训练有素的医生来说，在显微血管吻合时，即便是 0.2～0.3mm 左右的血管，误缝及对侧血管壁或致吻合口狭窄的弊端是完全可以避免的。

（四）显微血管移植术

在手外科显微手术中，如断肢（指）再植、拇指再造、血管损伤修复、皮瓣游离移植时，常常会碰到吻合血管短缺，均需采用血管移植的方法修复。张力下血管吻合有导致血管撕裂、血管腔变形、吻合口狭窄，最终血栓形成而致手术失败的危险，应力争避免。

血管缺损包括动脉缺损和静脉缺损，无论动脉缺损或静脉缺损，在临床采用血管移植时均首选静脉移植的方法予以修复。动脉移植修复动脉缺损只是在特殊情况下方予应用。

有关人造血管移植的应用，目前临床多用于 3mm 以上的大血管，而应用于显微血管尚有一定的距离。

1. 显微静脉移植　静脉缺损采用自体静脉移植修复是最佳的选择。动脉缺损时采用自体静脉移植经实验证明，移植的静脉同样可演变为动脉样的血管壁结构，再加上静脉移植供区广泛、血管表浅、易于切取、对供区损害较小、有不同口径的血管可供切取等，因而是修复动脉或静脉缺损的常规使用方法。

（1）静脉移植基本要求

1）切取的静脉血管应正常：静脉供区的皮肤、皮下组织弹性好，无明显组织挫伤，无静脉炎及反复静脉穿刺史。切取的静脉弹性好，血流通畅。切取前可在皮肤表面做静脉通畅试验。

2）尽量在术区或邻近部位切取静脉：原则上全身皮下浅静脉均可供移植，但切取时宜就近取材，最好能在同一个术区切取，但以不影响手术部位静脉回流为原则，并注意在隐蔽区域切取。手外科显微手术时，常在前臂或腕部屈侧切取静脉，此处静脉表浅。有时亦可切取足背部浅静脉。常规的静脉切取均采用浅静脉作为供体。

3）切取的静脉口径适宜：一般选用的静脉口径应与需修复的动脉口径相一致或略小于动脉。因为动脉压力大，静脉管壁又薄，移植后静脉段常显扩张，影响血流。采用静脉移植修复静脉缺损时，两者血管口径应一致。

4）切取的静脉长度适中：如移植的静脉切取过短，吻合后会因张力大而使静脉腔变扁致吻合口狭窄；切取过长时，则开放血流后血管迂曲，影响血流。从理论上讲，移植静脉切取可有30%的回缩率，故切取的移植静脉长度以大于动脉实际缺损长度的30%为宜。实际操作时，在移植吻合前不予剪裁，当移植静脉一端吻合完毕后，轻轻牵引移植段静脉的另一端而使移植段静脉稍显紧张时，于动脉断端平面剪断，再进行另一端的吻合即可使长度较为适宜。

（2）静脉移植技术

1）术前应用美蓝或甲紫描记出拟切取的静脉体表投影及拟切取的长度。

2）对细小静脉的切取，可在肢体不驱血状态下使用充气性止血带，以使静脉充盈，便于切取。

3）切开皮肤、皮下组织，显露静脉并锐性游离，在静脉周围务必保留 0.5mm 的筋膜。对静脉分支，应距静脉主干 2mm 处仔细切断并用细丝线结扎。

4）切断静脉时，为便于识别静脉的近、远心端，应在切取的静脉近心端以 3 – 0 丝线结扎作为标记。

5）切取下的静脉发生痉挛时，可于血管外膜下注入 3% 的罂粟碱液，1～2 分钟即可解除痉挛。亦可以液压扩张的方法解除。

6）切取下的静脉用以修复动脉缺损时，近、远心端应倒置，以防移植静脉段内有静脉瓣存在，影响血流通过。用于修复静脉时，则其方向不变。

7）移植的静脉吻合方法同常规血管端端吻合法，可酌情选用二定点或四定点吻合法。由于静脉移植时需吻合两个吻合口，应注意避免移植段静脉扭曲。

2. 显微动脉移植 显微动脉移植，由于动脉供区较少、切取不方便、易发生顽固性痉挛等明显不足，因而在临床较少被采用。多是在一些特殊情况下如废弃的肢体或手指动脉切取后做移植修复动脉缺损。动脉移植时取材的动脉口径应与受区动脉血管的口径相一致，移植段动脉两端不必倒置。

三、显微神经缝合技术

自从 Smish（1964）首先报道应用手术显微镜缝合修复神经以来，目前这一显微外科技术已成为临床修复周围神经的常规方法。采用显微外科技术缝合周围神经比肉眼下操作具有明显的优越性。神经缝合时，由于手术显微镜的放大作用，术者两眼分辨能力大大提高，可清晰地判断神经的损伤部位、范围及程度，可较彻底地切除损伤的部位。同时借助精细的显微手术器械，能对神经进行精确、轻柔的手术操作，使神经束对位准确，减少对神经纤维的损伤，有利于提高手术质量及神经修复的效果。

（一）显微神经缝合术的基本要求

1. 术野良好的显露及止血 由于镜下操作视野狭小，只有将神经做适当游离及充分牵开术野的软组织，方能便于辨认神经表面的血管行径及利于缝合操作。术野无血是显微外科技术操作所必需的，否则除难以分辨神经的损伤情况及神经束的形态外，亦难以保证神经束的对位准确及缝合的精确。创面可采用双极电凝止血，镜下术野的渗血宜采用湿热盐水棉球压迫止血。肢体远侧部位手术时可在充气止血带下进行。

2. 于正常的神经部位缝合 对于神经两断端的损伤及陈旧性神经损伤断端的瘢痕或神经纤维瘤，在缝合时若不予彻底切除，将严重影响神经纤维的通过，直接关系到神经的功能恢复。因此，在神经缝合时，确能保证所缝合的神经组织健康正常，乃是神经修复的首要环节。临床常采用锐利的刀片（多用刮脸刀片），每隔 1～2mm 切一刀，直到显露出正常的神经束，即清晰可见膨出的神经乳头为止。

3. 尽量准确对合神经束　周围神经多为感觉纤维及运动纤维组织的混合神经，在神经缝合时应尽量使相应的神经束或束组对合整齐，以利于感觉纤维及运动纤维相应对接长入，达到原来的效应部位。否则，对合不准，两种神经纤维错乱生长，修复后的神经功能便不可能恢复。为尽可能准确对合神经束，临床一般常根据神经表面的血管行径、神经束的形态及排列，来确定神经束对合的方位。

4. 无张力下缝合神经　神经在张力下缝合时，一是会造成神经缝合处的撕裂，二是两神经断端会形成一定的间隙，易导致瘢痕组织的生成，妨碍神经纤维通过。另外，神经张力过大亦会影响神经的血运。Lundborg 证实当神经被牵拉延伸8%时，即可影响神经血运，延伸超过15%时，神经血运则可完全阻断。

对于有张力的神经在缝合时可酌情采用不同的处理方法：①减张缝合：神经缺损在2cm左右时，可适当游离两端神经，同时在距神经两断端1～2cm的神经外膜处，用细丝线对称缝合2针减张线，或两端分别缝合固定在软组织上，使吻合部的张力均匀分散在两侧神经干上，而达到减张的目的。②屈曲关节及改变神经位置：对位于关节屈侧部位的神经缺损难以直接缝合时，可采用屈曲关节、游离神经改变其位置的方法解决，但不宜过度屈曲。③神经移植：神经缺损距离较长，难以采用上述方法克服时，应采用神经移植的方法修复。

5. 选择适宜的神经缝合方法　神经缝合的方法直接影响着神经的修复效果。神经缝合时不应片面迫求束与束的良好对合，因在神经干中过多的缝合，必然会增加对神经的损伤和缝合线的异物反应。反而影响效果，为了防止过多缝合线的异物反应和神经束的回缩，常选择几个大的神经束行束组膜缝合即可、另外，应采用9－0～11－0 缝合血管用的无损伤缝合线进行神经缝合，并注意缝合的针数不宜过多。缝合的针数过多、针线过粗，缝合部就会形成较重的异物反应及较多的瘢痕形成，影响神经的功能。

6. 修复后的神经应有良好的血供　缝合后的神经生长修复，很重要的一个因素就是要依靠神经干及周围软组织良好的血液供应。血供不良，可致神经吻合部及周围软组织瘢痕形成，影响神经的功能恢复。为此，在修复神经时应注意：①神经解剖游离不宜过长，超过10cm 时即可影响血供。②对供应神经的血管分支尽量予以保留不要损伤。③将缝合后的神经置于血液循环良好的软组织中，必要时可采用转移邻近肌肉、筋膜的方法衬垫或包绕于移植后的神经处，以提供血运良好的组织床。

（二）显微神经缝合方法

周围神经显微缝合的方式有三种：神经外膜缝合、神经束膜缝合及神经外膜束膜联合缝合。

有关周围神经显微缝合的各种方式，国内外已进行了大量的实验研究，并有临床实际应用效果的比较报告。在80 年代，大多数学者认为神经束膜缝合优于神经外膜缝合，理由在于这种缝合方法可使神经束得到更好、更多的对合，有利于神经的生长。然而，人们通过大量的临床实践很快发现，这种缝合方法在目前临床尚难以有效辩认感觉神经束及运动神经束的前提下，其感觉神经束及运动神经束的人为错觉是难以避免的，且过多的缝线易引起较重的异物反应及加重神经的损伤，从而认识到神经束膜缝合的方法，主要适用于依据神经表面血管行径及神经断面神经束的形态，可以肉眼辩认出的较粗大神经束时的吻合，或远端已分出感觉神经、运动神经时神经束的缝合。

从理论上讲，神经缝合时将感觉神经束与感觉神经束缝合、运动神经束与运动神经束缝合是最为符合神经解剖生理的，效果亦应是最好的。同时，有关鉴别感觉神经束和运动神经束的研究方法，如生物电刺激法、乙酰胆碱酯酶组织化学染色法、Sunderland 神经束分布图等，已取得了较大的进展。但由于各自使用及技术因素的局限性，目前尚难以过渡到临床实际应用。通过大量的临床实践，目前临床较为公认、具有实际指导价值的神经缝合方式，总的选择原则为：周围神经近侧段（即肢体近侧，以混合神经为主），宜行外膜缝合；周围神经远侧段（即肢体远侧，多已分出感觉束及运动束），宜行束膜缝合。需要指明的是：在临床实际手术操作中，很难采用单一定型的一种缝合方法，而常常是根据神经的部位、粗细等情况的不同，将各种缝合方法加以综合应用。

1. 神经外膜缝合　根据神经表面的营养血管行径、神经系膜的位置及神经断面神经束分布、形态等情况进行对位，然后在神经断面对称缝合 2 针外膜行固定牵引，再间断缝合周边神经外膜。缝线打结松紧度以两端神经束松松对接为准，过紧易导致神经束扭曲、重叠，过松又易形成间隙。缝合针数以神经乳头不外露为原则。

2. 神经束膜缝合　神经束是由众多的神经纤维组成，部分神经束又常组合在一起形成一个神经束组，若干个神经束及神经束组共同组成神经干。所谓神经束膜缝合亦包括神经束组膜缝合方法。

将神经两断端的外膜适当去除数毫米，根据神经干中神经束的自然分布、形态确立两断面相对应的神经束或束组。一般仅缝合四周表面或较粗大的神经束或束组，使其准确对合。较小的或中间的神经束不必缝合亦能对齐，这样可以避免过多的缝合而增加损伤及异物反应。每根神经束一般缝合 1～3 针，神经束组可缝合 3～5 针。

3. 神经外膜束膜联合缝合　这是一种很常用的神经缝合方法。神经缝合时外膜不做环形切除，仅在断面修剪整齐即可。这种缝合方法的具体使用有两种情况：一是先将神经干周边较粗大的神经束组行束组膜缝合，再行四周神经外膜缝合，即束组膜及神经外膜结合缝合；二是将神经外膜与紧邻的神经束组膜一起穿针联合缝合

（三）神经黏合术

采用黏合剂进行周围神经的黏合，已有实验报道。所采用的黏合剂系纤维蛋白胶或医用生物黏合剂（多为 α - 氰基丙烯酸酯类）。

黏合时在手术显微镜下根据神经表面血管行径及断面神经束的形态、大小，准确对合两断端。按上下、左右四个方位顺序涂搽少量黏合剂于外膜处。10 秒后即形成一层白色透明薄膜而达到两端神经黏合的目的。实验证明采用黏合剂后的大白鼠坐骨神经在功能恢复及形态学上与缝合法没有明显差别。这种黏合方法目前仍处于实验研究阶段，其黏合剂种类、黏合方法及其可靠性均有待进一步研究。

（四）神经激光吻合术

Fischer（1985）报告采用激光行大白鼠坐骨神经吻合，2 个月后显示神经干的解剖完整率为 87%。Campion（1990）使用氩激光吻合兔周围神经，发现其功能恢复比标准的缝合神经外膜要早。

激光吻合神经的方法如同激光吻合其他组织那样，亦是利用激光转变为热能，在局部产生均匀一致的摄氏 70℃ 热，使组织胶原变得有粘性而达到黏合的目的，并可保留吻合部位的组织生物学特性。操作时应注意输出功率及时间的调节，输出功率不足，则难以吻接，若

温度达到80℃时组织细胞可变性坏死，超过100℃时组织因水分蒸发而干枯。目前，激光吻合神经的方法仍在实验阶段。

（五）游离神经移植术

神经缺损时，临床应首先酌情选用游离两端神经干、屈曲邻近关节或改变神经位置等方法，尽量予以直接缝合。神经移植毕竟要以牺牲另一根神经为代价，且神经生长又需通过两个吻合口及神经的移植段方能进入远端，故只有在采用上述措施仍难以良好达到直接缝合时，方选用游离神经移植的方法。但亦应防止为避免采用神经移植而做勉强的张力下缝合。游离神经移植有非吻合血管的神经移植和吻合血管的神经移植两种。本章只涉及前者。

游离神经移植术，目前临床又称之为神经束间移植术。在行非吻合血管的神经移植术时，移植的神经不宜太粗，否则移植后会因血流供应不足而发生神经中心性坏死。

手术时应先测量神经缺损的实际长度，并根据神经干的粗细在供区选择切取所需长度的神经。若是受区缺损的神经粗细与供区的神经粗细相适宜，则直接将神经移植的两端分别与缺损神经的两断端缝合即可；若是受压缺损的神经较粗大，难以有相近粗细的神经作为供体移植修复时，则应将取材下的神经做与神经缺损长度等距离的多段剪裁，再将剪裁的多段移植神经两端分别相互做束膜串联缝合，使其形成"一根"神经，然后两端再分别与缺损神经的两断端按神经束膜或束组膜缝合的方法相缝合。在移植神经与缺损神经两断端缝合时，应当注意防止人为的桥接错误，即应尽量将两断端神经束形态及方位相近的神经束予以对接。

（王锦绣）

第二节　断肢再植

一、概述

由于伤情、再植知识与技术，术后功能康复重视程度的区别，断肢再植后仅部分病人恢复了良好功能，大部分病人功能恢复较差，少部分病人毫无功能，甚至成为累赘。为此，严格掌握适应证，提高断肢再植的知识与技术，积极开展术后功能康复治疗乃是摆在我们面前的一个现实课题。

（一）肢体离断后的急救处理与保存

1. 现场处理　造成肢体离断的原因常有刀伤、电锯、机器伤及交通事故等。若肢体被卷入机器，应当立即停机，拆开机器取出断肢，切不可再将机器开倒车，否则肢体将遭到再次损伤。

肢体的近断端应用清洁的敷料或布料加压包扎，最好用绷带包扎，包扎时一定要用力，防止断端出血。若断端已不再出血即可转送，如果仍有出血可使用止血带，并严格掌握，应每小时放松止血带一次，松止血带时，用手指紧压近侧动脉主干以减少不必要的出血，对于不完全离断的肢体除采用上述方法止血外，同时应用夹板或其他代用品固定肢体，以免转送时再度损伤。凡肢体离断部位较高，伤情较重并有严重休克者，在运送前应首先及时抗休克，待一般情况好转后再转送。

对离体的断肢，其断面用清洁敷料包扎，以减少污染，若断肢发生于夏季或南方地区，应设法将断肢以冷藏保存，避免使冰块直接接触肢体以防引起冻伤。切忌将肢体浸泡于任何液体中。

在处理近、远端肢体的同时，应及时联系，采用速度较快的交通工具，将病人及肢体尽快安全地转送到有条件施行再植术的医院，争取在最短时间内恢复肢体的血液循环。

2. 急症室处理　病人进入急症室后，医护人员应迅速了解受伤及转送经过，及时检查各项生命体征及肢体近、远端情况，并立即将伤肢和断肢一起摄 X 线片，全面了解伤情，若发现病人有严重合并伤及休克时，应积极抗休克处理，尽快建立静脉通道，及时配血，并迅速通知有关专科医师及手术室，做好手术前准备。根据病史、伤情及有关检查，应及时较准确地作出处理意见，待病人情况许可时立即送手术室手术。

（二）肢体离断的性质与分类

1. 性质　肢体离断可分为完全性离断和不完全性离断两种。

（1）完全性离断：离断肢体的远侧部分完全离体或只有少量损伤的组织与近端相连，于清创术中必须把这部分无活力的损伤组织切除。

（2）不完全性离断：受伤肢体大部分已离断，并有骨折或关节脱位，尚有部分有活力的组织相连并少于断面总量的1/4，而主要血管已断裂或栓塞，远侧肢体已无血液循环或严重缺血，不吻合血管不能成活者。

2. 分类　造成肢体完全性离断或不完全性离断的致伤原因各种各样，不同的致伤原因造成肢体离断的伤情也各有不同特点。根据临床所见，大致可分为以下几种类型。

（1）切割性离断：常因切纸机、铡刀、斧或菜刀致伤，这类断肢的断面整齐，污染较轻，再植的条件较好，再植后功能恢复也较好。

（2）电锯伤离断：被轮式或带状锯锯断，这类断肢较为多见，常发生于上肢。凡横形锯断者，经彻底清创类似切割性离断，故再植的条件尚好，再植后功能恢复也较好。

（3）压轧性离断：各种交通肇事所致的肢体离断，机器齿轮及冲压离断，合面机、搅拌机及两重物间的碰撞挤压离断。这类损伤伤情多种多样，伴有多发性粉碎性骨折，断面不规则，两断面组织挫伤严重并有异物挤入断面之组织中，污染较重，再植时两断端经清创后肢体缩短较多，再植条件较差，再植后功能恢复也较差。

（4）撕脱性离断：肢体被缠入旋转的机器或皮带轮而致，或肢体被缆绳绕紧绞断，上述致伤原因常可造成肢体的血管、神经、肌肉或肌腱撕脱，皮肤呈套状撕脱离断，病人伤情较重，常伴有休克，离断肢体污染较重，再植条件较差，即使采用血管移植的方法重建血液循环，但由于神经从近端或远端抽出撕脱，故再植后功能恢复无望。这类断肢原则上应放弃再植，仅个别病例尚有一定条件者可施行再植。

（5）炸伤性离断：因炸药、炸弹或爆破所致的离断，大部分肢体呈毁损性损伤，肢体各种组织损伤污染较重，断面参差不齐并伴有其他复合伤。这类肢体均不完整，一般均无再植条件。

（三）上肢离断再植适应证与禁忌证

1. 适应证

（1）全身情况：病人一般情况良好，经抗休克全身情况已纠正，无明显复合伤，无器质性疾病及出血倾向，精神、意识正常，要求再植者。

（2）局部情况：上肢远、近两端结构完整，肢体软组织无明显挫伤及多发骨折；血管、神经、肌肉或肌腱断面较整齐，无明显挫灭伤及撕脱抽出，预计再植后能恢复一定功能，争取于伤后 8 小时以内能重建血液循环者。

2. 禁忌证

（1）全身情况：病人全身情况较差，失血较多，经抗休克仍未能获得纠正，有复合伤伴昏迷，有器质性疾病、出血倾向及精神失常者。

（2）局部情况：压轧性高位离断，肢体呈严重撕脱性离断伴多发性骨折，血管、神经、肌肉及肌腱从远或近端撕脱，预计再植后难以恢复功能，断肢温缺血时间已超过 8 小时以上者。

根据以下几个方面评估或预计再植后功能恢复程度。

（1）离断平面：离断平面越高，再植后功能越差；离断平面越低，功能恢复越好。

（2）神经断面整齐比神经断面参差不齐或撕脱者功能恢复好；凡神经从臂丛撕脱者可不予再植。

（3）肌肉及肌腱：较整齐的肌肉或肌腱断面比挫灭严重伴撕脱者功能恢复好。

手术者在决定是否适应再植时首先应考虑到术者的再植技能及再植后功能恢复程度。断肢再植决不能局限于缝接血管，而应该强调功能恢复，如果接活了一个无功能的肢体，反而会给病人增加痛苦和累赘。

二、手术操作

断肢再植手术是在急症情况下进行上肢两断端清创，继而完成肢体修复与重建，是骨科、手外科、显微外科与整形外科全面技术的综合体现，是争分夺秒的一种抢时间手术，所以要求术者必须掌握肢体不同平面的应用解剖，并能熟练地掌握骨科、手外科、显微外科及整形外科等基本知识和技能方能完成这一手术。断肢再植术的顺序是先清创后施行修复。修复的原则是先修复深层组织，后修复浅层组织。由于断肢的伤情各不相同，再植时应根据不同伤情灵活掌握。

（一）术前准备

凡断肢决定再植者，术前应迅速做好以下准备。

（1）及时建立静脉通道及抗休克治疗。

（2）术前必须配血，根据伤情备足够血量。凡有休克者应同时予以输血，补充血容量，纠正休克。

（3）及时留置导尿管。

（4）常规术前用药及必要的抗生素应用。

（5）正确选择麻醉及术前麻醉用药。

（6）通知手术室做断肢再植准备；及时组成手术小组及必要的分工。

（二）清创术

清创术是一切开放性损伤的处理基础，更是断肢再植术不可忽视的重要步骤，经过认真彻底清创，不仅清除了污染及挫灭失活组织，为预防感染，减少疤痕，早日建立侧支循环创造了良好条件,通过对两断面伤情的进一步全面了解,以便正确制定再植方案及预计术后功能恢复。肢体呈完全性离断时,清剑术应由两个手术组同时进行;肢体呈不完全性离断,清创术可由一个手术组先施行清创后进行再植。

1. 肢体刷洗 用无菌肥皂液对整个肢体进行刷洗,并清除断面异物,按不同刷洗液要求刷洗后用无菌生理盐水冲洗创面,先后共3遍。用无菌纱布擦干肢体,再用2.5%碘酊及75%酒精或其他皮肤消毒液消毒皮肤及断面。近断端肢体应在充分麻醉及应用气性止血带下进行刷洗。远、近端肢体经刷洗消毒后铺单。

2. 远端肢体清创 断面用0.1%新洁尔灭液浸洗5分钟,再用灭菌生理盐水清洗一遍,先沿断端皮缘环形切除皮肤及皮下组织约2~3mm,然后寻找并标记臂及前臂浅静脉,肱动脉或桡、尺动脉,正中神经,尺神经及桡神经等,对这些血管、神经仅做粗略清创。然后对断端肌肉及肌腱先予以认定再做必要的清创,凡远断端肌肉及肌腱已挫灭者应予以切除并切除肌肉间隙的血肿。若肢体离断时间较短,正常之肌肉在断面清创时能出现肌肉收缩现象;若缺血时间已久则肌纤维收缩反应较迟钝或消失。应慎重决定挫伤皮肤的去留。在通常情况下,初次清创时应取保守态度,当缝合皮肤时再做明确处理,对已严重污染及离体的骨端用咬骨钳咬除,对有骨膜相连的骨片凡无明显污染者应予以保留。远端清创毕,断面用0.1%新洁尔灭液或其他消毒液浸洗2~3分钟,再用灭菌生理盐水清洗两遍,远端清创暂告结束。

3. 近端肢体清创 近端肢体清创应在气性止血带下进行,清创顺序与方法同远端。由于近端肌肉均有神经支配,对肌肉行清创术中,若正常者均有肌纤维收缩现象,对断面做一般清创后应保留该组肌肉;凡清创术中无肌纤维收缩现象者说明该组肌肉已挫灭,可将该束肌肉切除。

4. 对不完全性断肢的清创 清创的顺序方法同远、近端肢体清创,但由于有一些组织相连,因此清创时应根据相连组织的伤情而定,凡正常皮肤、肌肉、血管及神经应予以保留,仅清除一些边缘挫伤及污染的组织。凡有轻度挫伤的肌腱及神经,清创时应取保守态度,尽量保持这些组织的连续性,仅对周缘做简单清创,凡血管已挫伤者暂不切除,待再植重建血液循环时再做进一步处理。

(三) 骨骼固定

骨支架重建是断肢再植术的第一步。在清创术中虽对已离体或严重污染的骨骼做清除,但在骨架重建前应对两断端的皮肤、血管、神经及肌肉与肌腱做全面了解后,方能决定截骨的长度,以便再植时以上组织能行无张力缝合。上肢离断,骨缩短的长度较自由,以不影响功能为原则;而下肢离断,则骨缩短不宜过长,否则将影响行走功能。凡关节间离断,应视伤情而定。凡能保留关节,对修复上述组织无影响者应予以保留;若关节已开放损伤,且上述组织缺损较长,则应考虑施关节融合或关节成形,以利上述组织无张力缝合。

骨骼内固定以操作简便,固定可靠为原则,尽量减少内固定操作时间,常用髓内针、钢板螺丝钉、交叉克氏针及骨干台阶状螺丝钉内固定。髓内针内固定,适用于肱骨及尺骨内固定,也适用于桡骨内固定。钢板螺丝钉内固定,适用于肱骨及桡骨内固定,也适用于腕关节融合术。交叉克氏针内固定,适用于腕关节内固定,肱骨髁上内固定及小儿发生于关节附近离断的内固定。骨台阶状螺丝钉内固定,适用于肱骨、桡骨及尺骨内固定。骨内固定后,可选择一些没有污染的松质骨碎骨片植入骨断端及其周围,并缝合骨膜,有利于骨断端间的愈合。

（四）肌肉及肌腱修复

通常情况下，在再植术中经清创、骨内固定后，断肢于允许温缺血时间内，应先将深层肌肉及肌腱予以修复。修复的顺序：先修复伸肌及肌腱，后修复屈肌及肌腱，尤其是前臂及腕部离断，肌肉及肌腱断面经清创缝合后使诸肌张力调节于休息位。在修复深层肌及肌腱时要求术者操作准确熟练，一次成功，避免重复操作，尽量缩短肢体缺血时间。然后进行血管及神经修复，待肢体重建血液循环后再修复浅层肌及肌腱。

无论是缝合肌肉还是肌腱，应选用无创伤尼龙单线缝合。缝合肌肉宜采用 1 − 0 无创伤尼龙单线于肌肉断端间做"8"字缝合；缝合肌腱时可根据肌腱的粗细选用 1 − 0 或 3 − 0 无创伤尼龙单线，采用 Kessler、Kleinert 或 Tsuge 缝合法。遇肌腱粗细不同时可采有 Pulvertaft 编织缝合法修复。遇肌肉与肌腱交界处断裂，可先将肌腱与肌腹缝合 1 ~ 2 针固定，再将肌腹包裹在肌腱上，用间断褥式缝合数针加固。修复肌腱时为防术后粘连，应避免于同一平面修复，肌腱断端缝合宜用腱周组织间隔覆盖。

（五）血管修复

断肢再植术中修复血管，重建血液循环是再植手术的高潮，是保证肢体成活的关键性技术操作。为保证血管缝合质量，达到早期及晚期血管长久通畅率，缝合血管应在手术显微镜下完成。要求术者精力充沛，助手配合默契。

1. 血管缝合前准备

（1）补充血容量：肢体离断的病人常有较多失血，为防止血管痉挛和血管吻合口栓塞，保证断肢的血液灌流，于血管吻合前必须补充足够的血容量，使收缩压维持在 13.3kPa（100mmHg）以上。断肢再植术中应维持两个静脉通道。

（2）温度：手术室内温度宜调节在 22 ~ 25℃之间，防止过冷引起血管痉挛，过热导致体表蒸发过多而影响血液循环。

（3）血管清创：血管清创应在手术显微镜下进行。不同暴力可造成外膜、肌层及内膜损伤或血管壁血肿形成，血管清创时应彻底切除损伤的血管，经外膜外组织剥离及管腔内肝素生理盐水冲洗，以恢复正常血管壁的结构及弹性，达到内膜光亮清晰，无任何血块及纤维素粘附沉着及漂浮现象。血管经彻底清创后一般均能在无张力下缝合，如果造成血管缺损，难以在张力下缝合，则可采用血管移植的方法修复。

（4）血管显露：肢体的浅静脉显露较容易，而动脉常因离断平面的不同其深浅有别，为便于修复较深部位的动脉及伴行静脉，可向肢体的近端或远端的皮肤纵形切开，采用自动牵开器或缝线牵拉以充分显露，便于镜下操作。

（5）防止血管痉挛：首先要使麻醉充分，若麻醉失效时应及时追加补充；保持室温；对近端痉挛的血管壁外敷罂粟碱、1% 利多卡因或 2% 普鲁卡因；局部温盐水湿敷。采用上述措施，近端痉挛的血管均可解除，恢复血管正常喷血及充盈回血。

（6）血管深部软组织床的修复：在吻合血管前，应先将血管深部的软组织做必要的缝合修复，以减少血管吻合的张力及深部组织与内固定物对血管的刺激，减少血管周围的腔隙。

（7）肝素生理盐水的配制：在血管缝合过程中为防管腔内血块及纤维素沉着、清创后碎组织的带入，应配制 0.1% 肝素生理盐水冲洗，其方法是将一支肝素（12 500 单位 =

100mg）稀释于 100ml 生理盐水中。

2. 血管吻合原则

（1）吻合的血管应切除任何有外膜、肌层或内膜损伤的组织，保证在正常血管部位吻合，血管腔内无血块及任何纤维素沉着，并恢复血管正常弹性，决不能为了减少血管张力而保留有损伤的血管段而勉强缝合，否则将导致术后该段血管栓塞。

（2）近端动脉应恢复有力的喷血 清创后的近端动脉经外敷罂粟碱、1% 利多卡因或 2% 普鲁卡因均能恢复正常有力的喷血。

（3）防止血管扭曲、周围组织压迫及嵌压。

（4）动、静脉吻合顺序：一般情况下先吻合 2 条静脉，再吻合动脉，然后吻合其他静脉及动脉。如肢体温缺血时间较长，为使肢体尽早获得血供，也可先吻合 1 条动脉，开放血管夹，使远端肢体得以血液灌注，并把静脉血有意地予以放流，以减少远端肢体无氧代谢产物的回流及肢体再灌注后自由基的吸收，然后尽快修复静脉。

（5）动、静脉吻合的比例：原则上静脉修复应多于动脉。于臂部离断除修复头静脉及贵要静脉外同时应修复 1 条肱动脉的伴行静脉；于前臂除修复上述两静脉外，还应修复前臂皮下较粗的浅静脉及桡、尺动脉的伴行静脉，以减轻术后肢体肿胀。

（6）修复血管的行经区应有正常的皮肤覆盖，凡造成皮肤缺损者可采用局部皮瓣转移的方法覆盖。

（7）血管的张力：血管吻合时应试以血管吻合后张力。凡血管缺损所造成距离为该血管外径 6 倍以内时，血管均可在无张力下缝合；若血管缺损所造成距离为该血管外径 6~8 倍时，两端血管经游离可在张力下予以缝合，只要缝合质量保证，远期通畅率可达 100%；凡血管缺损所造成距离为该血管外径 9 倍以上时，应采用血管移植的方法修复，决不能在高张力下进行缝合。当然，血管缝合后出现迂回曲折也不利于血流动力，多余血管应切除后进行缝合。

（8）血管缺损的处理：血管经清创造成明显缺损，再植术中不宜采用改变关节位置施行缝合，应采用血管移植的方法修复。移植血管一般取自体浅静脉或废弃肢体血管，凡移植桥接动脉者应把移植静脉倒转；桥接静脉者则不必倒转。

3. 血管吻合方法

（1）端端吻合法：这是最常用的血管吻合方法。常采用二定点、三定点或四定点的方法进行吻合。常适应于口径相同或相近的血管吻合。遇两血管外径相差较大时可采用鱼嘴状吻合。方法：将口径较细的一端血管做纵形剖开，剖开的长度为该血管的直径，用四定点水平褥式缝合，其间用间断吻合。

（2）套叠吻合法：要求血管有足够长度，血管口径大致相同。动脉：近心端套入远心端；静脉：远心端套入近心端。套入的长度约为该血管直径 1.5~2 倍，仅吻合三针。若用剪开套叠，操作较为方便。采用套叠吻合法具有操作方便，费时少，血管内膜无缝线暴露的优点，但远期通畅率不高为其不足。

（3）血管吻合器：不需要经过小血管吻合训练，具有操作简单，缝合快的优点，但仅适用于大于 4mm 口径的血管吻合。

4. 血管吻合要点 为获得永久性血管通畅率，当吻合血管时要求掌握以下几点。

（1）垂直进、出针：凡缝针刺入管壁或穿出管壁，要求与管壁垂直，若斜形进针或出针，当打结时易造成内翻缝合或缝线切割内膜的损伤。

（2）边距、针距对称：于手术显微镜下采用徒手缝合时要求两边距对称，边距大致为血管壁厚度的2倍；针距大致为边距的2倍，使针距与针距对称，达到血管吻合口平整顺直不漏血。

（3）打结时维持两牵引线张力，要求达到内膜外翻或平整对合。打结时一定要提起两缝线来牵引两端血管，以构成张力，在清晰地见到内膜外翻或平整对合时方可系紧打结，以保证缝合血管的每一针质量。

（六）神经修复

断肢再植术后功能恢复如何，除良好的内固定、正确的肌肉及肌腱修复外，神经的修复乃是感觉和运动功能恢复的基础。为此，要求术者对修复神经要像修复血管那样加以重视。如果缝合草率，不符合缝合要求，即使肢体成活，若无感觉及运动功能，则失去了再植的意义，无功能的肢体成为病人的累赘，更给病人带来莫大痛苦。

适宜再植的断肢一般经骨缩短，神经可在无张力下缝合。凡神经长段性挫伤缺损或严重撕脱伤，预计术后难以恢复功能者，应放弃再植。

上肢的主要神经是正中神经、尺神经及桡神经，应在再植时一期修复，若能同时修复臂内侧、前臂内侧皮神经及桡神经浅支时使感觉功能恢复更完善。

缝合神经注意事项：

（1）神经断端采用锐刀切割，不准用剪刀剪，凡神经断端有活跃出血点应予以结扎。

（2）神经应在无张力下缝合，要求缝合断端无间隙。当再植术中遇到神经缺损，可采用腓肠神经或同一肢体皮神经移植修复；根据解剖部位，也可采用神经改道或前移缝合。

（3）缝合时根据神经束外形及排列，神经营养血管的走向位置采用神经外膜缝合法修复，每条神经以缝合6~8针为宜。

（七）创面闭合

断肢再植术最后一步是皮肤覆盖，早期良好的皮肤覆盖不仅有助于肢体成活，预防感染，减少疤痕，而且也为后期修复创造了条件，所以，断肢再植术结束时创面应予一期闭合。在通常情况下，断肢再植经骨缩短，皮肤均能在无张力下缝合，部分病人因皮肤挫伤范围广经清创而出现局部皮肤缺损现象，此时应根据该皮肤缺损区是否有修复的血管、神经及深部组织外露现象，必要时用局部皮肤转移或带蒂皮瓣覆盖，其他创面可用游离皮片移植覆盖。术中遇两端肢体周径粗细不等时，可将较细一端皮肤做45°~60°斜形切口，与较粗一端肢体皮肤缝合，以防皮肤疤痕环形狭窄而影响外形及血液循环。

凡高位断肢再植术后或缺血时间较长，断肢缺血已超过8小时以上者，在手术结束未包扎前于前臂做筋膜切开减压；若为断腕于手掌侧及背侧做切开减压，以防筋膜间隙综合征、减轻肢体再灌注后毒性物质回流及急性肾功能衰竭等并发症的发生。

断肢再植的皮肤缝合不宜过密过紧，只要达到皮缘对合平整，缝合略宽松，便于引流。在大血管及知名血管吻合口附近的皮肤切口宜置胶皮条引流，用多层无菌纱布交叉包扎。

（八）肢体外固定

再植术后为了维持良好的内固定，使肢体血管、神经及肌肉处于松弛位置，可应用短臂或长臂石膏托固定。术后根据引流渗出情况，及时更换敷料及拔除引流条，维持患肢抬高。

（九）术后处理及并发症防治

完成再植手术，只是手术取得成功的第一步，再植术后伤者全身及局部随时都可发生变化，出现各种并发症，若处理不当，可导致再植肢体失活，甚至危及生命。因此，肢体再植术后的处理及并发症的防治是至关重要的。

再植术后处理包括：①局部情况的观察与处理：如血循环危象的观察、抗痉挛药物及抗凝剂的应用、伤口大出血的防治等，基本上同第六章的有关内容，在本章断指再植有关章节中还要详细叙述。②全身情况的观察与处理：除了观察可能发生的颅脑、胸与腹部的重要器官的合并损伤以外，应对断肢再植术后一些重要并发症的防治予以高度重视。

1. 急性肾功能衰竭　断肢再植术后引起急性肾功衰竭常因长时间低血压所致。高位肢体离断再植术后，肢体缺血时间过长，清创不彻底肢体循环障碍导致肌肉坏死、感染等原因导致肾缺血及毒性物质回流。主要表现为少尿或无尿、高血钾、氮质血症及尿毒症酸中毒。为防止急性肾功能衰竭发生应采取以下几点。

（1）术前、术中及时补充血容量，预防或纠正休克，保证肾有足够血流量。

（2）严格选择适应证，凡高位肢体离断，肢体挫伤较重，血管、神经呈撕脱离断，缺血时间过长，丧失再植条件及温缺血时间过长的肢体可不予再植。

（3）清创术中应彻底切除一切污染、挫灭及失活组织，必要时可做肌束切除。

（4）高位断肢再植术后于前臂做筋膜切开减压。

（5）为了使体内有毒物质加速排泄，在心肾功能尚能负担的情况下，给适量补液，应用血管扩张药、利尿合剂（配方：普鲁卡因 1g、氨茶碱 0.25g、咖啡因 0.25g、罂粟碱 30mg、维生素 C 2g，加入 10% 葡萄糖溶液 1 000ml）及注射速尿等预防措施，以改善肾血循环，增加尿量。此期要密切观察病情，及时检查尿液及血生化。

（6）若病人出现食欲不振、呃逆、呕吐、烦躁不安、尿量减少并出现酱色尿或无尿，各种生化检查证实为尿毒症时，为保全生命应迅速截肢。截肢时不应驱血，在气性止血带下先结扎主要浅、深静脉以防毒素吸收，于健康组织平面截肢，断面要有良好的引流，病情严重者可行开放截肢。截肢后仍应密切观察病情变化，必要时做肾透析治疗。

2. 脂肪栓塞　脂肪栓塞是一种严重并发症，多见于多发性创伤及四肢长管状骨骨折，也可发生于断肢再植术中及术后，应引起临床医师足够重视。临床上很多创伤病人存在轻度或中度脂肪栓塞，由于症状轻微及认识不足而未引起重视，脂肪栓塞发生于肺部，可出现肺炎、肺不张，严重时出现肺梗塞，最后引起呼吸功能衰竭而死亡；脂肪栓塞发生于脑部，可出现神志不清、谵妄及昏迷等；脂肪栓塞发生于肾脏，可引起肾缺血、少尿，脂肪尿滴及肾功能衰竭。凡发生脂肪栓塞应用乳化剂或去垢剂以减少血内脂肪栓子，并应用肝素以维持凝血时间在 20 分钟以内。

3. 肢体肿胀　术后肢体肿胀常因静脉回流不足、创伤、炎症反应、淋巴回流障碍、出血及血肿形成所致。断肢因缺血时间过长造成组织不同程度变性所致肿胀与上述性质不同，应及时做筋膜切开减压。凡其他因素所致，可根据肢体肿胀程度，肢体温度及循环情况而定。为防止术后肿胀发生，术中应尽多地修复静脉，尤其是深静脉的修复不能忽视，凡肢体出现发紫，大部分为静脉回流障碍，应及时手术探查，重建并多建静脉回流通道，为防术后血肿发生，断肢创面不吻合的血管均应一一结扎。术后因血肿压迫引起肿胀，应及时清除血肿并结扎活动性出血的血管。只要保证动脉血供，静脉回流通畅，因淋巴回流障碍引起的肿胀，经半月左右淋巴侧支循环建立后肢体肿胀将逐渐消退。

4. 感染　造成感染的主要原因是创伤较重又清创不彻底。为预防感染发生，对一切污染、挫灭失活的组织应彻底切除，创面做正规的消毒清洗处理，必要时创面敷以抗生素。术毕应放置引流，避免死腔形成。术后应选用广谱抗生素静脉滴注。若局部已形成感染，应及时拆线或切开引流，术后适时注意全身支持治疗，并多次少量输入新鲜血液或血浆。

5. 骨不愈合　发生骨不愈合的主要原因是骨断端接触不良、骨断端软组织嵌顿、局部感染及内固定不当所致。为防止骨不愈合发生，术中严格按照骨科原则处理两骨断端，防止软组织嵌顿，采用可靠坚固的内固定材料和方法，尽量缝合骨膜，术后应采用正规外固定，防止骨断端的异常活动。凡已发生骨不愈合，一般于术后半年重新做内固定并植骨。

6. 肌腱粘连　因创伤重，内固定及外固定时间较长，肌腱修复粗糙，术后缺乏及时主、被动功能练习而致。发生肌腱粘连后将明显影响手功能，可于术后 3~6 个月行肌腱松解术。

7. 肢体畸形　因骨断端未能修整咬平，未达到解剖复位，内固定不当及失败导致骨成角畸形而影响肢体功能，对轻度成角畸形影响功能不大者，暂不予矫治，经功能练习观察；凡形成明显成角畸形并影响功能者，于术后半年行手术矫正。

8. 神经性肢体失能　上肢断肢再植术后，由于适应证选择不当、神经损伤严重或缺损及神经修复不佳，术后可导致上肢大部或部分运动功能障碍。凡上肢运动功能全部丧失，该肢体已成为病人负担及累赘时，应考虑是否有保留肢体的必要。凡上肢大部或部分功能障碍，可根据病人伤情及已保存或恢复功能的肌肉动力，按上肢周围神经损伤的肌肉移位及功能重建，施行矫治手术，以恢复上肢及手的一定功能。

三、臂部离断再植

（一）再植适应证

臂部离断者往往伤情较重，常伴有休克发生。在检查全身及肢体情况的同时应及时抗休克治疗。根据远、近端肢体情况决定是否适宜再植，应从以下几个方面综合考虑：

（1）断面较整齐的完全性离断或不完全性离断，距外伤 2~3 小时以内或预计于 8 小时以内能重建血液循环者。

（2）两断端均有挫伤及轻度撕脱，经清创及骨缩短后预计再植后能恢复一定功能，争取于 8 小时以内能重建血液循环。

（3）于上臂下端离断，肘关节以远肢体完整。

下列情况不适宜再植：

（1）高位肢体呈撕脱性离断，血管及神经从近端及臂丛撕脱。

（2）远、近两端肢体严重挫灭并前臂严重挫伤，预计再植后难以恢复功能。

（3）缺血时间已超过 8 小时，且休克未获得纠正。

（4）不具备再植条件的医疗单位。

（5）精神失常，高龄伤病员及肢体经刺激性液体浸泡。

（二）再植要点

（1）远、近两断面严格而彻底的清创。

（2）根据伤情做允许的骨缩短，采用髓内针，把两端肱骨锯切成台阶状，用螺丝钉固定，钢板螺丝钉及交叉克氏针内固定。

（3）骨支架重建结束后，先缝合肱动脉的伴行静脉，相继缝合肱动脉，尽早恢复断肢血液循环，然后再修复血管床、神经、肌肉及知名浅静脉。

（4）术毕伤口置引流，前臂做预防性筋膜下切开减压。应密切观察肾功能改变，并采取相应保护肾脏的措施。

四、肘部离断再植

（一）再植适应证

肘部离断的伤情多种多样，是否适合再植主要从再植后能否恢复手的功能，既要看正中、尺、桡神经的损伤程度，也要看前臂肌肉损伤情况，尤其是神经条件应列首位，另一方面也应考虑术后能否恢复屈肘功能。

可从以下几个方面综合考虑：

（1）断面较整齐的肘部完全性离断或不完全性离断，预计再植后能恢复手的一定功能，争取于8小时内重建血液循环。

（2）轻度肘部撕脱性离断，经清创及骨缩短后大部分血管神经不造成缺损，预计再植后能恢复屈肘及手的一定功能。

（3）造成肘部皮肤及肱动脉缺损，肢体两端其他条件较好，可采用小腿内侧皮瓣及胫后动、静脉移植桥接施行再植。

下列情况不适宜再植：

（1）肘部严重的撕脱性离断，造成皮肤大面积套状撕脱，远、近两端肌肉挫灭，血管、神经从近或远端撕脱，前臂尺、桡骨骨折及软组织严重挫伤。

（2）远端肢体若缺血时间已超过8小时，本单位无再植条件而经转送预计缺血时间也将超过8小时。

（3）肘关节结构已破坏且骨缺损较多，难以行关节成形术修复。

（4）肢体经刺激性液体浸泡，高龄伤病员及精神失常者。

（二）再植要点

（1）肘部离断者，远、近两端关节面已损伤，故再植时宜行肘关节成形术。肱骨断面可采用阔筋膜或其他筋膜包裹，肱、尺骨间暂时用钢丝或筋膜条悬吊，有条件时可行一期关节置换，再植时不宜行肘关节融合术。

（2）肱三头肌及肱二头肌肌腱与尺骨近端及桡骨近端相应腱止处或骨膜缝合重建伸、屈肘功能；前臂外侧伸肌及内侧屈肌起始部与肱骨外上髁（侧）及内上髁（侧）骨粗糙面处做固定缝合以重建前臂伸、屈肌起点。

（3）根据断肢缺血时间，当骨架形成后是先修复伸、屈肌腱止点及起点，还是先重建断肢血液循环，可由术者灵活掌握。

（4）凡造成肘部皮肤及肱动脉缺损者，可切取小腿内侧皮瓣移植，一期修复肱动脉缺损及皮肤缺损。

（5）肘前静脉、头静脉及贵要静脉应予以修复，肱动脉之伴行静脉应修复1条。

（6）3条神经应予以一期修复，凡造成神经缺损者，首先应保证正中及桡神经的修复。

仅造成 1 条神经缺损者可取腓肠神经移植，若造成 2 条神经缺损，可牺牲 1 条缺损较长的神经移植修复，或同时切取腓肠神经移植修复。

五、前臂离断再植

前臂离断较多见，可发生在前臂近段、中段及远段离断。由于前臂有诸多伸、屈腕肌（腱）及伸、屈指肌（腱），因此，再植时相应地要延长手术时间。

（一）再植适应证与禁忌证

再植指征应从以下几个方面综合考虑：

（1）较整齐的前臂任何部位的完全性或不完全性离断。

（2）有轻度撕脱及软组织挫伤，经骨缩短后肌肉或肌腱可在无张力下缝合，并能修复神经，预计再植后能恢复一定手功能者。

（3）凡造成尺骨或桡骨较长缺损及皮肤缺损再植后预计能恢复一定功能者，可从小腿切取以腓动、静脉为蒂的腓骨及小腿外侧皮瓣移植桥接再植。

（4）上述适应证，争取于伤后 8~9 小时以内重建血液循环者。

下列任一情况为前臂离断再植的禁忌证：

（1）严重的前臂挫灭性离断，尺、桡骨呈多发性粉碎性骨折。

（2）严重挤压、压砸性离断，虽经骨缩短，仍难以恢复软组织连续性及功能。

（3）前臂大面积皮肤呈套状撕脱，血管、神经从近端或远端呈鼠尾状撕裂。

（4）精神失常的自截性离断、肢体经刺激性液体浸泡或缺血时间已超过 8 小时以上。

（二）再植要点

1. 内固定选择

（1）前臂近段离断，尺骨采用髓内针，桡骨采用钢丝十字内固定。

（2）前臂中段离断，尺骨采用髓内针，桡骨采用钢板螺丝钉或髓内针内固定。

（3）前臂远端离断，桡骨采用髓内针，尺骨采用克氏针交叉内固定；前臂远端离断，桡骨采用交叉克氏针内固定，尺骨茎突可予以切除。骨支架的重建应根据伤情及条件，采用快速、简单、固定可靠的内固定材料和方法实施。

2. 肌肉及肌腱修复　前臂近段离断若断面较整齐，经清创及骨缩短后，将伸、屈诸肌准确对合后做肌肉 8 字缝合；前臂中段离断以修复腕伸肌、拇长伸肌、指总伸肌、腕屈肌、拇长屈肌及指深屈肌为主，有条件时应同时修复 1~2 条指浅屈肌及掌长肌，为晚期对掌功能重建创造条件；前臂远段离断肌腱修复同中段离断。无论是修复肌肉还是肌腱，修复后肌张力调节于休息位以恢复良好功能。

3. 桡、尺动脉应同时修复　凡造成缺损者可采用血管移植修复，为保证桡骨连接，骨间掌侧动脉应予以修复。桡、尺动脉的伴行静脉应各修复 1 条，头静脉、贵要静脉及前臂较粗的浅静脉应予以修复。

4. 神经与皮肤缺损的修复　正中神经、尺神经应予以修复，凡前臂近段离断，桡神经深支也应予以修复。

因创伤致桡骨或尺骨长段缺损伴相应的皮肤缺损时可切取含有腓骨小腿外侧复合皮瓣移植一期修复骨与皮肤的缺损。

遇小儿前臂离断，应根据不同离断部位采用不影响骨骺发育的内固定材料与方法，尽量修复已离断的组织，以恢复应有的功能。

六、腕部离断再植

以上肢离断发生率而论，腕部离断较为常见，因致伤原因不同可造成不同性质及伤情的离断。

（一）再植适应证

（1）因切割、电锯、冲压、剪轧伤致腕部完全性或不完全性离断，只要手部完整均可予以再植。

（2）因绞轧及撕脱性离断，应根据伤情而定。凡血管神经呈横断伤，部分肌腱撕脱而部分肌腱呈横断伤，应用手外科知识与技术施行再植及功能重建；凡血管、神经、肌腱从近端完全撕脱，难以用协同肌代替移位，神经无修复条件者应放弃再植。

（3）腕部呈完全性或不完全性离断，肢体经适当冷藏，应尽早再植并重建血液循环，因条件有限而进行转送者，争取于12小时以内重建血液循环。

（4）手部结构已遭严重破坏，若缺血时间超过12小时，应放弃再植。必要时可采用前臂残端断指异位再植重建部分手功能，即急症手再造的方法施行再植。

（二）再植要点

（1）骨支架形成，应根据伤情采用半关节融合或全关节融合两种方法。

（2）切除腕横韧带、腕背韧带及指浅屈肌腱，其余伸、屈肌腱均应予修复，并使诸指肌腱张力调节于休息位。

（3）桡、尺动脉均应予以修复，头静脉、贵要静脉及腕背较粗的浅静脉应予以修复。

（4）正中神经及尺神经经清创后应予以修复，造成神经缺损应采用神经移植予以修复。

（5）缺血时间略可延长，可限于12小时内重建血液循环。

（6）对双腕离断，应及时组成3~4个手术组同时进行清创与再植，尽量减少断腕缺血时间，以争取全部成活。

七、四肢同时离断再植

多肢体严重创伤系创伤外科中一极其严重的创伤，由于伤情重，失血多，极易导致严重休克，呼吸心跳骤停。临床救治难度大，技术要求高，很难全部再植成活。在既往的肢体严重创伤中，有两个肢体同时创伤断离救治成功，有一个肢体两个平面的创伤断离救治成功，但三个肢体以上的多肢体同时严重创伤断离的救治成功，至今尚未见文献报道，而四肢同时离断且有再植条件者现为鲜见。裴国献等于1990年9月曾为一例四肢同时被刀砍离断伤者成功地实施了抢救与修复再植，再植四肢外形满意，感觉与运动功能恢复良好，可负重行走及从事一般体力劳动。

多肢体严重创伤救治一直是创伤外科十分棘手的难题。重视与加强对这一课题的临床研究，将有助于抢救伤者的生命，最大限度地保全肢体，降低伤残。

（一）再植适应证

（1）完全或不完全离断的4个肢体断面整齐，无严重粉碎性骨折且软组织结构完整。

（2）肢体两断面有一定的损伤及轻度撕脱，经再植预计能够成活并可恢复一定的功能。

（3）4 个肢体离断平面不高，多在肘关节及膝关节以下。

（4）两下肢再植预计长度相差不超过 6cm。

（5）全身情况良好，无严重合并伤，能够承受长时间手术。

（二）抢救治疗与再植要点

多肢体离断伤伤情极为严重，涉及面广，手术规模大，持续时间长，参加人员多，体力消耗大，故需精心组织，统一指挥，协调配合。技术力量允许时，应同时设 4 张手术台分别对 4 个肢体实行清创与再植，以缩短手术时间。术中由一位经验丰富、技术全面的医师作纵观全局的技术指导，整体协调台上、台下的手术操作与配合。

抢救与再植的同时，应注重并发症的防治。

失血性休克：由于多条大血管损伤，伤后瞬间即可导致休克的发生。现场抢救时即应迅速就地取材，肢体近端简单捆扎止血，断面加压包扎。转诊时应结扎四肢断面主要大血管，防止搏动性大出血。接诊后应迅速采取输血、输液等抗休克措施。液体输入应采取超大剂量、快速与持续的方法，不应拘泥于液体输入的常规量与担心心脏的负荷。同时应及时监测中心静脉压及尿量。

急性肾功能衰竭：多肢体及大肢体的离断，一则失血和休克引起肾脏缺血、缺氧，二则由于肢体肌肉长时间缺血，通血后大量的有毒物质进入血循环，均可导致肾中毒。故应及时采取改善肾脏缺血缺氧、减少毒素吸收及加速体内毒性物质排泄的措施。

多肢体同时离断再植，手术部位多，手术时间长，对全身及有效循环血量影响大，为便于术中监测中心静脉压及输血输液的顺利进行，术前应迅速建立有效静脉通道。常规的静脉穿刺输液则难以保证抢救与术中的急需，故可采用套管针分别于右颈外静脉、股静脉等处穿刺建立静脉通路。

四肢同时离断再植，由于四肢均需采用充气性止血带，故术中的血压测量难以在肢体进行。可采用股动脉插管的方法直接监测血压，同时便于监测及酌情调整增减液体量、成分及相关药物的使用。

四肢同时离断再植时，充气止血带的使用、开放时间，应前后交替相距 10～20 分钟，不宜在同一时间同时使用或放开，以防血循环量的突然相对升高或下降，影响血压的稳定。

双下肢不等长或超过 3cm 可出现跛行。对于双下肢严重复合创伤同时修复或离断伤同时再植时，应相互调整到相等的长度，以避免术后跛行的发生。

对于高位的肢体离断且缺血时间过长者，可行预防性筋膜切开减压术。

（王锦绣）

第三节　断掌再植

一、概述

断掌是指自腕关节至掌指关节的手掌部的离断。断掌再植相对比较复杂，再植比较困难，原因在于掌部结构复杂，需要修复的组织比较多，但由于掌部有 2 个动脉弓存在，且手背已经有知名静脉存在，因此血管吻合相对简单。

断掌按掌部血管结构特点可分为：①掌指动脉型为掌骨中段至掌指关节水平的离断，主要为指总动脉断裂。②掌弓动脉型为掌骨中段至掌骨基底部的离断，主要损伤掌浅动脉弓。③掌弓主干型为掌骨基底部至腕关节水平的离断，主要损伤掌深弓。④混合型。

根据离断平面分为：①掌远端离断为掌骨头以远的离断（经掌骨头、颈及掌指关节）。该处指总动脉和神经已分为指固有动脉和指神经。近节指背静脉弓的弓角向掌骨头集中，汇合成掌背与头间静脉。屈指肌腱在骨纤维管内，伸指肌腱处于指背静脉起始端（腱帽）。此处离断多累及2~4指。②掌中段离断为掌骨干水平的离断。此处离断累及大小鱼际、骨间背侧肌和骨间掌侧肌。可能损伤的血管包括掌浅弓、掌深弓、指总动脉。该区域内掌背静脉分别向头静脉和贵要静脉汇集，正中神经和尺神经肌支亦在该部发出。再植难度高，效果差。③掌近端离断为经腕掌关节或远排腕骨的离断。内外侧为大小鱼际肌的起点，中间腕管内为屈指肌腱和正中神经，腕尺管内为尺神经主干。桡动脉由鼻咽窝底部经第一掌骨间隙入掌部。

二、适应证与禁忌证

手掌部的离断对肢体功能的影响非常明显，应尽可能予以再植。腕掌部或连同前臂远段的严重的损伤或离断，而远部的几个手指尚完好，此时可将压烂的腕掌部剔除，彻底清创后，选择较完整的手指分别固定在尺骨和桡骨，进行对掌位再植。对于年轻患者，不伴有危及生命的其他部位或脏器损伤的断掌患者应尽可能予以再植。

三、操作前准备和操作步骤

断掌再植术前准备和手术操作基本与断肢再植相同，以下几点需特别注意：

（1）骨折的固定：由于断掌多为多个掌骨骨折，因此为节约时间骨折的固定尽可能简单，通常克氏针纵穿固定是最理想的固定选择。有人主张将克氏针尾端留在掌骨头部，也有人主张留在掌骨基底部，一般认为将克氏针末端留在掌骨头必然影响术后掌指关节的活动，同时可能损伤伸指肌腱，优点在于损伤指背静脉的可能性小。将针尾留在腕部皮下不会干扰术后掌指关节的活动，但多个克氏针尾端集中在一个相对狭小的部位损伤静脉血管的概率会大大增加，需要注意。

（2）掌部存在2个动脉弓，掌深弓和掌浅弓：其中掌浅弓由桡动脉掌浅支和尺动脉终末支组成，位于掌腱膜和屈肌总腱鞘之间。掌浅弓发出1条小指尺掌侧动脉和3条指掌侧总动脉。指掌侧总动脉于掌指关节水平分成2条指掌侧固有动脉分布与相邻2指相对缘的皮肤。断掌再植时一般只要吻合2条指掌侧总动脉即可恢复2~4指的血供。拇指血供的重建要根据术中情况而定。如2~4指血供恢复后拇指也能恢复血供，则无须另外修复拇主要动脉。如果2~4指血供恢复后拇指不能同时恢复血供，应单独修复拇主要动脉，将桡动脉掌浅支直接与拇主要动脉进行吻合，必要时可行静脉移植，也可将桡动脉终末支与拇主要动脉进行吻合。

（3）掌部离断再植时屈指深和屈指浅肌腱应同时修复。

四、术后注意事项

断掌再植后的处理和注意事项同断肢再植。

（王锦绣）

第四节　断指再植

一、概述

断指再植能否成功关键在于血管能否接通。1965 年，Kleinert 应用放大镜接通手指血管和 Buncke 等用显微外科技术成功地进行兔耳再植与猴拇再植的动物实验后，1966 年，我国医务人员与日本学者 Komatsu（1968）等相继报告完全离断的拇指再植成功。目前，小儿断指再植术，手指末节再植术，十指离断再植术等高难度手术的成功，标志着显微外科已经发展到了新的高度。

二、适应证与禁忌证

断指的能否再植受多种因素影响，包括损伤原因、损伤性质，离断程度、水平、指别，社会因素，患者个人因素以及手术者的手术技术等。

（一）损伤原因

1. 切割伤　以刀砍伤，自残多见。一切割伤虽然是断指再植理想的条件之一，但也是相对少见的损伤类型。

2. 压轧伤　以冲床伤、切纸刀轧伤多见。离断肢体存在一定完整性，断面不整齐，骨折为粉碎。有些病例清创后缩短明显。临床实践中以此类损伤最为多见。

3. 撕脱伤　主要特点为组织损伤不在同一平面，骨的离断平面多经过关节，肌腱自肌腹内抽出，神经和血管的离断在创面范围内，但已不完全在同一平面。在临床实践中也不少见。

（二）离断程度

1. 完全性离断　是指断指远侧部分完全离体，无任何组织相连，或只有极少量损伤的软组织相连。但在清创时必须将这部分组织切断或切除后进行再植。

2. 大部离断　是指伤指断面只有损伤肌腱相连或残留相连的皮肤不超过手指断面处周径的 1/8，其余组织包括血管均断裂，断指的远侧部无血液循环或严重缺血，不接血管将引起手指坏死。

（三）离断水平

由于手指系肢体末端，血管直径逐渐变细，至末端形成血管网。因此，手指的离断平面越低，血管缝合的难度越大。小指血管相对其他手指直径更小。女性相对男性血管直径小而软。体力劳动者血管粗。任何水平的拇指的离断不管是否有神经、肌腱的损伤，均应予以再植。指浅屈肌止点以远的单指或多指离断再植功能良好。多指离断至少在中指和环指位置再植 2 指，可选择肢体完整的断指原位或易位再植以恢复手的抓、捏功能。老年患者手指、拇指和掌部离断再植后有满意的功能恢复。经屈指浅肌腱止点以近的单指离断特别是经近侧指间关节（PIP）的离断，再植后屈伸功能比较差，甚至会影响其他正常手指活动。

（四）热缺血时间

由于手指缺乏肌肉组织，而肌腱耐受缺血的时间比较长。因此对断指的热缺血时间的要求没有像断肢那样严格。一般为 8h（20～25℃）或 30h（4℃），笔者曾成功再植一例缺血 56h 的断肢再植，患者功能良好。

断指再植的手术指征：

1. 离断拇指再植　拇指在发挥手部功能中最为重要，在再植时应优先予以考虑，尽力争取早期修复拇指。离断拇指条件不好时，可采用离断的示指移位再植于拇指上，示指桡神经血管束转移或行血管移植后给予再植或再造拇指。

2. 其余 4 个手指的再植　从功能角度看，示、中指较重要，对于有条件再植的离断示、中指应设法再植。其他手指除职业或其他一些因素特殊需要外，一般情况下不必再植。理由是该手指再植存活后指关节的活动范围的限制，将影响整个手的功能发挥。

3. 末节离断的再植　末节离断主要是指远侧指间关节以远的手指离断。因为末节离断对手的功能影响不大，因而不主张再植，况且单纯的原位缝合也有一定的存活率。出于患者的某些特殊职业的功能需要，心理和美容上的要求，也可试行再植。

4. 某些液体浸泡的手指再植　错误地将断指浸泡于低渗、等渗、高渗或某些消毒液中，或者保存不妥，冰块融化后冰水浸入。由于细胞半透膜的作用，低渗液使细胞水肿而膨胀，高渗液使细胞脱水，某些消毒液，如乙醇、苯钾溴铵、硫柳汞等则直接损伤血管内皮细胞和其他组织的细胞。根据其种类、浓度和浸泡时间的长短的不一，损伤程度不一，也对存活有不同的影响。条件允许可试行再植。

断指再植的禁忌证包括：

（1）患有全身性疾病，体质差或并发有严重的脏器损伤，不允许长时间进行手术者不宜再植。

（2）断指伴有多发性骨折或严重软组织损伤者。

（3）手指血管床完整性破坏程度严重如由挤压伤引起的手指离断，表现为手指两侧皮下瘀血，即使接通血管，因软组织广泛渗血，血栓形成，再植手指仍难存活。

（4）再植时限过分超过，组织已发生变性，则不宜再植。未经冷藏，断指缺血 24h 仍可能再植存活；如伤后即予冷藏处理，再植时限可延长至 30h 以上。总之，缺血时间越短，再植存活率越高；缺血时间越长，再植存活率越低。

三、操作前的准备

断指再植手术过程漫长，应向患者以及家属交代手术风险、再植后指体存活的不确定性以及功能恢复的不确定性。

四、操作步骤

断指再植手术的一般过程，在很多方面类同于断肢再植手术。对于再植手术一般的操作方法和原则，参阅断肢再植，在此不予赘述。此处介绍断指再植有关特点。

1. 麻醉　一般用长效臂丛阻滞麻醉，个别情况采用气管插管全身麻醉。

2. 清创　断指和残端创面边缘明显污染挫伤的组织、骨断端的缩短和肌腱的断端的修整可在直视下进行。整齐切伤的骨断端一般缩短 0.5cm，不整齐的损伤根据清创的情况给予相应的骨断端的切除，直到直视下骨断端对接清创后的皮肤直接靠拢并稍有富余。

在显微镜下进一步清除污染组织。在远、近断端的背侧平行并间隔 0.6cm 各做一斜切口，与断面呈 60°角，长度不超过 0.6cm，深度达到真皮层。然后在显微镜下用显微剪刀切开真皮层全层，真皮下锐性向两侧剥离皮肤，在皮下组织的浅层寻找指背静脉。一般在近节可找到 2~3 根，中节找到 2 根，末节只有 1 根。指背静脉呈向心分布，拇、示指偏向尺侧，环、小指偏向桡侧。指背静脉分布呈网状并向近端汇集，往往找到一根后可沿着这一根静脉找到静脉或者静脉断端。在远近断端掌侧用相同的方式做皮肤切口，可直达皮下，将皮瓣向两侧牵开，直到屈肌腱鞘浅层，首先找到指神经，指动脉位于指神经的背侧，找到后显微镜下清创，直至见到正常的血管和神经。剪去断口 2mm 内的外膜。方法是用显微镊夹住外膜向断口方向做一定的牵引，用小剪刀整齐地剪下 0.1~0.3mm 的一小段血管，使外膜略有回缩，中层与内膜稍为突出。这样，血管断口光滑而平整，外膜去除适当。

个别病例如果指背静脉不能利用，考虑用指掌侧静脉时要用与显露指背静脉相同的方式显露指掌侧静脉。软组织清创完毕，静脉、动脉和指神经显露并清创后，指骨安放克氏针待用。

对创面整齐、离断时间短的断指，一般不做血管冲洗；而对创面不整齐，疑有血管损伤，离断时间长的病例一定要进行冲洗，以了解血管床的完整性有无破坏。多个手指同时离断时，在一次清创与冲洗后，按各个手指功能的重要程度依次缝接，暂不再植的手指，可放入 0~4℃ 的冰箱中冷藏。

3. 重建过程　重建的顺序如下：屈肌腱→指骨→伸肌腱→指背静脉→指背皮肤→指动脉→指神经→指掌侧皮肤。

（1）屈肌腱修复：首先修复屈肌腱的优点在于在完全无张力或较低的张力条件下完成腱束的缝合后，在腱周很方便地用锁边缝合法使腱周缝合得更光滑。笔者一般先用 3-0 肌腱缝线改良 Kessler 法缝合屈肌腱腱束，再用 5-0 线缝合腱周。注意切除指浅屈肌腱，并将屈肌腱腱鞘切除 1cm。

（2）骨折固定：骨折固定要做到简便迅速有效。可用 2 枚 0.8mm 克氏针交叉固定。交叉固定不仅牢固，而且可允许患指在术后早期活动。国外有人用梅花形钢板固定断指的骨折。但由于此类钢板费用昂贵，同时断指再植的成活有诸多不确定因素，笔者以为采用克氏针固定比较适合目前的国情和医疗环境。经 1~5 指指间关节和拇指掌指关节的离断可早期行关节融合指，而经 2~5 指掌指关节的离断可采用关节成形术。

（3）伸肌腱：采用 3-0 肌腱缝合线缝合伸肌腱，一般采用"U"形缝合法缝合 2 针，缝合线的结要打在伸肌腱的深面，伸肌腱的断端的背面要对合整齐、平整。

（4）修复指背静脉：在缝接血管前应开始予以 6%~10% 低分子右旋糖酐 500ml 做静脉滴注，在吻合血管时局部用 10~100U/ml 肝素等渗盐水间断地冲洗。缝合指背静脉前应首先将其深面的皮下组织用 6-0 线缝合 2~3 针，使静脉血管与肌腱不直接接触，同时减少血管的张力。通常近节和中节的指背静脉缝合在 10 倍显微镜下进行，用 10-0 线缝合 8~10针。如缝合直径 0.4mm 左右血管时可放大 16 倍使用，缝合 6~8 针。指背静脉缝合数目应尽可能多。

（5）缝合指背皮肤：指背皮肤缝合要在显微镜监视下缝合，并通过事先做好的皮肤切口做"Z"字形缝合。指背皮肤的张力要尽可能低，进针点要避免在静脉吻合口部位。

（6）指动脉修复：植被皮肤缝合后，将患指翻转，显微镜下再次检查清创后的指动脉，放松血管夹后检查血管断端出血情况，松去血管夹后其近侧断口应有良好的喷血才能缝合动脉。人指动脉外径一般为 0.8~1.2cm，10-0 线吻合 6~8 针即可。动脉缝合良好后，放开阻断的血管夹，吻合口远侧的动脉可看到充盈和搏动，再植手指的远端应首先饱满有光泽，而后色泽由苍白逐渐转为红润，远端皮肤有渗血。通过勒血试验，可证明动脉是否通畅。指尖用针刺后有鲜血溢出，说明血液循环已重建成功。

指背静脉和指动脉的缝合的针距与边距要均匀，一般边距为 0.1~0.2mm，针距 0.2~0.3mm。静脉压力较低，针距可较动脉宽些。

术中动脉供血不足主要是由于指动脉痉挛或吻合口轻度狭窄与不平整所引起。用 2% 利多卡因溶液或温热的 6% 硫酸镁溶液进行湿敷，以利解除痉挛。如仍未能得到改善，则可以在吻合口远端 0.5cm 处的指动脉上，用 5 号锐利的"OT"针准确地刺入血管腔，以温热的 2% 普鲁卡因或肝素盐水做向心的加压扩张，解除动脉痉挛。如血液循环仍未改善，则应果断地切除吻合口，重新进行吻合或行血管移植。

临床证实，动、静脉比例在 1:1.5 上者，血流可达到较好的平衡，再植手指一般均无明显肿胀，除远侧指间关节附近离断可仅缝 1 根静脉，一般均应缝 2 根静脉。动脉缝通后手指出现瘀血和肿胀，威胁再植手指的存活时，可在缝接指动脉对侧的手指端做一 0.5cm 的小切口，让手指淤积的血液流出来进行滴血。这种滴血虽然看上去速度不快，但 24h 的出血却不少，应注意补充血容量。应用水蛭定期吸取再植手指远端的血液来维持血循环的通畅不失一经济可靠的方法，但是要注意感染的问题。

血管缺损的修复以指动脉缺损比较多见。解决方法有：①交叉吻合法。②邻指动脉转移。③动脉移植。④指静脉移植。

（7）缝合指掌侧神经：手指神经为单纯感觉纤维，只要有良好的对合即能迅速再生，得到较满意的恢复，故应尽可能一期修复。一般两掌侧指神经外膜缝合 2~3 针即可，在两侧指神经同时缺损时，优先修复拇指和小指的尺侧指神经，示指、中指和无名指桡侧指神经。

（8）缝合指掌侧皮肤：一般采用间断缝合，不要缝得过密过紧和内外翻，以免压迫血管。缝合指掌侧皮肤时，应避开缝接的静脉和动脉。

五、术后处理与功能锻炼

1. 再植术后常规的处理　包括：①隔离护理，安置患者于特殊隔离病室，保持 20~25℃室温及一定的湿度，严格消毒隔离制度。②抬高肢体。③局部加温。④观察再植手指血液循环，包括色泽、弹性、皮温、毛细血管充盈时间等。⑤周围血管扩张药物的应用，常用妥拉唑林 25mg 6 小时 1 次、罂粟碱 30mg 6 小时 1 次等。⑥预防感染和常规破伤风抗毒血清 1500U 肌内注射。断手指再植后将再植的手置于两块对合的厚无菌敷料中，露出指端便于观察血供和测量皮肤温度。换药时用盐水棉球拭去伤口周围的血痂即可，然后再用厚敷料覆盖。这样可避免直接包扎于伤口上时渗血敷料干燥变硬造成对吻合血管的卡压。

2. 全身应用抗凝药物　断指再植术后，是否应用全身抗凝药物，至今尚有争论。国外的学者仍在常规应用，认为抗凝治疗有助于减少或防止吻合口血栓形成。事实上精良的血管缝合技术最为重要。目前，一般应用低分子右旋糖酐（500~1 000ml/d）、阿司匹林（0.5~1.0g/次，3 次/d）及一些血管解痉药物即可。只有当血管损伤严重或手术探查取出血栓，或做血管移植的情况才慎重地应用肝素等的抗凝治疗。

（王锦绣）

第五节　特殊类型的断指再植

一、末节断指再植

指掌侧固有动脉在末节指骨基底部以远分出一根分支向中央走行吻合成弓，再分出很多分支走向指端相互吻合，形成丰富的血管网。在中央及两侧常有多根较粗的分支，其余均较细小。末节指背静脉起于指甲两旁，沿甲襞上行，向中央靠拢，在指甲以近汇合向近端走行，跨过远侧指间关节。通常在其两侧尚有小静脉平行伴行。指腹中央亦常有一条静脉走行。

张成友等将末节手指分为 4 区：I 区为指骨以远区域，II 区为指甲弧影以远区域，III 区为指甲弧影区域，IV 区为甲根到远侧指间关节间区域。动脉弓在 III 区内。III、IV 区的动脉直径为 0.2~0.5mm，而两区的指背静脉直径粗 0.3~0.6mm。同时能够游离的血管段比较短，很少用到血管夹。

末节手指组织量少，低流量供血即足以使之成活，通常吻合一根动脉和一根静脉即可。当无合适静脉吻合时，仅吻合一根动脉而采取其他方法如拔甲或末节侧方切开滴血及以医用水蛭吸血处理 3~5d 亦能使之成活。

一般认为，末节指骨中部到远侧指间关节的完全性断指（III、IV 区），不论什么致伤原因，只要指体比较完整，全身情况良好的患者，均适宜再植。

经指间关节的离断要融合指间关节，无须修复屈伸肌腱。而经末节指骨基底的离断可采用克氏针纵穿固定，如需克氏针穿过远侧指间关节才能稳定，则应在 3 周后将克氏针部分退出，尽早进行远侧指间关节功能锻炼。末节手指的指神经接近边周，稍加吻接，即能满意生长且恢复良好的感觉功能。

II 区离断时，血管过细难以分辨与吻合，原位缝合有较高的成活率，Elsahy 报告为 75%而张成友报告为 80%，因而不需做再植。

末节手指完全性离断再植后，外形美观，指腹饱满，绝大多数精细感觉恢复，两点分辨觉 2.5~12.5mm，平均为 4.2mm。即使远侧指间关节做固定而丧失活动，运动功能的影响亦甚轻微。因此绝大多数患者甚为满意。

二、拇指旋转撕脱性离断再植

拇指旋转撕脱性离断是一种特殊类型的断指，是由于拇指连同手套被卷入高速旋转的机器内而导致的拇指在掌指或指间关节水平的离断。其主要特点是血管、神经以及肌腱断面均不在同一水平，且损伤范围比较广，如指背静脉可在皮肤边缘处断裂，亦有从近端抽出相当长一段后断裂。神经有较长一段近端抽出，断裂的指神经常呈鼠尾状。动脉管壁上肌层厚，动脉常在离断平面近侧抽出一段后断裂。肌腱通常由肌腹抽出。个别病例肌腱可从末节止点处断裂。

手术要点包括：

（1）肌腱处理时在离断平面以近5cm处剪断抽出的肌腱，第2掌骨背侧作一"S"形长切口将示指固有伸肌腱从止点处切下，游离后通过皮下隧道，从拇指背侧皮下引出。于环指根部掌面作横切口，切开鞘管，将指浅屈肌腱切断。在腕横纹处作横切口，将环指指浅屈肌腱抽出，在有眼探针帮助下穿过拇长屈肌鞘管，从拇指断端引出。示指因有伸肌腱与拇长伸肌腱作编织法缝合，其张力宜稍大，示指背侧"Y"形静脉与拇指背侧两条较粗静脉行端一端吻合。

（2）在显微镜下清创，切除被拉伤的指背静脉、指动脉与指神经，直到手术显微镜下出现正常健康的血管壁、内膜及神经束为止。背侧皮下找出供吻合的静脉2~3条。如因近端静脉抽出找不到可供吻合的静脉，则在第2掌骨背侧的切口内游离一根粗细适中、远端有两根分支的"Y"形掌背静脉。示指桡侧掌横纹处作锯齿状纵切口，跨过虎口直达拇指断端。示指桡侧指固有动脉及尺侧指固有神经游离后于适当平面切断，移位至拇指掌面尺侧引出备用。示指尺侧与拇指尺侧指神经作束膜吻合。然后把示指桡侧或尺侧指动脉与拇指尺侧指动脉行端一端吻合。

（3）指间关节或掌指关节融合。

三、多指离断再植术的要点

一般指一手3指、二手4指以上的离断为多指离断。多指离断损伤较重，断指数量多，手术时间长，必须合理安排技术力量，分组轮换进行，以保证手术人员有充沛的精力完成手术，保证手术质量。

双侧多个手指离断可分2组同时进行。气囊止血带充气的时间左右应相差15min。离断手指可与残端同时刷洗消毒并完成清创，做好血管和神经标记，安放好克氏针，暂不再植的手指置于0~4℃冰箱保存。

注意骨骼缩短的长度，必要时可易位再植，以恢复各指长度的对称性。

再植的顺序依据其在手功能重的作用依次为拇、示、中、环和小指。

注意保护已经再植的手指。对于单手3指以下的再植笔者主张批量进行。即同时完成3个手指的清创，安放内固定，然后将3个手指同时固定到原位，缝合屈肌腱和伸肌腱，依次吻合3个手指的指背静脉，缝合指背皮肤。然后将手掌翻转，依次完成指动脉和指神经的吻合，最后缝合指掌侧皮肤。这样可避免影响已再植手指的血供，也可缩短手术时间。

四、小儿断手指再植的要点

所谓小儿断手指再植，是指从出生后到12岁以下儿童的断手指再植手术。小儿断指的再植与成人基本相似，但由于小儿处于生长发育期，手部血管神经细小薄弱，同时小儿不能自控，术后很难配合。因此小儿断指再植又有其特点。

小儿肢体的血管交感神经占优势，容易发生痉挛，而且血管较细而薄弱，动静脉口径相差不如成人的悬殊，同时血管的韧性和抗外伤能力均较成人差。因此，在手术过程中应避免对血管的刺激和损伤。

小儿骨骼正处于生长时期，血供丰富，再生能力较成人强，生长较为迅速。在手术过程中应尽力保护骨骺，避免刺激和损伤，以免发生不匀称的生长而出现畸形。

小儿断指再植手术中所采用的麻醉，应根据年龄、断指数和配合情况选择。如果年龄在10～12岁，单个手指离断，手术时间不太长，3～4h即可完成，同时患儿能够配合时，可选择臂丛麻醉，再加适当的基础麻醉，比较安全简单；如果年龄较小，多个手指离断，或患儿不能配合，则应采用全身麻醉。

小儿手指的血管的口径尽管非常细小薄弱，但仍适合于显微吻合，即使是末节血管外径仍为0.2～0.4mm，精细的显微吻合后其成活率仍较高；手术后的制动非常重要，手术后应当妥善制动，并给镇静安眠剂，以避免躁动；小儿再植术后应常规应用解痉药物，如罂粟碱、妥拉唑林等，也可给予少量低分子右旋糖酐，一般不使用肝素等全身抗凝剂。

小儿断手指再植术清创，应在4～6倍手术显微镜下进行，这样既可以做到清创彻底，又能最大限度地珍惜健康的组织，尤其对血管神经的清创，只有在手术显微镜下才能辨清血管内膜是否损伤，决定去留的界限，保证在血管内膜正常部位进行吻合，以确保吻合的质量。对于神经、肌腱和皮肤的清创，虽然要求不如血管那样严格，但小儿的手指，仍应按毫米计算其去留。

尽量保留骨骼，需要缩短者一般在0.5～0.8cm，不可超过1cm，应尽量保留骨骼的长度。即：①除非关节部严重损伤，一般不做关节融合术。②关节处的伤断，只要关节或骨骺尚完整，即应保留之，如果一侧关节尚完整，亦应将该侧保留。③关节附近的伤断，缩短骨骼时偏向远离关节的断端，尽量保留近关节端。④采用健指血管神经束或皮瓣转移以保留骨骼长度。⑤将骨骺完好的断指移位于骨骺损伤指再植。

除了吻合血管的质量以外，吻合血管的数量亦甚重要。为了使再植手指得到充足的血供，应当尽量多吻合血管，有条件时两条指动脉和多条静脉均应吻合。要在20～25倍手术显微镜下进行吻合。

手术后制动对小儿断指再植至关重要。由于小儿不能配合，手术后患指疼痛、打针、服药、更换辅料等都将引起哭闹和骚动，容易引起患指的血管痉挛或栓塞导致再植失败。用"飞机型"胸壁前后石膏夹制动，由于患肢、健肢和躯干一起固定，患儿哭闹时患肢仍保持稳定。同时给予肌内注射少量冬眠1号，使患儿处于嗜睡状态，定时唤醒喂饭，3～5d后患儿已经适应即可停用冬眠药物。

（王锦绣）

第六节 拇指再造

一、概述

拇指作为手部的功能单位之一，由于其特殊的解剖学特点，负责了手部大约一半的功能。拇指位于手部桡侧，是手部功能活动相对应的有力支柱。第一掌骨及大多角骨鞍状关节面形成的第一掌腕关节具有多个活动轴，并且拇指骨骼上有4块外来肌和4块手部内在肌附着，使拇指能够进行伸直、屈曲、内收、外展、对掌和旋转等活动。也正是由于拇指的参与，手部能够完成握和捏的动作。因此，拇指的缺失对于手部功能影响甚大。缺失的平面越高，功能丧失的程度越重。

拇指缺失的分度如下：Ⅰ度缺失是指拇指远节指骨的部分缺失，拇指功能丧失 20% ~ 30%；Ⅱ度缺失是指指间关节以远的缺失，拇指功能丧失逾 50%；Ⅲ度缺失是指拇指于近节指骨部缺失；Ⅳ度缺失是指缺失平面位于掌指关节，丧失拇指功能的近 100%；Ⅴ度缺失是指第一掌骨部缺失，拇指的全部功能均丢失；Ⅵ度缺失是指掌腕关节平面的缺失。

对于缺失的拇指，如何进行再造以恢复手部功能，已有大量的基础研究和临床应用工作，陆续出现了多种重建拇指功能的手术方法，包括拇指提升、手指拇化、分期带蒂转移行自体足趾移植（Nicoladoni，1898）、皮管加髂骨植骨（Noesske，1908）、游离移植第二足趾再造拇指（杨东岳，1966）、游离移植𧿹趾皮甲瓣再造拇指（Morrison，1980）等。

再造技术发展至今，人们在保证较高成活率和优良功能的基础上，已经开始追求再造拇指的美容效果和降低供区创伤。总体而言，再造拇指的要求包括以下方面：

（一）长度

拇指正常长度为第一掌骨完全内收，拇指与示指并拢时，指尖不超过示指的近侧指间关节横纹。从外形及骨支架的稳定性考虑，再造拇指应略短于正常拇指。

（二）稳定性

保持腕掌关节的灵活性，指间关节及掌指关节的稳定性。

（三）对掌功能

对掌活动三要素为第一腕掌关节结构正常、大鱼际肌健全，虎口皮肤软组织无瘢痕粘连。拇对掌位时，拇指的指腹应当面对其他手指的指腹。

（四）感觉

皮肤正常的感觉是拇指功能的一个组成部分。感觉神经的修复是再造拇指时必须注意的。可将残留的拇指指神经近端与移植足趾或𧿹趾皮甲瓣的趾神经缝合以恢复再造拇指的感觉。

（五）外形

术者应术前精心选择与设计，利用智慧和技巧为患者重塑较为美观的再造指外形。

二、𧿹趾皮甲瓣及第二足趾的游离方法

（一）应用解剖

无论𧿹趾皮甲瓣游离移植还是第二足趾游离移植，其供血系统均是以足背动脉—第一跖背动脉—趾背动脉为供血途径，以趾背静脉—足背静脉弓—大隐静脉为回流渠道。许多扩大或改良的术式均是基于本原理的衍化。

𧿹趾皮甲瓣、第二趾的应用解剖：

1. 静脉　𧿹趾和第二趾背面的趾背静脉汇入足背静脉弓，足背静脉弓内端沿足背内侧缘而行，沿途收纳多支足背内侧缘静脉，与最后一支内侧缘静脉汇合后，成为大隐静脉，沿内踝前方上行。

2. 动脉

（1）足背动脉分型：Ⅰ型：正常型。足背动脉为胫前动脉的延续，在两踝之间下降，经距骨、舟骨及中间楔骨的前方达第一跖骨间隙，于此分成第一跖背动脉和足底深支，

占 82.82%。

Ⅱ型：足背动脉细小或缺如，跗外侧动脉口径较一般为粗，明显弯向外侧，达第二跖骨间隙，占 3.8% ~6.7%。

Ⅲ型：腓动脉穿支代替足背动脉，穿支与胫前动脉间有细支相连，形成动脉环，占 3.67%。

Ⅳ型：足背动脉行程极度弯向外方，为趾短伸肌所掩，在正常位置摸不到足背动脉的搏动，占 5.77%。

Ⅴ型：足背动脉行程向内弯曲，占 3.79%。

（2）Gilbert 分型：第一跖背动脉起自足背动脉（73.5%）、足底动脉（22.5%）、弓状动脉（1%）或双重起始（3%）。根据其存在与否、位置深浅及口径粗细大致分为三型。

Ⅰ型：沿第一背侧骨间肌表面或其浅层纤维前行，至近节趾骨体处在跖横韧带的背侧分成两条跖背动脉，分布于第一、二趾毗邻侧，平均口径为 1.97mm，占 46% ~66%。

Ⅱ型：第一跖背动脉与第一跖底动脉共干，行经第一背侧骨间肌中间或深层纤维，及至第一跖骨间隙远侧 1/3 段，斜穿骨间肌逐渐朝向跖横韧带背侧，最后分支至第一、二趾，占 22% ~46%。

Ⅲ型：第一跖背动脉细小（口径小于 1mm，仅供应趾蹼处皮肤软组织）或缺如，占 8.4% ~12%。

（3）第二套供血系统：华山医院杨东岳、顾玉东及第一军医大学孙博等（1985 年）对于 Gilbert Ⅲ型时第二趾移植建议建立第二套供血系统并提出 4 种方法：

1）同时游离副第一跖背动脉：在第一跖背动脉发出之前，常发出一皮支即副第一跖背动脉，根部外径 0.5 mm。该动脉发出后向前行至跖趾关节处，分出小支至趾背根部。该皮支有时较粗，易被误认为第一跖背动脉。

2）同时游离第二跖背动脉：第二跖背动脉可直接发自弓状动脉（30%），借后穿支发自足底动脉（40.5%）、发自足背动脉干（25%）或发自跗外侧动脉（4.5%）。它在第二跖骨间隙内下行，到达趾蹼处亦与第二跖底动脉吻合，发出趾背动脉供应第二、三足趾的相邻侧。

3）将第二跖底动脉于近端切断，吻合到足背动脉的足底深支上：第二跖底动脉紧贴第二跖骨底及骨间肌自足底弓向前发出，靠近分叉处（跖趾关节附近）发出前穿支与第二跖背动脉远端相交通，而后分两支趾底动脉至二、三趾相对缘。

4）同时游离足底深支及第一跖底动脉：第一跖底动脉依据其起始动脉归纳为 4 种类型：Ⅰ型起自足底深支或足底弓，占 60%；Ⅱ型与第一跖背动脉共干起自足背动脉延续部或足底深支，占 31%；Ⅲ型为足底内侧动脉的直接延续，占 5.5%；Ⅳ型为足底外侧动脉的直接延续，占 3.5%。

第一跖底动脉起始后立即偏向第一跖骨的跖面外侧走行。动脉成 S 形走行，根据其走行位置可分为近侧段（深部）和远侧段（浅部）。近侧段在姆收肌深面贴跖骨前行，经姆短屈肌内、外侧头之间，然后贴姆长屈肌腱的外侧浅出，移行为远侧段。该段在第一跖骨间隙软组织内走向趾蹼，分为两条趾底动脉分别供应姆趾和第二趾的相邻侧。

（4）动脉分叉处吻合及分支：第一跖背动脉与第一跖底动脉远端存在吻合，出现率为 86% ~100%，其吻合方式及吻合后发出姆趾腓侧趾背（底）动脉和第二胫侧趾背（底）动脉的管径粗细，对踇甲瓣及第二趾移植或其联合移植的关系重大。

Ⅰ型：占45%。第一跖背动脉在趾蹼处分出两条趾背动脉和一条穿支，前者分布于踇趾背面及第二趾背面胫侧半，后者向前下于跖趾关节前方分为两支趾底动脉，第一跖底动脉在跖趾关节前方通过交通支与第一跖背动脉吻合。此型第一跖背动脉主要营养第二趾。

Ⅱ型：占34%。第一趾背动脉在趾蹼处与第一跖底动脉吻合，交通支外径仅0.5mm。

Ⅲ型：占15%。第一跖背动脉分出趾背动脉后，其穿支向前下移行至踇趾腓侧趾底动脉。第一跖底动脉成为第二趾胫侧趾底动脉，并借交通支与第一跖背动脉相连。本型第一跖背动脉主要营养踇趾。

Ⅳ型：占4%。第一跖背动脉发出两支大小不等的趾背动脉，细支至踇趾，粗支至第二趾，穿支向前下为第二趾胫侧趾底动脉。第一跖底动脉主要营养踇趾趾底腓侧。本型第一跖背动脉主要营养第二趾。

Ⅴ型：占2%。第一跖背动脉在跖趾关节附近仅发出细小趾背动脉至趾跟部。主干向前下方与第一跖底动脉主干吻合。

此种分型尚不全面，手术时主要根据踇甲瓣或第二趾切取需要来取舍其趾背或趾底动脉。两者中必有一支主要供应踇甲瓣或第二趾。据统计，踇趾血运主要由第一跖背动脉分支趾背动脉供给占38%，第一跖背动脉远端借交通支连于踇趾腓侧趾底动脉供血占39%，第一跖背动脉远端借交通支连于踇趾腓侧趾底动脉供血占39%，直接连于第二趾胫侧趾底动脉与踇趾腓侧趾底动脉分叉处，并通过此趾底动脉供血占23%。

（5）踇横动脉：踇趾腓侧趾底动脉在踇趾近节趾骨跖侧中部发一恒定、粗大的踇横动脉，经趾骨与踇长屈肌腱之间横行，在踇长屈肌腱内侧缘立即分为近侧支和远侧支。近侧支与胫侧趾底动脉相吻合。远侧支较粗与腓侧趾底动脉有许多吻合，形成趾端血管网。趾背动脉为踇甲瓣主要供血动脉时，其在相同平面亦发出粗大分支移行踇横动脉。因此，游离踇甲瓣外侧部时必然要结扎此分支，若在结扎此踇甲瓣内唯一粗大分支时压迫或损伤主干，容易导致踇甲瓣大部坏死。

3. 神经　踇趾和第二趾的神经分布与血管相似，有趾背胫侧、腓侧和趾底胫侧、腓侧4条神经分布。其中踇甲瓣所需趾底腓侧神经和第二趾所需趾底胫侧神经均为第一足底总神经在第一跖骨间隙远侧跖横韧带下的分支。而第一足底总神经则由来源于胫神经的足底内侧神经分出。

（二）第二足趾的游离方法

1. 皮肤切口　分别在第一和第二趾蹼的足背和足底作两个V形切口，顶点一般达跖骨头平面，其轴心位于第二足趾的中线上。从足背V形切口的顶点开始向近侧作S形切口，先弯向内侧后弯向外侧止于踝关节前方。皮瓣的大小和切口的长短可根据手术的要求作适当变更。

2. 游离静脉　沿切口边线切开足背皮肤，分别向内侧和外侧分离皮瓣，确定第二足趾拥有足够有效的回流静脉，对所有不必要的分支均应结扎、切断。在第一、第二跖骨基处注意牢靠结扎深浅静脉间交通支。在远侧，趾背静脉一直游离到恰好离开足趾皮瓣的部位，而近端游离至足够长度允许充分游离静脉。

3. 游离足背动脉　在第一跖趾关节平面踇长伸肌腱外侧暴露踇短伸肌腱，将其切断并掀向近端，足背动脉及其两条伴行静脉即可显露。打开血管鞘，突破一点用橡皮条牵引，沿途一切细小动脉分支均应予结扎切断。外径不足 0.3mm 的细小分支仅结扎近端，远端可任其回缩。

4. 游离第一跖背（底）动脉　Gilbert Ⅰ 型时，其分离十分简单，只需做浅层解剖。Gilbert Ⅱ 型时，只要切开上面的第一背侧骨间肌就能暴露在其中间或深面经过的第一跖背动脉。Gilbert Ⅲ 型时，有学者认为应解剖第一跖底动脉。此时先在第一趾蹼位置分离出动脉吻合分叉处，即沿其向近侧分离，游离出第一跖底动脉的远侧部分，再分别从第一背侧骨间肌两端，在动脉表面逐渐游离之，逐层切断第一背侧骨间肌、跖横韧带及蹈内收肌，切断时均偏第一跖骨侧，因第一跖底动脉被一些分支牢牢地固定在第一跖骨头下，位置深在，游离时沿途分支不必一一结扎，可在直视下远离动脉本干逐个切断分支，显露或离体后结扎均可。术中注意结扎沿途静脉分支，防止出血致术野不清，或可驱血后再分离血管。

5. 游离趾背（底）动脉　在趾蹼动脉分叉处确定进入第二趾供血趾背（底）动脉后，分别游离结扎至蹈趾的趾背（底）动脉和第一跖背动脉与第一跖底动脉间的交通支以及趾背（底）动脉不必要的分支。

6. 处理足底深支　将游离好的足背-第一跖背（底）动脉移行部轻轻提起，沿足底深支及分支周围做约 0.5cm 钝性分离，用血管钳尽可能深地夹其远端，紧靠血管钳切断，残端予牢靠结扎，近端结扎或留作液压扩张用。

7. 游离趾神经　在跖横韧带跖侧找到第二趾胫侧趾底神经，向近侧分离至第一足底总神经，纵行劈开，在尽可能高的平面切断第二趾胫侧趾底神经并予标记。

8. 游离趾伸肌腱　暴露第二趾趾长伸肌腱，钝性分离并高位切断，锐性向远侧返折直到跖趾关节背侧，注意保护其腱旁膜。在趾长伸肌腱外侧游离趾短伸肌腱；在肌腱肌腹交界处切断肌腱，随趾长伸肌腱留用。

9. 跖骨处理　根据手术设计和具体病例再造的需要，可行跖趾关节解脱或骨干不同平面截断第二跖骨。跖趾关节解脱时，应尽可能多地保留需要端关节囊以便手部形成新的完整的掌指关节。不论何平面截取，均应将骨间肌肌腱游离切断并加以保留，以便重建再造手指之伸指装置。

10. 游离趾屈肌腱　按切口标线切开足底皮肤、皮下至趾屈肌腱鞘，纵行切开腱鞘，保留与屈肌腱相连的血管蒂，切断其他残余软组织，在足踝跖屈位，向远侧牵拉屈肌腱，用组织剪尽量于高位剪断之以完成足趾游离。

11. 分段液压扩张　节段性液压扩张为解决动脉痉挛的关键性步骤，原因是：①一般方法（温纱布湿敷、药物滴注）对血管痉挛奏效甚微。②根据帕斯卡定律扩张液对管腔周壁压力均衡。③根据实验证实，扩张压力低于 80kPa 对环形管腔内膜损伤甚微（超过 120kPa 有部分损伤）。④有利于发现未结扎的血管分支、痉挛段及软组织束带。液压扩张可在血管蒂未断时经足底深支进行，也可于断蒂后经动脉断口进行。液体用肝素生理盐水（浓度12.5U/ml）。将连有注射器的平针头插入动脉管腔后，保持约 2cm 长分段进行扩张。应特别注意足背-第一趾背（底）动脉移行处、动脉吻合分叉处及动脉暴露段移行皮内处的血管扩张，须扩张使其推注通畅、足趾切缘渗血良好。

12. 供足创面的关闭　创面的关闭应注意：①仔细止血。②修整跖骨残端。③重建跖横韧带。④直接缝合皮肤。

（三）踇趾皮甲瓣的游离方法

1. 皮肤切口　常规皮肤切口始于踇趾趾腹尖，离趾甲边缘约3mm，保持此距离切口沿趾甲向内并转向近侧，笔直延伸并以平滑弧线止于踇趾背侧中线与趾趾关节平面相交处。再自第一趾蹼中心点引平滑弧线至相交处，在踇趾背侧形成 V 形。自此 V 形顶点切口以足背动脉行径为轴心呈 S 形向足背近侧延伸，先弯向外侧再转向内侧，与切取第二足趾所用切口相反。踇趾足底切口亦始于趾腹尖，向近侧内弧形延伸至踇趾跖趾关节横纹皱襞，然后转向近侧外侧与第一趾蹼中心点向近侧内侧的延线会合，在第一跖骨头跖侧稍偏外也形成一个 V 形皮瓣。踇甲瓣皮肤切口各处，均可根据再造拇指的粗细和手部受区皮肤覆盖的多寡以及血管蒂的长短等具体需要来加以调整。一般来说，踇趾胫侧舌状皮瓣远窄近宽，其宽度应不少于踇趾周径的1/5。

2. 游离静脉　沿标线切开足背及踇趾背侧皮肤、皮下组织，充分暴露有关静脉，确定有效回流静脉后结扎不必要的分支。在游离踇甲瓣回流静脉时，应注意如下 2 点：①第一跖骨头附近静脉位置表浅，切勿损伤。②第一、二跖骨基处深浅静脉交通支要结扎牢靠。

3. 游离动脉　同法游离足背动脉、第一跖背（底）动脉。所不同的是，于趾蹼动脉分叉处结扎并切断至第二足趾的趾背（底）动脉。

4. 游离腓侧趾神经　像游离第二趾胫侧趾底神经一样，高位切断并标记趾腓侧趾底神经，可达4cm 长。

5. 剥离踇甲瓣　按切口标线切开踇甲瓣所有皮肤切口，紧贴踇趾远节趾骨掀起踇趾胫侧舌状皮瓣至踇趾趾间关节平面，锐性剥离甲床内侧缘根部，用刀柄作骨膜下剥离掀起甲床根部，按所需趾骨长度（0.5～0.8cm）用骨剪剪断趾骨，保留趾骨远侧半和踇甲瓣一起游离。仔细保护血管蒂，将踇甲瓣背侧部自踇长伸肌腱腱膜表面与浅筋膜间作锐性分离，既避免过深暴露伸肌腱直接在其上植皮不易成活，又避免过浅易损伤皮瓣内静脉网。在踇趾屈肌腱鞘表面翻起跖侧 V 形皮瓣，然后翻开踇甲瓣逐渐分离其外侧部，大约在近节趾骨中点处紧靠趾骨结扎踇横动脉，切勿影响动脉主干。最后彻底游离踇甲瓣。此时同样可于供足上经足底深支或切断血管蒂后经动脉断口进行分段液压扩张。

6. 供区创面关闭

（1）修整远节残端，用踇趾胫侧舌状皮瓣加以覆盖。

（2）足背、跖侧 V 形皮肤创口直接缝合关闭。

（3）踇甲瓣切取后背侧、外侧和跖侧皮肤创面均用中厚或全厚游离皮片覆盖。

（4）GilbertⅢ型的供区必须重建跖横韧带。

三、移植踇趾皮甲瓣和髂骨块再造拇指

1980 年，Morrison 应用踇趾皮肤和趾甲移植再造拇指，克服了用第二足趾再造拇指外形细小的缺点，使再造的拇指与正常拇指外形相仿，深受患者，特别是年轻患者的欢迎。

（一）手术指征

（1）拇指Ⅰ°～Ⅲ°缺失。

（2）拇指脱套伤，骨结构及动力系统比较完整（急诊修复）。

（3）无再植条件的拇指离断伤（急诊修复）。

（4）不适用于骨骺尚未闭合的儿童病例。

（二）供足的选择

一般选择同侧供足，理由是：再造时应用的踇趾皮甲瓣中的神经为腓侧趾神经，可以恢复再造拇指有效的尺侧皮肤感觉，同时吻合的血管蒂行径较直。

也可使用对侧供足，尤其是在如下情况：同侧足部血管异常或有损伤，手部瘢痕情况不允许按常规设计手部切口或无法保证拇指再造后有一个大小合适的虎口。

（三）髂骨块的切取

髂骨块上保留骨膜及一薄层软组织，可使骨块重新血管化的速度快、质量好。髂骨块修整成弧形，骨块的毛糙面要打磨光整。

（四）受区的准备

1. 切口设计　置第一掌骨于完全外展对掌位，在大鱼际的掌面第一掌骨的纵轴上标出距残端 3～4cm 的 C 点，距离因所移植踇趾皮甲瓣的宽度而异。在第一掌骨的背侧，标出和 C 点相对应的 B 点，它离拇指残端的距离比 C 点的长一些。A 点则位于示指基底的桡侧，通常为手掌中间横纹的外侧端。

从 A 点开始沿虎口向外横行切开皮肤，在拇指残端顺着横行瘢痕到达残端的桡侧，然后在指背呈弧形转向近侧、尺侧，止于 B 点。第二个切口位于掌面，同样始于 A 点，略呈弯曲，斜向并止于 C 点。这两个切口便围成了一个基底位于桡掌侧的三角皮瓣。将皮瓣从深部结构分离而掀起时，应力求保持皮瓣的最大厚度。

三角皮瓣必须做到：基底位于拇指残端的桡掌侧，以利再造拇指发挥正常对指功能；具有足够的长度，须达再造拇指间关节平面；其基底部应无影响皮瓣血供的瘢痕组织。

2. 受区组织暴露　游离尺侧指神经约 1cm 并标记之，松解挛缩的拇收肌，而后修整残留的拇指近节指骨骨端直到其髓腔并清晰可见，然后暴露并游离桡动脉及头静脉。

（五）拇指再造

步骤如下：重建骨支架，安置踇趾皮甲瓣，吻合指神经并关闭围绕拇指的所有创口。然后吻合血管，关闭腕部创口，正确包扎。

四、移植踇趾皮甲瓣和第二跖趾系列骨、关节、肌腱再造拇指

（一）手术指征

（1）同第二足趾移植再造拇指的手术指征。

（2）不适于骨骺未闭的儿童病例。

（二）供足的选择

一般取同侧供足，特殊情况（拇指残端瘢痕严重或虎口挛缩等）可选择对侧。

（三）供足的处理

为了使再造的新拇指长度适当，再造时只需移植第二足趾的中节和近节趾骨。这样，踇趾末节趾骨的远侧半将和第二足趾的中节趾骨接合，组成新拇指的末节指骨，二足趾的近侧趾间关节形成新拇指的指间关节。第二足趾相应的趾短伸、屈肌腱用于重建拇指的伸屈功能。

在关闭供足创口时，首先修复第一和第三跖骨间的深横韧带。然后将留在足部的第二足趾皮甲瓣移向内侧覆盖跗趾裸露的创面。如果第二足趾和末节趾骨还留在其皮甲瓣上，则应先切除其关节面，包括关节软骨和软骨下骨。第二足趾的末节趾骨将与跗趾残留的末节趾骨对接，而跗趾内侧舌状皮瓣的尖端则镶入第二足趾末节的裂隙内。如果在对合皮肤时遇到过度的张力，应当缩短跗趾末节趾骨，直到趾骨接骨后皮肤缝合没有张力为止。从趾尖开始缝合皮肤，逐渐向近侧推进。跗趾跖面及足背的创面均可通过直接缝合皮肤而完全关闭。在第一跖趾关节的背侧，皮肤不要直接缝合，留下一个 3~4cm 长、1~2cm 宽的梭形小创面，以中厚游离皮片覆盖。为了改善跗趾的整体形象，手术中必须将跗趾上保留的舌状皮瓣尖端镶入第二足趾趾腹的冠状面裂隙之内，要想使皮肤对合得更好，就应当将第二足趾的趾腹皮肤从趾骨上分离，使跖侧皮瓣和背侧皮瓣形成一个楔形创面，以接纳跗趾舌状皮瓣。准确对合并缝合皮肤，使跗趾关节呈圆形显得丰满。

（四）受区的准备

在残端形成一个基底在桡侧的三角皮瓣，然后游离指神经、拇长伸屈肌腱，处理残端骨骼，暴露并解剖桡动脉、头静脉。

（五）拇指再造

步骤为：重建骨支架，修复肌腱、神经，缝合围绕拇指的所有创口。然后在腕部创口内吻合血管并关闭创口，最后正确包扎各创口。

五、移植第二足趾再造拇指

（一）手术适应证

（1）对于拇指缺失尤为适合。
（2）残端背侧留有瘢痕组织的拇指缺失。
（3）残端留有较广泛的瘢痕者先行皮管移植或皮瓣移植。
（4）儿童拇指缺失。
（5）供足无感染并具有可供吻合的血管蒂。

（二）供足的选择

选择对侧供足，理由是：移植足趾的血管可位于有较好皮肤软组织覆盖的部位，重新吻合的血管蒂行径便捷，可避免血管的扭曲与受压；由于跗趾的趾背动脉与第二足趾的趾背动脉都起源于第一跖背动脉，因此移植第二足趾时还可以在其胫侧同时带一块趾蹼皮瓣（由拇指的趾背动脉供血）移植到拇指残端，用于修复同时存在的拇指尺侧皮肤缺损（对虎口狭窄的病例尤为适合）。

（三）再造的方法

1. 皮肤切口　拇指残端切口：在第一掌骨中心线上左残端矢状面纵切口；腕部切口：鼻咽窝至前臂桡掌侧弧形延伸切口。

2. 受区组织暴露　步骤如下：充分游离伤口周缘皮瓣，解剖并标记指神经（或以桡神经皮支代替），游离拇长屈肌腱（或以环指指浅屈肌腱代替），游离拇长伸肌腱（或以桡侧腕伸肌腱代替），处理骨骼，暴露并游离桡动脉与头静脉并经皮下向残端做皮下隧道。

3. 拇指再造　步骤如下：首先建立骨支架，缝合伸屈肌腱、修复蚓状肌，然后吻合神经、吻合血管，最后关闭皮肤创口，敷料覆盖、疏松包扎。

六、复杂拇指缺失的再造

(一) 复杂拇指缺失

复杂拇指缺失是指存在以下情况的拇指缺失：

(1) 拇指缺失平面很高，在再造一个具备正常长度的拇指时，需要额外移植皮瓣来覆盖手术的创面。

(2) 拇指缺失合并虎口皮肤缺损，拇指严重内收挛缩，再造时必须加以松解，留下的创面需要移植皮瓣才能覆盖。

(3) 在拇指缺失的同时合并有软组织缺损，需要移植皮瓣才能修复，而且必须修复这些缺损才能施行拇指再造手术。

在进行复杂拇指缺失的拇指再造时，必须先切除瘢痕，矫正挛缩畸形，进行远处带蒂皮瓣或皮管转移，也可应用组合移植的方法处理。前者需要进行多次手术才能完成治疗，后者则通过一期手术即能完成再造。

在实施再造之前，必须根据需修复的缺损组织的性质和面积对移植的皮瓣进行选择：用于修复位于虎口或手掌的中等度大小的皮肤缺损，可以选择诸如肩胛皮瓣、足背皮瓣、前臂皮瓣或腹股沟皮瓣之类的皮瓣；对于面积比较广泛，分布于手掌及前臂的皮肤缺损，从可切取的面积考虑，可以选择移植背阔肌肌皮瓣。如果组织缺损位于前臂，累及深层组织而需要重建拇指屈曲活动的动力，最适合做背阔肌肌皮瓣移植，因为它含有一层肌肉，有助于修复前臂丰满的外形，如进一步修复了支配背阔肌的胸背神经，移植的肌肉还可重新获得收缩能力，有助于增进再造后的手部功能。

当然，具体选择何种皮瓣，术者及患者的习惯和偏好也起着一定的作用。

(二) 手术方法

1. 切取供移植的组织　从供足游离供移植的组织，操作方法与一般再造拇指一样。

不同之处在于血管蒂的处理：足背动脉上保留 0.5～1cm 长的足底深支，足背静脉弓上保留 1cm 长的属支；血管蒂比常规游离得更长。

皮瓣按常规游离，背阔肌肌皮瓣以肩胛下血管为蒂，在解剖时于血管本干上保留 0.5～1cm 长的旋肩胛血管。

2. 受区的准备　与通常手术一样，辨别并游离与再造手术有关的神经、肌腱和血管。瘢痕组织的切除必须彻底。

3. 骨支架的重建　与从上手术一样，切取带骨膜的髂骨块或植骨，插入拇指掌骨残端来延长残留拇指。

4. 皮瓣或肌皮瓣的放置　安置皮瓣时，务必使其血管蒂能和准备与之吻合的血管彼此靠近。然后，通过部分地关闭创口而达到将皮瓣或肌皮瓣固定在位的目的。缝合时注意分层缝合，使皮肤缝合部与皮下组织缝合部不在同一垂直面上，以便伤口愈合后，皮肤能获得良好的移动性。注意吻合趾神经与指神经。

5. 血管的处理　先进行血管的吻合。血管吻合应避免张力，吻合后妥善安排血管的行径，避免扭曲。然后将两个移植组织的共同血管蒂与受区的有关血管吻合，重建移植组织血液循环。

6. 创口的关闭　通常直接缝合皮肤以完全关闭创口。但张力过大时不用勉强缝合，应植皮覆盖。

（王锦绣）

第七节　多指及全手缺失再造

一、概述

多指缺失根据受伤的情况，在临床大致可归纳为以下2种类型：第一种是拇指健全或伤后仍保留大部分功能，其余4指部分或全部缺失；第二种是含拇指在内的二指以上手指的缺失包括全手指缺失。由于各手指在手部功能的重要性中占的比例不同——拇指占40%，示、中指分别为20%，环、小指分别为10%，所以当多个手指缺失进行再造时，手术的指征是不同的：对于第一种类型的损伤，只有当示、中、环、小指完全缺失时，才有再造手指的强烈指征，否则，只要是拇指能与其他手指（保留的部分手指或手指的残留部分）相对，完成手的部分功能时，再造手指就不是十分必要的，此时功能锻炼及康复训练将为尤其重要；第二种类型的损伤，由于包括了拇指的缺失，这就使再造手术变得十分必要。在自体移植中，由于再造的手指，均取自患者的足趾，所以并非为缺多少造多少，而是以恢复手的基本功能为原则。如拇指缺失的同时有示指、中指、环指的缺失，小指功能正常，那么只要再造一个功能较好的拇指即能发挥手的功能，对于示、中、环指是否有再造的必要就值得探讨。若为全手指缺失，是再造2个手指还是3个手指或5个手指，一般来说，具有3个手指以上的手，持物比较稳定，更能发挥手的功能，但是在再造3指或5指时，有1个或2个供足必须取下2个足趾，术后对供足有一定的影响，所以必须慎重考虑，与患者交代清楚，只有在患者强烈要求时才再造3指或5指，否则可考虑再造2指。

对于全手缺失的处理，有包括机械手、电子手的假体，也可以用自体足趾移植再造的方法。陈中伟院士将以上两者结合起来，为1名年轻女工缺失的手再造了1个手指（用第2足趾），配以电子手，用再造的手指操纵电子手，从而达到了既有良好的手的外形及功能，供足造成的损伤又减到最低程度。1917年，Krukerborg创用了前臂分叉术，利用残肢重建简单的夹持功能。由于全手缺失的病例无掌骨，这就使临床医师在为患者再造手指时考虑掌骨的重建，1978年10月，于仲嘉教授首次应用人工掌骨并移植双足第2趾为双手缺失患者重造了世界上第一只具有2个手指的手。在1980年第一届全国骨科会议上，"再造手"的论文公认为是显微外科的最新成就。1982年，在法国里昂召开的第六届国际显微外科的会议上于仲嘉教授宣读了论文，并放映了"再造手"电影，获得了大会的首奖。1985年，"手再造"作为我国四大技术之一，在日本参加了世界博览会。同年，此项技术定为国家发明一等奖。1980年，Motrison用踇趾皮甲瓣再造拇指取得了成功，为手指的再造树立了一个新的里程碑。1981年8月和10月，于仲嘉教授将此技术应用到临床，同时移植踇趾皮甲瓣和相邻的第2足趾为双手缺失的19岁女青年分别再造了各具2指的2只手（为了克服金属掌骨对趾骨头术后产生的磨损，改用髂骨及跖骨作支架），再造的手对指有力，具有温、痛、触觉，可做进餐、书写动作。用两只手互相配合，可以料理自己的日常生活，并做较轻的工作。供足行走、弹跳功能无明显影响，仅外形稍有影响。

二、多指和全手指缺失的再造

（一）手术指征

（1）一只手的 5 个手指在掌指关节或更高平面缺失（掌骨残留不短于正常的一半）。

（2）1 只手的 4 个手指都在近节指骨基或更高平面缺失。

（3）示指和中指在掌指关节或更高平面缺失，而其他手指也有部分缺失。

（4）手指仅为部分丧失，但因职业或其他特殊要求，可再造手指的缺失部分。

（5）单足或双足有可供移植的足趾。

（二）术前准备

1. 供足的准备　供足必须无足癣，无静脉损伤的外伤史及切取的供趾部位皮肤无瘢痕，大隐静脉弹性正常。术前 1 周鼓励患者做上下楼梯锻炼并用温水浸泡供足，以增强足部血管的弹性。如有条件，术前供足需做血管多普勒超声检查，这样可以在术前即比较准确地了解供足血管的情况。据笔者临床体会，手术成功的先决条件是进入足趾的趾背动脉口径必须足够粗。若术前检查发现进入足趾的趾背动脉内径小于 0.5mm，一般应放弃手术或更换手术方法，因为过于纤细的血管，术后血流易发生涡流现象，造成再造手指的动脉危象导致手术失败。

2. 受区的准备　一个理想的受区，必须具备以下几个方面：

（1）具有足够的有弹性的皮肤软组织：手部受伤时，为了保留其长度，截指后残留的创面往往需植皮（或换药）后才能愈合。这样，手的残端或更高平面就形成广泛的瘢痕，而在这样的瘢痕部位无法进行手指的再造，必须在移植手术前做带蒂皮瓣手术，以改善受区皮肤软组织的条件，或者在做手指再造术的同时，切除瘢痕移植游离皮瓣，为再造手指提供正常的、具有弹性的软组织床。另外，有的患者伤肢皮肤虽为直接缝合，但由于患手长期无法活动，残端皮肤软组织牵缩。对于这样的病例，可在术前数周，教会患者自行牵拉皮肤，以增加受区皮肤的弹性和长度，有利于再造手术时皮肤无张力的缝合及避免术后因肿胀皮肤过紧造成对血管蒂的压迫。

（2）具有可供吻合的一组血管蒂：前臂的两组血管——尺动脉及其伴行静脉（或贵要静脉）、桡动脉及其伴行静脉（或头静脉）均可选作再造手指的血管供区。但是若在外伤时，前臂合并损伤或先天性截指畸形病例，往往存在血管损伤或炎性改变及先天性缺失可能。所以必须在术前准确了解血管情况，保证用以吻合血管的质量，同时留下的 1 组血管也能为伤肢提供必须的血供。同样血管多普勒超声检查可使术者在手术前对血管情况做出评估。

3. 周密的手术计划　手术前，除了受区及供区要做一定的准备外，周密的手术计划也是必须的。这个计划包括：再造几个手指、再造手指的长度、再造手指的位置、再造方法的选择、供足的选择等，做出计划后，与患者做必要的沟通，一定要在患者自愿及强烈要求下才能施行手术。这个计划也包括手术医生必须具备的技术及体力条件。

（三）手术方法

1. 麻醉　常用连续硬膜外及长效臂丛麻醉，需要时也可采用全麻方法。

2. 移植足趾的切取 常规应用游离方法切取。以相应的足背动脉及大隐静脉为蒂切取供移植的足趾。移植足趾骨骼的处理：根据手术的需要，可以经骨干截断跖骨，也可以做跖趾关节解脱。如果移植足趾的跖骨要和手部残存的掌骨接合，可以根据需要在适当的平面截断跖骨干；如果再造时计划做掌指关节成形，解剖供足时必须行跖趾关节解脱。手术时，沿跖趾关节囊在跖骨颈的附着处切断关节囊，注意使跖趾关节囊的大部分连在近节趾骨基上，以便于重建再造手指的掌指关节的关节囊。假如足趾将移植在残留的近节指骨上，游离足趾的时候，先解脱跖趾关节，然后切除近节趾骨基，使近节骨髓腔清晰可见，切除跖骨基时，要避免损伤与其紧靠的血管蒂。若移植的足趾取自双足，在再造时准备组合移植，那么在解剖时应当在其中之一的血管蒂上保留适当的分支以供血管组合用，先切取供移植的足趾，再完成手部供区的准备。为缩短再造手指缺血时间，只有当受区的一切准备就绪时才切断血管蒂，取下游离好的足趾。

3. 手部受区的准备

（1）皮肤切口：单指再造时，在受区相应手指上沿其纵轴方向做矢状切口；多指再造，同时移植相邻的两个足趾时，手部受区皮肤切口取决于手指缺失的平面。如果准备再造的手指的截指平面经过近节指骨基或在其近侧，手指指间已不存在指蹼，就沿相应的掌骨之间的间隙做矢状切口，在掌面和背面延伸。如果指蹼及近节指骨仍然存在，并有良好的皮肤覆盖，那么，除了矢状切口之外，沿两个手指相对两侧的正中线再做一个冠状切口。如果手的残端存在瘢痕，可以沿瘢痕与背侧皮肤交界处做横形切口，在切除瘢痕之后，分别在手掌和手背纵形切开与再造手指相对应的掌骨间隙表面的皮肤，在筋膜上分离皮肤并分别向桡侧和尺侧牵开，形成鱼口状切口以备接纳移植的足趾。

（2）肌腱和神经的游离：找到再造手指相应部位伸屈肌腱的近侧断端，向上游离，彻底松解粘连直至肌腱能正常滑移，用肌腱缝线缝合屈肌腱断端（指深或指浅屈肌腱仅选择一根条件好的）用以牵拉防止其回缩，显露指神经（或指总神经），切除其断端的指神经瘤。

（3）骨骼的处理：以咬骨钳（剪）咬平骨骼残端，打通骨髓腔。

（4）血管的游离：一般选择腕关节平面的桡动脉及头静脉作为血管供区，因为此处的皮肤软组织覆盖常常是正常的，而且用以吻合的血管口径粗（大小相仿，术后通畅率高），在腕部自外上至内下做斜形切口，暴露头静脉及桡动脉，并游离血管2.5～3cm长，结扎其两侧血管分支。

（5）皮下隧道的建立：在手部及腕部创口间做皮下隧道，注意皮下隧道必须有一定的宽度，并位于皮下脂肪深层筋膜浅层。为了减少受区皮肤与移植足趾皮瓣的缝合张力，手背皮肤可以做广泛的潜行分离。

4. 手指再造

（1）骨支架的重建：正常情况下，当手指完全屈曲时，诸指的指端都指向舟状骨结节，所以在手指再造时，必须注意在建立骨支架时，移植的足趾不能有旋转畸形，屈指时，指端亦必须指向舟状骨结节。特别是当足趾连同跖趾关节一起移植，而跖骨与掌骨对应端修成阶梯状再用螺钉固定时，更要注意足趾放置的方向。再造手指需做掌指关节成形时，将用于内固定的克氏针沿近节指骨的纵轴逆行打进足趾，理想的出针部位为中节指骨的背侧（若从趾端出针，完全伸直位的足趾固定可能会造成足趾血管的牵拉，导致血管危象）。然后将足趾置于掌骨上，使掌指关节轻度屈曲，再将克氏针向近侧钻入掌骨完成内固定。假如将足趾固定在位时，置新的掌指关节于完全伸直，再造后可能会发生掌指关节半脱位，影响再造手指的功能。骨骼固定好后，必要时修复关节囊。

（2）肌腱与神经的修复：将再造足趾的趾浅屈肌腱切除，趾深屈肌腱与相应手指屈肌腱缝合（一般用2－0肌腱缝线，腱内单线缝合方法缝合）。在合适的张力下，以绞辫式方法缝合伸肌腱。由于一般情况下，屈肌的力量大于伸肌的力量，所以在缝合伸肌腱时，要注意有足够的张力。指神经缝合时，注意在无张力下，用6－0无损伤线缝合两针即可。将血管蒂通过皮下隧道自手部创口引向腕部创口，关闭掌侧和指蹼创口。

（3）血管的修复：在腕部创口内缝合足背动脉和桡动脉，大隐静脉及头静脉，假如移植足趾取自双足，则处理方法有2种：①用组合移植方法——先作两个移植体独立血管蒂的组合，用其中一组血管的足背动脉与另一足背动脉的足底深支吻合，大隐静脉与另一大隐静脉上保留的分支吻合，最后将共同血管蒂与受区血管吻合。②不用组合移植方法——将桡动脉游离部分向远端延长至鼻咽窝部位，并在此处切断桡动脉。两个移植体独立血管蒂的动脉分别与桡动脉近侧断端与远侧断端吻合，静脉则分别与头静脉和腕背静脉吻合，彼此之间不做组合，术后更具安全性。

（4）关闭创口：关闭腕部创口，注意皮肤张力，缝合时注意勿损伤伤口内的血管。分别在手部及腕部皮下置皮片引流条，减少术后血肿及感染。

5. 术后处理与功能锻炼　其中有一种类型的手指再造需特别注意，即单足供趾，再造包括拇指在内的2指以上手指。由于再造拇指与其余指的动脉共干，而在再造时，为了使再造的拇指能够发挥更好的功能，虎口必须有一定的宽度，原先"丫"形的血管组成变成了"T"形，使血管分支受到了牵拉，术后由于血管的持续牵拉，很容易发生血管危象。为了避免血管危象的发生，可通过用粗丝线将再造拇指及其余手指指端的克氏针靠拢捆扎，以减少血管的牵拉，防止血管危象的发生。

功能锻炼对于再造手指的功能恢复是非常重要的。锻炼的方式和开始的时间取决于再造时骨支架的固定方法，如果再造手指为掌指关节重建，不存在骨骼愈合问题，则可在术后3周拔除克氏针，行主动伸屈指活动。因为3周后肌腱及关节囊已愈合，而在此之前，可做被动活动锻炼；如果用跖趾关节替代了再造手指的掌指关节，在再造手术时将跖骨与掌骨进行了接骨固定，那么内固定就必须维持到跖骨与掌骨牢固连接为止。为尽早主动功能锻炼，在连接跖骨及掌骨时，可用克氏针及螺钉同时做内固定，术后3周去除克氏针，做主动锻炼，螺钉提供起内固定的作用，并可不取出。

三、全手缺失的再造

（一）手术指征

（1）双手缺失，肢体缺失的平面为掌骨基到前臂中、下1/3交界处之间。

（2）单手缺失，患者不能接受安装假肢，强烈要求手再造。

（3）肢体的残端有良好的皮肤软组织覆盖，伸屈肌的肌腹有主动收缩活动，残端有可用于吻合的血管。

（4）供足无皮肤病，能提供用于移植的足趾。供趾的血管特别是静脉系统正常，无因静脉注射引起的血管硬化或栓塞。

（5）年龄一般不超过50岁。

（二）再造手的分类

根据提供移植足趾的足的数目，再造的手的数目以及每只再造手所拥有的手指的数目，再造手一般可分为6种类型：第一类：双足一手两指；第二类：双足一手三指；第三类：一足一手二指；第四类：双足双手二指；第五类：一足一手三指；第六类：双足双手三指。

技术要点：

（1）对于腕关节以近缺失的肢体手再造时需考虑掌骨的重建，一般掌骨重建的方法有2种：一种是金属人工掌骨，另一种是用髂骨和跖骨重建掌骨，临床常选用后者。

（2）对于重建掌骨的病例，需要在伤肢残端设计覆盖其上的皮瓣。由于足趾切取时，携带的皮瓣大小有限，无法用之覆盖掌骨，可通过缩短骨骼，利用残端的皮瓣来覆盖，一般桡骨缩短5cm，尺骨缩短6cm。

（三）术前准备

1. 前臂残端皮肤的准备　前臂残端，尤其是远端1/3应当没有或有很小瘢痕。因为在手再造对，往往需要用前臂的皮肤软组织来覆盖再造手掌骨，如果前臂远端1/3布满瘢痕，或者残端长度过短，要形成具有这种作用的软组织瓣是不可能的。所以，术前应教会患者牵拉残端皮肤，让其尽量松弛。必要时，先切除残端广泛瘢痕，行腹股沟带蒂皮瓣移植，待软组织条件改善后再施行再造手术。

2. 血管检查　应用血管多普勒超声，检查前臂的尺动脉、桡动脉、头静脉、贵要静脉以及供足的足背动脉、趾背动脉及大隐静脉，在术前即可了解有关血管的详细情况。

3. 周密的手术计划　首先，对患者的全身情况做全面评估。只有在条件允许下才能施行手术。再造几个手指，是单足供趾还是双足供趾等要做详细的手术计划，并将计划与患者沟通，以取得配合，术后更好恢复功能。

（四）手术方法

1. 麻醉　多用连续硬膜外和长效臂丛麻醉，也可用全身麻醉。

2. 移植组织的切取　根据手再造时，创面能在无张力情况下关闭的需要，在足趾切取时，足背的三角皮瓣要比一般情况下宽一些（约3cm宽）、长一些（6～8cm），如系单足供趾，为使再造手拇指与其他手指之间能够达到对指及获得有效宽度，游离趾背动脉时，要尽量向远侧游离，以获得必要的血管长度，防止再造时因血管长度过短造成牵拉，引起血管痉挛。

3. 前臂残端受区的准备　在残端做冠状面横形切口，并沿前臂尺侧及桡侧向近侧延伸4～5cm，深筋膜深层游离皮瓣，分别解剖出头静脉、贵要静脉、桡神经浅支、尺神经（或其感觉支）、桡动脉、尺动脉、伸屈肌腱。这些游离的组织必须保证质量。如肌腱要检查其肌腹的弹性是否正常，血管则要检查其管壁及内膜是否正常，是否有搏动性喷血。只有当这些提供的组织为正常组织时，才能保证手术的成功及术后再造手功能的恢复。暴露桡骨及尺骨，切开骨膜并做骨膜下剥离，切除桡骨4～5cm，尺骨5～6cm。

4. 手再造，取下供足游离好的足趾

（1）骨支架的重建：骨支架的重建主要为再造手掌骨的重建。在手再造时，若用金属人工掌骨，则将桡骨骨髓腔扩至刚好能插入人工掌骨呈棱形的柄，插入时，前臂旋后位，使第1掌骨位于桡侧，其余掌骨位于尺侧。若用髂骨及跖骨或单用跖骨重建掌骨，在与桡骨远端固定重建时，有3种方法：①将髂骨修剪成第1掌骨及拇指指骨的形状，骨面锉平，与桡骨并行排列放置以螺钉固定在桡骨的桡侧，将指骨近端修成 60°角的斜面，固定在桡骨的尺侧。②单用跖骨时，用螺钉将跖骨固定在桡骨上，桡侧跖骨与桡骨呈 180°角并排，尺侧跖骨与桡骨呈 60°角。③双侧跖骨均与桡骨呈 30°夹角。

（2）神经肌腱的修复：足趾的趾神经分别与受区的桡神经浅支、前臂外侧皮神经或尺神经背侧支吻合，当神经缺损长度不够时，可用小腿的腓肠神经或同种异体神经移植。分别缝合再造手指的伸屈肌腱，动力肌可选择腕伸屈肌腱，亦可选择指总伸肌及屈指肌腱。缝合方法可以为双垂直缝合法、腱内单线缝合或编织缝合法。同时，应详细记录缝合的方法，以便在术后指导患者进行功能锻炼时更准确有效。

（3）血管的缝合：用单足供趾时，吻合的血管为一组：大隐静脉与头静脉（或其他合适的静脉）足背动脉与桡动脉吻合。用双足供趾时，吻合的血管为 2 组：桡侧——大隐静脉与头静脉（或其他合适的静脉），足背动脉与桡动脉吻合。尺侧——大隐静脉与贵要静脉（或其他合适的静脉）足背动脉与尺动脉吻合。均为端—端吻合，一般为两定点间断缝合 8 针。

（4）创口的关闭及包扎：血管吻合后，要检查再造手指血液循环情况，确认血循已重新建立后关闭创口。一般均可直接缝合皮肤，如缝合时张力大则做部分缝合，余下创面用游离植皮方法关闭。皮下置引流片数根。用敷料包扎时，防止过紧及绷带的环形加压，再造手指指端外露以便术后观察血液循环。一般可不用外固定。

（5）术后处理：由于在进行手指再造时，剥离的组织较广泛，加之术后扩血管、抗凝药物的应用，创口的渗血会较多，故在术后 3d 中，应及时更换敷料，以免渗血后的敷料在烤灯作用下变得干硬，压迫皮肤及皮下的血管，造成血管危象。若再造手的掌骨为髂骨及跖骨，则在拆线后用石膏托固定前臂及手部，待掌骨与桡骨愈合后再去除石膏托，一般固定时间为 6~8 周。术后即可开始做手指的被动伸屈。3 周后行主、被动伸屈锻炼。如出现肌腱粘连情况，经功能锻炼后也不能改善，则在术后 3 个月可行肌腱粘连松解术。对于再造手各指感觉的恢复，只要在术中选择用于缝合的神经为感觉神经且缝合时做到准确对合，则术后感觉的恢复可基本接近正常。

（王锦绣）

第二十七章

腰背痛

第一节 概述

一、腰背痛的发病率

腰背痛（low back pain）亦称腰痛症或腰痛病，是多发病和常见病。据调查，人类 70% ~ 80% 的人在其一生中经历过一次以上的腰痛症。据日本国民调查，腰痛发病率超越肩痛而居第一位，每 1 000 人患者数为 95 人。根据中国调查资料来看，因病缺勤的原因中，腰痛占 16%，足以说明腰背痛的发病率较高，使人们的工作和生活质量降低。

腰背痛对国家和社会造成的影响也是很大的，据统计 1975 年在英国因腰痛而缺勤高达 391 000 次，丧失 1 320 万个工作日，在美国因腰痛症每年丧失 120 亿美元。

当腰背痛经过一定时日变成慢性之后，痛症本身就成为一种病，常难以只用一种方法获愈，一般也掺杂精神因素，有时原因不明的情况也较多。手术疗法不是腰背痛唯一治法，因为曾作过两次手术能获愈者也只不过 30%，此后若再增加手术次数也只能获得 5% 成功率。大部分腰背痛患者不加任何选择地滥用药物，且对结果抱着非现实性的目标。因此疼痛医师必须按正确的程序、有计划地选择合适的方法进行治疗。

二、腰背痛的分类

腰的范围、腰背痛的内容，根据个人、国家的不同而不同，腰痛究竟包括或不包括下肢痛尚无定论。

腰背痛大体上分两类：一类是单纯腰痛，另一类是伴有下肢痛的腰痛。其诊治可按此进行。

腰背痛，从解剖学角度解释成局限于腰骶椎部的疼痛，包括神经根原因的下肢痛，和马尾原因的下肢症状。腰骶椎部的范围，不包括椎管内的神经组织和脊髓，而只指从 $L_{2 \sim 3}$ 椎间水平以下至骶骨部为止。根据此定义，所谓的根性疼痛，是包含在腰背痛范围内。

在临床上，一般局限于腰部的疼痛，称为腰痛；伴有下肢痛的腰痛称为根性疼痛。

三、腰背痛的原因——腰背痛的病因

腰背痛的病因归纳于表27-1，如表所示大多数为脊柱原因，在接诊时首先要考虑腰椎疾病，但是有时也有全身感染或内脏疾病原因，如果考虑不周全时也可贻误诊治和预后。

表27-1 腰背痛的病因

脊椎疾病	脊椎以外疾病
外伤：挫伤、扭伤、闪腰	感染症：流行性感冒
骨折：椎体骨折、横突骨折	消化系统：胆石症、胆囊炎、胰腺炎、十二指肠溃疡、穿孔、
变性：椎间盘突出、脊柱关节病、	急性阑尾炎、腹膜炎以及胃、肝、胰腺、直肠的癌
骨质增生症、脊柱侧弯	泌尿系统：肾盂肾炎、肾输尿管结石
椎管狭窄症	前列腺、睾丸的癌（转移）
	妇产科：妊娠
腰骶部：骶髂关节病变	子宫、卵巢的癌
腰骶畸形（Richard病）、二分脊椎	子宫内膜炎、子宫肌瘤
	卵巢囊肿、骨盆内腹膜炎
肿瘤：原发性、转移性癌	淋巴系统：恶性淋巴瘤
脊髓、马尾肿瘤	血管系统：夹层主动脉瘤
多发性骨髓瘤	神经系统：梨状肌综合征
炎症：带状疱疹	绞窄性皮神经障碍
化脓性、结核性脊椎炎	抑郁症、心身症
强直性脊椎炎	癔症

1. 脊椎由来的腰背痛

（1）闪腰：多在坐位站立时出现，姿势取脊柱强直位、倾斜上半身的体态，相似于椎间盘突出症，但无下肢痛。椎间隙阻滞加十字形阻滞有效。

（2）扭腰：倒地而发生的横突骨折时，出现从床上起床动作时的剧痛，但在坐位或坐位安静时没有疼痛，查体时在 L_3 的一侧有局限的压痛。

（3）椎体压迫骨折时，除仰卧位之外，坐位、站立时有疼痛，查体时在骨折椎体部有压痛、叩打痛。当 T_{12}、L_1 椎体骨折时出现腹部胀满感、便秘。

（4）椎间盘突出时，"中央突出型"无神经根压迫症状，只有剧痛。具典型症状的是"侧方突出型"，经椎间孔向孔外突出，出现上一个椎体的根性症状。脊椎骨质增生症是3个椎体以上出现前后韧带骨性愈合，在非愈合部发生疼痛。

（5）椎管狭窄症的间歇性跛行在骑自行车、上阶梯、走上坡路时较为好受，有必要记录跛行距离、步行次数。

（6）腰骶化畸形（Richard病）是因为 L_5 横突变大，在骶骨之间形成关节时引起疼痛。

（7）癌转移常出现病理性骨折，也常发现椎弓根融解，此时夜间痛较重、麻痹症状也出现。X线可见椎管、椎间孔开大。

2. 脊椎以外的疾病

（1）全身性感染症，如流行性感冒时发生腰痛。

（2）内脏疾病时的关联痛（referred pain）导致腰痛。一般多见于第 7 胸椎以下领域神经支配范围的脏器病变，所有内脏疾病约有 20% 出现腰痛。

十二指肠溃疡病时 $T_2 \sim T_{10}$ 的关联痛出现在 $T_{10} \sim T_{12}$ 的左背部痛，称 Boas 压痛点，是由于溃疡在后壁穿通于胰腺而发生腰背痛。

肝、胆疾病时的 $T_7 \sim T_9$ 关联痛出现在腰部，例如，对坏死性胆囊炎患者进行浆膜下剥离后胆囊摘除术，术后久治不愈的腰痛消失。胰腺居于后腹膜，患有胰腺炎或胰腺癌时，会出现腰背部疼痛，阑尾炎后腹膜粘连的患者也会出现腰痛。直肠癌向骶前部扩散可致腰痛。

（3）肾及尿路系统的痛觉纤维是从交感神经最尾侧 $T_{10} \sim L_1$ 进入脊髓后根，因此该系统的疼痛出现在 $T_{10} \sim L_1$ 感觉领域即腰椎下部、下腹部、大腿前面。肾盂肾炎也会发生腰痛。前列腺癌容易转移到腰椎，引发腰痛，X 线可见硬化像，需用直肠指诊来确诊。睾丸癌易转移至 $L_2 \sim L_4$ 椎体前的淋巴结，引发腰痛。

（4）妇产科疾病也可引发放散到下肢的腰痛，这是由于骶骨前有丰富的骶神经丛所致。妊娠时 4 ~ 6 个月就可引发腰痛。发生于后壁的子宫肌瘤、宫颈癌也会引起腰痛。子宫内膜炎、月经困难症也可引发腰痛。

（5）腹部脏器病变用腹部触诊不易确诊，如果有怀疑时应进行直肠指诊。例如腹腔炎发生在 Douglas 窝（子宫直肠陷窝）可出现肿胀和压痛或反跳痛，若有癌转移则可打到凹凸不平的肿瘤样抵抗。

（6）循环系统有夹层主动脉瘤时，若突然发生腰背部剧烈疼痛，可能是动脉瘤破裂，可引起突然死亡。

（肖　林）

第二节　腰背痛的诊断

一、问诊

（一）年龄、性别、职业

正确、详细的问诊对取得正确诊断极为重要，漏掉重要的信息和诉说是导致误诊的主要原因之一。

问清年龄、性别、职业，尤其是从业的内容、工作时间并作记录，包括体育运动史，如是否有外伤、手术史等，对腰背痛的诊断有参考意义。

（二）腰背痛发病过程和状态

腰背痛的发作可以是很急，或是缓慢不知不觉地发生。应询问疼痛的部位、有无放散痛，最好让患者用手指出。询问疼痛性质是剧痛或是钝痛，活动痛或是安静痛，尤要注意问夜间睡眠时疼痛是否增强。要问伴随症状，例如发热、寒冷感、发疹、腹部症状、麻痹、排尿排便异常、步行障碍、间歇性跛行等。还应询问家族史，例如癌症、高血压、糖尿病等。也应了解上次治疗过程及治疗方法和效果。

（三）根据可能的原因疾病进行问诊

（1）脊椎以外的其他疾病，须要排除。

（2）若脊椎疾病为原因疾病，需肯定有无根性症状。

（3）问清楚有无安静时或睡眠时的疼痛，例如炎症、肿瘤、骨髓瘤等。

（4）问清间歇性跛行存在与否。

（5）需确认有无心理性疼痛、癔症。

二、视诊

（1）当患者进入诊室时，若取上半身稍前屈、侧弯姿势时，一般为椎间盘突出或惊腰。前屈姿势下移动时，一般为椎管狭窄症。需别人扶持的情况下走动时，一般为椎体骨折。

（2）让患者取坐位面对医生的情况下进行问诊的同时，观察面部、颈部、胸部、表情。在背部观察有无带状疱疹。

三、查体

1. 站立位查体　要查 Kemp 试验：令患者取站立位，使其腰椎后屈、侧屈，当患者侧屈时出现下肢痛，则为阳性。表明患者可能有腰部椎管狭窄症及神经根受压，可疑为根性症状，要在脚尖站立位（S_1 障碍）、足后跟站立位（L_5 障碍）。当后屈受限时提示为强直性脊椎炎或脊椎骨质增生（For – estier 病）。

2. 仰卧位查体　作腹部触诊，若有手术瘢痕问清手术种类，触诊时应注意有无腹腔内抵抗、肿瘤、大动脉的异常。

（1）坐骨神经伸展试验（L_5、S_1 神经根）：将膝部压下大腿伸直，举起下肢，即直腿抬高试验（straight leg raising，SLR），记录角度，不到 70° 为阳性。松弛下肢后，将足背屈后确认，称 Bra – gard 试验。将健侧下肢上举时，对侧（患侧）出现疼痛，称交叉 SLR。

（2）髋关节检查：用 Patrick test（帕特里克试验）也称 4 字试验来检查。患者仰卧，屈曲一侧的下肢，把该侧外踝置于对侧伸展的下肢膝盖之上（即成 "4" 字形），把屈曲侧的下肢向床的方向往下压，若有股前面疼痛时，可疑为髋关节疾病、髂腰肌痉挛、骶髂关节疾病。大腿若有肌肉萎缩时（除非废用萎缩），可疑为 L_3、L_4 神经根障碍。

（3）膝腱反射（patellar reflex，PTR）：令患者坐在椅子上，将下肢松弛下垂，用叩诊锤叩打膝盖之下的股四头肌的腱，该肌收缩的同时下肢向前方跳动。反射中枢在 $L_2 \sim L_4$。反射消失或减弱，表示这些神经受侵犯，例如椎间盘突出神经根受压时。此反射亢进，表示在比脊髓更高位中枢侧有病变，例如脑脊髓肿瘤、出血等。

（4）跟腱反射（achilles reflex，ATR）：令患者屈膝俯跪于椅子上，把下腿垂下，叩打跟腱。由于下肢后面的屈肌群的收缩，足向足背方向跳动。反射中枢在 $S_1 \sim S_2$。当此反射减弱或消失则表示这些神经受侵犯。反射亢进表示病变在比脊髓更高的中枢侧。PTR 和 ATR 均减弱时可疑为马尾障碍。

（5）足趾肌力检查：着重检查踇趾长伸肌、趾长伸肌（L_5 神经根）及踇趾长屈肌、趾长屈肌（S_1 神经根）的肌力。为确认障碍的水平追加感觉检查。侧方椎间盘突出可导致上一个椎体神经根的障碍（图 27 – 1）。

3. 俯卧位查体　因肌紧张消失，易于查出触痛点。高龄患者驼背显著者在侧卧位下查体。

首先检查脊椎的后弯、侧变、椎旁肌的紧张度和有无叩击痛，在椎体骨折部用叩诊锤轻轻叩打，确认其局部所在处或有无肾盂肾炎，再在稍高位置以叩打诊肝、胆、胰的方法帮助检查有无病变。

L_3 横突检查压痛，这是脊椎病的触痛点，若有横突骨折或肌筋膜炎时出现剧痛。椎间盘突出症时，在椎旁椎间水平上出现压痛，脊椎滑脱症时可查出棘突背面不齐。

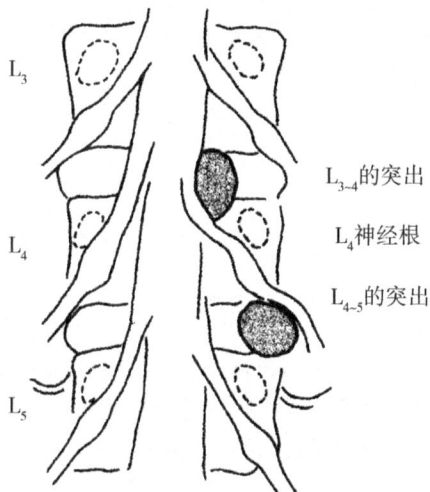

L_3
L_4
L_5

L_{3-4} 的突出
L_4 神经根
L_{4-5} 的突出

图 27-1　外侧型椎间盘突出压迫其上一个水平的神经根

当可疑骶髂关节障碍时，把手掌置于骶部借助体重压下的方法进行检查，有时用这种按压和触诊可查出滑膜的肿胀。继而，托住下肢，屈膝，行股神经伸展试验（L_3、L_4 神经根）。在臀部可触知臀肌萎缩，在外上方 1/4 处检查压痛、硬结，此为触痛点，一般在椎间盘突出症患者也能见到。从此再向内下方有坐骨神经压痛点（也称 Valleix 点）。如果有肌肉萎缩、压痛更强时，这是梨状肌综合征，进一步进行 Freiberg 试验和 Pace 试验。Freiberg 试验是将股与膝成 90° 屈曲位后，将大腿内旋。Pace 试验是将股与膝成屈曲，从两侧外侧克服抵抗把大腿外展外旋。

4. 振动觉检查（图 27-2）　主要用于间歇性跛行的鉴别诊断，对腰背痛患者的诊断颇有价值。检查方法是用 C-128 音叉，为放大振动声，在音叉的前边固定微型扩音仪表，振动觉为脊髓后索障碍而出现的深部感觉，需在皮下有骨骼的部位进行检查，不管在全身何部均无差异。在正常人不会有振动觉降低现象，但在典型的椎间盘突出症患者振动觉下降，从有障碍的椎间水平近处开始，从臀部经下肢到足趾出现与神经分布一致的振动觉下降。L_5 和 S_1 的障碍，在其振动觉下降分布走行形状上不同，依此即可鉴别。

椎管狭窄症：显示从椎体障碍水平向下方全部部位里振动觉消失，也有残存正常部位。但没有在足底振动觉消失的病例。在轻症腰背痛患者，考虑为椎间盘症的病例，其振动觉在臀外上至外侧小范围里消失或减弱，与触痛点相一致。振动觉检查，对与血管性间歇性跛行、椎间盘障碍、椎管狭窄的鉴别诊断上也非常有价值。

5. 感觉检查　椎间盘突出症的诊断上，足部的感觉降低颇有价值。其他部位的感觉检查也应列于常规来进行。

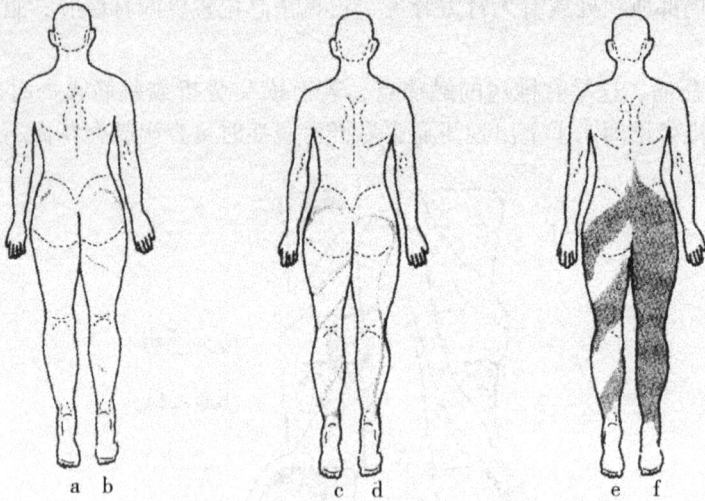

图 27 - 2 振动觉障碍的病理检查

a. 轻症椎间盘症；b. 中等的椎间盘症；c. 椎间盘突出 $L_{4 \sim 5}$；d. 椎间盘突出 $L_5 \sim S_1$；e. 中度椎管狭窄；f. 重度椎管狭窄症

四、影像诊断

（1）X 线检查：腰背痛的 X 线拍片以 4 个方向摄影为原则，当有腰椎挫伤时再追加侧位屈伸像。

脊椎 X 线片的分析读片方法遵循 ABCS 原则：

A（aligment）：弯曲、滑脱。

B：（bone）：椎体、椎弓、棘突、骨结构。

C：（cartilage）：椎间盘、黄韧带。

D：（soft tissue）：肾、髂腰肌、血管、结石。

（2）癌转移时要分析溶骨性破坏或成骨性破坏，或者是混合型，分清其区别很重要。如果男性患者有骨硬化所见，则应立即行直肠指诊。骨质疏松症患者若有腰背痛，要注意查看骨梁断裂、椎体边缘的陷没等微观情况。

（3）脊椎骨滑脱症时，一般测定滑脱度，达到 25% 以上者很少。

（4）MRI 检查优越于其他影像诊断方法，无症状性椎间盘突出的诊断率也很高，因此有自然治愈可能性的椎间盘突出的判断也有很大意义。

五、临床检验

（1）尿液检查：在考虑有肾盂肾炎（细菌尿）、肾结石（血尿）、骨髓瘤时应作尿化验。

（2）红细胞沉降率：遇有脊椎炎（化脓性、结核性）、骨髓瘤、各脏器癌时检查红细胞沉降率。

（3）白细胞计数：脊椎炎、癌、骨髓瘤时进行此项检查。

（4）红细胞计数：在女性患者疑有子宫肌瘤、在男性患者可疑肿瘤时，应查本项。

（5）血清钙、磷等。

六、心理性腰背痛

主诉慢性腰背痛，并且反复就诊，转医院换医生诊治，但疗效不明显，应考虑为心理性腰背痛。

所谓心理性是指虽然以躯体症状为主，但在诊断和治疗上倾向于心理性因素具有更重要意义的病态。在问诊时疼痛原因为生物学的，例如抑郁、药物依赖；心理性因素，例如家庭、工作单位上的麻烦事、不安；社会性因素，例如经济补偿、工作条件等。对上述因素有必要了解，并且在诊疗中加强对患者的管理。

（肖　林）

第三节　腰背痛治疗的依据

一、年龄增加伴发的脊椎改变和疾病

脊椎担负着保护脊髓、神经根等神经要素以及支持荷重的作用，并且依三关节复合体（左、右椎间关节和一个椎间盘）进行前后屈、回旋运动。但是随着年龄增加，伴随的退行变性而引起结构改变，刺激神经导致各种腰背下肢痛。这种退行变性在一生岁月推移中可能会发生脊椎间盘突出（16～60岁）、变形性脊椎症（50岁以上）、椎管狭窄症（50岁以上）、骨质疏松症（50岁以上）、压迫性骨折（60岁以上），其治疗方法各不相同。这些疾病发生时期因人而异，有遗传（先天性）、外伤、环境、代谢性疾病等因素。腰背下肢痛由各种原因而发生，疼痛是由于神经根以及感觉神经末梢的刺激、压迫、炎症、循环障碍等原因而引起。腰背下肢痛疾病有急性期、慢性期、慢性期的急性发作，在慢性痛时又有心理因素而使其恢复困难。神经阻滞等各种治疗方法实际上是对存在于脊椎的神经或对脊椎构造的治疗。

二、引起腰背痛的主要原因、病理及神经阻滞疗法

（一）脊髓神经与神经根

脊髓神经、神经根受累所致疼痛，是由于椎间盘突出、椎管狭窄、滑脱时的神经根刺激、压迫、炎症而引起，向腰臀部、下肢放散的疼痛，称此为根性痛。有时伴有麻木。

脊髓神经的后根神经节局部、神经根分叉部参与间歇性跛行的机制。

一般疗法中采用硬膜外阻滞，对此无效且神经根痛剧烈时选用神经根阻滞。进一步可在神经根进行脉冲射频疗法。有间歇性跛行的椎间狭窄症，选用硬膜外内镜治疗可能有效。

（二）窦神经与椎间盘

窦神经从椎间孔再回到椎管内，向后纵韧带、后侧椎间盘纤维环最外层、硬膜外腔、脊髓硬膜腹侧部等处送感觉支，司理这些部位的感觉。因此与神经根不接触的正中椎间盘突出，可刺激这些神经而引发腰臀部痛。窦神经又支配后纵韧带，而且后纵韧带又是受多分节支配的组织。

腰椎椎间盘突出性腰痛机制是膨隆型突出物刺激后纵韧带被膜的窦神经。椎间盘周围分布着窦神经的分支，随着椎间盘的变性，血管和神经侵入椎间盘内导致椎间盘性疼痛。其诊断依据椎间盘造影后的疼痛再现、CT 形态学检查、椎间盘影像的形态。椎间盘阻滞后疼痛消失，这也是诊断的依据。

支配椎间盘周围的窦神经，与交感神经交通，有时刺激交感神经，发生下肢的冷感。一般治疗为硬膜外阻滞，但有时交感神经阻滞也有良效。

对椎间盘性腰痛使用上述神经阻滞仍无效果时，可选用射频热凝椎间盘疗法，提高其效果。

（三）椎间盘

随年龄增加，椎间盘髓核的水分含量减少，逐渐成为变性椎间盘，如果此时加以反复性捻挫负荷，可以引起纤维环形成龟裂，发生椎间盘突出。此后由于机械性压迫和化学性因素作用使症状进一步发展。突出的椎间盘等于是一种异物，可以由于自身免疫反应而发生炎症，影响神经传导速度和神经根内的血流。

根据椎间盘突出的 MRI 检查，证实椎间盘体积逐渐减少的自然退缩规律。

治疗方面，一般先进行硬膜外阻滞，根据其效果再转入下一步治疗。神经根痛剧烈时，进行神经根阻滞非常有用。为减少机械性压迫所致突出物对神经的压力，可选用经皮椎间盘摘除术。

化学性因素为主要原因时，硬膜外或神经根阻滞药物中添加类固醇药物进行治疗，可较好地减轻急性期疼痛。硬膜外阻滞的效果差时，选用硬膜外洗净，加神经根阻滞效果更佳。

脱出型椎间盘越脱出的大且下垂，越容易自然治愈，一般做神经阻滞等保守疗法来镇痛，十几天后包括疼痛在内的症状可能会自然治愈。

神经阻滞可促进此自然治愈，包括十字法椎间阻滞、腰大肌肌沟阻滞、椎间盘内加压注射、突出物内加压注射。加压注射为注入生理盐水，对炎症物质起冲洗作用。

近年来用硬膜外内镜进行硬膜外粘连剥离、洗净、药物注入，可提高椎间盘突出的治疗效果。这是由于剥离和洗净时可除去炎症物质并且注入抗炎物质类固醇于病变部而获效。

（1）椎间关节、骶髂关节、脊髓神经后支（外侧支、内侧支）椎间关节囊接受多种神经支配。椎间关节的异常可成为腰痛和运动受限的原因。这种疼痛有与腰部椎间关节相一致的压痛，在臀部和大腿外侧也有放散痛。

当作椎间关节造影时疼痛再现，而行椎间关节阻滞时疼痛消失，即能加以诊断。

腰椎横突基底部注射局麻药和类固醇混合液做后支阻滞的方法：在 X 线透视下行腰大肌肌沟阻滞时，可同时进行后支阻滞，其次行肌沟阻滞。若椎间关节阻滞效果持续时间短，可进行后支、内侧支的射频热凝法。

骶髂关节由 L_5 和 $S_{1\sim3}$ 的臀上神经分支支配，疼痛主要以骶髂关节为中心，髂后内侧有疼痛、腰臀部痛、大腿后面痛、骶髂关节有压痛，长时间站立或坐位时发生腰骶部疼痛。其治疗为骶髂关节造影、阻滞或关节支的射频热凝法。

（2）交感神经：脊髓神经与交感神经干之间有许多交通支的联络，有前纵韧带、椎间盘最外层纤维环、大动脉、椎骨动静脉壁等分支。当交感神经被刺激时出现深部的腰痛、腰和下肢冷感。前纵韧带所致的腰痛，经交感神经传导到 L_2 神经根，故采用 L_2 神经根阻滞，阻滞后腰、臀部，则疼痛消失。另外有深部痛或伴冷感的腰痛、椎管狭窄症所致的间歇性跛行时，选择腰部交感神经节阻滞进行治疗，有较好的效果，可使间歇性跛行的距离延长。在门诊比较简便的治疗方法是腰大肌肌沟阻滞。

（3）马尾神经和脊髓：椎管狭窄症、椎间盘突出时马尾神经受压，引起马尾神经功能不全。其症状是下肢、臀部、会阴部的感觉异常、下肢乏力、膀胱直肠功能障碍、间歇性跛行。此时可用硬膜外阻滞治疗，但有时难以奏效。有时也应用蛛网膜下腔阻滞，但很少应用。神经根的压迫可用 MRI、骶管硬膜外造影来检查。在颈胸椎部有压迫脊髓的疾病时，其初发症状是腰痛、下肢痛，需加注意。此时，检查深部反射、病理反射、感觉异常不应仅限于下肢，而应扩大到上肢和胸腹部。多数情况下，对颈部脊髓病症选用星状神经节阻滞、前列腺素 E_1 制剂来进行治疗可以获效。

脊髓圆锥部的位置在第 12 胸椎至 $L_{1\sim2}$ 椎间盘高度。L_1 椎体骨折、破坏或该部位椎间盘突出可能会导致脊髓功能障碍。

腰背手术失败后综合征（FBSS）、椎管狭窄症、复杂性区域疼痛综合征（CRPS）等，可用脊髓刺激装置植入术治疗。FBSS 也可采用连续硬膜外阻滞、硬膜外腔腔镜治疗等方法治疗。

（4）脑：丘脑出血、梗死以后，下肢出现难治性疼痛、麻木。可根据既往史和全身检查来诊断。有时合并椎管狭窄等，须进行鉴别诊断。其治疗有：硬膜外阻滞、腰交感神经节阻滞、抗抑郁药、抗焦虑药、抗痉挛药、电痉挛疗法（mECT）等方法，以上方法无效时可选用脑下垂体阻滞术而获效。

（5）肌、筋膜、韧带：肌、筋膜、韧带受后支、外侧支的支配。肌筋膜性腰痛的症状是有触痛点（trigger point）、肌异常紧张、硬结、持续性疼痛、僵硬、邦紧样疼痛为特点。腰部肌群紧张、收缩达到最大限度。尤其农业从业者在劳动时前屈、弯腰姿势下进行劳动，可成为肌筋膜性腰背痛的原因。韧带包括棘间韧带、横突韧带、髂腰韧带，由于某种障碍成为致痛原因。治疗：触痛点阻滞很有效。刺激疗法为触痛点皮下注射 0.5mL 蒸馏水，可获长期有效的结果。根据情况也可选用硬膜外阻滞和后支阻滞。

（6）椎体：椎体的周围分布窦神经、交感神经的分支。骨质疏松等原因而致压迫骨折发生时变成急性腰痛的病因。恶性肿瘤向椎体转移时引起动作时疼痛，这是由于对椎体荷重的保护机能消失致脊椎不稳而造成的。压迫骨折和脊椎转移的鉴别诊断靠造影 MRI、CT、骨扫描、肿瘤示踪法等检查。治疗有石膏胸衣固定、药物疗法、神经阻滞、X 线照射、经皮椎体成形术等方法。在椎体炎症时应进行血液检查、造影 MRI 来早期诊断，进而用生化检查确认致病菌。治疗：大量抗生素。

（7）血管因素：马尾以及脊髓的动脉、静脉系统有丰富的侧支循环，一般不易发生循环障碍。但像椎管狭窄一样，神经由于某原因长时间受压迫可引起轻度神经障碍和血流障碍，引起间歇性跛行。对神经根的压迫逐步变强和持续，可引起静脉闭塞而致瘀血、血流障碍，导致神经根水肿、神经内压上升，阻挡神经根内的氧供和轴索血供。

有腰痛既往史的病例，较无既往史者其腰动脉和正中骶动脉的闭塞更多。这类循环障碍的治疗方法有：硬膜外阻滞、神经根阻滞、交感神经阻滞、腰大肌肌沟阻滞，前列腺素 E_1（PGE_1）制剂、PGI_2 药物。为达到长效目的，用神经破坏药和射频热凝的方法进行交感神经阻断。下肢动脉闭塞所致的末梢血液循环障碍也可引起间歇性跛行，用下肢动脉触知来诊断。

（8）心理因素：如前所述，腰背下肢痛是由于器质性疾病而发生的疾病。但也有的病例心理因素起着重要作用，常需与精神科一起进行综合治疗。此时患者的自觉症状和客观查体所见常不一致，有必要做心理方面的检查（如 MMPI），用抗抑郁药、抗焦虑药作辅助疗法。如考虑有重症疾病隐藏，应进行 MPI（Mosler 性格检查）等更细致的检查。

（四）腰背痛的神经阻滞疗法实际应用

腰痛时首先应该选择腰大肌肌沟阻滞、椎间隙阻滞十字法、硬膜外阻滞等。其次选用椎间关节阻滞。根性下肢痛，起初用硬膜外阻滞，急性痛时并用神经阻滞和药物疗法，以恢复日常生活为目标，安静休息 2 天。神经阻滞疗法可大幅度缩短治疗期限。当症状无明显改善时，用 MRI 检查，分析是由于椎管内前方或后方所致，疼痛剧烈时，早期进行神经根阻滞。可并用镇痛药、抗抑郁药。

慢性腰痛的神经阻滞疗法可使患者的生活质量（QOL）改善。若有心理因素较强时，可选用硬膜外阻滞、触痛点阻滞的同时并用抗抑郁药、抗焦虑药等药物疗法以及心理疗法。慢性疼痛时由于椎间关节所致者，可选用后支、内侧支射频热凝法，疗效可持续 6 个月以上。

神经阻滞疗法疗效不佳时，可选用腰部交感神经阻滞、射频热凝法、经皮椎间盘摘除术、硬膜外内镜手术、经皮椎体成形术、硬膜外通电疗法。如存留症状较多，应继续在门诊进行治疗。

（肖　林）

第四节　腰背痛治疗方针及程序和筛选

一、腰背痛治疗方针

腰背痛有多种多样的治疗方法，然而其治疗大体上分为单纯腰背痛和伴有下肢痛的腰背痛的治疗，两者略有不同。首先要搞清其原因和诊断，其次按一定的程序和筛选进行治疗。

一旦确诊之后，决定门诊治疗或住院治疗，最重要的是消除疼痛，但有时也会遇到诊断不清的病例，此时亦不可放弃对疼痛的治疗。

对单侧性腰背下肢痛可选用腰大肌肌沟阻滞，尤适合于坐骨神经痛的治疗。

对不伴有下肢痛的单纯腰背痛可选用严相默（严氏）椎间隙阻滞加"十"字法（Yan's Inter – vertebral block + type block，IVB + TB）。如果坐骨神经痛伴有腰背痛时，选用腰大肌肌沟阻滞的同时，可再追加腰背部触痛点阻滞。根据情况也可选用连续硬膜外阻滞，此法尤适合于住院患者。此时要选好穿刺点和导管尖端要达到的位置，尽可能避免导管尖端位于腰部最痛的部位，但这要对每个病例做具体分析后决定。如果是急性期，最好并用类固醇药物。

有时也可选用腰部交感神经节阻滞，能收到较好的效果，此时选用破坏药也是一种选择和方法。对椎间关节综合征者可选用椎间关节阻滞。

即使选用手术疗法，也应该在手术前先试用神经阻滞疗法，到某一时期为止持续解除疼痛是重要的措施。

对双侧下肢痛的腰背痛，最好选用骶管阻滞，药物为局麻药 + 泼尼松 + 维生素 B_1 + 维生素 B_{12} 合液，每周一次，4 次为一疗程。对腰大肌肌沟阻滞无效或间歇性跛行、椎管狭窄、下肢麻木等可选用神经根阻滞。

二、腰背痛治疗的程序与筛选

为治疗有条不紊，将腰背痛治疗的程序与筛选归纳于图 27－3。

门诊治疗

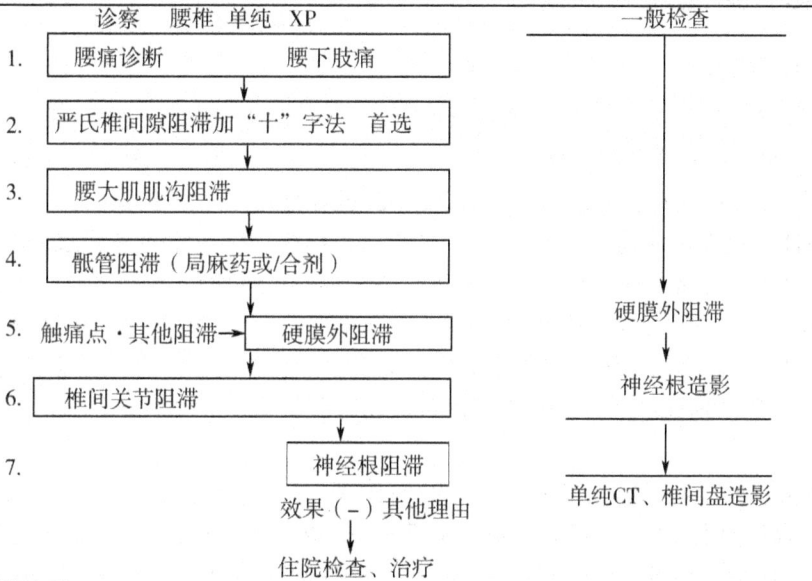

住院治疗

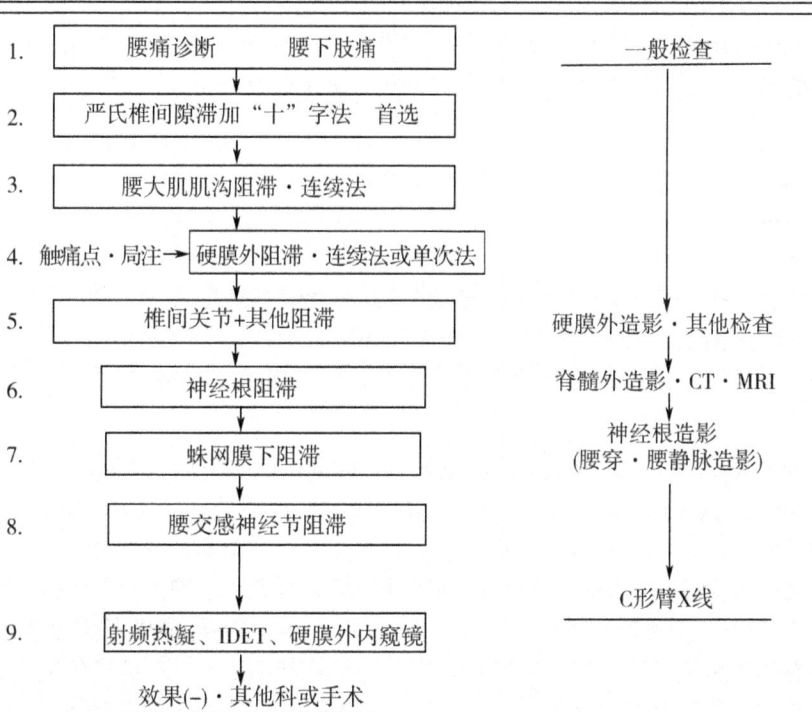

图 27－3　腰痛治疗的程序和筛选

（肖　林）

第五节 腰背痛治疗技术

一、腰背痛的药物疗法

(一) 常用药物

在疼痛科就诊的大部分患者，在就诊前大都已用一般药物治疗，因而边进行经阻滞治疗的同时，边观察症状并用药物疗法。另外，已用药物疗法、神经阻滞治疗之后也无效果，在治疗上感到困惑的腰背痛患者，酌情也可选用阿片类药物。

1. 非甾体类抗炎镇痛药（NSAIDs）　这类药物具有因抗炎症效果所致的镇痛作用以及解热作用和血小板凝集抑制作用。近年阐明 NSAIDs 的药理作用：它抑制促使前列腺素（prostaglandin，PG）合成的环氧酶 COX（cyccoxy kinase）。COX－1 是构成性酶，存在于胃黏液、血管内皮、血小板、肾细胞等组织内，而 COX－2 是诱导性酶，当组织发生炎症时产生前列腺素（PG）而引起疼痛。阿司匹林对这两种酶均有抑制作用，因此镇痛的同时也发生胃肠副作用。

（1）阿司匹林：具有抗风湿、消炎、镇痛作用，过量用药可能发生糖尿病、感染症、消化性溃疡等副作用。成人，口服：每次 0.5～1g，每隔 3～4 小时一次。静脉用阿司匹林（Venopirin），用量 1 次 900mg，1 日 1～2 次。近些年开发了 50 多种与阿司匹林相似的 NSAIDs 药物，但阿司匹林仍不失其应用价值。

（2）NSAIDs 副作用：主要是消化道副作用，机制是 NSAIDs 对胃黏膜的直接作用，又经消化道吸收后通过血行间接地作用于胃黏膜。常无症状地进展，乃至贫血、突然出血、穿孔。

（3）改进 NSAIDs 用法：改变口服时间和方法，选用短效制剂，并用胃肠道药物，必要时应用软膏或静脉注射剂。

2. 肌松药　分为中枢性肌松药和末梢性肌松药。中枢性肌松药可抑制脊髓的单突触及多突触反射途径，抑制脑干网状体多突触径路的下行性活化作用，发挥抗痉缩作用。

（1）末梢性肌松药：硝呋海因钠（dantrolene natrium），抑制从肌小胞体中钙的游离而起肌松作用。急性腰痛的反射性痉缩、非特异性急性腰痛时，可用来行短期治疗，但临床应用较少。

（2）中枢性肌松药：盐碱苯噻二唑咪唑（tizanidine）、氯苯甘油醚氨甲酸酯（chlorphenesin carbamate）、氯苯氨丁酸（baclofen），这些中枢性肌松药临床应用较多。

3. 镇痛药

（1）对乙酰氨基酚（acetaminophen）：常用于非特异性急性腰背痛，此药无抗炎及肌松作用。成人 1 日 4g。副作用比 NSIDs、阿司匹林少，但对肝功能障碍者需注意用药。

（2）氨酚双氢可待因（路盖克，galake）：适合于腰背痛、肌肉疼痛的复合配方镇痛药，具有镇痛作用强、镇咳效能强并迅速退热的特点。每片含对乙酰氨基酚 500mg 和双氢可待因酒石酸盐 10mg 的复合配方，副作用很少。成人每次 1～2 片，每 4～6 小时 1 次。

（3）阿片类镇痛药：阿片类镇痛药可使腰背痛患者的疼痛改善，提高生活质量。对保守治疗无效或其他镇痛药、辅助药不宜应用的病例很有用。但应用这类药物时注意恶心、便秘、头痛等副作用和成瘾、耐药性。

1）磷酸可待因：初次量60～120mg/d，必要时增量1.25～1.5倍，1日分4次，根据需要每4小时一次口服，有时也可以在用药末尾变更为盐酸吗啡。对副作用的处理，可同时用下列药物。①制吐药：丙氯哌拉嗪（prochlorperazine），每次15mg，3次/日。②缓泻药：吡啶甲烯酚硫酸氢钠（picosulfate sodium）、番泻叶（sennoside）等药物。磷酸可待因的最终或维持量为80～540mg/d，平均178mg/d。有效的病例最终或维持量为90～540mg/d，平均232mg/d。

2）磷酸可待因的效果与用药剂量举例：①腰部椎管狭窄症：开始量100mg/d，维持量198mg/d。据6例观察，有效率为50%。②腰椎术后腰下肢痛：开始量100mg/d，维持量282mg/d。据8例观察，有效3例（37.5%），稍有效4例（50%）。③压迫骨折：开始量95mg/d，维持量135mg/d。据观察5例，有效2例（有效率40%），稍有效4例（80%）。

4. 抗抑郁药　抗抑郁药分为三环类、四环类、非定型类，其中临床上常用者如下：

（1）阿米替林（amitriptyline）：在抗抑郁药中阿米替林吸收去甲基肾上腺素的作用强。抗抑郁药抑制去甲基肾上腺素、5-羟色胺的再吸收，在神经突触间隙增加这些物质而起到抗抑郁作用。腰背痛80%的患者有抑郁状态，阿米替林可改善此状态。这类药又具有镇痛作用，是由于拟5-羟色胺、去甲基肾上腺素神经纤维活化，促使脊髓下行性疼痛抑制系统被激活，与抑郁无关地发挥镇痛效果，此时的用量比抗抑郁所需量为少，所需时间也短，一般为1周。用药量10～25mg，睡前口服，显效需几天至1周，有嗜睡、口渴等副作用，必要时最高量可达200mg，老年人易发尿闭副作用，需注意。

（2）氟成肟胺（fluoxamine）：是近年来应用的药物，氟成肟胺为选择性5-羟色胺再吸收阻抗药，起到抗抑郁作用。

（3）反式氟苯氧哌啶（paroxetine）：药理作用类似于氟成肟胺。这类药副作用少，有利于治疗慢性疼痛。

（二）用于腰背痛的其他药物

1. 神经妥乐平　可活化下行性疼痛抑制系统，发挥镇痛作用。并可改善局部循环及自主神经调节作用。此药不影响前列腺素（prostaglandin，PG）合成，故无非甾体类消炎镇痛药导致的消化道系统等副作用。临床上，它还能改善冷感、麻木等神经症状。口服：每次2片（每片4IU），每日2次，早、晚饭后口服，用药4周。大剂量静脉注射：每次神经妥乐平特号3mL，每次10支，每天1次，连续7天静脉注射。

2. 改善血流药物　腰部椎管狭窄症的症状发作与神经组织内的血流障碍及水肿、代谢障碍有关。前列腺素制剂、5-羟色胺受体拮抗药等对改善神经组织及其周围的循环具有较好的效果，并对腰椎间盘突出症也有疗效。

3. 肿瘤坏死因子α拮抗药　该药对椎间盘突出患者起镇痛作用。肿瘤坏死因子（tumor necrosis factor，TNF）α存在于髓核、Schwan细胞内，经动物模型证实与椎间盘源性神经障碍的疼痛发作有关。

4. 三磷酸腺苷　在脊髓后角的痛觉传导也有三磷酸腺苷（adenosine triphosphate，ATP）的参与，已有研究报道。也有对亚急性腰痛患者口服ATP而获效果的报道。

5. 钠通道阻断剂　抗心律失常药，有细胞膜安定化作用，抑制神经细胞的异常兴奋。

（1）美西律（mexiletine）：300～450mg，分3次投药。副作用有消化道症状、心动过缓。

（2）利多卡因（lidocaine）：5%的贴剂用于腰痛患者，用药4周者比2周、6周者效果更好。

6. 用于骨质疏松的药物

（1）成骨蛋白-1（osteogenic protein-1，OP-1）：用于椎间盘变性，注入OP-1，增强椎间盘细胞外基质的产生，抑制TNF-α的产生，不诱发椎间盘痛觉过敏。椎间盘变性可成为非特异性腰痛的原因，用此药可促进椎间盘的再生。

（2）维生素B_{12}：可促进神经再生而用于腰痛的治疗。

二、严相默（严氏）椎间隙阻滞加"十"字形阻滞法

严氏椎间隙阻滞加"十"字形阻滞（Yan'sIntervertebral block "十" Type block；IVB+TB）的方法，由作者1980年首次用于临床，曾在全国第二届疼痛会议、第一届日中疼痛治疗联合会议（日本旭川）、第二届东西方疼痛会议（北京）、第七届世界疼痛学会学术会议（IASP，法国巴黎）上发表，并刊登于《大韩痛症学会志》上。

（一）操作方法

1. 穿刺部位　选择$L_1 \sim S_1$之间疼痛严重的椎间隙，一般是$L_{2\sim3}$、$L_{3\sim4}$、$L_{4\sim5}$。若有骶部疼痛，也可选择$L_5 \sim S_1$间隙。

2. 体位和消毒　取左侧卧位，特殊情况下也可取右侧卧位，屈膝弯腰，尽可能采取明确显露椎间隙的体位，之后按常规进行穿刺部位的消毒。5%碘酊、75%酒精或碘伏均可。

3. 穿刺　用局麻药作穿刺部的局麻后，用7号腰穿针经椎间进行穿刺，进针至黄韧带，但不突破黄韧带，注入混合液0.7mL，退针至棘间韧带，再注入0.7mL。最后拔针至棘上韧带、皮下，注入0.6mL。依同法再做其他两个间隙，如图27-4所示。

4. 药物　混合液由1%利多卡因4mL、泼尼松62.5mg，共6mL组成，此液用于椎间隙阻滞。另备0.5%利多卡因10~12mL，用于"十"字形阻滞。

5. "十"字形阻滞　待椎间隙阻滞完成之后，选其一点（一般为$L_{3\sim4}$）刺入皮下。用针分别向头、向尾、向左、向右方向进行皮下浸润，即成"十"字形，注入0.5%利多卡因10~12mL，见图27-4（b）。

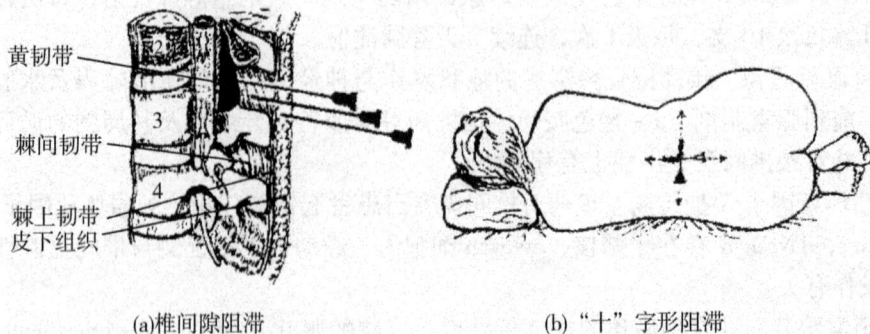

(a)椎间隙阻滞　　　　　　　　　(b)"十"字形阻滞

图27-4　严相默椎间隙阻滞加"十"字形阻滞法（IVB+TB）示意图

（二）临床应用

1. 适应证　IVB + TB 是腰背痛的首选治疗方法，适应范围越来越扩大，在日常疼痛门诊中几乎每天都在应用。

（1）慢性腰痛病：腰椎间盘突出所致的不伴下肢痛的腰痛。

（2）五十腰：突然的体位改变，如从椅子起立时闪腰，不能伸腰、不能迈步者，一般 1 ~ 2 次即可获效。

（3）腰挫伤、扭伤所致腰背痛。

（4）强直性脊柱炎：可减轻剧烈的腰痛。

（5）肌筋膜性腰背痛：检查时往往能发现脊柱两旁肌肉僵硬，IVB + TB 治疗后能消除僵硬和腰痛。

2. 疗程及疗效评估　IVB + TB 一般隔天一次，3 ~ 6 次为 1 个疗程。个别病种，如闪腰时，可做 1 ~ 2 次治愈。腰背痛病程长者，如强直性脊柱炎可延至 10 次，根据患者具体情况而定。

临床研究结果表明，本法对不伴下肢痛的腰背痛具有良好的治疗效果。具有安全、简便、并发症少、周转快等特点，患者容易接受，适合于门诊处理大量患者，可作为腰背痛治疗时首选的神经阻滞方法。

三、腰大肌肌沟阻滞

腰大肌肌沟阻滞（psoas compartment block，PCB），系用"后入"接近法将穿刺针的针尖刺入腰大肌肌沟，使注入的局麻药沿该肌沟扩散，从而阻滞腰神经丛和骶神经丛的一部分及股外侧皮神经、股神经、生殖股神经、闭孔神经，对一侧腰下肢痛有效。

1976 年 Chayen 报道将 PCB 应用于髋关节、大腿等下肢手术的麻醉，严相默从 1997 年起作为腰下肢痛治疗方法用于疼痛临床。

（一）应用解剖

1. 解剖结构　腰大肌肌沟的前后缘分别为腰大肌和腰大肌筋膜，内缘为腰椎椎体。同一水平的腰椎横突、横突间韧带及其肌肉和腰方肌均在其后方（图 27 - 5）。在穿刺点水平上腹后壁的层次由后向前有皮肤、皮下组织、浅层腰背筋膜、骶棘肌、深层筋膜、腰方肌及筋膜、腰大肌肌沟，腰大肌由筋膜鞘包被。

2. 神经分布　腰丛由 L_1 ~ L_3 前支和 T_{12} 及 L_4 前支一部分构成。下肢的大部分由腰丛和骶丛的神经分支支配，如图 27 - 6 所示。在 L_4 水平的腰大肌肌沟部位外侧是股外侧皮神经（L_2 ~ L_3），前方有股神经（L_2 ~ L_4）、闭孔神经（L_2 ~ L_4）和生殖股神经（L_1 ~ L_2），内侧系腰丛和坐骨神经，后方则有自骶丛来的分支。腰丛位于腰椎横突的前方、腰大肌的后方。股神经出自腰大肌的外侧，闭孔神经则出自其内侧，沿着腰大肌与 L_5 之间的凹隙下行，闭孔神经的内侧有 L_4 的分支与 L_5 的神经汇合，在同凹隙里下行，形成腰骶干。依此在 L_4 和 L_5 椎体的横突平面，存在有一组神经互相紧贴着、支配着下肢，自外至内侧计起分别为：股外侧皮神经、股神经、生殖股神经、闭孔神经和腰骶干。

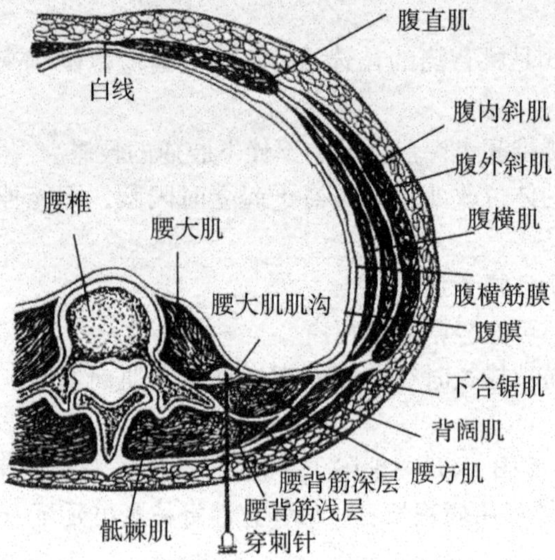

图 27 - 5 腰大肌肌沟的应用解剖

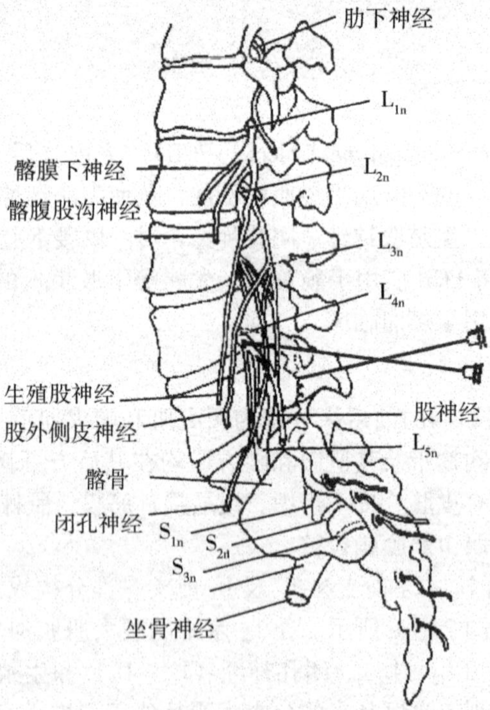

图 27 - 6 腰大肌肌沟阻滞的解剖关系（侧面观）

（二）操作方法

1. 体位 患者侧卧，患侧下肢在上方，股与躯干舒适地弯曲，也可取俯卧位，但前者为最常用。

2. 穿刺点 作髂棘连线，确认 $L_3 \sim L_4$ 间隙，由此点向骶部划一正纵线，在此线 3cm

处，再向外侧划一横线（与正纵线成直角），最后一线上 5cm 处为穿刺点（图 27 - 7）。

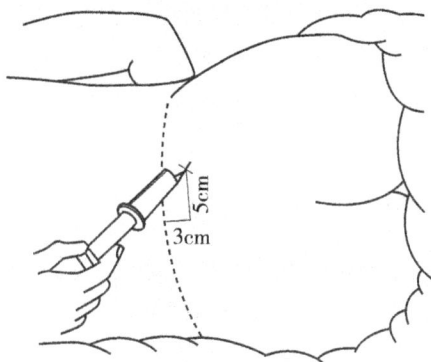

图 27 - 7　腰大肌肌沟阻滞穿刺点的选定

3. 进针　先消毒皮肤铺单，取 10cm 长的穿刺针，作单次法用 7 号针，作连续法用 Touhy's 连续硬膜外穿刺针，与皮肤成垂直进行穿刺，使之到达横突间。用 20mL 注射器装空气，接在穿刺针上，然后再把它推进 1～2cm 即达腰方肌处出现抵抗感、发紧感，再将针推进 1cm 时，感到抵抗感突然消失，证明针尖已达腰大肌肌沟中。穿刺针自皮肤进入的深度一般约 7cm 左右（据人种、胖瘦有别）。穿刺成功时，有的患者出现异感，但不能全凭它来判断穿刺成功与否。若有怀疑时，可改正针的位置，当达腰大肌处产生抵抗后，再轻微地穿入至稍远处即可。

4. 注药　肯定针位置无误后，试行抽吸，证明穿刺针未误入血管或蛛网膜下腔，将 20mL 空气注入到腰大肌肌沟处，使该处扩张。若系连续法，可经针送入连续导管，保留导管拔针，固定导管经此导管注药。注药为 1.5% 利多卡因和 0.1% 丁卡因合液 15～20mL，根据情况也可以不加丁卡因。

5. 注药后处理　注入局麻药后保持穿刺时的侧卧位 10 分钟，使局麻药不仅渗入股神经，而且使其渗入至坐骨神经间隔处。如果所需部位在臀部或股部较低部位时，可另加坐骨神经阻滞，以求阻滞完善。此时注药的药量，腰大肌肌沟处为 20mL，坐骨神经处为 15mL。

（三）临床应用

1. 适应证

（1）坐骨神经痛：PCB 最适合于坐骨神经痛的治疗，对门诊患者可选用单次法，每天做 1 次，注药后卧床休息 2 小时左右，即可自行回家。住院患者可采用连续法。

（2）腰背痛：伴有下肢痛的腰背痛患者或者单纯腰背痛患者靠骶部时也可选用。

（3）下肢肌筋膜痛。

（4）下肢血栓闭塞性脉管炎。

（5）癌转移性腰下肢痛或癌转移性下肢痛：例如宫颈癌根治术后癌转移性下肢痛，或宫颈癌术后在 ECT 上虽无转移灶，但有剧烈下肢痛时可选用连续法 PCB。

（6）下肢手术。

2. 疗程及疗效评估　PCB 一般每天 1 次，10～12 次为 1 个疗程，第 1 疗程无效者，休息 1 周后可做第 2 疗程，一般都能取得良好效果。

根据作者的临床研究用 PCB 治疗坐骨神经痛 279 例的结果，治愈 218 例，占 78.1%；有效 61 例，占 21.9%，无效占 0%。疗效的标准是：治愈：疼痛消失，走路无碍，直腿抬高试验阴性，恢复工作，与患病前相同者。有效：疼痛基本消失，尚有不适的感觉，直腿抬高试验 60°（±）时有轻微痛，但能坚持工作，自诉较治疗前好转。无效：症状、体征与治疗前比较无改变者。

四、神经根阻滞疗法

神经根阻滞是指在脊髓神经出离椎管外的部位进行穿刺，注入局麻药或局麻药加类固醇合液。本法不仅治疗腰背下肢痛，还可确诊患病神经根，注入造影剂可以观察形态学结构。

腰椎椎间盘突出症致神经根压迫，发生腰背下肢痛，有时虽作硬膜外阻滞也无效，遇此情况下可选用神经根阻滞，即能获良好效果。

1971 年 Marcnab 首次报道 X 线透视下油性造影剂注入法，称为神经根渗入作用（nerve root infiltration），疼痛治疗上则称为根性阻滞（root block）。

神经根阻滞是作一次阻滞后，能获长久镇痛的很有效的方法，在操作时患者可感到短暂的锐痛，应严格掌握适应证和正确的操作技术。

（一）准备

（1）C 形臂 X 线装置。

（2）7 号注射针及 5mL 注射器 3 个。

（3）7 号 9cm 长的腰穿针。

（4）2% 利多卡因（lidocaine）。

（5）地塞米松（dexamethasone）5mg。

（6）碘海醇（omnipaque）造影剂 5mL。

（二）神经根阻滞操作方法

1. 腰部神经根阻滞　此操作须在 C 形臂 X 线下进行，有俯卧位和斜位法。

（1）俯卧位法：①患者俯卧，下腹垫枕，使背部与 X 线台相平行。②调节 C 形臂 X 线管球，使之与 L_5 椎体上下终板成平行。③穿刺点：椎弓根下缘水平离正中线旁开 4cm（横突尖端处）。④消毒皮肤，用 7 号 9cm 腰穿针刺入皮肤作局麻。⑤C 形臂 X 线监视下深刺到横突基底下缘，拔回，向 L_5 神经根、向尾侧刺进。⑥从横突后面至神经根距离为 2cm，当刺中神经根时患者主诉同侧下肢电击样痛感。⑦注入 1～2mL 造影剂、拍片，注入 2% 利多卡因或甲哌卡因 2～5mL + 地塞米松 2～5mg 的混合液。⑧操作结束，疼痛消失，阻滞后安静休息 1 小时方允许走动，操作见图 27-8 及图 27-9。

（2）斜位法：①患者取患侧在上的斜卧位，下腹垫枕，健侧下肢伸直，患侧下肢（上方）轻轻弯曲的半俯卧位，与 X 线台成 30°～45°角。②在 X 线视觉成目标的椎体下一尾侧椎体上关节突外缘、占终极 1/3～1/4 的半俯卧位，确定斜位角度后，使椎体终极（下缘）成直角。③穿刺点：定在相当于"狗下颌"的下部处、椎弓根紧靠下方的上关节突稍外侧、椎体终板头侧处。④将穿刺针朝着与 X 线管球轴相一致的方向推进，达神经根，若达不到，把刺入方向稍朝向腹侧或背侧改变并寻找。不向尾侧，否则可刺到椎间盘，若向椎间孔方向刺进，有入蛛网膜下腔之危险。⑤注入造影剂、药物步骤与俯卧位法相同。⑥进针方向与透视方向一致则容易预测进针深度，定斜位的角度较难，故应利用好垫枕。

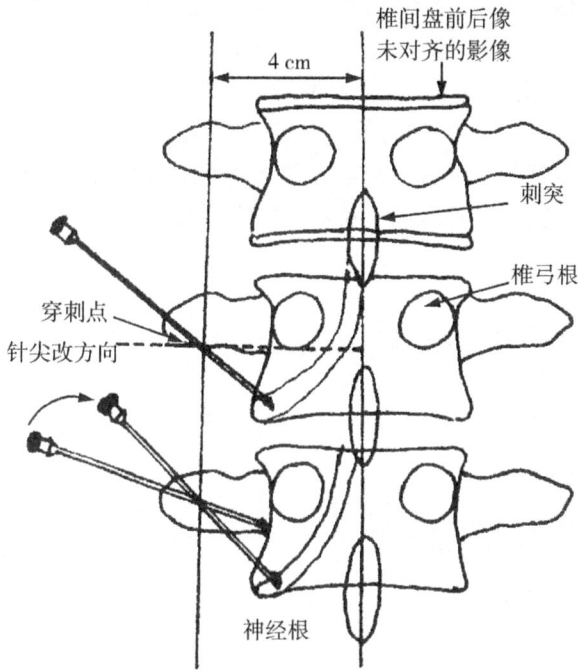

图27-8 在C形臂X线下俯卧位法腰脊神经根阻滞示意图

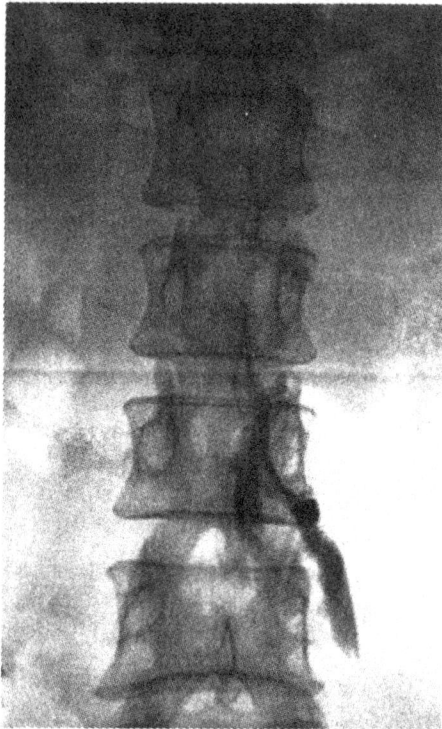

图27-9 腰椎椎间盘突出症，L_3神经根阻滞

2. 骶部神经根阻滞

（1）俯卧位法：①患者俯卧，腹下垫枕，确认棘突位于下一腰椎椎体中线，把 X 线管球向头侧移动，使之与 L_5 椎体尾侧终板相一致，看清 S_1 骶前孔与骶后孔相一致的影像，向 L_5/S_1 椎体终板方向进针。②穿刺点：L_4/L_5 神经根阻滞穿刺点向尾侧移动等距离的点，即 S_1 椎弓根下缘高度上，离正中旁开 4cm 处。③消毒皮肤，作穿刺点的局麻。④用 7 号 9cm 腰穿针，以椎弓根下缘为中心，向内、向尾侧推进。⑤此时触到骶骨后面，把针缓慢一点一点向尾侧移动。寻找拔出骶后孔的部位，在此，缓慢推进达到神经根，若不易触神经根时，将穿刺点稍向内侧移动，自骶后孔拔针的同时，再推进达神经根。⑥注入造影剂、药物，剂量与腰部相同。

（2）斜位法：①与腰部同，取患者侧在上的半侧卧位，调节管球，在透视上使 S_1 骶前孔和骶后孔相一致。②穿刺点：透视上的骶孔上缘中央，与俯卧位法相同，将针像点状阴影一样起变化时推针则达神经根。③本法需确认前后骶孔，S_2 以下的穿刺较难。

3. 神经根射频热凝法

（1）指征：当局麻药神经根阻滞只有暂时性效果时，改为射频热凝法，但射频热凝法有肌力降低的副作用，应持慎重态度。

（2）防肌力降低法：当使用脉冲刺激法时，很少出现肌力降低。

（3）操作特点：大致与药物性神经根阻滞相同，不同点在于穿刺针是绝缘电极针，并需射频热凝装置，非绝缘部裸露部分为 4mm，电极针全长度为 97mm。

（三）并发症

一般没有重度并发症，但有时可能发生神经损伤等并发症。

1. 蛛网膜下腔阻滞　硬膜下及硬膜外阻滞针从椎间孔进入椎管内时，有时出现蛛网膜下腔阻滞。若遇血压下降，则应输液、吸氧，必要时注射升压药物。

局麻药注入到硬膜下时，5～10 分钟后出现血压下降，呼吸困难，但肌力保持正常，症状恢复也较快，根据情况应输液、吸氧。

在神经根造影时，部分造影剂和局麻药沿神经周围流动而致硬膜外阻滞，但因药物剂量少，不会发生重症体征。

2. 神经损伤　反复穿刺时有发生神经损伤的可能性。在一段时期内该部位感觉消失、肌力降低。如果反复穿刺也不出现放散痛时，应调整 X 线透视的方向，尽可能避免频繁的穿刺。另外，虽已出现较强的放散痛也可能发生神经损伤，此时应改期再行操作。

3. 高血糖　在糖尿病患者进行操作时，药内激素可致高血糖，因此糖尿病患者应减少激素用量或查血糖。在门诊要详细询问既往史。

4. 感染　除控制不善的糖尿病患者外，若按常规操作严格消毒时，一般不发生感染。若穿刺部位有感染迹象时，改换其他部位进行。

5. 出血　通常的操作不会发生出血，但正在服用抗凝剂的患者可能会发生出血，此时神经根血肿致神经损伤，应详细问诊。

6. 疼痛　神经根阻滞后症状转轻，但经数小时后反而较阻滞前更痛，这是由于神经根轻度损伤所致，一般在放散痛强时发生，应提前向患者说明为好。

（四）临床应用

1. 适应证

（1）神经根性疼痛：包括椎间盘突出、腰部椎管狭窄症、腰椎滑脱根性痛，其中尤适合于椎管狭窄症恶化时的急性痛，可获即时良效。如果有沿着特定区域的感觉异常，可选择相应的神经根，进行神经根阻滞疗法。但神经根阻滞是侵袭性操作，原则上先作药物疗法、触痛点阻滞、硬膜外阻滞无效时再进行神经根阻滞疗法，但也有主张在早期进行神经根阻滞疗法者，各家意见不一，酌情选用为宜。

（2）用于诊断：此时尽可能用少量（2mL）药物，使之作用于单独的神经根，如果出现止痛作用，就表示该神经根就是患病部位。若仍有疼痛，则说明除该神经根之外还有与疼痛有关的其他神经，此时应再做与疼痛有关的神经根阻滞，即复数神经根阻滞来确定患病部位。

（3）射频热凝神经根阻滞适应证：比较复杂，恶性肿瘤神经根浸润时为适应证，良性疾病尚有争议，慢性腰背痛也是适应证。关键是调节好温度、时间，只要应用得当则可获长期效果，且无副作用。

（4）慢性腰背痛患者：当神经根症不明时或其他神经阻滞未见效，就可选用 L_2 神经根阻滞。

（5）带状疱疹后神经痛。

（6）手术后疼痛。

（7）反射性交感神经萎缩症。

2. 疗程及疗效　通常一个疗程为 1~3 次，每隔 2~3 天作 1 次。在征求患者同意的前提下，可作第 2 个疗程，两个疗程之后仍无效果，可考虑选用其他方法。

五、椎间盘内加压注射疗法

本法从 1992 年开始用于临床，其加压注射的部位根据临床症状、查体所见以及 MRI、造影诊断结果而定。

（一）操作方法

1. 体位和 C 形臂 X 线管球轴　取患侧在上的侧卧位，腰下垫入薄枕，使腰椎部与透视台相平行，管球轴与患病椎间盘垂直。穿刺时取患侧在上的斜位，在透视下，上关节突外侧缘位于画面上的椎体后方 1/4 斜位。当选择 L_5/S_1 椎间盘内加压注入时，由于有髂嵴将管球置于与 L_5 腰椎下缘垂直的状态，把斜位的前倾显著些，使髂嵴外侧缘衔接第 5 腰椎下缘外侧的位置。

2. 穿刺点和刺入方向　离棘突外侧 8~10cm，病痛责任椎间盘的中点为穿刺点。穿刺针为 12cm 长、7 号阻滞针。穿刺点作局麻。进针后将针尖先触到上关节突外侧，拔针少许，在椎间盘中央、滑过上关节突外侧缘的同时刺入到椎间盘内。L_5/S_1 时，以髂嵴外侧缘上的椎间盘中央作为穿刺点，滑过上关节突外侧缘而入，这样可以避免穿刺神经根，针尖向椎间盘后方推进。

3. 确认针尖位置　当感到刺入椎间盘的阻力后，确认在正面像里位于椎间盘中央稍偏患侧处，在侧位像位于椎间盘中央稍偏后侧。注入造影剂 1~3mL 作椎间盘造影。

4. 注入药物 将 1% ~2% 利多卡因或甲哌卡因 4~5mL + 地塞米松 4mg 混合液加压注入，注入过程中可觉到疼痛和压迫感。注入中突然阻力变化，造影剂漏出于后纵韧带前侧、硬膜外腔，此后立刻疼痛消失，继而加压注入生理盐水 5~20mL，一般用 5mL 一次性注射器，但仍阻力大时，改用 3mL 注射器更加压注入。若遇逆流情况，边用手指扣压注入口的同时追加注入生理盐水，最后追加注入造影剂 1~3mL，确认加压的效果。

（二）临床应用

1. 适应证与分类

（1）腰背下肢痛：其他各种神经阻滞单独应用不见效的腰椎椎间盘突出患者为适应证，在治疗前先需根据临床症状、查体、影像、诊断尤其是 MRI 所见来决定。

（2）根据分类选择适应证：突出型为首选，突出型的 MRI 表现是最大突出物位在从正中至椎管内侧 1/2 以内，在矢状面影像里最大突出物不超过上下椎体缘；超过椎体缘称为脱出型。突出物突出或脱出的病例中，最大突出部位在正中部至椎管 1/2 外侧者称为根直下型。

（3）加压注入时 CT 所见分类：由于椎间盘内加压注入，造影剂向硬膜外腔漏入者，称为硬膜外腔型；向后纵韧带之前漏入者称为后纵韧带型；停留在椎间盘内者称为椎间盘内型。

（4）加压注入后 MRI 所见分类：与加压注入前 MRI 比较，加压注入后 MRI 所见突出物消失者称为消失型；其大小变小者称为缩小型；前后无变化者称为不变型。

2. 疗程及疗效

（1）疗程：一般 1~3 次为一个疗程。根据 120 例观察，作 1 次后疼痛消失者为 48 例，2 次后疼痛消失者为 2 例，施行 4 次后无疼痛消失者。

（2）疗效：根据加压注入后 MRI 所见来看，33% 患者突出物消失或缩小，其中 95% 患者疼痛消失或减轻。加压注入后即刻疼痛不减轻的病例也是在 1 个月左右的时间，起到椎间盘变性促进作用或因硬膜外脱出的椎间盘突出物吸收作用而疼痛减轻。疼痛不减轻的病例，应并用其他的神经阻滞疗法，此间可再作 2~3 次。作 4 次以上者一般没有效果。

至于对椎间孔神经根绞扼、椎间孔外神经根绞扼的患者，加压注入法的效果不满意，根据病情进行手术疗法为宜。

总之，加压注入疗法操作较容易，有较好的效果，若选择属适应证的病例谨慎治疗，是一种有用的治疗方法。

六、腰背痛的其他疗法

（一）椎间盘内射频热凝疗法

椎间盘性腰痛是在坐位或椎间盘内压被增加的姿势时增强的腰痛，当纤维轮断裂，椎间盘变性时，神经纤维进入至椎间盘内的纤维轮外层，加之负荷后刺激痛觉纤维导致疼痛，出现临床上所谓的腰背痛。

腰痛为 45 岁以下人群生活障碍的主要原因，其中椎间盘性腰痛常见于体育运动员、青壮年人，占慢性腰痛的 40%。椎间盘性腰痛用椎间盘内射频热凝疗法（intradiscal electrothermal therapy，IDET）治疗时，应选择好适应证。

1. 适应证

（1）临床症状：①镇痛药、硬膜外阻滞等通常的保守治疗无效并持续 6 个月以上的腰痛存在。②无下肢症状等神经根障碍及神经学的异常。③不能取长时间坐位，在增加椎间盘内压姿势下增强的腰痛。

（2）影像所见：①单纯 X 线片上，无 50% 以上的椎间盘裂隙的狭小化，无不安定性。②MRI 示纤维轮后方膨隆，是椎间盘突出物。③椎间盘造影：用低压注入 1.25mL 以下少量造影剂也出现疼痛，而注入少量麻醉药（2% 利多卡因 0.5mL）疼痛则减轻。

2. IDET 实施方法　体位与椎间盘造影同。一般取俯卧位，局麻后用 17G 引导针刺入，选择无腰痛的一侧进针，针达到目标部位后，向针内插入 Spine cath 针芯，针芯在髓核内，像线圈样沿髓核外缘旋转，射频热凝专用。该针芯离出引导针，在椎间盘内部沿着髓核外缘旋转而插入，用手指边回转的同时缓慢插入。用 X 线确认在盘内像线圈样地打卷。线圈两端可通过 X 线看得清楚，应位于后侧纤维轮部位。与射频热凝仪（ORA－50S Spine Generator）相连接，参数调到 60～90℃，12min，边听患者反应的同时逐渐升温。最终以 90℃、4分 30 秒到 5 分钟进行射频热凝，此时出现再现性疼痛，对治疗效果的提高重要。

（二）硬膜外内镜疗法

硬膜外内镜（epidural endoscopy）疗法于 1995 年由美国 Saberski 首次报道用于慢性腰下肢痛的治疗。主要用于药物、神经阻滞、激光等疗法无明显改善的腰下肢痛患者。

1. 适应证　有报道用于椎间盘突出、腰椎滑脱症、腰背手术失败综合征（failed back surgerysyndrome，FBSS）、腰部椎管狭窄症、MRI 无异常所见的腰下肢痛等疾病的疼痛治疗，但各家报道疗效不一。

2. 禁忌证　全身性或局部性感染症，尤其是骶裂孔周围有感染伤口时为禁忌证。服用抗凝药、抗血小板凝集药或凝血机能异常者也列于禁忌。颅内占位性病变或有颅内压亢进症状者为禁忌。骶骨周边解剖因人而异，当遇到骶裂孔狭窄或闭塞的病例也不宜做这种疗法。

（肖　林）

第六节　腰背痛相关疾病

一、慢性腰骶痛

（一）原因

这是由于不正确的姿势或老化现象，致使脊椎的下部附加机械性重力而引起的功能性腰痛。原因有脊椎周围韧带、肌、筋膜、腱的变性以及包括脊椎间关节在内的骨、软骨等的变性。例如，老年性变形脊椎症、骨质疏松症（高龄女性多见）。中年后期发生时，称为"五十腰"。

（二）症状

隐痛、不快感或疲劳感等扩散到腰骶部。疼痛缺乏局限性，强度也不剧烈，有时腰部外伤、抬举重物可诱发疼痛。疼痛在活动时加重，卧床时减轻。在肥胖、体重大的人中少见，而在肌肉不发达的瘦弱的人中常见。检查时，会发现脊柱两侧的肌肉呈中等度隆起且坚硬，在此可发现有压缩，但是膝腱反射、跟腱反射、感觉、直腿抬高试验等均正常。X 线片所见为腰椎的前弯较明显，骨有变性。

（三）治疗

在处理上很重要的问题是应确认腰痛不是由于骨盆内脏、腰椎等部位的器质性改变所致，待确认这一点后，做如下处理。

1. 要安排合理的生活方式　在日常生活中，注意防止脊柱不受过重的负荷，例如，防止床垫太柔软，最好选用硬床，或者在褥子底下放入坚硬的东西或木板，依此防止就寝时脊柱过度屈曲、向背侧突出的现象。白天工作时坐的椅子，也最好避免使用过度松软的椅子，尽可能采用能保持脊柱自然弯度的椅子。要注意鞋，特别是女用高跟鞋，因为这些因素也和疾病有一定的关系。尽可能避免重力作用于腰部的工作。

2. 镇痛药　疼痛加剧，可用解热镇痛药，适量给予阿司匹林或吲哚美辛（消炎痛）。

3. 理疗　电针、温热方法、按摩。

4. 神经阻滞

（1）严相默椎间隙阻滞"十"字法，见图 27 - 4。

（2）局麻药局部浸润：在坚硬的肌肉内或在压痛强的部位或触痛点里，注入低浓度局麻药、0.5% 普鲁卡因、0.5% 利多卡因、0.125% 丁哌卡因等药物，浸润使用细针。浸润后，疼痛消失的情况多。每隔 1~3 天进行，效果有时是暂时性的，但绝大多数可得到完全治愈，此时，如果并用可的松 25~50mg 或肾上腺皮质激素类药物，效果更好。但肾上腺素可妨碍局部循环，不宜使用。

（3）腰部硬膜外阻滞：在 0.5% 利多卡因或甲哌卡因内混合可的松 20~50mg，每隔 2~3 天注入到腰部硬膜外，最好选择有疼痛的部位，以此为中心注入药物。

（4）体操疗法：仰卧在坚硬的木板床上，缓慢地将两膝张开，用手把两膝拉向胸部以上，反复做屈曲运动，或者在立位进行躯干前屈运动及躯干侧屈运动。

二、急性腰骶痛（或挫伤）

抬重物或扭腰时突然发生的剧烈的腰痛一部分属于此，习称"惊腰"。

（一）原因

急骤地抬重物或突然采取异常体位，或在腰部直接受外伤之后常见。其原因是，由于外力的作用，在腰部的肌、筋膜、腱等处发生小出血或断裂，继而产生水肿、炎症、肌挛缩遂致腰骶痛。除此之外，病毒性感染也可引起腰痛，或者肌、筋膜炎也引起急性腰骶痛。例如，流行性感冒和小儿麻痹等疾病可能有其他症状较少而腰痛为主要症状的情况，这是由于病毒感染在肌肉和筋膜处产生炎症性水肿。

（二）症状

在多数情况下，疼痛一开始非常剧烈，做缓慢的体动动作也难以忍受，有时甚至完全不能动一动身体。疼痛通常是双侧对称性，但也有一侧更剧烈者。在一侧疼痛时，脊柱呈向疼痛侧凹陷的侧弯状态，有时疼痛放散至大腿后面。

通过腰背部的视诊、触诊，可发现腰背部椎旁肌群的一侧性或双侧性挛缩。膝反射、跟腱反射及感觉均正常，直腿抬高试验时，疼痛增强。

（三）治疗

在治疗前一定要根据 X 线片及神经学检查结果，确定疼痛是否由于其他的器质性疾病所引起，尤其是腰部椎间盘脱出、脊椎分离症、骨折等。如果没有器质性病变，给予以下的治疗。

1. 严相默椎间隙阻滞加"十"字法　仍按图27－4的方法穿刺和操作，所不同的是将泼尼松改为可的松，亦即1%利多卡因＋可的松合液2mL，注入于黄韧带、棘间韧带、棘上韧带及皮下，必要时在第1、2对骶孔每处注入1~2mL，一般做1~4次（平均2~3次）即可见效。

2. 腰部硬膜外阻滞　0.5%~1%利多卡因或甲哌卡因＋可的松25~50mg，每隔2~3天注入于以疼痛部位为中心的硬膜外腔。

3. 局麻药局部浸润　低浓度的0.5%普鲁卡因、0.5%利多卡因或甲哌卡因、0.125%丁哌卡因中任选一种，仔细认真地注射到触痛点。一般用细针做浸润，待浸润后，疼痛立即消失。每隔1~3天进行一次，如果并用可的松25~50mg，则效果更好。不加肾上腺素于局麻药中，局麻药局部浸润可解除肌挛缩和疼痛，维持无痛的时间较局麻药的作用时间更长。

4. 镇痛药　根据疼痛情况可用阿司匹林等解热镇痛药，必要时并用可卡因，对剧痛也可使用麻醉性镇痛药，但注意避免成瘾。最好选用非麻醉性药物——喷他佐辛（Pentazocine，镇痛新）30~60mg，解热性镇痛药同时具有抗炎症作用，使肌挛缩和水肿消失，有时还长期消除疼痛。

5. 理疗　在急性期温热疗法有效。按摩在急性期不够理想，待病情稳定、疼痛稍减轻后轻柔地进行按摩为好。比如，操作者把手放置于患者的腰骶部位，用另一支手轻轻叩打此部，或在腰部变硬的椎旁肌群上，自下至上轻轻地按摩，或将患者置于俯卧位之后进行使下肢向背部轻轻屈曲的运动。电针也对肌挛缩的消失有效。

6. 安静　出现疼痛后两天期间，应绝对安静，卧床于硬木板床上。有时需要两周左右的安静。

7. 紧身裤或紧身腰带　在恢复期从安静状态突然回到正常生活是危险的，应穿戴腰部紧身裤、腰带或软紧身衣，固定数周后缓慢地转入正常生活。

三、腰椎间盘突出症

（一）症状

发生椎间盘突出时，患者先觉得背部好像有切割样的异常感觉，继而在后背部、腰部及下肢有强烈的疼痛感觉。疼痛非常剧烈且持续性，当咳嗽、用颈、上半身的前屈运动以及长时间取立位时疼痛更加重，当取仰卧位保持安静时减轻。可是像慢性腰痛症那样，有的患者先有较轻的腰痛或持续性的不快感后，突然地疼痛加剧。

患者常因下肢痛穿鞋、穿裤子感到困难，不能充分伸腰，常取侧弯姿势，甚至有时步行困难，100米步行需休息2~3次。入浴时舒服，但出浴后疼痛加剧，坐位更觉困难，大虾样侧卧位觉得好。咳嗽、喷嚏时疼痛加剧。

椎间盘突出最容易发生在 L_4~L_5 椎体间或者 L_5~S_1 椎体间。当 L_4~L_5 椎间盘突出时，第5腰神经受压，出现足背~拇趾领域内的感觉麻痹。在 L_5~S_1 椎间盘突出时，第1骶神经受压，跟腱反射减弱或消失，足外侧出现感觉麻痹。

（二）诊断

1. 问诊和症状　问诊的重点是：

（1）有无突然用腰抬重物史、长时间取不自然姿势史。

（2）惊腰为首次还是好多次。

（3）疼痛仅限腰部还是伴腿痛，单侧还是双侧。

（4）难受的姿势和动作，相反，舒适的姿势是什么；坐位和前屈是否难受（穿鞋、穿裤子的动作），侧卧大虾样姿势、立位时是否舒适。

（5）咳嗽、喷嚏、使劲时是否引起疼痛。

（6）入浴的影响如何，洗完浴后疼痛加剧为根性疼痛。

（7）有无感觉、运动障碍，有无肌萎缩、膀胱直肠障碍。

（8）过去的治疗效果及症状变化经过。

2. 体征检查

（1）姿势：向回避疼痛的方向侧弯，即向健侧弯曲，约占30%。疼痛侧的骶棘肌出现反射性强直而隆起，在取坐位、卧位后侧弯消失，腰椎前弯消失呈背部平直状态，在X线侧面像中可得到证实。

（2）脊柱可动性：向所有方向的可动性受限制，尤其是前弯困难，用髋关节前弯后，腰椎呈板状扁平化，向疼痛侧侧弯时疼痛增强，将头部前屈时也增强，前屈的程度可以用指尖测出。

（3）触诊和压痛：用中指触诊棘突的同时，用示指和无名指触知椎旁肌群的紧张度，患侧的紧张度亢进。压痛点如下：①棘突压痛；②第3腰椎横突；③髂腰韧带附着处；④臀上神经；⑤髂后下棘处（骶髂关节）；⑥沿坐骨神经存在 Valleix 压痛点。但需注意，上述压痛点并非椎间盘突出症的特异性压痛点。

（4）神经伸展试验：①Laseque's 试验阳性；②Patrick 试验；③Gaenslen 试验：将一侧下肢极度屈曲，另一侧下肢过度伸展，检查骶髂关节；④Burdzinski 试验：当颈椎前屈时，下肢反射性地屈曲，以检查脑膜刺激情况和根性神经痛；⑤Ober 试验：侧卧位下，将上面下肢的膝屈曲或直角、伸展髋关节时，大腿筋膜张肌收缩时，髋关节保持外展位而不内展为阳性。

（5）神经学检查：以知觉、运动、肌萎缩、腱反射、膀胱直肠障碍为主进行检查。

（6）X线所见：侧位像示腰椎弯曲异常、直线化为特点。病程短者无椎间孔狭窄所见。腰椎CT、核磁共振更能准确地看到突出的部位以及脊髓、马尾神经压迫状态，是有效的诊断方法。

3. 鉴别诊断　与脊髓肿瘤、脊椎移行症、强直性脊椎炎、骨质疏松症、恶性肿瘤的脊椎转移、髋关节疾病鉴别。

（三）治疗

有保守疗法与外科手术疗法。椎间盘突出可发生在好几个部位，神经受压非常严重并伴有运动障碍和感觉障碍者，尤其有马尾综合征者，起初可以做手术疗法，其余患者最好先进行保守疗法，以观症状改善的情况。

（1）神经阻滞疗法

1）局麻药局部浸润：肌挛缩严重时，以突出部为中心，用细针仔细地进行局部浸润，局麻药浓度要低，常用0.5%普鲁卡因、0.5%利多卡因、0.5%甲哌卡因、0.125%丁哌卡因，并用可的松 25～50mg 效果更好，不加肾上腺素。

2）腰部硬膜外阻滞：一般用0.5%～1%利多卡因、甲哌卡因或者0.25%丁哌卡因，加入可的松 25～50mg，每隔 2～3 天注入于硬膜外腔。

3）蛛网膜下腔注射：有人报道，蛛网膜下腔内注入醋酸泼尼松龙 80mg（2mL）有效。其机制是，注入泼尼松龙可以消除因椎间盘突出所致的神经根及其周围组织的水肿，因而疼痛减轻，最后达到治愈。但是，硬膜外阻滞比蛛网膜下阻滞合并症少，更有效。

（2）腰椎的牵引疗法：当腰痛的原因是椎间盘脱出时，对于牵引法能否见效的问题尚有不同的看法，但多数人进行这种疗法。在足部牵位时其拉力很难达到腰椎部，因此在髋部挂上负荷进行牵引为更好。

（3）镇痛药：根据疼痛程度可选用解热性镇痛药，或者并用可待因。有时也可应用麻药性镇痛药。吗啡常引起便秘，可能加剧疼痛，因此哌替啶更好。镇痛新的镇痛作用如同麻药一样强，所以必要时可以用。

（4）理疗：温热疗法可使疼痛缓解，急性期应避免按摩。实际上，因为疼痛，有时很难进行按摩疗法。

（5）安静卧床休息，至少保持 1 周时间，床为木板床最好。

（6）紧身衣、腰带用上述保守疗法疼痛减轻后，穿上紧身衣或扎上腰带后缓慢地过渡到离床活动。紧身衣至少要穿几个月时间，最好避免抬重物、上半身前屈、突然攀坐很高的椅子等行动。

四、坐骨神经痛

坐骨神经原发性或继发性侵害所发生的、沿着其通路及分布区放散的疼痛病症，称为坐骨神经痛。本病是发病率很高的常见病，多呈慢性经过，严重影响工作和生活，因此必须早期诊断和治疗。

（一）原因

1. 对坐骨神经的机械性压迫或外伤　坐骨神经是人体内最长的单一神经，因此容易受压迫或受外伤。坐骨神经由 L_4、L_5、S_1、S_2、S_3 脊神经纤维构成，经股骨大转子与坐骨结节之间、臀大肌的下缘，走行于大腿后面，其分支分布于皮肤、肌肉、关节等处。机械性压迫约占坐骨神经痛的 90%。压迫坐骨神经的因素有：椎间盘突出、黄韧带肥厚、脊椎前移症、脊椎移位症（第 5 腰椎在第 1 骶椎上前方移位的腰骶化多见）、马尾附近的肿瘤、脊椎炎（涉及椎间孔的关节炎）、恶性肿瘤向脊椎的转移以及梨状肌、腰大肌、臀大肌、大腿筋膜长肌的持续性痉挛和筋膜炎、结缔组织炎等。外伤主要原因是取异常体位后的剧烈运动，也包括其他的外伤。

2. 中毒性、代谢性、感染性神经炎　神经炎的常见因素有铅中毒和酒精中毒、糖尿病和维生素 B_1 缺乏症等代谢障碍性疾病、病毒感染或梅毒感染等。这些因素引起坐骨神经痛时，可疑为神经炎。除此之外，还有循环功能不全所致者。在神经炎体征中，沿着神经走行有压痛是特点。

3. 由其他疾病波及坐骨神经的牵涉痛　肛门周围疾病所致的刺激，沿着自主神经传导，然后投射到坐骨神经的情况较多。有时，髋关节炎和腰骶关节炎也可引起坐骨神经痛。

（二）症状

疼痛性质和发病形式随原因不同而有多种多样的表现，可有钝痛到电击样的各种疼痛。

在多数情况下，腰部疼痛较弱，而在大腿和小腿部位疼痛更剧烈。疼痛为持续性，也有时候是发作性地加剧。在作直腿抬高试验时，疼痛必然增强。如果坐骨神经痛的原因是神经受压，那么在咳嗽、打喷嚏、用劲或排大便时疼痛加剧。相反，在床上就寝、安静时疼痛减轻。除受侵害的神经部位有疼痛之外，还有下肢的不同部位有酸痛等感觉异常。检查时，跟腱反射消失或减弱（L_5），膝腱反射减弱或消失（$L_2 \sim L_4$）。

（三）诊断

1. 病史　搞清发病时间和病程以及疼痛发生的诱因、部位、性质、影响因素。

2. 症状和既往史　尤要注意过去有无肿瘤、结核、糖尿病等既往史。

3. 体检　步态、姿势、脊柱活动及肌张力、压痛点。尤要注意坐骨神经痛源点有无压痛，对照左右侧，一般均呈阳性并且沿着坐骨神经走行向足部放散。

4. 各种反射、试验　检查膝反射、跟腱反射、Laseque's 试验、Patrick 试验等。一般膝反射减弱、Laseque's 试验阳性，尤以后者为主要诊断依据。

5. X 线片　一般在有必要鉴别诊断时拍片，依次鉴别、搞清病因和确诊。

临床上坐骨神经痛的诊断并不困难，问题是要搞清导致疼痛的主要病因，特别是脊髓肿瘤等导致下肢痛的其他原因应提高警惕，以免该手术的患者延误治疗。

（四）治疗

发现原因和根据原因进行治疗是治疗的根本。

（1）腰大肌肌沟阻滞：这是有效、安全易行的治疗方法。单次法适合于门诊患者，连续法则适合于住院患者。单次法用在门诊患者方便，是因为不影响对侧下肢。做完等 2 小时左右就能回家。一般 10~12 次为一个疗程，最好是每天一次，如果在第一个疗程后效果不显著，休息 1~2 周再行第二疗程，这样一般均能治愈。药物选用 1.5% 利多卡因和 0.1% 丁卡因混合液 20mL，或者 1.5%~1.7% 单纯利多卡因 20mL。根据作者的体会，腰大肌肌沟阻滞可作为治疗坐骨神经痛的首选方法。

（2）腰部硬膜外阻滞。

（3）局麻药的局部浸润。

（4）镇痛药：做腰大肌肌沟阻滞时一般不需服用，但尚未开始这种疗法或因其他原因难以控制疼痛者可服解热性镇痛药（可待因＋阿司匹林）和镇痛新等药物。

（5）其他：温热、按摩、电针、用紧身衣来限制腰部运动、安静卧床于硬木板床。

五、内脏源性腰痛

后腹腔、骨盆腔内脏器疾病所致的牵涉痛可引起腰痛。这种腰痛，常误认为由脊椎原因所致的腰痛，应予以重视和鉴别。

主要疾病有肾结石、尿路结石、肿瘤、游走肾、大的动脉瘤、溃疡性结肠炎、后腹腔炎症等。另外，盆腔内脏器直肠、子宫、前列腺、膀胱等的疾病也可成为腰痛的原因。

（一）症状

大多数病例有椎旁部或从侧腹部至腰骶部处的持续性疼痛，一般为钝痛。尿路结石时有剧痛发作。根据原因疾病或器官部位合并有特定的牵涉痛。比如，肾疾病的疼痛可投射到 $T_{2\sim3}$ 高度椎旁背部，子宫的疼痛可投射到中央部。

（二）诊断及治疗

除了一般性的诊断法之外，对体神经和交感神经的诊断性神经阻滞有助于判断疼痛的发生部位。例如，鉴别腰椎疾患性疼痛和内脏源性腰痛有困难时，施行硬膜外阻滞，如果其止痛效果不能维持到局麻药的作用维持时间为止时，可以断定这是腰椎以外的远隔器官源性的疼痛，确诊后进行治疗，主要对原发疾病进行相应的治疗。

（肖　林）

第二十八章

骨科护理

第一节 骨肿瘤

骨肿瘤是指骨组织（骨膜、骨和软骨）及骨附属组织（骨的血管、神经、脂肪、纤维组织等）所发生的肿瘤。骨肿瘤的发病具有年龄特点，如骨肉瘤多见于青少年，骨巨细胞瘤多见于青壮年人，骨髓瘤多见于老年人，发病率为所有肿瘤的 2% ~3% 。

骨肿瘤分为原发性和继发性两大类，原发性骨肿瘤是由骨组织及其附属组织本身所发生的肿瘤；继发性骨肿瘤是由其他器官或组织发生的恶性肿瘤通过血液循环、淋巴转移到骨组织及其附属组织所发生的肿瘤或直接浸润到骨组织及其附属组织所发生的肿瘤。按骨肿瘤的细胞来源可有骨性、软骨性、纤维性、骨髓性、脉管性、神经性等。根据肿瘤组织的形态、细胞的分化程度及细胞间质的类型，可分为良性、中间性和恶性三大类。恶性以骨肉瘤占首位。

一、骨软骨瘤

骨软骨瘤是一种常见的良性肿瘤，多发于青少年，可分为单发和多发两种，多数有家族史，可恶变，多发性骨软骨瘤发生恶变的机会要比单发性的多。

（一）临床表现

骨软骨瘤早期无症状，多见于生长活跃的干骺端，如股骨下端、胫骨上端和肱骨上端。当肿瘤生长到一定大时，可因压迫周围组织，如肌腱、神经、血管等感到隐痛而影响功能。大多数患者是在无意中发现骨性肿块而就诊的。

（二）处理原则

骨软骨瘤虽属良性，因有恶变可能，应早期手术切除。

二、骨巨细胞瘤

骨巨细胞瘤是起源于松质骨的溶骨性肿瘤，好发年龄 20 ~40 岁，女性多于男性，属潜在恶性，好发于长形管状骨的骺端。

（一）临床表现

主要症状为局部疼痛，随肿瘤的生长而疼痛加重。多见于股骨下端或胫骨上端。若侵及关节软骨，将影响关节功能。

（二）处理原则

以手术治疗为主，化疗无效，放疗虽有效，但易发生照射后肉瘤变。

三、骨肉瘤

骨肉瘤是恶性程度很高的骨肿瘤，是原发性恶性骨肿瘤中最常见的肿瘤，多见于年轻人。常见于股骨下端、胫骨或腓骨上端、肱骨上端的干骺端。

（一）临床表现

主要症状是进行性加重的疼痛，开始时呈间歇性发作的隐痛，逐渐转为持续性剧痛。患肢关节有不同程度的功能障碍。病变局部肿胀，很快形成肿块，局部皮温增高，静脉怒张。

（二）处理原则

治疗的措施是术前进行化疗 3～8 周，然后作瘤段切除后假体植入等保肢术或截肢术，术后再继续进行化疗的综合治疗。

四、护理

（一）护理评估

1. 健康史　了解患者的年龄、性别、职业、工作环境、生活习惯、既往有无肿瘤病史或手术治疗史和家族中有无肿瘤患者。

2. 身体状况　了解患者的一般健康状况。评估患者的营养状态及对手术治疗的耐受力，重要器官的功能状态等。注意疼痛的性质和进展情况，用什么措施可缓解或减轻疼痛。肢体肿胀情况，是否有压迫或转移症状。了解畸形的部位和活动受限的原因。

3. 心理－社会状况　了解患者的心理状态，对手术治疗的并发症及生理机能改变的心理承受能力。家庭人员对本病的认识程度及家庭对患者治疗的经济承受能力。

（二）护理诊断及医护合作性问题

1. 焦虑/恐惧　与肢体功能丧失或担心预后有关。

2. 疼痛　与肿瘤浸润或压迫神经有关。

3. 躯体移动障碍　与疼痛或肢体功能受损有关。

4. 潜在并发症　病理性能骨折。

5. 知识缺乏　对疾病的诊疗措施、预后等缺乏应有的了解。

（三）护理目标

（1）患者能顺应身体的改变。

（2）疼痛缓解。

（3）无意外伤害。

（4）营养状况良好。

（5）对骨肿瘤的治疗措施、预后等有所了解。

（四）术前护理

1. 一般护理

（1）营养护理：饮食宜清淡，易消化。鼓励患者摄取足够营养，合理进食高蛋白、高糖、多维生素饮食。必要时进行少量多次输血和补液，以增强抵抗力，为手术治疗创造条件。

（2）适当的活动和休息：应嘱咐患者下地时患肢不要负重，以防发生病理性骨折和关节脱位而发生意外损伤；脊柱肿瘤的患者应绝对卧床休息，避免下床活动以防止脊柱骨折造成截瘫，指导患者作松弛活动。对于允许下床活动而不能走动的患者，可利用轮椅帮助患者每天有一定的室外活动时间。对无法休息和睡眠的患者，应注意改善环境，必要时睡前给予适量的镇静止痛药物，以保证患者休息。

2. 疼痛护理　疼痛可按照"三级止痛"方案用药。一级止痛：疼痛一般，使用非麻醉类药物，如阿司匹林＋辅佐剂（非类固醇类抗炎药，如吲哚美辛）。二级止痛：中度持续性疼痛，使用弱麻醉药，如可卡因＋阿司匹林＋辅佐剂；三级止痛：强烈持续性疼痛，使用强麻醉剂，如吗啡＋非麻醉剂＋辅佐剂。注意事项：①按时给药，尽可能在未痛之前用药。②指导患者保持舒适体位并经常改变。③适当配合应用镇静剂，增强止痛药的作用。④转移患者注意力，如看电视、听音乐及其他消遣活动，消除紧张情绪。

3. 术前准备

（1）脊柱、下肢手术者，手术前一日晚肥皂水灌肠，防止术后长时间卧床而腹胀。

（2）骶尾部手术，术前3d服用肠道抗菌药物，手术前一日晚清洁灌肠。

4. 心理护理　观察并理解患者的心理变化，给以心理安慰和支持，消除害怕和焦虑，使患者情绪稳定，耐心向患者解释病情，根据患者的心理状态，要注意保护性医疗措施。解释治疗措施尤其是手术治疗对挽救生命、防止复发和转移的重要性。通过语言、表情、举止和态度给患者以良性刺激，使患者乐观地对待疾病和人生。同时要注意社会因素对患者心理的影响，做好亲属的心理指导。

（五）术后护理

1. 病情观察

（1）密切观察：残肢端创口情况，注意有无出血、水肿、水疱、皮肤坏死及感染。及时更换敷料。

（2）用石膏外固定时，注意肢端血运情况，鼓励患者适当作肌收缩活动，石膏解除后，加强锻炼，促进功能恢复。

2. 控制感染　遵医嘱及时应用抗生素，预防感染。

3. 指导患者　进行残肢锻炼，以增强肌力，保持关节活动的正常功能，鼓励患者使用辅助工具（拐杖），早期下床活动，为安装假肢做准备。

4. 心理护理　截肢或关节离断术后，患者往往出现某些精神失常症状，称为"创伤性精神病"，所以要有专人护理，防止患者发生意外。术后出现幻肢痛应解释原因，对症处理。

（六）动脉灌注患者的护理

主要用于四肢骨肉瘤的治疗。术前向患者解释动脉灌注的方法及意义，取得患者的配合。术后要密切观察生命体征及切口部位，警惕大出血的发生。抬高患肢，注意患肢端血运情况。注意药物的毒性反应，如高热，可用物理或药物降温，如恶心、呕吐严重者，可给予液体疗法。

（七）化疗患者的护理

应了解和掌握化学治疗药物的作用和毒性反应，掌握药物的浓度，定时查血常规，了解抗癌药物对骨髓功能的抑制程度。贫血重者应给予输新鲜全血；白细胞减少时，要防止感染，必要时采取隔离措施；血小板减少时注意观察出血情况，必要时给予成分输血。定期查肝、肾功能，以了解抗癌药物对其损害情况。

（八）健康教育

（1）向患者讲解骨肿瘤的一些情况，随着肿瘤的综合性治疗的发展，树立战胜疾病的信心，稳定情绪，促进身心健康。

（2）告诉患者合理应用镇静止痛药物，提高患者的生活质量。

（3）指导患者进行各种形式的功能锻炼，最大限度地提高患者的生活自理能力。

（4）嘱咐患者按时复查，出现异常情况如局部肿胀、疼痛等应及时就诊。

五、护理评价

（1）患者心态是否平衡，适应身心改变。

（2）疼痛是否缓解。

（3）有无意外伤害。

（4）营养状况是否良好。

（5）对骨肿瘤的治疗措施、预后等是否有所了解。

（赵　莹）

第二节　骨盆肿瘤

一、概述

骨盆是全身最大的松质骨，血窦内血供丰富而且流动缓慢，有着肿瘤生长的良好条件。有资料显示，骨肿瘤占全部肿瘤10%，骨盆肿瘤占骨肿瘤3%～4%，而骨盆肿瘤中恶性肿瘤占60%～70%，主要为软骨肉瘤、骨肉瘤、骨巨细胞瘤、恶性淋巴瘤、转移肿瘤等。

骨盆肿瘤（pelvic tumor）有着发病隐匿、早期诊断困难的特点，发现时肿瘤多已侵犯周围组织。再者骨盆周围解剖复杂，与很多重要脏器毗邻，手术难度大，出血多。因此，骨盆肿瘤并发症多，治疗效果欠佳，死亡率高。1970年以前，对骨盆肿瘤的治疗主要采取半骨盆切除或改良半骨盆切除截肢术，患者肢体残缺，生活质量不高；以后逐渐出现了各种骨盆肿瘤切除重建手术，包括植骨骨盆重建钢板内固定术、髋关节成形术、人工半骨盆及全髋关节置换术、同种异体半骨盆置换术、鞍形假体置换术等重建方法，治疗效果得以提高。同时对骨盆肿瘤患者的护理提出了更高的要求。

二、应用解剖特点

骨盆是由髋骨、骶骨和尾骨共同组成的骨性环状结构。由髋骨和骶骨构成骶髂关节，并借腰骶连结与脊柱相连，由髋臼与股骨头构成髋关节，与双下肢相连。骶髂关节传导重力支撑躯干，起着维护骨盆稳定性的作用；髋臼部通过髋关节主要承负传达躯干重力于下肢，发挥力学传导的桥梁和支点作用。因此，在进行保留肢体的部分骨盆切除手术时，对部位分型、术式选择和预后功能评价，主要参考这两个关节受侵犯的程度和范围。

骨盆具有支持躯干、传导重力以及保护内脏器官的作用。大小骨盆腔内容纳有许多重要的血管、神经及脏器，如髂内血管及其分支、腰骶干、股神经、膀胱、输尿管、生殖系统、直肠等（图28-1，图28-2），使骨盆肿瘤切除和功能重建术成为目前骨科最大的手术。

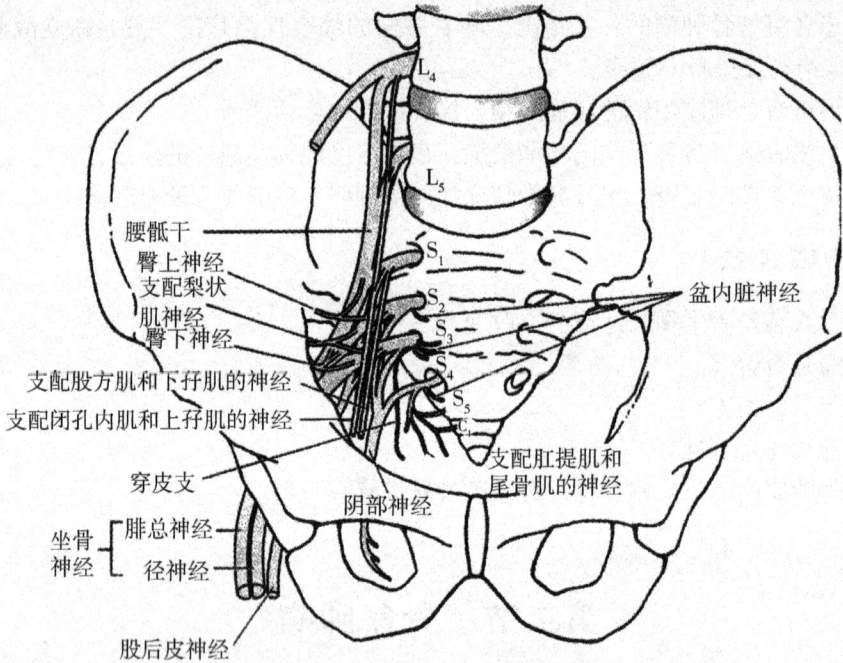

图 28-1　骨盆内重要的神经

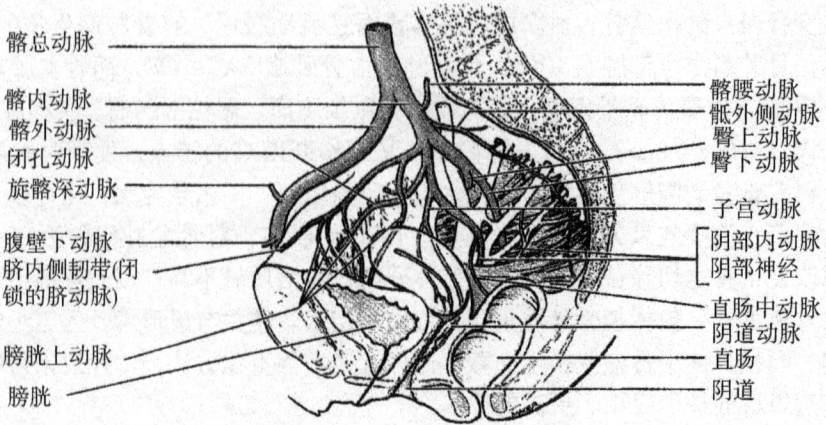

图 28-2　骨盆内重要的血管及脏器

三、病因与发病机制

骨盆有着独特的位置及结构特点：①骨盆为上下半身的连接部位，是上半身与双下肢之间的桥梁。②骨盆周围肌肉组织极丰富。③骨盆主要由松质骨组成，血供极其丰富。这三点决定了骨盆为骨肿瘤的好发部位。

20 世纪下半叶，随着分子生物学及基因技术的迅速发展，一些学者提出了肿瘤发生的基因机制。Letson 等总结称：肿瘤的恶变是多种因素共同作用的结果，如染色体异常、癌基因激活、抑癌基因丢失及 DNA 修复因子异常等。其中和骨与软组织肿瘤发生有关的癌基因有 SAS（sarcoma amplified sequance）基因、MDM2（murine double minute2）基因、C-myc 基因；抗癌基因有 P_{16} 基因、P_{53} 基因、RB 基因等，此研究成为骨与软骨组织肿瘤细胞及分子生物学方面的热点。

四、临床表现与诊断

（一）外科分期

Enneking 和 Dunhan 提出了骨盆肿瘤按部位分类的方法，共分 5 型：Ⅰ型仅侵犯髂骨翼部位；Ⅱ型侵及髋臼周围区域；Ⅲ型侵及耻骨及坐骨上下支；Ⅳ型侵及骶骨区域；如病变穿透髋关节，冠以 H1（图 28-3）。

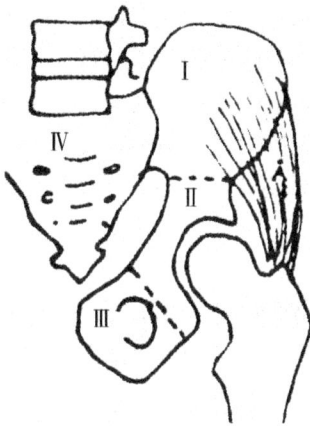

Ⅰ区：髂骨；
Ⅱ区：髋臼及其周围；
Ⅲ区：耻、坐骨；Ⅳ区：骶骨

图 28-3　Enneking 骨盆肿瘤分区

（二）临床表现

1. 疼痛　骨盆肿瘤可表现为不同部位、不同程度及不同性质的疼痛。骶骨或双侧髂骨后侧部的肿瘤可有臀部和下腰部的疼痛，少数可刺激坐骨神经引起剧烈下腰部和放射性下肢疼痛；髂骨前部肿瘤可引起下腹部不适或疼痛；耻骨支和闭孔处的肿瘤可有大腿内侧不适和疼痛；髋臼部的肿瘤可表现为髋关节部位的疼痛；坐骨部肿瘤如引起病理骨折脱位，疼痛将明显加重。

2. 局部肿块　由于骨盆解剖位置的深在，早期很难发现肿瘤性肿块，而当临床发现包块时，肿瘤已有长时间的生长。骶尾部肿块多由骶骨肿瘤向背侧生长时出现下腹部触及肿块可由髂骨、耻骨及骶骨晚期肿瘤过度生长，向上向内生长将膀胱和直肠推向一侧；臀部肿块可由髂骨肿瘤向背侧生长或软组织肿瘤引起；闭孔环的肿瘤可侵犯深入到大腿内后侧，肛门指检时可触及包块并有压痛；少数骨盆肿瘤可沿坐骨神经方向向大腿侧生长。

3. 功能障碍　由于肿瘤疼痛、肿瘤累及髋臼部、骶髂关节，或合并病理骨折脱位时，患者出现跛行、活动受限等功能障碍。多数骨盆肿瘤早期患者无明显功能障碍或仅有轻度跛行。

4. 其他　当骨盆肿瘤过度生长压迫直肠和膀胱，或骶骨肿瘤破坏骶神经时，患者可出现便秘、膀胱刺激征、大小便障碍，某些男性患者可导致性功能障碍。

（三）诊断

骨盆肿瘤的诊断主要依靠临床表现、影像学和病理学三方面。并可依据疾病的病史特点，结合患者年龄、肿瘤出现的部位和肿瘤生长速度等协助诊断。

1. 影像学手段　X 线平片、CT、MRI、DSA（数字减影血管造影）、ECT（骨盆放射性核素显像）。X 线平片简单经济，是首选的检查方法，ECT、MRI 和 DSA 在平片出现病灶前 3~6 个月就可以发现异常，给早期诊断提供可能。

2. 病理学方法　是最主要的诊断依据。骨与软组织肿瘤的病理诊断最基本的是肉眼观察，包括穿刺活检、切开活检、术中冷冻及最重要的蜡块切片 HE 染色和常用染色。20 世纪中期电子显微镜技术发展起来，利用它人们更清楚地了解了细胞成分的超微结构及功能，进而了解许多病理进程的原因和发病机制。而现在骨肿瘤病理学已发展到了分子水平。如使用流式细胞分析术探索细胞内脱氧核糖核酸的含量，诊断良恶性肿瘤的手段，测定骨肿瘤凋亡细胞百分比是其一；利用免疫组织化学方法，通过检测单克隆抗体等各种肿瘤标志物来进行诊断是其二。目前国际上已研制出骨肉瘤单克隆抗体 OST6、OST7、OST15、OST791 等，并在实验室获初步成功。国内已有报道骨形态形成蛋白 - 单克隆抗体（bone morphogenetic proteinmonoclon antibody，BMP 单抗），但目前临床应用报道很少，还需进一步深入研究。预期随着这类研究成果的日臻完善，这必将给骨肿瘤的早期诊断、早期根治开创新的途径。

五、治疗原则

骨盆肿瘤的治疗原则是早期诊断、早期治疗。良性肿瘤可通过根治手术治疗；恶性肿瘤的治疗多通过综合疗法治疗，以手术治疗为主，辅以手术前后的放疗、化疗、介入、免疫疗法等。

（一）手术治疗

1. 手术原则　既完整切除肿瘤，提高患者生存率，又保持骨盆环完整、肢体长度和关节功能，并恢复和保留神经功能，最大限度地改善患者的生存质量。

2. 手术适应证　目前未完全统一，一般有以下几条：①预计寿命超过 6 个月。②脊柱不稳。③椎体塌陷致功能进行性损害。④疼痛剧烈经保守治疗无效。⑤转移病灶局限单个椎体或临近椎体。⑥原发瘤不明，需要明确病理诊断者。

3. 手术方法　现阶段有如下几种骨盆切除后重建方法：植骨骨盆重建钢板内固定术、髋关节成形术、人工半骨盆及全髋关节置换术、鞍形假体置换术以及同种异体半骨盆置换术（图 28 - 4，图 28 - 5）等，几种手术方法比较见（表 28 - 1）。

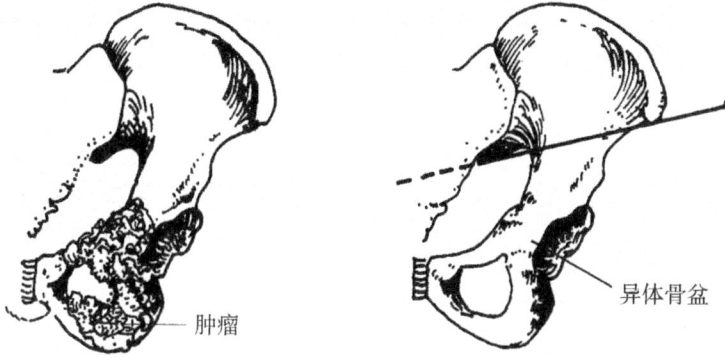

图 28 - 4　坐耻骨肿瘤切除后同种异体半骨盆置换术

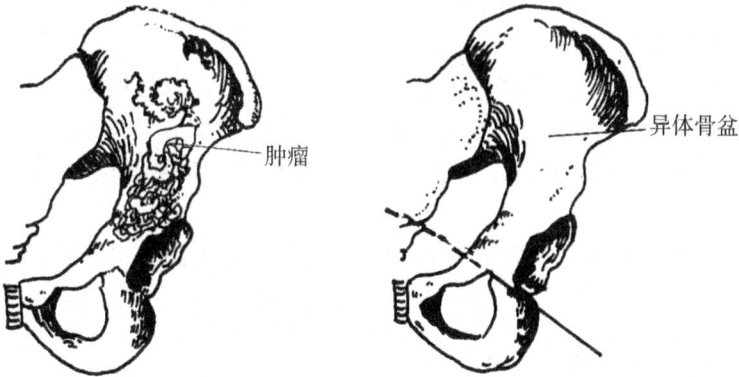

图 28 - 5　髂骨肿瘤切除后同种异体半骨盆置换术

表 28 - 1　几种手术方法的比较

手术方法	适应证	优点	缺点
半骨盆切除髋关节旷置术	髂外血管和股神经被肿瘤包围或坐骨神经被肿瘤侵犯的晚期骨盆肿瘤	手术时间短，减少了出血，减轻了患者的经济负担	易引起肢体短缩，关节不稳疼痛，个别患者甚至不能站立行走
马鞍形假体置换术	适用Ⅱ、Ⅲ区骨盆肿瘤切除，且髂骨部分完整或大部分完整，无明显骨质疏松	手术操作简单，能有效恢复肢体长度，能负重行走	患髋活动差，患者不能完成洗脚、脱袜等动作；且金属假体松动率高，常常因为错位、疼痛而导致手术失败；感染率高，软组织向金属假体附丽的技术至今尚未获成功，极大地限制了术后肢体功能的恢复
人工半骨盆及全髋关节置换术	Ⅱ区+Ⅰ或Ⅲ区骨盆肿瘤，尤其是当Ⅱ、Ⅲ区均有广泛破坏时	可调式人工半骨盆，可以达到保护盆腔脏器，维持躯干平衡，能坐和维持下肢功能目的。该术式彻底切除了肿瘤，又最大限度地保留了患肢功能	操作最多、时间最长、手术最大并发症且较多，且假体容易松动，影响远期疗效

续　表

手术方法	适应证	优点	缺点
同种异体半骨盆置换术	此术适用于骨盆各区的肿瘤。	避免了人工全髋置换	骨盆来源困难，存在异体骨排异、吸收、感染等问题，远期并发症较多。由于免疫排斥反应的存在以及髋臼软骨的坏死。不可避免地出现髋关节炎、髋关节强直，远期疗效不满意

（二）内科疗法

恶性肿瘤的治疗目的在于延长寿命，提高生存质量。有效的术前放、化疗可造成大部分原发灶内的肿瘤细胞坏死、减小肿瘤体积、减少术中活细胞扩散及接种的机会。手术结合术前和术后放、化疗可以明显提高患者的生存率和保肢率。

1. 化疗　目前对骨盆恶性肿瘤的化疗，就其疗效而言，以骨肉瘤为最佳，长海医院常用的长春新碱加甲氨蝶呤（VM）方案，使患者的 5 年生存率达 70% 以上。

2. 放疗　放疗是治疗恶性肿瘤的常用手段，恶性骨盆肿瘤中尤以骨肉瘤对放疗最为敏感。

3. 介入治疗　对于骨盆恶性肿瘤介入治疗的基本方法为髂内动脉药物灌注及栓塞，临床应用较广泛。

六、常见护理问题

（一）疼痛

1. 相关因素　①术前：肿瘤组织压迫神经和临近组织，引起周围组织缺血坏死；癌细胞浸润到淋巴组织产生炎症和致痛物质如组胺、5 - 羟色胺、缓激肽、前列腺素等；骨盆被侵蚀和破坏（尤其是骨膜的膨胀），病理性骨折的产生等。②术后：炎症刺激，活动肢体牵拉伤口周围肌肉组织。③患者心理负担重，注意力过于集中等。

2. 临床表现　患者自述疼痛，长海医院痛尺评定 4 分以上，要求用止痛药；患者痛苦面容；强迫体位。

3. 护理措施

（1）给予有效的心理护理，运用语言或非语言的交流方式，引导患者摆脱疼痛意境或淡化疼痛的意念。在病情允许的情况下，训练患者使用各种非侵害性减轻疼痛的技巧，如逐渐放松法（练习深呼吸）、意念法、分散注意力法（如下棋、听轻音乐、看电视和练气功等）。并注意各项护理操作轻柔敏捷，减少环境噪声的刺激，以创造良好的治疗与修养环境，使疼痛获得最大程度的缓解。

（2）按 WHO 三阶梯癌痛药物治疗方案给药：对疼痛较轻者，长海痛尺评定 4 分以下的，遵医嘱给予非阿片类镇痛药口服，代表药物为阿司匹林；中度疼痛者，评定 4 ~ 6 分的给予弱阿片类药物，如可待因及其复方制剂；重度疼痛者，评定 7 分以上的给予阿片类药物止痛，如吗啡、哌替啶等。在上述每阶梯中，都辅以镇静药以增强止痛效果。常用辅助药物有地西泮、异丙嗪和氯丙嗪等。总之，用药应根据病情和疼痛程度，因人而异，着重个体化给药，注重效果，按时给药，不必等疼痛出现才给药，并以口服给药为主要的给药途径。对于重度疼痛的肿瘤晚期患者，应注意具体细节，可适当放宽麻醉药品的使用原则。

（3）术中留置自控镇痛泵（PCA）：术后病房护士应与麻醉医生认真交接班，确保 PCA 给药装置正常运行；并做好宣教工作，指导患者正确使用 PCA 仪，让患者及家属了解可能出现的不良反应，以便及时报告；随时保持导管通畅，防止打折、扭曲、牵拉或脱出，给患者翻身时注意保护置管。

（4）指导患者在翻身、深呼吸或咳嗽时，用手按压伤口部位，减少因伤口张力增加或震动引起疼痛。

（5）医护人员在进行使疼痛加重的操作前，如大创面换药前，适量应用止痛药，以增强患者对疼痛的耐受性。

（二）焦虑心理

1. 相关因素　①术前担心术中大出血、神经损伤导致下肢瘫痪、手术不彻底病情复发等。②术后由于疼痛等不适加重担忧。③家庭关系紧张，经济拮据。

2. 临床表现　郁郁寡欢，表情沉重，失眠，噩梦甚至拒绝治疗。

3. 护理措施

（1）护理人员应以熟练准确的操作技术，良好的服务态度，从容镇定的神情取得患者的信任。经常深入病房与患者进行交谈，了解患者的心理状态，对知道自己病情的患者宣传肿瘤的防治知识，进行现身说法，介绍成功的病例；对不知情的患者，根据需要对病情进行保密，但对家属进行宣教，缓解患者过分紧张情绪，使患者积极配合治疗与护理。

（2）及时给予镇痛措施，使患者脱离生理痛苦反应，从而稳定情绪。

（3）帮助协调好患者与家属的关系，取得家属的协助，消除患者的恐惧感，使其树立战胜疾病的信心。

（三）排尿排便异常

1. 相关因素　①术前肿瘤组织压迫、浸润骶神经或术中误伤，使排尿排便反射传导受阻。②术后全身麻醉后排尿反射受抑制、切口疼痛引起膀胱和后尿道括约肌反射性痉挛。③术前未做床上排尿排便训练，术后不适应床上卧位排便。④髂部伤口疼痛，害怕使用便盆，忽略便意。⑤长时间卧床使肠蠕动减弱及长时间使用镇痛药物的不良反应等导致便秘。

2. 临床表现　①患者常出现会阴部感觉减退。②排尿障碍或失禁。③大便失禁。④肠鸣音减弱，数天无排便，腹胀，食欲下降，腹部膨隆，有肠形，体检直肠内有大便嵌顿。

3. 护理措施

（1）术前指导患者做括约肌收缩训练，以增强盆底肌力量，增加尿道筋膜张力，提高术后排便控制能力。方法：嘱患者做下腹部、会阴肛门同时收缩，坚持20s后，放松5s，反复进行；以患者感到肛门收缩有力为标准，每日练习3次，每次15min，不能平卧者采取坐位练习。

（2）术前清洁灌肠：由于该手术较大，加之此类患者术前巨大肿瘤压迫可能会导致严重便秘，肠道清洁尤为重要。术前3d给予无渣流质饮食，遵医嘱予口服肠道抗感染药物，术前晚和手术当天早晨按常规禁食并进行清洁灌肠；对严重便秘者，入院后即清洁灌肠，给予普食，直至术前3d给予无渣流质饮食，在此期间，要经过多次清洁灌肠。

（3）术中留置尿管，术后适当延长留置时间，并在拔管前进行个体化放尿，夹闭尿管，一般每3~4h开放一次，开放时嘱患者做排尿动作，以主动增加腹压或用手按压下腹部使尿液排出，以训练膀胱功能。

（4）当患者出现大便失禁，可使用OB卫生栓，将其经肛门全部塞入直肠，尾端距肛门口约2cm，外露线绳，并将线绳用脱敏胶布固定于患者一侧臀部，以防止卫生栓滑入直肠，根据患者大便情况每4~6h更换1次，可有效控制稀便次数。

（5）指导患者养成每日定时排便的习惯，一般早餐后30min进行排便，因为此时胃结肠反射最强。帮助患者沿顺时针方向按摩腹部，或用润滑手指轻柔按摩肛周或肛管，刺激排便反射产生，等待几分钟后，即有粪便排出。

（6）术前给予清洁灌肠：术后指导患者如何在床上排便，并合理使用止痛药，提示其不可忽略便意。排便困难者，可服用容积成形药（如车前子）、润滑缓泻药（如多库酯钠）、渗透缓泻药（如硫酸镁、乳果糖）、兴奋性刺激缓泻药（如酚酞、吡沙可定、番泻叶）等，可软化粪便，刺激肠蠕动。也可给予直肠栓剂：如甘油栓剂、开塞露、二氧化碳栓剂等，必要时给予灌肠。

（7）不用或少用引起便秘的药物，如可待因、铁剂、铝剂、钙剂等。给予高纤维膳食（如糙米、全麦食品、蔬菜、水果等），可提高肠内部被吸收的负离子数量，增加粪便的液体容积及粪便的流动性。亲水性食物能增加粪便容积和流动性，缩短结肠通过时间。摄入适量的液体（不含乙醇、咖啡、利尿药），以2.2~2.3L/d为宜。据统计日饮水量<1 000ml者便秘明显多于日饮水量>1 000ml者。某些水果汁，如：橘子汁、柠檬汁等可刺激肠蠕动，促进排便。

（四）躯体移动受限

1. 相关因素　①手术后身体虚弱，伤口疼痛。②内固定或假体的植入。③输液管、引流管、导尿管的留置。

2. 临床表现　①生活不能自理。②患者主诉体位不适，但自主改变体位困难。

3. 护理措施

（1）向患者讲解改变体位的必要性及重要性，教会床上移动躯体的方法，如可以用双手拉住吊环或者以双手撑向躯体两侧，用头部或足部的力量抬起骨盆部或移动骨盆部。

（2）定时协助患者翻身，避免局部负重增大，引起假体脱位。运送、搬动、固定患者时动作轻柔，切忌粗暴。

（3）经常巡视病房，主动关心患者的生活，将呼叫器及常用物品放在患者易取处，必要时协助患者进行洗漱、进食、排泄及个人卫生活动等，尽力帮助解决因卧床而造成的生活不便，使患者能安心养病。

（五）潜在并发症——休克

1. 相关因素　①为了减少术中出血，术前常规行髂内动脉栓塞术（DSA），肿瘤切除术一般选择在栓塞术后24h，若超过72h，栓塞处吸收性明胶海绵颗粒会因溶解吸收而脱落，失去栓塞作用；另外，侧支循环建立，均可增加手术出血量。②术后输入大量库存血。

2. 临床表现　①休克早期生命体征变化：动脉收缩压<90mmHg，脉率>150/min，呼吸>25/min。②患者皮肤苍白，感到口渴、四肢厥冷、出冷汗，少尿或无尿。③神志淡漠、烦躁不安、谵妄或嗜睡。

3. 护理措施

（1）DSA 栓塞术后，嘱患者平卧 24h，腹股沟处加压包扎，并用沙袋压迫 6h，注意观察足背动脉搏动和穿刺处渗血情况；患者主诉下肢疼痛、麻木要考虑是否包扎太紧或沙袋压迫过重，及时予以减压处理。

（2）备血：术前备好充足的血源，必要时预存自体血；术中开放 2 个以上静脉通路，经颈内静脉或锁骨下静脉置入中心静脉导管；详细记录出血量、尿量和各种液体的输入量，及时调整输血输液速度，保证手术安全。

（3）生命体征监测：术后经常测量生命体征，防止发生低血容量性休克，可给予心电监护 3d 至 1 周。根据血压调节输液滴速，早、足、快地补充血容量。同时观察肺功能的情况，防止发生肺水肿。严密观察患者精神状态，随时评估，如患者表情淡漠、烦躁、谵妄或嗜睡、昏迷，反映脑部血液循环不良；皮肤苍白、干燥反映周围循环障碍，均应及时汇报医生处理。

（4）给予低流量氧气吸入，保证 SaO_2 在 96% 以上。

（六）潜在并发症——感染

1. 相关因素　①长期遭受病痛或卧床，自身抵抗力下降。②手术切口及伤口引流管的放置。③导尿管的留置。④深静脉留置针的长期使用。⑤脑脊液漏。

2. 临床表现　①尿痛。②针眼或伤口处红肿热痛，渗血、有脓性分泌物溢出。③术后伤口不断有渗液，色清且量较多。

3. 护理措施

（1）增强患者体质，注意加强营养，及时治疗贫血、低蛋白血症、营养不良及糖尿病等疾病，增强机体免疫力。

（2）术前预防性使用抗生素、术中常规放置引流管，对预防术后感染有益。

（3）伤口的护理：骨盆肿瘤手术伤口创面大，要严密观察伤口渗血、渗液量，并注意伤口部位有无肿胀，防止有大量积血或积液包裹在伤口内，影响伤口愈合。对于骶骨肿瘤术后患者，由于伤口接近肛门，须注意保持伤口敷料清洁干燥，防止大小便污染伤口；患者大便时不宜放置便盆，因便盆边缘正好压在伤口上，会引起伤口疼痛，可用一次性中单代替；遇有污染，及时更换伤口敷料。对伤口感染严重者，应及时拆除缝线，敞开伤口，并实施引流、抗生素湿敷等治疗。

（4）引流管的护理：术后伤口一般放置 2 根负压引流管，深部 1 根，浅层 1 根，注意观察引流液的颜色和量，准确记录引流量，经常检查包扎在腹带内的引流管有无扭曲。浅层引流管放置时间一般不超过 72h，深部引流管根据渗液量，每日引流量在 20ml 以下才能拔管。

（5）常规会阴护理 2/d，及时更换尿袋 2/周，更换导尿管 1/2 周，并尽可能缩短留置时限；定期做中段尿细菌培养，发现感染及时处理。同时应密切观察体温的变化，尿液的颜色，有无血丝、浑浊、尿常规有无异常。如有突然高热，并有尿常规异常，应做血、尿细菌培养，防止并发尿路感染。

（6）骶骨肿瘤术后如有脑脊液漏，可加大抗生素用量，创面加压包扎，防止感染；并取头低足高位或俯卧位以防止脑脊液的流失。

（七）潜在并发症——切口延迟愈合或不愈合

1. 相关因素　①手术过程中由于肿瘤切除的需要，常常把皮瓣组织游离，皮肤的血供较差，加之部分患者已使用放射治疗，放射野皮肤常常发生纤维化，局部血供更差。②拔管过早引流物常常从切口溢出，导致切口愈合困难。③切口感染。④平卧时间过久，影响伤口血供。

2. 临床表现　①放射性皮肤损伤分度，一度：皮肤出现红斑，色素沉着，伴局部发痒，出现色素沉着及毛发脱落。二度：皮肤发黑成片状脱屑。三度：皮肤局部出现水肿，水疱形成，继之糜烂、渗液，表皮脱落。四度：皮肤局部溃疡坏死。②术后2周切口未愈合。③切口出现红肿，并有渗液，压之有波动感。

3. 护理措施

（1）若术前放疗已造成患者局部皮肤损伤，可采用以下护理方法：急性放射性皮肤损伤一、二度，涂抹适量的湿润烧伤膏，同时注意保持局部清洁、干燥，勿摩擦；若更为严重则须盐水棉球清除局部坏死组织，再用0.5%碘仿消毒后，创面涂撒诺氟沙星胶囊粉，从而使受损皮肤收敛、干燥，防止局部继发感染，起到消炎、祛肿、止痒、止痛、促进愈合的临床效果。

（2）严格按照指征拔管，防止积液影响伤口愈合，并保证抗生素及时合理应用。

（3）尾骶部软组织少，伤口愈合缓慢，术后第2天起采取左右侧卧位，少用平卧位，以免压迫影响伤口血液供应，或使脂肪液化，影响伤口愈合。

（4）在护理过程中，如患者内固定牢固，应及时抬高臀部或翻身。

七、康复与健康教育

（一）术后功能锻炼

脊柱肿瘤手术的患者术后3～4周可以康复出院。术后早期即应鼓励患者进行功能锻炼，目的是为了观察神经恢复情况，并可减轻肌肉无力萎缩，促进血液循环，防止静脉血栓，具体可按如下计划进行。

（1）术后1～2周：指导患者加强股四头肌的收缩及脚趾、踝关节的运动。及早鼓励并指导患者做抗阻力肌肉锻炼，及时按摩、针灸，促进局部血液循环，防止失用性萎缩。患者若伴有足下垂，须使用足蹬，以保持距小腿关节（踝关节）功能位，防止跟腱挛缩畸形。

（2）术后4～6周：协助患者做直腿抬高训练，开始幅度要小，从15°到30°做起，循序渐进；2/d，30～50min/次，以防止肌肉萎缩。亦可做膝关节伸展运动，并逐渐由被动转为主动。

（3）术后6～8周：可协助患者扶双拐下床行走。患肢可先不着地或负重，下床时间不宜过长，每天小于2h。循序渐进，并注意安全，防止滑倒。10周后扶单拐行走。6个月后可弃拐行走。

（二）健康教育

1. 饮食指导　给予高热量、高蛋白，富含食物纤维，营养丰富的饮食，根据患者的食欲调换口味，增加机体抵抗力。经常按顺时针方向按摩腹部，保持大便通畅。

2. 定期检查　指导患者定期门诊复查，遇有病情变化，随时复诊。

（赵　莹）

参考文献

[1] 陶天遵. 新编临床骨科学. 北京：北京科学技术出版社，2008.

[2] 戴克戎. 现代骨科学. 北京：科学技术文献出版社，2007.

[3] 范启申，王成琪. 现代骨科显微外科手术学. 北京：人民军医出版社，2010.

[4] 赵定麟. 现代骨科学. 北京：北京科学技术出版社，2009.

[5] 范卫民. 骨科疾病诊断流程与治疗策略. 北京：科学出版社，2008.

[6] Terry S, Canale. 坎贝尔骨科手术学. 济南：山东科学技术出版社，2008.

[7] 赵定麟. 现代颈椎病学. 北京：人民军医出版社，2007.

[8] 王亦璁. 创伤早期处理. 北京：人民卫生出版社，2008.

[9] 韦贵康，石印玉. 中医骨伤科治疗手法图解. 上海：上海科学技术出版社，2008.

[10] 张铁良，刘兴炎，李继云. 创伤骨科学. 上海：第二军医大学出版社，2009.

[11] 曾玉凡，姚汉. 先天性胫腓骨假关节. 齐齐哈尔医学院学报，2006.

[12] 郑树森. 外科学. 北京：高等教育出版社，2004.

[13] 潘志军，陈海啸. 临床骨科创伤疾病学. 北京：科学技术文献出版社，2010.

[14] 刘尚礼，马少云，王静成. 关节外科学. 上海：第二军医大学出版社，2009.

[15] 林建华，杨迪生. 骨病与骨肿瘤. 上海：第二军医大学出版社，2009.

[16] 陈峥嵘. 现代骨科学. 上海：复旦大学出版社，2010.

[17] 盛志勇，王正国. 现代战伤外科学. 北京：人民军医出版社，2008.

[18] 胡建华，仉建国，田野，等. 颈椎弓根螺钉置入固定治疗颈椎不稳的疗效和安全性分析. 脊柱外科杂志，2008.

[19] 姜建元，马昕，夏军，等. 退行性颈椎不稳的手术治疗. 中华骨科杂志，2005.

[20] 赵定麟，李增春，刘大雄，等. 骨科临床诊疗手册. 北京：世界图书出版公司，2008.

[21] 刘进，刘浩，李涛，等. Coflex棘突间力重建系统治疗腰椎退变性疾病18例. 中国组织工程研究与临床康复，2011.

[22] 杨柳，李起鸿. 小切口关节置换术与微创关节外科. 中国矫形外科杂志，2005.

[23] 王建华，夏虹，尹庆水，等. 显微镜下微创经椎间孔椎体间融合术治疗伴L1的椎间盘突出症. 中国骨科临床与基础研究杂志，2009.

[24] 杨述华，邵增务，肖宝钧，等. 肱骨头置换治疗肱骨近端粉碎性骨折中期疗效分析. 中华创伤骨科杂志，2007.

[25] 吕厚山. 膝关节外科学. 北京：人民卫生出版社，2010.

[26] 杨述华，邱贵兴. 关节置换外科学. 北京：清华大学出版社，2005.